全国中医药行业高等教育"十三五"规划教材

全国高等中医药院校规划教材（第十版）

外科护理学

（新世纪第三版）

（供护理学专业用）

主 编

陆静波（上海中医药大学）　　蔡恩丽（云南中医学院）

副主编（以姓氏笔画为序）

王俊杰（浙江中医药大学）　　吕　静（长春中医药大学）

刘　芳（福建中医药大学）　　孙　秀（黑龙江中医药大学）

孙　蓉（南京中医药大学）　　岳树锦（北京中医药大学）

编　委（以姓氏笔画为序）

于　淼（承德医学院）　　　　王彩星（山西中医学院）

戈阳华（江西中医药大学）　　吉彬彬（湖南中医药大学）

刘金凤（山东中医药大学）　　宋晓燕（河南中医药大学）

沈永红（上海中医药大学）　　张朔玮（云南中医学院）

胡忠华（成都中医药大学）　　崔宇红（甘肃中医药大学）

中国中医药出版社

·北 京·

图书在版编目（CIP）数据

外科护理学 / 陆静波，蔡恩丽主编 . —3 版 . —北京：中国中医药
出版社，2016.8（2017.5重印）

全国中医药行业高等教育"十三五"规划教材

ISBN 978 – 7 – 5132 – 3384 – 2

Ⅰ.①外⋯ Ⅱ.①陆⋯②蔡⋯ Ⅲ.①外科学 – 护理学 – 中医
药院校 – 教材 Ⅳ.① R473.6

中国版本图书馆 CIP 数据核字（2016）第 103309 号

请到"医开讲 & 医教在线"（网址：www.e–lesson.cn）
注册登录后，刮开封底"序列号"激活本教材数字化内容。

中国中医药出版社出版
北京市朝阳区北三环东路 28 号易亨大厦 16 层
邮政编码　100013
传真　010 64405750
赵县文教彩印厂印刷
各地新华书店经销

开本 850 × 1168　1/16　印张 33.5　字数 891 千字
2016 年 8 月第 3 版　2017 年 5 月第 2 次印刷
书号　ISBN 978 – 7 – 5132 – 3384 – 2

定价　69.00 元
网址　www.cptcm.com

社长热线　010 64405720
购书热线　010 64065415　010 64065413
微信服务号　zgzyycbs

书店网址　csln.net/qksd/
官方微博　http：//e.weibo.com/cptcm

淘宝天猫网址　http：//zgzyycbs.tmall.com

全国中医药行业高等教育"十三五"规划教材

全国高等中医药院校规划教材（第十版）

专家指导委员会

名誉主任委员

王国强（国家卫生计生委副主任、国家中医药管理局局长）

主 任 委 员

王志勇（国家中医药管理局副局长）

副主任委员

王永炎（中国中医科学院名誉院长、中国工程院院士）

张伯礼（教育部高等学校中医学类专业教学指导委员会主任委员、
中国中医科学院院长、天津中医药大学校长、中国工程院院士）

卢国慧（国家中医药管理局人事教育司司长）

委 员（以姓氏笔画为序）

马存根（山西中医学院院长）

王 键（安徽中医药大学校长）

王国辰（中国中医药出版社社长）

王省良（广州中医药大学校长）

方剑乔（浙江中医药大学校长）

孔祥骊（河北中医学院院长）

石学敏（天津中医药大学教授、中国工程院院士）

匡海学（教育部高等学校中药学类专业教学指导委员会主任委员、
黑龙江中医药大学教授）

吕文亮（湖北中医药大学校长）

刘振民（全国中医药高等教育学会顾问、北京中医药大学教授）

安冬青（新疆医科大学副校长）

许二平（河南中医药大学校长）

孙忠人（黑龙江中医药大学校长）

严世芸（上海中医药大学教授）

李秀明（中国中医药出版社副社长）

李金田（甘肃中医药大学校长）

杨　柱（贵阳中医学院院长）

杨关林（辽宁中医药大学校长）

杨金生（国家中医药管理局中医师资格认证中心主任）

宋柏林（长春中医药大学校长）

张欣霞（国家中医药管理局人事教育司师承继教处处长）

陈可冀（中国中医科学院研究员、中国科学院院士、国医大师）

陈立典（福建中医药大学校长）

陈明人（江西中医药大学校长）

武继彪（山东中医药大学校长）

林超岱（中国中医药出版社副社长）

周永学（陕西中医药大学校长）

周仲瑛（南京中医药大学教授、国医大师）

周景玉（国家中医药管理局人事教育司综合协调处副处长）

胡　刚（南京中医药大学校长）

洪　净（全国中医药高等教育学会理事长）

秦裕辉（湖南中医药大学校长）

徐安龙（北京中医药大学校长）

徐建光（上海中医药大学校长）

唐　农（广西中医药大学校长）

梁繁荣（成都中医药大学校长）

路志正（中国中医科学院研究员、国医大师）

熊　磊（云南中医学院院长）

秘 书 长

王　键（安徽中医药大学校长）

卢国慧（国家中医药管理局人事教育司司长）

王国辰（中国中医药出版社社长）

办公室主任

周景玉（国家中医药管理局人事教育司综合协调处副处长）

林超岱（中国中医药出版社副社长）

李秀明（中国中医药出版社副社长）

全国中医药行业高等教育"十三五"规划教材

编审专家组

组　长

王国强（国家卫生计生委副主任、国家中医药管理局局长）

副组长

张伯礼（中国工程院院士、天津中医药大学教授）

王志勇（国家中医药管理局副局长）

组　员

卢国慧（国家中医药管理局人事教育司司长）

严世芸（上海中医药大学教授）

吴勉华（南京中医药大学教授）

王之虹（长春中医药大学教授）

匡海学（黑龙江中医药大学教授）

王　键（安徽中医药大学教授）

刘红宁（江西中医药大学教授）

翟双庆（北京中医药大学教授）

胡鸿毅（上海中医药大学教授）

余曙光（成都中医药大学教授）

周桂桐（天津中医药大学教授）

石　岩（辽宁中医药大学教授）

黄必胜（湖北中医药大学教授）

前　言

为落实《国家中长期教育改革和发展规划纲要（2010-2020年）》《关于医教协同深化临床医学人才培养改革的意见》，适应新形势下我国中医药行业高等教育教学改革和中医药人才培养的需要，国家中医药管理局教材建设工作委员会办公室（以下简称"教材办"）、中国中医药出版社在国家中医药管理局领导下，在全国中医药行业高等教育规划教材专家指导委员会指导下，总结全国中医药行业历版教材特别是新世纪以来全国高等中医药院校规划教材建设的经验，制定了"'十三五'中医药教材改革工作方案"和"'十三五'中医药行业本科规划教材建设工作总体方案"，全面组织和规划了全国中医药行业高等教育"十三五"规划教材。鉴于由全国中医药行业主管部门主持编写的全国高等中医药院校规划教材目前已出版九版，为体现其系统性和传承性，本套教材在中国中医药教育史上称为第十版。

本套教材规划过程中，教材办认真听取了教育部中医学、中药学等专业教学指导委员会相关专家的意见，结合中医药教育教学一线教师的反馈意见，加强顶层设计和组织管理，在新世纪以来三版优秀教材的基础上，进一步明确了"正本清源，突出中医药特色，弘扬中医药优势，优化知识结构，做好基础课程和专业核心课程衔接"的建设目标，旨在适应新时期中医药教育事业发展和教学手段变革的需要，彰显现代中医药教育理念，在继承中创新，在发展中提高，打造符合中医药教育教学规律的经典教材。

本套教材建设过程中，教材办还聘请中医学、中药学、针灸推拿学三个专业德高望重的专家组成编审专家组，请他们参与主编确定，列席编写会议和定稿会议，对编写过程中遇到的问题提出指导性意见，参加教材间内容统筹、审读稿件等。

本套教材具有以下特点：

1. 加强顶层设计，强化中医经典地位

针对中医药人才成长的规律，正本清源，突出中医思维方式，体现中医药学科的人文特色和"读经典，做临床"的实践特点，突出中医理论在中医药教育教学和实践工作中的核心地位，与执业中医（药）师资格考试、中医住院医师规范化培训等工作对接，更具有针对性和实践性。

2. 精选编写队伍，汇集权威专家智慧

主编遴选严格按照程序进行，经过院校推荐、国家中医药管理局教材建设专家指导委员会专家评审、编审专家组认可后确定，确保公开、公平、公正。编委优先吸纳教学名师、学科带头人和一线优秀教师，集中了全国范围内各高等中医药院校的权威专家，确保了编写队伍的水平，体现了中医药行业规划教材的整体优势。

3. 突出精品意识，完善学科知识体系

结合教学实践环节的反馈意见，精心组织编写队伍进行编写大纲和样稿的讨论，要求每门教材立足专业需求，在保持内容稳定性、先进性、适用性的基础上，根据其在整个中医知识体系中的地位、学生知识结构和课程开设时间，突出本学科的教学重点，努力处理好继承与创新、理论与实践、基础与临床的关系。

4. 尝试形式创新，注重实践技能培养

为提升对学生实践技能的培养，配合高等中医药院校数字化教学的发展，更好地服务于中医药教学改革，本套教材在传承历版教材基本知识、基本理论、基本技能主体框架的基础上，将数字化作为重点建设目标，在中医药行业教育云平台的总体构架下，借助网络信息技术，为广大师生提供了丰富的教学资源和广阔的互动空间。

本套教材的建设，得到国家中医药管理局领导的指导与大力支持，凝聚了全国中医药行业高等教育工作者的集体智慧，体现了全国中医药行业齐心协力、求真务实的工作作风，代表了全国中医药行业为"十三五"期间中医药事业发展和人才培养所做的共同努力，谨向有关单位和个人致以衷心的感谢！希望本套教材的出版，能够对全国中医药行业高等教育教学的发展和中医药人才的培养产生积极的推动作用。

需要说明的是，尽管所有组织者与编写者竭尽心智，精益求精，本套教材仍有一定的提升空间，敬请各高等中医药院校广大师生提出宝贵意见和建议，以便今后修订和提高。

国家中医药管理局教材建设工作委员会办公室

中国中医药出版社

2016 年 6 月

编写说明

　　本教材是根据国务院《中医药健康服务发展规划（2015—2020 年）》《教育部等六部门关于医教协同深化临床医学人才培养改革的意见》（教研〔2014〕2 号）的精神，在国家中医药管理局教材建设工作委员会宏观指导下，以全面提高中医药人才的培养质量、积极与医疗卫生实践接轨、为临床服务为目标，依据中医药行业人才培养规律和实际需求，由国家中医药管理局教材建设工作委员会办公室组织建设的，旨在正本清源，突出中医思维方式，体现中医药学科的人文特色和"读经典，做临床"的实践特点。

　　本教材在承袭前 9 版教材精华的基础上，注重结合我国护理教育和实践的现状，进一步完善体例结构、优化内容、创新编写形式、精炼文字而成。强调"以人健康为中心"的护理理念，以外科常见疾病的整体护理为重点，注重评判性思维能力和综合能力的培养。

　　本次修订在注重强调外科护理学基本知识、基本理论和基本技能的基础上，在结构、内容和形式上都做了相应的修订和调整。结构方面，在每章前设定了导学内容，帮助读者从掌握、熟悉和了解三个层次把握整章的重点内容。内容方面，做了部分调整，为适应外科临床的发展，新增了外科护理学的一些热点内容，如显微外科手术患者的护理等。编写的基本模式为疾病概述，包括病因、病理、临床表现、辅助检查、治疗原则、护理评估、常见护理诊断／问题、护理措施及健康教育等。为拓宽读者的知识面，教材的每章中都穿插了一些文本框、知识链接或者知识拓展，介绍相关领域的研究热点及未来发展趋势等，改变了以往单纯的文字叙述方式，以激发读者的学习兴趣。每章后设有以案例分析形式的思考题，帮助读者复习和巩固已学的知识，力求在学习过程中不断形成评判性思维方式。为使读者在学习课程内容的同时掌握更多的英语专业词汇，在正文中对主要疾病和部分医学名词列出英文，书后附有中英文名词对照。

　　本教材由全国 16 所中医药大学、医学院或综合性大学的临床医学院的外科护理学教育专家和外科护理领域的临床专家组成编委会，共同承担编写工作。本教材的编写分工如下：第一章、第四十四章、第四十五章和第四十六章由陆静波编写，第二章和第三章由胡忠华编写，第四章和第十章由王俊杰编写，第五章、第六章和第七章由岳树锦编写，第八章、第十六章和第二十五章由王彩星编写，第九章和第二十四章由宋晓燕编写，第十一章和第十二章由于淼编写，第十三章、第十四章和第十五章由孙秀编写，第十七章由戈阳华编写，第十八章、第十九章和第二十章由孙蓉编写，第二十一章和第二十二章由吉彬彬编写，第二十三章由张朔玮编写，第二十六章、第四十一章、第四十二章和第四十三章由刘芳编写，第二十七章、第二十八章和第二十九章由吕静编写，第三十章、第三十一章和第三十二章由蔡恩丽编写，第三十三章和第三十四章由刘金凤编写，第三十五章、第三十九章和第四十章由沈永红编写，第三十六章、第三十七章和第三十八章由崔宇红编写。本教材数字化工作是在国家中医药管理局中医药教育教学改革研究项目的支持下，由中国中医药出版社资助展开的。该项目（编号：GJYJS 16092）由蔡恩丽负责，《外科护理学》纸质版教材全体编委会成员均参与。

本教材在编写过程中，承蒙上海中医药大学附属岳阳中西医结合医院顾群浩教授、姜晓东教授、李勃教授、彭煜教授和冯燕华教授参与审校，各位特邀专家的专业造诣、国际视野和鼎力支持提高了教材的质量和水准；此外，本教材的编写也得到了编者所在学院或医院领导的大力支持！谨此一并致以衷心的感谢！并特别向上一版的编委会表示衷心的感谢！

对本教材中存在的不足之处，望广大读者提出宝贵意见，以便再版时修订提高。

《外科护理学》编委会

2016 年 5 月

目 录

第一章 绪 论

第一节 外科护理学的概述

外科护理学是阐述和研究对外科患者进行整体护理的一门临床护理学科，是护理学的一个重要组成部分，包含了医学基础理论、外科学基础理论和护理学基础理论及技术，以及护理心理学、护理伦理学等人文科学相关知识，其发展与外科学的发展密不可分。

古代外科学发展过程并不十分清楚，远古时代有用砭石、石针治疗伤病的记载。周代，《周礼·天官》中所载的"疡医"，即指外科医师，主治肿疡、溃疡、金创等。汉末华佗是我国第一个应用麻沸散作为全身麻醉剂进行死骨剔除术、剖腹术的外科医师，堪称我国的外科学鼻祖。南北朝，《刘涓子鬼遗方》问世，它是我国最早的外科学专著，其中有对局部脓肿引流、切口应选在下方的论述。金元时代，已有正骨经验。古代外科学仅以诊治表浅的伤病为主，如浅表疮、疡和外伤等，古代医学中几乎无"护理"的相关描述。

现代外科学奠基于 19 世纪 40 年代，随着科学技术和现代工业的崛起，相关基础学科，如人体解剖学、病理解剖学以及实验外科学等学科建立，无菌术、止血、输血、麻醉镇痛等技术的问世，解除了手术中感染、失血、疼痛等阻碍，使外科学获得飞跃发展。在克里米亚战场上（1854~1856 年），弗洛伦斯·南丁格尔通过清洁、消毒、换药、包扎伤口、改善休养环境等措施，使英军伤员的死亡率从 42% 下降到 2.2%，以无可辩驳的事实向社会展示了护理工作在外科治疗中的重要作用，并由此创建了护理学。可以说，现代护理学是以外科护理为先驱的。

我国现代护理学的诞生和兴起是在鸦片战争前后，在抗日战争及解放战争中，培养了大批外科护士，他们配合手术，护理伤员。我国外科护理学的发展与外科学的发展密不可分。1958 年对我国首例大面积烧伤患者的抢救和 1963 年世界首例断肢再植在我国获得成功，充分体现了我国外科护理工作者对外科护理学所做出的卓越贡献，同时也充实了外科护理学的内容。

外科学进入迅速发展阶段是在 20 世纪 50 年代，低温麻醉和体外循环的研究成功为心脏直视手术开辟了发展道路。60 年代，显微外科技术逐步开展。特别是近几十年来，随着 B 超、CT、MRI、DSA、PET-CT 等检查的开展，外科疾病的诊断和治疗水平得到了很大的提高。医学分子生物学的进展，特别是对癌基因的研究已渗透到外科学各领域，使外科学发生了又一次质的飞跃。近年来，微创外科（如：腹腔镜外科技术、内镜外科技术、放射介入技术等）已成为 21 世纪外科发展的主要方向之一。手术机器人和机器人护士的应用，为临床医务人员提供了机械化的帮助，提高了手术的精确性、可操控性和稳定性，节省了人力资源，降低了感染风险。

随着外科新领域的不断拓展，如心血管外科、显微外科、器官移植、微创手术等；相应的医疗器械，如体外循环机、震波碎石机、人工肾、内镜、人工呼吸机等不断被应用于临床，外科学在不断向广度和深度快速发展，随之而来的是外科护理学及护理理念的不断发展和进步，外科护理学在护理理论的指导下不断向更专、更精、更深的方向发展，外科护士的职能更趋于多样、全面。

NOTE

第二节　学习外科护理学的方法与要求

外科护理学是护理学的一大分支，它的范畴是在外科学和护理学的历史发展中形成，并且不断更新变化的。随着外科领域的不断拓展，计算机技术的广泛应用于临床、生命科学新技术的不断引入等，外科学和外科护理学都迎来了新的机遇，也面临新的挑战。作为外科护理人员，不仅要热爱护理专业，拥有健康良好的体魄，还应该关注本学科的发展方向，不断学习新技术、接受新理论，提高自身的素质，适应新时代外科护理学的发展要求，承担起时代赋予的使命，为外科护理学的发展贡献自己的力量。

1. 树立良好的职业思想　学习外科护理学的目的是为了掌握外科护理学的基本理论和技术，更好地为人类健康服务。仅有知识是远远不够的，作为外科护士，除了掌握外科护理学的相关知识和技能外，还应该树立良好的职业思想，具备良好的职业修养。为人类健康服务需要正确的思想指导，即在全心全意为患者服务思想的指导下，为患者提供相应的护理服务，奉献爱心，而不仅仅是将学习过程看作自我提高的机会，将护理工作看作一种谋生的手段。只有学习目的明确，有乐于为护理事业奉献的精神，才能做到专心学习知识，将自己所学运用到需要的患者身上，才能体现知识的真正价值。

2. 以现代观指导学习　现代护理学的理论包括 4 个基本概念：人、环境、健康、护理。人是一个统一的整体，世界卫生组织（WHO）将健康定义为："健康不仅是身体没有疾病和缺陷，还应有完整的心理状态和良好的社会适应能力。"1980 年美国护士学会指出："护理是诊断和处理人类对现存的或潜在的健康问题的反应。"护理的目的是帮助患者适应和改善内外环境的压力，达到健康的状态。

护士是护理的提供者、决策者、管理者、沟通者和研究者，也是教育者。护士的职能不仅为患者提供舒适的医疗护理环境，还应该为患者提供温馨的心理环境，将患者看成一个生物、心理、社会、文化等的统一体，为患者提供全面的护理服务。护理是护士和患者共同参与的过程，护理的目的是提高患者的适应能力，提高其参与度，满足患者的需要，使其达到最佳的健康状态。如外科手术患者术前会有紧张、恐惧等心理，外科护士通过与患者沟通交流，建立信任关系，了解患者的心理需求，为患者提供专业的疾病相关知识，使患者对即将进行的手术有一定的了解，减轻其恐惧感，提高配合程度。手术后对患者的护理主要在病情的观察、伤口护理、各种管道的护理、营养支持、疼痛的管理以及并发症的观察和预防等；出院的患者护理重点主要是对其存在的健康问题进行指导，以促进患者的康复。

总之，作为外科护士，以患者为中心，以现代护理理念为指导，为患者提供全面的整体护理，以促进外科患者的康复。

3. 坚持理论联系实际　外科护理学的发展呈现出理论与实践相结合的发展特点。而外科护理学是一门实践性很强的应用学科，因此，学习外科护理学，一方面要认真学习书本上的理论知识，另一方面必须参加实践，将书本知识与临床护理实践相结合。只有掌握好理论知识，临床才能正确评估患者的病情变化，有计划地制定护理措施并针对性地实施，取得预期的护理目的。只有结合病例，用所学知识分析临床实践中所遇到的各种问题，才能使书本知识得到进一步强化。要养成判断性思维方法，提高发现问题、分析问题和解决问题的能力。学习外科护理学还需树立整体观念，在看到局部问题时，还要注意由局部病变导致的全身反应，如创伤患者除局部损伤、出血外，还可能发生休克和全身性的代谢反应和变化。只有将患者看作一个统一的整体，才能为患者提供正确的护理措施，以取得良好的护理效果。

第三节　外科护士应具备的素质

随着医学的发展，科技的进步，现代护理理念的不断更新，各学科之间的互相交叉和渗透，使得外科护理学在广度和深度上都有了很大的进步，具有更广阔的内涵和外延。外科护理工作的特点是急诊多、危重患者多、抢救多、护理治疗多和工作强度大，另外，外科疾病因为创伤、麻醉及手术的影响，病情复杂多变，因此，对外科护士的综合素质提出了更高的要求。

1. 具备高尚的职业道德素质　护理工作是一项非常严谨的工作，它直接涉及人的生命和健康。外科护士若没有一种强烈的使命感和责任心，在工作中疏忽大意、掉以轻心，就会给患者带来痛苦，甚至威胁生命。每个外科护士都应树立对自身职业的认同感和爱岗敬业的精神，用强烈的职业责任感和使命感完成外科护士的神圣使命。

2. 具有扎实的业务素质　作为一名合格的外科护士，必须掌握基本理论、基本知识和基本技能。在学习阶段，要以刻苦认真的态度学习和掌握外科护理知识和基本操作技能，同时还应广泛学习内科、儿科、妇产科等各科相关知识，融会贯通，方能协助医师有效地开展护理工作。在临床实践中要不断更新知识，学习先进的理念和技术，有目标地培养自身的护理教育与护理科研能力，勇于钻研业务，以适应时代的发展步伐和满足现代外科护理学发展的需求。

3. 具有敏锐的观察力和分析判断能力　外科护士要有主动勤快、果断敏捷、严谨细致的工作作风，在工作中不断提高自己的观察力和判断力，能正确应用护理程序去解决患者现存和潜在的健康问题，并杜绝差错的发生，保证护理质量。

4. 具有强健的体魄和健康的心理　节奏快、突击性强是外科护理工作的特点之一。当发生工伤、交通事故或特发性事件时，短时间内可能有大批伤员被送达并需立即提供治疗和护理，工作需要加班加点，甚至没时间吃饭、休息，工作负荷骤然加大，护士若不具备强健的体魄、健康的心态和饱满的精神状态，就不能保证及时、有效地参与抢救工作，甚至可能发生差错，危及患者的生命。

5. 具有良好的人文素质　随着时代的发展和社会文化的进步，患者对护理服务提出了更高的要求，"以人为本，人文关怀"成为现代护理的主题。要全面提高护理质量，就应该坚持"以患者为中心"，尊重患者、关心患者、了解患者，让患者体会到护理人员对他们的关爱，认识到护理人员对他们全心全意服务的诚意。因此，要求护士做到仪表大方，举止端庄，服饰整洁，对待患者有爱心、诚心、耐心、细心、责任心和同情心，在护理工作中能够做到将患者作为一个统一的整体，进行生理、心理和社会的护理，以促进患者的健康。

外科护理学的发展需要一批愿为促进人类健康服务、具有良好自身素养和专业素养、德才兼备、具有不断开拓创新和勇于探索精神的专科护士。

第二章　水、电解质及酸碱代谢失衡患者的护理

导学

　　内容与要求　水、电解质及酸碱失衡患者的护理包括概述、水和钠代谢紊乱患者的护理、钾代谢异常患者的护理和酸碱平衡失调患者的护理四部分的内容。通过本章的学习，应掌握正常人体体液的组成与分布；临床常见的脱水类型；低钾血症、高钾血症和代谢性酸中毒的定义；水、电解质、酸碱代谢失衡患者的护理措施。熟悉水、电解质、酸碱失衡各种类型的临床表现、治疗原则。了解正常人体体液平衡及调节、酸碱平衡及调节；各种水、电解质、酸碱失衡的病因、辅助检查、常见护理诊断/问题及健康教育。

　　重点与难点　等渗性缺水、低钾血症、代谢性酸中毒患者的临床表现、治疗原则及护理措施；水、电解质、渗透压及酸碱平衡的调节机制。

　　体液容量、渗透压及电解质含量是维持机体内环境稳定、进行正常代谢和各器官功能正常进行的基本保证。外科患者常由于创伤、手术及一些外科疾病导致体内水、电解质和酸碱平衡失调。其一旦失调，机体内环境的稳定将随之发生变化，从而引起一系列病理生理变化，使器官功能紊乱，严重者可致患者死亡。因此，作为外科护士，应该了解哪些原因会使机体发生水、电解质及酸碱代谢失衡，失衡后会有什么样的临床表现，以及怎样护理这类患者。

第一节　概　述

一、体液含量、分布及组成

（一）体液含量

　　体液的主要成分是水分和电解质，体液总量因性别、年龄、胖瘦而有所不同。因肌肉组织含水量高（75%~80%），脂肪细胞不含水分，而成年男性的肌肉组织比女性更发达，因此，成年男性体液量所占体重的比例（约占 60%）高于成年女性（约占 50%），两者均有 ±15% 的变化幅度。小儿的体液量占体重的比例较高，婴幼儿可高达 70%~80%；60 岁以后的男性、女性体液总量均有所减少，分别占 54% 和 46%。体型肥胖的人因体脂较多，体液所占体重的比例低于体型较瘦的人。

（二）体液分布

　　体液由细胞内液（intracellular fluid, ICF）和细胞外液（extracellular fluid, ECF）组成。成年男性的细胞内液约占体重的 40%，女性约为 35%。男性、女性的细胞外液均占体重的20%，其中血浆量约占 5%，组织间液量约占 15%。

细胞内液、组织间液和血浆之间通过不断交换，保持平衡。能迅速地与细胞内液进行交换并取得平衡的细胞外液，因其在维持机体的水和电解质平衡方面具有重要作用，称为功能性细胞外液。另有一小部分的组织间液，仅有缓慢地交换和取得平衡的能力，虽然它们都有各自的功能，但在维持体液平衡方面的作用很小，称无功能性细胞外液，如胸腔液、心包液、脑脊液、关节液等，约占体重的 1%~2%。某些体液虽然属于无功能性细胞外液，但其变化会导致水、电解质、酸碱平衡紊乱，如胃液、肠液，如大量丧失，会导致缺水和酸碱失衡的发生。

体液分布还可用三个间隙来表示：第一间隙容纳细胞内液；第二间隙容纳细胞外液的主体部分（功能性细胞外液），即血浆和组织间液；第三间隙容纳无功能性细胞外液。

（三）体液组成

水和电解质是体液的主要成分。细胞外液中最主要的阳离子是 Na^+，主要的阴离子是 Cl^-、HCO_3^- 和蛋白质。细胞内液中主要的阳离子是 K^+ 和 Mg^{2+}，主要的阴离子是 HPO_4^{2-} 和蛋白质。细胞外液和细胞内液的渗透压相等，正常值为 290~310mmol/L。

二、水、电解质平衡及调节

（一）水平衡（water balance）

水的平衡对维持内环境稳态起着非常重要的作用。机体通过进食、饮水、代谢氧化生水维持一定的摄入量，通过大小便排泄和无形失水（皮肤蒸发和呼吸）维持一定的排出量，两者保持动态平衡（见表 2-1）。

表 2-1　正常人体每日水分的出入量

类别	摄入量（mL）	类别	排出量（mL）
饮水	1600	尿液	1500
食物含水	700	粪便	200
代谢氧化生水	200	皮肤蒸发	500
		呼吸蒸发	300
合计	2500	合计	2500

（二）电解质平衡（electrolyte balance）

正常情况下，人体摄入的电解质经消化道吸收并参与体内代谢，多余的主要由肾脏排出，少量由汗液及粪便排出。与维持体液平衡相关的最为主要的电解质是 Na^+ 和 K^+。

1. 钠平衡　Na^+ 占细胞外液中阳离子总数的 90%，正常血清钠的浓度为 135~145mmol/L。正常成人每日对 Na^+ 的需要量为 4~6g，主要来自食盐，经小肠吸收，大部分通过肾脏排出，小部分经汗液排出。肾脏对钠的排泄特点是多吃多排、少吃少排、不吃不排。因此，即使患者禁食，也不易发生低钠血症。

2. 钾平衡　体内钾离子总量的 98% 在细胞内，正常血清钾的浓度为 3.5~5.5mmol/L。正常成人每日对 K^+ 的需要量是 3~4g，主要从食物中摄入，经消化道吸收，80% 经肾脏排出。肾脏对钾的排泄特点是多吃多排，少吃少排，不吃也排。因此，当患者禁食或进食不足、尿量增多时，容易发生低钾血症。

（三）渗透压平衡（osmotic pressure balance）

渗透压包括晶体渗透压和胶体渗透压。晶体渗透压主要来自体液中的晶体物质，特别是电解质，如 Na^+。晶体渗透压对于维持细胞内外的水平衡极为重要。胶体渗透压主要来自血浆中的蛋白质。由于血浆蛋白一般不能透过毛细血管壁，所以血浆胶体渗透压对于维持血管内外的水平衡有重要作用。

（四）体液平衡与渗透压平衡的调节

体液的平衡及渗透压的稳定主要通过神经－内分泌系统进行调节。

1. 体液平衡的调节 当体液容量使循环血量发生变化时，机体通过肾素－血管紧张素－醛固酮系统进行调节。血容量减少，肾素分泌增加，刺激醛固酮（ADS）分泌增加，ADS增加使肾小管对 Na^+ 和水的重吸收增加，尿量减少，血容量增加。反之，血容量增多时，肾素的释放减少，使醛固酮分泌减少，从而减少对 Na^+ 和水的重吸收，尿量增多，血容量恢复。

2. 渗透压平衡的调节 当渗透压发生变化时，机体通过下丘脑－垂体－抗利尿激素系统进行调节。机体失水后，细胞外液的渗透压升高，刺激下丘脑－垂体－抗利尿激素系统，产生口渴感，机体主动饮水。抗利尿激素（ADH）分泌的增加，使肾小管对水的重吸收增加，尿量减少，水分被保留在体内，使已升高的细胞外液渗透压降至正常。反之，如果细胞外液渗透压降低，口渴被抑制，ADH分泌减少，肾小管对水的重吸收减少，尿量增多，使已降低的细胞外液渗透压升至正常。

此外，肾小球旁细胞分泌的肾素和肾上腺皮质分泌的醛固酮也参与体液平衡的调节。当血容量减少和血压下降时，可刺激肾素分泌增加，进而刺激肾上腺皮质增加醛固酮的分泌，醛固酮可促进对 Na^+ 的再吸收和 K^+、H^+ 的排泄。随着 Na^+ 再吸收的增加，水的再吸收也增多，从而使已降低的细胞外液量升至正常。故体液失衡时，多先通过下丘脑－垂体－抗利尿激素系统恢复和维持体液正常的渗透压，再经肾素－血管紧张素－醛固酮系统恢复和维持血容量。但当血容量锐减时，机体会以牺牲渗透压为代价，优先满足血容量的恢复，以保证重要脏器的血液供应。

三、酸碱平衡与调节

机体在代谢过程中不断产生酸性和碱性物质，使体液的pH值发生变化。为了使酸碱度维持在正常范围，即pH值在7.35~7.45之间，人体通过血液缓冲系统、肺的呼吸和肾的调节3个系统完成对酸碱平衡的调节。

1. 血液缓冲系统 血液中有很多缓冲对，其中以 HCO_3^-/H_2CO_3 最为重要。HCO_3^- 的正常平均值为24mmol/L，H_2CO_3 为1.2mmol/L，两者的比值为20:1。只要 HCO_3^- : H_2CO_3=20:1，血浆的pH值就可维持在7.4左右。

2. 肺的呼吸 主要通过调节 CO_2 的排出量调节酸碱平衡。当pH值降低时，CO_2 刺激呼吸中枢，呼吸加深加快，促进肺排出 CO_2，pH值上升。当pH值上升时，CO_2 生成减少，呼吸中枢抑制，呼吸变慢，CO_2 排出减少，pH值下降。

3. 肾的调节 肾脏通过"排酸保碱"来调节酸碱平衡，其机制为：① Na^+–H^+ 交换，排出 H^+。② HCO_3^- 的重吸收。③ 产生 NH_3 并与 H^+ 结合形成 NH_4^+，排出 H^+。④ 尿液的酸化而排出 H^+。

第二节　水和钠代谢紊乱患者的护理

水和钠代谢紊乱分为两大类：水不足即总入水量明显低于排出量时称缺水；水过多即总入水量明显超过排出量时称水中毒。在细胞外液中，水和钠的关系非常密切，失水和失钠常同时存在。水、钠代谢紊乱可分为下列几种类型。

一、等渗性缺水

等渗性缺水（isotonic dehydration）又称急性缺水或混合型缺水，是外科最常见的缺水类型。水和钠成比例丧失，血清钠和细胞外液渗透压维持在正常范围。

【病因】

1. 消化液的急性丧失　如剧烈呕吐、肠外瘘等。

2. 体液丧失　如急性腹膜炎、大面积烧伤早期、肠梗阻等。

【病理生理】　细胞外液的减少可刺激肾入球小动脉壁压力感受器，同时肾小球滤过率下降使远曲小管内 Na^+ 减少。这些可引起肾素 – 血管紧张素 – 醛固酮系统兴奋，醛固酮分泌增加，肾远曲小管对 Na^+ 和水的重吸收增加，从而代偿性地使细胞外液量得以恢复。由于丧失的体液为等渗性，细胞内、外液的渗透压无明显变化，细胞内液一般不会发生变化。若此类体液失衡持续时间较长，细胞内液也将逐渐外移，随细胞外液一起丧失，以致细胞内缺水。

【临床表现】

1. 缺水表现　口唇干燥、眼窝凹陷、皮肤弹性降低、尿少。通常无口渴或口渴不明显。

2. 缺钠表现　厌食、恶心、软弱乏力等。

若短时间内丧失的体液量达到体重的 5% 时，可出现肢端湿冷、脉搏减弱、心率加快、血压不稳定或降低等血容量不足的表现。若体液继续丧失达体重的 6%~7% 时，会出现休克且常伴有代谢性酸中毒。因大量胃液丧失导致的等渗性缺水，可并发代谢性碱中毒。

【辅助检查】　血清 Na^+、Cl^- 浓度无明显改变；尿比重升高；血液浓缩使得红细胞计数、血红蛋白、红细胞压积升高；血气分析可判断是否合并酸（碱）失衡。

【治疗原则】　积极处理原发病因，减少水和 Na^+ 继续丧失，并予以补充。一般可用等渗盐水或平衡盐溶液。因平衡盐中的电解质含量与血浆相似，用于治疗等渗性缺水更安全合理，常用的有乳酸钠和复方氯化钠溶液。

注意：若单用等渗盐水，因等渗盐水中 Cl^- 含量高于血清含量，大量补充时有导致高氯性酸中毒的危险。另外，纠正缺水后排钾会有所增加，血清钾浓度会被稀释降低，故应注意预防低钾血症的发生，一般在血容量补充至尿量达到 40mL/h 后开始补钾。

二、低渗性缺水

低渗性缺水（hypotonic dehydration）又称慢性缺水或继发性缺水，水与钠同时丧失，但失钠多于失水，血清钠低于 135mmol/L，细胞外液呈低渗状态。

【病因】

1. 消化液持续性丧失，如反复呕吐，长期胃肠减压或慢性肠梗阻使钠随着大量消化液而丧失。

2. 大面积创面的慢性渗液。

3. 肾排钠过多，如使用排钠性利尿剂（如利尿酸、氯噻酮等）后，未及时补给适量的钠盐。

4. 等渗性缺水治疗时补充水分过多而忽略钠的补充。

【病理生理】　细胞外液的低渗状态，导致抗利尿激素分泌减少，肾小管对水的重吸收减少，尿量增多，从而提高细胞外液渗透压。但此代偿调节结果是使细胞外液进一步减少，一旦循环血容量受影响，机体将牺牲体液渗透压，优先保持和恢复血容量。表现为一方面引起肾素 – 血管紧张素 – 醛固酮系统兴奋，肾远曲小管对 Na^+ 和水的重吸收增加；另一方面使抗利尿激素分泌增多，水重吸收增加，尿量减少。若血容量继续减少超过上述代偿调节能力时，则将出现休克。由于失钠多于失水，细胞外液呈低渗状态，液体由处于低渗透压的细胞外液进入渗透压相对较高的细胞内，故细胞外液减少非常明显。

【临床表现】　低渗性缺水的主要特点是血容量下降，根据缺钠程度可分为以下 3 度。

1. 轻度缺钠　血清钠在 130~135mmol/L 之间。患者出现疲乏、头晕、手足麻木、厌食、口渴不明显；尿量正常或增多，尿中 Na^+ 降低。

2. 中度缺钠　血清钠在 120~130mmol/L 之间，患者除有以上临床表现外，还伴恶心、呕吐、脉搏细速、血压不稳定或下降、脉压差变小、浅静脉萎陷、视力模糊、站立性晕倒等；尿少，尿中几乎不含 Na^+ 和 Cl^-。

3. 重度缺钠　血清钠在 120mmol/L 以下，常发生休克。患者神志不清、木僵；四肢痉挛性抽搐、腱反射减弱或消失，甚至昏迷。

【辅助检查】　血清钠 <135mmol/L；尿比重 <1.010，尿 Na^+、Cl^- 明显减少；因血液浓缩，红细胞计数、血红蛋白量、血细胞比容及血尿素氮值均增高。

【治疗原则】　积极处理原发病，静脉输注高渗盐水或含钠溶液，以纠正细胞外液的低渗状态和补充血容量。轻、中度缺钠者，一般补充 5% 葡萄糖氯化钠溶液。重度缺钠者，先输入晶体溶液，如复方氯化钠溶液、等渗盐水；后输入胶体溶液，如羟乙基粉、右旋糖酐和血浆；再静脉滴注高渗盐水。如 5% 氯化钠溶液，以进一步恢复细胞外液的渗透压。低渗性缺水的补钠量可按下列公式计算：

需补钠量（mmol/L）=［正常血钠值（mmol/L）- 测得血钠值（mmol/L）］× 体重（kg）× 0.6（女性为 0.5）。必须强调的是，此公式仅作为补钠安全剂量的估计与参考。

三、高渗性缺水

高渗性缺水（hypertonic dehydration）又称原发性缺水，水和钠同时丧失，但失水多于失钠，血清钠高于 150mmol/L，细胞外液呈高渗状态。

【病因】

1. 水分摄入不足　如食管癌患者进食水减少、管饲高浓度饮食、静脉注射大量高渗液体等。

2. 水分丧失过多　如高热时大量出汗、大面积烧伤暴露疗法、糖尿病大量尿液排出等。

【病理生理】　细胞外液的高渗状态，使细胞内液体向细胞外转移，导致以细胞内液减少为主的体液容量的改变。严重时，脑细胞因缺水而致脑功能障碍。机体的代偿机制主要包括两方面：一方面是细胞外液的高渗状态可刺激口渴中枢，患者感到口渴而饮水，使体内水分增加，以纠正细胞外液的高渗状态；另一方面高渗状态可引起 ADH 分泌增加，使肾远曲小管和集合管对水的重吸收增加，尿量减少，使细胞外液的渗透压降低，血容量得以恢复。若缺水加重致循环血量显著减少时，可引起醛固酮分泌增加，从而使水和钠的重吸收增加，以维持血容量。

【临床表现】

1. 轻度缺水　缺水量为体重的 2%~4%，患者仅有口渴表现，无其他临床表现。

2. 中度缺水　缺水量为体重的 4%~6%，患者极度口渴、乏力、皮肤弹性差、口唇干裂、眼窝凹陷、烦躁不安等；尿少、尿比重增高。

3. 重度缺水　缺水量超过体重的 6%。除上述症状外，可出现明显的意识障碍，常表现为躁狂、幻觉、谵妄，甚至昏迷。

【辅助检查】　血清钠 >150mmol/L；尿比重 >1.025；红细胞计数、血红蛋白量和血细胞比容均轻度升高。

【治疗原则】　尽早去除病因，防止体液继续丧失。高渗性缺水补液时应遵循"补水为主、补钠为辅"的原则。不能口服者，经静脉补充5%葡萄糖溶液或0.45%的氯化钠溶液。补液量的估算方法有：①根据临床表现估计失水量占体重的百分比，以每丧失体重的1%补充400~500mL液体来计算。②根据血清钠浓度计算。补水量（mL）＝［测得血钠值（mmol/L）－血钠正常值（mmol/L）］×体重（kg）×4。以上方法计算所得的补水量，一般分两日平均补给，以免一次补液过多而致水中毒。

四、水中毒

水中毒（water intoxication）又称稀释性低血钠血症，由于水分摄入量超过排出量，水分在体内潴留，导致血浆渗透压下降和循环血量增加，血钠浓度明显降低。

【病因】

1. 各种原因引起 ADH 分泌过多。

2. 肾功能不全或衰竭，排尿能力下降。

3. 静脉补液过多或机体摄入水分过多。

【病理生理】　由于水分摄入量超过排出量，使得细胞外液量骤增，血清钠被稀释而致浓度降低，渗透压下降，细胞外液向细胞内液转移，使细胞内、外液量都增加而渗透压均降低，抑制醛固酮分泌，使远曲小管和肾小管对 Na$^+$ 和水的重吸收减少，尿中排 Na$^+$ 增多，使血清钠和细胞外液渗透压进一步降低。

【临床表现】　根据起病的急缓程度分为以下两种。

1. 急性水中毒　起病急，常因脑细胞肿胀、脑组织水肿而致颅内压增高，出现头痛、呕吐、精神错乱、嗜睡、昏迷等神经、精神症状。严重者可出现脑疝。

2. 慢性水中毒　多被原发病的症状掩盖，故临床表现不典型。可出现体重增加、皮肤苍白、软弱无力、恶心、呕吐、嗜睡等症状，一般无凹陷性水肿。

【辅助检查】　血红细胞计数、血红蛋白量、血细胞比容、血浆蛋白量及血浆渗透压均降低。

【治疗原则】　一经诊断，立即停止水分摄入。轻者在机体排出多余的水分后，病情即可缓解。严重者则需静脉输注高渗盐水或渗透性利尿剂，以促进水分的排出，如20%甘露醇250mL快速静脉滴注（20分钟内），以减轻脑水肿和增加水分的排出；也可静脉注射襻利尿剂，如呋塞米（速尿）。

五、疾病护理

【护理评估】

1. 健康史　了解患者的一般情况；引起水、钠代谢紊乱的原因；既往有无糖尿病、肝肾疾病、充血性心力衰竭、消化道梗阻、瘘或严重感染等疾病。

2. 身体状况

（1）局部　有无皮肤弹性改变；有无口腔内颊黏膜或齿龈线区干燥。

（2）全身　评估体温、脉搏、呼吸、血压及尿量等变化；有无神经系统症状及阳性病理体征。

（3）辅助检查　了解血清 Na$^+$、渗透压及中心静脉压（central venous pressure，CVP）等检测结果，以利于判断病情并及时处理。

3. 心理和社会支持状况　评估患者和家属对疾病的认知程度、心理反应及承受能力，同时了解患者家庭的经济状况，以便采取针对性的护理措施。

【常见护理诊断/问题】

1. 体液不足　与高热、出汗、呕吐、腹泻、大面积烧伤等导致的大量体液丧失有关。

2. 体液过多　与水分摄入过多、排出不足、脏器功能不全有关。

3. 有受伤的危险　与低血压和意识障碍有关。

4. 有皮肤完整性受损的危险　与水肿和微循环灌注不足有关。

5. 潜在并发症　包括肺水肿、颅内压增高。

【护理措施】

1. 维持正常的体液量

（1）去除病因　遵医嘱积极处理原发疾病，防止体液继续丧失。

（2）实施液体疗法　对已发生水、钠代谢失衡的患者常需要采取液体疗法予以纠正。液体疗法主要包括三方面：定量（补多少）、定性（补什么）、定补液的顺序、速度（怎么补）。

1）定量（补多少）　包括生理需要量、已丧失量和继续丧失量：① 生理需要量：一般成人按每日 2000~2500mL 计算，也可按公式计算：生理需要量 = 体重的第 1 个 10kg×100mL/（kg·d）+ 体重的第 2 个 10kg×50mL/（kg·d）+ 其余体重 ×20mL/（kg·d）。65 岁以上老人或有心脏疾病者，实际补液量应少于上述计算量。小儿每日的需水量平均按 100mL/（kg·d）计算，体重 >20 kg 者，每日的需水量可少于此计算量，体重 <20kg 者可略多于此计算量。② 已丧失量：又称累积丧失量，指在制定补液计划前已经丧失的体液量，根据缺水程度补充。轻度缺水丧失的体液量为体重的 2%~4%，中度为 4%~6%，重度为 6% 以上，再按每丧失体重的 1% 补液 400~500mL 计算。由于机体自身具有一定的调节能力，故通常第 1 个 24 小时只需补充 1/2 量，第 2 日再根据病情和实验室检查结果匀速补充剩余的 1/2。③ 继续丧失量：又称额外丧失量，是指制定补液计划后在治疗过程中继续丧失的体液量，包括内在性失液和外在性失液。内在性失液为丧失于第三间隙的体液量，如腹（胸）腔内积液、胃肠道积液等，需根据病情变化估计补液量。外在性失液为出汗、呕吐、腹泻、胃肠减压、体外引流、创面渗出、消化道瘘等丧失的体液量，应根据所丧失体液的不同特点，尽可能等量、等质地补充。如体温每升高 1℃，以 3~5mL/kg 标准补充 5%~10% 葡萄糖；成人体温达 40℃，需多补充 600~1000mL 液体；出汗湿透一套衣裤约失液 1000mL；气管切开者每日经呼吸道丧失 800~1200mL 体液。

2）定性（补什么）　遵循"缺什么、补什么"的原则：① 生理需要量：成人每日对盐、糖的需要量为氯化钠 4~6g、氯化钾 3~6g、葡萄糖 100~150g。② 已丢失量：补液的种类取决于水、钠代谢失衡的类型，如等渗性缺水补充等渗性液体；低渗性缺水以补充钠盐为主；高渗性缺水以补充水分为主，在缺水情况基本改善后适量补盐。③ 继续丢失量：按实际丢失体液的成分补充。若在输液过程中仍有呕吐、腹泻或胃肠减压等，可静脉补充等量的 1：1 溶液，即 1 份 5%~10% 葡萄糖溶液 + 1 份等量的生理盐水溶液。

3）定补液的顺序、速度（怎么补）　即合理安排补液的顺序和速度：① 补液顺序：根据病情的轻重缓急和体液紊乱情况合理安排补液顺序，通常遵循"先盐后糖、先晶后胶、液种交替、见尿补钾"的原则。但高渗性缺水者，应先补充糖水再补充盐水。② 补液速度：根据患者的病情、药物性质及心、肺、肾等重要器官的功能调节补液速度。一般情况下，遵循"先快后慢"的原则进行分配，即第一个 8 小时补充总量的 1/2，其余 1/2 在后 16 个小时内均匀输入。

（3）观察疗效　补液过程中，应密切观察治疗效果，如生命体征、精神状态、口渴、皮肤弹性、眼窝凹陷等恢复情况；尿量、尿比重，血液常规检查结果，血清电解质和肝肾功能等血生化检查及中心静脉压等指标的变化趋势。

2. 纠正体液过多

（1）去除病因和诱因　遵医嘱停止可能增加体液量的各种治疗；对容易引起 ADH 分泌过多的高危患者，如失血、休克、创伤、疼痛或大手术等，严格按治疗计划补充液体，切忌过量和过速。

（2）相应治疗的护理　严格控制患者水的摄入量，每日控制在 700~1000mL 以下；对重症患者，遵医嘱给予高渗溶液和利尿剂，并注意观察病情的动态变化和尿量。

3. 防止患者意外损伤

（1）对于血压低的患者，应注意监测血压变化。指导患者在改变体位时动作宜缓慢，避免发生直立性低血压造成眩晕而跌倒受伤。

（2）对于水钠代谢紊乱导致的意识障碍者，应加强安全保护措施，如加床栏保护、适当约束及加强监护，以免发生意外。

4. 保持皮肤完整性　对于缺水者，注意观察皮肤的弹性、口唇干裂等脱水表现；对于水中毒者，注意观察水肿的部位、程度及发生时间。长期卧床者，应加强生活护理，定时翻身，避免局部皮肤长期受压，经常按摩受压部位以促进血液循环，防止压疮发生；指导患者养成良好的卫生习惯，避免发生口腔黏膜炎症或溃疡。

5. 加强观察，预防并发症　密切观察病情，注意观察有无颅内压增高的表现，如剧烈头痛、呕吐、视神经乳头水肿，甚至运动障碍、神志改变；有无肺水肿的表现，如呼吸改变、肺部湿啰音、咯粉红色泡沫痰等。一旦发现异常，立即通知医师进行处理，同时备好抢救用物。

【健康教育】

1. 疾病知识指导　出汗较多时，应及时补充水分及含盐饮料；急性肾功能不全时，应严格限制摄入水量。

2. 饮食指导　嘱患者在日常生活中注意均衡饮食，多食新鲜水果、蔬菜等，每日保证足够饮水。

3. 就诊指导　出院后一旦出现高热、呕吐、腹泻等情况，及时就诊。

第三节　钾代谢异常患者的护理

钾是细胞内最主要的电解质，参与和维持细胞的代谢，维持细胞内渗透压、酸碱平衡，维持神经肌肉组织的兴奋性及心肌的生理功能等。正常血清钾浓度为 3.5~5.5mmol/L。钾代谢异常有高钾血症（hyperkalemia）和低钾血症（hypokalemia），临床以低钾血症多见。

一、低钾血症

血钾浓度低于 3.5mmol/L，即为低钾血症。

【病因】

1. 摄入不足　如长期禁食、静脉补充钾盐不足。

2. 丧失过多　如严重频繁呕吐、剧烈腹泻、长期胃肠减压、急性肾衰竭多尿期、应用排钾性的利尿剂等。

3. K^+ 向细胞内转移　如大量输注葡萄糖和胰岛素、代谢性碱中毒时，K^+ 向细胞内转移，使血清 K^+ 降低。

【临床表现】

1. 肌无力　为最早的临床表现。最先是四肢软弱无力，后逐渐延及躯干和呼吸肌，可致呼吸困难或窒息，严重者可出现腱反射消失或软瘫。

2. 胃肠道功能障碍　患者出现厌食、恶心、呕吐和腹胀等表现。严重时可出现麻痹性肠梗阻。

3. 心功能异常　主要表现为传导阻滞和节律异常。

4. 代谢性碱中毒　血清钾 K^+ 过低时，K^+ 从细胞内移向细胞外，为了维持电荷平衡，细胞外的 Na^+、H^+ 进入细胞内进行交换（每移出 3 个 K^+，即有 2 个 Na^+、1 个 H^+ 移入细胞内），使细胞外液的 H^+ 浓度降低；同时，由于体内低钾，肾远曲小管 Na^+–K^+ 交换减少，Na^+–H^+ 交换增加，使 H^+ 排出增多，尿液呈酸性（反常性酸尿）。机体这两方面的调节作用，使患者发生代谢性碱中毒。

【辅助检查】　血清钾 K^+<3.5mmol/L。典型的心电图表现为早期出现 T 波降低、变平或倒置，随后出现 ST 段降低，QT 间期延长和 U 波。

【治疗原则】　积极去除引起低钾血症的病因，减少或终止钾的继续丧失。根据缺钾的程度，通过口服或静脉补钾。临床上常用 10% 氯化钾，经静脉补充。

二、高钾血症

血钾浓度高于 5.5mmol/L，即为高钾血症。

【病因】

1. 补钾过多　如静脉输入氯化钾过多，大量输入库存血。

2. 排钾减少　如急性肾衰竭；应用保钾利尿剂如螺内酯（安体舒通）、氨苯蝶啶等。

3. 细胞内 K^+ 的移出　如溶血、组织损伤（挤压综合征）、酸中毒时，细胞内 K^+ 向细胞外转移。

【临床表现】　一般无特异性。患者可表现为神志淡漠、感觉异常、四肢无力、腹胀和腹泻等。严重者有微循环障碍的临床表现，如皮肤苍白、湿冷、青紫、低血压、心动过缓及心律不齐等。最严重的表现是心搏骤停，多发生于舒张期。

【辅助检查】　血清钾 K^+>5.5mmol/L。当血清钾 K^+>7mmol/L 时，典型的心电图表现为早期 T 波高而尖，QT 间期延长，随后出现 QRS 增宽和 PR 间期延长。

【治疗原则】　高钾血症有导致心搏骤停的危险，因此一经诊断，应予以积极治疗。

1. 病因治疗　积极治疗原发疾病，改善肾功能。立即停用一切含钾的药物和溶液，避免进食含钾量高的食物。因病情需要输血时，禁用库存血，采用新鲜血液。

2. 降低血清钾浓度

（1）促使 K^+ 排泄　给予利尿剂，加速 K^+ 的排泄；或口服阳离子交换树脂、保留灌肠等。

（2）促使 K^+ 转入细胞内　如输注 5% 碳酸氢钠溶液或葡萄糖溶液加胰岛素，可暂时降低血钾浓度。

3. 对抗心律失常　Ca^{2+} 与 K^+ 有对抗作用，能缓解 K^+ 对心肌的毒性作用。故可用 10% 葡萄糖酸钙 10~20mL 加等量 25% 葡萄糖溶液缓慢静脉推注，以对抗心律失常。

4. 透析疗法　上述治疗仍无法降低血钾浓度时，可用腹膜透析或血液透析。

三、疾病护理

【护理评估】

1. 健康史　评估是否存在导致钾代谢异常的各种因素，如长期禁食、腹泻、呕吐、肾功能衰竭、酸碱代谢紊乱等；有无周期性钾代谢失调的发作史、既往史等。

2. 身体状况

（1）局部　有无肌无力、四肢乏力或软瘫等表现。

（2）全身　有无神志改变、感觉异常；有无消化道功能障碍，如腹泻、腹胀、肠麻痹等；有无心功能异常，如节律异常或传导阻滞。

（3）辅助检查　了解血清 K^+、Ca^{2+}、心电图等检查结果，以判断病情。

3. 心理和社会支持状况　了解患者和家属对疾病及其伴随症状的认知程度、心理承受能力，是否出现焦虑、紧张等不良的心理反应。

【常见护理诊断／问题】

1. 活动无耐力　与钾代谢异常致肌无力、软瘫有关。

2. 有受伤的危险　与四肢肌肉软弱无力有关。

3. 潜在并发症　包括心律失常、心搏骤停。

【护理措施】

1. 恢复血清钾水平

（1）加强监测　若发现有低钾血症或高钾血症的征象，应立即通知医师并配合处理。

（2）病因护理　积极治疗原发病，加强监护。低钾血症，遵医嘱予以止吐、止泻等处理，鼓励患者多进食含钾丰富的食物，如新鲜的水果、蔬菜、肉类、牛奶等。高钾血症，禁止摄入含钾量多的食物和药物，避免输入久存的库血。

（3）控制血钾水平

1）低钾血症　遵医嘱补钾。补钾应遵循的原则：① 尽量口服补钾：不能口服者静脉滴注。严禁静脉推注，以免血钾骤然升高，导致心搏骤停。② 不宜过早：见尿补钾。尿量超过 40mL/h 或 500mL/d，方可补钾。③ 不宜过浓：静脉滴注液含钾浓度一般不超过 0.3%，即 500mL 液体加入 10% 氯化钾不超过 15mL。浓度过高可抑制心肌，且对静脉刺激性大，有引起血栓性静脉炎的危险。④ 不宜过快：成人静脉滴注时，补钾速度不宜超过 20mmol/h。⑤ 不宜过多：定时监测血清 K^+ 浓度，及时调整每日补钾总量。一般每日需补充氯化钾 3~6g，严重缺钾时可每日补钾 6~8g。

2）高钾血症　遵医嘱输注 5% 碳酸氢钠或葡萄糖液和胰岛素时，注意剂量的准确性；应用利尿药或阳离子交换树脂进行排钾治疗时，注意观察患者的尿量、排便次数和体重。若采用透析治疗，应做好相应的护理。

2. 防止意外伤害　患者因肌无力特别是四肢软弱而易发生受伤的危险。护士应协助患者完成生活自理，同时使用床档防止坠床。为避免长期卧床而致失用性肌萎缩，应指导患者合理地做主动活动或被动运动。

3. 预防并发症　监测患者的意识状况、血清 K^+ 浓度及心电图情况。一旦出现心律失常，应立即通知医师，并积极配合抢救治疗；若出现心跳骤停，立即给予心肺复苏和复苏后的护理。

【健康教育】

1. 长期禁食、限制饮食或频繁呕吐、持续胃肠减压者，应注意钾的补充，以防发生低钾血症。

2. 肾功能减退、长期使用抑制排钾利尿剂者，应严格限制含钾食物和药物，同时监测血钾浓度，以防发生高钾血症。

第四节　酸碱平衡失调患者的护理

机体通过血液缓冲系统、肺和肾的调节，使体液的 pH 始终维持在 7.35~7.45。若酸、碱物质过多，超过了机体的代偿调节能力，可引起不同类型的酸碱失调。原发性的酸碱平衡失调可分为代谢性酸中毒（metabolic acidosis）、代谢性碱中毒（metabolic alkalosis）、呼吸性酸中毒（respiratory acidosis）和呼吸性碱中毒（respiratory alkalosis）4 种。若同时存在两种以上的原发性酸碱失调，称混合型酸碱平衡失调。

一、代谢性酸中毒

由于体内酸性物质积聚或产生过多，或 HCO_3^- 丧失过多所致，是临床上最常见的酸碱失调。

【病因】

1. 酸性物质产生或积聚过多　任何原因（如大量失血、感染性休克）引起组织缺血缺氧，使细胞内无氧酵解增加而产生大量乳酸，发生乳酸性酸中毒；糖尿病或长期不能进食者，脂肪分解过多引起酮症酸中毒。心搏骤停、抽搐等引起缺氧，亦可导致体内有机酸生成过多。

2. 碱性物质丧失过多　腹泻、胆瘘、肠瘘或胰瘘等致碱性消化液物质丧失过多。

3. 肾性因素　肾功能不全或应用肾毒性药物时，使得 H^+ 不能排出体外或 HCO_3^- 重吸收减少，导致酸中毒。

【病理生理】　代谢性酸中毒时，机体通过以下方式进行代偿调节：① 由于体内 HCO_3^- 减少，H_2CO_3 相对过多，H^+ 浓度增高，刺激呼吸中枢，使呼吸加深加快，加速排出 CO_2，使动脉血 $PaCO_2$ 降低，从而维持血浆 pH 值在正常范围。② 肾小管上皮细胞中的碳酸酐酶和谷氨酰胺酶活性增高，H^+ 和 NH_3 的生成增加，H^+ 和 NH_3 形成 NH_4^+ 后排出，从而使 H^+ 的排出增加。③ 代偿性的 $NaHCO_3$ 重吸收也增加。

【临床表现】　轻者症状常被原发病掩盖，重者可有较突出的表现。

1. 呼吸代偿　呼吸深而快，呼吸频率可达 40~50 次 / 分，呼出的气体带有酮味。此为代谢性酸中毒最突出的表现。

2. 心血管功能改变　患者表现为面部潮红、口唇樱红色、心率加快、血压偏低。由于代谢性酸中毒可影响心肌收缩力和周围血管对儿茶酚胺的敏感性，故患者易发生休克、心律不齐和急性心功能不全。

3. 中枢神经系统功能障碍　酸中毒可抑制脑细胞代谢活动，患者可出现头痛、头昏、嗜睡，甚至昏迷；还可出现对称性肌张力减弱、腱反射减弱或消失。

【辅助检查】

1. 动脉血气分析　代偿期血 pH 可在正常范围，但 HCO_3^-、BE（碱剩余）和 $PaCO_2$ 有一定程度的降低。失代偿期血浆 pH 和 HCO_3^- 明显下降，$PaCO_2$ 在正常范围。

2. 实验室检查　血清 K^+ 升高，尿呈强酸性。

【治疗原则】

1. 积极处理原发病，消除诱因。

2. 轻度代谢性酸中毒患者（血浆 HCO_3^- 为 16~18mmol/L）经去除病因和补液治疗后，常可自行纠正，不必应用碱性药物治疗。

3. 血浆 HCO_3^- 低于 15mmol/L 的重度代谢性酸中毒患者，在补液的同时需应用碱剂治疗。

常用的碱剂为 5% 碳酸氢钠溶液，用量可根据患者血浆 HCO_3^- 计算。若量少可一次给予；量多时，一般先在 2~4 小时内输入所需量的 1/2，再根据临床表现和血气分析复查结果决定是否需继续输注余量。

由于代谢性酸中毒时血 Ca^{2+} 增多，而酸中毒纠正后 Ca^{2+} 减少，故不宜使血浆 HCO_3^- 过快超过 14~16mmol/L，以免因低钙血症引起手足抽搐、惊厥等。此外，过快纠正酸中毒还能引起大量 K^+ 移至细胞内，引起低钾血症，故应注意适当补钾。

二、代谢性碱中毒

由各种原因引起体内 H^+ 丧失过多或 HCO_3^- 增多所致。

【病因】

1. 酸性物质丧失过多 是最常见的原因，如严重呕吐、长期胃肠减压等导致 H^+、Na^+、Cl^- 等大量丧失而致低钾低氯性碱中毒。

2. 碱性物质补充过多 长期服用碱性药物或大量输注库存血，后者所含抗凝剂入血后转化为 HCO_3^- 导致碱中毒。

3. 低钾血症 低钾血症时，K^+ 从细胞内转移至细胞外，每移出 3 个 K^+，就有 2 个 Na^+、1 个 H^+ 移入细胞内，引起细胞内的酸中毒和细胞外的碱中毒；同时肾远曲小管 Na^+–K^+ 交换减少，Na^+–H^+ 交换增加，使 H^+ 排出增多，导致碱中毒。

4. 长期应用利尿剂 呋塞米、依他尼酸等能抑制肾近曲小管对 Na^+ 和 Cl^- 的重吸收，引起低氯性碱中毒。

【病理生理】 代谢性碱中毒时，机体通过以下方式进行代偿调节：① 由于体内 H^+ 减少，抑制呼吸中枢，呼吸变浅变慢，减少 CO_2 排出，$PaCO_2$ 升高，从而维持血浆 pH 值在正常范围。② 肾小管上皮细胞中的碳酸酐酶和谷氨酰胺酶活性降低，使 H^+ 排泌和 NH_3 生成减少。③ HCO_3^- 的重吸收减少，从而使血浆 HCO_3^- 减少。

【临床表现】 轻者常无明显表现，且症状常与原发病有较大关系。患者可表现为呼吸变浅、变慢或精神方面异常，如嗜睡、精神错乱或谵妄等。严重者可因脑代谢障碍而发生昏迷。

【辅助检查】

1. 动脉血气分析 代偿期血 pH 可在正常范围，但 HCO_3^- 和 BE 有一定程度的升高。失代偿时血液 pH 和 HCO_3^- 明显升高。

2. 实验室检查 血清 K^+、Ca^{2+}、Cl^- 降低。

【治疗原则】

1. 积极治疗原发病。

2. 轻度低氯性碱中毒者，静脉输注等渗盐水或葡萄糖盐水。

3. 严重代谢性碱中毒者（pH>7.65，血浆 HCO_3^-45~50mmol/L），可应用稀释的盐酸溶液（0.1~0.2mmol/L）或盐酸精氨酸溶液，以中和过多的 HCO_3^-，每 4~6 小时重复检测血气分析及血电解质，根据检测结果调整治疗方案。

4. 纠正低钾血症。

三、呼吸性酸中毒

由于肺泡通气及换气功能减弱，体内生成的 CO_2 不能充分排出，致使血液中 $PaCO_2$ 增高而引起的高碳酸血症。

【病因】 任何引起肺泡通气或换气功能不足的疾病均可导致呼吸性酸中毒，如呼吸道梗

NOTE

阻、全麻过深、镇静剂过量、呼吸中枢抑制、呼吸机使用不当、肺组织广泛纤维化、重度肺气肿等。

【病理生理】 呼吸性酸中毒时，机体通过以下方式进行代偿调节：① 血液中的缓冲系统：血液中的 H_2CO_3 与 Na_2HPO_4 结合，形成 $NaHCO_3$ 和 NaH_2PO_4，NaH_2PO_4 从尿中排出，H_2CO_3 减少。② 肾脏：酸性环境使肾小管上皮细胞中的碳酸酐酶和谷氨酰胺酶活性增高，H^+ 与 NH_3 的生成增加。H^+–Na^+ 交换以及 H^+ 与 NH_3 形成 NH_4^+，使 H^+ 排出增加，$NaHCO_3$ 重吸收增加。

【临床表现】 患者出现胸闷、呼吸困难、躁动不安、头痛及发绀等缺氧的症状。重者可有血压下降、谵妄、昏迷等。严重脑缺氧可致脑水肿，继而引起颅内高压、脑疝甚至呼吸骤停。

【辅助检查】 动脉血气分析显示血浆 pH 明显下降、$PaCO_2$ 增高，血浆 HCO_3^- 可正常。

【治疗原则】

1. 积极治疗原发疾病。

2. 改善通气功能 如解除呼吸道梗阻、使用呼吸兴奋剂等，必要时做气管插管或气管切开辅助呼吸。若因呼吸机使用不当造成通气过度，应注意调整呼吸机的各项参数，促使体内蓄积的 CO_2 排出。

3. 纠正缺氧 一般将吸入氧浓度调节在 60%~70%，因为高浓度氧吸入可减弱呼吸中枢对缺氧的敏感性，反而使呼吸更受抑制。

四、呼吸性碱中毒

由于肺泡通气过度、体内 CO_2 排出过多，致使血液中 $PaCO_2$ 降低而引起的低碳酸血症。

【病因】 凡引起过度通气的因素均可导致呼吸性碱中毒，如癔病、疼痛、发热、呼吸机辅助通气过度等。

【病理生理】 呼吸性碱中毒时，机体通过以下方式进行代偿调节：①肺脏：$PaCO_2$ 下降抑制呼吸中枢，使呼吸变浅变慢，减少 CO_2 排出，血中 H_2CO_3 代偿性增高。②肾脏：肾小管上皮细胞分泌 H^+ 减少及 HCO_3^- 重吸收减少，从而使 HCO_3^- 代偿性降低，HCO_3^-/H_2CO_3 比值接近 20∶1，使血浆 pH 维持在正常范围。

【临床表现】 大多数患者有呼吸急促的表现。可有眩晕、手足和口周麻木及针刺感、肌肉震颤、手足搐搦和 Trousseau 征阳性等表现。

【辅助检查】 动脉血气分析显示血浆 pH 升高、$PaCO_2$ 和血浆 HCO_3^- 降低。

【治疗原则】

1. 积极治疗原发疾病。

2. 对症治疗 为提高 $PaCO_2$，可用纸袋罩住口鼻以减少 CO_2 的呼出，或吸入含 5% CO_2 的氧气，以改善症状。同时应注意及时纠正电解质紊乱。

五、疾病护理

【护理评估】

1. 健康史 了解患者有无导致酸碱失调的相关原因：如长期胃肠减压、肠瘘、胰瘘、严重呕吐、电解质失调、呼吸道梗阻及过度通气等。

2. 身体状况 评估患者酸碱失衡的症状和体征，如呼吸节律和频率异常、心率和心律异常、中枢神经系统功能改变等情况。血气分析有助于判断患者有无酸碱平衡失调及失调的类型和程度，应重点关注。

3. 心理和社会支持状况 酸碱代谢失调患者因症状明显，常感到焦虑与恐惧。因此，护士应评估患者和家属对疾病的认知程度、心理反应及承受能力，以便采取针对性措施。

【常见护理诊断 / 问题】

1. 焦虑 / 恐惧　与疾病所致不适及担心预后有关。

2. 低效性呼吸型态　与呼吸过深过快，或呼吸变浅变慢、呼吸道梗阻有关。

3. 意识障碍　与缺氧、酸碱失衡抑制脑组织的代谢活动有关。

4. 潜在并发症　包括休克、高钾血症、低钾血症。

【护理措施】

1. 心理护理　向患者解释疾病发生的原因、病理变化过程、临床表现及转归等与疾病相关的信息，减轻其焦虑、恐惧的心理状况。

2. 维持正常的气体交换型态

（1）体位　病情允许时协助患者取半坐卧位，以增加横膈活动幅度，有利于呼吸。

（2）病情观察　密切监测呼吸频率、节律、深度、气味，以便及早发现并及时处理。

（3）促进排痰　指导患者深呼吸、有效咳嗽的方法与技巧；呼吸道感染或气道分泌物较多者，给予超声雾化吸入，以利于排痰。

（4）吸氧　给予氧气吸入，必要时行呼吸机辅助呼吸，同时做好气道护理。

3. 改善意识状态　在监测患者血气分析结果及血清电解质水平改变的同时，还应定期评估患者的认知力和定向力，一旦出现异常情况，应及时通知医师，并遵医嘱给予相应处理。

4. 预防并发症　密切观察病情，及时发现相关并发症。

【健康教育】

1. 疾病知识指导　控制可导致酸碱代谢失衡的原发病及诱因，如休克、糖尿病、肾功能不全、呼吸道梗阻、长期使用利尿剂等。

2. 就诊指导　出院后，一旦发生高热、呕吐、腹泻等症状时，应及时就诊。

案例讨论

患者，男性，36 岁，建筑工人。因全身 40% 深 Ⅱ°烧伤 2 小时，急诊入院。体检：T：36.5℃，P：102 次 / 分，R：22 次 / 分，BP：86/60mmHg。全身乏力、眼窝凹陷，皮肤弹性差。24 小时尿量 300mL，尿色黄，尿比重 1.020；血清 Na^+ 浓度为 140mmol/L。

问题：

1. 该患者 24 小时出入液量，出量和入量各应考虑哪些方面？

2. 试估算此患者 24 小时补液总量是多少？

3. 该患者的补液原则是什么？

第三章　外科营养支持患者的护理

> **导学**
>
> 　　**内容与要求**　外科营养支持患者的护理包括概述、肠内营养和肠外营养三部分内容。通过本章的学习，应掌握营养支持的概念、TPN 的定义；肠内、肠外营养支持方法及护理措施。熟悉营养支持的指征；肠内、肠外营养的适应证和禁忌证。了解外科患者营养代谢的特点；营养不良的分类与评估。
>
> 　　**重点与难点**　肠内、肠外营养支持的护理措施和健康教育；营养状况的评定。

第一节　概　　述

　　机体良好的营养状况和正常代谢是维持生命活动的基础与保证。任何营养不良或代谢紊乱都可影响组织器官的功能，甚至导致器官功能衰竭。从 20 世纪 60 年代开始，营养支持的基础理论、营养制剂及应用技术不断发展，并已广泛应用于临床，效果突出，挽救了许多危重症患者的生命。目前营养支持已成为外科应激患者有效的治疗手段之一。营养支持（nutritional support，NS）是指经口、肠道或肠外途径为患者提供较全面的营养素，包括肠内营养（enteral nutrition，EN）和肠外营养（parenteral nutrition，PN）。

　　随着对机体应激状态下代谢改变的认识，人们提出了新的意义上的营养支持，即代谢支持。其观点是：在严重分解状态下，给予患者适当的营养底物，防止因营养不足而影响各器官的代谢与功能，同时也应避免给予过量的营养底物而加重各器官的结构和功能损害。用较低的价格提供更多种类的营养物质，是现代营养支持的发展趋势。

一、外科患者的代谢变化

　　外科患者由于受到创伤、感染、手术的刺激，在代谢方面常表现出以下特征。

　　1. 高血糖　由于糖异生和胰岛素抵抗，血糖升高。

　　2. 负氮平衡　由于蛋白分解加速，尿氮排出增加，使得机体出现负氮平衡。

　　3. 脂肪分解增加　机体在创伤、感染、手术等应激状态下，脂肪分解明显增加。

　　除此以外，外科患者由于失血、失液的影响，还有可能出现水、电解质及酸碱失衡和微量元素、维生素代谢紊乱的表现。

二、营养状况的评定

　　营养状况的评定包括健康史、人体测量和实验室检测三方面。营养不良的评定参见表 3-1。

　　（一）健康史

　　了解患者有无创伤、感染、手术史等应激状况，以及剧烈呕吐、腹泻、进食明显减少等导致患者营养不足的情况。

（二）人体测量

1. 体重 体重是评价营养状况的最主要的指标。短期内出现的体重变化可受水钠潴留或脱水因素的影响，故以病前 3~6 个月的体重为标准进行评定。当实际体重仅为理想体重的 90% 以下时，提示营养不良。

男性理想体重（kg）= 身高（cm）–105；女性理想体重（kg）= 身高（cm）–100。

2. 体质指数（body mass index，BMI） 又称体重指数，是目前国际上常用的衡量人体胖瘦程度以及反映蛋白质热量营养不良的可靠指标。BMI= 体重（kg）/ 身高（m）^{2}。中国肥胖问题工作组提出，中国成人 BMI 的正常参考值为 18.5~24 kg/m^2。BMI 是反映营养不良和肥胖症的可靠指标，BMI<18.5 是营养不良的重要指标。

3. 三头肌皮褶厚度（triceps skin-fold，TSF） 可判断脂肪组织的贮备情况。TSF 测定的部位在肩峰与尺骨鹰嘴的中点。正常参考值：男性 11.3~13.7mm；女性 14.9~18.1mm。

4. 上臂肌围（arm muscle circumference，AMC） 可间接反映体内蛋白质储存水平，与血清清蛋白（白蛋白）水平相关。AMC= 上臂中点周长（cm）–3.14×TSF（cm）。正常参考值：男性 22.8~27.8cm；女性 20.9~25.5cm。

（三）实验室检测

1. 内脏蛋白 内脏蛋白测定可反映机体蛋白质营养状况、预测手术的风险程度，是营养评定的重要指标，包括血清清蛋白、转铁蛋白、甲状腺结合前清蛋白和视黄醇结合蛋白。其中，血清清蛋白应用最广，半衰期为 20 日，故不能反映急性营养状况的改变，但对判断预后有价值，正常值为 35~45g/L。转铁蛋白是一种 β 球蛋白，半衰期为 8.8 日，能较快地反映内脏蛋白改变，正常值为 2.0~3.0g/L。

2. 氮平衡（nitrogen balance） 能动态反应体内蛋白质的平衡情况。当摄入氮大于排出氮时为正氮平衡，表明蛋白质的合成量大于分解量。反之为负氮平衡。氮平衡的计算公式为：氮平衡（g/d）=24 小时摄入氮量（g/d）–24 小时排出氮量（g/d）。24 小时摄入氮量（g/d）=24 小时蛋白质摄入量（g）÷6.25。24 小时排出氮量（g/d）=24 小时尿中尿素氮（g/d）+4g（包括经粪便、皮肤排出的氮 2g 以及以非尿素氮形式排出的含氮物 2g）。

3. 免疫测定 包括细胞免疫和体液免疫，营养不良时以细胞免疫受损为主。

（1）总淋巴细胞计数 总淋巴细胞计数是评价细胞免疫的简易方法。正常值为（2.5~3）×10^9/L，<1.5×10^9/L，常提示营养不良。

（2）迟发性皮肤超敏试验（delayed hypersensitive skin test） 能基本反映机体的细胞免疫功能，机体免疫力与阳性反应程度成正比。

表 3-1 营养不良的评定

评定指标	正常值	营养不良		
		轻	中	重
理想体重百分率（%）	> 理想体重的 90	81~90	60~80	<60
三头肌皮褶厚度	> 正常值的 90%	81%~90%	60%~80%	<60%
上臂肌围	> 正常值的 90%	81%~90%	60%~80%	<60
清蛋白（g/L）	>35	28~34	21~27	<21
转铁蛋白（g/L）	2.0~2.5	1.8~2.0	1.6~1.8	<1.6
前白蛋白（g/L）	0.18~0.45	0.14~0.16	0.10~0.14	<0.10
氮平衡（g）	0±1	-5~-10	-10~-15	<-15
总淋巴计数（×10^9/L）	≥ 2.5~3	1.5~1.8	0.9~1.5	<0.9
迟发型皮肤超敏试验	≥ ++	+~++	–~+	–

NOTE

三、营养物质需要量

体内的能量储备包括糖原、蛋白质和脂肪。糖原的含量有限，仅占每日正常需要量的1/2。蛋白质是器官、组织的组成成分，体内没有储备的蛋白质，一旦蛋白质作为能源被消耗（在应激状态下），器官功能势必将受到损害。脂肪则是体内最大的能源。

1. 基本能量消耗（basal energy expenditure, BEE） 是指在禁食条件下，维持基础代谢所需要的能量。可按 Harris–Benedict（H–B）公式计算。

男性：BEE（kcal）=66.5+13.7×体重（kg）+5×身高（cm）–6.8×年龄（岁）

女性：BEE（kcal）=655.1+9.56×体重（kg）+1.85×身高（cm）–4.68×年龄（岁）

2. 静息能量消耗（resting energy expenditure, REE） 是指机体进食后休息状态下的能量消耗，可用代谢仪测得。据研究结果显示，REE 比 H–B 公式的 BEE 值低 10%，因此可用计算所得的 BEE 值减去 10%，即可获得 REE 值。

3. 实际能量消耗（actual energy expenditure, AEE） 计算公式为 AEE=BEE×AF×IF×TF。其中 AF 为活动系数，完全卧床时为 1.1，活动加卧床时为 1.2，正常活动时为 1.3；IF 为应激系数，中等手术为 1.1，脓毒血症为 1.3，腹膜炎为 1.4；TF 为体温系数，正常体温为 1.0，体温每升高 1℃，系数增加 0.1。

四、营养支持的基本指征

当患者出现下列情况之一时，应提供营养支持。

1. 近期体重下降大于正常体重的 10%。

2. 血浆清蛋白 <30g/L。

3. 连续 7 日以上不能正常进食。

4. 已明确为营养不良。

5. 可能产生营养不良或手术并发症的高危患者。

第二节　肠内营养

肠内营养是经胃肠道提供机体代谢所需营养物质及其他各种营养素的一种营养支持方法。随着近年来对胃肠道结构和功能研究的深入，逐步认识到肠道的功能和肠内营养的重要性。肠内营养具有营养素能直接经肠吸收利用、更符生理、给予方便、费用低廉、有助于维持肠黏膜结构和屏障功能完整性的优点。正因如此，"只要胃肠道有功能，就利用它"已成为共识。肠内营养是最符合生理需求的营养支持途径，而胃肠功能存在是此途径的首要条件。

一、适应证与禁忌证

（一）适应证

凡有营养支持指征，胃肠道功能允许且可耐受肠内营养制剂时，应首先考虑肠内营养。包括以下 6 种情形。

1. 意识障碍或昏迷者。

2. 吞咽困难或失去咀嚼能力者，如口腔和食道手术、重症肌无力患者等。

3. 食管炎症、化学性损伤或梗阻者。

4. 高代谢分解状态，如感染、手术、创伤及大面积烧伤患者等。

5. 消化道疾病稳定期，如消化道瘘、短肠综合征、肠道炎性疾病、胰腺炎等。

6. 慢性消耗性疾病，如结核、肿瘤等。

（二）禁忌证

包括肠梗阻，消化道活动性出血，腹腔或肠道感染，严重腹泻或吸收不良以及休克。

二、肠内营养的应用

（一）肠内营养制剂

1. 要素制剂 是一种含有氨基酸、葡萄糖、脂肪酸、矿物质和维生素，无须消化即可直接吸收的无渣营养剂。特点是营养全面、成分明确、不含乳糖、无须消化即可直接吸收，能为人体提供必需的能量和营养素。因气味及口感不佳，要素制剂主要以管饲为主。

2. 非要素制剂 该类制剂以酪蛋白、大豆蛋白或蛋白质水解物为氮源，渗透压接近等渗，口感较好，口服或管饲均可。主要适用于胃肠功能较好的患者。包括混合奶（蛋、奶、糖、油、盐等按比例配制的流质食物）和匀浆制剂（天然食物经捣碎和搅拌后形成的流质饮食）等。

3. 组件制剂 仅以某种或某类营养素为主的肠内营养制剂，又称不完全制剂。包括糖类组件、脂肪组件、蛋白质组件、维生素及矿物质组件等。

4. 特殊治疗制剂 这类制剂是根据某些疾病或特殊人群设计而成，目的在于降低衰竭脏器的代谢负荷或纠正脏器功能障碍所致的代谢异常。如婴儿用制剂、肝功能衰竭专用制剂、肾功能衰竭专用制剂、肺疾患专用制剂、创伤专用制剂等。

（二）给予途径

肠内营养的途径有经口和管饲两种。在决定具体途径时，主要依据营养剂的类型、患者的耐受情况、需要营养支持时间的长短等来选择适宜的营养输入途径。临床上多数患者因经口摄入受限或不足而采用管饲，最常用的是鼻胃管。

1. 经口营养 是指经口将营养制剂送入患者体内以满足机体营养需要的方法，这是最符合自然生理的营养满足方式。一般适用于能经口进食、胃肠功能存在、需要补充营养的患者。

经口营养时注意：凡能进食者，应尽最大可能采用经口营养；应根据不同疾病或疾病的不同阶段给予不同内容、不同物理性状的膳食；给予的膳食要干净卫生、符合治疗、营养可口。

2. 管饲营养 是指通过喂养管向胃或空肠输送营养物质的营养支持方式。分为胃内管饲和肠内管饲两种。

（1）胃内管饲 临床上有经鼻胃管或胃造口两种常用方式。适用于胃肠功能良好的患者。一般使用匀浆膳或匀浆制剂。鼻胃管常用于仅需短期内肠内营养支持的患者；胃造口常用于需较长时间肠内营养支持的患者。

（2）肠内管饲 临床上有经鼻肠管和空肠造口两种常用方式。肠内管饲理论上适用于一切具备肠内营养条件的患者，但临床上主要用于胃内管饲有误吸危险或胃排空障碍的患者，如术后、昏迷、婴幼儿及老年患者等。

（三）输注方式

1. 分次给予 适用于胃内管饲及胃肠功能良好者。可分为分次推注和分次输注。① 分次推注：是用注射器经喂养管将营养制剂缓慢注入胃内，每次注入量 100~300mL，在 10~20 分钟完成，6~8 次 / 日。② 分次输注：是将营养制剂置于输液器内，将输液管与喂养管连接后输入胃内。每次输入量 500mL 左右，在 1 小时内完成，4~6 次 / 日，此种方式患者耐受性较好。

2. 连续输注 通过重力或输液泵连续 12~24 小时输注营养液，目前多主张采用此法。适用于病情危重、胃肠道耐受性差及肠内管饲的患者。

三、肠内营养的护理

【护理评估】

1. 健康史 了解患者的一般情况，如年龄、性别、职业、饮食习惯和食欲、有无禁食及禁食的天数；了解患者有无影响营养状况的疾病，如有无严重创伤、感染、手术、消耗性疾病及其他代谢性疾病；了解患者胃肠道功能状况。

2. 身体状况 评估患者的营养状况，如人体测量指标和实验室指标，以判断有无营养支持的指征；评估患者有无腹痛、腹泻、恶心呕吐等症状，以判断营养支持的耐受情况。

3. 心理和社会支持状况 评估患者和家属对应用肠内营养支持重要性和必要性的认知程度，对营养支持的接受程度及家庭经济状况。

【常见护理诊断／问题】

1. 有误吸的危险 与患者昏迷后咽反射消失、体位不当、喂养管移位及一次喂入量过多等有关。

2. 有皮肤完整性受损的危险 与喂养管留置时间长、压迫局部有关。

3. 腹泻 与营养液的浓度和渗透压高、温度低、输注速度快、营养液被污染有关。

4. 潜在并发症 包括吸入性肺炎、肠道感染、急性腹膜炎。

【护理措施】

1. 预防误吸 误吸是肠内营养最常见、最严重的并发症之一。

（1）妥善固定鼻胃管 将鼻胃管妥善固定于面颊部，防止喂养管移位至食管而导致误吸；每次喂食前均要确认鼻胃管在胃内才能灌注食物。

（2）体位 根据病情及喂养管位置，取合适体位。如患者有意识障碍、经鼻胃管或胃造口管输注营养液时，在输注期间及输注后1小时内应抬高床头30°~45°，以利于食物进入十二指肠，防止营养液反流和误吸。

（3）经常检查胃内残留量 灌注营养液前抽吸胃内容物时，若回抽液量>150mL，提示患者可能有胃潴留存在，应暂停鼻胃管，可改用鼻空肠管输入。

（4）加强观察 灌注期间如患者突然出现呛咳、呼吸困难或咳出含营养液的痰液，提示患者可能出现了误吸，应立即停止灌注，通知医师的同时吸尽胃内容物和气管内的营养液，必要时行气管内吸引。

（5）对年老体弱、昏迷患者 最好采用连续缓慢滴注法，一次灌注量不宜超过200mL。

2. 避免黏膜和皮肤损伤

（1）长期留置鼻胃（肠）管者，可每日用油膏涂拭润滑鼻腔黏膜，每日轻轻转动喂养管，防止喂养管长时间压迫鼻咽部黏膜产生溃疡和粘连。

（2）胃、空肠造口的患者，应保持造口周围皮肤清洁干燥。

3. 维持正常的排便形态 5%~30%肠内营养治疗者可发生腹泻，主要与输注营养液的浓度和渗透压高、温度低、速度快及营养液被污染等有关。

（1）控制输注量和速度 输注营养液应从少量开始，一次灌注量最好小于200mL；开始以50mL/h的速度输入，3~4日后逐步增加至100mL/h，以输液泵控制滴速为佳。

（2）控制营养液的浓度 浓度应从低到高，初用时可稀释成12%的浓度，以防营养液浓度和渗透压过高引起胃肠道不适。

（3）保持适宜的输注温度 肠内营养液温度过低易引起肠痉挛致患者腹痛、腹泻，中国人更为敏感。临床上在实施肠内营养时，常在输注管近端管外加热，营养液滴注温度以接近体温为宜。

（4）避免营养液污染、变质　营养液应现用现配；备用时存于4℃冰箱中防变质；在室温下放置的时间应小于6~8小时；每天更换输注管道、袋或瓶。

4. 并发症的观察与护理

（1）吸入性肺炎　参照本节相关内容。

（2）肠道感染　避免营养液污染、变质。在配制营养液时，注意无菌操作；配制的营养液暂时不用时应放冰箱保存，以免变质引起肠道感染。

（3）急性腹膜炎　多见于经空肠造口置管行肠内营养者。①加强观察：若患者突然出现腹痛、造口管周围渗出或腹腔引流管引流出类似营养液的液体，应怀疑喂养管移位、营养液进入游离腹腔。立即停止输注，并通知医师，尽可能协助清除或引流出渗漏的营养液。②遵医嘱合理应用抗菌药物，避免继发性感染或腹腔脓肿。

【健康教育】

1. 知识宣教　告知患者肠内营养的重要性与必要性，提高遵医行为，降低自行拔管的风险。

2. 饮食指导　指导术后患者应保证足够的能量、蛋白质和维生素等摄入，以利术后的恢复。

3. 出院指导　指导携带喂养管出院的患者和家属注意管饲的护理及注意事项。一旦出现腹痛、腹泻、造口管周围渗液等异常情况，应及时就诊。

第三节　肠外营养

肠外营养是指通过静脉途径补充人体所需营养素，以达到维持机体代谢的治疗方法。若患者所需营养素全部经静脉途径提供时，称为全肠外营养（total parenteral nutrition，TPN）。自1968年美国外科医师Dudrick和Wilmore首次通过中心静脉实施营养治疗以来，经过几十年的努力，肠外营养的理论、技术和营养制剂得到了不断的更新和发展，目前成为临床营养治疗的重要组成部分。

一、适应证与禁忌证

（一）适应证

凡有营养支持的指征且不能或不宜接受肠内营养支持的患者。

1. 不能从胃肠道进食者，如重度急性胰腺炎、短肠综合征等。

2. 处于高代谢分解状态者，如大面积烧伤、严重感染、严重创伤或大手术前后。

3. 消化不良或消化道需要休息，如肠道炎性疾病、严重腹泻等。

4. 需要改善营养状况者，如化疗和放疗期间胃肠道反应严重者、肝肾衰竭者等。

（二）禁忌证

包括严重水、电解质及酸碱平衡失调，出凝血功能紊乱以及休克。

二、肠外营养的应用

（一）肠外营养制剂

1. 葡萄糖　葡萄糖是肠外营养中最主要的能源物质，具有价廉、无配伍禁忌、符合生理需求且来源丰富等优点。常用浓度为25%、50%，成人常用量为4~5g/（kg·d），供能约占总热量的 50%~70%，严重应激状态下的患者，葡萄糖的供给量稍低，以避免多余的葡萄糖转化为脂肪沉积在肝脏组织而致脂肪肝。由于溶液的渗透压很高，经外周静脉输入易导致静脉炎，故只能经中心静脉输入。

2. 脂肪乳剂　是肠外营养中较理想的能源物质，具有能量密度高、等渗、不从尿液排泄、富含必需脂肪酸、对静脉壁无刺激等优点。常用浓度为 10%、20%、30%，成人常用量为 1~2g/（kg·d），供能约占总热量的 20%~30%。临床上常用的脂肪乳剂有长链脂肪乳剂、中／长链脂肪乳剂、含橄榄油的脂肪乳剂和含鱼油的脂肪乳剂。

3. 氨基酸　是肠外营养的唯一氮源，是机体合成蛋白质所需的底物。正常机体氨基酸需要量为 0.8~1.0g/（kg·d），应激状态下需要量增加，可按 1.2~1.5g/（kg·d）。理想的氨基酸制剂应该是含氨基酸种类齐全的平衡型氨基酸溶液，含有人体所需的所有必需氨基酸。目前使用的复方氨基酸制剂中，必需氨基酸与非必需氨基酸的比例一般是 1：1，浓度为 3%~15%。临床上还有针对某一疾病的代谢特点而设计的氨基酸制剂，起营养支持和治疗的双重作用。

随着临床营养的深入研究和广泛应用，个别氨基酸对于代谢的特殊意义受到了关注和重视，较具代表的是谷氨酰胺（glutamine，GLn）。机体在严重创伤、感染、手术等应激状态下对 GLn 的需求明显增加，如果 GLn 严重不足，则易导致肠黏膜屏障功能下降、肠黏膜萎缩、肠道细菌和毒素移位等问题出现，因 GLn 在水溶液中很不稳定，所以一般的氨基酸制剂中都不含有 GLn。现发现 GLn 二肽在水溶液中很稳定，因此国内研制出了谷氨酰胺制剂及氨基酸配伍的制剂。

4. 维生素　维生素是维持机体正常代谢和生理功能不可缺少的营养素。可分为水溶性和脂溶性两类，前者在体内无储备，故 PN 时应每日给予；后者在体内有一定储备，禁食 2~3 周才需补充。水溶性维生素因可从尿中排出，不易蓄积中毒，静脉补充时可输入平时膳食纤维允许量的 2~4 倍。脂溶性维生素代谢过程的时间长，在体内可蓄积，因此在静脉补充时不能超过日常膳食的允许量，否则可致中毒。

5. 微量元素　有参与酶、激素、核酸、维生素的组成和三大营养物质代谢、上皮生长、创伤愈合等重要作用。短期禁食者可不予补充，TPN 超过 2 周时静脉补充。目前有供应成人和儿科患者使用的微量元素制剂。

6. 电解质　肠外营养时需补充钾、磷、钠、钙、镁和氯，钾和磷与营养物质代谢的关系最为密切。常用制剂有 10% 氯化钾、10% 氯化钠、10% 葡萄糖酸钙和 25% 硫酸镁等。

（二）输入途径

肠外营养的途径包括周围静脉和中心静脉两种。其选择需视病情、营养支持时间、营养液组成、输液量和护理条件等而定。

1. 经周围静脉肠外营养支持（peripheral parenteral nutrition，PPN）　适用于 PN 时间 <2 周、用量小或中心静脉置管困难者。PPN 技术操作较简单，并发症较少。

2. 经中心静脉肠外营养支持（central parenteral nutrition，CPN）　适用于 PN 时间 >10 日、营养素需要量较多、营养液渗透压较高者。CPN 需要有严格的技术与物质条件，并发症较多。

（三）输入方式

1. 全营养混合液（total nutrient admixture，TNA）　又称"全合一"（all in one，AIO）营养液，是指在无菌环境中将每日所需的营养物质按次序混合装入 3L 输液袋内再输注。TNA 的优点：① 全部营养物质可均匀地输入体内，有利于更好地代谢与利用，增加节氮效果。② 简化输液过程，节省护理时间。③ 减少污染和发生气栓的机会。④ 降低代谢性并发症的发生率。⑤该营养液既可经中心静脉输注，又可经周围静脉输注。

2. 单瓶输注　在不具备 TNA 输注条件时，可采用单瓶输注方式。即各营养素非同步输入，这种输注方式不利于所提供的营养素的有效利用。

三、肠外营养的护理

【护理评估】

1. 健康史　了解患者的一般情况，如年龄、性别、民族、职业及饮食习惯等；评估患者的饮食种类和进食量、有无严重创伤、感染、消耗性疾病及肝胆系统或其他代谢性疾病、因检查或治疗等所需禁食的时间、胃肠道功能等影响营养摄入或增加营养消耗因素的存在。

2. 身体状况　评估患者外周静脉显露是否良好、锁骨上静脉穿刺点周围皮肤有无破损；有无脱水或水肿征象等影响静脉穿刺或置管因素存在；评估患者的营养状况，如体重、血电解质、细胞免疫功能及血生化检查结果等。

3. 心理和社会支持状况　评估患者和家属对肠外营养支持重要性和必要性的认知程度、接受程度；家庭经济承受能力及社会支持状况。

【常见护理诊断 / 问题】

1. 有体液失衡的危险　与输入高渗营养液导致渗透性利尿、脱水有关。

2. 潜在并发症　包括气胸、血管损伤和空气栓塞等与导管相关的并发症，糖或脂肪代谢紊乱等代谢性并发症，血栓性浅静脉炎以及感染等。

【护理措施】

1. 维持体液平衡　合理安排输液顺序和控制输注速度。准确记录患者 24 小时液体出入量，合理补液；根据患者年龄、病情、药物性质等调节输液速度，TNA 输注不超过 200mL/h，以利于充分利用；若存在明显的水、电解质失衡，应待其纠正后再输入 TNA 液。

2. 并发症的观察和护理

（1）导管相关并发症

1）气胸　主要表现为中心静脉置管后出现胸闷、胸痛、呼吸困难。胸部 X 线检查可确诊。根据其严重程度给予氧气吸入、胸腔穿刺抽气或胸腔闭式引流。因此，对经中心静脉输入 TNA 液的患者，应注意观察有无气胸的表现，一旦出现，立即通知医师并协助处理，同时按气胸患者的护理常规给予护理。

2）血管损伤　在同一部位反复多次穿刺容易导致血管损伤。血管损伤后，主要表现为局部出血或血肿。应立即拔出针头并压迫止血，损伤早期可给予冷敷使血管收缩以利于止血，损伤 2 日后可热敷促进血肿的吸收。

3）空气栓塞　常因输完一瓶营养液后输液管道进入了较多空气，而在更换新的液体时没将进入的空气排出时或因导管塞脱落或连接处脱离后发生，多发生于左锁骨下静脉穿刺时。空气栓塞发生后患者主要表现为胸部不适、呼吸困难、发绀，有濒死感。空气栓塞是最严重的并发症，一旦发生，可导致死亡。因此，输入营养液时应仔细排尽空气，同时加强观察，液体输完后及时更换；输液管道一定要连接牢固、旋紧导管塞子。一旦疑有空气进入，应将患者置于左侧、头低足高位，避免空气堵塞肺动脉入口而发生空气栓塞；氧气吸入；配合医师抢救。

（2）代谢性并发症

1）糖代谢紊乱　包括高血糖和低血糖。高血糖产生的主要原因是输入葡萄糖总量过多或速度过快，超过机体代谢能力，高血糖在临床上比较常见。表现为血糖异常升高，当血糖浓度 >40mmol/L，患者可出现渗透性利尿、脱水、电解质紊乱、昏迷，患者有生命危险。因此，应注意观察患者有无高血糖的表现，并加强血糖的监测。一旦出现高血糖表现，应立即报告医师并遵医嘱给予以下处理：立即停止输注葡萄糖溶液或含有大量糖的营养液；将胰岛素加入等渗性溶液或低渗性液体中输入易降低血糖。低血糖产生的主要原因是外源性胰岛素用量过大或突然停止输注高浓度葡萄糖溶液，临床上很少见。低血糖主要表现为脉速、面色苍白、四肢湿冷，甚至低血糖休克。一旦出现，应遵医嘱静脉推注或输注葡萄糖溶液。

2）脂肪代谢紊乱　长期行 PN 的患者，如不补充脂肪乳剂，可发生必需脂肪酸缺乏症。表现为皮肤干燥、脱发和伤口愈合延迟等。预防必需脂肪酸缺乏症的方法为每周补充一次脂肪乳。

（3）血栓性浅静脉炎　多发生于经外周静脉输注营养液时。常因营养液浓度和渗透压较高、置管时间太长引起。主要表现为：输注部位的静脉呈条索状变硬、肿胀、触痛等。因此，经外周静脉输入营养液时应经常更换输液部位，长时间应用 PN 应经中心静脉输入，局部出现以上表现时给予局部抬高制动、湿热敷、外涂软膏以及溶栓治疗。

（4）感染性并发症　主要是导管性脓毒症。主要原因为穿刺时无菌技术操作不严、营养液被细菌污染、导管放置时间过长等。主要表现为寒战、高热甚至感染性休克。一旦出现以上症状，应立即停止输液，取血标本和营养液做培养；同时更换新的输液器输液，必要时拔出中心静脉导管，改为外周静脉输注。导管性脓毒症以预防为主：在层流环境下配制肠外营养液，保持 TNA 输注系统的密闭，每天消毒置管处皮肤并更换无菌敷料，置管时严格无菌技术操作等。

【健康教育】

1. 知识宣教　告知患者和家属合理输注营养液的重要性与必要性，切勿擅自调整输注速度；告知保护静脉导管的方法，避免翻身、活动、更衣时导管脱出。

2. 饮食指导　在患者胃肠功能恢复或允许进食的情况下，鼓励患者尽早经口饮食或行肠内营养支持，以降低和防止肠外营养并发症的发生。

3. 出院指导　指导患者建立合理的饮食结构，并定期到医院复诊。

案例讨论

患者，女性，64 岁。因重症胰腺炎入院，入院后给予禁食、胃肠减压、TNA 全胃肠外营养支持和抗生素抗感染等治疗。入院后第 9 日，患者在输注营养液时突然寒战，随后高热，述头晕、心慌、恶心。体检：T:39.5℃，P:106 次 / 分，R:21 次 / 分，BP：92/60mmHg。白细胞计数 1.5×10^9/L。

问题：

1. 造成该患者出现以上症状的原因有哪些？

2. 如何预防？

第四章　外科休克患者的护理

第一节　休克概述

　　休克（shock）是由于机体受到强烈的致病因素侵袭后，导致有效循环血容量骤减、组织灌注不足所引起的以微循环障碍、代谢紊乱和细胞受损为主要病理生理改变的综合征。休克发病急，进展快，若未能及时发现及治疗，可发展至多器官功能障碍综合征（multiple organ dysfunction syndrome，MODS）或多器官功能衰竭（multiple organ failure，MOF）而引起死亡。

　　【病因与分类】　导致休克的原因很多，如创伤、失血、感染、过敏、强烈的神经刺激等。按休克的原因分类，可将休克分为低血容量性休克、感染性休克、心源性休克、神经源性休克和过敏性休克 5 类。其中低血容量性休克和感染性休克在外科休克中最为常见。一般把创伤和失血、失液引起的休克划入低血容量性休克。按休克时的血流动力学特点可把休克分为低排高阻型休克和高排低阻型休克两大类。

　　【病理生理】　各类休克的共同病理生理基础是有效循环血量锐减和组织灌注不足，以及由此导致的微循环障碍、代谢变化、炎症介质释放和内脏器官继发性损害。

　　1. 微循环障碍　可分为 3 期。

　　（1）微循环收缩期　休克早期，由于机体有效循环血量锐减，导致组织灌注不足、细胞缺氧、血压下降。这些变化刺激主动脉弓和颈动脉窦压力感受器引起血管舒缩中枢加压反射，交感神经 – 肾上腺轴兴奋，大量儿茶酚胺释放及肾素 – 血管紧张素分泌增加等，使心跳加快，心排出量增加；并选择性地使外周（皮肤、骨骼肌）和内脏（肾、肠道）小血管、微血管平滑肌收缩，以保证重要器官的供血。由于毛细血管前括约肌强烈收缩，动静脉短路开放，增加了回心血量；毛细血管前括约肌收缩和后括约肌相对开放有助于组织液回吸收和血容量得到部分补偿，故此期又称休克代偿期。

　　（2）微循环扩张期　休克继续发展，组织灌注不足进一步加重，组织细胞因严重缺氧处于无氧代谢状态，大量酸性代谢产物堆积，组胺、缓激肽等血管活性物质释放。这些物质引起毛细血管前括约肌舒张，而后括约肌由于对其耐受力较大，仍处于收缩状态，致大量血液淤滞于毛细血管，引起管内静水压升高、通透性增加，血浆外渗至第三间隙；血液浓缩，血黏稠度增加；回心血量进一步减少，血压下降，重要脏器灌注不足，休克进入抑制期。

（3）微循环衰竭期　淤滞在微循环内的黏稠血液在酸性环境中处于高凝状态，红细胞与血小板易发生凝集，在血管内形成微血栓，甚至发生弥散性血管内凝血（disseminated intravascular coagulation，DIC）。随着各种凝血因子消耗，纤维蛋白溶解系统被激活，临床可出现严重的出血倾向。由于组织缺少血液灌注，细胞处于严重缺氧和缺乏能量的状态，致使细胞内溶酶体膜破裂，释放多种水解酶，造成组织细胞自溶、死亡，引起广泛的组织损害甚至多器官功能受损。此期称为休克失代偿期。

2. 代谢变化　休克时，交感神经 - 肾上腺髓质系统和下丘脑 - 垂体 - 肾上腺皮质轴兴奋，儿茶酚胺和肾上腺皮质激素大量释放，从而抑制蛋白质合成、促进蛋白质分解，以便为机体提供能量和合成急性期蛋白质的原料。上述激素水平的变化还可促进糖异生、抑制糖降解，导致血糖升高。此外，应激时脂肪分解代谢明显增强，成为患者获取能量的主要来源。

在微循环失常、组织灌注不足和细胞缺氧的情况下，体内葡萄糖以无氧酵解方式供能，产生的三磷酸腺苷（ATP）大大减少。同时，无氧酵解使丙酮酸和乳酸产生过多，加之肝脏因灌注量减少，处理乳酸的能力减弱，使乳酸在体内的清除率降低而血液内含量增多，引起代谢性酸中毒。

3. 炎症介质释放和细胞损伤　严重创伤、感染、休克可刺激机体释放大量炎症介质，包括白细胞介素、肿瘤坏死因子、集落刺激因子、干扰素和一氧化氮等，形成"瀑布样"级联放大反应。活性氧代谢产物可引起脂质过氧化和细胞膜破裂。

能量不足和代谢性酸中毒可影响细胞各种膜的屏障功能。细胞膜受损后除通透性增加外，还出现细胞膜上离子泵（Na^+-K^+ 泵、Ca^{2+} 泵）的功能障碍，导致细胞内外离子及体液分布异常。细胞外钾离子无法进入细胞内，而细胞外液却随钠离子进入细胞内，造成细胞外液减少及细胞过度肿胀、变性、死亡。大量钙离子进入细胞内后除激活溶酶体外，还导致线粒体内钙离子浓度升高，并从多方面破坏线粒体。线粒体膜、溶酶体膜等细胞器受到破坏时，除了释放出大量引起细胞自溶和组织损伤的水解酶外，还可产生心肌抑制因子（MDF）和血栓素、白三烯等毒性产物，对机体产生不利影响，从而进一步加重休克。

4. 内脏器官的继发性损害　休克持续时间超过 10 小时，容易继发内脏器官的损害，若 2 个或 2 个以上的重要器官同时或序贯发生功能障碍或衰竭，称为多器官功能障碍综合征（MODS）或多器官功能衰竭（MOF），是休克的重要致死原因。

（1）肺　低灌注和缺氧可损伤肺毛细血管的内皮细胞和肺泡上皮细胞。前者损伤后可致血管壁通透性增加而引起肺间质水肿；肺泡上皮细胞受损后可导致肺泡表面活性物质的生成减少，肺泡表面张力升高，继发肺泡萎陷并出现肺不张。进而出现氧弥散障碍，通气 / 血流比例失调，临床表现为进行性呼吸困难和缺氧等症状，称为急性呼吸窘迫综合征（acute respiratory distress syndrome，ARDS），常发生于休克期内或稳定后 48~72 小时内。高龄患者发生 ARDS 的危险性更大，超过 65 岁的老年患者病死率相应增加。

（2）肾　正常生理状况下，85% 的肾脏血流供应肾皮质的肾单位。休克时肾血管收缩，肾血流量减少，肾小球滤过率降低。同时，肾内血流重新分布，主要转向髓质，结果不但尿量减少，还导致肾皮质肾小管上皮细胞大量坏死，引起急性肾衰竭（acute renal failure，ARF），临床表现少尿、无尿。

（3）脑　休克早期，儿茶酚胺释放增加对脑血管作用不大。但休克晚期，持续性的血压下降，使脑灌注压和血流量下降，可引起脑缺氧并丧失对脑血流的调节作用，引起脑细胞肿胀，血管壁通透性升高，血浆外渗，出现继发性脑水肿和颅内压增高。

（4）心　休克时心率过快、舒张期过短或舒张压降低使冠状动脉灌流量减少，心肌因缺血缺氧而受损。一旦心肌微循环内血栓形成，可引起局灶性心肌坏死。此外，休克时的缺血缺氧、酸中毒和高血钾等均可加重心肌功能的损害，进一步发展为心力衰竭。

（5）胃肠道　胃肠道黏膜缺血、缺氧，可使正常黏膜上皮细胞的屏障功能受损，并发急性胃黏膜糜烂或应激性溃疡，临床表现为上消化道出血。此外，肠黏膜的屏障结构和功能受损，导致肠道内细菌或毒素经淋巴或门静脉途径侵害机体，称为细菌移位和内毒素移位，形成肠源性感染或毒血症。

（6）肝　休克时，肝因肝细胞缺血、缺氧和血流淤滞而受损。肝血窦及中央静脉内微血栓形成，导致肝小叶中心区坏死。因此，肝脏的解毒及代谢能力减弱，易发生内毒素血症，并加重已有的代谢紊乱及酸中毒。临床可出现黄疸、转氨酶升高，严重时出现肝性脑病和肝衰竭。

【临床表现】　按照休克的发病过程，可分为休克代偿期和休克抑制期。各期的临床表现特点不同（见表4-1）。

表 4-1　休克的临床表现和程度

分期	程度	神志	口渴	皮肤黏膜		脉搏	血压	体表血管	尿量	估计失血量
				色泽	温度					
休克代偿期	轻度	清楚，伴痛苦表情，精神紧张	明显	开始苍白	正常发凉	100次/分以下，尚有力	收缩压正常或稍升高，舒张压增高，脉压小	正常	正常	<20%（<800mL）
休克抑制期	中度	尚清楚，表情淡漠	很明显	苍白	发冷	100~120次/分	收缩压为90~70mmHg脉压小	表浅静脉塌陷，毛细血管充盈迟缓	尿少	20%~40%（800~1600mL）
	重度	意识模糊，昏迷	非常明显，可能无主诉	显著苍白，肢端青紫	厥冷（肢端更明显）	速而细弱，或摸不清	收缩压<70mmHg或测不到	表浅静脉塌陷，毛细血管充盈更迟缓	少或无尿	>40%（>1600mL）

1. 休克代偿期　当失血量少于循环血量的20%时，机体具有相应的代偿能力，交感-肾上腺轴兴奋。患者表现为精神紧张、兴奋或烦躁不安、皮肤苍白、四肢发凉、心率加快、脉压减小、呼吸加快、尿量正常或减少等。此时，如处理及时得当，休克可较快得到纠正。否则，病情继续发展，进入休克抑制期。

2. 休克抑制期　患者表现为神情淡漠，反应迟钝，甚至可出现意识模糊或昏迷；皮肤和黏膜发绀，四肢厥冷；脉搏细数或摸不清，血压下降，脉压缩小；尿量减少甚至无尿。若皮肤黏膜出现瘀斑或消化道出血，则提示病情发展至DIC阶段。若出现进行性呼吸困难、烦躁、发绀虽给予吸氧仍不能改善者，应考虑并发ARDS。至此期患者常继发多器官功能衰竭而死亡。

【辅助检查】

1. 实验室检查

（1）血、尿和粪常规检查　红细胞计数、血红蛋白（Hb）的数值可反映失血情况；红细胞比容增高提示血浆丢失；白细胞计数和中性粒细胞比例增加常提示感染存在。尿比重增高常表明血液浓缩或容量不足。消化系统出血时粪便隐血试验可呈阳性。

（2）血生化检查 血肝功能、肾功能检查，血糖、血电解质等检查，可了解患者是否合并多器官功能衰竭、代谢失衡等。

（3）动脉血气分析 有助于了解酸碱失衡状况。休克时可因肺换气不足，出现体内二氧化碳聚积致 $PaCO_2$ 明显升高；相反，如患者原来并无肺部疾病，因过度换气可致 $PaCO_2$ 较低；若 $PaCO_2$ 超过 45~50mmHg 时，常提示肺泡通气功能障碍；PaO_2 低于 60mmHg，吸入纯氧后仍无改善，可能是 ARDS 的先兆。通过监测 pH、碱剩余（BE）、缓冲碱（BB）和标准重碳酸盐（SB）的动态变化有助于了解休克时酸碱平衡的情况。碱缺失（BD）可反映全身组织的酸中毒情况，反映休克的严重程度和复苏状况。

（4）动脉血乳酸盐测定 反映细胞缺氧程度，正常值为 1~1.5mmol/L。休克时间越长，血流灌注障碍越严重，动脉血乳酸盐浓度也越高，提示病情严重，预后不良。此外，还可以结合其他参数判断病情，例如乳酸盐 / 丙酮酸盐（L/P）比值在无氧代谢时明显升高。

（5）胃肠黏膜内 pH（intramucosal pH，pHi）监测 正常值为 7.35~7.45。休克时胃肠道较早处于缺血、缺氧状态，测量胃肠 pHi，不但能反映该组织局部灌注和供氧的情况，也可以发现隐匿性休克。

知识链接：胃肠黏膜内 pH 测定方法

胃肠黏膜内 pH 测定常采用间接方法：首先经鼻向胃内插入带半透膜囊腔的胃管，向囊腔注入 4mL 盐水，30~90 分钟后测定该盐水中的 PCO_2；同时取患者动脉血，用血气机测定 HCO_3^- 和 PCO_2；然后将胃管内的盐水 PCO_2 与动脉血 HCO_3^- 值代入下列公式计算出 pHi：

$$pHi =6.1+\log（动脉 HCO_3^-/0.33×胃囊生理盐水 PCO_2）$$

（陈孝平，汪建平 . 外科学［M］. 北京：人民卫生出版社，2013.）

（6）凝血机制检测 疑有 DIC 时，应测血小板、出凝血时间、纤维蛋白原、凝血酶原时间及其他凝血因子。当下列五项检查出现三项以上异常，结合临床上有休克、微血管栓塞症状和出血倾向时，便可诊断 DIC。包括：① 血小板计数低于 $80×10^9/L$。② 血浆纤维蛋白原低于 1.5g/L 或呈进行性降低。③ 凝血酶原时间比对照组延长 3 秒以上。④ 3P 试验（血浆鱼精蛋白副凝试验）阳性。⑤ 血涂片中破碎红细胞超过 2% 等。

2. 血流动力学监测

（1）中心静脉压（CVP） 代表右心房或胸腔段腔静脉内的压力，其变化反映血容量与右心功能之间的关系。正常值为 5~10cmH$_2$O。当 CVP < 5cmH$_2$O，表示血容量不足；> 15cmH$_2$O 提示心功能不全、静脉血管床过度收缩或肺循环阻力增高；若 > 20cmH$_2$O 则表示存在充血性心力衰竭。

（2）肺毛细血管楔压（PCWP） 可应用 Swan-Ganz 漂浮导管测得肺动脉压（PAP）和 PCWP，反映肺静脉、左心房和左心室的功能状态。PAP 的正常值为 10~22mmHg，PCWP 的正常值为 6~15mmHg。PCWP 小于 6mmHg 反映血容量不足（较 CVP 敏感）；大于 15mmHg 提示肺循环阻力增加，大于 30mmHg 提示有肺水肿。所以，临床上发现 PCWP 增高时，即使 CVP 尚属正常，也应限制输液量以免发生或加重肺水肿。

（3）心排出量（CO）和心脏指数（CI） 通过 Swan-Ganz 漂浮导管应用热稀释法可测 CO。CO 是心率和每搏排出量的乘积，成人正常值为 4~6L/min；单位体表面积上的心排出量便称为心脏指数（CI），正常值为 2.5~3.5L/（min·m²）。休克时，CO 多见降低，但有些感染性休克时可见增高。

此外，可用带有分光光度血氧计的改良式肺动脉导管，连续测定混合静脉血氧饱和度（SvO₂），来判断体内氧供应（DO₂）与氧消耗（VO₂）的比例，如果 SvO₂ 值是 0.75，则反映两者达到平衡状态。SvO₂ 值降低反映氧供应不足，可因 CO 降低、血红蛋白浓度或动脉氧饱和度降低所致。DO₂ 和 VO₂ 的计算公式如下：

$$DO_2=1.34×SaO_2（动脉血氧饱和度）×Hb（血红蛋白）×CO×10$$

$$VO_2=［CaO_2（动脉血氧含量）-CvO_2（混合静脉血氧含量）］×CO×10$$

其中，$CaO_2=1.34×SaO_2×Hb$；$CvO_2=1.34×SvO_2×Hb$

DO₂ 的正常值为 400~500mL/（min·m²），VO₂ 的正常值为 120~140mL/（min·m²）。

【治疗原则】　关键是尽早去除病因，迅速恢复有效循环血量，纠正微循环障碍，恢复组织灌注，增强心肌功能，恢复正常代谢和防止多器官功能障碍综合征（MODS）。近年强调氧供应和氧消耗超常值的复苏概念，应达到以下标准：氧供应（DO₂）>600mL/（min·m²），氧消耗（VO₂）>170mL/（min·m²），心脏指数（CI）>4.5L/（min·m²）。

1. 一般紧急措施　① 积极处理引起休克的原发伤病。如创伤制动、大出血止血等。② 保持呼吸道通畅，早期以鼻导管或面罩给氧，减轻组织缺氧状态。呼吸困难严重者，可作气管插管或气管切开。③ 采取休克体位，以增加回心血量。④ 注意保暖，尽量减少搬动，骨折处临时固定，必要时应用止痛剂等。

2. 补充血容量　是纠正休克引起组织低灌注和缺氧的关键。输液的原则是"早"与"快"，即输液开始要早，滴入速度要快。输液的种类主要有两种：晶体液和胶体液。通常首先快速输入扩容作用迅速的晶体液（平衡盐溶液或等渗盐水），但因其维持扩容作用的时间仅 1 小时左右，所以需再输入扩容作用持久的胶体液（如全血、血浆、压缩红细胞、白蛋白、中分子右旋糖酐等）。目前也有用 3%~7.5% 高渗盐溶液行休克复苏治疗的。临床根据监测指标估算输液量及判断补液效果。

3. 积极处理原发病　在治疗休克中，消除引起休克的原发病和恢复有效血容量一样重要。由外科疾病引起的休克，如内脏大出血、消化道穿孔、肠绞窄坏死或梗阻性化脓性胆管炎等，应在尽快恢复有效循环血量后，及时手术治疗原发病，或在积极抗休克的同时施行手术，以免延误抢救时机。

4. 纠正酸碱平衡失调　休克患者由于组织缺氧，常有不同程度的酸中毒。但在休克早期，由于过度换气可引起低碳酸血症及呼吸性碱中毒。经迅速补充血容量后，组织灌流改善，轻度酸中毒即可消失；而且扩容治疗时输入的平衡盐溶液，使一定量的碱性物质进入体内，故休克早期轻度酸中毒者无须再应用碱性药物。但休克严重、酸中毒明显、扩容治疗效果不佳时，就需应用碱性药物，但使用时首先保证呼吸功能完整，否则会导致 CO₂ 潴留和继发呼吸性酸中毒，常用的碱性药物为 5% 碳酸氢钠溶液。

5. 应用血管活性药物　严重休克时，单用扩容治疗不易迅速改善循环和升高血压。若经补液、纠酸等措施后，仍未纠正休克时，应酌情采用血管活性药物。理想的血管活性药物应能迅速提高血压，改善心脏和脑血流灌注，又能改善肾和肠道等内脏器官血流灌注。

（1）血管收缩剂　有多巴胺、去甲肾上腺素、间羟胺等。此类药物可收缩血管，从而暂时升高血压，但可加重组织缺氧。仅用于经一定量的输液扩容后，血压仍低于 60mmHg 的患者。

（2）血管扩张剂　常用的有酚妥拉明、酚苄明、山莨菪碱等。血管扩张剂可以解除小血管痉挛，改善微循环，增加组织灌流量。但可使血管容量相对增加而血压有不同程度的下降，故只有当血容量已基本补足，血压保持在 90mmHg，而患者发绀、四肢厥冷、毛细血管充盈不良等循环状态未好转时，才考虑使用。

（3）强心药　包括兴奋 α-受体、β-受体兼有强心功能的药物，如多巴胺、多巴酚丁胺，其他还有强心苷如毛花苷丙（西地兰）等。可增强心肌收缩力，增加心排血量，减慢心率。当血容量已补足，中心静脉压 > 15cmH$_2$O，但血压仍低时，可注射毛花苷丙行快速洋地黄化（0.8mg/d），首次用量为 0.4mg 缓慢静脉推注，有效时可再给维持量。

6. 改善微循环　当休克发展至 DIC 阶段，可用肝素抗凝，一般用量为 1.0mg/kg（1mg 相当于 125U 左右），每 6 小时 1 次，成人首次可用 10000U。DIC 晚期，纤维蛋白溶解系统亢进，可使用抗纤溶药如氨甲苯酸、氨基己酸等，以及抗血小板黏附和聚集的阿司匹林、双嘧达莫和低分子右旋糖酐。

7. 皮质类固醇和其他药物的应用　皮质类固醇一般用于严重休克和感染性休克。主要作用是：① 阻断 α-受体兴奋作用，扩张血管，改善微循环；② 防止细胞内溶酶体被破坏；③ 增强心肌收缩力，增加心排血量；④ 增进线粒体功能和防止白细胞凝集；⑤ 促进糖异生，使乳酸转化为葡萄糖，减轻酸中毒。一般主张大剂量静脉滴注，一次滴完，只用 1~2次，以防引起副作用。如甲基泼尼松龙 30mg/kg 或地塞米松 1~3mg/kg，加入 5% 葡萄糖溶液100~200mL 静脉滴注。其他药物包括维拉帕米、三磷酸腺苷 - 氯化镁（ATP-MgCl$_2$）、纳洛酮、超氧化物歧化酶（SOD）、前列环素（PGI$_2$）等也有助于休克的治疗。

8. 防治感染　包括积极处理原发感染灶和应用抗生素。原发感染灶的存在是引起休克的主要原因，应尽早处理。对病原菌尚未明确者，可根据临床判断早期使用广谱抗生素；待病原菌明确后，针对性选用敏感抗生素，以提高抗菌效果和减少耐药性。

第二节　外科常见的休克

一、低血容量性休克

低血容量性休克（hypovolemic shock）是外科最常见的休克类型。常因大量出血或体液丢失，或体液积存于第三间隙，使有效循环血量降低所致。由于大血管破裂或脏器出血引起的休克称失血性休克（hemorrhagic shock）；由于严重创伤或大手术使血液和血浆同时丢失所引起的休克称创伤性休克（traumatic shock）。

失血性休克多见于大血管破裂，腹部损伤引起的肝、脾破裂，消化性溃疡出血，门静脉高压所致食管、胃底曲张静脉破裂出血等。通常在迅速失血量超过全身总血量的 20% 时，即可发生休克。

创伤性休克多见于各种严重外伤，如大血管破裂、复杂性骨折、大范围组织挫伤、挤压伤或大手术等。体内血液和血浆同时丢失，加上损伤处炎性肿胀和体液渗出，导致低血容量性休克。受损机体内可出现组胺等血管活性物质，引起微血管扩张和通透性增高，导致有效循环血量进一步降低。另一方面，严重创伤还可刺激神经系统，引发疼痛和神经 - 内分泌系统反应，影响心血管功能。此外，损伤组织的坏死和分解可产生毒素，并发感染等。所以，创伤性休克的病情往往比较复杂。

【治疗原则】

1. 失血性休克　治疗原则为迅速补充血容量，积极处理原发病以制止出血。

（1）补充血容量　根据血压和脉率变化估计失血量。可经静脉快速滴注平衡盐溶液和人工胶体液。其中，输入胶体液更容易恢复血管内容量，维持胶体渗透压，并持续较长时间。一般认为，维持血红蛋白在 100g/L、红细胞比容在 30% 为好。若血红蛋白高于 100g/L 可不必输血；低于 70g/L 可输浓缩红细胞；急性失血超过总量的 30% 可输全血。临床上常以血压结合中心静脉压（CVP）的测定指导补液。

（2）止血　在补充血容量的同时，对有活动性出血的患者，应迅速控制出血。一般对浅表伤口出血或四肢血管出血，可先采用压迫止血或上止血带方法以暂时止血，待休克初步纠正后，再进行根本的止血措施。对于肝脾破裂、急性活动性上消化道出血病例，应在保持血容量同时积极进行手术准备，及早实施手术止血。

2. 创伤性休克　根据患者的症状和体征，准确估计失血失液量，快速补充血容量。疼痛严重者，适当使用镇痛镇静剂；骨折患者应妥善固定，以预防继发损伤；对危及生命的损伤，如开放性或张力性气胸、连枷胸等，应做必要的紧急处理。根据创伤的性质和种类，决定手术与否。需手术治疗者，一般应在血压稳定后或初步回升后进行。创伤或大手术继发休克者，应使用抗生素预防感染。

二、感染性休克

感染性休克（septic shock）常继发于以释放内毒素的革兰阴性杆菌为主的感染，如急性腹膜炎、胆道感染、绞窄性肠梗阻、泌尿系感染等，亦称内毒素性休克。内毒素与体内的补体、抗体或其他成分结合后，可刺激交感神经引起血管痉挛并损伤血管内皮细胞；同时，内毒素可促使体内组胺、激肽、前列腺素等多种炎症介质释放，引起全身炎症反应综合征（systemic inflammatory response syndrome，SIRS），最终导致微循环障碍、代谢紊乱及器官功能不全等。

感染性休克时血流动力学有高动力型（高排低阻型）和低动力型（低排高阻型）两种改变。前者又称为暖休克，后者为冷休克。暖休克较少见，常出现于革兰阳性菌感染引起的休克早期，主要为外周血管扩张，阻力降低，心排出量正常或稍高。冷休克时，外周血管收缩，阻力增高，微循环淤滞，大量毛细血管内血液渗出，使血容量和心排出量降低。

【临床表现】　感染性休克时，随血流动力学改变不同而出现不同的临床表现，详见表 4-2。

表 4-2　感染性休克的临床表现

临床表现	冷休克（低动力型）	暖休克（高动力型）
神志	躁动、淡漠或嗜睡	清醒
皮肤色泽	苍白、发绀或花斑样发绀	淡红或潮红
皮肤温度	湿冷或冷汗	温暖干燥
毛细血管充盈时间	延长	1~2 秒
脉搏	细速	慢、搏动清楚
脉压（mmHg）	< 30	> 30
尿量（每小时）	< 25mL	> 30mL

休克晚期，心功能衰竭，外周血管瘫痪，即成为低排低阻型休克。

【治疗原则】　感染性休克的病理生理变化比较复杂，故治疗比较困难。原则上是在休克未纠正以前，以抗休克为主，同时抗感染；休克控制后，着重治疗感染。

NOTE

1. 补充血容量　首先快速输入平衡盐溶液，再补充适量的胶体液、血浆、全血等。低分子右旋糖酐可改善微循环，能吸附于红细胞、血小板表面及血管内壁，可预防和治疗 DIC。感染性休克患者，常有心肌和肾受损，故补液期间应监测 CVP，作为调整输液种类和速度的依据。

2. 控制感染　尽早处理原发感染灶和应用抗菌药物。对未确定病原菌者，先根据临床判断，早期、联合使用广谱抗生素，再根据药物敏感试验结果调整为敏感的窄谱抗生素。

3. 纠正酸碱失衡　感染性休克的患者，常早期合并代谢性酸中毒，应予以纠正。一般在补充血容量的同时，静脉输入 5% 碳酸氢钠 200mL，再根据血气分析结果补充用量。

4. 应用血管活性药物　经补充血容量、纠正酸中毒后，休克仍未见好转时，可考虑使用血管活性药物，如山莨菪碱、多巴胺等或者合用间羟胺、去甲肾上腺素，或去甲肾上腺素和酚妥拉明的联合应用等。感染性休克时，心功能常受到一定损害。可给予强心苷（如毛花苷丙）、多巴酚丁胺等。

5. 皮质类固醇的应用　皮质类固醇可抑制体内多种炎症介质的释放、稳定溶酶体膜、缓解 SIRS。主张早期、大剂量、短疗程使用，一般不超过 48 小时。否则有发生应激性溃疡和免疫抑制等并发症的可能。

第三节　外科休克患者的护理

【护理评估】

1. 健康史　了解引起患者休克的原因，如有无体液和血液的急剧丧失（大量失血、烧伤、严重创伤等）、心功能不良导致的心排血量减少（心肌梗死、心律不齐等）以及感染性疾病等。

2. 身体状况　评估患者的意识和表情、生命体征、皮肤色泽与温度、尿量，局部有无损伤和相应的体征，各项辅助检查结果等，以助判断病情和给予精心的护理。

3. 心理和社会支持状况　评估患者及家属对疾病的情绪反应，心理承受能力及对治疗和预后的了解程度。休克起病急，病情变化快，并有神志改变，加之抢救中使用的监测治疗仪器较多，易使患者和家属有病情危重及面临死亡的感受，出现不同程度的紧张、焦虑或恐惧情绪。

【常见护理诊断 / 问题】

1. 体液不足　与大量失血、失液有关。

2. 心输出量减少　与体液不足、心肌缺氧和受损有关。

3. 组织灌注量改变　与循环血量不足、微循环障碍有关。

4. 气体交换受损　与微循环障碍，造成肺泡与毛细血管之间气体交换减少有关。

5. 有感染的危险　与免疫力降低有关。

6. 体温异常　与休克、感染有关。

7. 有受伤的危险　与休克患者感觉和反应迟钝、血压下降、神志不清、疲乏无力有关。

8. 焦虑 / 恐惧　与患者处于病危状态，担心疾病预后有关。

【护理措施】

1. 迅速扩充血容量

（1）建立静脉通路　立即建立 2 条以上静脉输液通道，大量快速补液，以便及时纠正循环血容量不足。如周围血管萎陷或肥胖患者静脉穿刺困难时，应立即行中心静脉插管，并同时监测 CVP。

（2）合理补液 先快速输入晶体液，如生理盐水、平衡盐溶液，以迅速扩容；后输胶体液，如全血、血浆、白蛋白等。根据心、肺功能，失血、失液量，血压及血流动力学监测情况调整输液速度（表4-3）。血压及中心静脉压低时，应较快补液；高于正常时，应减慢速度，限制补液，以防肺水肿及心功能衰竭。CVP和PCWP超过正常，说明补液过多；CVP和PCWP低于正常，说明血容量不足，可以继续补液。当PCWP增高而CVP正常时应限制输液，以避免肺水肿的发生。

表4-3 中心静脉压与补液的关系

中心静脉压	血压	原因	处理原则
低	低	血容量严重不足	充分补液
低	正常	血容量不足	适当补液
高	低	心功能不全或血容量相对过多	给强心药，纠正酸中毒，舒张血管
高	正常	容量血管过度收缩	舒张血管
正常	低	心功能不全或血容量不足	补液试验*

*补液试验：取等渗盐水250mL，于5~10分钟内经静脉滴入。如血压升高而CVP不变，提示血容量不足；如血压不变而CVP升高3~5cmH$_2$O，则提示心功能不全。

（3）记录出入量 准确记录输入液体的种类、数量、时间、速度等，并详细记录24小时出入量以作为后续治疗的依据。

（4）严密观察病情变化 每15~30分钟测脉搏、呼吸、血压1次，观察患者的意识表情、皮肤色泽和温度、尿量等变化。

1）意识和表情 反映脑组织血液灌流和全身循环状况。休克早期患者呈兴奋状态、烦躁不安；休克加重时表情淡漠、意识模糊、反应迟钝甚至昏迷。若患者神志清楚，对外界刺激反应正常，说明循环血量已基本补足。

2）皮肤色泽及温度 是体表灌流情况的标志。若补充血容量后，四肢转暖，皮肤干燥，轻压指甲或口唇时，局部暂时缺血呈苍白，松压后色泽迅速转为正常，说明末梢循环恢复，休克有好转。但暖休克时皮肤表现为干燥潮红、手足温暖，当警惕。

3）生命体征 ①血压与脉压：一般认为收缩压<90mmHg，脉压<20mmHg是休克存在的表现；血压回升、脉压增大是休克好转的征象。②脉搏：脉搏的变化往往出现在血压变化之前。休克早期脉率增快；休克加重时脉细弱，甚至摸不到。当血压还较低，但脉率已恢复且肢体温暖者，常表示休克趋向好转。临床常根据脉率/收缩压（mmHg）计算休克指数，正常值约为0.58，≥1.0提示休克，>2.0为严重休克。③呼吸：注意呼吸次数及节律，休克加重时呼吸急促、变浅、不规则。呼吸>30次/分或<8次/分表示病情危重；若患者出现进行性呼吸困难、发绀、氧分压<60mmHg，吸氧后无改善，则提示已出现呼吸衰竭或ARDS。④体温：大多偏低，但感染性休克患者有高热，若体温突然升至40℃以上或骤降至36℃以下，则提示病情危重。

4）尿量及尿比重 主要反映肾血流灌注情况。每小时尿量<25mL、尿比重增高，表明肾血管收缩或血容量不足；每小时尿量>30mL时，表明休克有改善；血压正常但尿量仍少且比重偏低者，提示急性肾衰竭可能。

2. 改善组织灌注

（1）取休克体位 将患者置于仰卧中凹位，即头和躯干抬高20°~30°，下肢抬高15°~20°，以增加静脉回心血量，减轻呼吸负担。

（2）使用抗休克裤　抗休克裤充气后在腹部与腿部加压，可使血液回流入心脏，改善组织灌流，同时可以控制腹部和下肢出血。当休克纠正后，由腹部开始缓慢放气，每15分钟测量血压1次，若血压下降超过5mmHg，应停止放气，并重新注气。（图4-1）

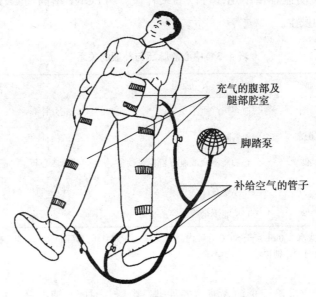

　　图4-1　抗休克裤示意图

（3）应用血管活性药物　应用过程中护理包括：① 使用时从低浓度、慢速度开始，每5~10分钟测1次血压。血压平稳后每15~30分钟测1次，并根据血压监测值调整药物浓度和滴速。② 严防药物外渗，造成局部组织坏死。若出现药液外渗时，应立即更换滴注部位，患处用0.25%普鲁卡因作血管周围组织封闭。③ 停药时，应逐渐降低药物浓度，减慢速度后方撤除，以防突然停药引起不良反应。④ 对心功能不全的患者，遵医嘱给予毛花苷丙静脉推注时，要注意观察心律变化及药物的副作用。

3. 促进气体交换

（1）给氧　经鼻导管给氧，氧浓度为40%~50%，氧流量为6~8L/min，以提高肺静脉血氧浓度。

（2）保持呼吸道通畅　病情许可时，鼓励患者做深呼吸和有效咳嗽，协助拍背排痰，及时清除气道分泌物。昏迷患者，头应偏向一侧或置入通气管，以免舌后坠或呕吐物误吸而窒息。

（3）严重呼吸困难者，可行气管插管或气管切开，并尽早使用呼吸机辅助呼吸。若已发展到ARDS，必须经机械通气给予呼气末正压（PEEP），使肺泡内保持正压，将萎陷的肺泡扩张。

4. 维持正常体温

（1）监测体温　每4小时测1次，密切观察其变化。

（2）保暖　休克时体温下降，应予以保暖。可采用盖棉被、毛毯，喝热饮料，增加病室内温度等措施。禁忌应用热水袋、电热毯等进行体表加温，因为可使末梢血管扩张，增加局部组织耗氧量而加重组织缺氧，从而使重要器官的血流灌注进一步减少，不利于休克的纠正。

（3）降温　感染性休克患者高热时，应予以物理降温，可使用冰帽或冰袋冷敷；也可用4℃等渗盐水100mL灌肠；必要时采用药物降温等方法；及时更换被汗液浸湿的衣被等。

5. 预防潜在并发症

（1）预防感染　休克时机体免疫功能下降，所以，应严格执行无菌技术操作规程，各项操作轻柔细致，并遵医嘱全身应用有效抗生素。为预防肺部并发症，应协助患者咳嗽、咳痰，及时清除呼吸道分泌物。必要时用 α–糜蛋白酶作雾化吸入，每日 2 次，有利于痰液稀释和排出。

（2）预防压疮　保持床单清洁、平整、干燥、无碎屑，病情允许时每 2 小时翻身、拍背 1 次，按摩受压部位皮肤，以预防压疮。

（3）预防意外损伤　对于烦躁或神志不清的患者，应加床旁护栏以防坠床，或予以适当约束，输液肢体宜用夹板固定。

6. 心理护理　面对休克患者和家属出现的焦虑和恐惧心理，护士应保持镇静的工作态度，忙而不乱，快而有序地进行抢救工作，以稳定患者和家属的情绪，取得他们的信赖感和主动配合。待病情稳定后，及时做好安慰和解释工作，帮助患者树立战胜疾病的信心。

【健康教育】

1. 日常生活中加强自我保护，避免创伤或其他意外伤害。

2. 了解和掌握一些意外损伤发生后的初步处理和急救知识，如止血包扎等。

3. 发生高热或感染应及时就诊。

案例讨论

　　患者，女性，41 岁。车祸致右季肋区撞伤 2 小时。入院时患者神情淡漠，体温 36.5℃，面色苍白，皮肤发紫，肢端冰凉，脉搏细弱，血压 75/56mmHg，全腹压痛、反跳痛，无尿。

　　问题：

　　1. 该患者出现了什么情况？

　　2. 首先考虑的治疗措施是什么？

　　3. 目前的护理诊断和护理措施有哪些？

第五章　麻醉患者的护理

导学

　　内容与要求　麻醉的不良反应及并发症，麻醉前的护理、椎管内麻醉后患者的护理、全身麻醉后患者的护理等内容。麻醉患者的护理包括麻醉前准备和各类麻醉患者的护理两部分内容。通过本章的学习，应掌握麻醉前用药的目的及常用药物；各种麻醉前后护理。熟悉麻醉中和麻醉后常见并发症的预防和处理。了解麻醉的分类，各种麻醉的适应证及禁忌证。

　　重点与难点　各类麻醉患者的麻醉前后护理；各类麻醉的实施和常见并发症的防治。

　　麻醉（anesthesia）是指用药物或其他方法，使患者的整个机体或机体的一部分暂时失去感觉，以达到无痛的目的。随着外科手术技术和现代麻醉学的发展，麻醉的应用范围已扩展到麻醉前后整个围术期的准备和治疗、急救与复苏、重症监护、疼痛治疗等领域。

知识链接：麻醉学的工作范畴

　　麻醉学科在 170 年的发展历史中从起初单纯的临床麻醉，发展成为集疼痛诊疗、危重病监护治疗、急救复苏为一体的临床专科。大量清醒镇静术的开展使得麻醉工作者已经走出手术室，在保障支撑临床医疗安全的各个领域发挥积极的作用。麻醉学科也从过去的围麻醉期发展成为围术期的综合学科。如今，为适应医学发展对于临床安全和患者无痛、舒适的迫切要求，麻醉学科的体系正在不断地扩增，麻醉与相关学科的交叉融合也加速发展，以麻醉学科为主导建立的围术期学科群正在形成，麻醉学科为其他学科的进步提供了有力的帮助和支撑。

　　（郭曲练，姚尚龙.临床麻醉学［M］.北京：人民卫生出版社，2011.）

第一节　麻醉前准备

一、麻醉前病情评估

　　为提高麻醉的安全性，麻醉前应仔细阅读病历，详细了解患者的临床诊断、病史记录及与麻醉有关的检查。麻醉医师一般在麻醉前 1~3 日内访视患者，询问患者的手术麻醉史、吸烟史、药物过敏史及药物治疗情况，平时体力活动能力及目前的变化。重点检查生命体征，心、肺及呼吸道，脊柱及神经系统，并对并存病的严重程度进行评估。根据访视和检查结果，对病情和患者对麻醉及手术的耐受能力作出全面评估。美国麻醉医师协会（ASA）将病情分为 5 级（表 5-1），对病情的判断有重要参考价值。

表 5-1　ASA 病情分级

病情分级	健康状况
1 级	没有全身性疾病，仅有局部的病理改变
2 级	轻、中度心、肝、肾和中枢神经系统病变，但其功能代偿良好
3 级	重度心、肝、肾和中枢神经系统病变，但其功能尚能代偿
4 级	有危及生命的全身性疾病
5 级	存活机会小，处于濒死状态

注：如系急症手术患者在每级数字后标"急"或"E"，如 1E，2E 等

一般认为，1~2 级患者对麻醉和手术的耐受性良好，风险性较小。3 级患者对麻醉和手术的耐受能力减弱，风险性较大，但如术前准备充分尚能耐受。4 级患者因器官功能代偿不全，麻醉和手术的风险性很大，即使术前准备很充分，围术期的死亡率仍很高。5 级为濒临死亡的患者，麻醉和手术都异常危险，不宜行择期手术。

二、麻醉前准备事项

（一）纠正或改善病理生理状态

营养不良会导致血浆清蛋白降低、贫血，以及某些维生素缺乏，使患者耐受麻醉、手术的能力降低。术前应改善营养不良状态，纠正紊乱的生理功能和治疗潜在的内科疾病，使患者各脏器功能处于较好状态。指导患者多吃营养丰富易消化的食物，必要时可少量多次输血使血红蛋白达 80g/L 以上，静脉补充清蛋白，使血浆清蛋白达 30g/L 以上。对原有水电解质失衡、酸中毒者，应尽快滴注电解质溶液及碱性药物，为麻醉、手术创造良好的条件；有呼吸系统感染者，术前应积极抗感染治疗；有高血压者，控制收缩压低于 180mmHg，舒张压低于 100mmHg 较为安全；糖尿病者控制血糖。

（二）心理准备

对于麻醉和手术，患者都会有紧张、焦虑，甚至害怕的反应，通常麻醉前给药无法完全消除这些反应。因此，护士应以关心和鼓励的方法消除其思想顾虑和焦虑心情，可向患者简单介绍麻醉的施行方案及安全措施，耐心听取和解答患者提出的问题，以取得患者的信任，使其积极配合治疗与护理。

（三）胃肠道准备

择期手术前应常规胃排空，以避免围术期发生胃内容物的反流、呕吐或误吸，以及由此而导致的窒息和吸入性肺炎。因此，成人选择性手术麻醉前禁食 12 小时，禁饮 4 小时；小儿术前禁食 4~8 小时，禁水 2~3 小时。对于急诊患者，如果手术时间不过分紧迫，麻醉前也应做比较充分的准备。饱胃又必须在全身麻醉下施行手术的患者，可以考虑行清醒气管内插管，先主动地控制呼吸道较为安全；此类患者即使施行区域阻滞或椎管内麻醉，也有发生呼吸道堵塞的危险，切不可掉以轻心。

（四）麻醉设备、用具及药品的准备

为了使麻醉和手术能安全顺利进行，防止任何意外事件的发生，麻醉前必须对麻醉和监测设备、麻醉用具及药品进行准备和检查。无论实施何种麻醉，都必须准备麻醉机、急救设备和药品。

三、麻醉前用药

（一）目的

1. 减轻患者紧张、焦虑、恐惧的情绪，使其情绪稳定，积极配合。

2. 抑制唾液及气道分泌物，保持呼吸道通畅，减少手术后肺部并发症。

3. 消除因手术或麻醉引起的不良反射，特别是迷走神经反射，抑制因激动或疼痛引起的交感神经兴奋，以维持血流动力学的稳定。

4. 提高痛阈，增强麻醉镇痛效果。

（二）常用药物

1. 镇静催眠药　具有镇静、催眠、抗焦虑和惊厥的作用，对局麻药的毒性反应也有一定的预防作用。常用药物：苯巴比妥钠注射液（鲁米那）、地西泮注射液（安定）、咪达唑仑。

2. 镇痛药　具有镇痛和镇静作用，和其他麻醉药具有协同作用，可以减少麻醉药用量，常用药物：吗啡、哌替啶。

3. 抗胆碱能药物　抑制腺体分泌，减少口腔和呼吸道分泌物，解除迷走神经兴奋对心脏的抑制作用。常用药物：阿托品、东莨菪碱。

4. 抗组胺药　可以拮抗或阻滞组胺释放，解除平滑肌和血管痉挛，常用药物：异丙嗪。

第二节　各类麻醉患者的护理

一、全身麻醉

麻醉药经呼吸道吸入或静脉、肌肉注射进入人体内，使中枢神经系统受到抑制，产生神志消失、全身痛感丧失、肌肉松弛和反射抑制的麻醉方法，称为全身麻醉（general anesthesia）。根据麻醉药进入体内的途径不同分为吸入麻醉和静脉麻醉。

（一）全身麻醉药

1. 吸入麻醉药　指经呼吸道吸入人体内并产生全身麻醉作用的药物，可分为挥发性麻醉剂和气体麻醉剂两类。一般用于全身麻醉的维持，有时也用于麻醉诱导。目前常用的有气体麻醉剂氧化亚氮（N_2O）和挥发性麻醉剂蒽氟烷、异氟烷、七氟烷、地氟烷和氟烷等。

2. 静脉麻醉药　指经静脉注射进入体内，通过血液循环作用于中枢神经系统而产生全身麻醉作用的药物。常用的静脉麻醉药有硫喷妥钠、氯胺酮、依托咪酯、羟丁酸钠、普鲁泊福等。

3. 肌肉松弛药　指可选择性地作用于神经肌肉接头，暂时干扰正常神经肌肉兴奋传递，使肌肉松弛的药物，又称肌松药，是全麻时的重要辅助用药。常用的肌松药有筒箭毒碱、泮库溴铵、维库溴铵、阿曲库铵、琥珀胆碱等。

4. 麻醉辅助用药　常选用一些具有镇静、抗焦虑、抗惊厥作用或镇痛作用的药物作为麻醉辅助用药，如地西泮、咪达唑仑、芬太尼、吗啡等。

（二）全身麻醉的实施

1. 全身麻醉的诱导　全身麻醉的诱导是麻醉过程中危险的一个阶段，是指当患者接受全身麻醉药物后，由清醒状态到神志消失，并进入全身麻醉状态后进行气管插管的阶段称为全麻诱导期。在这个阶段，常用方法包括吸入诱导法和静脉诱导法。

（1）吸入诱导法　目前常用面罩吸入诱导法。将麻醉面罩扣于患者口鼻部，开启麻醉药蒸发器并逐渐增加吸入浓度，待患者意识消失并进入手术麻醉期时，静注肌松药后行气管内插管。

（2）静脉诱导法　先以面罩吸入纯氧 2~3 分钟，增加氧储备并排出肺及组织内的氮气。根据病情选择注入合适的静脉麻醉药，并密切监测患者的意识、循环和呼吸的变化。待患者神志消失后再注入肌松药，全身骨骼肌及下颌逐渐松弛，呼吸由浅到完全停止，这时应用麻醉面罩进行人工呼吸，然后进行气管内插管。插管成功后，立即与麻醉机相连接，并行人工呼吸或机械通气。

2. 全身麻醉的维持　这一阶段的主要工作是维持适当的麻醉深度。

（1）吸入麻醉药　维持经呼吸道吸入一定浓度的吸入麻醉药，以维持适当的麻醉深度。临床上常将 50%~70%N_2O 与挥发性麻醉药合用，需要肌松弛时可加用肌松药。

（2）静脉麻醉药　维持静脉给药方法有单次、分次和连续注入法 3 种。目前所用的静脉麻醉药中，除氯胺酮外，多数都属于催眠药，缺乏良好的镇痛作用。因此，单一的静脉全麻药仅适用于全麻诱导和短小手术，而对复杂或时间较长的手术多选择复合全身麻醉。

（3）复合全身麻醉　是指两种或两种以上的全麻药或（和）方法复合应用，彼此取长补短，以达到最佳临床麻醉效果。根据给药的途径不同，复合麻醉可大致分为全静脉麻醉和静吸复合麻醉。

① 全静脉麻醉（total intravenous anesthesia，TIVA）：是指在静脉麻醉诱导后，采用多种短效静脉麻醉药复合应用，以间断或连续静脉注射法维持麻醉。为加强麻醉效果，往往将静脉麻醉药、麻醉性镇痛药和肌松药结合在一起。

② 静吸复合麻醉：在全静脉麻醉基础上，于麻醉减浅时间段吸入挥发性麻醉药，既可维持麻醉的相对稳定，减少吸入麻醉药的用量，又有利于麻醉后迅速苏醒，因此适用范围较广。也可持续吸入大约 1% 浓度的吸入麻醉药或 50%~60%N_2O，以减少静脉麻醉药的用量。

（三）常见并发症及其防治

1. 反流、误吸　饱食后的急症、昏迷、老年患者等，全身麻醉时容易发生反流，胃内容物误吸进入气道，可导致吸入性肺炎甚至窒息。如发现患者有恶心、唾液增多且频繁吞咽等呕吐先兆时，应立即将其上身放低，头偏向一侧，同时用吸引器或纱布将其口、鼻腔内的食物残渣清除干净。若呕吐物已进入呼吸道，应诱发咳嗽或行气管内插管后吸除。

预防：手术前严格禁饮、禁食，减少胃内容物。肠梗阻或肠功能未恢复者，应插胃管持续吸出胃内容物。饱胃患者需要全麻时，应首选清醒气管内插管，减少胃内容物的反流和误吸。

2. 呼吸道梗阻　上呼吸道梗阻最常见的原因是舌后坠、咽喉部分泌物积聚、喉头水肿等。患者往往出现三凹症，鼻翼翕动，虽有强烈的呼吸动作而无气体交换，短期内可致死。一旦发生应立即处理：舌下坠所致之梗阻者应托起下颌；置入口咽或鼻咽通气道；同时清除咽喉部的分泌物和异物；喉头水肿者可静注皮质激素，严重者行紧急气管切开并做好相应护理。其他因素诱发喉痉挛时，患者呼吸困难，吸气有喉鸣声并有发绀，若经加压给氧仍不见好转，可用粗针头做环甲膜穿刺。预防喉痉挛发生应避免在浅麻醉时或缺氧时刺激喉头。

下呼吸道梗阻的常见原因为气管导管扭折、导管斜面过长而紧贴在气管壁上、分泌物或呕吐物误吸入后堵塞气管及支气管。轻者仅能听到肺部啰音，重者可表现为呼吸困难、缺氧发绀、心率增快和血压降低，处理不及时可危及患者生命。

处理措施：及时清除呼吸道分泌物和吸入物；密切观察患者呼吸、心率、血压，加强肺部听诊，发现异常及时报告医师并配合治疗；避免因体位改变而引起气管导管扭折。此外，下呼吸道梗阻也可因支气管痉挛引起，多发生在有哮喘史或慢性支气管炎患者，必要时可遵医嘱静

NOTE

注氨茶碱或氢化可的松。

3. 低氧血症 当患者吸入空气时，$SaO_2<90\%$，$PaO_2<60mmHg$ 或吸入纯氧时 $PaO_2<90mmHg$ 即可诊断为低氧血症。临床表现为呼吸急促、发绀、烦躁不安、心动过速、心律失常和血压升高等。常见原因和处理原则如下：

（1）麻醉机故障、氧气供应不足气管导管插入一侧支气管或脱出气管外以及呼吸道梗阻等均可导致低氧血症，应及时予以相应的纠正。

（2）弥散性缺氧可由 N_2O 吸入麻醉所致，应在停止吸入 N_2O 后吸纯氧 5~10 分钟。

（3）肺不张因分泌物过多或通气不足等导致，应在完善镇痛的基础上，做深呼吸和有效咳嗽，或以纤维支气管镜吸痰，严重者以呼气末正压通气治疗。

（4）误吸较轻者对氧治疗有效，严重者应配合医师行机械通气治疗。

（5）肺水肿多发生于急性左心衰或肺毛细血管通透性增加，应配合医师给予强心、利尿、扩血管、吸氧及机械通气治疗。

4. 高血压 常见原因包括并发原发性高血压、嗜铬细胞瘤、颅内压增高等病症，与手术探查、气管插管有关，麻醉浅、镇痛药用量不足，使用药物如氯胺酮亦可导致。

处理措施：密切观察血压变化，当患者舒张压 >100mmHg 或收缩压高于基础值的30%时，即应根据原因给予针对性处理，包括术中加深麻醉，增加镇痛剂用量，应用降压药和其他心血管药物等。

预防：术前已有高血压的患者，应完善其术前准备，并有效控制高血压。

5. 低血压 麻醉中收缩压 <80mmHg 或收缩压下降超过基础值的30%时，应根据原因及时处理。原因包括麻醉药引起的血管扩张、术中脏器牵拉所致的迷走反射、大血管破裂引起的大失血，以及术中长时间容量补充不足或不及时等。应根据手术刺激强度调整麻醉状态；根据失血量，快速输注晶体液和胶体液，酌情输血。血压急剧下降者，快速输血输液仍不足以纠正低血压时，应及时使用升压药。

预防：施行全麻前后应给予一定量的容量负荷，并采用联合诱导、复合麻醉，避免大剂量、长时间使用单一麻醉药。

6. 心律失常 窦性心动过速与高血压同时出现时，常为浅麻醉的表现，应适当加深麻醉。低血容量、贫血及缺氧均可引起心率增快，应针对病因治疗。手术牵拉内脏或心眼反射可刺激迷走神经引起心动过缓，严重者出现心搏骤停，应请外科医师立即停止操作，必要时静注阿托品。房性早搏多与并存心、肺疾病有关，频发房早有发生心房纤颤的可能，应予毛花苷 C 治疗。因麻醉浅或 CO_2 蓄积所致的室性早搏，适当加深麻醉或排出 CO_2 后多可缓解。如室性早搏为多源性、频发或伴有 R-on-T 现象，表明有心肌灌注不足，应积极治疗。

7. 高热、抽搐和惊厥 常见于小儿麻醉，由于婴幼儿的体温调节中枢尚未发育完善所致。一旦发现体温升高，应立即进行物理降温，特别是头部降温，以防发生脑水肿。

（四）麻醉前护理

参见本章第一节麻醉前准备相关内容。

（五）麻醉后护理

【护理评估】

1. 麻醉中评估 密切观察麻醉药物的用药反应；准确记录麻醉中尿量、失血量、输血量和补液量；麻醉中有无呼吸心跳骤停异常情况的发生。

2. 麻醉后评估 观察患者的意识状态、生命体征、基本生理反射及有无麻醉并发症等。

3. 心理和社会支持状况 患者对手术及其麻醉后不适的心理和情绪反应，了解家属对患者麻醉后的身心支持程度等。

【常见护理诊断／问题】

1. 焦虑／恐惧 与麻醉术后并发症有关。

2. 知识缺乏 缺乏有关麻醉后需注意事项和配合的知识。

3. 潜在并发症 包括恶心、呕吐，呼吸道梗阻，低氧血症，低血压，高血压，心律失常，高热、抽搐、惊厥等。

4. 有受伤的危险 与麻醉后患者未完全清醒或感觉未完全恢复有关。

5. 疼痛 与手术、创伤和麻醉药物作用消失有关。

【护理措施】

1. 体位护理 术后常规去枕平卧位，头转向一侧，防止呕吐物误吸而引起窒息。

2. 病情观察 麻醉未苏醒前，每 15~30 分钟测量 1 次生命体征，常规监测心电图和 SaO_2 直至患者完全清醒，呼吸循环功能稳定。全麻患者一般情况下应等待患者意识完全恢复，拔除气管插管后再返回病房，意识障碍患者除外。

3. 保持呼吸道通畅 全麻后即使患者清醒，残留的药物对机体的影响仍将持续一段时间，特别是苏醒前患者容易发生舌后坠、喉痉挛、呼吸道黏液堵塞、呕吐物窒息等，引起呼吸道梗阻。护理中应在床边准备好气管切开包和吸痰器，给予吸氧，及时清除呼吸道分泌物和呕吐物。对各种呼吸道梗阻均需紧急处理。呕吐严重者可遵医嘱给予止吐药物治疗。对于痰液黏稠、量多的患者，应鼓励做有效咳痰，配合翻身叩背和雾化吸入，帮助排痰和预防感染。

4. 维持循环功能 密切监测血压、脉搏变化，血压过低常因血容量不足引起，应检查输液是否顺利、有无内出血等。如发生心律失常，应以心电图连续监测，随时告诉医师。

5. 并发症的预防和护理 参见本节全身麻醉常见并发症及其防治。

6. 防止意外损伤 患者苏醒过程中常出现躁动、不安和幻觉，应妥加保护。如见患者眼球活动，睫毛反射恢复，瞳孔稍大，呼吸加快，甚至有呻吟、转动，是即将苏醒的表现。此时需加约束，防止其拔除静脉输液管和各种引流导管，造成意外。

7. 保暖 可调高室温或使用热水袋等，但因麻醉后患者的感觉未完全恢复正常，故要防止烫伤。

8. 心理护理 经常巡视病房，关心患者，告知患者麻醉后注意事项，针对患者麻醉后出现的并发症进行耐心解释，提供解决办法，缓解其焦虑和恐惧心理。

9. 患者返回病房的条件 ① 神志清醒，回答问题正确、定向准确。② 呼吸平稳，能深呼吸和咳嗽，$SaO_2>95\%$。③ 血压和脉搏稳定持续 30 分钟以上，心电图无严重心律失常等异常改变。

二、椎管内麻醉

椎管内麻醉是指将局部麻醉药物注入椎管内的某一腔隙，使部分脊神经的传导功能发生可逆性阻滞的麻醉方法。局麻药注入蛛网膜下腔者称蛛网膜下腔阻滞，又称腰麻；局麻药注入硬脊膜外腔者称硬膜外阻滞；将局麻药注入骶管腔内以阻滞骶脊神经者称为骶管阻滞；目前还有腰麻 - 硬膜外腔联合阻滞（combined spinal-epidural block，CSE）。椎管内麻醉时，患者神志清醒，镇痛效果确切，肌肉松弛良好，但对生理功能有一定的扰乱，也不能完全消除内脏牵拉反应。

（一）蛛网膜下腔阻滞

1. 适应证 主要用于身体条件较好的患者行部位较低、时间较短（2~3 小时）的手术，如下肢、会阴、肛门、直肠及泌尿生殖器的手术等。

2. 禁忌证 包括穿刺部位感染；脊柱外伤；中枢神经系统病变，如颅内高压或炎症；急

NOTE

性心力衰竭或冠心病发作；全身情况差，如恶病质、休克患者及婴幼儿等不合作者。

3. 麻醉方法

（1）常用药物及剂量　常用的局麻药有丁卡因、普鲁卡因、利多卡因和布比卡因等，加入10%的葡萄糖溶液可配制成重比重液，加入注射用水可配制成轻比重液。最常用的丁卡因重比重溶液常俗称为 1 : 1 : 1 液，即 1% 的丁卡因、3% 的麻黄碱和 10% 葡萄糖溶液各 1mL 混合而成的 3mL 溶液，轻比重液是用注射用水配制的 0.1% 溶液。此外，也可用 5% 葡萄糖溶液把普鲁卡因配制成 5% 的重比重液。

（2）腰椎穿刺　患者侧卧于手术台上，取低头、弓腰、抱膝姿势，充分伸展脊椎腰椎棘突间隙，背部与手术台面垂直（图 5-1）。成人穿刺点一般选 L_3~L_4 棘突间隙，也可酌情上移或下移一个间隙。在两侧髂嵴最高点做一连线，此线与脊柱相交处即为 L_4 棘突或 L_3~L_4 棘突间隙。确定穿刺点后，先消毒，再用 1% 普鲁卡因做一皮丘，然后将腰穿针垂直刺入皮肤，并依次穿过皮下组织、棘上韧带、棘间韧带和黄韧带。当刺破黄韧带和硬脊膜时有突破感，阻力顿时减少，拔出针心后可见脑脊液流出，说明穿刺成功，即可注入事先配好的药液2~3mL。

注药后即将患者改为仰卧位，并可用针刺皮肤或冰棉棒来测定阻滞平面。倘若平面过低或过高，可用变动患者体位的方法进行调整，直到手术所需的平面为止。

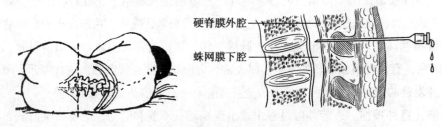

硬脊膜外腔
蛛网膜下腔

图 5-1　腰麻穿刺体位和穿刺部位

4. 常见并发症的防治

（1）血压下降、心率减慢　由于交感神经被阻滞所致。防治措施：加快输液速度，增加血容量；若血压骤降可用麻黄碱 15~30mg 静脉注射，以收缩血管，维持血压；心率过缓者可静注阿托品。

（2）呼吸抑制　常见于胸段脊神经阻滞，表现为肋间肌麻痹、胸式呼吸减弱、潮气量减少、咳嗽无力，甚至发绀。防治措施：麻醉期间严密观察患者的呼吸情况，面罩吸氧，维持循环，紧急时行气管插管和人工呼吸。

（3）恶心、呕吐　由迷走神经功能亢进、手术牵拉内脏等因素所致。防治措施：对症处理，给予吸氧、暂停手术牵拉以减少迷走神经刺激。若原因是低血压，必要时用氟哌利多或昂丹司琼等药物治疗。

（4）头痛　发生率为 3%~30%，主要因腰椎穿刺时刺破硬脊膜和蛛网膜致使脑脊液流失，颅内压下降，颅内血管扩张刺激所致。头痛多发生于麻醉后 2~7 日，常在患者抬头或起床活动时出现，位于枕部、顶部或颞部，呈搏动性，常伴耳鸣、畏光，偶伴听力或视觉障碍。约75% 的患者在 4 日内症状消失，多数不超过 1 周，但个别患者的病程可长达半年以上。预防措施：麻醉前访视患者时切忌暗示蛛网膜下腔阻滞后有头痛的可能；麻醉操作时采用细穿刺针，避免反复穿刺，提高穿刺技术，缩小针刺裂孔；保证术中、术后输入足量液体。

（5）尿潴留　主要因支配膀胱的第二、第三、第四骶神经被阻滞后恢复较迟，下腹部、肛门或会阴部手术后切口疼痛，下腹部手术时膀胱的直接刺激以及患者不习惯床上排尿体位等所致。一般经针刺足三里、三阴交、阴陵泉、关元和中极等穴位，或热敷、按摩下腹部、膀胱区有助于解除尿潴留。

5. 麻醉前护理　参见本章第一节麻醉前准备相关内容。

6. 麻醉后护理　参见本章第二节麻醉后的护理。

【护理评估】　参见全身麻醉后护理评估内容。

【常见护理诊断/问题】

1. 潜在并发症　包括血压下降、心率减慢、呼吸抑制、恶心、呕吐、头痛、尿潴留。

2. 其他　参见全身麻醉后常见护理诊断/问题。

【护理措施】

1. 体位护理　为了预防麻醉后头痛，手术后常规去枕平卧6~8小时。

2. 病情观察　密切监测血压、脉搏变化，直至麻醉作用完全消失。

3. 吸氧　麻醉平面超过第6胸椎水平的患者，手术后应常规吸氧。

4. 并发症的预防和护理　参见本节蛛网膜下腔阻滞常见并发症的防治。

（二）硬膜外阻滞

1. 适应证　比腰麻适应范围广。常用于横膈以下的各种腹部手术、腰部和下肢手术，且不受手术时间的限制。硬膜外阻滞作用的节段性及其对患者重要生理功能的影响较腰麻轻微，并发症少。

2. 禁忌证　与腰麻相似。

3. 麻醉方法

（1）常用药物　1.5%~2%利多卡因、0.5%~0.75%布比卡因、0.25%~0.33%丁卡因、0.75%罗哌卡因等。

（2）硬膜外腔穿刺置管　患者的准备和体位与腰麻相同。穿刺针较腰麻针粗，且其前端为勺形头。局麻后，将穿刺针依次穿过皮肤、皮下组织、各层韧带。当针头刺破黄韧带时有一种突破感，阻力顿时消失，回抽无脑脊液流出，证实确在硬膜外腔后，即可注药或置入硬膜外导管行连续硬膜外阻滞。导管一般置入3~5cm，退出穿刺针，导管用胶布固定于皮肤。一般给药时先注入试验剂量3~5mL，观察5~10分钟，并测试有无阻滞平面，然后再注入全量局麻药。

4. 常见并发症的防治

（1）全脊髓麻醉　是硬膜外麻醉最危险的并发症，系硬膜外阻滞时穿刺针或导管误入蛛网膜下腔而未及时发现，致超量局麻药注入蛛网膜下腔而产生异常广泛的阻滞。临床主要表现为注药后迅速出现低血压、意识丧失、全部脊神经支配区域无痛觉，甚至呼吸、心跳停止。一旦疑有全脊麻，应立即行面罩正压通气，必要时行气管插管维持呼吸。加快输液速度，给予升压药，维持循环功能。

预防：麻醉前常规准备麻醉机与气管插管器械；穿刺操作时仔细认真；注药前先回抽有无脑脊液流出；注射时先用试验剂量，确定并未入蛛网膜下腔后方可继续给药。

（2）局麻药毒性反应　多因导管误入血管内、局麻药吸收过快、一次用药剂量超过限量所致。主要表现为：嗜睡、眩晕、惊恐不安、定向障碍和寒战等，严重者可出现意识不清、抽搐、惊厥、呼吸困难、血压下降、心率缓慢，甚至心搏和呼吸停止而死亡。预防应针对发生原因采取措施：①一次用药量不超过限量。②注射局麻药前需反复进行"回抽试验"，证实无回血后方可注射。③根据患者具体情况或用药部位酌减剂量。④如无禁忌，药液内加入少量肾上腺素，延缓局麻药的吸收，延长局麻药的作用时间。⑤给予地西泮或巴比妥类药物作为麻醉前用药等。

若发生毒性反应后，应立即停止局麻药注入，尽早吸氧、补液，维持呼吸、循环稳定，给予地西泮 5~10mg 静脉或肌肉注射；抽搐、惊厥者还可加用硫喷妥钠 1~2mg/kg 静脉推注，若效果欠佳，可进行气管插管控制呼吸；有呼吸抑制或停止、严重低血压、心律失常或心搏骤停者，应给予呼吸循环支持，包括辅助呼吸或控制呼吸、应用升压药、输血输液、心肺脑复苏等。

（3）硬膜外血肿和截瘫　若硬膜外穿刺和置管时损伤血管，可引起出血，血肿压迫脊髓可并发截瘫。患者表现为剧烈背痛，进行性脊髓压迫症状，伴肌无力、尿潴留、括约肌功能障碍，直至完全截瘫。CT 或 MRI 可明确诊断并定位。应尽早行硬膜外穿刺抽除血液，必要时切开椎板，清除血肿。

预防：对凝血功能障碍或在抗凝治疗期间的患者禁用硬膜外阻滞麻醉；置管动作宜轻柔。倘若患者主诉躯体局部感觉异常或消失，运动障碍，应想到有脊神经根损伤或硬膜外血肿的可能，需及时联系医师，协助处理。

（4）其他并发症　可有血压下降、呼吸抑制、恶心呕吐等并发症，详见本节腰麻部分相关内容。硬膜外麻醉也可发生神经损伤、穿刺部位感染、导管折断等问题，所以操作时应严格遵守无菌操作规程，动作轻柔仔细。

5. 麻醉前护理　参见本章第一节麻醉前准备相关内容。

6. 麻醉后护理　参见本章第二节麻醉后的护理。

【护理评估】　参见全身麻醉后护理评估内容。

【常见护理诊断 / 问题】

1. 潜在并发症　包括全脊髓麻醉，局麻药毒性反应，硬膜外血肿和截瘫，血压下降，心率减慢，呼吸抑制，恶心、呕吐等。

2. 其他　参见全身麻醉后常见护理诊断 / 问题。

【护理措施】

1. 体位护理　硬膜外麻醉穿刺时不穿透蛛网膜不会引起头痛，但因交感神经阻滞后，血压多受影响，故回病房后需平卧 4~6 小时，但不必去枕；生命体征平稳后可按手术本身需要取适当卧位。

2. 病情观察　密切监测血压、脉搏变化，及早发现病情变化。

3. 并发症的预防和护理　参见本节硬膜外麻醉常见并发症的防治。

三、局部麻醉

局部麻醉（简称局麻）指将局部麻醉药应用于患者身体某一部位，使机体某一部位的感觉神经传导功能被暂时阻断。该神经所支配的区域处于感觉麻痹状态，而患者神志清醒、运动神经保持完好或有程度不同的被阻滞状态。

（一）常用局部麻醉药

按局部麻醉药的化学结构不同，可分为以下两大类。

1. 酯类局部麻醉药　包括普鲁卡因、氯普鲁卡因和丁卡因。此类药在血浆内被胆碱酯酶所分解，其代谢产物可成为半抗原，是引起少数患者发生过敏反应的过敏原。

2. 酰胺类局部麻醉药　包括利多卡因、布比卡因和罗哌卡因等。酰胺类局麻药在肝内被肝微粒体混合功能氧化酶和酰胺酶分解，不形成半抗原，故极少引起过敏反应。

（二）局麻药的不良反应和防治

1. 毒性反应　当局麻药在血液中的浓度超过一定阈值时就会发生毒性反应，严重者可致死。常见原因有：一次用药超过最大安全剂量；局麻药误注入血管内；注射部位血管丰富或有炎性反应，或局麻药中未加肾上腺素，因而局麻药吸收加速；患者体质衰弱，病情严重，对局麻药耐受性差。其临床表现和防治详见硬膜外麻醉相关内容。

2. 过敏反应 非常罕见。酯类发生机会较酰胺类多。患者在使用很少量的局麻药后，出现荨麻疹、咽喉水肿、支气管痉挛、低血压以及血管神经性水肿等，可危及患者生命。应立即静脉注射盐酸肾上腺素 0.2~0.5mg，然后给予肾上腺糖皮质激素和抗组胺药物。为预防过敏反应的发生一般在术前做皮试。

（三）局部麻醉方法

1. 表面麻醉 将渗透性能强的局麻药与局部黏膜接触，使之渗透至黏膜（浆膜、滑膜）、黏膜下，并扩散，与神经末梢接触，所产生的感觉消失状态称为表面麻醉。临床最常用的是 1%~2% 的丁卡因或 2%~4% 的利多卡因。

2. 局部浸润麻醉 将局麻药注射于手术区的组织内，阻滞神经末梢而达到麻醉作用的称局部浸润麻醉。基本操作方法为：沿手术切口线，自浅入深分层注射局麻药，逐步逐层阻滞组织中的神经末梢。常用药物为 0.5% 的普鲁卡因或 0.25%~0.5% 的利多卡因。

3. 区域阻滞麻醉 在手术区周围和底部注射局麻药，以阻滞支配手术区的神经干和末梢。它较适用于一些肿块切除术，特别是乳房良性肿瘤的切除术，以及头皮手术和腹股沟疝修补术等。

4. 神经阻滞麻醉 在神经干、丛、节的周围注射局麻药，阻滞其冲动传导，使受它支配的区域产生麻醉作用。常用的有肋间、眶下、坐骨、指（趾）神经干阻滞，颈丛、臂丛神经阻滞麻醉等，分别适用于上述神经所支配区域的局部手术。

（四）麻醉前护理

1. 饮食护理 小手术一般不要求禁食，估计手术范围较大者，需按常规禁食。

2. 局麻药皮肤过敏试验 做好相应麻醉药皮肤过敏试验，阴性者方可使用。

3. 术前用药 根据医嘱，多在术前 30~60 分钟应用。

（五）麻醉后护理

【护理评估】 参见全身麻醉后护理评估内容。

【常见护理诊断/问题】

1. 潜在并发症 包括局麻药毒性反应、过敏反应。

2. 其他 参见全身麻醉后常见护理诊断/问题。

【护理措施】

1. 一般护理 局麻对机体影响较小，一般不需特殊护理。门诊手术患者，如术中用药较多者，应嘱咐患者在手术室外休息 15~30 分钟，观察无主观不适及异常反应后方可离去。

2. 并发症的预防和护理 参见本节局麻药的不良反应和防治。

案例讨论

患者，女性，59 岁。硬膜外麻醉下行结肠切除术。穿刺成功后回抽无血，置管固定，推注 2% 利多卡因 5mL，2 分钟后患者出现惊恐不安、寒战、定向障碍等症状。

问题：

1. 该患者出现了什么情况？

2. 此时该如何处理？

3. 硬膜外麻醉后患者的护理措施有哪些？

NOTE

第六章 手术室护理工作

导学

    内容与要求 手术室护理工作包括手术室环境、手术室物品管理与消毒灭菌方法、手术室的无菌操作技术及手术配合、患者术前准备和手术人员的准备五部分内容。通过本章的学习，应掌握手术室的无菌操作技术及术中配合；手术室与手术物品的消毒灭菌方法。熟悉手术人员与患者的准备；常用手术物品与器械。了解手术室的设置、布局和配备；手术室管理制度。通过技能实训，掌握外科洗手、穿无菌手术衣、戴无菌手套；手术体位摆放、铺巾、消毒；无菌器械桌的准备、常用外科手术器械识别及使用。

    重点与难点 手术室的无菌操作技术及术中配合；手术室的管理。

手术室（operating room）是为患者进行手术治疗和有关抢救的场所，是医院的重要技术及仪器装备部门，要求其建筑位置、结构和布局合理，仪器设备先进、齐全；更要建立严格的无菌管理制度，以确保外科手术的高效率和高质量。手术室护理工作是医院护理工作的重要组成部分，具有合作性强、业务面广、技术性高、无菌要求严等特点。手术室护士不仅要具有爱岗敬业的思想素质和娴熟、严谨的业务素质、良好的身体素质，更要有敏捷、灵活、稳重、谦和的心理素质和科学的管理能力，这样才能默契地配合手术医师，保证手术的顺利完成。

第一节 手术室环境

一、手术室的布局和设置

（一）手术室的位置

手术室应独立成区，与临床手术科室相邻，以方便接送患者；与消毒供应室最好有专用的洁污手术器械通道；与血库、病理科、介入治疗科等有关部门的距离短、路径快捷；出入路线应符合洁污分开，医患分开的原则。一般设在低层建筑的中上层，高层建筑的 2~4 层，这样可获得较好的大气环境，又方便使用。

新建洁净手术室在医院内的位置应远离污染源，并位于所在城市或地区的最多风向的上风侧；当有最多和接近最多的两个盛行风向时，则应在所有风向中具有最小风频风向（如东风）的对面（西风）确定为洁净手术室的位置。洁净手术室不宜设在首层和高层建筑的顶层。

（二）手术室的建筑要求

地面和墙壁要求光滑，无孔隙，容易擦洗，并耐酸碱化学消毒液的腐蚀。地面可选用水磨石或抗静电塑胶地板，做防水，不应有开放的地漏。墙壁可用不锈钢或铝合金薄板喷涂，颜色以浅色为宜。地面、墙角、天花板等交界处处理成弧形，不易蓄积灰尘和便于清洗。门窗结构都应考虑其密闭性能，门最好是高密闭性的半自动延时、脚踏式电动感应门，上部设有观察窗；窗户采用双层密闭玻璃窗，有利于采光和从外走廊向室内观察。手术间的数量应当根据医院手术科室的床位数及手术量进行设置，满足功能需要，应与手术科室的床位数成比例，一般为1：（20~25）（包括门诊手术间），手术间与辅助用房的面积比为1：1。手术间的面积，一般情况下，大手术间为50~60m²，中手术间为30~40m²，小手术间为20~30m²；骨科、体外循环、心脏手术间不小于40m²。手术室内应设有隔音、空调和空气净化装置，防止各手术间相互干扰和保持空气洁净。为保证不因意外停电而影响手术，应备有发电装置或双路电源。

洁净手术室内与室内空气直接接触的外露材料不得使用木材和石膏。建筑装饰应遵循不产尘、不积灰、耐腐蚀、防潮防霉、不开裂、环保节能、容易清洁和符合防火要求的总原则。洁净手术室采用人工照明，不应设外窗；Ⅲ、Ⅳ级洁净辅助用房可设外窗，但必须是双层密闭窗。

（三）手术室的布局

布局首先应符合功能流程及无菌（洁净）、清洁与污染的分区要求。采用双通道或多通道，以便使清洁与污染分流，人与物分流。手术室房间主要分为两大类：一类是手术间；另一类是辅助用房。有条件的医院关节置换、器官移植、神经外科、心脏外科和眼科等手术宜在特别洁净手术间进行。

手术间分为3种：① 无菌手术间：供无菌手术使用，如心脏手术、甲状腺手术等。② 一般手术间：用来做相对无菌手术，如胃肠手术、肺部手术等。③ 感染手术间：用来做感染性疾病，如化脓性腹膜炎等，靠近手术室入口处，有条件的医院可设负压（隔离）手术间。

辅助用房包括麻醉准备间、无菌物品存放间、器械间、敷料准备间、灭菌间、刷手间、药品储存间、器械清洗间、污物间以及护士站、更衣间、沐浴室、值班休息室、患者接待处等。

手术室依据清洁程度可划分为三区：① 限制区：也称无菌区，包括麻醉准备间、手术间、手术准备间、无菌物品储存间、外科手消毒区、贵重仪器房、洁净走廊等。洁净要求最为严格，应设在内侧。② 半限制区：也称清洁区，包括药品储存间、复苏室、办公室、库房、更衣室、休息室等，一般是非限制区进入限制区的过渡区域。③ 非限制区：也称污染区，包括换鞋前区、接受患者处、器械清洗间、污洗间、杂用间、标本存放处、医疗废物暂存处等，一般设在最外侧。各区域之间应有明显的分隔屏障，并设有清晰的标志。

（四）手术室的设备

手术室内的设备力求简单、适用，易于清洁，布局合理。手术间常规应配有吊式无影灯、多功能手术台、器械台、器械托盘及托架、麻醉机、麻醉桌、读片灯、吸引器、供氧装置、急救车、输液轨（架）、坐凳、踏脚、各种扶托及固定患者的物品、挂钟及污物桶等。

现代化大型手术室应设有中心供氧、中心吸引、中央空调、空气净化装置，配备各种监护仪、显微外科镜、X线摄影、闭路电视装备等。各种管道、挂钩、电源和电线都应以隐蔽方式安装在墙内或天花板上，最大限度地减少地面物品。墙上设有足够的电源插座，离地面1米以上，并有双电源、防火花和防水装置。手术间内光线均匀柔和，手术灯光应为无影、低温、聚光和可调。手术室内温度恒定在22℃~25℃，相对湿度以40%~60%为宜。

其他工作间的设备：

（1）麻醉恢复室：用于手术结束后患者未完全清醒期间的观察护理，应备有必要的监测、急救仪器和药品，以便急救之用。

（2）物品准备用房：包括器械准备间、敷料间和器械清洗间等，应设计在合理的作业线上，防止物品污染。目前倡导集中式消毒供应中心，对有条件的医院，手术所需用品通过专用通道（分污物、清洁两通道），集中送至供应室清洗、消毒和灭菌，灭菌后的物品通过清洁专用通道，直接送还无菌物品贮藏室。

（3）手术室还应设单独消毒间，配备快速灭菌装置，以便进行紧急物品灭菌。

（4）洗手间设备：包括感应或脚踏式水龙头、无菌刷子、洗手液、无菌擦手巾、计时器等。

（5）其他：如更衣室、接待患者处、护士站、值班室、厕所、沐浴间和污物间等亦应设置齐全、布局合理，以将减少细菌至最低限度和防止交叉污染为目标。

（五）手术室的空气净化

手术室空气中的含菌量与手术部位感染的发生率呈正相关，为保证手术室的动态空气质量，常采用以下 3 种方式来控制空气中的细菌含量。

1. 洁净技术　近年来，国内很多医院已建立或正在建立洁净手术室（clean operating room）。其洁净原理是通过设置净化空调系统，控制空气中的非生物粒子和生物粒子，以达到一定的洁净标准。

（1）洁净手术室的分型　一般有两种分型方法，即按气流分型和按净化空间分型。前者包括层流型和乱流型，后者包括全室净化和局部净化。

1）层流型　主要用于对无菌要求特别高的手术，如器官移植、心脏手术、关节置换等。根据气流走向又可分为垂直层流与水平层流。①垂直层流：高效过滤器布于手术间顶棚，过滤后的空气自上而下均匀单项吹出，两侧墙下部回风，自净能力强，能达到最高的洁净度级别。目前国内大多数手术室的净化手术间采用这种设计方式。②水平层流：高效过滤器布于手术间一侧墙，过滤后的空气向相对的一面墙平行流去。这种设计只对一定高度的空间达到最高洁净度，否则没有效果，近年来已很少采用。

2）乱流型　过滤后的空气从送风口送入，迅速向四周扩散、混合，同时把差不多量的气流从回风口排出，只能达到千级以下的洁净度。

3）全室净化　采用天花板或单侧墙全部送风，使整个手术间都达到所要求的洁净度。

4）局部净化　仅对手术区采用局部顶部或侧墙送风，以使手术区达到所要求的洁净度。

（2）洁净手术室的净化标准　空气洁净的程度是以含尘浓度衡量的。含尘浓度越低洁净度越高，反之则越低，见表 6-1。

表 6-1　洁净手术室的等级标准及适用范围

等级	静态空气洁净级别		适用范围
	相应级别	≥0.5m 微粒数（粒 /m³）	
Ⅰ	100	≤35×100	适用于器官移植术、瓣膜置换手术、关节置换术、心脏外科、神经外科、全身烧伤等无菌手术
Ⅱ	1000	≤35×1000	适用于整形外科、眼科、骨科、非全身烧伤、普通外科Ⅰ类切口的无菌手术
Ⅲ	10000	≤35×10000	适用于胸外科、泌尿外科、妇产科、耳鼻喉科、普通外科的非Ⅰ类切口的手术
Ⅳ	100000	≤35×100000	适用于肛肠外科、污染类手术

（3）洁净手术室空气调节　洁净手术间空气净化系统的日常管理和维护应由专业技术人员负责，洁净手术室应与辅助用房的净化空调系统分开设置：①Ⅰ、Ⅱ级洁净手术室应每间采用独立净化空调系统。②Ⅲ、Ⅳ级洁净手术室可 2~3 间合用一个系统。③新风可采用集中系统。

各手术室应设立单独排风系统。

2. 循环风紫外线空气消毒　循环风紫外线空气消毒器由高强度紫外线灯和过滤系统组成，可有效滤除空气中的尘埃，并将进入消毒器的微生物杀死。按照国家消毒技术规范（2002年版）建议可用于普通手术环境。

3. 静电吸附式空气净化　静电吸附式空气净化器采用静电吸附原理，加以过滤系统，不仅可过滤和吸附空气中带菌的尘埃，还可吸附微生物。可用于普通手术环境。

二、手术室的管理

（一）建立完善的规章制度并有效落实

手术室管理制度包括岗位责任制度、进出手术室人员管理制度、手消毒管理制度、器械清洗灭菌制度、手术室保洁和消毒制度、手术器械管理制度、手术间使用管理制度、洁净手术室管理制度、感染手术管理制度、患者交接与查对制度、医疗废物处理制度和职业安全防护制度等。建立完善的规章制度并有效落实，是提高手术室工作质量和效率、防止差错、确保患者安全和手术顺利进行的重要保证。

（二）手术室的清洁和消毒

1. 手术间的日常清洁消毒　手术室应备有空气消毒器具，使手术室空气始终保持洁净状态，切实做好洁、污分流，物体表面应采取湿式清洁消毒的方法，每台手术后应对手术台及周边至少1~1.5米范围的物体表面进行清洁消毒。连台手术之间、当天手术全部结束后应对手术间地面和物体表面进行清洁和消毒，连台手术间隔时间应不少于30分钟。每周需进行彻底清洁消毒1次，对吊顶和墙壁等进行擦拭清洁。清扫所使用的清洁工具一般应选用不易掉纤维的织物，不同区域宜有明确标识、分开使用，用后清洗消毒并干燥存放。手术室每天进行空气消毒，可用紫外线消毒30~60分钟。洁净手术室在手术前1小时运转净化空调系统；清扫工作要在净化空调系统运行过程中进行；清洁工作完成后，净化空调系统应继续运行，直到恢复规定的洁净程度级别为止，一般不短于该洁净室的自净时间。为防止交叉感染，不同洁净程度级别的手术室清扫工具不得混用。定期清洁、维护和保养空气过滤装置，依据使用时间和日常检测结果进行更换。

2. 特殊感染手术的清洁消毒　感染手术必须在专设的感染手术间进行，门口挂有"隔离"标记。专人配合，建议使用一次性物品。手术完毕后，一次性用品、敷料装入黄色医用废物包装袋双层密闭封装，袋外注明"特殊感染"，封闭运送至室外指定地点焚烧。大、小布单等单独收集，并应专包密封，标识清晰，压力蒸汽灭菌后再清洗。手术器械应先消毒、后清洗、再灭菌。消毒用含氯消毒剂1000~2000mg/L浸泡消毒30~45分钟，有明显污染物时应采用含氯消毒剂5000~10000mg/L浸泡消毒60分钟后，按规定清洗灭菌。手术室的地面、房间物品、接送患者的推车等用0.5%过氧乙酸溶液或500mg/L含氯消毒剂擦拭消毒。彻底清扫手术室后，用紫外线空气消毒。

3. 微生物学监测　按要求每月一次对无菌医疗器械、手术间的空气、物体表面、工作人员手及灭菌设备进行生物监测，发现异常及时上报，并查找原因，尽快解决。

第二节　手术室物品管理与消毒灭菌方法

手术室使用的物品很多，分布类、敷料类、手术器械类、缝针及缝线和特殊物品等。除急诊手术外，择期手术和限期手术提前一天准备齐全。

一、布类物品

一般选用质地细柔、厚实的深绿色或深蓝色纯棉布制作而成，常用的有手术衣和用于铺盖手术野或建立无菌区的各种手术单。

（一）手术衣

手术衣是医护人员进行手术时所要求穿的专用服装，分为传统式手术衣和包背式手术衣。

手术衣分为大、中、小三号，传统式手术衣用于遮盖手术人员未经消毒的衣着和手臂。手术衣穿上后要求上能遮住衣领，下能遮至膝下；前襟至腰部做成双层，以防手术时被水及血浸透；袖口制成松紧口，便于手套腕部盖于袖口上；消毒前应按衣内面向外、领子在最外侧折叠，取用时不至于污染无菌面。包背式手术衣遮盖范围还包括后背区域。

（二）手术单

手术单用于手术时保护手术区不被污染，有大单、中单、手术巾、各部位手术单、孔巾等。各种手术单均为双层，并有各自的规格尺寸和一定的折叠方法。各种布单也可根据不同的手术需要包成各种手术包，如胸部手术包、开腹手术包等，较之分散包裹更能提高工作效率。

布类物品使用后，应及时清洗。若污染严重，尤其是若有经血液传播的疾病或恶性肿瘤患者手术用过的布类，应先做消毒处理，再清洗。所有布类物品均应按要求折叠，经高压灭菌后，在有效期内方可供手术使用。

目前，一次性无纺布制作并经灭菌处理的手术衣帽、布单等可直接使用，免去了清洗、折叠、消毒所需的人力、物力和时间，但不能完全替代布类物品。对特殊感染患者的手术，可使用一次性无纺布制作的手术用品。

二、敷料类

包括用脱脂的纱布与棉花制成的手术中所需物品，主要用于术中止血、拭血及手术后切口的覆盖和包扎。

（一）纱布类

常用的有纱布块、纱布垫、纱布条及纱布球，要求不露毛边在外，以防使用中纱头落入体内。纱布块用于术中拭血、切口覆盖、皮肤消毒等；纱布球用于拭血及分离组织；干纱布垫用于保护手术切口两侧的皮肤，盐水纱布垫用于保护暴露的内脏，防止损伤和干燥；纱布条多用于耳、鼻腔内手术，长纱布条多用于阴道、子宫出血及深部伤口的填塞；纱布球多用于组织分离、局部压迫止血等。

（二）棉花类

常用的有棉垫、带线棉片、棉球及棉签。棉垫用于胸、腹部大手术后的切口外层覆盖，以吸收渗出物及分泌物，保护伤口；带线棉片用于颅脑或脊椎手术时吸血，以保护脑及脊髓组织；棉球多用于皮肤消毒、洗涤伤口或涂拭药物；棉签用于采集标本或涂搽药物。各种敷料制作完成后，经高压蒸汽灭菌后供手术使用。特殊敷料，如用于消毒止血的碘仿纱条，因碘仿加热后升华而失效，严禁压力蒸汽灭菌，而是严格按无菌操作技术，制成后保存于消毒、密闭容器内。使用后的敷料，按医疗废物处置。对于特异性感染手术用过的敷料，装入医用废物专用包装袋扎口，袋外注明"特异感染"，并及时送指定处焚烧处理。

三、手术器械类

手术器械是外科手术操作必备的用品，种类繁多，常将其分为一般手术器械、特殊器械和各专科手术器械。

（一）一般手术器械

一般手术器械是指每种手术都必须使用的手术器械，又称为普通手术器械。按其功能和用途分为 5 类。

1. 切割及解剖器械 有手术刀、手术剪（包括组织剪和线剪）、骨凿和骨剪及各种大小不等的剥离器，用于手术切割和剥离。

2. 止血及钳夹器械 止血钳分大小不等，弯直不同，用于钳夹止血和分离组织；手术镊子包括有齿镊和无齿镊，用于夹持缝合组织；组织钳用于钳夹、牵拉组织，显露手术视野；布巾钳用于钳夹固定布类敷料；持针钳用于钳夹手术缝针或钢丝，进行缝合组织。

3. 牵引器及拉钩 有各种形状、大小的拉钩和胸、腹腔牵引器，用于扩开组织和脏器和暴露深部手术野，以便手术操作。

4. 探查和扩张器 常用的有胆道探条、尿道探子和各种探针。用于脏器管道、窦道探查和扩大间隙等。

5. 异物钳 常用的有取石钳、异物钳、活体组织钳等。用于取拿各部位结石、异物及组织。

（二）特殊器械

特殊器械是指使用、保管及消毒要求比较高的手术器械。

1. 吻合器类 常用的有食管、胃、直肠吻合器和血管吻合器等。

2. 内镜类 常用的有膀胱镜、腹腔镜、胸腔镜、纤维支气管镜、子宫镜、关节镜等。

3. 精密仪器 包括手术显微镜、高频电刀、取皮刀、电钻、电锯、激光刀、体外循环机、心肺复苏仪等。

（三）专科手术器械

专科手术器械是指专门用于某一专科手术的器械，如心胸外科、神经外科手术器械，泌尿外科、骨伤科手术器械，妇产科手术器械，眼和耳鼻喉手术器械等。

（四）手术后器械的处理

1. 普通器械的处理 此类器械多为不锈钢制成，每次使用后用含酶清洁液浸泡擦洗，去除器械上的血渍、油垢，再用流水冲净。对有关节、齿槽和缝隙的器械和物品，应尽量张开或拆卸后进行彻底洗刷。洗净的器械烘干后涂上液状石蜡保护，特别是轴节部位，然后分类存放于器械柜内。有条件的医院可采用集清洗、消毒和干燥功能于一体的机械清洗。此类器械首选压力蒸汽灭菌。锐利手术器械、不耐热手术用品、各类导管可采用环氧乙烷气体灭菌，避免使用化学灭菌剂浸泡灭菌，并对灭菌器械进行相应的质量监测，合格后方可使用。

2. 特殊器械的处理 根据仪器制作的材料，选用不同的消毒方法。

（1）各种腔镜类器械 手术结束立即用含酶清洁液擦洗管道外部，抽吸含酶清洁液至内镜管道中；按要求清洗气道和水道，进行漏气测试；用清洁刷反复刷洗整个管道系统至无碎屑发现，洗净拆下附件；用压力气枪吹干所有管腔，垂直悬挂。

（2）精密仪器 应遵循生产厂家提供的使用说明或者指导手册，并符合国家相关要求。一般禁止高温消毒，采用环氧乙烷气体灭菌、过氧化氢等离子体灭菌等低温灭菌方法。

（3）不能消毒的仪器或部位 如手术显微镜各调节部位，可套上无菌布套，手术者通过接触无菌布套进行操作。

3. 污染手术后器械的处理 一般器械是先清洗再消毒，因为先使用消毒剂会导致污染蛋白凝固而致清洁困难，同时也可减少高浓度消毒液对器械的损伤。特异感染的器械如乙型肝炎、结核、艾滋病、破伤风和气性坏疽等术后的器械，需先针对性地进行有效消毒后，再按普通器械处理。

四、缝针及缝线

手术室所用的缝针和缝线大部分已由厂家分别包装并灭菌，可于术中直接应用。

（一）缝针

常用缝针有三角针和圆针两类。三角针有带三角的刃缘，用于缝合皮肤或韧带等坚韧组织；圆针对组织的损伤小，用于缝合肌肉、脏器、神经、血管等。两类缝针均有弯、直两种，大小型号很多，可根据待缝合的组织选择适当的种类。目前发达地区多采用针线一体的缝合针，从针到线粗细一致，对组织造成的损伤小，并可防止缝针在术中操作时脱离。

（二）缝线

缝线分为不可吸收和可吸收两类，用于术中缝合各类组织和脏器，使组织或器官接合，也用来结扎、缝合血管，起到止血作用。缝线有粗细各种型号，常用有 1~10 号线，号码越大，表示线越粗。细线则以 0 表明，0 数越多，线越细。选用时尽可能选择细且拉力大、对组织反应小的缝线。

1. 不可吸收缝线　指不能被组织酶消化的缝线，有丝线、金属线、尼龙线等。黑色丝线是手术时最常用的缝线，特点是组织反应小、质软不滑、拉力好、打结牢。常用于缝合伤口各层组织和结扎血管等。使用前先浸湿，以增强拉力。金属线和尼龙线常用于减张缝合。

2. 可吸收缝线　指在伤口愈合过程中，因体内酶的消化而被组织吸收的缝线，包括天然和合成两种。肠线为天然缝线，常用于胃肠、胆管或膀胱等黏膜和肌层的吻合，分为普通肠线和铬制肠线两种。普通肠线由羊肠或牛肠黏膜下层组织制作而成，一般 6~12 日可被吸收；铬制肠线经过铬盐处理，经 10~12 日被吸收。合成缝线的种类越来越多，比铬制肠线更易吸收，组织反应轻，但价格较高。

五、特殊物品

（一）引流物品

外科引流术是指将人体组织间或体腔中积聚的脓、血或其他液体通过引流物导流于体外的技术。用于引流的物品很多，应根据手术部位的深浅、切口的大小及引流液的量和性质等选用合适的引流物品。

1. 乳胶片引流条　用于浅表切口和渗液较少的伤口引流，如甲状腺手术后引流。

2. 纱布引流条　包括碘仿纱条、盐水纱条、凡士林纱条及浸有抗生素的纱条等，用于浅表部位或感染创口的引流，有促进肉芽的生成和抗感染作用。

3. 烟卷式引流条　是由橡皮管和纱布条制作而成，常用于腹腔或深部组织引流。

4. 引流管　根据材质不同分为橡胶管、硅胶管和塑料管，因引流目的不同又可分为普通引流管、双腔（或三腔）引流套管、T 形引流管及蕈状引流管等。普通引流管可用于创腔引流，如腹腔引流、胸腔引流；还用于手术中吸引，如连接负压吸引；双腔（或三腔）引流管多用于腹腔脓肿、胃肠、胆或胰瘘等手术引流；T 形管用于胆总管手术引流；蕈状管多用于膀胱手术引流。

乳胶片引流条、烟卷式引流条和各种引流管可按橡胶类物品灭菌或环氧乙烷气体灭菌。纱布引流条经高压灭菌后，按无菌操作技术制成后使用。

（二）止血物品

凝胶海绵、生物蛋白胶、透明质酸钠用于创面渗血的止血。骨蜡用于截骨面的止血。

六、手术器械与物品的管理

1. 手术器械的保管　手术器械应由专人负责保管，每次使用前后均应常规检查各部件是否齐全，连接处有无松动，性能是否良好。锐利、精细器械应特别注意利刃部位的保护，处理时与一般器械分开进行。手术器械做到定位放置，定期检查、保养和维修。

2. 手术器械的消毒管理　所有手术器械、医疗用品严格遵守一次性医疗用品的管理规定，必须一用一灭菌，凡耐高温者均应采用压力蒸汽灭菌，避免使用化学灭菌剂浸泡灭菌；并对灭菌器材和灭菌物品进行相应的质量监测，合格后方可使用；外来手术器械（主要指由外单位或厂家带来手术室临时使用的手术器械，如各类骨科植入物、内固定手术用的操作器械等）必须在手术前一日送到手术室，由手术室护士负责器械清洗、消毒和灭菌。

第三节　手术室的无菌操作技术及手术配合

一、手术室的无菌操作原则

手术室的无菌操作原则是确保手术无菌和预防感染的关键环节。手术中人人都应遵守无菌操作原则，严格执行外科无菌操作，并且贯穿手术的全过程。

（一）明确无菌区域，牢固树立无菌观念

无菌器械台边缘以上、患者皮肤消毒区域、无菌手术单所铺之处为无菌区。手术人员一经洗手，手及手臂即不可接触非无菌物品。戴手套及穿无菌手术衣后，身前的肩以下、腰以上视为无菌区，手术人员的手臂应肘部内收，靠近身体，既不可高举过肩，也不可下垂过腰或交叉放于腋下，戴无菌手套的手只可在胸前肩以下、腰以上无菌区内活动。无菌桌仅桌缘平面以上属无菌，参与手术人员不得扶持无菌桌的边缘。器械护士和巡回护士都不能接触无菌桌桌缘平面以下的桌布。

（二）保持无菌物品的无菌状态

无菌区内所有物品都必须是灭菌的，无菌物品使用前应查看灭菌日期，包装是否完整，有无潮湿，以及灭菌指示卡变色是否均匀一致，是否达到灭菌要求。术中如有手套破损或被污染，应立即更换无菌手套。术者前臂或肘部接触有菌处，应加套无菌袖套或更换无菌手术衣。无菌区的布单若被水或血浸湿即失去无菌隔离作用，应加盖干的无菌巾或更换新的无菌单。

（三）正确传递器械和调换位置

手术过程中不得从手术人员背后、腰以下传送器械及用品，应在胸前、手术台面以上递给。掉落到手术台及器械桌边缘的无菌物品不可拾回再用。手术过程中，手术人员须面向无菌区。若同侧人员需要调换位置，应一人先退后一步，转过身背对背地转至另一位置，以防触及对方背部不洁区。

（四）保护皮肤及脏器

皮肤虽经消毒，只能达到相对无菌，残存在毛囊中的细菌对开放的切口有一定潜在威胁，因此，切开皮肤前，现临床多用无菌聚乙烯薄膜覆盖，再经薄膜切开皮肤，薄膜仍黏附在伤口边缘，可防止皮肤上残存的细菌在术中进入伤口；或手术区铺单，仅显露手术野，以保护切口不被污染。凡与皮肤接触的刀片和器械不应再用。延长切口或缝合前，需再用70%乙醇涂擦消毒1次。

（五）减少室内空气污染，保持洁净效果

手术时应关闭门窗，尽量减少人员走动。手术过程中应保持安静，避免不必要的谈话。咳嗽、打喷嚏时应将头转离无菌区。若需擦汗或调整口罩，应将头转向一边由巡回护士或其他人协助。口罩若潮湿，应更换。如有参观手术者，每个手术间参观人数不宜超过 3 人，参观者应与手术者的距离 >30cm，高度 <50cm，或在室内频繁走动，以减少污染机会。

（六）沾染手术的隔离技术

进行胃肠道、呼吸道或宫颈等沾染手术时，在切开空腔脏器前，先用纱布垫保护周围组织，并随时吸除外流的内容物。被污染的器械和物品应放在污染器械盘内，避免与其他器械接触。污染的缝针及持针器应在等渗盐水中刷洗。全部沾染步骤完成后，手术人员应用灭菌用水冲洗或更换无菌手套，以尽量减少细菌污染的机会。

二、无菌器械桌的准备

器械桌要求简单、坚固、轻便、可推动和易于清洁。根据不同的手术和所需器械的多少，选用大小合适的器械桌。无菌器械桌的准备由巡回护士和器械护士联合完成。

1. 巡回护士　于术日晨根据手术所需物品的多少，准备清洁、干燥、合适及功能完好的器械桌。将手术包、敷料包放于桌上，按无菌操作打开外层包布，再用无菌持物钳打开第二层包布，先对侧后近侧，注意手臂不可超越无菌区。

2. 器械护士　刷手后，用手打开第三层包布。无菌器械台宜使用性能符合 YY/T0506.2（患者、医护人员和器械用手术单、手术衣和洁净服之第 2 部分：性能要求和性能水平）相关规定的单层阻菌隔水无菌单，若使用普通无菌单则应铺置 4~6 层，铺置时应确保无菌单四周下垂至少 30cm，距地面 20cm 以上。器械护士穿好无菌手术衣、戴好无菌手套后，将器械按使用先后分类，顺序从左向右摆于器械桌上，一般顺序为血管钳、刀、剪、镊、拉钩、深部钳和备用器械（图 6-1）。放置在无菌桌内的物品不能伸于桌缘以外。若为备用无菌桌（连台手术），应用双层无菌巾盖好，有效期为 4 小时。

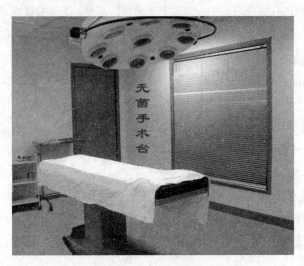

图 6-1　整齐的无菌手术台

三、手术区铺单

手术区皮肤消毒后，铺盖无菌手术布单由第一助手和器械护士来完成，目的是为了减少术中污染，防止细菌侵入手术切口，避免术后切口感染。

（一）铺单原则

1. 第一助手铺完切口巾后，应再次消毒手臂，穿无菌手术衣、戴无菌手套后，再铺其他层的无菌单。

2. 所有无菌单均由器械护士传递。无菌单不得接触任何有菌地带，一旦接触立刻更换。

3. 铺下的无菌单可做少许调整，但只允许从手术区向外移动，不允许向内移动。

4. 铺单的顺序是先铺相对清洁，后铺清洁；先铺远方，再铺近方。

5. 铺单要求，切口周围要求有 4~6 层无菌单覆盖，外周最少 2 层。单的边缘应垂到手术床缘下至少 30cm。

（二）铺单方法

手术不同、部位不同，铺单方法不同。以腹部手术为例（图 6-2），一般铺以下三重巾/单。

1. 铺切口巾　即用 4 块无菌巾遮盖切口周围。

（1）器械护士立于无菌桌边，把无菌巾折边 1/3，前 3 块的折边朝向第一助手，第四块巾的折边朝向器械护士自己，依次递给第一助手。

（2）第一助手接过折边的无菌巾，分别铺于切口下方、上方及对侧，最后铺自身侧。每块巾距切口边缘不超过 3cm。如果第一助手已穿好无菌手术衣，则铺巾顺序改为：先（患者）足侧方向后头侧方向，再（铺巾者）近侧后对侧。

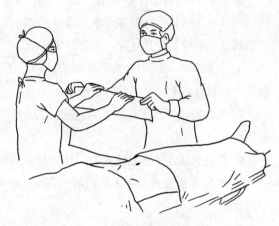

图 6-2　铺无菌布单步骤

（3）用 4 把布巾钳分别夹住手术巾的四个交角处，以防布单滑落。

2. 铺手术中单　将两块无菌中单分别铺于切口的下方和上方，铺巾者需注意避免自己的手或手指触及有菌地带。

3. 铺手术洞单　将有孔洞的剖腹大单正对切口，短边向头部，长边向足部，先向上方再向下方分别展开，展开时手卷入布单里面，以免污染。要求短边盖住麻醉架，长边盖住器械托盘，两侧和足端应垂到床缘下 30cm。

四、手术配合

手术的成功离不开医护人员的共同配合。手术中护士的配合可分为直接配合和间接配合两类。直接配合的护士直接参与手术，配合手术医师完成手术的全过程，被称为器械护士（scrub nurse）或洗手护士。间接配合的护士不直接参与手术操作，而是被指派在固定的手术间内，与器械护士、手术医师、麻醉医师配合完成相关工作，被称为巡回护士（circulating nurse）。

（一）器械护士的配合

器械护士主要职责是术前访视和准备；术中按手术程序向手术医师直接传递器械、物品和敷料，主动配合手术医师完成手术；术后用物处理。具体工作内容如下。

1. 术前访视　术前一日访视患者，了解病情和患者的需求，根据手术种类和范围准备手术器械和敷料。

2. 术前准备　① 术前 15~20 分钟洗手，穿无菌手术衣，戴无菌手套。② 铺无菌器械台。③ 协助医师消毒手术区皮肤和铺无菌手术单。

3. 清点、核对用物　① 手术开始前，与巡回护士共同清点各种手术器械、敷料、缝针、线圈等用物的数量。② 术中添加各种用物均应清点数目，并督促巡回护士记录。③ 胸、腹腔手术及深部手术关闭前与巡回护士核对全部手术器械、敷料、缝针、线圈等所有用物，数目无误后方可关闭体腔或深部切口。④ 术毕再自行清点 1 次，以防异物遗留在手术区内导致严重后果。

4. 准确传递器械　手术过程中按手术程序及术中情况，及时向手术医师传递器械、纱布、缝针等用物，做到迅速主动，准确无误。传递器械应用柄端轻轻拍击术者伸出的手掌，以能提醒术者并能方便使用；注意手术刀的刀锋朝上；弯钳、弯剪之类应将弯曲部向上；缝针应以持针器夹住中后 1/3 交界处，并连同缝线在无菌生理盐水中浸湿后递给术者使用。

5. 保持器械台和用物整洁　保持手术区、器械托盘及器械桌的整洁、干燥和无菌状态。用后的器械及时收回并处理干净，排放整齐。暂时不用的器械可放在器械台一角；用于不洁部位如肠道的器械要分开放置，以防污染扩散。

6. 留取标本　手术中切取的所有组织、脏器，取出的结石、异物等不可随便丢弃，须妥善放于器械台角上，术毕及时送检或面交术者。

7. 配合抢救　密切注意手术进展，若患者出现大出血、心搏骤停等意外时，应沉着果断，积极配合医师抢救。

8. 包扎和固定　皮肤缝合后，协助医师处理、包扎伤口，固定好各种引流物。

9. 术后用物处理　手术毕及时处理手术器械、用物，并协助整理、清洁手术间，准备下一台手术。

（二）巡回护士的配合

巡回护士主要任务是负责手术全过程中器械、敷料、物品的准备和供给；在手术无菌区以外巡回，负责患者的术中护理和与外界的联络。具体工作如下。

1. 术前物品准备　① 检查手术间内各种药物、物品是否备齐，电源、吸引装置和供氧系统等固定设备是否安全、有效。② 根据手术需要，备齐并调试好术中需用的特殊仪器，如电钻、电凝器（刀）等。③ 调节好适宜的室温及光线。④ 准备无菌器械桌。

2. 核对患者　① 热情迎接患者，关心患者，以消除其紧张、恐惧心理。② 按手术通知单仔细核对床号、姓名、手术名称，与病区护士共同清点随患者带至手术室的病历、术中用物、药品等。③ 检查患者术前准备是否充分，如皮肤准备、插胃管、导尿等；患者的义齿、饰物及贵重物品是否取下。④ 验证患者血型、交叉试验结果，做好输血准备。⑤ 给患者戴好帽子，为患者开通静脉并输液。

3. 安置体位　根据麻醉要求安置患者体位，并注意保护患者，以防坠床而损伤。麻醉后按照手术部位的要求摆放患者体位，以便更好地暴露手术野。固定患者时应保持舒适、安全，防止压伤。若需使用高频电刀，电极板应放在肌肉丰厚部位，并用湿纱布包裹，防止灼伤。若为一次性使用的电极板，不需湿布包裹。

4. 协助手术人员就位　协助手术人员穿无菌手术衣；有序安排参观人员；根据需要准备垫脚凳；夏天注意拭汗。

5. 清点、核对用物　于术前、术中临时添加物品、关闭体腔前及切口缝合前，与器械护士共同清点、核对手术台上的器械、敷料和物品的数目，并记录，以防遗留。

6. 手术中的配合　① 手术过程中应坚守岗位，注意手术进展情况。② 术中遇意外情况需调整手术方案，或术前准备的器械不够，需及时补充所需物品，保证手术顺利进行。取拿无菌物品必须在手术间内进行，并用无菌持物钳取出后丢在无菌器械桌上，无菌持物钳不可接触已开始手术的器械台，以及洗手护士和手术人员的手。③ 密切观察病情变化，保证输液径路通畅。术中遵医嘱及时添加药液，若需输血应有 2 人仔细核对。④ 充分估计可能发生的意外，做好急救准备，主动配合抢救。用过的各种药物安瓿、储血袋，应保留在指定位置，待手术后处理。⑤ 关心手术人员，及时解决问题。

7. 术毕安置患者和整理手术间 手术完毕，协助手术者包扎伤口和妥善固定各种引流管道，并注意患者的保暖。向护送人员清点患者携带的物品。整理、清洁手术间，补充物品，准备下一台手术。

第四节 患者术前准备

一、一般准备

根据患者的基本情况、麻醉方法和准备工作的复杂程度，决定提前接患者至手术室的具体时间，一般提前半小时至1小时。热情接待患者，仔细核对患者的姓名、床号、手术名称、手术部位、手术日期等，检查手术区皮肤准备及其他准备情况，点收带入手术室的药品与物品。认真做好"三查七对"和麻醉前的准备工作。同时，关心患者，做好心理护理，减轻患者对手术和麻醉的恐惧心理。

二、摆放手术体位

患者进入手术间后，先按麻醉要求安置体位。麻醉满意后，由巡回护士根据手术要求，利用手术床的转动和枕垫、沙袋及固定带等物件的支持，安置相应手术体位。安置手术体位的基本要求：① 最大限度地保证患者的安全与舒适。② 充分暴露手术区，同时减少不必要的裸露。③ 保证呼吸和循环通畅。④ 妥善固定，避免引起血管、神经受压，以及肌肉过度牵扯及压疮等并发症的发生。⑤ 肢体及关节托垫需稳妥，不可悬空放置。常用手术体位见（图6-3）。

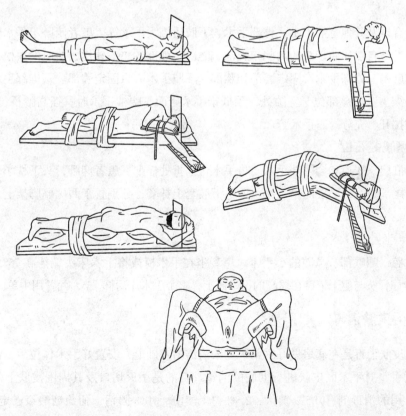

图6-3 常用手术体位

（一）仰卧位

仰卧位是最常见的手术体位，包括水平仰卧位、颈仰卧位和乳腺手术仰卧位。

1. 水平仰卧位　适用于腹部、颌面部、骨盆及下肢等身体各部腹侧面手术。手术台平直，患者仰卧于手术台上。头部垫软枕，特殊手术及全麻患者不垫枕头。两臂用固定带固定于手术床两侧，膝下垫一软枕并用固定带固定，足跟用软垫保护。若为肢体手术，术肢不固定。麻醉架固定在手术床头端适当的位置，便于观察患者的呼吸及与患者交流。足端放置升降器械台，距离患者身体约 20cm 高度。

2. 乳腺手术仰卧位　患者仰卧，术侧靠近手术台边，肩胛下垫小软枕，使患侧胸部上抬，患侧上肢外展置于臂托上，显露腋窝；对侧上肢用中单固定于体侧。

3. 颈仰卧位　适用于前颈部手术，如甲状腺手术、气管切开术。手术台上部抬高 10°~20°，颈下垫小枕，使颈部过伸。如果做颈椎前路手术，在上述基础上将头转向健侧，暴露手术视野。

（二）侧卧位

侧卧位适用于胸、腰部及肾脏手术。

1. 胸侧卧位　适用于胸腔及胸后侧、后壁手术。患者侧卧 90°，肋下、背部、胸部、肩下各垫一软枕，使手术野暴露，两上肢固定于臂托架上。上面腿稍屈曲，下面腿自然伸直，两腿之间垫一软枕，膝部和髋部用固定带固定。

2. 腰侧卧位　适用于腰部及肾脏手术。患者侧卧 90°，患侧在上，腰部对准手术台腰桥架，腰部垫软枕。手术时摇起床桥架，使腰部抬高，暴露手术野。两手臂伸展固定于托手架上，用固定带约束臀部及膝部。

3. 半侧卧位　适用于胸腹联合手术。患者半侧卧（30°~50°）于手术床，手术侧在上，肩背部、腰部、臀部各垫一软枕，术侧上肢屈曲固定于托架上，另一上肢固定在手术台边的肢托架上。

（三）俯卧位

适用于脊椎及其他背部手术、臀部手术、下肢后侧大手术等。患者俯卧于手术台上，头侧向一侧，双上肢自然屈曲于头的两侧；胸部、髋部及踝部各垫一软枕，使肌肉放松，便于呼吸和减少肢体麻木。背部手术者固定髋部和膝部，下肢手术者只固定髋部。颈椎部手术时，头面部应置于头架上，口鼻部位于空隙处，稍低于手术床面。腰椎手术时，摇高腰桥，摇低足端，使腰椎间隙拉开，充分暴露手术野。

（四）膀胱截石位

适用于肛门、尿道和会阴部手术。将手术台摇折处摇下，患者仰卧，头下枕小软枕。臀部靠近手术台尾部边缘，必要时垫一小枕，两下肢套上袜套，分别置于两侧搁脚架上，膝下软垫充实并固定。

（五）半坐卧位

用于口腔、咽喉部、鼻腔的小手术。患者坐在手术椅或将手术床头端摇高 75°，足端摇低 45°，两腿半屈，头与躯干依靠在摇高的手术床上，整个手术床后仰 15°，两臂用中单固定于体侧。

三、手术区皮肤消毒

手术区皮肤消毒是在病房做好手术区皮肤清洁的基础上，安置好手术体位后，由器械护士配合第一助手，对手术区皮肤进行彻底的消毒，目的是杀灭切口及其周围皮肤上的病原微生物。目前常用的消毒剂有 0.5% 碘伏、2.5%~3% 碘酊、70% 酒精、葡萄糖酸氯己定（洗必泰）等。其中 0.5% 碘伏、洗必泰适用于黏膜、创面的消毒。供皮区和颜面部不用碘酊消毒。

皮肤消毒方法与要求：① 先检查手术区皮肤的清洁程度、有无破损及感染。② 第一助手消毒好双手，用无菌持物钳夹持经消毒液浸泡的纱布块或棉球涂擦一遍，换消毒钳再消毒 2 次。③ 消毒范围应足够，手术区皮肤消毒以手术切口为中心向外 20cm，由内向外、由上向下。下腹部手术消毒包括会阴部；若估计手术时有延长切口的可能，则应适当扩大消毒范围。④ 涂擦消毒时应用力适当，消毒的原则是自清洁处逐渐向污染处涂擦，已接触污染部位的药液纱球不可再返擦清洁处。若为腹部手术，以切口为中心向四周涂擦；若为肛门、会阴部手术或感染伤口，则自手术区外周擦起，涂向感染伤口、会阴或肛门处。⑤ 消毒用的纱布或棉球及时清理掉，以免与术中敷料数目相混。⑥ 消毒后及时铺无菌手术单。⑦ 第一助手完成皮肤消毒、铺无菌手术单后，用 0.5% 碘伏涂擦双手，再穿无菌手术衣，戴无菌手套，参与手术。

第五节　手术人员的准备

所有直接参与手术人员需做以下准备，确保手术在无菌状态下进行。

一、一般准备

参与手术人员进入手术室时首先在入口处的更鞋室换上手术室专用鞋，进入更衣室；除去身上的所有饰物，更换专用洗手衣和裤，将洗手衣下边扎入裤腰内；戴上手术帽和口罩，帽子须遮盖全部头发，口罩应盖住口鼻，口罩带子系在颈后和脑后，不可挂在耳朵上。检查自己的指甲不长且无甲下积垢，去除各种饰品。手与手臂皮肤破损或有感染病灶者，不可参与手术。

二、外科手消毒方法

外科手消毒（surgical hand antisepsis），即外科手术前医务人员用肥皂（皂液）和流动水洗手，再使用外科手消毒剂清除或者杀灭手部暂居菌和减少常居菌的过程。

（一）洗手

1. 揉搓　取适量的清洁剂清洗双手、前臂和上臂下 1/3，并认真揉搓。清洁双手时可使用手刷，应注意清洁指甲下的污垢和手部皮肤的皱褶处。

2. 冲洗　流动水冲洗双手、前臂和上臂下 1/3。

3. 擦干　使用干手物品彻底擦干双手、前臂和上臂下 1/3。

（二）手消毒方法

1. 冲洗手消毒方法

（1）取液　用足量的外科手消毒剂涂抹至双手的每个部位、前臂及上臂下 1/3。

（2）揉搓　认真揉搓 2~6 分钟。

（3）冲洗　流动水冲洗双手、前臂及上臂下 1/3。

（4）擦干　无菌巾彻底擦干。特殊情况若水质达不到 GB 5749（《生活饮用水卫生标准》）的规定时，应用外科手消毒剂再消毒双手后戴无菌手套。手消毒剂的取液量、揉搓时间及使用方法遵循产品的使用说明。

2. 免冲洗手消毒方法　取适量的免冲洗手消毒剂涂抹至双手的每个部位、前臂及上臂下 1/3，并认真揉搓至消毒剂干燥。手消毒剂的取液量、揉搓时间及使用方法遵循产品的使用说明。

三、穿无菌手术衣

1. 自器械台上取折叠好（打包消毒时应将手术衣的内面朝外折叠，衣领向上）的无菌手术衣，注意勿使其接触非无菌物品及自己身体。

2. 选择较宽敞处站立，手提衣领，衣袖向前位将衣展开，使衣的内侧面对着自己。

3. 将无菌手术衣向上轻轻抛起，双手顺势插入袖中，两臂前伸，不可高举过肩，也不可向左右侧撒开，以免碰触污染。

4. 由巡回护士协助从背后提拉手术衣的内侧，系好领口带及背后系带。

5. 穿衣者解开手术衣腰带，双臂交叉将腰带向后递送，由背后的巡回护士接住并系好腰带。穿好手术衣后，双手保持在腰以上、胸前及视线范围内，并注意双手不能触摸衣服外面或其他物品（图 6-4）。

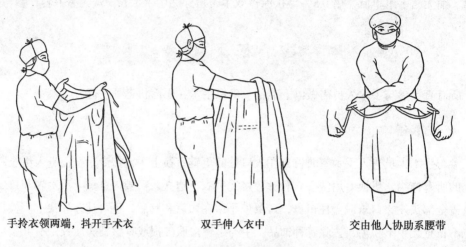

手拎衣领两端，抖开手术衣　　　　双手伸入衣中　　　　交由他人协助系腰带

图 6-4　穿无菌手术衣步骤

四、戴无菌手套

手套有大小之分，术者应选取合适的手套，目前临床多采用在穿好手术衣后戴无菌手套。步骤如下：① 在巡回护士的协助下手持手套反折处取拿无菌手套，分清左、右侧。② 左手捏住并显露右侧手套口，将右手插入手套内，戴好手套，注意未戴手套的手不可触及手套的外面（无菌面）。③ 用已戴上手套的右手指插入左手手套口翻折部的内面，即手套的外面，帮助左手插入手套并戴好。④ 分别将左、右手套的翻折部翻回，并盖住手术衣的袖口。翻盖时注意已戴手套的手只能接触手套的外面（无菌面）。⑤ 等待手术时将戴好手套的双手放入胸前保护；开始手术前用无菌生理盐水冲洗手套上的滑石粉（图 6-5）。

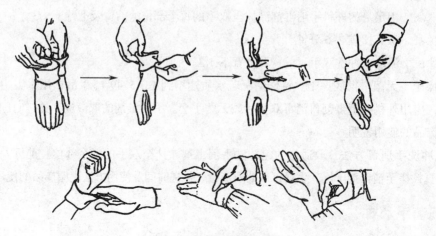

图 6-5　戴无菌手套步骤

五、连台手术更换手术衣及手套

手术完毕，手术人员应在手术间内脱掉手套、手术衣，非接台手术人员洗手后方可离开手术室。接台手术人员应重新进行外科手消毒，再按要求更衣、戴外科手套。

（一）脱手术衣法

1. 他人帮助脱手术衣法　手术人员双手抱肘，由巡回护士在身后解开腰带及系带，在身前将手术衣肩部向肘部翻转，再向手的方向拉扯脱下手术衣，手套的腕部亦随之翻转于手上。

2. 自行脱手术衣法　由巡回护士在身后解开腰带及系带后，自己的左右手分别抓住对侧的肩部，向下翻转脱去，使衣服里面向外，以免污染手臂和衣裤。

（二）脱手套法

1. 用戴着手套的手捏住另一只手套污染面的边缘将手套脱下。

2. 带着手套的手握住脱下的手套，用脱下手套的手捏住另一只手套清洁面（手套内面）的边缘，将手套脱下。

3. 用手捏住手套的内面丢至指定容器内。

案例讨论

患者，女性，59 岁。因急性阑尾炎拟实施阑尾切除术，该患者梅毒血清试验阳性。

问题：

1. 该患者应选择何种类型的手术间？

2. 该患者使用过的手术间应如何处理？

第七章 围术期患者的护理

导学

　　内容与要求　围术期患者的护理包括手术前准备和护理、手术后患者的护理两部分内容。通过本章的学习，应掌握手术前、手术后患者的护理评估与护理措施。熟悉术后并发症的预防与处理。了解围术期的概念、外科手术的分类及健康教育。

　　重点与难点　手术前、后患者的护理评估与护理措施；手术后并发症的预防与处理。

　　手术是治疗外科疾病的重要手段，但手术和麻醉都具有创伤性，加之疾病本身因素，难免会引起患者不同程度的心理压力，甚至引起机体的应激反应。围术期（perioperative period）包括3个阶段：手术前期（从患者决定接受手术治疗开始到患者进入手术室）、手术期（从患者上手术台到术后被送入恢复室或外科病房）和手术后期（从患者被送入恢复室或外科病房至患者出院或继续追踪）。围术期护理，就是在每一个阶段通过对患者的全面评估，实施各自不同的护理措施，以增加患者对手术的耐受力，预防手术并发症，促进术后的康复。它与手术技术同样是手术治疗成功的关键。

第一节　手术前准备和护理

一、手术分类

　　1. 根据手术时限分　根据手术时限可分为以下3种类型。

　　（1）急症手术　病情危急，需在最短时间内进行必要的准备后迅速实施手术，以抢救患者的生命，如各种创伤造成脏器及大血管破裂的大出血、脏器穿孔等。

　　（2）限期手术　手术时间在一定时限内选择，应在尽可能短的时间内做好术前准备，如各种恶性肿瘤的切除手术。

　　（3）择期手术　可在充分的术前准备后选择合适时机进行手术，如一般的良性肿瘤切除术。

　　2. 根据手术目的分　根据手术目的不同可分为以下4种类型。

　　（1）诊断性手术　通过手术协助疾病的诊断，如手术探查、手术切取局部组织活检等。

　　（2）治疗性手术　通过手术达到治疗的目的，对有缺陷的器官进行修补，改善其外形或增进其功能，如阑尾切除、腭裂修补等。

　　（3）姑息性手术　通过手术减轻无法治愈疾病的症状，减轻患者的痛苦，如为解决晚期胃癌患者进食问题实施的胃空肠吻合手术。

　　（4）美容性手术　以改善外形为目的的手术，如去皱术、隆胸术等。

二、手术前护理

手术前护理（preoperative nursing care）的重点是在对患者进行全面评估的基础上，做好必需的术前准备，努力纠正患者存在及潜在的生理和心理问题，提高患者对手术和麻醉的耐受能力，预防术后并发症。

【护理评估】

1. 健康史

（1）一般情况　包括患者的年龄、性别、体重、营养情况，以及药物过敏史、女性患者生育史等。

（2）既往史　既往有无药物过敏史、手术史、高血压、糖尿病及心脏疾患等。

2. 身体状况　通过仔细询问患者主诉、全面体格检查和实验室辅助检查，评估患者对手术的耐受力。

（1）现病史　目前所患疾病的局部和全身主要症状及其严重程度。

（2）重要脏器功能

1）心血管系统　依据患者的脉搏、心率、节律、血压、末梢循环状况，评估心血管功能。了解有无增加手术危险性的因素，如严重高血压、充血性心力衰竭或低血容量等。

2）呼吸系统　依据病史和有无呼吸困难、哮喘、胸痛、咳嗽等，评估肺功能。了解有无增加手术危险性的因素，如呼吸道感染、慢性梗阻性肺疾患等。

3）神经系统　依据患者有无头痛、眩晕、耳鸣、瞳孔不对等或步态不稳等，评估神经系统功能。了解有无增加手术危险性的因素，如不能控制的癫痫或意识障碍等。

4）肝功能　依据患者有无黄疸、腹水、肝掌、蜘蛛痣、呕血、黑便及结合实验室检查评估肝功能。了解有无增加手术危险性的因素，如肝硬化等。

5）泌尿系统　依据排尿情况，如有无排尿困难、尿少、尿频、尿急及尿液检查等评估肾功能。了解有无增加手术危险性的因素，如肾功能不全、前列腺肥大或急性肾炎等。

6）血液系统　依据患者有无牙龈出血、皮下紫癜或外伤后出血不止及结合实验室检查，评估有无出血倾向。了解有无增加手术危险性的因素，如有出血倾向的疾患等。

7）其他　了解有无内分泌系统疾病，如甲状腺功能亢进、糖尿病或肾上腺皮质功能不全；营养不良或电解质紊乱等。

（3）辅助检查

1）血常规　了解有无感染、贫血、血小板减少等。贫血患者对缺氧耐受性差，一般患者血红蛋白 >100g/L 方可手术。

2）出、凝血功能　包括出、凝血时间，血小板计数、凝血酶原时间等。出、凝血功能异常可导致患者术中和术后出血。

3）血生化检查　包括血液电解质、血糖、肝肾功能等。

4）血型　估计术中出血较多者，需化验血型，做交叉配血试验。

5）心电图检查　了解有无心率及心律异常。

6）影像学检查　了解 X 线、B 超、CT 及 MRI 等检查结果；了解内镜检查报告和其他特殊检查的结果。

（4）患者手术耐受性的评估　估计患者对手术的耐受性可归纳为两大类。

1）耐受良好　指患者全身情况较好，重要脏器无器质性疾病，或其功能处于代偿状态；外科疾病对全身影响较小，或有一定的影响，但易纠正。对这类患者，术前只需一般性准备便可接受手术。

2）耐受不良　指患者全身情况欠佳，重要脏器有器质性病变，或其功能已有失代偿的表现；外科疾病对全身已有明显的影响。这类患者需做全面和细致的准备，待全身情况改善后方可进行手术。

3. 心理和社会支持状况　手术对于患者而言既能解除病痛，又是创伤的经历，易产生不良的心理和情绪反应，如感到害怕、焦虑和恐惧等，可削弱患者对手术和麻醉的耐受力，影响创伤的愈合。外科患者心理状态改变的具体表现如下。

（1）睡眠型态紊乱，如失眠。

（2）语言和行为改变，如沉默寡言、易激动、易怒或哭泣。

（3）尿频、食欲下降、疲劳和虚弱感。

（4）呼吸、脉搏加快，手心出汗，血压升高等。

引起心理状态改变的相关因素如下。

（1）担心疾病严重甚至危及生命。

（2）担心疾病预后及后续对生活的影响。

（3）对手术、麻醉及治疗过程的担忧以及相关知识的缺乏。

（4）担心住院对家庭照顾、子女和老人等带来不便。

（5）对住院费用的担忧。

此外，还要进一步评估其家庭经济状况、家庭成员及其单位同事对其住院的反应、态度、识别可利用资源，有效地为患者提供心理、社会支持。

【常见护理诊断 / 问题】

1. 焦虑 / 恐惧　与患者担心疾病、手术、麻醉和术后生理功能改变，担心预后及住院费用高等有关。

2. 知识缺乏　缺乏与手术、麻醉相关的知识及术前准备知识。

3. 睡眠型态紊乱　与疾病导致的不适、环境改变和担忧等有关。

【护理措施】

1. 心理护理

（1）入院宣教　热情接待患者，介绍病区环境、作息制度、主管医师、责任护士和相关的告知内容，使其尽快适应患者角色。

（2）加强沟通　通过细致的观察了解患者的心理反应，有针对性地进行沟通，尽可能满足其合理要求。指导患者适当休息、娱乐，分散注意力，减轻害怕和孤独感。

（3）建立护患信任关系　以认真的工作态度、娴熟的技术、礼貌的语言使患者感受到关心和尊重，赢得患者的信任。

（4）现身说法　介绍患者结识同类手术康复者，通过相互沟通，了解接受手术的体验及配合手术、治疗的经验，增强患者对手术治疗的信心。

（5）社会支持　与家属加强沟通，共同关心、协调相关问题的处置。

2. 术前宣教　根据患者的年龄和文化程度等情况，结合其病情，利用图片资料、宣传手册、录音、录像等多种形式进行术前宣教，使患者了解自身将经历的一系列治疗手术过程和需要配合的方面与要求，提高对手术、麻醉等相关知识的认识，主动配合护理措施的实施。术前宣教可与麻醉师及手术室护理人员的术前访视相结合，内容包括以下几方面。

（1）介绍术前、术后常规护理工作。

（2）介绍手术室环境、主要仪器及其用途。

（3）讲解麻醉方式、麻醉后可能发生的反应及注意事项。

（4）解释术前准备的程序、意义，手术治疗的主要过程、可能的不适等。

（5）介绍术后可能留置的各类引流管及其目的和意义。

3. 术前常规准备

（1）辅助检查准备　目的为全面了解患者的全身情况及耐受手术的程度。

1）要帮助患者完成各项辅助检查（辅助检查项目参见本节护理评估内容），并做好检查前的各项准备。

2）对检查结果有异常并可能影响手术和预后的，应遵医嘱处置，积极予以纠正，同时加强病情观察和生命体征监测。

3）对拟接受大、中手术者，术前应作好血型和交叉配合试验，备好一定数量的全血、血细胞或血浆。

4）做好药物过敏试验。

（2）呼吸道准备　目的为改善呼吸功能，减少术后肺部并发症的发生。

1）戒烟　吸烟者术前 2 周停止吸烟，防止呼吸道分泌物过多，影响呼吸道通畅。

2）指导深呼吸　深呼吸运动，有助于肺泡扩张，促进气体交换。对胸部手术者指导腹式呼吸的训练，先用鼻慢慢深吸气，尽量使腹部隆起，并坚持几秒钟；呼气时缩唇，腹肌收缩，气体经口慢慢呼出。对腹部手术者指导胸式呼吸的训练，先用鼻慢慢深吸气，尽量使胸部隆起，呼气时尽量收缩胸腔，气体由口慢慢呼出。

3）指导咳嗽　术后患者常因伤口疼痛而害怕咳嗽排痰或咳嗽排痰无力，术前应指导患者进行有效的咳嗽排痰。方法：患者取坐位或半坐卧位，在咳嗽时将双手交叉，手掌根部放在切口两侧，向切口方向按压，以保护切口。先轻轻咳嗽几次，使痰松动，然后再深吸气后用力咳嗽，排出痰液。

4）控制感染　已有呼吸道感染者，术前应予以有效治疗。

（3）胃肠道准备　目的是减少麻醉或手术引起的呕吐及误吸；预防术中污染；减少术后腹胀及胃肠道并发症。

1）饮食　鼓励其多摄入营养丰富、易消化的食物，并根据手术种类、方式、部位和范围的不同给予不同的饮食控制。胃肠道手术患者术前 1~2 日进食流质食物；非肠道手术患者，术前饮食不必限制。一般择期手术患者术前 12 小时开始禁食、术前 4 小时开始禁饮，以防麻醉或术中呕吐引起窒息或吸入性肺炎。

2）灌肠　手术前一天晚上用长颈开塞露或用 0.1%~0.2% 肥皂水灌肠，以防患者因麻醉后肛门括约肌松弛粪便排于手术台上，增加污染的机会。直肠、结肠手术患者，手术前一日晚上及手术日晨行清洁灌肠，并于术前 3 日开始口服肠道抑菌药，以预防术后感染。近年来采用甘露醇肠道准备，效果较好。甘露醇为高渗性药物，口服后可吸收肠道内水分，促进肠蠕动，起到腹泻的作用，达到清洁肠道的效果。使用方法是在术前 1 日口服 10% 甘露醇 1000~2000mL，可使患者有效腹泻，清洁肠道。

3）留置胃管或洗胃　胃肠道手术患者术前常规放置胃管，以减少术后胃潴留引起腹胀。幽门梗阻患者术前 3 日每晚需用生理盐水洗胃，以减轻胃黏膜的充血、水肿。

知识链接：术前长时间禁食水存在的问题和建议

　　术前长时间禁食水会出现以下问题：① 患者手术耐受不足，免疫力下降，菌群失调，增加术后感染的机会；② 患者会出现饥渴烦躁、头痛不适等全身症状；③ 手术创伤导致机体消耗增加，在一定程度上会影响伤口愈合和组织恢复。美国医师麻醉协会建议可在麻醉诱导前 2 小时禁水，6 小时禁固体食物，快速康复外科也建议在术前服用碳水化合物饮料，可以满足患者术前新陈代谢需求，能够改善患者饥渴、烦躁不安等不适症状，并降低患者发生术后应激反应和降低患者发生胰岛素抵抗反应，同时有利于维持机体的正氮平衡，促进合成代谢，增加肌肉强度和运动能力。

（王锡山.快速康复外科的现状与展望［J］.
中华结直肠疾病电子杂志，2014，3（2）：2-5.）

（4）术前适应性训练

1）床上排便练习　多数患者不习惯在床上排尿和排便，加上手术和麻醉的影响，术后容易发生尿潴留和便秘。因此，术前应指导患者练习在床上使用便盆；男性患者学会床上使用尿壶。

2）肢体活动　向患者讲解手术后的身体活动有助于改善血液循环、促进胃肠蠕动和肺部气体交换、减少并发症发生的意义，教会患者自行调整卧位和床上翻身的方法。术后需较长时间卧床的患者，应指导其训练肌肉收缩运动和关节活动。对需要摆放特殊体位的手术患者还应指导其练习术中体位，如甲状腺手术者，术前给予肩部垫枕、头后仰的体位训练，以适应术中颈过伸的姿势。

（5）休息和睡眠　创造安静舒适的环境，促进患者的休息和睡眠。对睡眠形态明显紊乱者给予镇静安眠药物。充足的休息和睡眠有利于提高患者对手术的耐受力。督促患者活动与休息相结合，减少明显的体力消耗。

（6）皮肤准备　目的是消除患者皮肤上的微生物，预防切口感染，包括术前沐浴、术前备皮。

1）术前沐浴　手术前应使患者皮肤上的细菌数量达到最低，因此术前一日要求患者选用含消毒剂成分的沐浴露或香皂沐浴，必要时协助其完成皮肤清洁。术前沐浴能减少皮肤上的细菌数，并可使术后伤口感染下降 30%。

2）术前备皮　循证医学表明，术前用剃刀备皮可引起皮肤划痕和微小的擦伤，有利于病原微生物的繁殖。剃毛与手术间隔的时间越长，微生物繁殖量就越大，发生感染的机会也越高。因此，在切口周围毛发不影响手术操作的情况下，术前不用备皮。只有当毛发确实会干扰手术时（如头部、会阴部、腋下等）才备皮。备皮时间为手术当日病房内或进入手术室备皮，以缩短备皮与手术间隔时间。备皮用具首选手术剪或电剃刀，剪去或剃除毛发，脱毛剂常可引起患者出现过敏反应。腹部手术及腹腔镜手术时应注意脐部的清洁，可用棉签蘸乙醚擦去脐部污垢。备皮时注意遮挡和保暖，动作轻柔，防止损伤皮肤，特别是皮肤的皱襞处。

4. 特殊患者术前准备

（1）重要器官疾病或系统受损患者

1）心血管系统疾病　心血管疾病可直接影响患者对手术的耐受力，故对伴有心血管疾病者应经内科治疗控制原发病，加强对心脏功能的监护。心力衰竭患者应在病情控制 3~4 周后再考虑手术；急性心肌梗死患者发病后 6 个月内不宜施行择期手术，病史 6 个月以上且无心绞痛发作者，可在严密监护下施行手术；血压过高者，遵医嘱给予降压药物，使血压平稳在一定范围，但并不要求血压降至正常后才做手术。

2）呼吸系统疾病　由于与术后肺部并发症相关的死亡率仅次于心血管系统，居第二位，故对伴有肺功能障碍的患者术前即应注意改善肺功能。对于急性呼吸系统感染者，应在治愈

1~2周后施行择期手术；对有慢性阻塞性肺疾病史或拟行肺叶切除术、食管或纵隔手术的患者，术前应重点评估患者的肺功能，观察有无哮喘、杵状指、胸痛及咳嗽等，可对症给予解痉、祛痰、控制感染及体位引流等措施改善呼吸功能。

3）肾脏疾病　慢性肾小球肾炎、尿毒症等患者的肾功能下降，其对水、电解质及酸碱平衡的调节功能减退，麻醉和手术又都将增加肾脏的负担。应重点评估患者的尿量、尿液的颜色、性状，对症处理，最大限度地改善肾功能。对重度肾功能损害者，需在有效透析治疗后才能接受手术。

4）肝脏疾病　长期饮酒、慢性肝炎、肝硬化等患者的肝功能低下将会影响麻醉药物的代谢和伤口的愈合，其术后发生感染的机会也大。应重点评估患者有无黄疸、腹水、肝掌、蜘蛛痣、呕血、黑便等。患有活动性肝炎或肝功能严重受损的患者，除急症外一般不宜手术。

5）凝血功能障碍　凝血功能障碍或缺乏凝血因子将会造成术中或术后出血。应重点评估患者有无牙龈出血、皮肤瘀斑等出血倾向。对于脾功能亢进、血友病和原发性血小板减少性紫癜等患者，遵医嘱使用药物治疗或输注新鲜血或浓缩血小板，以改善患者的出、凝血功能。

6）糖尿病　糖尿病或高血糖患者易发生感染性并发症，应重点评估糖尿病慢性并发症（如心血管和肾病变）和血糖控制情况，并做相应处理。通过饮食控制和药物治疗使血糖维持在 5.6~11.2mmol/L；服用长效胰岛素或长效降糖药物的患者，术前均应改用短效胰岛素，每 4~6 小时 1 次，以控制血糖；伴有酮症酸中毒的患者，需要接受急症手术，应当尽可能纠正酸中毒、血容量不足、电解质失衡（特别是低血钾）。

（2）营养不良患者　胃肠道疾病、恶性肿瘤等患者易出现营养不良，这类患者对手术、特别是对失血和休克的耐受力降低，术中易发生循环系统障碍，术后创伤修复和切口愈合的能力及防御能力均下降，易发生感染等并发症。因此，术前应补充富含蛋白质饮食或静脉营养支持。对血浆清蛋白值低于 30g/L 的患者，则需通过输入血浆或人血清蛋白制剂，纠正低蛋白血症；对不能进食或经口摄入不足的营养不良患者，可给予肠内、外营养支持，以有效改善患者的营养状况。

（3）体液平衡紊乱患者　对因大量呕吐、腹泻或因失血等原因，导致水、电解质和酸碱平衡失调或休克者，应遵医嘱给予口服或静脉途径输液，以纠正电解质紊乱和酸碱平衡失调。

5. 手术日晨的护理

（1）患者准备　① 认真检查、确定各项术前准备工作的落实情况。② 若发现患者有不明原因的体温升高，或女性患者月经来潮等情况，应及时与医师联系，考虑是否延迟手术。③ 叮嘱患者排尽尿液；估计手术时间将持续 4 小时以上，或施行下腹部或盆腔手术者，应予以留置导尿管，并妥善固定。④ 胃肠道和上腹部手术者，应放置胃管。⑤ 嘱患者取下活动的义齿、发夹、眼镜、手表、首饰和其他贵重物品，交家属妥善保管。⑥ 遵医嘱给予术前药物。

（2）护送患者　① 备好手术需要的病历、X 线检查片、术中用药及其他手术用物，将之随同患者一并送入手术室。② 与手术室接诊人员仔细核对患者、手术部位及物品，做好交接。

（3）麻醉床准备　根据手术类型、手术大小、麻醉种类准备好麻醉床；并备好术后所需的床旁用物，如胃肠减压装置、输液架、吸氧装置及心电监护仪等，以便接收手术后回病室的患者。

6. 急诊手术准备　根据病情在做好必要的急救处理的同时，必须争分夺秒地进行必要的术前准备，以赢得手术治疗机会。对于处于休克状态的患者，应迅速建立两条静脉输液通道，迅速补充血容量；对有开放性、活动性出血的伤口，应立即止血，初步伤口处理；迅速做好药物过敏试验，皮肤准备；急查血、尿常规，出、凝血时间，血型、血交叉试验；必要时放置胃管，留置尿管；给予术前用药；嘱患者排尿，护送入手术室。

【健康教育】

1. 告知患者与疾病相关的知识，使之理解手术的必要性。
2. 告知麻醉、手术的相关知识，使之掌握术前准备的具体内容。
3. 术前加强营养，注意休息和适当活动，提高抗感染能力。
4. 戒烟，早晚刷牙、饭后漱口，保持口腔卫生；注意保暖，预防上呼吸道感染。
5. 指导患者做好术前各种训练。

第二节　手术后患者的护理

手术后护理（postoperative nursing care）是指患者从手术完毕，送入恢复室或外科病房至患者出院阶段的护理。其护理的重点是全面评估患者术后的生理和心理状况，采取切实有效的术后监护，预见性地实施护理措施，尽可能减轻患者生理和心理的痛苦与不适，预防术后并发症发生，促进患者康复。

【护理评估】

1. 术中情况　了解手术和麻醉方式，术中出血量、输液量、输血量、尿量及用药情况，手术过程中生命体征是否稳定，判断手术创伤大小及对机体的影响。

2. 身体状况

（1）麻醉恢复情况　评估患者的意识状态、肢体运动及感觉，判断患者麻醉是否恢复及恢复程度。

（2）生命体征　包括体温、脉搏、呼吸、血压的变化。

1）体温　由于机体对手术创伤的反应，术后患者的体温可略升高，升高幅度在0.5℃~1.0℃，一般不超过38.5℃，临床称之为外科热或手术热，一般1~2日后逐渐恢复正常。

2）脉搏　根据术后体温升高、术后出血等情况，患者脉搏的频率、节律及强弱将发生相应变化，如失血、失液导致循环血容量不足时，脉搏细速。

3）呼吸　由于麻醉、切口疼痛、术后引流、术后体温升高等原因，患者呼吸的频率、节律及幅度会发生变化，有时胸、腹带包扎过紧也可使呼吸受限。

4）血压　麻醉、术后出血及血管活性药物的使用会影响患者的血压。

（3）伤口状况　评估伤口敷料有无渗血、渗液，是否脱落；切口有无感染和愈后不良等并发症。

（4）引流管与引流物　了解所置引流管的种类、数目、引流部位和引流管是否通畅；引流液的性状、颜色、量等有无异常。

（5）术后的不适　了解有无切口疼痛、恶心呕吐、腹胀、呃逆、尿潴留等术后不适。

（6）辅助检查　了解术后血常规、尿常规、生化检查结果，尤其应注意血清电解质水平的变化，必要时进行胸部 X 线摄片、CT 等检查，以判断脏器功能恢复状况。

3. 并发症评估　有无术后出血、术后感染、切口裂开、深静脉血栓形成等并发症的发生及其相关因素。

4. 心理和社会支持状况　了解患者术后的心理感受，对手术的满意度，对治疗疾病的信心。评估有无引起术后心理变化的原因。

（1）失去部分肢体或身体外观改变，如截肢、乳房切除或结肠造口等，担忧其对今后工作、生活、社交活动的不利影响。

（2）术后出现切口疼痛、尿潴留或呃逆等所致的不适。

（3）留置各种导管所致的不适。

（4）术后身体恢复缓慢及发生并发症。

（5）担心不良的病理检查结果、预后差或危及生命。

（6）担忧住院费用等。

【常见护理诊断/问题】

1. 疼痛　与手术创伤、放置引流管、术后体位不适有关。

2. 尿潴留　与麻醉药残余作用、切口疼痛、患者不习惯在床上排尿有关。

3. 焦虑　与术后不适、担忧术后病情的转归及住院费用等有关。

4. 知识缺乏　缺乏有关术后康复、锻炼和保健方面的知识。

5. 潜在并发症　包括术后出血、切口感染、切口裂开、肺炎、肺不张、泌尿系统感染、深静脉血栓形成等。

【护理措施】

1. 一般护理

（1）**妥善安置术后患者**　患者手术完毕送回病房后，与麻醉师和手术室护士做好床边交接；注意保暖；搬动患者动作要轻稳；正确连接各引流装置，调节负压，注意固定引流管；遵医嘱给予吸氧。

（2）**体位**　护理根据麻醉方式、手术方式安置患者的卧位。

1）各麻醉方式后的患者体位　参见第五章"麻醉患者的护理"。

2）不同部位手术后的患者体位　颅脑手术后，若无休克或昏迷，可取 15°~30°头高脚低斜坡卧位；颈、胸部手术后，多采用高半坐卧位，便于呼吸和有效引流；腹部手术后，多采用低半坐卧位，以降低腹壁张力，减轻切口疼痛；利于改善呼吸和循环；腹腔内有感染者，可使炎性局限于盆腔，避免膈下脓肿形成；脊柱或臀部手术后，可采取俯卧或仰卧位；四肢手术后，应注意抬高患肢。

3）休克患者的体位　应取头和躯干抬高 20°~30°、下肢抬高 15°~20°的仰卧中凹位，利于呼吸和静脉回流。

2. 病情观察

（1）**密切观察生命体征**　根据麻醉种类、手术大小及病情的状况，术后定时监测血压、脉搏、呼吸和体温，并做好记录。危重患者术后用心电监护仪连续监测。

1）血压　中、小手术后每小时测量血压 1 次，直至平稳。大手术后或有可能发生内出血者，每 15~30 分钟测量血压 1 次，病情稳定后改为 1~2 小时测 1 次。

2）脉搏　与血压监测同步。通过脉搏的观察可及时地发现出血及病情变化情况。

3）呼吸　与血压监测同步。麻醉、伤口的包扎、疼痛、呼吸道感染和分泌物的增加、失血等都可影响呼吸。术后患者若出现呼吸急促或困难时，应先检查腹带或胸带松紧度，给予适当调整，再继续观察。在麻醉未清醒前若出现呼吸微弱，应考虑麻醉过深。伴有血压下降者，可能伴有伤口或体内出血。

4）体温　术后 3 日内，应每 4 小时测量体温 1 次，3 日后如体温恢复正常，可改为每日测量 2 次。

（2）**其他观察**

1）尿液　观察尿液的颜色和量，必要时记录 24 小时出入液量。

2）心电监护　有心、肺疾患的患者应给予连续心电监护，以及血氧饱和度、中心静脉压

NOTE

等监测。

3）药物治疗观察　由于手术野的不显性液体丢失、手术创伤以及术后禁食等原因，术后多需予以患者静脉输液直至恢复饮食。根据手术大小、疾病严重程度和病情变化，调整输液成分、量和输注速度。

3. 切口的护理

（1）切口分类及愈合分级根据切口受细菌污染的程度可分为 3 类。

1）清洁切口（Ⅰ类切口）　即无菌切口，如甲状腺大部分切除术、椎间盘摘除术等手术切口。

2）可能污染的切口（Ⅱ类切口）　指手术时切口可能受到污染，如胃大部分切除、胆囊切除等手术切口；还包括皮肤不容易彻底消毒的部位、6 小时内的伤口经过清创缝合、新缝合的切口再度切开者。

3）污染切口（Ⅲ类切口）　指邻近感染区或组织直接受感染物污染，如肠坏死手术、胃肠穿孔手术等。

切口愈合情况分为"甲、乙、丙" 3 级。① 甲级愈合：愈合良好，无不良反应。② 乙级愈合：切口处有炎症表现，如红肿、硬结、血肿、积液等，但未化脓。③ 丙级愈合：切口化脓，需行切开引流处理。

切口愈合情况的记录应结合上述的分类、分级进行。如Ⅰ/甲（即清洁切口甲级愈合）或Ⅱ/乙等。

（2）缝线拆除　缝线拆除时间依据切口的部位、局部血液供应情况、患者的年龄及营养状况而定。一般情况下：① 头、面、颈部术后 3~5 日拆线。② 下腹部、会阴部术后 5~7 日拆线。③ 胸部、上腹部、背部、臀部术后 7~9 日拆线。④ 四肢术后 10~12 日拆线，近关节处可适当延长，减张缝合 14 日拆线。青少年患者因新陈代谢旺盛，愈合快，可缩短拆线时间；年老体弱、营养不良、伴有糖尿病者，可延长拆线时间，必要时可间隔拆线。

（3）切口护理　① 定时观察切口有无出血、渗血、渗液，敷料是否脱落及局部红、肿、热、痛等征象。② 保持敷料干燥，若切口渗血、渗液或敷料被大小便污染，应及时按无菌操作原则进行更换，以防止切口感染。③ 切口渗血较多时，可加压包扎止血。④ 若四肢切口大出血，可先用止血带止血，再通知医师进一步紧急处理。⑤ 若腹壁切口裂开，应先用无菌纱布或无菌巾覆盖，并及时通知医师。

4. 引流的护理　根据治疗的需要，术中可能在切口、体腔和空腔内脏器官内放置各种类型的引流物。引流物可将人体组织间或体腔内的积血、渗液、坏死组织及脓液引流至体外，避免血液、渗液滞留而引起感染，便于及时消除脓液，减轻感染，以及避免体腔内压增大（如膀胱修补术后耻骨上造瘘）。引流皮片多用于浅表切口；引流管多用于体腔（如胸、腹腔）或空腔脏器的引流，如胸腔闭式引流、胃肠减压等。各类引流管护理的基本要求为 8 个字，即"固定、通畅、记录、清洁"。对留置多根引流管者，应区分各引流管的引流部位和作用，做好标记，并妥善固定。换药时，协助医师将暴露在体外的管道稳妥固定，以防滑入体腔或脱出；经常检查管道有无堵塞或扭曲，定期挤压引流管，保持引流通畅；准确观察并记录引流液的量和性状变化，定时更换接引流物的容器。根据引流情况、患者的病情决定拔管时间。一般乳胶片引流在术后 1~2 日拔除；烟卷引流在术后 4~7 日拔除；作为预防性引流渗血用的腹腔引流物若引流液甚少，可于术后 1~2 日拔除；作为预防性引流渗漏用，则需保留至所预防的并发症可能发生的时间后再拔除，一般为术后 5~7 日；胃肠减压管在肠功能恢复、肛门排气后拔除；其他引流管则视具体情况而定。

各种特殊引流管在后续各论中的相关疾病护理章节中介绍。

5. 常见术后不适的护理

（1）疼痛　麻醉作用消失后，切口会有疼痛，任何增加切口张力的动作，如咳嗽、翻身、呃逆等都会增加切口疼痛。切口一般在术后 24 小时内疼痛较剧烈，2~3 日后逐渐缓解。若切口持续疼痛或疼痛减轻后再度加重，应警惕局部血肿或感染的可能。通过对疼痛的性质、出现的时间、患者的面部表情、活动是否受限、睡眠等观察，评估患者疼痛的程度，提供有效缓解术后疼痛的措施。

1）手术后可遵医嘱给予患者口服镇静、止痛类药物，必要时肌肉注射哌替啶等；大手术后 1~2 日内，可持续使用患者自控镇痛泵进行止痛。患者自控镇痛（patient controlled analgesia，PCA）是指患者感觉疼痛时，主动通过计算机控制的微量泵按压按钮向体内注射医师事先设定的药物剂量进行镇痛。给药途径以经静脉、硬膜外最为常用。常用药物为吗啡、芬太尼、曲马朵或合用非甾类抗炎药等。

2）妥善固定各种引流管，减少因牵拉而增加的疼痛。

3）指导和协助患者翻身，深呼吸和咳嗽时用手按住伤口部位，以减少对切口的张力性刺激。

4）配合心理疏导，指导患者运用正确的非药物方法减轻疼痛，如按摩、放松或听音乐等，减轻对疼痛的敏感性。

5）石膏或夹板固定过紧，影响局部血液循环而引起疼痛时，应通知医师妥善处理。

（2）发热　术后出现手术热属正常现象，不需特殊处理。若患者在术后 3~6 日仍持续发热或体温降至正常后再度发热，则提示存在感染的可能，尤其警惕切口、肺部及尿道感染或其他并发症。

根据病情和可能引起发热的原因进行分析，采取相应措施：① 观察并记录体温变化情况。② 高热者，可应用物理降温或遵医嘱使用解热镇痛药物。③ 结合病史，进行血常规、尿常规、X 线胸片、创口分泌液涂片和培养、血培养等检查，以寻找原因，并进行针对性处理。

（3）恶心、呕吐　常为麻醉反应，待麻醉作用消失后即可自然停止；颅内压增高、糖尿病酮症酸中毒、尿毒症、低血钾等也可致恶心、呕吐。若腹部手术后患者出现反复呕吐，应警惕急性胃扩张、肠梗阻等并发症的可能。对恶心、呕吐者应采取以下措施。

1）嘱患者头偏向一侧，并及时清除呕吐物，防止发生吸入性肺炎或窒息，呕吐后协助患者漱口，保持清洁，若持续性呕吐，应查明原因，进行针对性的治疗与护理。

2）观察患者恶心、呕吐的时间、次数，呕吐物的量、性质、颜色，并做好记录，必要时留标本送检。

3）遵医嘱给予镇静、止吐药物以减轻症状。

4）对于胸腹部手术者，呕吐时应协助患者按压切口，以减轻疼痛。

（4）腹胀　术后早期腹胀常是由于肠蠕动受抑制，肠腔内积气无法排出所致。随着胃肠蠕动恢复、肛门排气后，症状可缓解。若术后数日仍无肛门排气、腹胀明显，肠鸣音消失，提示可能发生腹膜炎或其他原因所致的肠麻痹。若腹胀伴阵发性绞痛，肠鸣音亢进，甚至有气过水声或金属音者，应警惕机械性肠梗阻的可能。严重腹胀可使膈肌上抬，影响呼吸功能；可使下腔静脉受压，影响血液回流；影响胃肠吻合口和腹壁切口的愈合，故需及时采取相应的护理措施：① 持续胃肠减压，必要时进行肛管排气或高渗溶液低压灌肠。② 病情允许时，应鼓励患者床上翻身或早期下床活动。③ 非肠道手术者，遵医嘱给予促进肠蠕动的药物，直至肛门排气。④ 对腹腔内感染而引起的肠麻痹，或已确诊为肠梗阻者，在密切观察下经非手术治疗不能缓解者，应做好再次手术的术前准备。

（5）呃逆　常见原因可能是神经中枢或膈肌直接受刺激所致，多为暂时性，少数患者转为顽固性呃逆。术后早期发生者，可采用压迫眶上缘；抽吸胃内积气、积液；短时间吸入二氧化碳气体；遵医嘱给予镇静或解痉药物等措施。上腹部术后患者若出现顽固性呃逆，应警惕吻合口漏或十二指肠漏导致的膈下感染。

（6）尿潴留　术后尿潴留较常见，其发生的主要原因包括全身麻醉或蛛网膜下腔麻醉后排尿反射受抑制；切口疼痛引起膀胱和后尿道括约肌反射性痉挛；患者不适应床上排尿；女患者会阴部及肛门手术后，因怕排尿引起疼痛等。凡术后 6~8 小时尚未排尿，或虽有排尿，但尿量很少，患者诉下腹胀痛不适，在耻骨上区叩诊为浊音，即可确诊为尿潴留。

确诊后应采取有效措施排出尿液，缓解不适：① 稳定患者情绪，通过心理护理，增加自行排尿的信心。② 采用下腹部热敷、轻柔按摩膀胱区及听流水声等多种方法诱导排尿。③ 若无禁忌，可协助患者取坐位或立起排尿。④ 遵医嘱使用镇静止痛药解除切口疼痛，或用卡巴胆碱促使膀胱逼尿肌收缩，促进自行排尿。⑤ 上述措施无效时，可在严格无菌操作下行导尿，导尿时尿液量超过 500mL 者，应留置导尿管 1~2 日，以利于膀胱逼尿肌的功能恢复。

6. 促进术后康复的护理

（1）营养和饮食　术后饮食的恢复应根据手术大小、麻醉方式及术后恢复的情况而定，给予高蛋白、高能量、富含维生素等营养丰富、易消化的饮食。

1）非消化道手术　全身麻醉者应待完全清醒、无恶心、呕吐等不适方可先进少量流质，逐渐过渡到半流质和普通饮食；蛛网膜下腔和硬脊膜外麻醉 6 小时后可根据需要适当进食；局部麻醉和无任何不适者术后即可按需进食。

2）消化道手术　术后需禁食 1~3 日，待胃肠道蠕动恢复、肛门排气后，试进少量流质饮食，逐步递增至全量流质、半流质，术后 10~12 日左右过渡到普通饮食。

在禁食及进少量流质饮食期间，应经静脉补充水、电解质和营养。若禁食时间较长，可采用胃肠外营养，以免能量和蛋白质过度消耗而导致机体合成代谢障碍，影响切口的愈合和身体的恢复。

（2）休息和活动　病情稳定后鼓励患者早期床上活动，争取在短期内离床活动，除非有治疗方面的禁忌。术后早期活动有助于增加肺活量，有利于肺扩张和分泌物的排出，预防或减少肺部并发症；可改善全身血液循环，促进切口的愈合，预防压疮和深静脉血栓的形成；可促进胃肠功能恢复，减轻腹胀，防止肠粘连；有利于膀胱功能的恢复，减少尿潴留的发生。活动量应根据病情及患者的耐受力逐步增加。

1）床上活动　在麻醉作用消失后，应指导患者做深呼吸运动；协助患者活动四肢及翻身；对于胸部手术及痰多者，帮助叩击背部，指导其做有效咳嗽。

2）离床活动　向患者解释早期下床活动的重要性，对病情允许者，应督促其早期离床活动。活动时固定好各种导管，患者先从床边坐，依次过渡到床旁站立、搀扶室内慢走、独立室内慢走、至户外活动，遵循循序渐进的原则。

7. 心理护理　根据术后的心理评估，针对性地给予心理疏导和安慰，指导患者正确面对疾病和预后；同时与患者家属加强沟通，发挥家属的心理支持作用，使患者摆脱不良情绪，调整好心态，配合治疗和护理。

8. 术后常见并发症的预防和护理

（1）术后出血　术后出血可发生在切口、脏器、吻合口及结扎的血管等处。临床表现为伤口敷料被血液浸湿，引流液量多、色鲜红，或出现呕血、黑便等，甚至出现出血性休克症状。

常见原因有术中止血不完善、创面渗血处理不彻底、结扎线脱落或凝血机制障碍等。

预防措施：① 术中严格、彻底止血。② 切口缝合前应仔细检查有无活动性出血。③ 对于术中渗血较多者，遵医嘱给予止血药；合并凝血机能异常的患者，应在围术期输入新鲜血液或凝血因子。

护理要点：① 密切观察切口敷料的渗血情况，若发现敷料被血液渗湿，疑有切口出血时，应打开敷料检查切口情况。② 腹腔手术后内出血，早期临床症状不明显，应通过生命体征的监测以及对各引流管内引流液的性状、量和色泽的观察，评估有无低血容量性休克的早期表现。③ 胸腔手术后，若胸腔引流管每小时引流出的血液持续超过100mL，应考虑胸腔内出血。④ 发现出血应及时通知医师，切口少量出血，经更换切口敷料，加压包扎，遵医嘱应用止血剂即可止血；出血量大时，应加快输液、输血，扩充血容量，必要时做好再次手术止血的术前准备。

（2）切口感染　指清洁切口或可能污染的切口并发感染。常发生于术后3~5日，表现为局部出现红、肿、热、疼痛及触痛，有分泌物（浅表切口感染），伴或不伴有发热、白细胞计数增高等症状。主要原因包括术中无菌操作不严；手术污染切口；手术物品消毒不严；切口内留有无效腔、血肿、异物或局部组织血供不良；合并有贫血、糖尿病、营养不良等。

预防措施：① 术前认真做好皮肤的清洁准备。② 手术物品严格灭菌，术中严格无菌操作；严格止血，以防切口内渗血、血肿或残留无效腔而增加感染机会；可能污染的手术，术中操作仔细，避免污染切口及周围组织。③ 手术前后改善患者营养状况，增强抗感染能力。④ 切口敷料保持清洁、干燥，更换敷料时严格无菌操作，防止医源性交叉感染。⑤ 合理使用抗生素。

护理要点：① 感染早期可局部热敷或理疗，或遵医嘱使用敏感抗生素，促使炎症消散吸收。② 明显感染或脓肿形成时，应拆除缝线，取分泌物做细菌培养和药物敏感试验。分泌物标本采集方法：表浅手术切口，采集前应用无菌生理盐水清洗病灶表面，防止表面污染菌混入；用无菌拭子取病灶深部或边缘的分泌物／脓液，置于一次性无菌采样管内。深部手术切口，局部皮肤用碘酒、酒精消毒后，以无菌注射器抽取脓液；也可于切开排脓时用无菌拭子于基底部、脓肿壁采样。器官（或腔隙）感染，局部皮肤用碘酒、酒精消毒后，以无菌注射器抽取脓液；也可于引流管内采集引流液送检。③ 必要时放置凡士林油纱条（布）、引流管引流分泌物。

（3）切口裂开　指术后切口因张力过大或愈合不良，而使切口裂开、组织或内脏脱出的现象。常发生于术后1周左右，或拆除皮肤缝线后24小时内腹部和邻近关节处的切口。切口裂开分为完全性和部分性两种：① 前者为切口全层裂开，往往在患者一次腹部突然用力时，自觉切口剧痛和有突然松开感，腹部切口全层裂开者可有肠、大网膜等腹内脏器脱出；② 后者为深层或表层部分组织裂开，深层裂开者可形成切口疝，表层裂开者可有大量的血性渗液自切口流出，浸湿敷料。主要原因有严重营养不良，组织愈合能力差；腹腔或胸腔内压力突然增高，如剧烈咳嗽或严重腹胀等；切口缝合技术有缺陷，如缝线打结不紧，组织对合不全；切口感染等。

预防措施：① 对年老体弱、营养状况差、估计切口愈合不良的患者，手术前、后加强营养支持。② 切口缝合时用减张线，并在良好麻醉、腹壁松弛条件下缝合切口，避免强行缝合而造成腹膜等组织损伤。③ 术后用腹带或胸带包扎伤口，以减小切口张力，延迟拆线时间。④ 咳嗽时双手于切口两侧加以保护，避免用力咳嗽而致腹内压骤升。⑤ 及时处理引起腹内压增高的因素，如腹胀、便秘、呕吐等。⑥ 手术切口位于肢体或关节活动部位者，拆线后应避免大幅度动作。⑦ 预防切口感染。

护理要点：① 切口完全裂开时，嘱患者平卧，并安慰和稳定其情绪，避免惊慌，告之勿

NOTE

咳嗽和勿进食进饮。② 立即用无菌生理盐水纱布覆盖切口，并用腹带轻轻包扎。③ 伴有腹膜及肠管脱出时，不可盲目还纳，以免造成腹腔内感染。可用无菌治疗碗扣盖，然后用腹带连治疗碗一起包扎，以保护脱出物。④ 通知医师，并迅速将患者送手术室重新处理和缝合。⑤ 若为切口部分裂开，可先用蝶形胶布固定，再通知医师处理。

（4）肺不张和肺炎　常发生于胸、腹部大手术后，多见于老年人、长期吸烟和患有急、慢性呼吸道感染者。临床表现为术后早期发热、呼吸和心率增快，颈部气管可能向患侧偏移。胸部叩诊常呈浊音或实音，听诊有局限性湿啰音，呼吸音减弱、消失。胸部 X 线检查见典型的肺不张征象。继发感染时，体温明显升高，白细胞计数和中性粒细胞数增加。主要原因为这些患者肺的弹性回缩功能已削弱，术后呼吸运动受限，呼吸道分泌物积聚在肺底、肺泡和支气管内不能排出所致。

预防措施：保持呼吸道通畅是主要的预防措施。具体包括：① 术前练习深呼吸运动。② 术前戒烟。③ 原有呼吸道疾病者在手术前应予以积极治疗。④ 全身麻醉的患者，术中及术后应防止呕吐物和分泌物吸入气管。⑤ 胸、腹带包扎松紧适宜，避免限制患者呼吸。⑥ 鼓励和协助患者有效咳嗽、咳痰，对痰黏不易咳出者，可给予超声雾化吸入。⑦ 防止呼吸道感染。

护理要点：① 对腹部大手术及胸部手术者，在麻醉清醒后，鼓励患者做深呼吸运动、多翻身、拍背，指导和督促患者有效咳嗽、咳痰，促进气道内分泌物排出。② 痰液黏稠不易咳出者，可予以糜蛋白酶、抗生素超声雾化吸入，以利于痰液咳出。必要时，行气管切开排痰。③ 给予抗生素治疗。④ 若确诊为肺炎，应做痰液细菌培养和药物敏感试验。

（5）尿路感染　尿路感染常继发于尿潴留。感染可起自膀胱炎，上行感染引起肾盂肾炎。急性膀胱炎的主要表现为尿频、尿急、尿痛，有时伴有排尿困难。一般无全身症状，尿液检查有较多红细胞和脓细胞。急性肾盂肾炎多见于女性，主要表现为畏寒、发热，肾区疼痛，白细胞计数增高，中段尿镜检见大量白细胞和细菌。尿培养可明确菌种，多为革兰染色阴性的肠源性细菌。

预防及护理要点：及时处理尿潴留是预防尿路感染的主要措施。① 指导患者术后自主排尿，预防尿潴留。② 出现尿潴留应及时处理，若残余尿超过 500mL 时，应留置导尿，并做好留置导尿的护理。③ 鼓励患者多饮水或静脉补液，保持每日尿量在 1500mL 以上。④ 根据尿培养和药敏试验结果，合理选用抗生素控制感染。

（6）深静脉血栓　形成常发生于术后卧床时间过长、活动较少的老年患者及肥胖者，以下肢深静脉血栓形成多见。临床表现为早期患者主诉患侧小腿疼痛或压痛，并有紧迫感，继而出现凹陷性水肿。沿静脉行走处呈条索状发红、肿痛，伴有体温升高。常见原因为患者术后卧床过久，引起下肢血流缓慢；血细胞凝集性增高，处于高凝状态；因手术、外伤、反复穿刺置管或输注高渗性液体、刺激性药物等致血管壁和血管内膜损伤。

预防措施：① 鼓励患者术后早期离床活动。② 对长期卧床的患者，鼓励和协助其做双下肢的屈伸活动，每日 3~4 次，每次 10~15 分钟，以促进静脉血回流。③ 对于血液处于高凝状态的患者，可预防性口服小剂量阿司匹林或复方丹参片等进行抗凝。④ 输入高渗液体或刺激性药物时，保护性使用静脉血管。

护理要点：① 出现症状时，应抬高患肢并制动。② 禁止在患肢静脉输液。③ 深静脉血栓形成者，严禁按摩患肢、热敷，以防栓子脱落。④ 遵医嘱给予抗血栓类药物治疗。发病 3 日内，可给予尿激酶 8 万 U/ 次，溶于低分子右旋糖酐 500mL 中静脉滴入。发病 3 日以上者，先予肝素静脉滴注，停用肝素后第 2 日起口服华法林，持续 3~6 个月。⑤ 抗凝、溶栓治疗期间均须加强出、凝血时间和凝血酶原的监测。⑥ 疼痛剧烈及高热时，给予对症处理。

【健康教育】

1. 注意劳逸结合，适量活动，保证休息和睡眠。

2. 合理的营养搭配，胃、肠切除手术者应少量多餐。

3. 术后需继续药物治疗者，应遵医嘱按时、按量服用。

4. 切口已闭合者，拆线后用无菌纱布覆盖1~2日，以保护局部皮肤。若为开放性切口者，应将到门诊换药的时间、次数向患者及其家属交代清楚。

5. 根据不同手术、不同功能恢复的要求，指导患者掌握康复训练的方法。

6. 一般手术患者于术后1~3个月到门诊随访1次，以了解机体康复过程及切口愈合情况。出现下列情况时应及时到医院就诊：切口有渗液流出且有异味、红肿，线头或异物脱出，体温超过38℃，腹痛、腹胀、肛门停止排气等。肿瘤患者手术后遵医嘱确定门诊随访时间，以制订继续治疗方案。

案例讨论

患者，男性，62岁。因胃癌拟实施胃大部切除术后，患者有吸烟史40年，每日吸烟约5支，喜食辛辣食物。患者既往有习惯性便秘，有高血压6年，冠心病4余年，2型糖尿病3年，一直服用相关药物接受规律的治疗。

问题：

1. 该患者手术前还需了解哪些辅助检查结果？

2. 该患者术前应做哪些特殊准备？应教会患者做哪些术前适应性锻炼？

第八章　外科感染患者的护理

导学

　　内容与要求　外科感染患者的护理包括概述、浅部软组织化脓性感染及护理、手部急性化脓性感染及护理、全身化脓性感染患者的护理和特异性感染患者的护理五部分内容。通过本章学习，应掌握全身性感染患者和特异性感染患者的临床表现、护理评估与护理措施。熟悉常见软组织化脓性感染和手部急性化脓性感染的病因病理、临床表现、处理原则。了解外科感染的分类、病因、病程演变。

　　重点与难点　外科感染的分类，局部感染的临床表现和治疗原则。全身性感染的观察和护理；破伤风的临床表现、预防、处理及护理措施。

第一节　概　　述

　　外科感染（surgical infection）是指需要外科治疗的感染，包括创伤、手术、器械检查等并发的感染。外科感染的特点：多为数种细菌引起的混合感染；局部症状和体征明显；多为器质性病变，常有组织化脓、坏死等病理变化，需外科处理。

【分类】

（一）按致病菌种类和病变性质分类

　　1. 非特异性感染（nonspecific infection）　最常见，又称化脓性感染或一般性感染。常见疖、痈、丹毒、急性淋巴结炎、急性乳腺炎、急性阑尾炎和急性腹膜炎等。多由金黄色葡萄球菌、乙型溶血性链球菌、大肠杆菌、变形杆菌和铜绿假单胞菌等非特异性致病菌所引起。感染可由单一病菌引起，也可由数种病菌共同致病引起混合感染，通常先有急性炎症反应，继而形成局部化脓。

　　2. 特异性感染（specific infection）　由特异性致病菌所引起的感染。常见结核、破伤风、气性坏疽、炭疽、念珠菌病等。多由结核杆菌、破伤风杆菌、产气荚膜杆菌和白色念珠菌等致病菌引起。其特点是一种致病菌仅引起一种特定的感染，需采取特殊的治疗和防治措施。

（二）按病变进展过程分类

　　1. 急性感染　病变以急性炎症为主，病程在 3 周以内。多数非特异性感染属此类。

　　2. 慢性感染　病程超过 2 个月或更久的感染。

　　3. 亚急性感染　病程介于急性和慢性感染之间。除由急性感染迁延形成外，还可因致病菌的毒力虽弱、但却有相当的耐药性或宿主抵抗力较弱而致。

（三）其他分类

　　1. 按病原体入侵时间　分为：① 原发性感染（primary infection），即由直接污染引起的感染；② 继发性感染（secondary infection）即在伤口愈合过程中发生的感染。

　　2. 按病原体来源　分为：① 外源性感染，即病原体由体表或外环境侵入人体造成的感染；

② 内源性感染，即由原寄居在体内的病原体引起的感染。

3. 按发生感染的条件　分为：① 条件性（机会性）感染（opportunistic infection），是指常住于人体的菌群，通常为非致病菌或致病力低的病菌，因数量多和毒力增大或在人体局部或（和）全身的抗感染能力降低的条件下而引起的感染；② 二重感染（super infection），是指在治疗感染时联合应用抗生素或使用了广谱抗生素，原来的致病菌虽被抑制，但耐药性金黄色葡萄球菌或白色念珠菌等大量繁殖，从而加重病情；③ 医院内感染（nosocomial infection），是指在医院内因致病菌侵入人体引起的感染。

【病因】

1. 病菌的致病因素

（1）病菌有黏附因子　能附着于人体组织细胞以利于入侵；许多病菌具有荚膜或微荚膜，能抗拒吞噬细胞的吞噬或杀菌作用而在组织内生存繁殖，或在吞噬后抵御杀灭仍能在细胞内繁殖，导致组织细胞损伤、病变。

（2）致病菌的数量与增值速率　侵入人体组织的病菌数量越多，导致感染的概率越高。人体在健康情况下，伤口污染的细菌数如果超过 10^5 常引起感染。

（3）病菌毒素　多种病菌可释放蛋白酶、磷脂酶、胶原酶等胞外酶，侵蚀组织细胞；玻璃质酸酶可分解组织，使感染更容易扩散。外毒素在菌体内产生后释出或菌体崩解后生成，具有很强的毒性作用，如溶血毒素可破坏红细胞，肠毒素能损害肠黏膜，破伤风杆菌释放的毒素作用于神经可引起肌痉挛等。内毒素为革兰阴性菌，细胞壁的脂多糖成分，可激活补体、凝血系统和释放细胞因子等，引起发热、代谢改变、休克以及白细胞增多或减少等全身反应。

2. 人体的易感因素

（1）局部因素　① 皮肤黏膜的病变或缺损，如开放性创伤、烧伤、胃肠穿孔、手术、穿刺等可使屏障破坏，病菌易于入侵；② 留置血管或体腔内的导管处理不当可为病菌入侵开放路径；③ 管腔阻塞可导致管腔内容物淤积，细菌大量繁殖；④ 异物与坏死组织可抑制吞噬细胞发挥功能；⑤ 局部组织血流障碍或水肿、积液，降低了组织防御和修复能力。

（2）全身因素　凡能引起的全身抗感染能力下降的因素均可能促使感染发生。① 严重创伤、大面积烧伤、休克等；② 糖尿病、尿毒症及肝硬化等慢性消耗性疾病；③ 严重营养不良、贫血、低蛋白血症、白血病或白细胞过少等；④ 长期使用免疫抑制剂或肾上腺皮质激素、长期接受化疗或放疗；⑤ 先天性或获得性免疫缺陷综合征。

（3）条件因素　在人体局部或（和）全身的抗感染能力降低的条件下，本来栖居于人体但未致病的菌群可以变成致病微生物，而引起条件性感染。另外，感染也与致病菌的耐药性有关，在使用广谱抗生素或联合使用抗生素治疗感染的过程中，原有的致病菌被抑制，但耐药菌株，如金黄色葡萄球菌或白色念珠菌等大量繁殖，可引起二重感染。

【病理】

1. 感染后的炎症反应　致病菌从局部组织的破损处入侵引起局部急性炎症反应。人体启动防御性反应来限制其扩散。局部组织出现红、肿、热、痛等炎症的特征性表现，全身则表现为体温升高和白细胞增高等。

2. 感染的转归　感染的结局受致病菌种类、数量、毒力、感染途径、产生的毒素、人体局部和全身抵抗力、治疗等多种因素影响。

（1）炎症局限　当人体抵抗力强或治疗及时有效，炎症可消退、局限或形成局部脓肿。

（2）炎症扩散　当致病菌数量多、毒性大和（或）宿主抵抗力低下时，感染迅速扩散导致全身感染，严重者可危及生命。

（3）转为慢性感染 当人体抵抗力与致病菌毒性相当，感染灶可被局限，但其内的致病菌在人体抵抗力下降时可再次大量繁殖，慢性感染可急性发作。

【临床表现】

1. 症状

（1）局部症状 有红、肿、热、痛和功能障碍等急性感染的典型表现。局部有疼痛，皮肤肿胀、皮色发红，皮温增高，出现肿块或硬结；体表深部组织感染局部症状不明显，慢性感染还可有溃疡、窦道。

（2）全身症状 轻者可无全身表现，感染较重者可出现发热、精神不振、头痛乏力、出汗和心悸、食欲减退等一系列全身不适症状。严重感染有少尿、神志不清、乳酸血症等器官灌注不足的表现，甚至出现感染性休克。

（3）器官、系统功能障碍 器官感染可使其功能异常，如泌尿系统感染时有尿频、尿急；肝脓肿时可出现腹痛、黄疸；腹内脏器发生急性感染时常有恶心呕吐等。严重感染大量毒素、炎症介质、细胞因子等进入血液循环影响心、脑、肝和肾等多个器官的功能。

（4）特异性表现 特异性感染的患者可因致病菌不同而出现各自特殊的表现。如破伤风患者可表现为肌肉强直性痉挛。

2. 体征 局部触（压）痛，脓肿形成后，触之有波动感；体表深部组织感染局部无波动感，但有深压痛。

【辅助检查】

1. 实验室检查

（1）血常规检查 白细胞计数高于 $12\times10^9/L$ 或低于 $4\times10^9/L$，或发现未成熟的白细胞时，提示病情严重。另外，感染者血中中性粒细胞比例可升高。

（2）生化检查 疑有泌尿系感染时可检查尿常规、血肌酐和尿素氮等；疑有免疫功能缺陷时可检查淋巴细胞分类和免疫球蛋白等。

（3）病菌鉴定 表浅感染灶可取脓液或病灶渗出液，较深感染灶可穿刺抽脓液，全身性感染取血、尿或痰液等，做涂片、细菌培养和药物敏感试验。

2. 影像学检查

（1）X 线检查 可检测胸腹部或骨关节等处的病变，判断胸腹腔积液、积脓。

（2）B 超检查 可探测实质性脏器有无化脓性病灶及体腔内有无积液。

（3）CT、MRI 检查 对实质性脏器病变的定位与定性有重要诊断价值，如肝脓肿等。

【治疗原则】 消除病因，控制病菌生长，增强机体防御能力，促进组织修复。局部治疗与全身治疗并重。

1. 非手术治疗

（1）局部制动 抬高患肢、制动，避免感染部位受压，有助于炎症的吸收、消散。

（2）局部用药 浅表的急性感染在未形成脓肿时可外用药物如鱼石脂软膏、金黄膏等作局部敷贴，组织肿胀明显者，可予以 50%硫酸镁湿热敷。

（3）物理治疗 炎症早期，可局部热敷、超短波或红外线辐射，改善局部血液循环，促进炎症吸收、消退或局限。

（4）全身支持治疗 保证充分的休息；给予高能量、高蛋白质和高维生素饮食，维持体液平衡，必要时肠内外营养支持；严重贫血、低蛋白血症或白细胞减少者，适当输血或补充血液成分；体温过高可物理或药物降温，体温过低应注意保暖；疼痛剧烈者明确诊断后适当应用止痛剂；依据细菌学检查及药物敏感试验结果使用抗生素。

（5）中医中药治疗　早期以清热解毒为主，佐以扶正托毒。根据辨证论治予以五味消毒饮、透脓散加减内服，后期出现虚证者，可选用四君子汤等酌情补益调理。

2. 手术治疗　包括脓肿引流和手术祛除引起感染的病因或处理严重感染的病灶。

第二节　浅部软组织化脓性感染及护理

一、疖

疖（furuncle）是单个毛囊及其所属皮脂腺的急性化脓性感染。多发生在毛囊与皮脂腺丰富的部位，如头面部、颈部、背部等。若身体不同部位同时发生几处疖，或在一段时间内反复发生疖，称为疖病，多见于免疫力较低的糖尿病患者或小儿。

【病因】　与皮肤不洁、局部擦伤或摩擦、环境温度高或人体抵抗力降低等有关。常见致病菌是金黄色葡萄球菌，偶有表皮葡萄球菌或其他病菌致病。

【病理】　疖是急性化脓性炎症，形成脓栓是感染病灶的特征之一，脓性物质由受损细胞、被破坏的组织和病原体等共同形成。

【临床表现】　初起时，局部皮肤出现红、肿、痛、直径不超过3cm的小硬节，逐渐增大呈锥形隆起。化脓后中央组织坏死，化脓呈黄白色小脓栓，脓栓脱落、脓液流尽，炎症逐渐消退愈合。有的疖无脓栓，稍迟发生自行破溃。疖一般无全身症状。面部，尤其是鼻、上唇及其周围（危险三角区）的疖被挤压或处理不当时，致病菌可经内眦静脉和眼静脉进入颅内，引起颅内化脓性海绵状静脉窦炎，出现颜面部进行性肿胀伴有寒战、高热、头痛、呕吐甚至昏迷等，死亡率较高。

【辅助检查】

1. 实验室检查　发热患者白细胞计数和中性粒细胞比例升高。

2. 细菌学检查　脓液细菌培养和药物敏感试验，可明确致病菌和敏感的抗菌药物。

【治疗原则】

1. 促使炎症消退　早期局部红肿可用热敷或超短波、红外线等理疗，亦可用金黄散、鱼石脂软膏等中药外敷，或用鲜野菊花叶、蒲公英、芙蓉叶、芦荟等，洗净捣烂敷于患处，每日1~2次，促使炎症消退。

2. 及早排脓　疖顶见脓点或有波动感时，用石炭酸涂脓点或用针头、刀尖将脓栓剔除，排出脓液促进局部病灶愈合，切忌挤压；脓肿形成应及时切开引流，可选用引流条蘸九一丹提脓拔毒，脓尽用生肌白玉膏掺生肌散收口。

3. 全身支持治疗　全身反应严重的疖病者应及时应用抗生素，注意休息，改善机体营养状况，增加机体抗感染能力。糖尿病患者还应注意同时治疗糖尿病。

【护理评估】

1. 健康史　评估患者的一般情况；既往健康状况史；了解有无感染源接触史，感染发生的时间、病程、病情进展及治疗情况等。

2. 身体状况

（1）局部　有无红、肿、热、痛及功能障碍等典型症状。

（2）全身　评估是否出现全身不适、乏力、代谢紊乱、营养不良等全身感染症状。

（3）辅助检查　了解病变部位是否有波动感或穿刺抽到脓液；白细胞计数、X线、B超等检查结果。

3. 心理和社会支持状况　了解患者和家属对治疗方法及康复知识的认知程度；评估所在社区的医疗保健服务情况等。

【常见护理诊断/问题】

1. 疼痛　与炎症刺激、局部组织肿胀有关。

2. 潜在并发症　包括颅内化脓性海绵状静脉窦炎。

【护理措施】

1. 一般护理　充分休息，饮食宜清淡，含丰富蛋白质及维生素，提高机体免疫力。

2. 局部护理　保持疖周围皮肤清洁、干燥、完整，以防感染扩散。

3. 用药护理　疖病者遵医嘱尽早合理应用抗生素，注意观察药物疗效及不良反应。

4. 并发症的观察与护理　监测生命体征，注意有无寒战、发热、头痛、呕吐及意识障碍等颅内化脓性感染征象。避免挤压疖肿，尤其面部"危险三角区"的疖，以防感染扩散引起颅内化脓性海绵状静脉窦炎。

【健康教育】

1. 疾病指导　注意个人卫生，保持皮肤清洁，养成良好卫生习惯。糖尿病患者应有效控制血糖。

2. 饮食指导　多饮水、摄入高营养饮食，提高机体免疫力。

二、痈

痈（carbuncle）是指相邻多个毛囊及其所属皮脂腺及周围组织的急性化脓性感染，可由一个疖扩散或由相邻的多个疖融合而成。常发生在皮肤较厚的颈部和背部。中医称"疽"，颈后痈俗称"对口疮"，背部痈为"搭背"，多见于免疫力差的老年人和糖尿病患者。

【病因】　同疖相似，与皮肤不洁、局部擦伤或摩擦、环境温度高或人体抵抗力降低等有关。常见致病菌是金黄色葡萄球菌。

【病理】　痈的病变范围比疖大，感染常从单个毛囊底部开始，从附近阻力较弱的皮下脂肪柱向上传入毛囊群，形成多个"脓头"。痈的急性炎症浸润范围广，病变表面皮肤可有血运障碍甚至坏死，全身反应较重。随病变发展，痈可出现混合性感染。

【临床表现】　初起为小片稍隆起的暗红色浸润区，界限不清，中心有几个凸出点或脓点，早期疼痛较轻。皮肤肿硬逐渐扩大，脓点增大、增多，组织坏死，形成火山口状的破溃疮口，局部皮肤因组织坏死可呈现紫褐色。痈易向四周和深部组织蔓延，有局部淋巴结肿大疼痛和全身症状。发生在唇部的痈称唇痈，患者口唇极度肿胀、开口困难，容易引起颅内化脓性海绵状静脉窦炎，应提高警惕。

【辅助检查】

1. 实验室检查　发热患者的白细胞计数和中性粒细胞比例升高。检测血糖和尿糖可了解糖尿病患者的血糖控制程度。

2. 细菌学检查　脓液细菌培养和药物敏感试验，可明确致病菌和敏感的抗菌药物。

【治疗原则】

1. 促使炎症消退　初期，可局部外敷药物以局限病变，促使炎症消退。

2. 及早排脓　当出现多个脓点、皮肤表面紫褐色或破溃流脓时，采用"+"或"++"形切口手术切开减压引流脓液（图8-1）。每日更换敷料，促使肉芽组织生长。

3. 全身支持治疗　早期足量使用有效的抗生素；保证休息，改善机体营养状况。糖尿病患者给予胰岛素和饮食控制等治疗。

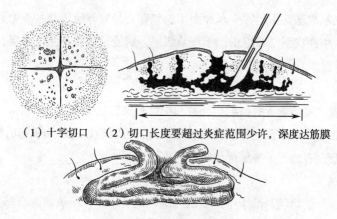

（1）十字切口 （2）切口长度要超过炎症范围少许，深度达筋膜

（3）伤口内填塞纱布条

图 8-1 痈的切开引流

【护理评估】 参见本章疖相关内容。

【常见护理诊断/问题】

1. 疼痛 与炎症刺激、局部组织肿胀有关。

2. 体温过高 与感染导致体温调节功能失调有关。

3. 潜在并发症 包括颅内化脓性海绵状静脉窦炎。

【护理措施】

1. 一般护理 充分休息，饮食宜清淡，含丰富蛋白质及维生素，提高机体免疫力；鼓励多饮水，高热者物理降温，必要时按医嘱给予退热药物；疼痛严重者，遵医嘱给予镇痛剂。

2. 局部护理 保持痈周围皮肤清洁、干燥，防止感染扩散。脓肿切开引流者，及时清洁创面、定时换药，保持敷料干燥，促进创口愈合。

3. 用药护理 遵医嘱尽早合理应用抗生素，注意观察药物疗效及不良反应。

4. 并发症的观察与护理 监测生命体征，观察记录痈的范围、局部皮肤颜色、温度及脓液性状改变等。注意有无寒战、高热、头痛、呕吐、心率及脉搏加快和呼吸急促及意识障碍等征象。"危险三角区"的痈不要挤捏，以防感染扩散引起颅内化脓性海绵状静脉窦炎。

【健康教育】

1. 疾病指导 注意个人卫生，保持皮肤清洁，养成良好的卫生习惯。对免疫力差的老年人及糖尿病患者加强防护。

2. 饮食指导 多饮水、摄入高营养饮食，提高机体免疫力。

三、急性蜂窝织炎

急性蜂窝织炎（acute cellulitis）指皮下、筋膜下、肌间隙或深部疏松结缔组织的急性化脓性感染。

【病因】 常因皮肤、软组织损伤或皮下疏松结缔组织感染所致。致病菌多为乙型溶血性链球菌、金黄色葡萄球菌、大肠杆菌或其他类型链球菌。

【病理】 由于致病菌释放毒性强的溶血素、透明质酸酶和链激酶等多种毒素，感染扩展迅速，不易局限，感染灶附近的淋巴结常被累及。

【临床表现】 浅表急性蜂窝织炎时局部皮肤和组织肿胀、疼痛较明显，边界不清，表皮发红，指压可稍褪色，脓肿形成后可触到波动。深部组织的急性蜂窝织炎，局部红、肿、热不明显，但有组织肿胀和深压痛，寒战、高热等全身症状明显。口底、颌下和颈部等特殊部位的急

NOTE

性蜂窝织炎可致咽喉肿胀，引起喉头水肿而压迫气管，导致呼吸困难甚至窒息。厌氧菌所致的急性蜂窝织炎常发生在皮下结缔组织，不侵及肌层，病变扩散快，脓液恶臭，局部因积气可触到捻发音，又称"捻发音性蜂窝织炎"。

【辅助检查】

1. 实验室检查　发热患者的白细胞计数和中性粒细胞比例升高。

2. 细菌学检查　脓液细菌培养和药物敏感试验，可明确致病菌和敏感的抗菌药物。

3. 影像学检查　有助于了解深部组织的感染情况。

【治疗原则】

1. 局部处理　患处制动，给予中、西医药湿热敷、理疗，厌氧菌混合感染时用3%过氧化氢溶液冲洗。

2. 及早排脓　脓肿形成后，或口底、颌下和颈部的急性蜂窝织炎，应及时实施多处切开减压、引流并清除坏死组织。

3. 全身支持治疗　及时应用抗生素抗感染；保证休息，加强营养。维持呼吸道通畅和有效通气；密切观察病情，做好急救准备。

【护理评估】　参见本章疖相关内容。

【常见护理诊断/问题】

1. 疼痛　与炎症刺激、局部组织肿胀有关。

2. 体温过高　与感染导致体温调节功能失调有关。

3. 潜在并发症　包括窒息。

【护理措施】

1. 一般护理　充分休息，饮食宜清淡，含丰富蛋白质及维生素，提高机体免疫力；鼓励多饮水，高热者物理降温，必要时按医嘱给予退热药物；疼痛严重者，抬高患体并制动，必要时给予镇痛剂。

2. 局部护理　厌氧菌感染者，予以3%过氧化氢溶液冲洗创面和湿敷，脓肿切开引流者，保持引流通畅，及时清洁创面、定时换药，保持敷料干燥，促进创口愈合。

3. 用药护理　遵医嘱尽早合理应用抗生素，注意观察药物疗效及不良反应。

4. 并发症的观察与护理　监测生命体征，对颈、面部感染的患者，注意观察有无呼吸困难、发绀甚至窒息等症状，一旦发现异常，立即报告医师，并作好气管插管等急救准备。

【健康教育】

1. 疾病指导　注意个人卫生，保持皮肤清洁，养成良好的卫生习惯。对免疫力差的老年人及糖尿病患者加强防护。

2. 饮食指导　多饮水、摄入高营养饮食，提高机体免疫力。

四、急性淋巴管炎和淋巴结炎

急性淋巴管炎（acute lymphangitis）指致病菌经破损的皮肤、黏膜或其他感染灶侵入淋巴管，引起淋巴管及其周围组织的急性炎症。急性淋巴管炎波及所属淋巴结时，即为急性淋巴结炎（acute lymphadenitis）。

【病因】　致病菌常为乙型溶血性链球菌、金黄色葡萄球菌等，来源于口咽部炎症、皮肤损伤、足癣及各种皮肤、皮下化脓性感染灶。

【病理】　急性淋巴管炎可引起管内淋巴回流障碍；急性淋巴结炎加重时可向周围组织扩散，细胞组织崩解液化，集聚形成脓肿；感染的代谢产物可引起全身性炎症反应。

【临床表现】

1. 急性淋巴管炎　分为管状淋巴管炎和网状淋巴管炎。

（1）管状淋巴管炎　常见于四肢，以下肢多见。与足癣关系密切。以皮下浅筋膜为界，分深、浅两层：皮下浅层急性淋巴管炎在皮肤表面出现一条或数条红线，中医称红丝疔，硬而有触痛，红线可向近心端延长；皮下深层急性淋巴管炎无表面红线，但患肢肿胀，有条形触痛区。

（2）网状淋巴管炎　又称丹毒（erysipelas），好发于下肢和面部。起病急，一开始即有明显的全身症状。局部呈片状红疹，稍隆起，中央较浅，边界清楚，指压褪色，有烧灼样疼痛。红肿范围扩散较快，中央红色可随之消退而转为棕黄色，周边有水疱，周围淋巴结肿大、触痛，感染加重可导致全身脓毒症。下肢丹毒反复发作可引起淋巴水肿，肢体肿胀，甚至发展为"象皮肿"。

2. 急性淋巴结炎　早期仅有局部淋巴结肿大、疼痛，边界清晰，表面皮肤正常。感染加重后多个淋巴结融合成肿块，疼痛加剧，表面皮肤发红，皮温升高。脓肿形成时有波动感，少数可破溃流脓。

【辅助检查】

1. 实验室检查　白细胞计数和中性粒细胞比例升高。

2. 细菌学检查　脓液细菌培养和药物敏感试验，可明确致病菌和敏感的抗菌药物。

【治疗原则】

1. 局部处理　抬高患肢，局部湿热敷、理疗。

2. 及早排脓　急性淋巴结炎若形成脓肿，需穿刺抽脓或切开引流并清除坏死组织。

3. 全身支持治疗　及时应用抗生素抗感染；保证休息，加强营养。

【护理评估】　参见本章疖相关内容。

【常见护理诊断/问题】

1. 疼痛　与炎症刺激、局部组织肿胀有关。

2. 体温过高　与感染导致体温调节功能失调有关。

3. 潜在并发症　包括脓毒症、血栓性静脉炎。

【护理措施】

1. 一般护理　充分休息，饮食宜清淡，含丰富蛋白质及维生素，提高机体免疫力；鼓励多饮水，高热者物理降温，必要时按医嘱给予退热药物；疼痛严重者，抬高患体并制动，必要时给予镇痛剂。

2. 局部护理　局部红肿者，给予中、西药局部外敷或湿热敷。脓肿切开引流者，及时清洁创面、定时换药，保持敷料干燥，促进创口愈合。

3. 用药护理　遵医嘱尽早合理应用抗生素，注意观察药物疗效及不良反应。

4. 并发症的观察与护理　监测生命体征，注意观察有无寒战、高热、头晕、头痛、心率加快、呼吸急促、意识障碍、血细菌培养阳性等全身脓毒症症状，发现异常及时报告医师，配合处理并做好急救准备。

【健康教育】

1. 疾病指导　养成良好的卫生习惯，避免皮肤损伤以及各种皮肤、皮下化脓性感染灶，对免疫力差的老年人加强防护。

2. 饮食指导　多饮水、摄入高营养饮食，提高机体免疫力。

第三节　手部急性化脓性感染及护理

一、概述

临床常见的手部急性化脓性感染包括甲沟炎（paronychia）、指头炎（felon）、腱鞘炎（tenovaginitis）、滑囊炎（bursitis）和掌深间隙感染。多由手部外伤，如擦伤、刺伤、剪指甲过深和逆剥新皮倒刺等引起。致病菌主要为金黄色葡萄球菌。手部感染引起的肌腱和腱鞘缩窄或瘢痕形成可影响手的功能，严重者可致残。

【解剖概要】

1. 掌面皮肤较手背皮肤表皮厚、韧且角化明显，掌面皮下感染化脓后可穿透真皮在表皮角化层下形成"哑铃状脓肿"，仅切开表皮很难达到充分引流。

2. 手部淋巴液回流均经手背淋巴管输送，因而手掌部感染时反而手背肿胀更为明显，易误诊为手背感染。

3. 掌面皮肤真皮层有丰富而致密的垂直纤维束，纤维束与指骨骨膜，中、近指腱鞘和掌深筋膜相连，并将掌面皮下组织分隔成若干相对封闭的腔隙，发生感染时难以向周围扩散，因皮下组织内张力较高，出现剧烈疼痛，出现明显的全身症状。感染侵入深层组织，可引起腱鞘炎、滑囊炎、掌间隙脓肿和骨髓炎等。

4. 手掌面的腱鞘、滑液囊、掌深间隙及前臂肌间隙间相互联系，掌面感染后可向深部、近侧蔓延至全手，甚至累及前臂。

5. 手掌深部间隙是指手掌屈指肌腱和滑液囊深面的疏松组织间隙。其外侧和内侧为大、小鱼际肌。掌腱膜与第三掌骨相连的纤维结构将该间隙分隔为尺侧的掌中间隙和桡侧的鱼际间隙（图8-2），示指腱鞘炎可蔓延至鱼际间隙感染，中指和环指腱鞘炎可蔓延至掌中间隙感染。

6. 手指的5条屈指肌腱各自被同名腱鞘所包绕，拇指和小指的腱鞘分别与桡侧和尺侧的滑液囊相通，两侧滑液囊有时在腕部经一小孔相沟通，故拇指和小指腱鞘炎可蔓延至桡侧和尺侧滑液囊，而其他三指的腱鞘不与滑液囊相通，所以其他三指的腱鞘炎则局限在各自的腱鞘内，虽可扩散至手掌深部间隙，但不侵犯滑液囊，而两侧滑液囊感染可相互传播。

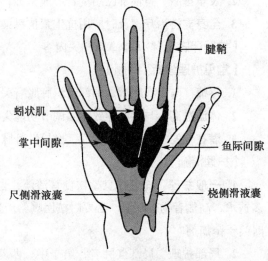

图8-2　手屈指肌腱、滑液囊及手掌深部间隙解剖位置示意图

二、甲沟炎和指头炎

甲沟炎是指甲沟及其周围组织的化脓性感染。常因微小创伤引起，如刺伤等。指头炎是手指末节掌面皮下的化脓性感染，致病菌多为金黄色葡萄球菌。

【临床表现】

1. 甲沟炎　一侧甲沟皮肤可蔓延至甲根或对侧，形成半环形脓肿，并可向甲下蔓延形成指甲下脓肿（图8-3）。

2. 指头炎 早期患指红、肿、热、痛，因末节手指软组织分隔为密闭的腔隙，内压增高疼痛剧烈；当指动脉受压时，出现搏动性跳痛，患指下垂时加重，夜间尤甚，感染进一步加重时，局部组织缺血坏死，疼痛反而减轻，皮肤发白。多伴有全身症状；若不及时处理，可发生末节指骨坏死和骨髓炎，伤口经久不愈。

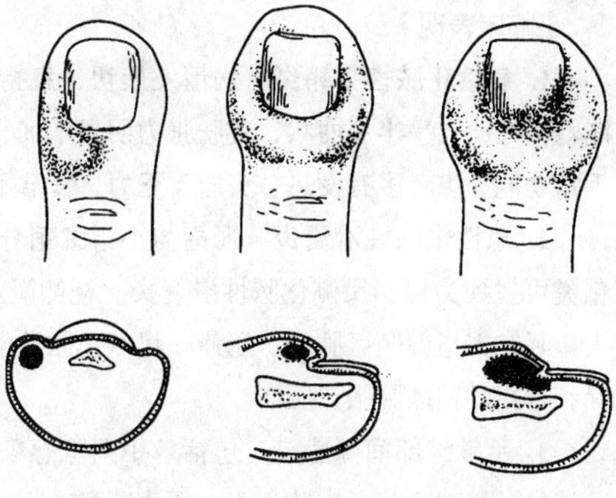

图8-3 指甲下脓肿示意图

【辅助检查】

1. 实验室检查 白细胞计数和中性粒细胞比例升高。

2. 细菌学检查 脓液细菌培养和药物敏感试验，可明确致病菌和敏感的抗菌药物。

3. X线检查 可明确有无指骨坏死和骨髓炎。

【治疗原则】

1. 局部处理 早期外用药物、理疗。

2. 及早排脓 甲沟炎脓肿形成后尽早切开引流，若甲下脓肿，应拔甲，拔甲时，应避免损伤甲床引起新生指甲畸形；指头炎及早在末节患指侧面切开引流和减压。

3. 全身支持治疗 感染严重时，应用抗生素；疼痛严重者，给予止痛药物。

【护理评估】 参见本章疖相关内容。

【常见护理诊断/问题】

1. 疼痛 与炎症刺激、局部组织肿胀、压迫神经纤维有关。

2. 潜在并发症 包括指骨坏死、骨髓炎。

【护理措施】

1. 一般护理 充分休息，饮食宜清淡，体温高者，给予物理降温或按医嘱应用降温药。

2. 局部护理 制动并抬高，促进静脉和淋巴回流，减轻局部炎性充血、水肿，缓解疼痛。未形成脓肿者，局部热敷、理疗、外敷中、西药等，以促进炎症消退。脓肿切开引流者，保持敷料清洁、干燥，及时更换浸湿的敷料。对敷料紧贴于创面者，先用无菌生理盐水浸透敷料后再换药，以减轻疼痛。对经久不愈的创面，应协助采集脓液作细菌培养，并判断是否发生骨髓炎。

3. 用药护理 遵医嘱合理应用抗生素。

4. 并发症的观察与护理 监测生命体征，注意有无指头剧烈疼痛突然减轻，皮色由红转白等指骨坏死的征象，脓肿切开引流者，观察伤口渗出和引流物性状、颜色及量的变化。

【健康教育】

1. 疾病指导 养成良好卫生习惯，保持手部清洁，剪指甲不宜过短；预防手损伤。损伤后用碘酊消毒，无菌纱布包扎，以防发生感染。

2. 饮食指导 多饮水、摄入高营养饮食，提高机体免疫力。

三、急性化脓性腱鞘炎、滑囊炎和手掌深部间隙感染

化脓性腱鞘炎、滑囊炎和手掌深部间隙感染均为手掌深部的化脓性感染，多因手指掌面的刺伤或邻近组织的感染蔓延所致。致病菌多为金黄色葡萄球菌。

NOTE

【临床表现】

1. 急性化脓性腱鞘炎 病情发展快，患指肿胀、疼痛，尤以中、近指节为甚。指关节仅能轻微弯曲，呈半屈曲状，皮肤张力明显增加，感染可向掌侧深部蔓延，导致肌腱坏死而丧失手指功能。患者多有发热、头痛、乏力、食欲不振、全身不适等全身症状。

2. 急性化脓性滑囊炎 拇指与小指腱鞘分别与桡、尺侧滑液囊相通，故此两处化脓性腱鞘炎可发展为桡、尺侧化脓性滑囊炎。桡侧滑囊炎表现为拇指肿胀、微屈、不能外展和伸直，大鱼际和拇指腱鞘区肿胀、压痛。尺侧化脓性滑囊炎，表现为小指和无名指呈半屈曲状，小鱼际和小指腱鞘区肿胀、压痛。

3. 手掌深部间隙感染 包括掌中间隙感染和鱼际间隙感染。掌中间隙感染表现为掌心凹陷消失，局部隆起，皮肤紧张，压痛明显，手背组织疏松肿胀明显，中指、无名指、小指呈半屈状，被动伸直时疼痛加剧。鱼际间隙感染表现为掌心凹陷存在，大鱼际和拇指指蹼明显肿胀、压痛，拇指外展略屈，示指半屈，拇指不能对掌。

【辅助检查】

1. 实验室检查 白细胞计数和中性粒细胞比例升高。

2. 细菌学检查 脓液细菌培养和药物敏感试验，可明确致病菌和敏感的抗菌药物。

3. B 超检查 显示腱鞘肿胀有积液。

【治疗原则】

1. 局部处理 早期患肢制动、理疗、外敷鱼石脂及金黄散等。

2. 及早排脓 急性化脓性腱鞘炎和手掌深部间隙感染短期无好转应及早切开引流。急性化脓性滑囊炎一旦确诊，即应切开引流。

3. 全身支持治疗 感染严重时，应用抗生素；疼痛严重者，给予止痛药物。加强全身支持。

【护理评估】 参见本章疖相关内容。

【常见护理诊断/问题】

1. 疼痛 与炎症刺激、局部组织肿胀、压迫神经纤维有关。

2. 潜在并发症 包括指骨坏死、手功能障碍。

【护理措施】

1. 一般护理 充分休息，饮食宜清淡，体温高者，给予物理降温或按医嘱应用降温药。

2. 局部护理 制动并抬高，促进静脉和淋巴回流，减轻局部炎性充血、水肿，缓解疼痛。未形成脓肿者，局部热敷、理疗、外敷中、西药等，以促进炎症消退。脓肿切开引流者，保持敷料清洁、干燥，及时更换浸湿的敷料。对敷料紧贴于创面者，先用无菌生理盐水浸透敷料后再换药，以减轻疼痛。对经久不愈的创面，应协助采集脓液做细菌培养，并判断是否发生骨髓炎。

3. 用药护理 遵医嘱合理应用抗生素。

4. 并发症的观察与护理 监测生命体征，患手肿胀、疼痛和肤色有无改变；对正处于炎症进展期、疼痛反而减轻者，警惕腱鞘组织坏死或感染扩散的发生。脓肿切开引流者，观察伤口渗出和引流物性状、颜色及量的变化。注意有无指头剧烈疼痛突然减轻，皮色由红转白等指骨坏死的征象。

5. 功能锻炼 指导患者进行手指功能锻炼，以防发生肌肉萎缩、肌腱粘连、关节僵硬。促进手功能恢复。

【健康教育】

1. 疾病指导 养成良好卫生习惯，保持手部清洁，剪指甲不宜过短；预防手损伤。损伤后用碘酊消毒，无菌纱布包扎，以防发生感染。

2. 康复指导　指导进行手指功能锻炼，以防发生肌腱粘连。

第四节　全身化脓性感染患者的护理

全身性感染是指致病菌经局部感染灶侵入人体血液循环，并在体内生长繁殖或产生毒素而引起的严重的全身性感染或中毒症状，通常指脓毒血症（sepsis）和菌血症（bacteremia）。脓毒血症是伴有全身性炎症反应，如体温、循环和呼吸等明显改变的外科感染的统称。在此基础上，血培养检出病原菌者，称为菌血症。

【病因】　致病菌数量多、毒力强和（或）机体抵抗力低下是引起全身性感染的主要诱发因素。常继发于严重创伤后的感染和各种化脓性感染，长期体内置管，抗生素、激素、免疫抑制剂应用不当等。常见致病菌包括革兰阴性杆菌、革兰阳性球菌、无芽孢厌氧菌、真菌等。

【病理】　全身性感染时的病原菌、病原菌产生的毒素及多种炎症介质都可对机体造成损害。起病急，病情重，发展快，若感染得不到及时控制，可引起脏器受损和功能障碍，严重者发生感染性休克和多器官功能障碍综合征。

【临床表现】

1. 症状

（1）寒战和高热　患者突发寒战、高热，可达40℃~41℃。

（2）代谢紊乱　不同程度的代谢性酸中毒，代谢性肝、肾功能损害。

（3）全身症状　可出现头痛、头晕、恶心、呕吐、腹胀、面色苍白或潮红、出冷汗，神志淡漠或烦躁、谵妄甚至昏迷；黄疸或皮下出血、瘀斑，重者出现感染性休克、多器官功能障碍。

2. 体征　心率加快、脉搏细速，呼吸急促甚至困难，肝脾可肿大。

【辅助检查】

1. 实验室检查　白细胞计数显著增高，常达（20~30）×10^9/L或降低，有中毒颗粒和核左移现象；肝、肾功能受损时，尿中出现蛋白、管型和酮体，不同程度的氮质血症、代谢性酸中毒等。

2. 细菌学检查　寒战、高热时抽血做细菌培养或真菌培养和药物敏感试验，可提高检出率。

【治疗原则】

1. 处理原发感染灶　清除坏死组织和异物，消灭死腔，充分引流；疑有静脉导管感染时，应拔除导管并做细菌或真菌培养及药物敏感试验。

2. 全身支持治疗　全身营养支持，必要时，遵医嘱反复多次输清蛋白或血浆，以纠正低蛋白血症，改善机体营养状况；控制高热，纠正水、电解质及酸碱平衡失调；对感染累及重要脏器以及伴发其他严重疾病者，给予相应处理；抗休克治疗。

3. 应用抗生素　在细菌培养及药物敏感试验结果报告前，根据原发感染灶性质选用抗生素，以后再根据检查结果调整。注意观察药物疗效及不良反应。

【护理评估】

1. 健康史　评估患者的一般情况；了解既往有无感染源接触史，既往健康状况及治疗情况；感染发生的时间、病程、病情进展及治疗情况等。

2. 身体状况

（1）局部　原发感染灶的部位、性质及其脓液性状，局部炎症范围有无扩大和组织破坏程度是否加重。

（2）全身　有无突发寒战、高热、头痛、头晕、恶心、呕吐、腹胀；有无神志、心率、脉搏、呼吸及血压等的改变；有无代谢性酸中毒、感染性休克及多器官功能障碍等表现。

（3）辅助检查　了解白细胞计数，肝、肾等重要器官的检查结果。了解血液细菌或真菌培养的结果。

3. 心理和社会支持状况　了解患者有无焦虑、恐惧等心理状况；了解患者和家属对治疗方法及疾病预后的认知程度；评估家庭对治疗费用的承受能力及社会支持状况。

【常见护理诊断 / 问题】

1. 焦虑 / 恐惧　与疾病本身及担心预后不良有关。

2. 体温过高　与全身性感染导致体温调节功能失调有关。

3. 营养失调：低于机体需要量　与感染、高热、进食减少引起分解代谢增加有关。

4. 潜在并发症　包括感染性休克、水电解质代谢紊乱。

【护理措施】

1. 高热护理　病室定时通风，保持空气清新，维持室内温度在 18℃~22℃，湿度在 50%~70%；高热者，给予物理或药物降温，并评估降温效果；大量出汗者，鼓励其多饮水，及时补充液体和电解质，防止水电解质及酸碱代谢失衡。

2. 控制感染　严格执行无菌操作技术，加强静脉留置导管的护理，每日常规消毒、清洁静脉留置导管入口部位，更换敷料，以免并发导管性感染和并发其他感染。

3. 用药护理　遵医嘱，及时、准确地执行静脉输液和药物治疗，以维持正常血压、心排出量及控制感染。在细菌培养及药物敏感试验结果报告前，根据原发感染灶性质选用抗生素，以后再根据检查结果调整。在患者寒战、高热时采血做细菌或真菌培养，提高培养阳性率；已接受抗生素治疗者血液培养不一定阳性，应多次检查，为治疗提供可靠依据。

4. 营养支持　加强营养，遵医嘱合理安排输血、输液或肠内、外营养支持，增强机体抗感染能力；贫血、低蛋白血症者，应输注新鲜血或人血清蛋白制剂。

5. 病情观察　密切观察患者体温、脉搏、呼吸、血压及原发感染灶的处理效果等。

6. 心理护理　关心、体贴患者，给家属心理安慰和支持，以减轻或缓解其焦虑情绪和程度。

7. 并发症的观察与护理

（1）感染性休克　密切观察病情变化，随时监测神志、面色、生命体征的变化，如发现患者意识障碍、体温降低或升高、脉搏及心率加快、呼吸急促、面色苍白或发绀、尿量减少、白细胞计数明显增多等感染性休克的表现时，应及时报告医师，并积极配合抢救，包括置患者于合适的体位、建立静脉通道、输液等。

（2）水电解质及酸碱代谢失衡　注意观察患者有无口渴、皮肤弹性降低、尿量减少以及红细胞比容增高等脱水表现。对高热和汗出较多者，遵医嘱及时补充液体和电解质，定时监测血电解质水平的变化，若发现异常及时报告医师。

【健康教育】

1. 饮食指导　嘱患者宜选择高热量、高蛋白、富含维生素和膳食纤维的食物，多饮水。

2. 休息与运动　在病情和体力允许的情况下，指导患者进行适量运动，提高机体抵抗力。

3. 疾病指导　养成良好卫生习惯，保持口腔和皮肤清洁，加强饮食卫生，避免肠源性感染。积极治疗糖尿病、氮质血症等全身性疾病。

4. 就诊指导　发现局部感染灶或受伤后应及早就诊。

第五节 特异性感染患者的护理

特异性感染是由特异性致病菌引起的感染，本节重点介绍破伤风。

破伤风（tetanus）是指破伤风杆菌侵入人体伤口，生长繁殖并产生毒素而引起的一种特异性感染。常继发于各种创伤后，亦可发生于不洁条件下分娩的产妇和新生儿。

【病因】 致病菌是破伤风杆菌，为革兰阳性厌氧杆菌，以芽孢状态广泛存在于土壤、人畜粪便和尘埃中。破伤风杆菌及其毒素不能侵入正常皮肤和黏膜，但一旦发生开放性的损伤，甚至小的木刺或锈钉刺伤，都可能感染破伤风。破伤风发病与环境缺氧密切相关，当伤口狭深、缺血、坏死组织填充、血块堵塞或引流不畅，细菌则大量繁殖，如合并需氧菌感染，可消耗伤口内残留的氧气，更加有利于破伤风的发生。

【病理】 破伤风杆菌的主要致病原因为其产生的大量外毒素，包括痉挛毒素和溶血毒素。痉挛毒素经血液循环和淋巴系统，到达脊髓前角灰质或脑干运动神经核部位，导致随意肌紧张性收缩与阵发性痉挛；也可阻断脊髓对交感神经的抑制而使交感神经过度兴奋，引起血压升高、心率增快、体温升高和出汗等一系列临床症状和体征。溶血毒素引起组织局部坏死和心肌损害。

【临床表现】

1. 潜伏期 通常 6~12 日，最短 24 小时，或长达数月。新生儿破伤风在断脐带后 7 日左右发病，俗称"七日风"。发病的潜伏期越长，预后越好。

2. 前驱症状 全身乏力、头晕、头痛、咀嚼无力、咬肌酸胀、发紧等，常持续 12~24 小时。

3. 典型症状和体征 在肌肉紧张性收缩的基础上，阵发性强烈痉挛。最先影响咀嚼肌，以后依次为面肌、颈项肌、背腹肌、四肢肌群、膈肌和肋间肌。患者先后出现张口困难，牙关紧闭，蹙眉，"苦笑面容"，颈部强直；当背、腹肌同时收缩，因背部肌肉力量强大，躯干扭曲成弓背，肢体屈膝、弯肘和半握拳等痉挛姿态，形成"角弓反张"或"侧弓反张"；呼吸肌和膈肌持续痉挛可导致呼吸困难，危及生命。肌肉强烈痉挛可致肌腱和骨骼断裂；膀胱括约肌痉挛可致尿潴留；任何光、声、饮水等轻微刺激，均可诱发。每次发作持续时间由数秒至数分钟不等，间歇期长短不一，发作越频繁提示病情越重。发作时神志清醒，表情痛苦。病程一般为3~4 周，如治疗及时，护理得当，可逐步缓解。但肌紧张与反射亢进仍可持续一段时间。恢复期还可出现一些精神症状，如幻觉、言语和行为错乱等，经一段时间多能自行恢复。

【辅助检查】 实验室检查很难诊断破伤风，伤口厌氧菌培养也难发现该菌。

【治疗原则】

1. 清除毒素来源 彻底清除坏死组织和异物，敞开伤口充分引流，局部可用3%过氧化氢溶液或 1∶5000 高锰酸钾溶液冲洗和湿敷。

2. 中和游离毒素 ① 破伤风抗毒素可中和游离毒素，因此应在破伤风毒素与神经组织结合前尽早注射。常规用量是 1 万 ~6 万 U，肌肉或静脉注射。② 早期应用破伤风免疫球蛋白，常用量 3000~6000U，一般只做深部肌肉注射 1 次。

3. 控制和解除痉挛 是治疗的中心环节。住隔离病房，避免声、光等刺激；根据病情交替使用镇静及解痉药物，但新生儿破伤风时慎用，以免影响呼吸。

4. 防治并发症 保持呼吸道通畅，预防窒息、肺不张、肺部感染等。抽搐频繁不易控制者，尽早行气管切开术，必要时人工辅助呼吸；抽搐时防止意外发生；纠正营养失调和水电解

NOTE

质失衡。

【护理评估】

1. 健康史　评估患者的一般情况；了解患者有无开放性损伤病史（伤口深度、开口大小、是否被泥土污染）、深部组织感染、近期分娩史和预防接种史等；评估发病时间、病程、病情进展和转归等，评估患者的前驱症状、肌肉收缩和痉挛症状发作的持续时间、间隔时间及严重程度等。

2. 身体状况

（1）局部　身体各部位有无损伤、刺伤、扎伤或骨折等，损伤的部位、范围、深度和有无红肿、污染等。若为新生儿，注意其脐带消毒不严等历史。

（2）全身　动态评估肌肉收缩及阵发性痉挛的程度和范围，有无窒息、受伤、尿潴留等并发症。

（3）辅助检查　了解伤口渗出物的涂片检查结果。了解实验室和影像学检查结果，以评估患者的重要脏器功能状态和有无肺不张、骨折等。

3. 心理和社会支持状况　应重视患者的焦虑、恐惧等心理反应。评估患者及亲属对疾病认识程度；了解患者及家庭的经济状况、所在社区的医疗保健服务情况等。

【常见护理诊断／问题】

1. 有窒息的危险　与持续性喉头或呼吸肌痉挛、误吸、痰液堵塞气道有关。

2. 体液不足的危险　与痉挛性消耗和大量出汗有关。

3. 营养失调：低于机体需要量　与持续肌痉挛和抽搐，机体能量消耗以及不能进食有关。

4. 潜在并发症　包括受伤、尿潴留。

【护理措施】

1. 一般护理

（1）严格执行消毒隔离制度，安排隔离病房。工作人员进入应穿隔离衣，戴口罩、帽子、手套；所有器械、物品及敷料等均需专用，用1%过氧乙酸溶液浸泡30分钟，清洗后再高压蒸汽灭菌；伤口更换下来的敷料必须焚烧；病室内空气、地面、用物等，也需定时消毒。

（2）病室遮光，保持安静，防止噪声，温度15℃~20℃，湿度约60%。减少探视，避免各类不良刺激，医护人员做到"四轻"，即说话轻、走路轻、关门轻、操作轻，各项治疗和护理操作应尽量集中在使用镇静剂30分钟内完成，以免刺激患者引起抽搐。

2. 营养支持　给予高热量、高蛋白和高维生素饮食，必要时给予营养支持。

3. 呼吸道护理　保持呼吸道通畅，床旁常规备好气管切开包吸氧设备，备齐急救用品，保证急救所需；频繁抽搐不易控制者，尽早行气管切开并做好呼吸道护理，控制痉挛后协助患者翻身、叩背、雾化吸入，以利排痰；患者进食时注意避免呛咳，误吸。

4. 病情观察　严密监测神志、面色、生命体征、意识、尿量等变化；加强心肺功能的监护，警惕并发心力衰竭；观察痉挛发作征兆，记录抽搐发作时间、次数和症状等；遵医嘱给镇静、解痉药物（如地西泮、苯巴比妥钠、水合氯醛、冬眠药物、硫喷妥钠、氯化琥珀胆碱等）并观察效果。

5. 心理护理　观察患者的心理反应，理解、关怀、爱护和尊重患者，减轻焦虑、恐惧心理，增强战胜疾病的信心。

6. 并发症的观察与护理　加强保护，防止意外损伤　病床应有护栏，必要时使用约束带固定，防止痉挛发作时坠床或自我伤害。抽搐时，应用牙垫防止舌咬伤。关节部位放置软垫保护，防止肌腱断裂或骨折。对尿潴留患者应留置导尿，保持尿液通畅，同时做好尿道及会阴部护理，防止感染。

【健康教育】

1. 饮食指导　嘱患者宜选择高热量、高蛋白、富含维生素和膳食纤维的食物，多饮水。

2. 疾病指导　养成良好的卫生习惯，告知家属避免声、光、风等刺激引起患者抽搐；教会家属消毒隔离的方法，严防交互感染。

3. 就诊指导　伤后及时、正确处理伤口，有以下情况时应及时就诊，注射破伤风抗毒素：① 任何较深的外伤切口，如木刺、锈钉刺伤等；② 伤口虽浅，但沾染人畜粪便者；③ 医院外的急产或流产，未经消毒处理者；④ 陈旧性异物摘除术前。

案例讨论

　　患者，男性，41 岁，建筑工人。7 日前在工地不慎足底被铁钉扎破，当时未作处理，2 日前自觉全身乏力、头晕、头痛、咀嚼无力、背部肌肉僵硬就诊。体格检查：体温 38.7℃，脉搏 92 次 / 分，呼吸 20 次 / 分，血压 120/70mmHg。患者神志清楚，"苦笑"面容，腹肌紧张，腹部无压痛，反跳痛，肠鸣音正常，左足底见一直径 0.5cm 的红肿伤口，挤压有脓液流出。实验室检查：血白细胞 14×10^9/L，中性粒细胞占 80%。

　　问题：

　　1. 该患者最可能的医疗诊断是什么？

　　2. 试分析目前主要的护理诊断 / 问题有哪些？

　　3. 该患者伤口可能为何致病菌感染？

第九章　损伤患者的护理

导学

　　内容与要求　损伤患者的护理包括创伤、烧伤、冻伤和咬伤四部分内容。通过本章的学习，应掌握创伤、冻伤、犬咬伤、毒蛇咬伤的临床表现、治疗原则、护理措施及健康教育；烧伤面积估计、深度评估、临床表现、治疗原则、液体疗法、护理措施及健康教育。熟悉创伤的辅助检查和护理评估；烧伤、冻伤、犬咬伤、毒蛇咬伤的病理生理和护理评估。了解创伤的概念、分类；创伤的病理生理。

　　重点与难点　创伤的临床表现、治疗原则、护理措施；烧伤的伤情判断、临床表现、治疗原则和护理措施。

损伤（injury）是指机械、物理、化学或生物等致伤因素作用于机体而引起的组织破坏和功能障碍。两种以上不同性质的致伤因素同时或相继作用于人体所致的损伤称为复合伤。如伤及多部位或多器官，则称为多发伤。

第一节　创　伤

创伤（trauma）是指机械性因素作用于人体造成的组织结构完整性的破坏或功能障碍，是临床最为常见的损伤类型。

【病因与分类】　根据受伤原因、部位、程度不同可有多种分类方法。

1. 按致伤原因分类　锐器损伤可致刺伤、切割伤、穿透伤等；钝性暴力可致挫伤、挤压伤等；切线动力可致擦伤、裂伤、撕裂伤等；枪弹可致火器伤；高压高速气浪可致冲击伤等。

2. 按致伤部位分类　可分为颅脑损伤、胸腔损伤、腹腔损伤、盆腔损伤和肢体损伤等。

3. 按皮肤完整性分类

（1）闭合性损伤　是指损伤后皮肤或黏膜保持完整，如挫伤、扭伤、挤压伤等。

（2）开放性损伤　是指损伤部位皮肤或黏膜有破损，如擦伤、切割伤、撕裂伤、刺伤、火器伤等。

4. 按受伤程度分类　根据损伤是否影响活动、有无残疾、是否危及生命等分轻度、中度和重度。

（1）轻度　主要伤及局部软组织，大多不影响生活、学习和工作，只需局部处理或小手术者。

（2）中度　主要是指广泛软组织伤、四肢骨折、一般脏器损伤等，需手术但无生命危险者。

（3）重度　危及生命或治愈后有严重残疾者。

【病理生理】　机体在致伤因素作用下，迅速引起局部创伤性炎症反应和全身性应激反应，以维持机体自身内环境的稳定。不同的损伤引起的机体反应不尽相同。

1. 局部反应 由于受伤部位组织细胞被破坏、病原微生物入侵及异物存留等因素，机体可释放各种炎性介质，引起局部创伤性炎症反应。局部炎症反应是机体自我防御性反应，有利于清除坏死组织、杀灭细菌及进行组织修复，其基本病理过程与一般炎症相同。一般情况下，3~5 日后趋于消退。

2. 全身反应 是致伤因素作用于机体后引起的非特异性应激反应。其程度与损伤性质、程度、机体状态和治疗等因素有关。

（1）神经–内分泌系统变化 创伤后下丘脑–垂体–肾上腺皮质轴和交感神经–肾上腺髓质轴分泌大量的儿茶酚胺、肾上腺皮质激素、抗利尿激素、生长激素和胰高血糖素等；同时，肾素–血管紧张素–醛固酮系统也被激活，共同调节全身各器官功能和代谢，保证重要脏器的微循环灌注，对抗致伤因素的损害作用。

（2）代谢变化 机体分解代谢增强，基础代谢增高，能量消耗增加，糖、蛋白质、脂肪分解加速，可发生负氮平衡、水电解质紊乱。

（3）免疫反应 严重创伤可影响机体免疫系统，导致机体防御能力下降，增加感染的易感性。

（4）体温变化 创伤后，炎性介质和细胞因子等作用于下丘脑体温调节中枢可致发热。

3. 组织修复和创伤愈合 组织修复的基本方式是由伤处增生的细胞和间质充填、连接和替代缺损组织。理想的修复是完全由原来性质的细胞来修复组织缺损，恢复原有的结构和功能。人体各种组织细胞固有的再生增殖能力不同，多数修复不能达到原有的形态，而是由其他性质细胞如成纤维细胞等增生替代完成。

（1）修复过程 一般分为三个阶段。

1）炎症反应阶段 创伤后立即发生，持续 3~5 日。伤口先由血凝块充填，炎症反应后期由血浆纤维蛋白充填，形成纤维蛋白网，从而止血和封闭创面，为组织再生和修复奠定基础。

2）肉芽形成阶段 局部炎症开始不久，即有新生细胞出现。伤口内成纤维细胞、内皮细胞等增生、分化、迁移，分别合成、分泌组织基质（主要为胶原）和形成新生血管，形成肉芽组织，伤口趋于愈合。

3）组织塑形阶段 主要是胶原纤维交联和强度增加，多余的胶原纤维被降解和吸收，过度丰富的毛细血管网逐步消退，伤口的黏蛋白及水分减少，瘢痕软化吸收，受伤部位外观和功能得以改善。

（2）伤口愈合类型 可分为两类。

1）一期愈合（原发愈合） 伤口修复以原来的细胞为主，仅含少量纤维组织，结构和功能恢复良好。多见于损伤程度轻、范围小、无感染的伤口或创面。

2）二期愈合（瘢痕愈合） 伤口修复以纤维组织为主，可不同程度地影响局部结构和功能。多见于损伤严重、组织缺损较大、坏死组织多、伴有感染等伤口。

（3）影响创伤愈合的因素 创伤愈合取决于损伤的程度和组织本身的再生能力，有局部因素和全身因素两方面。

1）局部因素 伤口感染、创伤范围大、局部血液循环障碍、异物存留、失活组织过多、伤口引流不畅、伤口位于关节处、包扎或缝合过紧等因素均不利于伤口愈合。其中感染是最常见的影响因素。

2）全身因素 如老年、营养不良、低蛋白血症、肥胖、合并慢性消耗性疾病（如糖尿病、结核、肿瘤等）及大量使用糖皮质激素等因素，均可造成伤口愈合延迟。

NOTE

【临床表现】 因创伤的原因、部位、程度等不同而有不同的临床表现。本节仅介绍常见创伤的共性表现。

1. 局部表现

（1）疼痛　疼痛的程度与创伤部位、程度、范围、性质、炎症反应强弱等有关。制动时疼痛较轻，活动时疼痛加重。一般受伤2~3日后疼痛可缓解，如疼痛持续或加重则可能存在感染。

（2）创面和出血　开放性创伤常有伤口和出血，出血量与受伤部位和程度有关。因致伤因素不同，伤口可表现出不同的特点。

（3）压痛和肿胀　受伤部位有压痛，并可因出血、渗出等出现肿胀，严重肿胀可压迫血管神经，导致肢体功能障碍。

（4）功能障碍　因局部疼痛、肿胀或骨骼、神经、肌肉损伤等所致。

2. 全身表现

（1）发热　常为创伤性炎症反应所致。中、重度创伤患者可出现发热，一般不超过38.5℃。中枢性高热体温可达到40℃，并发感染时可有高热。

（2）全身炎症反应综合征　炎性介质的释放、疼痛、精神紧张和血容量减少等可引起体温、心血管、呼吸和血细胞等方面的异常，称为全身炎症反应综合征（systemic inflammatory response syndrome，SIRS）。主要表现为：① 体温 $>38℃$ 或 $<36℃$；② 心率 >90 次/分；③ 呼吸急促，>20 次/分或 $PaCO_2<32mmHg$；④ 血白细胞计数 $>12×10^9/L$ 或 $<4×10^9/L$，或未成熟细胞 $>0.1\%$。

【辅助检查】

1. 实验室检查

（1）血常规　可判断失血或感染情况。

（2）尿常规　可提示泌尿系统损伤和糖尿病。

（3）血生化检查　血、尿淀粉酶可显示胰腺损伤；肾功能检查有助于肾损伤的判断。

（4）血电解质和血气分析　有助于水、电解质和酸碱平衡紊乱的判断。

2. 影像学检查

（1）X 线检查　可显示有无骨折、脱位和胸腹腔内游离气体等。

（2）B 超检查　可显示肝、脾、肾等实质性器官的损伤及胸腹腔内积液、积血等情况。

（3）CT、MRI 检查　可用于诊断颅脑、腹部实质器官及腹膜后的损伤。

3. 诊断性穿刺和置管检查　有助于判断内脏器官有无破裂、出血等。

【治疗原则】 伤情较复杂时应优先抢救生命，在伤情得到基本控制后再实施其他治疗措施。本节主要介绍创伤救治的一般原则和措施。

1. 现场急救　先将患者移至安全处，准确评估和处理危及生命的紧迫问题如心跳骤停、窒息、活动性大出血、张力性或开放性气胸、休克等。保持呼吸道通畅，清理呼吸道异物，必要时行气管插管或气管切开等。心跳骤停者应立即复苏，抢救生命。控制外出血，迅速开放静脉通路，补充血容量。用无菌敷料或干净布料包扎开放性伤口。内脏脱出时，不要轻易回纳，应先用干净器皿保护后再行包扎。有效固定骨折、脱位等。开放性骨折不要轻易还纳或复位。经上述处理后，将患者安全迅速转运至医院做进一步救治。转运途中密切监护患者病情变化，出现异常情况，立即进行处理。

2. 进一步救治　应立即对患者伤情进行再次评估、判断和分类，采取针对性的救治措施。

（1）呼吸支持　维持呼吸道通畅，吸氧，必要时配合医师行气管插管或气管切开，机械辅助通气。

（2）循环支持 输液、输血，维持有效循环血量。遵医嘱使用血管活性药物，防治休克。

（3）预防感染 根据伤情给予抗生素及注射破伤风抗毒素。

（4）镇静止痛 疼痛严重或烦躁不安者，给予镇静止痛药物，但诊断未明时慎用。骨折、关节损伤等固定和制动，减少不必要的搬动，以减轻疼痛和损伤。

（5）病情观察 密切监测生命体征，观察伤口情况及辅助检查结果等。

（6）闭合性损伤的处理 单纯软组织损伤时予以局部制动、抬高伤肢，早期冷敷，12小时后热敷、红外线照射等。局部有血肿者加压包扎，积血较多时可穿刺抽出积血。合并骨折、关节脱位者，需进行复位、固定。合并重要脏器、组织损伤者，应手术治疗。

（7）开放性损伤的处理 伤口可分为清洁伤口、污染伤口和感染伤口三类。

1）清洁伤口 可直接缝合。

2）污染伤口 是指有细菌污染但尚未构成感染的伤口。开放性创伤早期多属此类，处理方法是采用清创术（debridement），清洗伤口，去除失活组织、异物、血块等，使之转化为清洁伤口后，直接缝合或延期缝合。清创时间越早越好，伤后6~8小时最佳，此时清创一般可达到一期缝合。对污染较重或清创时间较晚，但尚未发生感染的伤口，可清创后放引流物并延期缝合。

3）感染伤口 是指已发生感染的伤口。这类伤口先进行引流、换药等处理。

【护理评估】

1. 健康史 评估患者的一般情况；了解受伤原因、时间、地点、部位、受伤类型、伤后表现及救治过程；有无危及生命的损伤；有无药物过敏史；有无糖尿病、高血压等慢性病；有无长期服用糖皮质激素、细胞毒性类药物。

2. 身体状况

（1）局部 有无伤口及其大小、深度；有无出血、血肿、疼痛、功能障碍等体征。

（2）全身 有无意识、生命体征、尿量等改变；有无合并伤及其他脏器损伤。

（3）辅助检查 了解血常规、尿常规、血生化检查、B超、CT、MRI等检查结果。

3. 心理和社会支持状况 了解患者和家属突受损伤后的心理变化和心理承受能力；有无紧张、焦虑和恐惧等负面情绪；评估患者及亲属对疾病的了解程度和对治疗的信心。

【常见护理诊断/问题】

1. 疼痛 与创伤、局部炎症反应或伤口感染有关。

2. 体液不足 与创伤引起失血、失液有关。

3. 组织完整性受损 与组织结构破坏、组织器官受损有关。

4. 躯体移动障碍 与躯体或肢体组织结构破坏或剧烈疼痛有关。

5. 潜在并发症 包括感染、休克、挤压综合征、应激性溃疡等。

【护理措施】

1. 现场急救 评估和处理危及生命的紧急问题，进行呼吸循环支持、止血、包扎、固定等。转运途中密切观察患者意识、生命体征等变化。

2. 维持有效呼吸 保持呼吸道通畅，定期监测呼吸和血氧饱和度，根据病情调节吸氧时间和氧流量。有气管插管或气管切开者，做好相应的护理。

3. 维持有效循环血量 迅速建立2~3条静脉通路，输液、输血或遵医嘱给予药物，恢复并维持有效循环血量。密切监测意识、血压、脉搏、中心静脉压及尿量等，认真做好记录。

4. 疼痛护理 肢体受伤时进行有效的固定和制动，避免因活动加重疼痛。疼痛严重者遵

NOTE

医嘱给予镇静止痛药物，同时观察药物治疗效果及有无不良反应。

5. 防止感染　遵医嘱使用抗生素及破伤风抗毒素，观察患者感染相关体征，发生后及时处理。

6. 伤口护理

（1）闭合性损伤的护理　软组织损伤后根据损伤的类型，抬高或平放受伤肢体。局部外敷和加压包扎，促进炎症的局限、吸收。伤情稳定后指导患者进行有效的功能训练。

（2）开放性伤口的护理

1）清创　协助医师对开放性伤口进行清创。具体步骤：① 清洗去污：冲洗伤口，取出浅层可见的异物，并消毒皮肤。② 麻醉和清创：在伤口外周做局部浸润麻醉，清除血块和异物，切除失活和已游离的组织，结扎活动性出血点。③ 缝合和引流：伤口涉及皮肤全层时应予以缝合。根据伤口感染情况做一期缝合或二期缝合，并酌情放置各种引流物。④ 包扎：清创后，伤口加盖敷料，予以包扎。

2）敷料交换（dressing exchange）　又称换药，是处理伤口的基本措施。清洁伤口或手术切口换药是对伤口施以检查和消毒。感染伤口换药是引流分泌物，除去坏死组织，控制感染，促进肉芽生长和伤口愈合。一般先换清洁伤口，再换污染伤口、感染伤口，最后换特异性感染伤口。具体步骤：① 取下敷料：先取下外层敷料，若内层敷料与创面粘贴，应用生理盐水浸湿后去除。② 消毒皮肤：消毒范围稍大于敷料范围。③ 清理伤口：用生理盐水棉球或其他药物棉球擦拭创面。④ 放置引流物：根据伤口深度和创面情况置入适宜的引流物。⑤ 包扎伤口：伤口加盖纱布，外用胶布或绷带等包扎。⑥ 换药后处理：安置好患者，正确处置换药器械和污物，洗手后记录换药情况。换药次数依伤口愈合情况而定。清洁伤口一般 2~3 日换药 1 次。分泌物不多、肉芽生长较好的伤口，可每日或隔日换药 1 次。脓性分泌物较多的伤口，每日换药 1 次或多次。

7. 并发症的护理

（1）感染　多见于开放性损伤者。表现为体温升高，脉搏增快，血白细胞计数增高，伤口红、肿、热、痛、有脓性分泌物等。可加强换药、局部理疗和应用抗生素等。

（2）挤压综合征（crush syndrome）　中医学称之为压迮伤，是指四肢或躯干等肌肉丰富的部位受到重物长时间挤压导致局部肌肉缺血、缺氧，继而引起肌红蛋白血症、肌红蛋白尿、高血钾和急性肾衰竭为特点的全身性改变。当局部压力解除后，患者可出现肢体肿胀、压痛、主动活动及被动牵拉活动引起疼痛、皮温下降、感觉异常、弹性减退，24 小时内出现茶褐色尿或血尿等改变。早期禁止抬高患肢和对患肢进行按摩和热敷；协助医师切开减压，清除坏死组织；应用碳酸氢钠和利尿剂，防止肌红蛋白阻塞肾小管，做好腹膜透析和血液透析护理等。

【健康教育】

1. 安全指导　宣传安全防护知识，加强安全防护意识，避免受伤。

2. 就诊指导　受伤后及时到医院就诊。开放性损伤者应尽早接受清创术，并注射破伤风抗毒素。

3. 康复指导　指导患者进行身体功能训练，防止肌肉萎缩和关节僵硬等并发症。

第二节　烧　伤

烧伤（burn）泛指由热力、光源、化学物质、放射线等因素作用于人体所引起的局部或全身性损伤，其中以热力烧伤最为常见，如火焰、热液、热蒸汽、热金属等。本节主要介绍热力烧伤的相关内容。

【病理生理与临床分期】 热力烧伤的病理生理变化取决于热力的高低、与组织接触的时间、烧伤面积和深度。根据烧伤后病理生理特点，病程大致分为三期，三期之间可互相重叠和相互影响。

1. 急性渗出期 烧伤后热力的直接损伤及血管活性物质的释放，造成毛细血管通透性增强，大量血管内液外渗，引起有效循环血量下降。体液丢失量与烧伤面积和深度相关。烧伤组织可分为三个区带：坏死凝固带、淤滞带和充血带。血管内液外渗发生于后两者。小面积浅度烧伤，体液渗出量有限。烧伤面积大而深者，可导致有效循环血量锐减，引起休克。烧伤后的体液渗出可自伤后立即发生，至2~3小时最快，6~8小时达高峰，48小时后趋于稳定并开始回吸收。因此，休克是伤后48小时内导致死亡的主要原因，故又称此期为休克期。

2. 感染期 烧伤后皮肤生理屏障被损坏，创面的坏死组织和富含蛋白的渗出液成为致病菌的良好培养基，加之机体防御能力降低，可并发局部和全身性感染。烧伤48~72小时后及2~3周，大量毒素和细菌进入血液，易引起脓毒症。脓毒症是烧伤患者的主要死因之一。

3. 修复期 包括创面修复期和功能修复期。组织烧伤后，在炎症反应的同时组织就开始修复。Ⅰ度烧伤伤及表皮浅层，创面3~7日痊愈，脱屑，无瘢痕。浅Ⅱ度烧伤伤及表皮的生发层与真皮乳头层，创面如无感染，2周痊愈，不留瘢痕。深Ⅱ度烧伤可达真皮深层，创面靠残存的上皮岛融合修复，一般3~4周痊愈，可留瘢痕。Ⅲ度烧伤可伤及皮肤全层，深达皮下组织、肌肉、骨骼，创面可进行纤维化修复，3~4周焦痂脱落，需要植皮后愈合，将形成瘢痕或挛缩，导致肢体畸形和功能障碍。

【伤情判断】 主要依据为烧伤面积和烧伤深度，同时结合有无吸入性烧伤及全身情况进行综合评估。

1. 烧伤面积估计 以相对于体表面积的百分比表示。通常情况下，烧伤总面积的计算不包括Ⅰ度烧伤。

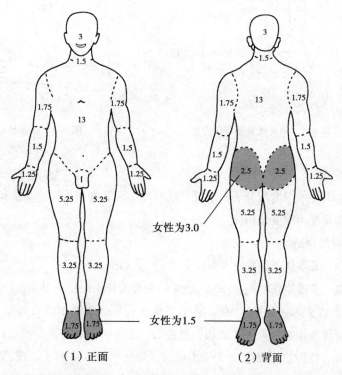

图9-1 成人各部位体表面积（%）的计算

（1）正面　　　　（2）背面

NOTE

（1）中国新九分法　将人体体表面积分为11个9%的等份，另加1%，构成100%的体表面积。适用于较大烧伤面积的估算（表9-1，图9-1）。12岁以下儿童相对头大、下肢短，估计烧伤面积时可结合年龄进行校正，即计算：头颈部面积=9%+（12-年龄）%；双下肢面积=46%-（12-年龄）%（表9-1，图9-2）。

表9-1　中国新九分法体表面积计算

各部位占体表面积（成人）		各部位占体表面积（儿童）	各部位占体表面积（成人）		各部位占体表面积（儿童）
头颈 （9）	发部 3% 面部 3% 颈部 3%	9%+（12-年龄）%	躯干 （9×3）	躯干前 13% 躯干后 13% 会阴 1%	9%×3
双上肢 （9×2）	双上臂 7% 双前臂 6% 双手 5%	9%×2	双下肢 （9×5+1）	双大腿 21% 双小腿 13% 双臀 5%* 双足 7%*	（9×5+1）%- （12-年龄）%

* 以成年男性为标准，成年女性双足及臀部各为6%。

（2）手掌估计法　患者本人五指并拢的手掌面积约为体表面积的1%。常用于小面积的烧伤估算和辅助九分法评估烧伤面积（图9-3）。

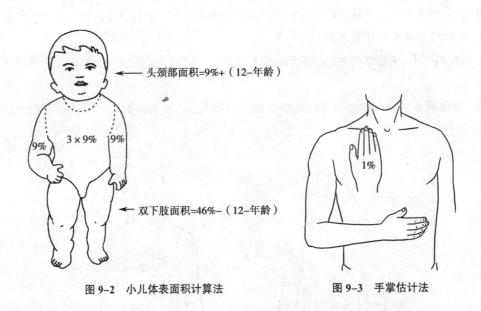

头颈部面积=9%+（12-年龄）

3×9%

9%　9%

双下肢面积=46%-（12-年龄）

1%

图9-2　小儿体表面积计算法　　　　图9-3　手掌估计法

2. 烧伤深度分类

目前使用国际通用的三度四分法：Ⅰ度、浅Ⅱ度、深Ⅱ度和Ⅲ度。Ⅰ度和浅Ⅱ度烧伤为浅度烧伤，深Ⅱ度和Ⅲ度为深度烧伤。

3. 烧伤严重程度判断

（1）轻度烧伤　Ⅱ度烧伤面积在9%以下。

（2）中度烧伤　Ⅱ度烧伤面积在10%~29%内或Ⅲ度烧伤面积不足10%。

（3）重度烧伤烧伤　总面积达30%~49%或Ⅲ度烧伤面积达10%~19%，或烧伤面积虽不足上述百分比，但伴有休克、吸入性烧伤、复合伤、化学物质中毒等。

（4）特重烧伤　烧伤总面积达50%以上或Ⅲ度烧伤面积20%以上，或已有严重并发症。

【临床表现】临床表现取决于烧伤面积、深度、程度和部位，严重者可危及生命。

1. 局部表现

（1）Ⅰ度烧伤 又称红斑烧伤。局部皮肤可出现红斑、轻度肿胀、干燥，无水疱，有烧灼痛，皮温升高，2~3日症状消退。

（2）浅Ⅱ度烧伤 局部出现大小不一的水疱，疱壁较薄、内含黄色澄清液体，去疱皮后基底潮红湿润、水肿明显。皮温升高，疼痛剧烈。

（3）深Ⅱ度烧伤 局部可有水疱或表皮下积液，疱壁较厚，去疱皮后，创面稍湿，基底苍白与潮红相间、水肿，患者痛觉迟钝，有拔毛痛。

（4）Ⅲ度烧伤 创面无水疱，无弹性，干燥如皮革样，或呈蜡白、焦黄，甚至炭化成焦痂；痂下严重水肿，痂下创面可见树枝状栓塞的血管；痛觉消失。

2. 全身表现

（1）疼痛 烧伤后可出现局部剧烈疼痛。

（2）休克 严重烧伤可出现面色苍白、脉压减小、脉搏细数、皮肤湿冷、尿量减少等低血容量性休克的症状。

（3）发热 大面积烧伤患者可出现体温升高等症状。

3. 吸入性损伤鼻 毛烧焦，口鼻有黑色分泌物；有呼吸道刺激症状，咳出炭末样痰，声音嘶哑，呼吸困难，肺部可闻及哮鸣音。

【治疗原则】

1. 现场急救

（1）迅速脱离致热源 火焰烧伤者应尽快离开火场，脱去着火衣物，或就地打滚，或用水浇灭火焰，或用非易燃物品如棉被等覆盖，切忌用手扑火或在火中来回跑动，大声呼救。热液烧伤者去除或浸湿衣服。酸碱烧伤者去除衣服，用大量清水冲洗。如有浓烟用湿布掩盖口鼻，保护呼吸道。用冷水浸泡或冲淋烧伤肢体，降低余热损伤和减轻疼痛。

（2）抢救生命 优先处理危及生命的紧急情况。止血，固定骨折部位。保持呼吸道通畅，必要时放置通气管、行气管插管或切开，防止窒息。合并一氧化碳中毒者，应移至通风处，并吸氧。

（3）保护创面 用无菌敷料或干净的布单包扎创面，防止再污染和损伤。创面避免涂用有色药物。

（4）防治休克 口服烧伤饮料（每100mL开水中含食盐0.3g、碳酸氢钠0.15g、苯巴比妥0.005g）或淡盐水。有条件者建立静脉通路。避免大量饮用白开水或单纯输入大量5%葡萄糖溶液。

（5）镇静止痛 疼痛严重者给予镇静止痛药物。合并吸入性烧伤或颅脑损伤者忌用吗啡，以免呼吸抑制。

（6）及时转运 大面积严重烧伤早期应避免长途转送，休克期最好就近输液抗休克。必须转送者应备好急救药物及器械，建立静脉输液通道，途中继续输液，并保持呼吸道通畅。

2. 防治休克 液体疗法是防治烧伤休克的主要措施。补液途径包括口服补液和静脉补液。

（1）补液总量 国内通常按烧伤面积和体重计算补液量。

1）伤后第一个24小时 每1%烧伤面积（Ⅱ度、Ⅲ度）每千克体重补充电解质溶液和胶体溶液共1.5mL（儿童为1.8mL，婴儿为2.0mL），另补充每日生理需要量2000mL（小儿按体重计算：儿童60~80mL/kg，婴幼儿100mL/kg）。补液遵循先快后慢、先晶后胶、交替输入的原则。伤后第一个8小时补入总量的1/2，余下的1/2在后两个8小时内平均分配，密切监测患者尿量、心率、血压、精神状态等以判断治疗效果。

2）伤后第二个 24 小时　电解质溶液和胶体溶液为第一个 24 小时计算量的 1/2，再加生理需要量 2000mL。

3）伤后第三个 24 小时　视患者病情变化而定。

（2）液体的种类电解质溶液和胶体溶液比例是 2：1，广泛深度烧伤与小儿烧伤为 1：1。电解质溶液首选平衡盐溶液、林格液等，并适当补充碳酸氢钠溶液；胶体溶液首选血浆，亦可给全血或血浆代用品（用量不宜超过 1000mL）。生理需要量用 5% 或 10% 葡萄糖溶液。

3. 处理创面

（1）初期清创　休克控制后，在良好的麻醉和无菌条件下进行清创，即清洗、消毒、清理创面。Ⅰ度烧伤创面无须特殊处理，能自行愈合。浅Ⅱ度烧伤创面如水疱皮完整，应予以保存，只需抽去较大水疱内液体，疱皮可充当生物敷料，保护创面；如水疱皮已破裂应剪去。清创后，可采用包扎疗法或暴露疗法。

（2）包扎疗法　适用于小面积和四肢的浅Ⅱ度烧伤，可保护创面，减少污染。包扎前应先消毒创面并涂抹烧伤软膏或覆盖油性纱布，再用多层纱布包裹，包扎厚度为 2~3cm，包扎范围超过创面边缘 5cm。包扎时应注意松紧适宜，压力均匀，指（趾）之间要分开包扎，以免发生粘连或畸形。包扎疗法的优点是便于护理和移动患者，对病室环境要求较低；缺点是不利于观察创面，细菌易生长繁殖，换药时患者较痛苦。

（3）暴露疗法　将患者暴露于清洁、温暖、干燥的空气中，使创面的渗液及坏死组织干燥成痂，以暂时保护创面。适用于头、面、会阴部等不易包扎部位及大面积烧伤或创面严重感染者。其优点是便于观察创面变化、处理创面和外用药物。但应加强烧伤病房的管理，保持病室清洁、舒适，维持良好的消毒隔离条件。

（4）手术疗法　深度烧伤创面应及早进行切痂（切除烧伤组织达深筋膜平面）或削痂（削除坏死组织至健康组织平面），并立即皮肤移植。供皮区条件较好者，可用游离皮片移植、皮瓣移植等方法。大面积烧伤者，因供皮区面积不足，可采用大张异体皮开洞嵌植自体皮、自体微粒植皮、网状皮片移植术等方法，尽量覆盖创面，降低烧伤致残率。

4. 防治感染　创面感染的常见病菌为铜绿假单胞菌、金黄色葡萄球菌、大肠杆菌、白色葡萄球菌、真菌等。防治措施：① 及时、积极地纠正休克。② 正确处理创面：合理使用外用抗菌药物，深度烧伤创面应及早切痂、削痂和植皮。③ 应用抗生素：创面污染或中、重度烧伤者，应注射破伤风抗毒素和全身使用抗菌药物。可选用两种抗生素联合用药，待获得细菌培养和药敏试验结果后再调整。④ 加强支持治疗：维持水、电解质平衡，给予肠内或肠外营养支持。

【护理评估】

1. 健康史　评估患者的一般情况、烧伤原因、受伤时间、烧伤现场情况、有无吸入性损伤；有无复合伤；了解已施行的急救措施及效果等。

2. 身体状况

（1）局部　评估烧伤面积、深度和程度，有无吸入性烧伤。

（2）全身　有无血容量不足的表现；有无全身感染的征象等。

（3）辅助检查　了解血常规、尿常规、血生化检查、动脉血气分析等检查结果。

3. 心理和社会支持状况　了解患者烧伤后的心理变化和心理承受能力，有无紧张、焦虑、恐惧、消极等负面情绪；评估患者及亲属对患者的支持程度；评估患者预后以及今后工作生活自理能力。

【常见护理诊断 / 问题】

1. 有窒息的危险　与头面部、呼吸道或胸部等部位烧伤有关。

2. 体液不足 与烧伤后大量体液渗出、血容量减少有关。

3. 皮肤完整性受损 与烧伤导致组织破坏有关。

4. 疼痛 与热力导致组织损伤有关。

5. 自我形象紊乱 与烧伤后毁容、肢体残障及功能障碍有关。

6. 营养失调：低于机体需要量 与烧伤后分解代谢增强、营养物质大量消耗有关。

7. 潜在并发症 包括感染、应激性溃疡等。

【护理措施】

1. 维持有效循环血量

（1）迅速建立 2~3 条静脉通路，保证液体及时输入，尽早恢复有效循环血量。

（2）合理安排输液种类和速度，如出现血压低、尿量少、心率快、烦躁不安等现象，应加快输液。

（3）密切观察补液效果 根据患者的血压、心率、尿量、精神状态及中心静脉压等判断液体复苏的效果。液体复苏有效的指标有：① 成人每小时尿量维持在 30~50mL，小儿每千克体重每小时不低于 1mL。② 患者安静，无烦躁不安。③ 无明显口渴。④ 脉搏、心跳有力，脉率在 120 次 / 分以下，小儿脉率在 140 次 / 分以下。⑤ 收缩压维持在 90mmHg、脉压在 20mmHg 以上，中心静脉压为 5~12cmH_2O。⑥ 呼吸平稳。

2. 维持有效呼吸

（1）保持呼吸道通畅 及时清除口鼻分泌物，定时帮助其翻身、叩背。鼓励患者深呼吸、有效咳嗽及咳痰，并给予雾化吸入以稀释痰液。对衰弱无力、咳痰困难、气道内分泌物多者，应及时吸痰。必要时予以气管插管或气管切开，并施行机械辅助通气。

（2）吸氧 氧浓度为 40% 左右，合并一氧化碳中毒者给予高浓度吸氧或纯氧吸入，并积极采用高压氧治疗。

（3）严格呼吸道管理 对于建立人工气道、呼吸机辅助通气的患者，应严格无菌操作，定时吸痰，持续气道湿化，严格呼吸机管道的清洗和消毒。

（4）观察呼吸情况 若患者出现呼吸频率增快、节律不整、呼吸困难、氧饱和度和动脉血氧分压下降等应及时报告医师，并协助查找原因和处理。

3. 创面护理

（1）包扎疗法护理 ① 采用吸水性强的敷料，包扎压力均匀，达到要求的厚度（3~5cm）和范围（超过创面边缘 5cm）。② 抬高肢体，保持关节各部位功能位。③ 观察肢体末梢的血液循环情况，如皮温、动脉搏动和肢端感觉等。④ 保持敷料清洁干燥，如有潮湿，及时更换；如有发热、伤口异味、疼痛加重、渗出液颜色改变等创面感染征象，及时进行抗感染治疗，并采取暴露疗法。

（2）暴露疗法护理 ① 室温应控制在 28℃ ~32℃，相对湿度为 40% 左右。② 注意消毒隔离，保持床单清洁干燥。③ 保护创面，经常翻身或使用翻身床，用支架将伤肢悬吊使创面悬空，避免组织受压等。④ 环形焦痂者，应注意呼吸和肢体远端血运。⑤ 意识不清或小儿应适当约束肢体，防止抓伤创面。⑥ 用无菌敷料或棉签吸净创面渗液，表面涂以抗菌药物，促进创面干燥、结痂。

（3）特殊部位烧伤护理 ① 吸入性烧伤：床边准备急救物品，如气管切开包、吸痰器等；鼓励患者深呼吸、咳嗽，必要时吸痰，保持呼吸道通畅；吸氧；密切观察病情，警惕肺部并发症。② 头面颈部烧伤：生命体征稳定后可抬高床头或取半坐卧位，以利于水肿消退；观察有无合并吸入性损伤，注意呼吸道通畅；及时擦拭眼、鼻、耳的分泌物，保持局部清洁；使用抗生素眼药水及眼罩保护双眼，避免角膜干燥；避免外耳受压。③ 会阴部烧伤：留置导尿；保持局部干燥清洁，避免大小便污染，便后清洗肛门、会阴区；女性患者注意分开阴唇，保持清洁及防止粘连。

4. 营养支持　烧伤患者易出现营养不良，应给予高蛋白质、高热量、高维生素、清淡易消化饮食。大面积烧伤可输入血浆或人体血清蛋白。经口摄入不足时可给予肠内营养或肠外营养支持。

5. 心理护理　患者可因为容貌或身体形态改变而产生焦虑，应耐心倾听患者的感受，给予真诚的宽慰和劝导，动员家属对其安慰，放松心情，促进康复。

6. 并发症的护理

（1）感染　若患者出现寒战、高热、脉快，创面出现脓性分泌物、坏死和异味，白细胞计数和中性粒细胞比例明显升高，应警惕发生感染。主要措施：密切观察病情，严格消毒隔离制度，及时更换创面敷料，合理选用针对性强的抗生素，积极抗感染治疗。

（2）应激性溃疡　若患者出现呕吐咖啡色物或呕血、柏油样大便或胃肠减压管内吸出咖啡色样液体或新鲜血，提示发生了应激性溃疡，应立即联系医师并协助处理。

【健康教育】

1. 安全教育　提供防火、灭火及自救等安全知识。

2. 康复指导　制订康复计划，并予以适当的指导。① 烧伤早期应采取舒适体位，并维持各部位的功能位置，如颈部烧伤应取轻度过伸位，四肢烧伤应保持在微屈的伸直位，手应固定在半握拳姿势，且指间以油纱条隔离防止粘连。② 伤口愈合后尽早下床活动，鼓励伤者进行肢体及关节活动锻炼。③ 采用理疗。④ 防止紫外线与红外线照射，预防瘢痕增生。⑤ 避免对瘢痕性创面进行机械性刺激，如搔抓等。

3. 心理护理　鼓励患者积极参与一定的家庭和社会活动，提高其自理能力，恢复自信心。

4. 功能恢复　因烧伤后遗留严重挛缩、畸形者，可做好日后整形和功能重建手术的准备，以早日重返社会。

第三节　冻　伤

冻伤（coldinjury）是人体受到低温侵袭所引起的局部或全身性损伤，分为非冻结性冻伤和冻结性冻伤两类。我国北方及高寒地区发生率较高。

【分类】

1. 非冻结性冻伤　是指人体接触10℃以下至冰点以上的低温，加上潮湿条件所造成的损伤，包括冻疮、战壕足、水浸足（手）等。冻疮多见于冬季较冷较潮的地区。战壕足、手浸足（手）多发生于战时。

2. 冻结性冻伤　是指由冰点以下低温所造成，包括局部冻伤和全身性冻伤。全身冻伤常发生在严寒季节、高海拔地区，或是在雪崩、暴风雪等意外事故或自然灾害时。

【病理生理】

1. 非冻结性冻伤　机体局部暴露于冰点以上低温环境较长时间时，皮肤发生血管收缩和血流缓慢，影响细胞新陈代谢，造成组织缺氧。待局部皮肤达到常温后，血管扩张、充血且有渗出，反应较大者可出现表皮下积液（水疱）。

2. 冻结性冻伤　人体局部接触冰点以下的低温时，血管发生强烈的收缩，如果接触时间较长或温度很低，则细胞外液甚至连同细胞内液可形成冰晶，导致细胞内脱水、蛋白质变性、酶活性下降、细胞功能障碍，细胞可因冰晶机械作用而破裂。复温冻融后，局部血管扩张、充血、渗出，部分毛细血管可有血栓形成；组织内冰晶及其融化过程造成的组织破坏和细胞坏死，可导致炎症介质和细胞因子释放，引起炎症反应。全身受低温侵袭时，周围血管发生强烈收缩和寒战反应，继而体温降低，组织器官功能受损，严重时可导致心搏骤停，如不及时抢救，可直接致死。

【临床表现】

1. 非冻结性冻伤 冻疮患者发病往往不自觉。发病后出现手、足、耳朵等部位红肿，有冷感和针刺样疼痛，可引起水疱。水疱表皮破损后创面有渗液，并发感染后形成糜烂或溃疡。治愈后可对寒冷敏感，可能与局部皮肤抵抗力降低有关。战壕足、水浸足（手）等治愈后，再遇低温时可出现疼痛、麻木、苍白等表现，甚至诱发闭塞性血管疾病。

2. 冻结性冻伤

（1）局部 受冻部位可出现苍白、发凉、麻木或知觉丧失。复温冻融后可按其损伤程度分为四级。

1）Ⅰ度冻伤 又称红斑性冻伤。伤及表皮层。局部可出现皮肤红肿、充血，有热、痒、刺痛感，数日后症状消失。水肿消退、表皮脱落后，局部不留瘢痕。

2）Ⅱ度冻伤 又称水疱性冻伤。伤及真皮层。局部明显红、肿、痛，伴有水疱，疱内液体为清样或血性。如无感染，局部结痂，2~3周后脱痂愈合，局部不留瘢痕或有轻度瘢痕。

3）Ⅲ度冻伤 又称腐蚀性冻伤。伤及皮肤全层或皮下组织。创面呈黑褐色，感觉消失。创面周围可有红、肿、痛及水疱形成。若无感染，4~6周后坏死组织脱落，创面愈合，但局部留有瘢痕。

4）Ⅳ度冻伤 又称血栓形成与血管闭塞。损伤深达肌肉、骨骼甚至出现肢体坏死。创面呈死灰色、无水疱。局部组织痛觉及触觉均丧失。若合并感染，可发生组织腐烂或形成湿性坏疽，甚至危及生命。治愈后多有功能障碍或致残。

（2）全身 可出现皮肤苍白或发绀、疲乏、无力等表现，继而肢体僵硬、神志模糊或昏迷、心动过缓、心律失常、呼吸抑制、血压降低，严重时呼吸、心跳停止。

【治疗原则】

1. 非冻结性冻伤 早期治疗可防止感染及减轻局部组织损伤。冻疮发生后局部可外用冻疮膏，已破溃者可用含抗菌药物的软膏。战壕足或水浸足（手）尽早脱离湿冷环境，保暖。患肢抬高，避免压迫，以减轻水肿，改善局部循环及抗感染治疗。

2. 冻结性冻伤 及早脱离低温环境，尽早快速复温、保暖，改善微循环，局部处理，预防感染。

（1）急救和复温 迅速脱离寒冷环境，快速复温。对心跳、呼吸骤停者要进行心脏按压和人工呼吸、吸氧等。如患者感觉疼痛，可用镇静剂或止痛剂。

（2）局部治疗 清创，保持局部皮肤清洁干燥，抬高病变部位，减轻水肿。

1）Ⅰ度冻伤 保持创面清洁干燥，数日后可治愈。

2）Ⅱ度冻伤 经过复温、消毒后，创面干燥者用纱布包扎；水疱较大时可将疱内液体吸出后，用软干纱布包扎，或涂冻伤膏后暴露；创面感染者可用抗菌药湿布，后用冻伤膏。

3）Ⅲ度、Ⅳ度冻伤 多用暴露疗法，保持创面清洁干燥。坏死组织边界清楚时予以切除，视创面情况植皮。并发湿性坏疽者常需截肢。

4）其他治疗措施 注射破伤风抗毒素，根据病情应用抗生素或温经、活血中药。应用低分子右旋糖酐、肝素等改善微循环，减轻血栓形成和组织损伤。口服妥拉苏林等扩血管药物。

NOTE

局部可外用血栓素酶抑制剂。根据冻伤部位选择封闭疗法，或行交感神经阻滞术，以解除血管痉挛和止痛。进行营养支持。

（3）全身冻伤的治疗　维持呼吸道通畅，吸氧，必要时辅助通气；进行心电监护，出现心律失常及时纠正；防止休克，根据病情使用血管活性药物；有肾功能不全、肺水肿等时，可采取相应治疗措施。

【护理评估】

1. 健康史　评估患者的一般情况；了解患者的年龄、职业、着装习惯等；有无长时间处于寒冷环境；有无饥饿、营养不良、失血等引起全身抗寒能力降低等因素。

2. 身体状况

（1）局部　有无寒战、皮肤苍白、乏力、头晕甚至昏迷，血压下降、呼吸心跳骤停等症状。

（2）全身　有无充血、红斑、水肿或水疱、感觉改变等症状；有无功能障碍。

（3）辅助检查　了解白细胞计数、血生化检查、心电图等检查结果。

3. 心理和社会支持状况　了解患者有无紧张、焦虑和恐惧等负面情绪；评估患者和家属对疾病及预后、康复知识的认知程度。

【常见护理诊断/问题】

1. 皮肤完整性受损　与低温所致组织血液循环障碍和细胞代谢紊乱有关。

2. 体温过低　与低温环境暴露有关。

3. 潜在并发症　包括休克、急性肾衰竭、呼吸循环衰竭等。

【护理措施】

1. 急救和复温护理

（1）迅速脱离寒冷环境，调节室温至15℃~30℃。脱去潮湿的衣服、鞋袜等，并保暖。衣服与肢体冻结时，不可强行卸脱，可用温水（40℃左右）使冰冻融化后脱下或剪开。

（2）用38℃~42℃足量温水浸泡伤肢或浸浴全身，水温要恒定，使局部在20分钟、全身在30分钟内，复温至肢端转红润、循环恢复良好、皮温达36℃左右为宜。如无温水，可将患者伤肢置于救护者怀中复温。

（3）保持呼吸道通畅，吸氧，对心跳、呼吸骤停者要施行胸外心脏按压和人工呼吸等。

（4）静脉输入液体可加温至42℃。

2. 病情观察　严密监测生命体征、尿量的变化，注意有无休克和急性肾衰竭等并发症。如有异常，应立即通知医师，并积极配合抢救。

3. 皮肤护理　Ⅰ度冻伤创面保持清洁干燥。Ⅱ度冻伤未感染创面消毒后纱布包扎；水疱较大时可将疱内液体吸出，包扎或涂抹冻伤膏。Ⅲ度、Ⅳ度冻伤多用暴露疗法，并保持创面清洁干燥。

4. 用药护理　遵医嘱使用破伤风抗毒素及抗生素或温经、活血中药。应用改善微循环的药物，如低分子右旋糖酐、肝素等，但要注意出血倾向。

5. 营养支持　鼓励患者进食高热量、高蛋白质和高维生素的饮食，提高组织修复能力。

【健康教育】

1. 安全教育　宣传防冻知识，指导患者加强耐寒训练。在寒冷环境中要注意保暖，做好防寒、防湿工作。

2. 运动指导　避免肢体长期静止不动，以促进血液循环、减少冻疮发生。

第四节　咬　伤

自然界中很多动物，如狗、蛇、蜘蛛、蜈蚣、蝎等，常利用其牙、爪、刺等对人类进行袭击，造成咬伤或蜇（刺）伤。较常见的是犬咬伤和蛇咬伤。

一、犬咬伤

犬咬伤（dog bite）是日常生活中常见的损伤。随着养犬的人越来越多，犬咬伤的发生率也相应增加。犬咬伤可造成组织结构破坏和继发感染，如狂犬病。狂犬病是由狂犬病病毒引起的以侵犯中枢神经系统为主的急性传染病。

【病理生理】　狂犬病又称恐水症，是人畜共患的中枢神经系统急性传染病。主要传染源是病犬，其次为猫和狼等。狂犬病病毒主要存在于患病动物的脑组织及脊髓中，其涎腺和涎液中也含有大量病毒。人被患狂犬病的动物咬伤、抓伤或舔舐损伤的黏膜皮肤均可引起狂犬病。少数可在屠杀病犬的过程中被感染。狂犬病病毒对神经组织具有强大的亲和力，可在伤口及其附近组织停留 1~2 周，并生长繁殖。若未被迅速灭活，则通过乙酰胆碱受体进入神经细胞，沿周围传入神经上行到达中枢神经系统，从而引发狂犬病。

【临床表现】　感染者是否发病与潜伏期的长短、咬伤部位、伤后处理及机体抵抗力有关。潜伏期平均为 30~60 日，短者约 10 日，长者可达数月或数年。咬伤越深、越接近头面部，则潜伏期越短、发病率越高。潜伏期内感染者可无临床症状。

1. 症状　发病初起，可出现伤口周围麻木、疼痛，逐渐扩散到整个肢体，继而出现发热、烦躁、易兴奋、乏力、恐水、怕风、咽喉痉挛，伴流涎、多汗、心率快，最后出现进行性瘫痪、昏迷、循环衰竭甚至死亡。

2. 体征　局部有伤口、出血及周围组织水肿。

【治疗原则】　目前尚无有效的治疗方法。预防狂犬病的发生、正确处理伤口、注射狂犬病疫苗是降低死亡率的关键。

1. 局部处理

（1）清创　清除异物与坏死组织，用大量生理盐水或稀释的碘伏液冲洗伤口，再用 3% 过氧化氢冲洗，必要时稍扩大伤口，开放引流，不做一期缝合。

（2）用狂犬病免疫球蛋白（rabies immune globulin，RIG，20U/kg）或抗狂犬病血清，行伤口周围浸润注射。抗狂犬病血清或 RIG 能中和体液中游离的狂犬病病毒。

2. 全身治疗

（1）免疫治疗　于伤后当日、3、7、14、28 日各注射狂犬病疫苗 1 次，进行主动免疫。曾接受过主动免疫者，仅在伤后当日与第 3 日强化主动免疫各 1 次即可。

（2）防治感染　根据病情应用破伤风抗毒素和抗生素。

（3）对症处理　维持体液平衡。根据需要给予肠内或肠外营养支持。体温过高时，及时降温。痉挛发作时应用镇静解痉药物。呼吸困难时可行气管切开。

【护理评估】

1. 健康史　了解患者有无犬等动物咬伤史。

2. 身体状况

（1）局部　有无伤口及其部位、深度等；有无进行疫苗接种和注射抗狂犬病血清；评估伤

NOTE

口处理情况。

（2）全身　有无发热、倦怠、全身不适等症状；有无多种刺激如水、风、声等引起的咽肌痉挛；有无全身呼吸困难、进行性瘫痪、呼吸循环衰竭等表现。

（3）辅助检查　了解血常规、狂犬病病毒抗原检测、免疫学实验等检查结果。

3. 心理和社会支持状况　评估患者和家属对疾病的了解程度和对治疗的信心；有无紧张、焦虑和恐惧等负面情绪。

【常见护理诊断/问题】

1. 恐惧　与狂犬咬伤、生命受到威胁有关。

2. 皮肤完整性受损　与犬咬伤有关。

3. 营养失调：低于机体需要量　与咽喉肌痉挛有关。

4. 潜在并发症　包括窒息、心力衰竭、急性肾衰竭等。

【护理措施】

1. 预防和控制痉挛　患者安置在单人病房，保持病室安静，避免声、光、风、水声等刺激，以防痉挛发作。各项护理操作尽量集中或在应用镇静药后进行。一旦发生痉挛，立即遵医嘱使用巴比妥类镇静药等。

2. 保持呼吸道通畅　遵医嘱吸氧。备好急救药物和器械。气道分泌物多时，应及时吸痰，必要时行气管插管或气管切开术。

3. 营养支持　病情允许时，可通过肠内或肠外途径供给机体营养和水分。

4. 维持体液平衡　静脉输液，解除痉挛发作引起的缺水状态，维持体液平衡。

5. 用药护理　遵医嘱应用抗生素、狂犬病疫苗、抗狂犬病血清、狂犬病免疫球蛋白等，并观察用药效果。

6. 加强隔离防护　严格遵守消毒隔离制度。护理人员应穿隔离衣、戴口罩和手套，做好自身防护。患者换药、治疗等物品应专用。用过的污物敷料及时焚烧处理，器械应经特殊处理后高压灭菌。

【健康教育】

1. 安全教育　养犬时要定期进行疫苗注射，不得随意放养。儿童远离犬类，防止意外发生。

2. 就诊指导　被犬伤后及时处理伤口及注射疫苗。被犬抓伤但无明显伤痕，或被犬舐，或疑与病犬有密切接触者，也应尽早注射狂犬病疫苗。

二、毒蛇咬伤

蛇咬伤（snake bite）多发生于夏、秋两季，是我国农村和山区常见的生物性损伤。蛇分无毒蛇和毒蛇两类。无毒蛇咬伤只在局部皮肤留下细小齿痕，局部稍痛，可起水疱，无全身反应。毒蛇咬伤后，蛇毒可引起严重的全身中毒症状而危及生命。本节主要介绍毒蛇咬伤患者的护理。

【病因病理】　蛇毒是含有多种毒性蛋白质、溶组织酶及多肽的复合物，按性质可分为神经毒、血液毒和混合毒三类。神经毒以金环蛇、银环蛇、海蛇等为代表，对中枢神经和神经肌肉节点有选择性毒性作用，抑制神经肌肉的传导功能；血液毒以竹叶青蛇、五步蛇、蝰蛇等为代表，蛇毒具有溶血、抗凝和溶组织作用，对血细胞、血管内皮细胞及心肌、肾组织有破坏作用，可引起出血、溶血、休克或心力衰竭、肾功能衰竭等；混合毒以眼镜蛇、蝮蛇、眼镜王蛇为代表，兼有神经毒、血液毒特点，但以一种毒素为主，如眼镜蛇以神经毒为主，蝮蛇以血液毒为主。

【临床表现】　主要取决于毒蛇种类、吸收量和患者的健康状况等。

1. 神经毒中毒　伤处发麻，并向近心侧蔓延，继而出现头晕、全身虚弱、视力模糊、语言不清、上睑下垂、肢体软瘫、血压下降、吞咽困难和呼吸困难等，最后可导致呼吸循环衰竭。

2. 血液毒中毒　伤处肿胀、疼痛，并向近心侧蔓延，周围皮肤有大片瘀斑、水疱或血疱，甚至全身广泛出血；部分患者可出现休克、心律失常及多器官功能衰竭等。

【辅助检查】

1. 凝血功能检查　显示血小板减少，纤维蛋白原减少，凝血酶原时间延长。

2. 肾功能检查　显示血肌酐、非蛋白氮增高，肌酐磷酸激酶增加，肌红蛋白尿等异常改变。

【治疗原则】

1. 现场急救　就地用布带等物绑扎伤肢近心端，阻断患肢静脉、淋巴回流；去除毒牙，挤出毒液，用大量清水冲洗伤口。患肢置于低位，尽量制动，忌奔跑，以减少毒素吸收。

2. 院内处理

（1）伤口处理　用 3% 过氧化氢溶液或 0.05% 高锰酸钾溶液冲洗伤口，清除残留的污物；伤口较深者可扩大伤口，促使毒液排出。

（2）局部降温　以减轻疼痛，减慢毒素吸收，降低毒素中酶的活力和局部代谢。方法：将伤肢浸于冷水中（4℃~7℃）3~4 小时，然后改用冰袋，一般维持 24~36 小时，注意防止降温所致的局部组织坏死。

（3）药物治疗　将胰蛋白酶 2000U 加入 0.05% 普鲁卡因 20mL 进行伤口周围封闭，以分解蛇毒，减少毒素吸收。应用抗蛇毒血清，抗蛇毒血清有单价和多价两种。对已知毒蛇种类的咬伤可用针对性强的单价血清，否则使用多价血清。用前需做过敏试验，试验阳性者采用脱敏注射法。使用解蛇毒中成药，常用蛇药有南通（季德胜）蛇药、上海蛇药、广州蛇药等，可口服亦可敷贴于局部。

（4）其他治疗　经静脉快速大量输液或用呋塞米、甘露醇等利尿，加快蛇毒排出，减轻中毒症状。常规使用破伤风抗毒素和抗生素防治感染。积极改善出血倾向，抗休克及治疗心、肺、肾功能障碍等。

【护理评估】

1. 健康史　评估患者的一般情况、受伤史等；了解咬伤时间、地点、部位，毒蛇外观特点、种类等；评估咬伤后急救情况等。

2. 身体状况

（1）局部　有无疼痛、出血、肿胀、局部麻木、瘀斑、张力性水疱等表现。

（2）全身　有无头晕、胸闷、视物模糊、吞咽困难、呼吸肌麻痹等症状；有无全身皮肤、黏膜广泛性出血；有无尿少、血尿、肾功能不全及多器官衰竭等症状。

（3）辅助检查　了解血常规、尿常规、凝血功能检查、血生化检查等检查结果。

3. 心理和社会支持状况　评估患者及家属对疾病的了解程度和对治疗的信心；了解患者毒蛇咬伤后的心理变化，有无紧张、焦虑和恐惧等负面情绪。

【常见护理诊断 / 问题】

1. 恐惧　与毒蛇咬伤、生命受到威胁有关。

2. 皮肤完整性受损　与毒蛇咬伤、组织结构破坏有关。

NOTE

3. 潜在并发症　包括感染、多脏器功能障碍。

【护理措施】

1. 心理护理　安慰患者，告知其治疗方法，帮助患者树立战胜疾病的信心，使其保持情绪稳定，积极配合治疗和护理。

2. 伤口护理　伤肢处于下垂位；保持伤口引流通畅和创面清洁；及时清除变性及坏死组织。

3. 病情观察　密切监测患者生命体征、感觉、意识和尿量等变化。及时评估呼吸循环功能。

4. 营养支持　给予高热量、高蛋白、高维生素饮食。不能正常饮食者予以肠内、肠外营养支持，并予以相应护理。

5. 并发症的预防和护理　鼓励患者多饮水；遵医嘱补液或应用利尿药物等，以促进蛇毒排出，减轻肾脏损害。若患者出现血红蛋白尿，遵医嘱静脉滴注 5% 碳酸氢钠溶液，以碱化尿液，防止发生肾衰竭。

【健康教育】

1. 安全教育　野外工作者，应随身携带抗蛇毒药物，尽可能穿高筒靴及戴手套。露营时选择空旷干燥地面，避免扎营于杂物或石堆附近。从丛林密处经过，最好用木杆等拨开枝叶，夜间走路带好手电筒等照明工具。勿轻易尝试抓蛇或玩蛇。

2. 急救指导　掌握蛇咬伤的急救知识，以便正确处理，并及时就诊。

案例讨论

　　患者，男性，38 岁，厨师，体重 70kg。工作中不慎引起双下肢及躯干烧伤，有水疱，疱壁薄，部分水疱破裂，创面基底红白相间。

　　问题：

　　1. 试计算该患者的烧伤面积。

　　2. 试分析该患者烧伤深度如何？

　　3. 试分析补液治疗时第一个 24 小时补液量是多少？其中胶体溶液量是多少？

　　4. 试分析首选的电解质液是什么？

第十章　肿瘤患者的护理

导学

　　内容与要求　肿瘤患者的护理包括概述、恶性肿瘤患者的护理、良性肿瘤患者的护理三部分内容。在第一部分的学习中，应了解肿瘤的分类及各自的特点。在第二部分的学习中，应了解恶性肿瘤的病因病理，掌握其临床表现及护理，熟悉其治疗原则和健康教育。在第三部分的学习中，了解体表常见良性肿瘤的特点。

　　重点与难点　重点是恶性肿瘤患者的临床表现、护理、健康教育；难点是恶性肿瘤患者的病因病理及治疗原则。

第一节　概　述

　　肿瘤（tumor）是人体正常细胞在不同的始动与促进因素长期作用下，所产生的增生与异常分化所形成的新生物。肿瘤细胞不受生理调节，具有自主或相对自主生长能力，当致病因子停止后仍能继续生长。随着疾病谱的改变，肿瘤的发病率正在不断地上升，并已成为严重危害人类健康的常见疾病。

　　【分类】　根据肿瘤的形态及其对机体的影响，即肿瘤的生物学行为，肿瘤可分为良性肿瘤（benign tumor）、恶性肿瘤（malignant tumor）以及介于良、恶性肿瘤之间的交界性肿瘤（borderline tumor）。

　　1. 良性肿瘤　一般称为"瘤"，无浸润和转移能力。良性肿瘤通常有包膜或边界清楚，呈膨胀性生长、速度缓慢，色泽和质地接近相应的正常组织。瘤细胞分化成熟，组织和细胞形态变异较小，少有核分裂象。彻底切除后少有复发。对机体危害小。

　　2. 恶性肿瘤　来自上皮组织者称为"癌"；来源于间叶组织者称为"肉瘤"；胚胎性肿瘤常称为母细胞瘤。但某些恶性肿瘤仍沿用传统名称"瘤"或"病"，如恶性淋巴瘤、白血病、霍奇金病等。恶性肿瘤具有浸润和转移能力，通常无包膜，边界不清，向周围组织浸润生长，生长速度快。瘤细胞分化不成熟，有不同程度的异型性，对机体危害大；患者常因复发、转移而导致死亡。

　　3. 交界性肿瘤　少数肿瘤形态上属良性，但常浸润性生长，切除后易复发，甚至可出现转移，在生物学行为上介于良性和恶性之间，称交界性肿瘤。如包膜不完整的纤维瘤、黏膜乳头状瘤、唾液腺混合瘤等。

第二节　恶性肿瘤患者的护理

　　恶性肿瘤（malignant tumor）是机体在各种致瘤因素长期作用下，某一正常的组织细胞发生异常分化和过度无限增生的结果；这种现象一旦形成，具有向周围组织乃至全身侵蚀和转移的特性，其生长变化快慢与机体免疫功能密切相关。随着疾病谱的改变，恶性肿瘤对人类的威胁日益显得突出，已成为我国目前常见的死亡原因之一。我国最常见的恶性肿瘤，在城市依次是肺癌、胃癌、肝癌、肠癌与乳腺癌；在农村为胃癌、肝癌、肺癌、食管癌和肠癌。

【病因】　肿瘤的病因尚未完全明了。目前认为肿瘤是环境与机体内外因素交互作用的结果。据估计，约80%以上的恶性肿瘤与环境因素有关。所有各种影响不外乎致癌因素与促癌因素，同时机体的内在因素在肿瘤的发生、发展中也起着重要的作用，如遗传（遗传易感性）、内分泌与免疫机制等。基因改变是肿瘤在分子水平上的最直接病因。

1. 环境因素

（1）化学因素　烷化剂如有机农药、硫芥、乙酯杀螨醇可致肺癌及造血器官肿瘤，多环芳香烃类化合物易致皮肤癌与肺癌，氨基偶氮类染料易诱发膀胱癌、肝癌、亚硝胺类与食管癌、胃癌和肝癌的发生有关，黄曲霉素污染的粮食可诱发肝癌，金属（镍、铬、砷）可致肺癌等。

（2）物理因素　如电离辐射可致皮肤癌、白血病；吸入放射污染粉尘可致骨肉瘤和甲状腺肿瘤；紫外线可引起皮肤癌；矿物纤维如石棉可导致肺癌的发病率增加。

（3）生物因素　病毒是生物致癌因素中最主要的因素，如EB病毒与鼻咽癌、伯基特（Burkitt）淋巴瘤相关，人类乳头瘤病毒与宫颈癌有关，乙型肝炎病毒与肝癌有关；少数寄生虫和细菌也可引起人类肿瘤，如埃及血吸虫可致膀胱癌，华支睾吸虫与肝癌和胆管癌有关，日本血吸虫对大肠癌有促癌作用；与肿瘤有关的细菌主要是幽门螺杆菌，与胃癌的发病有关。

2. 机体因素

（1）遗传因素　越来越多的证据表明肿瘤与遗传有密切关系，即癌症具有遗传易感性，如结肠息肉病、乳腺癌、胃癌等。有相当数量的食管癌、肝癌、胃癌、鼻咽癌患者有家族史，携带缺陷基因BRCA-1者易患乳腺癌等。

（2）内分泌因素　某些激素与肿瘤发生有关，较明确的是雌激素和催乳素，与乳腺癌的发生有关，长期服用雌激素可能引起子宫内膜癌，生长激素可以刺激癌肿的发展。

（3）免疫因素　先天或后天获得性免疫缺陷者易发生恶性肿瘤，如艾滋病患者易患恶性肿瘤；器官移植后长期使用免疫抑制剂者，肿瘤的发生率比正常人群高。

（4）心理、社会因素　人的性格、情绪、工作压力及环境变化等，可通过影响人体内分泌、免疫功能等而诱发肿瘤。流行病学调查发现，经历重大精神刺激、剧烈情绪波动或抑郁者较之其他人群易患恶性肿瘤。

【病理生理】　恶性肿瘤的发生发展过程可分为癌前期、原位癌及浸润癌三个阶段。从病理形态上看癌前期表现为上皮增生明显，并伴有不典型增生；原位癌通常指癌变细胞限于上皮层、未突破基底膜的早期癌；浸润癌指原位癌突破基底膜向周围组织浸润、发展，并破坏周围组织的正常结构。

1. 肿瘤细胞的分化　依据肿瘤细胞的分化程度不同，其恶性程度和预后亦不一。恶性肿瘤细胞可分为高分化、中分化和低分化（或未分化）三类，或称Ⅰ、Ⅱ、Ⅲ级。高分化（Ⅰ级）细胞形态接近正常分化程度，显示恶性程度低；未分化（Ⅲ级）细胞核分裂较多，高度恶性，预后差；中分化（Ⅱ级）的恶性程度介于两者之间。

2. 转移方式　恶性肿瘤易发生转移。转移方式有4种。

（1）直接蔓延　肿瘤细胞向与原发灶相连续的组织扩散生长，如直肠癌、子宫颈癌侵及骨盆壁。

（2）淋巴转移　多数先转移至邻近的区域淋巴结，也可出现"跳跃式"越级转移，即不经区域淋巴结而转移至"第二、第三站"淋巴结。此外，还可发生皮肤淋巴管的转移，使局部呈现橘皮样改变或卫星结节等。

（3）血道转移　肿瘤细胞侵入血管，随血流转移至远隔部位，如腹内肿瘤可经门脉系统转移到肝，四肢肉瘤可经体循环静脉系统转移到肺，肺癌可随动脉系统而致全身性播散到骨、脑等。

（4）种植性转移　肿瘤细胞脱落后在体腔或空腔脏器内转移，最多见的为胃癌种植转移至盆腔。

3. 肿瘤分期　为了合理制定治疗方案，正确评价治疗效果，判断预后，国际抗癌联盟（UICC）提出了 TNM 分期法。T 指原发肿瘤（tumor）、N 为淋巴结（node）、M 为远处转移（metastasis），再根据肿块大小、浸润深度在字母后标以数字 0~4，表示肿瘤的发展程度。1 代表小，4 代表大，0 为无；有远处转移为 M_1，无为 M_0。临床无法判断肿瘤体积时则以 T_x 表示。根据 TNM 的不同组合，临床将之分为 Ⅰ、Ⅱ、Ⅲ、Ⅳ期。各类肿瘤的 TNM 分类具体标准由各专业会议协定。

【临床表现】　取决于肿瘤性质、发生组织、所在部位以及发展程度，一般早期多无明显症状。尽管不同类型肿瘤表现不一，但有其共同特点。

1. 局部表现

（1）肿块　位于体表或浅在的肿瘤，肿块常是第一症状。随肿瘤的性质不同，肿块具有不同的硬度、活动度及有无包膜。位于深部或内脏的肿块不易触及，但可出现周围组织受压或空腔内脏器官梗阻等症状。

（2）疼痛　肿块的膨胀性生长、破溃或感染等使末梢神经或神经干受刺激或压迫，可出现局部刺痛、跳痛、隐痛、烧灼痛或放射痛，尤以夜间更明显。空腔脏器肿瘤可致痉挛，产生绞痛。

（3）溃疡　体表或胃肠道的恶性肿瘤可因生长过快、血供不足而继发坏死，或因继发感染而发生溃烂，可有恶臭及血性分泌物。

（4）出血　恶性肿瘤生长过程中若发生破溃或侵及血管，可有出血症状。在上消化道者可有呕血或黑便；在下消化道者可有血便或黏液血便；在胆道与泌尿道者，除见血便和血尿外，常伴有局部绞痛；肺癌可发生咯血或血痰；肝癌破裂可致腹腔内出血。

（5）梗阻　肿瘤可导致空腔脏器阻塞，随部位不同而出现不同症状。如胃癌伴幽门梗阻可致呕吐，肠肿瘤可致肠梗阻，胰头癌和胆管癌可压迫胆总管而出现黄疸。梗阻的程度有不完全或完全之分。

（6）浸润与转移症状　主要呈浸润性生长，肿瘤沿组织间隙、神经纤维间隙或毛细淋巴管、血管扩展，可出现区域淋巴结肿大、局部静脉曲张、肢体水肿。若发生骨转移可有疼痛、硬结或病理性骨折等表现。

2. 全身症状　早期不明显，或仅有非特异性表现，如消瘦、乏力、低热、贫血等全身症状；至肿瘤晚期，患者出现全身衰竭症状，呈现恶病质（cachexia）。不同部位肿瘤，恶病质出现迟早不一，消化道肿瘤患者可较早。某些肿瘤还可呈现相应的功能亢进或低下，继发全身性改变，如甲状旁腺瘤引起骨质改变。

【辅助检查】

1. 实验室检查　血、尿及粪便常规的阳性检查结果不一定是恶性肿瘤的特异标志，但常可提供诊断线索；血清学检查，如某些酶、激素、糖蛋白等由于特异性不强，多用于辅助诊断；具有特异性与灵敏性的免疫学检测指标对于恶性肿瘤的筛查、诊断、预后判断具有重要意义，如甲胎蛋白（AFP）对肝癌，前列腺特异抗原（PSA）对前列腺癌的诊断具有较高价值；由于细胞或分子水平的变化常早于临床症状出现之前，故近年建立的用于了解细胞分化的流式细胞分析技术以及基因诊断技术，因其敏感和特异而有助于诊断和估计预后。

2. 影像学检查   X线、超声波、各种造影、放射性核素、电子计算机断层扫描（CT）、磁共振成像（MRI）和正电子发射断层成像（PET）等各种检查方法可明确有无肿块及其所在部位、形态、大小等性状，有助于判断有无肿瘤及其性质。

3. 内镜检查   应用金属或光导纤维内镜可直接观察空腔脏器、胸、腹腔以及纵隔等部位的病变，同时可取细胞或组织行病理学检查，对于肿瘤的诊断具有重要价值，并能对小的病变如息肉做摘除治疗。常用的有食管镜、胃镜、纤维肠镜、直肠镜、气管镜、腹腔镜、膀胱镜等。

4. 病理学检查   包括细胞学与组织学两部分，是目前确定肿瘤直接而可靠的依据。细胞学检查包括体液自然脱落细胞、黏膜细胞、细针吸取或超声引导穿刺吸取涂片等方法。位于深部或体表的较大肿瘤，可在超声或CT引导下穿刺活检或于手术中切取组织行快速冷冻切片诊断。活组织检查有可能促使恶性肿瘤扩散，应在术前短期内或术中进行。

【治疗原则】   多采取局部与整体相结合的综合治疗方法，包括手术治疗、化学治疗、放射治疗、生物治疗、中医中药及内分泌治疗等，在去除或控制原发病灶后进行转移灶的治疗。恶性实体瘤Ⅰ期以手术治疗为主；Ⅱ期以局部治疗为主，原发肿瘤切除或放疗，必须包括转移灶的治疗，辅以有效的全身化疗；Ⅲ期采取综合治疗，手术前、后及术中放疗或化疗等；Ⅳ期以全身治疗为主，辅以局部对症治疗。

1. 手术治疗   目前手术切除实体肿瘤仍然是最有效的治疗方法。按其应用目的分为不同种类。

（1）预防性手术   通过外科手术早期切除癌前病变，防止其发生恶变或发展成进展期癌。如家族性结肠息肉病、隐睾症等。

（2）诊断性手术   通过手术切取或探查术等获取肿瘤组织标本，并经病理学检查明确诊断后指导后续治疗。

（3）根治性手术   是指切除原发癌所在器官的部分或全部，连同周围正常组织和区域淋巴结整块切除。在根治范围基础上适当切除附近器官及区域淋巴结称为扩大根治术。

（4）姑息性手术   以手术解除或减轻症状，如晚期大肠癌伴肠梗阻时行肠造口术以减轻患者痛苦、延长生命。

（5）减瘤手术   当肿瘤体积较大，单靠手术无法根治时，可作大部切除，术后继以化疗、放疗、生物治疗等以控制残余的肿瘤细胞，称减瘤手术。适用于残余肿瘤能用其他治疗方法有效控制者，如卵巢癌、Burkitt淋巴瘤、睾丸癌等。

（6）复发或转移灶手术   复发肿瘤应根据具体情况及手术、化疗、放疗对其疗效而定，凡能手术者应考虑再行手术。转移性肿瘤的手术切除适合于原发灶已能得到较好的控制，而转移病灶可切除者。

（7）重建和康复手术   外科手术对恶性肿瘤患者术后的重建和康复起着重要作用，如乳腺癌改良根治术后经腹直肌皮瓣转移乳房重建能提高患者的生活质量。

2. 化学治疗（chemotherapy）   简称化疗，是一种应用特殊化学药物杀灭恶性肿瘤细胞或组织的治疗方法。对于中晚期肿瘤患者往往是综合治疗中的重要手段，某些肿瘤可因此获长期缓解。目前已能单独通过化疗治愈的有绒毛膜上皮癌、睾丸精原细胞瘤、Burkitt淋巴瘤和急性淋巴细胞白血病等。化疗药物只能杀灭一定百分比的肿瘤细胞，多类药物的合理应用是控制复发的可能途径。

（1）药物分类   按作用原理分为六类。

1）细胞毒素类药物   烷化剂类，由其氮芥基团作用于DNA和RNA、酶、蛋白质，导致细胞死亡。如环磷酰胺、氮芥、白消安等。

2）抗代谢类药物 此类药物对核酸代谢物与酶的结合反应有相互竞争作用，影响与阻断了核酸的合成，如 5- 氟尿嘧啶、甲氨蝶呤、阿糖胞苷等。

3）抗生素类 如丝裂霉素、阿霉素、放线菌素 D 等。

4）生物碱类 主要干扰细胞内纺锤体的形成，使细胞停留在有丝分裂中期。常用的有长春新碱、羟喜树碱、紫杉醇等。

5）激素类 能改变内环境进而影响肿瘤生长，有的能增强机体对肿瘤侵害的抵抗力，常用的有他莫昔芬、乙烯雌酚、黄体酮、丙酸睾丸酮等。

6）其他 如甲基苄肼、羟基脲、铂类等。

知识链接：分子靶向药物

分子靶向药物是近年出现的以肿瘤相关的特异分子作为靶点而尚未明确归类的化学治疗药物，由于其治疗的选择性强，因此副作用较轻。它们在化学特性上是单克隆抗体和小分子化合物，作用靶点可以是细胞受体、信号转导和抗血管生成等。单抗类常用的有曲妥珠单抗、利妥昔单抗等，小分子化合物常用的有伊马替尼、吉非替尼等。

（陈孝平，汪建平. 外科学［M］. 北京：人民卫生出版社，2013.）

（2）给药方式 一般通过静脉滴注或注射、口服、肌肉注射、肿瘤内注射、腔内注射或动脉内灌注等途径提供。大多数化疗药物在抑制或杀伤肿瘤细胞的同时，对机体正常组织，特别是代谢增殖旺盛的器官组织或细胞有不同程度的损害，并在出现疗效的同时，常伴有不同程度的毒性反应，如骨髓抑制、消化道的恶心呕吐、毛发脱落、血尿、免疫功能降低等。临床常常联合应用不同作用的药物，同时或序贯给药，以提高疗效，减少毒副反应。

近年来开展的介入治疗为经动脉定位插管单纯灌注或栓塞加化疗，在肝癌、肺癌中应用较多，介入治疗使肿瘤缩小后可采取手术切除，或多次治疗使肿瘤得以控制或缓解。

3. 放射治疗（radiotherapy） 简称放疗，是利用放射线的电离辐射作用，破坏或杀灭肿瘤细胞，从而达到治疗目的的一种方法。放射线可采用光子类的 X 线、γ 射线以及粒子类的电子束、中子束等。放疗技术有远距离治疗（外照射）、近距离治疗（腔内放疗）、立体定向放射治疗（X 线或 γ 刀）和适形放射治疗 4 种。

各种肿瘤对放射线的敏感性不一，可归纳为三类：① 高度敏感：淋巴造血系统肿瘤、性腺肿瘤、多发性骨髓瘤等。② 中度敏感：如鼻咽癌、口腔癌、乳腺癌、食管癌、肺癌等。③ 低度敏感：胃肠道腺癌、软组织恶性肿瘤及骨肉瘤等。

放疗的副反应为骨髓抑制（白细胞减少、血小板减少）、皮肤黏膜改变及胃肠反应等。

4. 生物治疗 是应用生物学方法改善个体对肿瘤的应答反应及直接效应的治疗，包括免疫治疗与基因治疗两大类。

（1）免疫治疗 有非特异性和特异性之分，前者如接种卡介苗、注射干扰素等；后者是接种自身或异体瘤苗或肿瘤免疫核糖核酸等。目的在于通过调动人体防御系统、提高免疫功能，达到抗肿瘤的效果。

（2）基因治疗 是应用基因工程技术，干预存在于靶细胞的相关基因的表达水平以达到治疗目的。大部分基因治疗方法仍处于研究阶段。

5. 中医中药治疗 运用中医扶正祛邪、化瘀散结、清热解毒、通经活络等原理，以中药补益气血、调理脏腑，配合手术及放、化疗，既可减轻毒副作用，还可促进肿瘤患者的康复。

6. 内分泌治疗　某些肿瘤的发生和发展与体内激素水平密切相关，可进行内分泌治疗，如增添激素或内分泌去势治疗等。

【预防】　肿瘤是由环境、营养和饮食、遗传、病毒感染以及生活方式等多种因素相互作用而引起的。约 1/3 的恶性肿瘤是可以预防的，1/3 若能早期诊断是可以治疗的，1/3 可以减轻痛苦、延长寿命。因此，应在人群中广泛开展健康教育，加强卫生知识宣传，预防肿瘤发生和改善预后。恶性肿瘤的预防可分为三级。

1. 一级预防　为病因预防，消除或减少可能致癌的因素，降低发病率。约 80% 以上的人类恶性肿瘤由环境因素所引起。实现一级预防的措施在于保护环境，控制大气、水源、土壤等污染；改变不良的饮食习惯、生活方式，戒烟、酒，多食新鲜蔬菜水果，忌食高盐、霉变食物；减少职业性暴露于致癌物，如石棉、苯、甲醛等。近年来开展的化学预防和免疫预防为恶性肿瘤的预防开拓了新领域。

2. 二级预防　是指早期发现、早期诊断、早期治疗，以降低死亡率。对高发区及高危人群定期检查是较确切可行的方法，从中发现癌前病变及时治疗。如切除胃肠道腺瘤或息肉，及时治疗子宫颈慢性炎症伴不典型增生病变等。

3. 三级预防　是诊断和治疗后的康复，包括提高生存质量、减轻痛苦、延长生命。三级预防重在对症性治疗，世界卫生组织（WHO）提出了癌症三级止痛阶梯治疗方案，将有效改善晚期恶性肿瘤患者的生存质量。

【护理评估】

1. 术前评估

（1）健康史　了解患者的发病情况、病程、饮食、家族史、既往史、手术史和其他与疾病相关因素。明确有无吸烟、长期饮酒；有无不良的饮食习惯或与职业因素有关的接触与暴露史；家族中有无肿瘤患者；有无经历重大精神刺激、剧烈情绪波动或抑郁；有无其他部位肿瘤病史或手术治疗史。

（2）身体状况　患者的局部、全身症状和体征、辅助检查结果、有无化疗或放疗的毒副反应等。

（3）心理和社会支持状况　评估患者的心理变化和心理承受能力，有无紧张、焦虑和恐惧等不良情绪；评估家庭对患者手术、化疗、放疗的经济承受能力；家属对本病及其治疗方法、预后的认知程度及心理承受能力；家属与患者的关系和态度等。

2. 术后评估　了解手术方式、肿瘤的临床分期及预后，术后康复及心理变化等情况。

【常见护理诊断 / 问题】

1. 焦虑 / 恐惧　与担心疾病预后和手术、放疗、化疗、在家庭和社会的地位以及经济状况改变有关。

2. 营养失调：低于机体需要量　与肿瘤所致高分解代谢状态及摄入减少，吸收障碍，化疗、放疗所致味觉改变、恶心呕吐、食欲下降、进食困难等有关。

3. 疼痛　与肿瘤生长侵及神经、肿瘤压迫及手术创伤有关。

4. 潜在并发症　包括感染、出血、皮肤和黏膜受损、静脉炎、静脉栓塞及脏器功能障碍。

5. 知识缺乏　缺乏有关术后康复、放疗、化疗及肿瘤防治的知识。

【护理措施】

1. 心理护理　肿瘤患者心理反应复杂而强烈，有震惊、愤怒、抑郁等变化，既渴望手术，又惧怕手术，顾虑重重，情绪多变。且肿瘤手术范围较大，易影响某些部位的正常功能，如乳腺癌手术及结肠造口术，会导致生活不便、功能障碍甚至形象改变等。护理人员应了解患者心理和情感的变化，有的放矢地进行疏导，耐心细致地解释手术的重要性、意义和手术方式等。对需进行化疗或放疗的患者，向患者介绍所需实施的化疗、放疗方案，常见的毒副反应及应对措施，使患者能有效配合手术、化疗或放疗的进行，取得更佳的治疗效果。

2. 饮食和营养支持护理 肿瘤患者由于疾病消耗、营养不良或慢性失血可引起贫血、低蛋白血症等，术前应补充其不足，纠正营养失调，提高其对手术的耐受性，保证手术的安全。鼓励患者增加蛋白质、糖类和维生素的摄入，对口服摄入不足者，通过肠内、肠外营养支持改善营养状况。术后在消化道功能尚未恢复之前，可经肠外途径供给所需能量和营养素，以利于创伤修复；鼓励能经口进食者尽早进食，给予营养丰富且易消化的饮食；消化功能差者以少食多餐为宜；也可经管饲方法提供肠内营养，支持和促进胃肠功能恢复。

3. 疼痛护理 癌症的疼痛多系肿瘤浸润神经或压迫邻近内脏器官所致，护士应密切观察疼痛的部位、性质、持续时间，还应为患者创造安静舒适的环境，可采取松弛疗法、音乐疗法，或鼓励其适当参与娱乐活动以分散注意力，从而减轻疼痛，鼓励家属也关心、参与止痛计划。术后切口疼痛应遵医嘱及时予以镇痛治疗。

晚期癌症疼痛难以控制者，可按三级阶梯镇痛方案处理。① 一级镇痛法：适用于疼痛较轻者，可用阿司匹林等非阿片类解热消炎镇痛药。② 二级镇痛法：适用于中度持续性疼痛者，用可待因等弱阿片类药物。③ 三级镇痛法：疼痛进一步加剧，改用强阿片类药物，如吗啡、哌替啶等。癌性疼痛的给药要点：口服、按时（非按需）、按阶梯、个体化给药。镇痛药物剂量根据患者的疼痛程度和需要由小到大，直至患者疼痛消失为止，不应对药物限制过严，导致用药不足。

4. 化学疗法的护理

（1）**防止静脉炎、静脉栓塞的发生** 根据药性选用适宜的溶媒稀释，现配现用；选择合适的给药途径和方法，现多从深静脉给药，以减少对血管的刺激；合理安排给药顺序；如从周围静脉给药，要有计划地由远端开始合理选择静脉并注意保护，妥善固定针头以防滑脱、药液外漏导致局部组织坏死。若怀疑药物外渗即停止输液，并针对外渗药液的性质给予相应的处理。

（2）**恶心、呕吐的护理** 化疗前遵医嘱选用止吐药，恶心呕吐者给予清淡易消化食物，少量多餐；严重呕吐、腹泻者，予以静脉补液或营养支持。

（3）**预防感染** 每周检查血常规1次，白细胞 $< 3.5 \times 10^9/L$ 者应遵医嘱停药或减量。加强病室空气消毒，减少探视，预防交叉感染；血小板 $< 80 \times 10^9/L$，白细胞 $< 1.0 \times 10^9/L$ 时应做好保护性隔离，给予必要的支持治疗，如中药调理、成分输血，必要时遵医嘱应用升血细胞类药。

（4）**预防出血** 注意有无皮肤瘀斑、牙龈出血、血尿、血便等全身出血倾向；监测血小板计数，$< 50 \times 10^9/L$ 时避免外出，$< 20 \times 10^9/L$ 时要绝对卧床休息，限制活动。协助做好生活护理，注意安全，避免受伤，同时监测患者的生命体征和神志的变化。尽量避免肌肉注射及用硬毛牙刷刷牙。

（5）**注意肝肾功能监测** 化疗过程中密切观察病情变化、监测肝肾功能，了解患者的不适主诉，准确记录出入液量，鼓励多饮水，碱化尿液，以减少或减轻化疗所致的毒副作用。

（6）**防止脱发** 化疗时可用冰帽局部降温，预防脱发。

5. 放射疗法的护理

（1）**皮肤、黏膜的护理** 保持皮肤清洁干燥，穿着柔软的棉质衣服。照射野皮肤忌摩擦、冷热刺激，洗澡禁用肥皂、粗毛巾搓擦，局部用软毛巾吸干；局部皮肤出现红斑瘙痒时禁搔抓，禁用酒精、碘酒等涂擦；照射野皮肤有脱皮现象时，禁用手撕脱，应让其自然脱落，一旦撕破难以愈合；外出时防止阳光直射；放疗期间可使用滴鼻剂和漱口液，加强局部黏膜清洁。

（2）照射器官功能的观察　肿瘤所在器官或照射野内的正常组织受射线影响可发生一系列反应，如胸部照射后形成放射性肺纤维变，胃肠道受损后出现出血、溃疡和形成放射性肠炎，膀胱照射后可出现血尿等，因此放疗期间应加强对照射器官功能状态的观察，对症护理，有严重不良反应时及时和医师联系，暂停放疗。

（3）防止感染　医护人员严格执行无菌操作，防止交叉感染；指导并督促患者注意个人卫生，如口腔清洁等；鼓励患者多进食，增加营养，提高免疫力；每周检查血常规一次，监测患者有无感染症状和体征；若患者白细胞计数极低，应实行保护性隔离。

6. 恶性肿瘤患者围术期护理　参见第七章围术期患者的护理和各种恶性肿瘤患者的手术前后护理。

【健康教育】

1. 保持心情舒畅　各种精神刺激、情绪抑郁或波动，均可促进肿瘤的发生和发展。肿瘤患者应保持良好的心态，勇敢地面对现实，避免各种不良情绪。

2. 加强营养　肿瘤患者应均衡饮食，摄入高热量、高蛋白质、富含膳食纤维的各类营养素，多食新鲜水果，饮食宜清淡、易消化，忌辛辣、油腻等刺激性食物。

3. 适当运动　适量、适时的运动可改善人体的精神面貌，有利于调整人体的内在功能，增强抗病能力，减少各类并发症。

4. 功能锻炼　对于因术后器官、肢体残缺而引起生活不便的患者，应早期协助和鼓励其进行功能锻炼，如全喉切除术后的食管发音训练、截肢术后的患者等，使其具备基本的生活自理能力和必要的劳动能力，减少对他人的依赖。

5. 坚持治疗　出院后仍应鼓励患者积极配合治疗，有针对性地提供化疗、放疗等方面的信息资料，提高其对各种治疗反应的识别和自我照顾能力，克服化疗、放疗带来的身体不适。

6. 加强随访　肿瘤患者应终身随访，术后最初 3 年内至少每 3 个月随访 1 次，继之每半年复查 1 次，5 年后每年复查一次。随访可早期发现复发或转移征象。

第三节　良性肿瘤患者的护理

良性肿瘤可发生于全身不同器官和组织，因肿瘤的来源和发生部位不同，其病理生理变化和临床表现各异。临床分为各脏器良性肿瘤和常见体表良性肿瘤；前者因所在器官不同而有不同的临床特点（参见相关章节），本节仅介绍体表常见良性肿瘤。

体表肿瘤是指来源于皮肤、皮肤附件、皮下组织等浅表软组织的肿瘤，在临床上需与非真性肿瘤的肿瘤样肿块相鉴别。

1. 皮肤乳头状瘤（skin papilloma）　是表皮乳头样结构的上皮增生所致，同时向表皮下乳头状延伸，易恶变为皮肤癌，如阴茎乳头状瘤等。手术切除是首选的治疗方法。

2. 黑痣（pigment nevus）　为良性色素斑块，分为皮内痣、交界痣和混合痣 3 种。皮内痣位于表皮下、真皮层，常高出皮肤，表面光滑，有汗毛，很少恶变。交界痣位于基底细胞层，向表皮下延伸，局部扁平，色素较深，多位于手、足，易受激惹、恶变。混合痣为皮内痣与交界痣同时存在，当色素加深、变大或瘙痒、疼痛时，为恶变可能，应及时作完整切除，并做病理检查。

3. 脂肪瘤（lipoma）　为脂肪样组织的瘤状物，好发于四肢、躯干。多数单发，也可多发。边界清，呈分叶状，质软可有假囊性感，无痛，生长缓慢。深部者可恶变，应及时切除。多发者瘤体常较小，呈对称性，有家族史，可伴疼痛。

4. 纤维瘤（fibroma）　位于皮肤及皮下的纤维组织肿瘤。呈单个结节状，瘤体不大，边界清，质硬，活动度大，生长缓慢，极少恶变。可手术切除。临床常见有纤维黄色瘤、隆突性皮纤维肉瘤、带状纤维瘤。

5. 神经纤维瘤（neurofibroma） 包括神经鞘瘤与神经纤维瘤，前者由鞘细胞组成，后者为特殊软纤维，具有折光的神经纤维细胞并伴有少量神经索。常位于四肢神经干的分布部位，多发、对称，大多无症状，也可伴明显疼痛。手术切除时应注意避免伤及神经干。

6. 血管瘤（hemangioma） 多为先天性，生长缓慢，按其结构可分为三类。

（1）毛细血管瘤（hemangioma capillanisum） 多见于女婴的颜面、头皮、颈部和肩部，出生时即有皮肤红点或小红斑，逐渐增大、红色加深并隆起。如增大速度快于婴儿发育，则为真性肿瘤。瘤体边界清，压之可稍褪色，释手后恢复红色。大多数为错构瘤，1 年内可停止生长或消退。早期瘤体较小时手术切除或液氮冷冻治疗效果均良好。

（2）海绵状血管瘤（hemangioma cavernosum） 由小静脉和脂肪组织构成。多数生长在皮下组织、肌肉，少数可在骨或内脏等部位。皮肤色泽正常或呈青紫色。肿块质地软而边界不太清，可有钙化结节和触痛，应及早手术切除，以免增大而影响局部组织功能。

（3）蔓状血管瘤（hemangioma racemosum） 由较粗的迂曲血管构成，大多数为静脉，也可有动脉或动静脉瘘。除发生于皮下和肌肉，还常侵入骨组织。外观常见蜿蜒的血管，有明显的压缩性和膨胀性，或可闻及血管杂音或触及硬结。应争取手术切除。术前作血管造影检查，了解病变范围，充分作好术前准备，包括术中控制出血及输血等。

7. 囊性肿瘤及囊肿

（1）皮样囊肿（dermoid cyst） 为囊性畸胎瘤，浅表者好发于眉梢或颅骨骨缝处，可与颅内交通呈哑铃状，质地硬。手术切除前应有充分估计和准备。

（2）皮脂囊肿（sebaceous cyst） 非真性肿瘤，为皮脂腺排泄受阻所形成的囊肿。以头面部及背部多见，囊内为油脂样"豆渣物"，易继发感染而伴奇臭。若已感染者，应控制感染后再手术切除。

（3）表皮样囊肿（epidermoid cyst） 由外伤所致表皮基底细胞层进入皮下生长而成，常见于臀、肘等易受外伤或磨损部位。手术切除治疗。

（4）腱鞘或滑液囊肿（synovial cyst） 非真性肿瘤，由浅表滑囊经慢性劳损诱发。常见于手腕、足背肌腱或关节附近，屈曲关节时有坚硬感。可加压击破或抽出囊液或手术切除治疗，但易复发。

【护理评估】 参见本章第二节相关内容。

【常见护理诊断 / 问题】 参见本章第二节相关内容。

【护理措施】 参见本章第二节相关内容。

案例讨论

患者，男性，67 岁，退休工人。因反复中上腹痛半年余而入院治疗。体检：神志清，T：36.8℃，P：64 次 / 分，R：17 次 / 分，BP：168/96mmHg，心肺（－），肝脾未触及。辅助检查：胃镜示反流性食管炎，胃多发溃疡；病理报告示胃窦部低分化腺癌。

问题：

1. 试分析该患者发生胃癌的危险因素有哪些？

2. 试分析患者目前主要的护理诊断 / 问题有哪些？

3. 何谓恶性肿瘤的三级预防？主要措施有哪些？

NOTE

第十一章　显微外科手术患者的护理

第一节　概　述

　　显微外科（microsurgery）是指在光学放大设备下，使用精细的显微手术器械和材料进行操作的一项外科技术。在手术野放大的情况下进行手术操作，可以超越人类视力的自然限制，从宏观进入微观，从而使手术更加精确细致，进而降低组织创伤，有利于组织愈合，大大提高手术的质量。同时亦扩大了外科手术的治疗范围，使过去无法在肉眼下进行的手术，通过手术放大设备而得以清晰地辨认和精确地操作。经过半个世纪的发展显微外科技术已很成熟，并已在多个手术科室采用。

　　显微外科手术适应证选择的原则：① 如采用常规简单手术可达到同样效果者，不建议应用相对复杂的显微外科手术；② 采用不吻合血管的邻近组织转移修复能达到相同手术效果者，就不宜应用吻合血管的游离组织移植；③ 用外形和功能相对次要部位的组织作为供区来移植修复重要受区部位；④ 既要考虑受区的功能与外观形态，同时尽可能地减少供区功能与外观形态的损失。

一、显微外科的设备和器材

　　（一）常用显微外科设备和器材

　　1. 显微外科设备　包括手术显微镜和手术放大镜。供显微外科手术使用的手术显微镜和一般显微镜不同，应具备以下几点要求。

　　（1）放大倍数在 6~15 倍，个别情况要求 25~30 倍，可随意变换倍数，变焦时保持视野清晰，无须调整焦距。

　　（2）工作距离在 20~30cm，以适应深部手术操作的需要。

　　（3）包括主、副两套双筒双目镜，便于术者和助手使用，能分别调节屈光度和瞳孔间距，视野较大。

　　（4）镜内有同轴照明的冷光源，光亮度大，可调节光度。

　　（5）图像清晰，机械部分灵活、轻便，电动系统稳定。

　　（6）最好具有连接参观镜、照相机和摄像系统的接口，以供教学和参观手术用。

显微镜使用时要选择适当的目镜和物镜。要根据手术精细程度，调整放大倍数。还应调节好瞳孔间距和两眼在同一水平上，使两眼视物清晰，具有立体感。因为每个人的视力与瞳孔间距不同，使用时除了单人调节以外。还必须两个人调整到同一视点上，同时看清才便于配合操作。

手术放大镜常用于 3~4mm 以上血管、神经及不十分精细的显微手术操作。额带式放大镜及望远镜式放大镜，可放大 1~6 倍，工作距离 20~30cm，使用方便，节省了手术时间。但手术视野稍小，头部需要固定姿势，眼睛容易疲劳是其不足。

2. 显微外科手术器械　主要包括：显微镊子、显微剪刀、拉钩、显微持针器、微血管钳、血管夹、合拢器以及双极电凝等。这些器械的特点是小型、轻巧、尖、细、不反光、无磁性。

（1）显微镊子　尖端应尖但不锐，边缘无棱角，对合好，能牢固地夹住汗毛。可用来提取、分离组织和夹提缝线打结。

（2）持针器　咬合面光滑无齿，宽窄适宜，对合紧密，能稳固地夹持显微缝合针线。

（3）剪刀　一般包括有弯、直两种，弯剪用来分离组织，直剪用来修剪组织和剪线。

（4）血管夹　有不同的各种血管夹，适用于不同口径的血管，要求在不损伤血管壁的前提下阻断血流。

3. 显微缝合线　常用的缝线有 7-0，8-0，9-0，10-0 和 11-0 5 种规格。可根据需要选择应用。7-0 缝线适用于缝合直径 3mm 以上的动、静脉以及神经和肌腱；8-0 或 9-0 的缝线适用于吻合直径 1~3mm 的血管；11-0 的缝线适用于吻合直径 1mm 以下的血管和淋巴管。

（二）显微镜及显微器材的保养

1. 手术显微镜的保养　每次用完后，将各个关节臂收拢，旋紧制动手轮（新型显微镜多为电子锁制动关节），底座刹车刹紧，罩上专用清洁套，放于清洁干燥的储藏室内。及时清除手术显微镜上的血迹或污物。镜头表面宜先用橡皮球吹去灰尘，然后用脱脂棉 95% 乙醇轻轻擦拭，完全清除机体上的灰尘和水渍。切勿使用硬物擦拭镜头。

2. 显微外科器械的保养　显微外科器械比较精细，且容易损伤，需精心保养才能延长其使用寿命。在使用或保养过程中，应放置于专门显微器械盒内，以免器械尖刃部位受损。使用后及时清除血迹，擦干后涂抹一层金属保护液，放置好备用。显微外科器械常用高压蒸汽灭菌。

二、显微外科的临床应用

目前，所有外科均已采用显微外科手术。显微外科技术的应用，不仅扩大了手术范围还可以提高手术治疗水平，促进学科发展。

1. 断肢（指）再植　是显微外科临床应用的重要内容之一，将在本章第二节详细介绍。我国在断肢（指）再植的临床应用方面一直处于国际领先地位。

2. 吻合血管的组织移植　是显微外科技术应用最为广泛的领域，以吻合直径小于 3mm 的小血管为主。常见术式有吻合血管的皮瓣和肌皮瓣移植、吻合血管的骨和骨膜移植、吻合血管神经的肌肉移植、吻合血管的大网膜移植等。随着显微外科技术水平不断提高，可进行复合组织移植和组合组织移植。

3. 足趾移植再造拇指或手指　是采用自体的足趾应用显微外科技术缝接血管和神经，移植到拇指或手指缺损处，基本可恢复拇指或手指的外形和功能。

4. 吻合血管的空肠移植重建食管　利用空肠修复颈段及胸段食管瘢痕性狭窄、先天性食管缺损或闭锁、上中段食管癌切除术后的食管重建。

5. 周围神经显微修复　包括神经外膜缝合术、神经束膜缝合术、神经松解术及神经移植术。显微外科技术使神经外膜和神经束膜缝合的准确性增加，提高了手术效果。近年来吻合血管的神经移植术，即移植的神经带有该神经血液供应的动、静脉，为长段神经缺损的修复，特别是血液供应不良者提供了更好的修复条件。

6. 显微淋巴管外科　淋巴管的病变可引起肢体慢性淋巴水肿、象皮肿和乳糜尿等，而淋巴管细小、壁薄、透明无色、肉眼无法观察，故常规手术治疗困难。显微外科手术可将淋巴管远侧端与邻近小静脉近侧端进行吻合，使淋巴液直接引入静脉，对消除肢体肿胀、改善乳糜尿有较好效果。也可用于乳腺癌根治术后上肢淋巴水肿的治疗。

7. 小管道显微外科　显微外科技术可明显提高人体小管道吻合术后的通畅率。最常用于输精管吻合、输卵管吻合、鼻泪管断裂的修复等。

8. 吻合血管的小器官移植　① 自体小器官移植已经应用于临床，如自体睾丸移植用于治疗精索太短而可以复位的隐睾。② 吻合血管的异体小器官移植临床上也有成功报道，如异体睾丸移植治疗外伤性双侧睾丸缺失；吻合血管的异体肾上腺移植治疗肾上腺皮质功能减退症等。

9. 神经外科的应用　包括颅内外动脉搭桥，颅内肿瘤切除、颅内动脉瘤夹闭、脑血管畸形切除等。

第二节　断肢（指）再植患者的护理

断肢（指）再植（replantation of severed limb or finger）是指把完全或不完全断离的肢（指）体，在手术放大镜或手术显微镜的帮助下，重新接回原位，恢复血液循环，使之存活并最大程度地恢复其功能的显微手术。1963 年，我国在国际上首先报道断肢再植成功病例。我国的断肢（指）再植技术一直处于世界领先水平。

【分类】

1. 根据肢（指）断离的程度分类

（1）完全性断离　指断离的肢（指）体与人体完全分离，或断离肢（指）只有极少损伤的组织与人体相连，但这些相连组织在再植前清创时必须将其切断者。

（2）不完全性断离　指伤肢（指）体大部分已断离，伤肢（指）远侧部分不能为断离肢（指）体提供足够血运，致使断离肢（指）处于严重缺血或无血状态。

（3）多发性断离　完全性断离或不完全性断离的肢（指）体，其远端又发生一处或多处不完全性或完全性断离，称为多发性断离，损伤极为严重。

2. 根据断肢（指）的损伤性质分类

（1）切割性断离　多因切纸机、菜刀等锐器致伤。其特点是断面整齐，再植成活率较高，功能恢复较好。

（2）碾轧性断离　由车轮等钝器碾轧所致。其特点是断面多不整齐，断面处软组织损伤范围较大。成活后功能恢复尚好。

（3）挤压性断离　由重物挤压或被搅拌机绞轧所致。其特点是断面不整齐，组织损伤、污染严重，再植成活率低，功能恢复较差。

（4）撕裂性断离　由连续急速转动的皮带或滚筒转轴卷断肢（指）体所致。其特点是断面不规则，组织损伤严重。再植成活后肢（指）体功能恢复差。

【再植条件】

1. 全身情况　伤者全身情况良好是断肢（指）再植的首要条件。若有重要器官损伤应先进行抢救，可将断肢（指）暂置于 4℃冰箱内，待全身情况稳定后再实施再植。

2. 肢（指）体伤情　切割伤断面整齐，污染较轻，血管、神经、肌腱等重要组织挫伤轻，再植成活率高，效果较好。对于碾压伤，若范围不太广泛，在切除碾压部分后可使断面变得整齐，在肢体（手指）一定范围缩短后再植成功率仍可较高。若为撕裂伤或挤压伤，组织损伤范围广泛且血管、神经、肌腱从不同平面撕脱时。再植的成功率较低且功能恢复也较差。

3. 再植手术时限　虽然各种组织对缺血的耐受性不一，但缺血引起的组织学变化均随时间延长而加重。再植手术原则上是越早施行越好，应分秒必争。一般以外伤后 6~8 小时为限，如伤后早期开始冷藏保存或处于寒冷季节，其再植术的时限可适当延长。上臂和大腿离断时，再植手术时限应严格控制至 6~8 小时之内；而对于断指再植，其时限可适当延长至 12~24 小时。

4. 肢（指）体离断平面　肢体（手指）离断的平面与再植时限对于术后全身情况的影响及功能恢复有明显关系。末节断指再植的成功，使目前断指再植已无明显的平面限制。多段离断的断指亦可再植，而且越是远端的断指，其再植术后功能恢复得越好。

【现场急救】

1. 急救原则　急救目的是抢救生命，保存断肢（指），迅速转运，以利于患者尽快得到救治。

2. 现场急救　包括止血、包扎、保存断肢和转运。如果断肢（指）仍在机器中，应立即停机，拆机取出断肢，禁止将肢（指）体强行拉出或倒转机器，否则会加重损伤，降低再植成活率。

（1）止血　断肢（指）残端若有出血，应首先止血，如加压包扎、指压等，防止失血性休克。

（2）包扎　完全性断离近端的断面用无菌敷料或当时最清洁的布类加压包扎，断面上禁止使用药水或消炎药物。不完全性断离的肢（指）体，千万不可为包扎方便而自行剪断，应将肢（指）体用木板固定，妥善包扎，防止血管扭曲、拉伸。

（3）保存断肢（指）　如受伤地点在医院附近，可将离体的肢（指）体用无菌敷料或清洁布类包好，连同患者一起送往医院；如受伤地点距医院较远或在炎热季节，须采用干燥冷藏法保存，即将离体的肢（指）体用无菌或清洁敷料包好，先放入塑料袋中，再将塑料袋放入加盖的容器内，然后在容器周围放置冰块，保持在 4℃左右。断肢（指）不可直接与冰块接触，也不能用任何液体浸泡。

（4）迅速转运　采用最快的运输工具，迅速安全地转运患者到有再植条件的医院进行紧急处理。转送途中密切观察患者的生命体征、意识变化，防止休克，确保患者生命安全。

【再植的基本原则和过程】

1. 彻底清创　清创既是手术的重要步骤，又是对离断肢体（指）组织损伤进一步了解的过程。一般应分两组，对肢体的近、远端同时进行。清创时除遵循一般的清创原则外，还需仔细寻找和修整需要修复的重要组织，包括血管、神经、肌腱，并分别予以标记。手指的清创应在显微镜下进行。

2. 重建骨的连续性、恢复其支架作用　仔细修整和适当缩短骨骼，其缩短的长度应以血管与神经在无张力下缝合、肌腱或肌肉在适当张力下缝合、皮肤及皮下组织能够覆盖为标准。对骨骼内固定的要求是：简便迅速、固定可靠、利于愈合。

3. 缝合肌腱　骨支架重建后，先缝合肌腱后吻合血管。一方面缝合的肌腱或肌组织可作为血管床，有利于保护血管及吻合血管张力的调节；另一方面，可避免先吻合血管再缝合肌腱时的牵拉对血管吻合口的刺激和影响。缝合的肌肉和肌腱应以满足手部和手指主要功能为准，不必将断离的所有肌腱缝合。

4. 重建血液循环 血管吻合均需在显微镜下进行。确认动、静脉的解剖部位，在无扭曲、无张力下吻合，如有血管缺损应行血管移位或移植。主要血管均应予以吻合。吻合血管的数目尽可能多，动脉、静脉比例以 1∶2 为宜。一般先吻合静脉，后吻合动脉。

5. 缝合神经 神经应尽可能一期显微缝合。并保持在无张力状态，如有缺损应行神经移植修复。可采用神经外膜缝合或束膜缝合。

6. 闭合创口 断肢（指）再植的创口宜一期闭合，不应遗留任何创面。这一点在清创时应充分估计，适当缩短骨骼来满足皮肤创面闭合的需要。皮肤直接缝合时，为了避免形成环形瘢痕。可采用"Z"字成形术，使直线创口变为曲线创口。若有皮肤缺损，可采用中厚或全厚皮片覆盖创面，或采用局部皮瓣转移修复。

7. 包扎 洗去血迹，以便与健侧对比观察再植肢（指）体皮肤颜色。用多层敷料包扎，包扎时防止过紧，指间分开，指端外露，便于观察血液循环。敷料包扎后，通常再以石膏托固定。

【护理评估】

（一）术前评估

1. 健康史 了解患者的受伤情况，包括受伤时限、受伤机制、受伤部位、急救处理情况、离断肢（指）体保存情况等；有无慢性病史或有无出血倾向等。

2. 身体状况 了解患者是否存在以下临床表现。

（1）局部表现 部分离断者伤肢（指）断面可见骨折，部分软组织相连，主要血管断裂，远端肢体可无血循环。完全离断者肢体与人体完全分离，近端可有急性大出血，并可继发感染，远端有时可发生严重损毁而使再植发生困难。

（2）全身表现 损伤严重者可因急性大出血而发生休克。

3. 心理和社会支持状况 了解患者心理反应及程度，如恐惧、焦虑等；了解患者及家属是否了解术后康复的重要性及手术意愿；经济承受能力。

（二）术后评估

了解手术具体过程，观察再植肢（指）体皮肤颜色、皮肤温度、毛细血管充盈时间以及动脉搏动情况，有无血管危象和感染征象等。定时评估患肢（指）感觉及运动功能恢复程度，关注肢（指）体功能锻炼情况。

【常见护理诊断/问题】

1. 恐惧/焦虑 与突发肢（指）体断离、担心肢体残疾有关。

2. 疼痛 与肢体损伤有关。

3. 体液不足 与血管损伤导致的失血过多、创伤有关。

4. 躯体活动障碍 与肢（指）体离断、手术、疼痛、外固定有关。

5. 潜在并发症 包括肾衰竭、脂肪栓塞、周围神经或血管功能障碍、感染、休克等。

【护理措施】

（一）术前护理

严密监测生命体征，给予全身支持治疗，迅速完成相关实验室检查、备血、备皮、麻醉前用药等术前准备工作。

（二）术后护理

断肢（指）再植术后的血管痉挛、血栓形成和感染等问题关系手术成败，故术后护理十分重要。

1. 消毒隔离和预防感染 患者安置单间病房，室内空气和用品均予以消毒；室温保持在20℃~25℃，湿度应在50%~60%；有专人护理，限制探视；应用抗生素预防感染，但尽量肌肉注射，以防止产生静脉血栓。

2. 观察病情 了解患者神志、生命体征、尿量等变化，记录24小时出入水量，必要时监测CVP，及时了解血容量，判断失血性休克是否已纠正。了解患者有无急性肾衰竭的表现。

3. 再植肢（指）的护理 ① 抬高患肢以减轻肿胀；② 防止血管痉挛：术后1周内使用烤灯照射再植肢体，以利于肢体血管扩张；严禁吸烟。

4. 观察再植肢（指）血液循环 妥善固定患肢，包扎不能过紧，指（趾）末节应外露，以便观察血液循环。① 皮肤颜色由红润变苍白，提示动脉痉挛或栓塞；皮肤出现散在瘀斑，提示静脉部分栓塞；皮肤如出现大片或全部暗紫色，说明静脉完全栓塞；② 术后10日内，应每1~4小时测皮温1次；再植肢（指）皮温应高于健侧1~2℃；如皮温突然下降，患侧与健侧相差3℃以上，提示动脉血栓；如缓慢下降，在1~2日内相差3℃以上，则提示静脉栓塞。③ 毛细血管充盈时间少于1秒，皮肤青紫，患肢（指）肿胀，为静脉回流障碍；如毛细血管充盈时间延长2秒以上，皮肤苍白、发凉、干瘪，为动脉供血不足；④ 如肢体肿胀，应测肢体中径以追踪观察是否加重，需找寻原因及时处理，否则可导致肢体坏死。

5. 并发症的观察与护理

（1）血容量不足 大多发生在大肢体、多肢体或双手多指离断时。患者早期表现为脉搏快而弱，脉压减小，尿量减少等。应严密观察患者血压、脉搏，以便及时发现休克；但应慎用升压药，以免造成再植肢（指）体坏死和急性肾衰竭的发生。

（2）急性肾衰竭 是断肢（指）再植患者最为严重的并发症，可导致患者死亡。早期表现为少尿或无尿、尿比重降低等。一旦发生，应避免使用损害肾功能的药物，及时利尿。

（3）脂肪栓塞综合征 术后72小时内应注意观察患者的意识，一旦出现头痛、谵妄或昏迷，心率达140次/分，血压下降，应立即通知医师处理。

（4）切口感染 是断肢（指）再植术的常见并发症。术前应妥善包扎断肢（指）并进行彻底清创；术后保持切口敷料干燥、清洁，严格遵守无菌操作。

（5）血管危象 多发生于术后48小时内，包括血管痉挛和栓塞。

1）血管痉挛 主要表现为再植肢（指）体皮温下降。应加强再植肢（指）体保暖加局部灯烤，但照射时应避免灼伤。同时嘱患者绝对禁烟，适当应用抗凝解痉药物。

2）血管栓塞 多因清创不彻底、吻合血管的质量差引起。如单纯因肿胀引起的静脉栓塞可手术探查；因感染或静脉栓塞应采用放血疗法。

6. 功能锻炼 向患者解释早期活动的重要性，并制定康复训练计划。断肢（指）再植的最终目的是恢复肢体的功能，功能锻炼应从术前开始，一直贯穿到术中、术后整个治疗和护理过程。

【健康教育】

1. 安全教育 应进行安全劳动宣传，提高劳动保护意识。

2. 活动 3个月内避免重体力劳动，避免再植肢（指）体过度用力。

3. 康复训练 循序渐进地进行功能锻炼，促进再植肢（指）体的功能康复。

4. 禁止吸烟 解释主动及被动吸烟对再植肢（指）的危害，取得患者及家属的配合。

5. 定期复查 功能康复是断肢（指）再植术最终的目的，要求患者按时到医院复诊，以便及时调整康复措施。

案例讨论

患者，50 岁，在工作中右手拇指和示指被机器轧断。伤后约 3 小时患者被同事送达医院，并将离断手指用纸巾包裹送到医院。急诊给予断指再植手术，术后 8 小时，护士发现患者断指肿胀明显，颜色变暗紫色，指腹张力大，皮温高于健侧。

问题：

1. 该患者离断手指应如何保存？

2. 目前患者出现什么问题？

3. 该如何处理？

第十二章　器官移植患者的护理

第一节　概　　述

器官移植（organ transplantation）是指将某一个体的活性器官移植到另一个体的体内，继续发挥其原有的功能一门技术。被移植的细胞、组织或器官称为移植物（graft），提供移植物的个体称为供体（donor），接受移植物的个体称为受体（recipient）。目前除脑和脊髓外的所有器官都可以进行器官移植，如肾、肝、胰腺与胰岛、小肠、心、肺、骨髓、角膜等。肝、肾和心脏移植已成为治疗器官功能衰竭的首选常规疗法。

【分类】

1. 根据供、受体遗传关系分类

（1）自体移植（autotransplantation）　供体和受体为同一个体，无排斥反应，如自体皮肤移植、断肢再植等。

（2）同质移植（syngeneic transplantation）　基因相同的不同个体之间的移植，如同卵双生子，两者的抗原结构完全相同，移植后无排斥反应而能永久存活。

（3）同种异体移植（allotransplantation）　供、受体双方属同一种族不同个体间的移植，是目前临床应用最广泛的移植方式，移植后会发生不同程度的排斥反应。

（4）异种移植（xenotransplantation）　供、受体双方分属不同种族。异种之间存在很大差异，移植后会引起强烈的排斥反应，从而使得这种移植成功的可能性很小。

2. 根据移植物植入的部位分类

（1）原位移植（orthotopic transplantation）　移植物植入受体的原器官所在的解剖位置。

（2）异位移植（heterotopic transplantation）或辅助移植　移植物植入受体的原器官解剖位置以外的部位，如异位辅助性肝移植。

（3）原位旁移植（paratopic transplantation）　移植物植入受体的原器官解剖位置旁。

3. 根据移植物是否保持活力分类

（1）活体移植（viable transplantation）　移植物在移植过程中始终保持着活力，在移植后能

NOTE

恢复其原来的功能，如自体皮肤移植、同种异体肾移植等。

（2）结构移植又称支架移植（structural transplantation） 移植物已丧失活力，如骨、软骨、血管、筋膜等，移植后提供支持性基质和机械解剖结构，使受体的同类细胞得以生存，无排斥反应。

4. 根据移植器官的数量分类

（1）单一或单独移植 仅移植单个器官，如肾、肝或心脏移植。

（2）联合移植（combined transplantation） 两个器官一次手术同时移植到某一个体的体内，如肝与小肠、胰肾、肝肾、心肺联合移植等。

（3）多器官移植（multiple organ transplantation） 3个或更多的器官一次手术同时移植到一个体内。器官簇移植在联合移植或多器官移植中，如果两个或多个器官只有一个总的血管蒂，整块切除后，在植入时只需吻合主要动静脉主干，称为器官簇移植，如肝、肠联合移植以及肝、胰、胃、肠联合移植。此种移植较单一器官移植排斥反应轻，具有免疫学方面的优势。

【供体选择】

1. 免疫学检测 同种异体器官移植成功的最大障碍是移植后供体与受体之间的移植排斥问题，所以，在器官移植之前必须进行相关的免疫学检测，以选择与受体组织相容性抗原无差异或差异小的供体获取移植物，临床常用的检测方法有以下几种。

（1）ABO血型相容试验 同种异体间移植必须血型相同或至少符合输血原则。

（2）淋巴细胞毒交叉配合试验 受体预存抗体的检测方法，受体的血清与供体淋巴细胞之间的配合是必做的一项检查。肾移植时，淋巴细胞毒交叉配合试验必须<10%或阴性，肝移植可相对放宽，但仍以<10%为佳。

（3）人类白细胞抗原（HLA）配型 临床主要检测HLA-A、HLA-B和HLA-DR 3个位点的相容程度。HLA配型与肾移植、骨髓移植的存活率密切相关，配型相容程度越好，移植器官存活率越高，但与肝移植的存活率无密切相关。

2. 非免疫学检测

（1）器官来源 供受体之间仅限于以下关系：配偶、直系血亲或者三代以内旁系血亲，或者有证据证明受体与活体器官捐献人存在因帮扶等形成的友情关系。同种器官目前主要来源于活体供体（主要亲属捐赠）与尸体供体。

（2）移植器官 功能正常，供体无血液病、结核病、恶性肿瘤、严重全身性感染和人类免疫缺陷病毒（HIV）感染等疾病。

（3）供体年龄 一般以不超过50岁为佳，但随着移植经验的积累和技术的提高，年龄的界限可放宽，如供肺、胰者<55岁，供心者<60岁，供肾者<65岁，供肝者<70岁。

【器官保存】 安全有效的器官保存是移植成功的先决条件。

离体缺血器官在35℃~37℃的常温下短时间内即开始失去活力（称为热缺血）。为延长供体器官的存活时间，器官保存应遵循低温、预防细胞肿胀和避免生化损伤的原则。目前采用特制的器官灌洗液（0℃~4℃）快速灌洗器官，尽可能将其内血液冲洗干净，使器官迅速、均匀降温至10℃以下，然后保存于2℃~4℃的保存液中直到移植（称为冷缺血），使器官保持在与体内新陈代谢同样的状态。UW液（the University of Wisconsin solution）作为器官保存液，已在国际上广泛应用。目前临床大多将供体器官的保存时限定为：心脏5小时内，肝脏12小时内，胰腺20小时内，肾脏50小时内。

【免疫排斥反应】 免疫排斥反应又称宿主抗移植物反应（host versus graft reaction, HVGR）是受体对移植器官抗原的特异性免疫应答反应。根据其发生的时间、免疫机制、临床及组织形态学的不同可分为以下几种。

1. 超急性排斥反应（hyperacute rejection） 是一种以抗体介导为主的体液免疫反应，常发生于受体与供体 ABO 血型不合、再次移植、反复输血、多次妊娠和长期血液透析的个体。在移植器官的血管吻合接通后 24 小时内，甚至数小时、数分钟内立即出现排斥反应，导致移植器官水肿、出血和血管内凝血，以及急性功能衰竭。一旦发生，唯一措施是尽快摘除移植物，进行再移植。

2. 加速血管排斥反应（accelerated vascular rejection） 又称血管排斥反应或体液排斥反应，多发生在术后 2~5 日，也可出现在术后 1 个月内。患者有高热、畏寒、乏力、食欲减退等全身症状及白细胞增加，移植脏器肿胀、疼痛，移植器官功能减退或丧失。某些加速血管排斥反应有可能治疗，如经糖皮质激素冲击治疗可能得到暂时缓解，但短时间内将再次或反复发作，直至不可逆转。

3. 急性排斥反应（acute rejection） 是临床上常见的典型的移植免疫反应，一般出现在移植后 4~14 日，也可在术后几周出现，甚至一年内多次反复出现。主要特征为急性血管病变，患者可出现发热、畏寒、全身不适、移植物肿大而引起局部胀痛等，移植器官功能丧失。接受免疫抑制药物治疗的移植患者，急性排斥的症状常不明显。一旦发生，使用大剂量皮质类固醇激素冲击治疗或调整免疫抑制药物和方案通常有效。

4. 慢性排斥反应（chronic rejection） 是移植物功能丧失的常见原因，可发生在移植术后数月至数年。其发生原因尚有争论，表现为血管内皮损伤及非免疫损伤机制（如缺血再灌注、病毒感染等）所致的组织器官退行性病变，唯一有效疗法是再次移植。

【免疫抑制治疗】 器官移植的免疫治疗可分为基础治疗和挽救治疗。前者是应用免疫抑制剂预防排斥反应的发生，后者是当排斥反应发生时，加大免疫抑制剂的剂量或调整免疫抑制剂的方案，以逆转排斥反应。免疫抑制治疗的基本原则是联合用药，常用的免疫抑制药物介绍如下。

1. 硫唑嘌呤（azathioprine，Aza） 抑制嘌呤、DNA 和 RNA 的合成，进而抑制 T 细胞和 B 细胞的分化和增殖。常用剂量为 2~5mg/（kg·d），维持量为 0.5~3mg/（kg·d）。可通过口服和静脉注射给药。其主要副作用有骨髓抑制、肝功能损害、胃肠道反应、皮炎、脱发和易感染等，已较少应用。

2. 霉酚酸酯（mycophenolate mofetil，MMF） 特异性地抑制 T、B 淋巴细胞的增殖及抗体生成，制止细胞毒性 T 细胞的繁殖。常用剂量为 2g/d，口服。主要副作用有腹泻、关节痛、白细胞减少和胃肠道出血等。

3. 皮质激素类 常与其他免疫抑制剂联合应用。主要通过阻止扩大巨噬细胞和淋巴细胞效应的 T 细胞因子的产生，从而抑制 T 细胞的活性。常用的有氢化可的松、泼尼松、泼尼松龙和地塞米松等，口服和静脉注射。副作用可有骨质疏松、应激性溃疡、易感染、糖尿病、高血压、库欣综合征等。

4. 环孢素（cyclosporine，CsA） 主要作用是阻止白细胞介素 –2（IL–2）及其他 T 细胞激活所需的细胞因子的表达，从而抑制 T 细胞的活化与增殖，常作为免疫抑制维持治疗的最基本药物之一。常用剂量为 6~10mg/（kg·d），用量要严格依据血液监测的药物水平。主要副作用有肝肾毒性、高血压、神经毒性、多毛症、牙龈增生、易感染、高尿酸血症、痛风和糖尿病等。

5. 他克莫司（tacrolimus FK506） 作用机制类似环孢素（强 10~100 倍），通过阻止 IL–2 受体的表达而抑制 T 细胞的活化和增殖。常用剂量为 0.15mg/（kg·d）。主要副作用有糖尿病、肾毒性、头痛、失眠、震颤、皮肤感觉异常、易感染等。

6. 抗淋巴细胞球蛋白（ALG）或抗胸腺细胞球蛋白（ATG） 能清除 T 细胞、B 细胞，临床多用于免疫抑制的诱导阶段。常用剂量为 10~20mg/（kg·d），主要副作用有发热、寒战、白细胞减少、皮疹等，甚至发生过敏性休克。用前需做过敏试验。

7. 莫罗莫那 –CD3（OKT3） 抑制 T 细胞的活性和多种细胞因子的产生和表达。常用剂量为 5mg/d。主要副作用有发热、寒战、腹泻、头痛、恶心、呕吐、呼吸困难、气促、肺水肿、脑膜炎、昏迷等。使用前需做过敏试验。

第二节　器官移植

一、肾移植

肾移植（kidney transplantation）是临床各类器官移植中开展最早、最多、最成熟、疗效最显著的器官移植。活体供肾的最长存活时间已达 40 年。

【**适应证**】 肾病如慢性肾小球肾炎、慢性肾盂肾炎、多囊肾、糖尿病性肾小球硬化等发展到慢性肾衰终末阶段，经一般治疗无明显效果时都是肾移植的适应证。

【**辅助检查**】 术前常规实验室及影像学检查（参照手术前常规辅助检查）；供、受体间相关的免疫学检查；尿及咽拭子细菌培养等。

【**治疗要点**】

1. 手术方式 采用异位移植，即髂窝内或腹膜后移植，以前者多见（图 12-1），供肾动脉与髂动脉吻合，供肾静脉与髂静脉吻合，供肾输尿管与膀胱吻合。

2. 免疫抑制治疗 原则是联合用药，既增强药物的免疫抑制效果，同时又减少某种药物的剂量，降低其毒副作用。

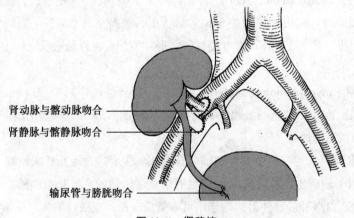

肾动脉与髂动脉吻合
肾静脉与髂静脉吻合

输尿管与膀胱吻合

图 12-1　肾移植

二、肝移植

肝移植是治疗终末期肝病最根本的方法，世界上肝移植最长存活 32 年，我国最长存活已超过 9 年，首次肝移植手术存活率已超过 90%，5 年存活率也超过 75%，而且生活质量良好。

【**适应证**】

1. 终末期肝病 如肝炎后肝硬化、酒精性肝硬化、急性肝功能衰竭、巨大肝囊肿等。

2. 终末期胆道疾病 如先天性胆总管闭锁、硬化性胆管炎、继发性胆汁性肝硬化、家族性胆汁淤滞病等。

3. 先天性代谢障碍性疾病　如 α 抗胰蛋白酶缺乏病、血色素沉积症、乳蛋白酶血症等。

4. 肝肿瘤　良性肿瘤超出肝三叶切除范围，恶性肿瘤如肝细胞癌、胆管细胞癌等病变范围广泛或合并肝硬化的小肝癌等。

【辅助检查】　常规术前实验室检查及影像学检查，重点了解血型、HLA 配型、肝炎病毒、咽拭子细菌培养的相关检查，以及心、肺、肾、脑及神经系统功能检查。

【治疗要点】

1. 手术方式

（1）原位肝移植　切除受体肝脏，将供肝植入原肝部位。

（2）异位肝移植　保留原肝脏，将供肝植入受体体腔的其他部位，如脾床、盆腔或脊柱旁。

2. 综合治疗　免疫抑制剂等综合治疗。

三、患者护理

【护理评估】

（一）术前评估

1. 健康史　了解患者肝病或肾病的发生、发展及诊治情况；有无心血管、呼吸、泌尿系统疾病及糖尿病等病史，有无手术史和药物过敏史等。

2. 身心状况

（1）全身状况　患者的生命体征是否平稳；营养状况；水、电解质酸碱平衡情况；有无其他并发症或伴随症状。

（2）局部　肾病患者肾区有无疼痛、压痛；患者的排尿及尿量情况等。肝病患者肝区有无疼痛、压痛；皮肤、巩膜有无黄疸及其程度；皮肤有无出血点或感染灶。

（3）检测　辅助检查检测的结果。

3. 心理和社会支持状况　患者术前的心理反应可分为三类：① 迫切型；② 迟疑型；③ 恐惧型。了解患者心理反应类型、患者和家属对移植相关知识的认知程度、家庭和社会对患者的关心和支持程度。

（二）术后评估

1. 术中情况　了解术中血管吻合、出血、补液及尿量情况，是否输血及输血量；移植器官的部位、有无放置引流管等。

2. 生命体征　生命体征是否平稳，尤其是血压、中心静脉压、血氧饱和度、体温等情况。

3. 置管情况　各种引流管是否标识准确、清楚；各种管道是否通畅等。

4. 移植器官功能　移植肾的排泄功能及体液代谢变化，如患者的尿量、血肌酐及水、电解质的变化；移植肾区局部有无肿胀、疼痛等。移植肝的功能情况，如有无出血倾向及皮肤、巩膜黄疸消退情况；血清胆红素、凝血酶原时间及肝功能其他相关指标。

5. 心理和社会支持状况　移植后患者对移植器官的认同程度；患者及家属对移植术后治疗、康复、保健知识的了解和掌握情况。

【常见护理诊断 / 问题】

1. 焦虑 / 恐惧　与担心手术能否成功和昂贵的医疗费用有关。

2. 营养失调：低于机体需要量　与疾病消耗、饮食限制、食欲不振等有关。

3. 有体液不足的危险　与术前透析过度及手术复杂、术后禁食、肾移植术后多尿期体液排出过多等有关。

4. 活动无耐力　与营养不良和体液失调有关。

5. 低效性呼吸型态　与手术时间长、创伤大及气管插管有关。

6. 潜在并发症　包括急性排斥反应、出血、感染等。

【护理措施】

（一）术前护理

1. 心理护理　根据患者的心理反应，有针对性地向患者和家属介绍器官移植的相关知识、手术和术后治疗的方案；说明移植术后可能发生的排斥反应，抗排斥药物使用；所需经历的隔离期时间，隔离期探望规则；手术后疼痛和止痛措施；可能的手术风险和大致的医药费用等，使之正确理解移植手术，减轻对手术的恐惧和担心，以较好的心态接受和配合治疗与护理。

2. 加强营养　按病情指导患者合理饮食，必要时遵医嘱给予胃肠内或胃肠外营养支持，以改善患者的营养状况，提高对手术的耐受性。

3. 完善术前准备

（1）术前常规准备。

（2）协助医师完成相关生化和免疫学检测。

（3）遵医嘱给予抗生素、免疫抑制剂及其他药物。

（4）肠道准备术前1日进流质饮食，术前1日晚灌肠1次。肝移植患者术前1周内还需口服驱虫剂，术前3日口服肠道不吸收抗菌药物。

（5）肾移植患者术前1日加强血液透析治疗1次，确保患者水、电解质和酸碱平衡。

4. 病室准备

（1）病室设施　照明及光线充足，通风良好。室内除一般配备（空调、中心供氧及负压吸引）外，还应配备空气消毒设施。设专用药柜，根据移植器官的种类准备相关急救药品。有条件的可配备层流洁净病室；配置闭路电视、监视系统、电冰箱和电话等。在隔离病房的外间准备隔离衣、帽、鞋等。

（2）消毒、隔离　① 隔离病房每日用消毒液擦拭病室地面和物体表面，定期进行空气消毒。② 医护人员或患者家属进入隔离病房前应洗手，穿隔离衣，戴隔离帽、口罩和换鞋等。③ 患者衣被、床单、腹带等需经消毒灭菌后使用。④ 所有患者接触的物品均需消毒、灭菌处理（包括饮食），常用物品如血压计、听诊器等专用。⑤ 尽量不要进入病室内探望，需要时应严格按照消毒隔离要求；怀疑家属有感染时不得入内探视，不得携带鲜花和宠物等进入病室。

（二）术后护理

1. 严格消毒隔离　一般要求术后持续隔离10日以上。消毒隔离要求见本节术前护理相关内容。

2. 病情观察

（1）监测生命体征　监护仪监测血压、脉搏、呼吸、心率、血氧饱和度、中心静脉压等，并做好记录。随时了解患者的血容量情况，以保证组织器官有效的血流灌注。

（2）监测尿量　尿量是反映移植肾功能状况及体液平衡的重要指标，术后24小时内监测每小时尿量，术后第一天尿量宜维持在300mL/h以上，不少于100mL/h。由于术前尿毒症而存在不同程度的水钠潴留，约60%的肾移植患者在术后早期出现多尿，尿量可达800~1000mL/h，称为多尿期，多发生在术后24小时内。部分肾移植患者术后可出现少尿或无尿，每小时尿量低于30mL时，首先考虑血容量不足，应适当加快补液速度。如尿量仍未增加应考虑其他原因，如肾后性梗阻、尿外渗、移植肾动静脉栓塞、急性肾小管坏死、急性排斥反应等。

（3）监测呼吸功能　大多数肝移植患者术后需通过气管插管呼吸机辅助呼吸 24~48 小时，以保证足够的氧合。应密切观察呼吸功能，根据病情调整呼吸机的相关参数，做好呼吸机的护理。

（4）监测水、电解质及酸碱平衡　准确记录出入水量，定期监测动脉血气分析及血清电解质。

（5）监测肝、肾功能　定期检测肝、肾功能各项生化指标，了解移植肝、肾的功能状况；注意保护肾功能，慎用肾毒性药物，服用环孢素或 FK506 后第三日需测其血药浓度，使之既达到有效浓度，又不增加肾毒性。

3. 静脉输液护理　① 肾移植患者一般不选择手术侧下肢、血液透析所用的动静脉造瘘肢体做静脉输液。② 遵循"量出为入"为原则。当尿量小于 500mL/h 时，输液量为出量的全量；当尿量为 500~1000mL/h 时，输液量为出量的 80%；当尿量大于 1000mL/h 时，输液量为出量的 70%。③ 根据病情确定输液的种类，合理安排输液顺序及速度。④ 保持静脉通路通畅。

4. 伤口及引流管护理　注意观察伤口有无渗血、渗液、肿胀和疼痛，保持敷料清洁干燥；保持各引流管固定良好、引流通畅，观察引流物的量、颜色、性状；若持续有鲜红血液浸湿敷料或伤口内持续引流出较多新鲜血性液体，应警惕有活动性出血可能；更换敷料或引流管时，要严格无菌操作。

5. 饮食护理　待患者胃肠功能恢复后，可给予少量易消化饮食，以后逐渐增加。肾移植患者宜低盐、低蛋白、低脂饮食；肝移植患者宜进食高蛋白质、高热量、高纤维素、低脂饮食；禁用提高免疫功能的食物，如黑木耳、白木耳、香菇、红枣、人参、蜂王浆等，以免降低免疫抑制剂的作用。必要时遵医嘱给予胃肠内或胃肠外营养，以改善患者的营养状况。

6. 并发症的观察和护理

（1）出血　包括伤口渗血和消化道出血。前者多由于动静脉吻合口裂开和感染性动脉瘤破裂；后者多发生于急性排斥反应用大量激素"冲击"治疗后。

护理要点：① 密切监测生命体征变化。② 术后平卧 24 小时，肾移植移植侧下肢髋、膝关节水平屈曲 15°~25°；术后早期做好活动指导，禁止突然改变体位，以减少切口疼痛和血管吻合处的张力，防止血管吻合口破裂出血。③ 加强引流管护理。④ 遵医嘱补充血容量，预防性应用止血药。⑤ 一旦发现出血征象，应及时报告医师，配合进行相关处理。

（2）感染　是导致移植患者死亡的主要原因之一，常发生在伤口、肺部、尿路、皮肤和口腔等部位。

护理要点：① 加强消毒隔离措施。② 术后早期不宜外出，必须外出检查或治疗时，应戴口罩和帽子，注意保暖。③ 协助患者翻身、叩背，鼓励患者咳嗽和深呼吸，雾化吸入，促进排痰等。④ 加强伤口护理，合理应用抗菌药。⑤ 加强口腔护理，观察口腔内有无白斑、溃疡。⑥ 加强会阴部护理。⑦ 密切监测感染征象，观察患者的体温、手术切口、肺部、尿道、口腔、皮肤等情况。⑧ 一旦明确诊断感染，应及时遵医嘱抗感染处理，以尽快有效控制感染。

（3）急性排斥反应　肾移植术后若患者体温突然升高且持续高热，伴尿量减少，血压升高，血肌酐、血尿素氮增高，移植肾区闷胀、压痛及情绪改变等，应考虑发生急性排斥反应的可能。肝移植术后若胆汁分泌量减少、稀薄、颜色变淡，伴发热、肝区不适、黄疸及情绪改变等，常为急性排斥反应的表现。一旦明确诊断，遵医嘱应用抗排斥反应药物，如大剂量糖皮质激素、抗淋巴细胞球蛋白（ALG）、抗胸腺细胞球蛋白（ATG）等，及时观察用药效果及副作用。

【健康教育】

1. 自我监测　指导患者自我监测体温、脉搏、血压、尿量、体重等指标，出现异常情况应复诊。肝移植带 T 管出院者，指导 T 管的护理。

2. 预防感染　少到公共场所，术后 1 个月内外出时需戴口罩。注意保暖，防止受凉感冒；加强饮食和口腔卫生，保持外阴清洁，勤换棉内衣裤等。

3. 指导服药　需终身服药，指导患者掌握服药的方法、剂量、注意事项和不良反应等。

4. 活动与休息　合理安排作息时间，避免不良情绪刺激。运动强度和运动幅度以渐进为宜。移植肾多置于髂窝内，周围无脂肪保护，故应特别加强保护。

5. 定期复查　出院后第一个月内每周复查 1 次，第二个月每 2 周复查 1 次，术后半年每月复查 1 次，保持与手术医院的联系。

案例讨论

患者，男，40 岁。因慢性肾盂肾炎致肾功能衰竭，血液透析 5 个月后行肾移植手术，供体为其胞妹，手术过程顺利并安全返回病房。患者清醒，禁食，口唇稍干，尿量 100mL/h。有颈内静脉留置导管。体检：体温波动于 36.3℃~36.8℃，脉搏 88 次 / 分，血压 102/65mmHg，中心静脉压 3cmH$_2$O。

问题：

1. 患者目前存在的最主要的护理诊断 / 问题是什么？

2. 简述其护理措施要点。

3. 如何对该患者进行出院指导？

第十三章　颅内压增高患者的护理

导学

　　内容与要求　颅内压增高患者的护理包括颅内压增高和脑疝两部分内容。通过本章的学习，应掌握颅内压增高患者的护理措施；熟悉颅内压增高疾病的病因和分类、临床表现、辅助检查和治疗原则；了解颅内压增高的概念。

　　重点与难点　颅内压增高的后果；颅内压增高的病因和分类、临床表现及护理措施；颅内压增高手术患者围术期的护理要点；颅内压增高手术患者术后并发症的观察与护理。各种颅内引流管的护理。

第一节　颅内压增高

　　颅内压增高（intracranial hypertension）是神经外科常见临床病理综合征，是许多颅脑疾病，如颅脑损伤、脑肿瘤、脑出血和脑积水等共有征象。由于上述疾病使颅腔内容物体积增加或颅腔容积缩小超过颅腔可代偿的容量，导致成人颅内压持续在 200mmH$_2$O 以上，儿童颅内压持续在 100mmH$_2$O 以上，并出现头痛、呕吐、视乳头水肿三大症状，称为颅内压增高。

【病因】

1. 颅腔内容物体积或量增加　脑组织体积增大，如脑水肿；脑脊液增多，如脑积水；脑血流量增多，如高碳酸血症时血液中二氧化碳分压增高、脑血管扩张所导致脑血流量增多。

2. 颅内空间或颅腔容积变小　颅内占位性病变使颅内空间相对变小，如颅内血肿、脑肿瘤、脑脓肿等；先天畸形使颅腔容积变小，如狭颅症、颅底凹陷等。

【分类】

1. 根据病因不同分类　颅内压增高可分为两类。

（1）弥漫性颅内压增高　由于颅腔狭小或全面性脑实质的体积增大而引起，其特点是颅腔内各部位没有明显的压力差及脑移位。临床所见的弥漫性脑膜脑炎、弥漫性脑水肿、交通性脑积水等所引起的颅内压增高均属于这一类型。此类患者对颅内压增高的耐受力较大，很少引起脑疝，压力解除后，神经功能恢复较快。

（2）局灶性颅内压增高　由于颅内有局限的扩张性病变引起，压力先在病变部位增高，使附近的脑组织受到挤压而发生移位；并把压力传向远处，造成颅内各腔隙间的压力差，这种压力差导致脑室、脑干及中线结构移位，如各种颅内占位性病变（肿瘤、脓肿等）。患者对这种颅内压增高的耐受力较低，压力解除后神经功能的恢复较慢且不完全，这可能与脑组织移位、局部受压引起脑缺血以及脑血管自动调节功能受损，导致脑细胞坏死有关。

2. 根据病变发展的快慢不同分类　颅内压增高可分为急性、亚急性和慢性三类。

（1）急性颅内压增高　病情发展快，颅内压增高所引起的症状和体征严重，生命体征变化剧烈。多见于急性颅脑损伤引起的颅内血肿、高血压性脑出血等。

（2）亚急性颅内压增高　病情发展较快，但不如急性颅内压增高那么紧急，颅内压增高的反应较轻或不明显。多见于发展较快的颅内恶性肿瘤、转移瘤及各种颅内炎症等。

（3）慢性颅内压增高病　病情发展较慢，可长期无颅内压增高的症状和体征，病情发展时好时坏。多见于生长缓慢的颅内良性肿瘤、慢性硬脑膜下血肿等。

【病理生理】

1. 颅内压的形成与正常值　颅内压（intracranial pressure，ICP）是指颅腔内容物对颅腔壁产生的压力。颅腔是由颅骨形成的半封闭的体腔，当儿童颅缝闭合后或成人其颅腔内容积固定不变，为1400~1500mL。颅腔内容物包括脑组织、脑脊液和血液，3种内容物与颅腔容积相适应，使颅内保持一定的压力。由于颅内的脑脊液介于颅腔壁和脑组织之间，故脑脊液的静水压代表颅内压，可通过侧卧位腰椎穿刺或直接脑室穿刺测量该值。成年人正常颅内压为70~200mmH$_2$O，儿童正常颅内压为50~100mmH$_2$O。

2. 颅内压的调节与代偿　正常情况下颅内压有小范围的波动，它与血压和呼吸关系密切，收缩期颅内压略有增高，舒张期颅内压稍下降；呼气时压力略增，吸气时压力稍降。颅内压的调节除部分依靠颅内的静脉血被排挤到颅外血液循环外，主要是通过脑脊液量的增减来实现。当颅内压降低时，脑脊液分泌增加而吸收减少，使颅内脑脊液量增多，从而适应颅内变化。相反，当颅内压增高时，脑脊液的分泌减少而吸收增加，使颅内脑脊液量减少，从而代偿增加的颅内压。另外，当颅内压增高时，有一部分脑脊液被挤入脊髓蛛网膜下腔，也起到一定的调节颅内压的作用。脑脊液的总量仅占颅腔总容积的10%，血液则依据血流量的不同占到总容积的2%~11%，颅内压增加的临界容积一般约为5%，超过此范围，颅内压开始增高。当颅腔内容物体积增大或颅腔容量缩减超过颅腔容积的8%~10%，即会产生严重的颅内压增高。

3. 颅内压增高的后果　颅内压持续增高可引起一系列中枢神经系统功能紊乱和病理生理变化。主要病理改变包括以下六方面。

（1）脑血流量的减少　正常成人每分钟约有1200mL血液进入颅内，并能通过脑血管的自动调节功能进行调节。计算公式为：脑血流量（CBF）＝脑灌注压（CPP）/脑血管阻力（CVR），式中脑灌注压＝平均动脉压－颅内压。正常的脑灌注压为70~90mmHg，脑血管阻力为1.2~2.5mmHg。当颅内压增高时，脑灌注压下降，机体可通过血管扩张使脑血管阻力减小，以维持脑血流量的稳定。如果颅内压急剧增高使脑灌注压低于40mmHg时，脑血管的自动调节功能失效，脑血流量随之急剧下降，就会造成脑缺血。当颅内压升高至接近平均动脉压时，脑血流量几乎为零，患者就会处于严重的脑缺血缺氧状态，最终导致脑死亡。

（2）脑疝（brain hernia）　脑疝是颅内压增高的危象和引起此类患者死亡的主要原因（详见第二节内容）。

（3）脑水肿　颅内压增高可直接影响脑的代谢和血流量，导致脑水肿，使脑的体积增大，进而加重颅内压增高。

（4）库欣（Cushing）反应　当颅内压急剧增高时，患者出现血压升高，心跳和脉搏缓慢，呼吸节律紊乱及体温升高等各项生命体征的变化。这种变化与库欣在1900年做的动物实验结果与临床表现相似，即称为库欣反应。这种危象多见于急性颅内压增高病例，慢性病例则不明显。

（5）胃肠功能紊乱及消化道出血　颅内压增高患者中有一部分可首先出现胃肠功能的紊乱，表现为呕吐、胃及十二指肠出血及溃疡和穿孔等。这与颅内压增高引起下丘脑自主神经中枢缺血而致功能紊乱有关。

（6）神经源性肺水肿　在急性颅内压增高病例中发生率为5%~10%，患者表现为呼吸急促、痰鸣，并有大量泡沫状血性痰液。这是因为下丘脑、延髓受压导致 α－肾上腺素能神经活性增强，血压反应性增高，左心室负荷过重，左心房及肺静脉压增高，肺毛细血管压力增高所致。

【临床表现】

1. 头痛　是颅内压增高最常见的症状之一，程度不同，以晨起或晚间较重，部位多在额部及颞部，可从枕部向前方放射至眼眶。头痛程度可随颅内压增高而进行性加重；当咳嗽、打喷嚏、用力、弯腰、低头时可加重。头痛性质以胀痛和撕裂痛为多见。

2. 呕吐　常在头痛剧烈时出现，多呈喷射状。易发生于饭后，可伴有恶心，与进食无关。

3. 视乳头水肿　是颅内压增高的重要体征之一。表现为视神经盘充血、边缘模糊不清、中央凹陷变浅或消失，视盘隆起，静脉怒张。若视神经盘水肿长期存在，可表现为视盘颜色苍白、视力减退、视野向心缩小，称为视神经继发性萎缩。此时如果颅内压增高得以解除，其视力的恢复也并不理想，甚至继续恶化和失明。

上述头痛、呕吐、视神经盘水肿是颅内压增高的典型表现，称之为颅内压增高的"三主征"。但各自出现的时间并不一致。

4. 意识障碍及生命体征变化　慢性颅内压增高的患者可出现嗜睡、反应迟钝；急性颅内压增高的患者可有明显的进行性意识障碍，甚至昏迷。患者可伴有典型的生命体征异常变化，出现库欣反应，即血压升高（尤其收缩压增高）、脉搏缓慢、呼吸不规则、体温升高等。严重患者最终可因呼吸循环衰竭而死亡。

5. 其他症状和体征　颅内压增高还可出现头晕、猝倒、复视等。婴幼儿可见头皮静脉怒张、头颅增大、囟门饱满、颅缝增宽或分裂。

【辅助检查】

1. 电子计算机 X 线断层扫描（CT）　目前 CT 是诊断颅内占位性病变首选的辅助检查项目。通常能够显示病变的位置、大小、形态，它不仅可对绝大多数占位性病变做出定位诊断，还有助于定性诊断。慢性颅内压增高患者，可见脑回压迹增多、加深，蛛网膜颗粒压迹增大、加深及蝶鞍扩大等。

2. 核磁共振成像（MRI）　在 CT 不能确诊的情况下选择 MRI 检查以利于确诊。

3. 头颅 X 线摄片　小儿可见颅骨骨缝分离。X 线片对于诊断颅骨骨折、垂体瘤所致蝶鞍扩大，以及听神经瘤引起内听道孔扩大等具有重要价值。

4. 脑血管造影或数字减影血管造影　主要用于疑有脑血管畸形或动脉瘤等疾病的患者。

5. 腰椎穿刺　可以测定颅内压力，同时取脑脊液做检查。对颅内占位性病变患者有一定的危险性，可引发脑疝，故应慎重进行。

【治疗原则】

1. 非手术治疗　适用于颅内压增高原因不明，或虽已查明原因但一时不能解除者。

（1）降低颅内压治疗　常用高渗性和利尿性脱水剂，使脑组织间的水分通过渗透作用进入血液循环再由肾脏排出，从而达到缩小脑体积、降低颅内压的目的。常用的口服药物有：氢氯噻嗪 25~50mg，每日 3 次；乙酰唑胺 250mg，每日 3 次；适用于意识清楚、颅内压增高程度较轻的病例。常用的注射药物有：20% 甘露醇 250mL，快速静脉滴注，每日 2~4 次；呋塞米（速尿）20~40mg，肌肉或静脉注射，每日 2~4 次；适用于有意识障碍或颅内压增高症状较重的病例。

（2）激素治疗　肾上腺皮质激素能改善毛细血管通透性，防治脑水肿。常用地塞米松 5~10mg 静脉或肌肉注射，每日 2~3 次；氢化可的松 100mg 静脉注射，每日 1~2 次；泼尼松 5~10mg 口服，每日 1~3 次。

（3）辅助过度换气　促进 CO_2 排出，减少动脉血内 CO_2 分压。当动脉血的 CO_2 分压每下降 1mmHg 时，可使脑血流量递减 2%，从而使颅内压相应下降。

NOTE

（4）抗生素治疗　控制颅内感染或预防感染。

（5）冬眠低温治疗　应用药物和物理方法降低患者体温，有利于降低脑的新陈代谢率，减少脑组织的氧耗量，防止脑水肿的发生与发展，同时亦有一定的降低颅内压作用。

（6）对症治疗　对患者的主要症状进行治疗，疼痛者可用镇痛剂，忌用吗啡、哌替啶类药物止痛，以免抑制呼吸中枢而促使患者死亡；有抽搐发作的病例应给予抗癫痫药物治疗；烦躁患者给予镇静剂；保持大便通畅，可用开塞露或缓泻剂，禁止行高位灌肠。

2. 手术治疗　对于颅内占位性病变，首先应考虑手术切除。有脑积水者，可行脑脊液分流术，将脑室内的液体通过特制导管分流引入蛛网膜下腔、腹腔或心房。当颅内压增高造成急性脑疝时，应紧急手术处理。

【护理评估】

1. 术前评估

（1）健康史

1）一般情况　患者的年龄、性别和职业；重视患者的年龄，婴幼儿、小儿的颅缝未闭合或融合尚未牢固、老年人脑萎缩都可增加颅腔的代偿能力，从而延缓病情的进展。

2）疾病情况　患者有无脑外伤、颅内炎症、脑肿瘤、高血压、脑动脉硬化等病史；是否合并其他系统疾病，如肝性脑病、尿毒症、毒血症、酸碱平衡失调等。

3）相关因素　有无呼吸道梗阻、剧烈咳嗽、打喷嚏、便秘、癫痫等导致患者颅内压升高的因素。

（2）身体状况

1）局部状况　患者头痛的部位、性质、程度及持续时间，有无诱因或加重因素。注意头痛是否影响患者睡眠，有无入睡困难的情况；有无因肢体功能障碍而影响自理能力。

2）全身状况　患者呕吐的程度，是否影响患者进食；是否有水、电解质紊乱或营养不良；有无意识障碍、视力减退；是否有高热。

3）辅助检查　血电解质检查是否提示有水、电解质紊乱的征象。CT 或 MRI 检查是否证实颅内出血或占位性病变等。

（3）心理和社会支持状况　患者及家属对所患疾病的认知和程度，有无因头痛、呕吐等症状而引起焦虑甚至恐惧等心理反应。

2. 术后评估

（1）手术情况　了解麻醉方式、手术类型和效果，术中出血、补液情况，是否输血和输血量，以及术后诊断。

（2）身体状况　评估患者生命体征、意识、瞳孔、神经系统症状的变化及表现。观察伤口有无出血、感染等并发症；了解引流管放置的位置及引流情况。判断颅内压变化情况，有无并发症发生。

（3）心理和社会支持状况　患者对开颅手术的认知程度，患者及家属对术后相关康复知识的掌握情况。

【常见护理诊断/问题】

1. 脑组织灌注异常　与颅内压增高有关。

2. 疼痛　与颅内压增高、手术切口有关。

3. 视力障碍　与原发病所致神经功能障碍有关。

4. 有发生中枢性高热的可能　与体温调节中枢功能紊乱有关。

5. 有体液不足的危险　与颅内压增高引起剧烈呕吐有关。

6. 清理呼吸道无效 与患者意识障碍，咳痰能力下降有关。

7. 潜在并发症 包括脑疝、感染、颅内出血。

【护理措施】

1. 术前护理

（1）术前护理常规 见围术期患者术前护理。

（2）一般护理

1）体位 抬高床头 15°~30°，使患者取头高脚低斜坡卧位，以利于颅内静脉回流，减轻脑水肿；昏迷患者取侧卧位，以便于呼吸道分泌物排出。

2）给氧 持续或间断吸氧，以降低 $PaCO_2$，使脑血管收缩，减少脑血流量，达到降低颅内压、改善脑缺氧的目的。

3）控制液体摄入量 不能进食者，成人每日补液量 1500~2000mL，其中钠盐不超过 500mL，保持每日尿量不少于 600mL；并应控制输液速度，防止短时间内输入大量液体，加重脑水肿。神志清醒者可给予普通饮食，但需限制钠盐摄入量，同时注意水、电解质平衡。

4）病情观察 密切观察患者意识、瞳孔、生命体征的变化，警惕颅高压危象和脑疝的发生。

① 意识状态 对意识障碍程度的分级目前常用的有两种。

a. 传统方法 分为意识清醒、意识模糊、浅昏迷、昏迷和深昏迷 5 个级别（表 13-1）。

表 13-1 意识状态分级

意识状态	语言刺激反应	痛刺激反应	生理反应	大小便能否自理	配合检查
清醒	灵敏	灵敏	正常	能	能
模糊	迟钝	不灵敏	正常	有时不能	尚能
浅昏迷	无	迟钝	正常	不能	不能
昏迷	无	无防御	减弱	不能	不能
深昏迷	无	无	无	不能	不能

b. 格拉斯哥（Glasgow）昏迷分级评分法 评定患者睁眼、语言和运动三方面的反应，三者的得分相加表示意识障碍程度。最高 15 分，表示意识清醒；8 分以下为昏迷；最低 3 分。分数越低，表明意识障碍越严重（表 13-2）。

表 13-2 Glasgow 昏迷分级评分法

睁眼反应	得分	语言反应	得分	运动反应	得分
能自动睁眼	4	能对答，*定向正确	5	能按吩咐完成动作	6
呼唤能睁眼	3	能对答，*定向有误	4	刺痛时能定位，手举向疼痛部位	5
刺痛能睁眼	2	胡言乱语，不能对答	3	刺痛时肢体能回缩	4
不能睁眼	1	仅能发音，无语言	2	刺痛时双上肢呈过度屈曲	3
		不能发音	1	刺痛时四肢呈过度伸展	2
				刺痛时肢体松弛，无动作	1

*定向，指对人物、时间和地点的辨别。

② 瞳孔变化 正常瞳孔等大、等圆，自然光线下直径 3~4mm，直接、间接对光反应灵敏。

严重颅内压增高继发脑疝时瞳孔可出现异常变化。

③生命体征变化　注意呼吸的节律和深度、脉搏的快慢和强弱，以及血压和脉压的变化。如患者血压上升、脉搏缓慢有力、呼吸深慢则提示颅内压升高。

（3）防止颅内压骤然增高的护理

1）卧床休息　嘱患者安心休养，保持病室安静；清醒的患者不要用力坐起或提重物。稳定患者情绪，避免情绪激动，以免血压骤升而加重颅内压增高。

2）保持呼吸道通畅　当呼吸道梗阻时，因患者用力呼吸，使胸腔内压力及 $PaCO_2$ 增高，可致脑血管扩张，脑血流量增加，也可使颅内压增高。护理时应及时清除呼吸道分泌物和呕吐物；舌根后坠者，可托起下颌放置口咽通气道，解除舌后坠。任何卧位都要避免颈部过曲、过伸或扭曲，以免颈静脉及气管受压。对意识不清的患者及咳痰困难者，应配合医师尽早行气管切开术。定时为患者翻身、叩背，以防肺部并发症。

3）避免剧烈咳嗽和用力排便　患者剧烈咳嗽和用力排便可使胸腹腔压力骤然升高，有诱发脑疝的危险。因此要预防和及时治疗感冒，避免剧烈咳嗽。颅内压增高的患者因限制水分摄入及脱水治疗常出现大便干结，应嘱患者多吃水果和蔬菜，并给缓泻剂以防止便秘；已发生便秘者，嘱其勿屏气排便，可给予开塞露或低压小剂量灌肠通便；禁忌高压灌肠。

4）预防和控制癫痫发作　癫痫发作可加重脑缺氧及脑水肿。要保持病室环境安静，避免外界各种刺激；保持呼吸道通畅，给予吸氧，应专人看护，避免受伤。遵医嘱定时定量给予抗癫痫药物，用药过程中密切观察患者呼吸、心率、血压的变化。一旦发作，协助医师及时给予抗癫痫及降颅内压处理。

（4）对症护理

1）高热　高热者应给予有效的物理降温，若物理降温无效可采用冬眠疗法。

2）头痛　头痛者可遵医嘱给予镇痛剂，但禁用吗啡、哌替啶，以免抑制呼吸中枢。防止患者着凉，避免加重头痛的因素如咳嗽、打喷嚏，或弯腰、低头以及用力活动等。

3）呕吐　呕吐者应及时清理呼吸道的呕吐物，防止误吸。观察并记录呕吐物的量和性质。

4）躁动　颅内压增高、呼吸道不通畅导致的缺氧、尿潴留导致的膀胱过度充盈、大便干结导致的排便反射，以及冷、热、饥饿等不舒适因素均可引起患者躁动。对于躁动不安者，不能盲目使用镇静剂或强制性约束，应寻找原因及时处理，以免患者挣扎而使颅内压进一步增高。可适当地加以保护，以防外伤和意外。如躁动患者变安静或由原来安静变躁动，常提示病情发生变化。

5）视力障碍或复视　视力障碍或复视者，护士递送物品时应直接递送其手中；患者单独行动时，需嘱其注意安全。对复视者可戴单侧眼罩，两眼交替使用，以免发生失用性萎缩。

（5）药物治疗的护理

1）脱水治疗的护理　脱水疗法是降低颅内压的主要方法之一。最常用的是20%甘露醇250mL，在15~30分钟快速静脉滴注。要注意输液的速度，观察脱水治疗的效果。脱水药物应按医嘱定时、反复使用。停药前应逐渐减量或延长给药间隔时间，以防止颅内压反跳现象。

2）激素治疗的护理　遵医嘱给药，主要通过改善血－脑屏障的通透性，预防和治疗脑水肿，并能减少脑脊液的生成，降低颅内压。在治疗中注意观察有无因应用激素诱发应激性溃疡出血、感染等不良反应。

（6）辅助过度换气的护理

过度换气常见的副作用是减少脑血流、加重脑缺氧，所以应定时进行血气分析，维持患者

PaO_2 在 90~100mmHg、$PaCO_2$ 在 25~30mmHg 水平为宜。过度换气时间不宜超过 24 小时，以免引起脑缺氧。

（7）冬眠低温疗法的护理

1）环境和物品准备 布置一光线暗淡的单人病房，室温 18℃~20℃。室内备氧气、吸引器、听诊器、血压计、冰袋或冰帽、水温计、冬眠药物、急救药物、护理记录单等物品，由专人护理。

2）降温方法 ① 根据医嘱给予足量的冬眠药物，常用冬眠药物有冬眠 I 号合剂，包括氯丙嗪、异丙嗪和哌替啶；冬眠 II 号合剂，包括哌替啶、异丙嗪和双氯麦角碱。待自主神经被充分阻滞、患者御寒反应消失、进入昏睡状态后，方可开始物理降温措施。否则，患者一旦出现寒战，可使机体代谢率升高、耗氧量增加、无氧代谢加剧、体温上升，反而增高颅内压。苯妥英钠或水合氯醛能加强冬眠效果，减轻御寒反应，可酌情使用。② 物理降温措施，可采用头部戴冰帽或在体表大血管处放冰袋；还可采用降低室温、减少被盖、身体覆盖冰毯或冰水浴巾等方法。降温速度以每小时下降 1℃为宜，温度降至肛温 32℃~34℃，腋温 31℃~33℃较为理想。体温过低易引起心律失常、低血压、凝血障碍等并发症，且患者反应过于迟钝影响观察；体温高于 35℃，则治疗效果不佳。③ 冬眠药物最好经静脉滴注，以便于调节给药速度、药量及控制冬眠深度。

3）病情观察 冬眠低温疗程一般为 3~5 日。在治疗前，应观察生命体征、意识、瞳孔和神经系统病证并记录，作为治疗后观察对比的基础。冬眠低温期间，若脉搏超过 100 次 / 分、收缩压低于 100mmHg、呼吸次数减少或不规则，应及时通知医师，停止冬眠疗法或更换冬眠药物。

4）饮食护理 随着机体代谢率降低，患者对能量及水分的需求量也相应减少。每日液体入量不宜超过 1500mL，可根据患者意识状态、胃肠功能情况确定饮食种类。鼻饲者营养液温度应与当时体温相同。低温时肠蠕动减少，需观察患者有无胃潴留、腹胀、便秘、消化道出血等，注意防止反流及误吸。

5）预防并发症的护理 ① 肺部并发症：因患者处于昏睡状态和药物的作用使肌肉松弛，患者易出现舌下坠、吞咽和咳嗽反射均较正常减弱，应定时为患者翻身、叩背，遵医嘱给予雾化吸入，以防肺部并发症。② 直立性低血压：低温使心排出量减少，冬眠药物可使周围血管阻力降低而引起低血压。在搬运患者或为患者翻身时，动作要稳、缓，以防止发生直立性低血压。③ 冻伤：冰袋外加用布套并定时更换部位，注意观察放置冰袋处的皮肤、肢体末端和耳郭处血液循环情况，定时局部按摩，以防冻伤发生。④ 压疮：由于患者意识障碍及循环功能减低，应加强皮肤护理，防止压疮的发生。⑤ 眼的保护：冬眠低温时，角膜反射减弱，保护性分泌物减少，应做好患者眼的保护。

6）缓慢复温 停止冬眠低温治疗时，应先停用物理降温，再逐渐减少药物剂量或延长相同剂量药物的维持时间，直至停用冬眠药物。为患者加盖毛毯保暖，待其体温自然回升。复温切忌过快，以免出现颅内压"反跳"、体温过高或酸中毒等。

2. 术后护理

（1）一般护理

1）搬运 术后搬运患者过程中动作必须轻稳，应由 3~4 人协作，需有专人扶持患者头部使头颈部呈一条直线，防止头颈部过度扭曲或震荡。

2）体位 全麻未清醒的患者应取侧卧位，以利于呼吸道护理。患者意识清醒、血压平稳后，宜抬高床头 15°~30°，以利于颅内静脉回流。幕上开颅术后应卧向健侧或仰卧，以避免切口受压；幕下开颅术后，早期宜去枕侧卧或侧俯卧位；后组颅神经受损、吞咽功能障碍者只能取侧卧位，以避免口咽部分泌物误入气管。

3）监护　患者在病床上安置好后立即进行术后监护，监测体温、血压、呼吸、脉搏、意识、瞳孔的变化；根据需要连接颅内压监护仪及血氧饱和度测试仪。发现异常立即通知医师配合处理。

（2）保持呼吸道通畅　术后保持气道通畅至为重要，一般给予氧气吸入；及时清除呼吸道分泌物和呕吐物；舌后坠者可托起下颌或放置口咽通气道；防止颈部过曲、过伸或扭曲；定时为患者翻身、叩背；痰液黏稠者予以雾化吸入，严防肺部感染。

（3）镇痛与镇静

1）术后患者主诉头痛，要了解头痛的原因，对症进行处理。切口疼痛多发生在术后 24 小时内，给予镇痛剂即可见效，但禁用吗啡、哌替啶。颅内压增高引起的头痛多发生在术后 2~4 日内脑水肿高峰期，常为搏动性头痛，严重者伴有呕吐，用脱水剂和激素治疗降低颅内压，即可缓解头痛，因此，术后使用脱水剂和激素应注意在 24 小时内合理分配，不可集中在白天。

2）术后患者需保持安静，如发现患者躁动不安，在排除颅内压增高或因膀胱充盈引起的烦躁后，应遵医嘱给予镇静剂，以防止颅内压增高及颅内出血。

（4）颅内压增高的预防与护理

1）嘱患者术后 3 日内不可用力排便，必要时给予缓泻剂。

2）手术后数日内，液体摄入量限制在每日 2000mL 左右，输液速度不宜过快。

（5）脑室引流的护理　脑室引流是经颅骨钻孔或锥孔穿刺侧脑室，放置引流管将脑脊液引流至体外的方法。护理时应重视以下几方面。

1）妥善固定引流管　患者回病室后，要立即在严格无菌操作下连接引流瓶（袋），妥善固定引流管及引流瓶（袋），引流管的开口需高出侧脑室平面 10~15cm，以维持正常的颅内压。搬动患者时，应将引流管暂时夹闭，以防止脑脊液反流引起逆行感染。

2）控制引流速度及量　引流早期要特别注意引流速度，若引流速度过快、量过多，可使颅内压急剧降低，导致意外发生。所以术后早期应适当抬高引流瓶（袋）的位置，以减缓流速，待颅内压力平衡后再降低引流瓶（袋）的位置；正常脑脊液每日分泌量 400~500mL，故每日引流量以不超过 300mL 为宜，避免颅内压骤降造成危害。

3）保持引流通畅　避免引流管受压、折叠、扭曲。术后应适当限制患者头部的活动范围，翻身及护理操作时应避免牵拉引流管。引流管有阻塞者，可在严格消毒管口后，用无菌注射器轻轻向外抽吸，切忌用生理盐水冲洗，以免管内阻塞物被冲入脑室系统，造成脑脊液循环受阻。

4）观察并记录脑脊液的颜色、量及性状　正常脑脊液无色透明、无沉淀，术后 1~2 日脑脊液可略带血色，以后转为橙黄色；若引流出大量血性脑脊液，提示脑室内出血；脑脊液浑浊提示颅内感染。

5）严格的无菌操作　每日定时更换引流瓶（袋），应先夹住引流管以免管内脑脊液逆流入脑室，注意保持整个装置无菌，避免发生逆行感染。

6）拔管指征　脑室引流时间一般不宜超过 7 日，时间过长可能发生颅内感染。开颅术后脑室引流管一般放置 3~4 日。拔管前先试行夹闭引流管 24 小时，同时注意观察患者神志、瞳孔及生命体征的变化，是否有颅内压再次升高的表现。拔管时应先夹闭引流管，以免管内液体逆流入颅内引起感染。拔管后，切口处若有脑脊液漏出，应通知医师妥善处理，以免引起颅内感染。

（6）脑脊液分流术后的护理 密切观察病情，及时判断分流术效果。观察有无脑脊液外漏，一旦发现，及时通知医师并协助处理。

（7）并发症的预防和护理

1）感染 脑手术后常见的感染有切口感染、颅内感染和肺部感染。① 切口感染：与机体营养不良、免疫防御能力下降、皮肤准备不合要求等有关。多发生于术后 3~5 日，表现为患者切口疼痛缓解后再次疼痛，局部有明显的红肿、压痛及皮下积液，头皮所属淋巴结肿大压痛。严重的切口感染可波及骨膜，乃至发生颅骨骨髓炎。② 颅内感染：常继发于开放性颅脑损伤后，或因切口感染伴脑脊液外漏而导致的颅内感染。多发生于术后 3~4 日，表现为外科热消退之后再次出现高热，或术后体温持续升高，伴有头痛、呕吐、意识障碍，甚至出现谵妄、抽搐、脑膜刺激征阳性。腰椎穿刺可见脑脊液浑浊、脓性、白细胞数增加。③ 肺部感染：多发生于术后 1 周左右、机体状态差的患者，若未能及时控制，可因高热及呼吸功能障碍导致或加重脑水肿，甚至发生脑疝。要做好呼吸道护理，保持呼吸道通畅，定时翻身、叩背，防止误吸引起窒息和呼吸道感染。

预防术后感染的主要措施是：严格无菌操作，合理应用抗菌药，加强营养及基础护理。

2）颅内出血 是脑手术后最常见、最严重的并发症，多发生在术后 24~48 小时内。患者常有意识改变，表现为麻醉苏醒后逐渐嗜睡、反应迟钝甚至昏迷。大脑半球手术后出血常有幕上血肿表现，或出现颞叶钩回疝征象；颅后窝手术后出血具有幕下血肿特点，可有呼吸抑制甚至枕骨大孔疝表现；脑室内术后出血可有高热、抽搐、昏迷及显著的生命体征紊乱。

术后护理要十分谨慎，密切观察，一旦发现患者有颅内出血征象，应立即通知医师，做好再次手术止血的准备。

【健康教育】

1. 有呕吐者，应及时到医院做检查以明确诊断；颅内压增高的患者要避免剧烈咳嗽、便秘、提重物等，防止颅内压骤然增高而诱发脑疝；防止上呼吸道感染，及时加减衣被，减少到公共场所活动。

2. 饮食宜清淡，不宜摄入过多钠盐，应注意营养丰富，戒烟酒，减少刺激。

3. 对患者及家属进行预防并发症的相关知识教育，要针对神经系统后遗症患者的不同心理状态进行心理护理；鼓励其积极参与各项治疗和功能训练，如肌力训练、步态平衡训练、排尿功能训练等，最大限度地恢复其生活自理能力。

知识链接：库欣反应

库欣于 1900 年曾用等渗盐水灌入狗的蛛网膜下腔以造成颅内压增高，当颅内压增高接近动脉舒张压时，出现血压升高、脉搏减弱、脉压增大，继之出现潮式呼吸、血压下降、脉搏细弱，最终呼吸、心跳停止导致死亡。因这一实验结果与临床上急性颅脑损伤所见情况十分相似，故颅内压急剧增高时，患者出现生命体征变化（全身血管加压反应），即称之为库欣反应。

（吴孟超，吴在德，吴肇汉. 外科学［M］. 第 8 版. 北京：人民卫生出版社，2013.）

NOTE

第二节　脑　疝

脑疝，即当颅腔内某分腔有占位性病变时，该分腔的压力高于邻近分腔，脑组织由高压区向低压区移位，导致脑组织、血管及颅神经等重要结构受压和移位，有时被挤入硬脑膜的间隙或孔道中，从而产生一系列严重的临床症状和体征，称为脑疝（brain hernia）。

颅腔被小脑幕分成幕上腔和幕下腔。幕下腔容纳脑桥、延髓和小脑。幕上腔又被大脑镰分隔成左右两个分腔，容纳左右大脑半球。由于两侧幕上分腔借大脑镰下的镰下孔相通，所以两侧大脑半球活动度较大。中脑在小脑幕切迹裂孔中通过，其外侧面与颞叶的钩回、海马回相邻。动眼神经自中脑腹部的大脑脚内侧发出，越过小脑幕切迹走行在海绵窦的外侧壁直至眶上裂（图 13-1）。

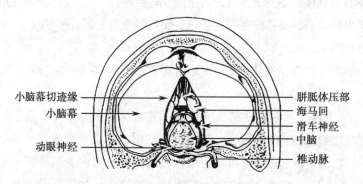

图 13-1　小脑幕切迹处的局部解剖关系（由幕下向上看）

颅腔的出口为枕骨大孔，延髓经过此孔与脊髓相连。小脑扁桃体位于延髓下端的背侧，在枕骨大孔之上（图 13-2）。

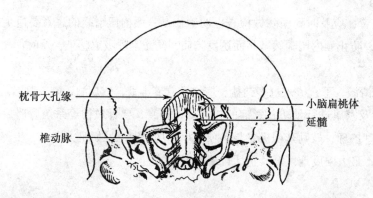

图 13-2　枕骨大孔处的局部解剖关系（由颅外向颅内时所见，硬膜外和寰枢椎已去除）

【病因】　颅内任何部位的占位性病变，发展至一定程度均可导致颅内各分腔压力不均而引起脑疝。常见病因有外伤所致各种颅内血肿、颅内脓肿、颅内肿瘤、颅内寄生虫病及各种肉芽肿性病变等。

【分类】　根据移位的脑组织及其通过的硬脑膜间隙和孔道，脑疝可分为小脑幕切迹疝、枕骨大孔疝和大脑镰下疝三类。

1. 小脑幕切迹疝　又称颞叶疝，为颞叶的海马回、钩回通过小脑幕切迹被推移至幕下。

2. 枕骨大孔疝　又称小脑扁桃体疝，为小脑扁桃体和延髓经枕骨大孔推挤向椎管内。

3. 大脑镰下疝 又称扣带回疝，为一侧半球的扣带回经镰下孔被挤入对侧分腔（图 13-3）。

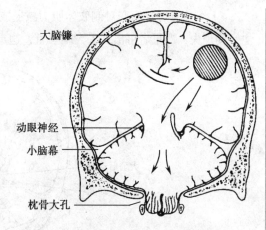

大脑镰

动眼神经

小脑幕

枕骨大孔

【病理】 当发生脑疝时，移位的脑组织在小脑幕切迹或枕骨大孔处挤压脑干，脑干受压移位导致其实质内血管受到牵拉；严重时基底动脉进入脑干的中央支可被拉断，导致脑干内部出血，出血常为斑片状，有时出血可沿神经纤维走行方向达内囊水平。因同侧的大脑脚受到挤压而造成病变对侧偏瘫，同侧动眼神经受到挤压可产生动眼神经麻痹症状。移位的钩回、海马回可将大脑后动脉挤压于小脑幕

图13-3 大脑镰下疝（上）、小脑幕切迹疝（中）和枕骨大孔疝（下）的示意图

切迹缘上，可致枕叶皮质缺血坏死。小脑幕切迹裂孔和枕骨大孔被移位的脑组织堵塞，导致脑脊液循环通路受阻，从而进一步加重了颅内压增高，形成恶性循环，使病情迅速恶化。

【临床表现】 不同类型的脑疝各有其临床特点，临床常见的有小脑幕切迹疝和枕骨大孔疝。在此仅简述该两类脑疝的临床表现。

1. 小脑幕切迹疝

1）颅内压增高症状 剧烈头痛，进行性加重，伴有躁动不安、频繁的喷射性呕吐。

2）意识障碍 由于脑干内网状上行激动系统受累，随脑疝的进展，患者可出现嗜睡、浅昏迷至深昏迷。

3）瞳孔改变 脑疝初期由于患侧动眼神经受刺激导致患侧瞳孔缩小，对光反射迟钝。随病情进展，患侧动眼神经麻痹，患侧瞳孔逐渐散大，直接和间接对光反射均消失，并伴有上眼睑下垂及眼球外斜。如脑疝进行性恶化，则可出现双侧瞳孔散大，对光反射消失（图13-4）。

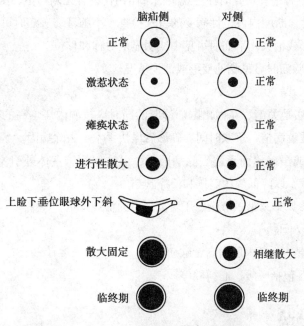

	脑疝侧	对侧	
正常	●	●	正常
激惹状态	·	●	正常
瘫痪状态	●	●	正常
进行性散大	●	·	正常
上睑下垂位眼球外下斜			正常
散大固定	●	●	相继散大
临终期	●	●	临终期

图13-4 一侧颞叶沟回疝引起的典型瞳孔变化过程

NOTE

4）运动障碍　病变对侧肢体肌力减退或麻痹，病理征阳性。脑疝进展时可致双侧肢体自主活动消失，严重者可出现去大脑强直，这是脑干严重受损的信号（图13-5）。

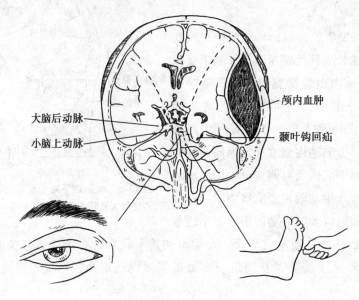

大脑后动脉

小脑上动脉

颅内血肿

颞叶钩回疝

图13-5　脑疝与临床病症的关系

动眼神经受压导致同侧瞳孔散大；上睑下垂及眼外肌瘫痪椎体束受压导致对侧肢体瘫痪，肌张力增加，腱反射活跃，病理反射阳性。

5）生命体征紊乱　由于脑干受压，脑干内生命中枢功能紊乱或衰竭，可出现生命体征异常。表现为心率减慢或心律不规则、血压忽高忽低、呼吸不规则、面色潮红或苍白、大汗淋漓或汗闭。体温可高达41℃或不升。最终因呼吸循环衰竭而死亡。

2. 枕骨大孔疝　由于脑脊液循环通路被阻塞，患者常有进行性颅内压增高的表现。表现为剧烈头痛、频繁呕吐、颈项强直、强迫头位；生命体征紊乱出现较早，意识障碍出现较晚。患者早期可突发呼吸骤停而死亡。

【辅助检查】

1. X 线检查　颅骨平片检查时注意观察松果体钙化斑有无侧移位、压低或抬高征象。

2. CT 检查　为诊断颅内占位性病变的首选检查，小脑幕切迹疝时可见基底池（鞍上池）、环池、四叠体池变形或消失。下疝时可见中线明显不对称和移位。

3. MRI 检查　脑疝时可见脑池变形或消失情况。

【治疗原则】

1. 及时发现脑疝是关键。在做出脑疝诊断的同时应按颅内压增高的处理原则，快速静脉输注降颅内压药物缓解病情，争取时间。确诊后尽快手术，去除病因。

2. 若难以确诊或虽确诊而无法去除病因时，可选用侧脑室体外引流术、脑脊液分流术、减压术等姑息性手术，以降低颅内高压和治疗脑疝。

【护理评估】　参见本章第一节颅内压增高患者的护理评估。

【常见护理诊断／问题】

1. 组织灌注异常　与颅内压增高、脑疝有关。

2. 潜在并发症　包括呼吸、心搏骤停。

【护理措施】

1. 脑疝的急救护理

（1）纠正脑组织灌注不足　快速输注 20% 甘露醇、呋塞米等强力脱水剂，迅速降低颅内压，并观察脱水效果。

（2）维持呼吸功能　保持呼吸道通畅，吸氧；对呼吸功能障碍者，行人工辅助呼吸。

（3）密切观察病情变化　尤其要注意呼吸、心跳、意识状态和瞳孔变化。

（4）术前准备　紧急做好术前特殊检查及术前准备。

2. 其他护理措施　本章第一节颅内压增高患者的护理。

案例讨论

患者，女性，52 岁，教师。头痛 9 个月，多出现于清晨和晚间，用力时加重，常伴有恶心，偶有呕吐。入院后 3 日，因用力排便时突然出现剧烈头痛、呕吐，随即意识丧失。查体：P：56 次 / 分，R：16 次 / 分，BP：150/88mmHg，左侧瞳孔散大，对光反射消失，右侧肢体瘫痪，病理征阳性。CT 示颅内占位性病变。

问题：

1. 该患者最有可能的医疗诊断有哪些？

2. 该患者入院时的护理评估包括哪些内容？

3. 入院后 3 日，该患者发生何种并发症？目前的急救措施有哪些？

NOTE

第十四章　颅脑损伤患者的护理

颅脑损伤（head injury）多见于交通或工矿等事故，自然灾害，爆炸、坠落、火器伤、跌倒及各种锐器、钝器对头部的伤害；约占全身损伤的 15%~20%，常与身体其他部位的损伤复合存在，其致残率和死亡率均居首位。颅脑损伤可分为头皮损伤、颅骨骨折和脑损伤，三者可单独发生，也常合并存在。

第一节　头皮损伤

头皮损伤（scalp injury）是颅脑损伤中最常见的一种，范围包括轻微擦伤到整个头皮的撕脱伤。头皮由浅入深分为 5 层，即皮层、皮下层、帽状腱膜层、蜂窝组织层和骨膜（图 14-1）。头皮的血供丰富，由颈外动脉的分支供血，左右各 5 支在颅顶汇集，各分支之间有广泛吻合支，因而抗感染及愈合能力较强。

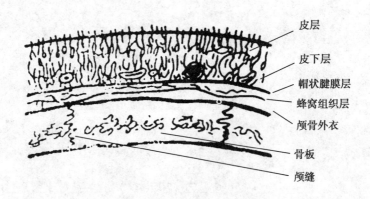

皮层
皮下层
帽状腱膜层
蜂窝组织层
颅骨外衣
骨板
颅缝

图 14-1　头皮各层示意图

【病因与分类】

1. 头皮血肿（scalp hematoma）　多由钝器损伤所致，按血肿出现于头皮的层次分为下列 3 种。

（1）皮下血肿（subcutaneous hematoma）　常见于一般外伤或碰伤，血肿位于皮肤表层与帽状腱膜之间。

（2）帽状腱膜下血肿（subgaleal hematoma）　是因头部受到斜向暴力，使头皮发生剧烈滑动而撕裂穿透血管所造成。

（3）骨膜下血肿（subperiosteal hematoma） 多由颅骨骨折或产伤所致。

2. 头皮裂伤（scalp laceration） 是常见的开放性头皮损伤，多由锐器或钝器打击所致。

3. 头皮撕脱伤（scalp avulsion） 多因发辫受机械力牵拉，使大块头皮自帽状腱膜下层或连同颅骨骨膜一并撕脱所致。

【临床表现】

1. 头皮血肿

（1）皮下血肿 血肿体积小而局限，张力高，压痛明显；有时因血肿周围组织肿胀隆起，中央反而凹陷，稍软，易被误认为凹陷性颅骨骨折。

（2）帽状腱膜下血肿 因该层组织疏松，出血较易扩散，重者血肿边界可与帽状腱膜附着缘一致，覆盖整个穹窿部，似戴一顶有波动的帽子；小儿及体弱者可导致休克或贫血。

（3）骨膜下血肿 血肿多局限于某一颅骨范围之内，以骨缝为界。

2. 头皮裂伤 由于头皮血管丰富，出血较多，不易自止，可引起失血性休克。

3. 头皮撕脱伤 是严重的头皮损伤，剧烈疼痛及大量出血可导致失血性或疼痛性休克。较少合并颅骨损伤和脑损伤。

【辅助检查】 头颅X线摄片 了解有无合并存在的颅骨骨折。

【治疗原则】

1. 头皮血肿 较小时无须特殊处理，一般在1~2周内可自行吸收；较大的血肿需4~6周才能吸收。可对局部适当加压包扎，以防止血肿扩大。一般不采用穿刺抽吸，以防止感染。

2. 头皮裂伤 应立即加压包扎止血，争取24小时内清创缝合。

3. 头皮撕脱伤 应加压包扎止血，防治休克和彻底清创。

4. 头皮较大的血肿、头皮裂伤和头皮撕脱伤 都有发生感染的可能，可使用抗生素、清创术后放置引流、注射破伤风抗毒素等。

【常见护理诊断/问题】

1. 疼痛 与头皮血肿有关。

2. 潜在并发症 包括失血性休克。

【护理措施】

1. 一般护理 头皮撕裂伤的患者，为保证植皮存活，需要日夜端坐，可协助患者将手臂放在过床桌上，头伏于手臂上稍休息。

2. 减轻疼痛 损伤早期可冷敷以减少出血和疼痛。

3. 预防并发症 妥善处理伤口血肿可加压包扎止血，嘱患者勿用力揉搓，以免加重出血。注意观察患者意识状态，生命体征和瞳孔的变化，当患者出现血压下降、脉搏增快、面色苍白、肢端湿冷等休克征象时，应考虑有颅骨骨折、脑损伤等合并伤。

第二节 颅骨骨折

颅骨骨折（skull fracture）是指颅骨受暴力作用所致颅骨结构改变。其临床意义不在于骨折本身，而在于骨折所引起的脑组织或颅内血管、神经的损伤，可合并脑脊液外漏、颅内血肿和颅内感染等。

颅骨分颅盖和颅底两大部分，颅盖和颅底都有左右对称的骨质增厚部分，形成颅腔的坚强支架。颅盖坚实，由内、外骨板和板障构成；外板厚，内板较薄，内、外骨板表面均有骨膜覆盖，内骨膜也是硬脑膜外层；在颅骨的穹窿部，内骨膜与骨板结合不紧密，当颅顶部骨折时易形成硬膜外血肿。颅底骨面凸凹不平，厚薄不一，有两侧对称、大小不等的骨孔和裂隙，脑神经及血管由此出入颅腔。颅骨被蝶骨嵴和岩骨嵴分为颅前窝、颅中窝和颅后窝；颅骨的气窦（如额窦、筛窦、蝶窦等）均贴近颅底，气窦内壁与颅脑膜紧贴，颅底骨折越过气窦时，相邻硬脑膜常被撕裂，形成脑脊液漏，可导致颅内感染。

【病因】　颅骨骨折是由直接暴力或间接暴力作用于颅骨所致，其致伤因素主要取决于外力和颅骨结构两方面。

【分类】　颅骨按骨折部位分为颅盖骨折（fracture of skull vault）和颅底骨折（fracture of skull base）；按骨折形态分为线性骨折（linear fracture）和凹陷性骨折（depressed fracture）；按骨折是否与外界相通，分为开放性骨折（open fracture）和闭合性骨折（closed fracture）。

【骨折机制】　颅骨具有一定的弹性，也有相当的抗压缩和牵张的能力，故当颅骨受到强大外力打击时，不仅着力点局部可有下陷变形，整个颅腔亦可随之变形。若暴力强度较大、受力面积较小，多以颅骨的局部变形为主，当受力点呈圆锥形内陷时，内板首先受到较大牵张力而折裂。此时，如果外力作用终止，其外板可弹回原位保持其完整，仅造成内板骨折，骨折片可穿破硬脑膜造成局限性脑挫裂伤，较易被忽略，也是后期外伤性头痛和外伤性癫痫的原因。如果外力继续作用，其外板也将随之折裂，形成凹陷性骨折或粉碎性骨折。当外力引起颅骨整体变形严重、受力的面积又较大时，可不发生凹陷性骨折，但在较为薄弱的颞骨鳞部或颅底引发线性骨折，局部骨折线常沿暴力作用的方向和颅骨脆弱部分延伸（图14-2）。

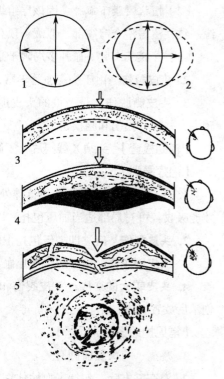

图14-2　颅骨局部变形

【临床表现】

1. 颅盖骨折

（1）线性骨折　发生率最高，局部压痛、肿胀。常伴发局部骨膜下血肿和硬膜外血肿。

（2）凹陷性骨折　好发于颞骨和顶骨，多呈全层凹陷，局部可扪及局限性下陷区，少数仅为内板凹陷。成人凹陷性骨折多为粉碎性骨折（comminuted fracture），婴幼儿可呈"乒乓球"凹陷样骨折（depressed ping-pong fracture）。若骨折片压迫脑重要部位，还可出现偏瘫、失语、癫痫等神经系统定位体征。

2. 颅底骨折　常为线性骨折，因颅底部的硬脑膜与颅骨贴附紧密，故颅底骨折时易撕裂硬脑膜，发生脑积液外漏而成为开放性骨折。根据骨折的部位不同可分为颅前窝骨折、颅中窝骨折和颅后窝骨折，其临床表现各异（表14-1）。

表14-1　颅底骨折的临床表现

骨折部位	脑脊液外漏	瘀斑部位	可能累及的脑神经
颅前窝	鼻漏	眶周、球结膜下（熊猫眼征）	嗅神经、视神经
颅中窝	耳、鼻漏	乳突区（Battle 征）	面神经、听神经
颅后窝	无	乳突部、咽后壁	少见

【辅助检查】

1. 头颅 X 线摄片　颅盖骨折主要靠头颅 X 线摄片确诊。凹陷性骨折的切线位 X 线片可显示骨折片陷入颅内的深度。

2. CT 扫描　有助于了解骨折情况和有无合并脑损伤。

【治疗原则】

1. 颅盖骨折

（1）单纯线性骨折　本身无须特殊处理，关键在于处理因骨折引起的脑损伤或颅内出血，尤其是硬脑膜外血肿。

（2）凹陷性骨折　凹陷不深、范围小者一般无须处理。出现下列情况需手术治疗：① 合并脑损伤或大面积的骨折片陷入颅腔，导致颅内压增高，CT 示中线结构移位，有脑疝可能者。② 因骨折片压迫脑重要部位引起神经功能障碍者。③ 在非功能区部位的小面积凹陷性骨折，无颅内压增高，深度超过 1cm 者可考虑择期手术。④ 开放性粉碎性凹陷骨折。

2. 颅底骨折　应着重观察有无脑损伤，处理脑脊液外漏、脑神经损伤等并发症。

（1）合并脑脊液外漏，属开放性损伤，应使用 TAT 及抗菌药预防感染；绝大多数漏口会在伤后 1~2 周内自行愈合。如超过 1 个月仍未停止漏液，可行手术修补硬脑膜，以封闭瘘口。

（2）对伤后视力减退、疑为碎骨片挫伤或血肿压迫视神经者，应争取在 12 小时内行视神经探查减压术。

【护理评估】　参见第三节脑损伤的术前、术后护理评估。

【常见护理诊断/问题】

1. 有感染的危险　与脑脊液外漏有关。

2. 潜在并发症　包括颅内出血、颅内压增高、脑疝、颅内低压综合征、压疮、外伤性癫痫等。

【护理措施】

1. 对于开放性颅骨骨折、严重颅盖凹陷性骨折或脑脊液外漏逾期不愈者　应立即做好术前准备。术前护理常规见围术期患者术前护理。

2. 做好脑脊液外漏的护理以预防颅内感染

（1）明确有无脑脊液外漏　需鉴别脑脊液与血液、脑脊液与鼻腔分泌物。将血性液滴于白色滤纸上，若血迹外周有月晕样淡红色浸渍圈则为脑脊液外漏；或行红细胞计数并与周围血液红细胞比较，以明确诊断。可根据脑脊液中含糖而鼻腔分泌物中不含糖的原理，用尿糖试纸测定或葡萄糖定量检测以鉴别是否存在脑脊液外漏。有时颅底骨折虽伤及颞骨岩部，且骨膜及脑膜均已破裂但鼓膜尚完整时，脑脊液可经耳咽管流至咽部进而被患者咽下，所以应观察并询问患者是否经常有腥味液体流至咽部。

（2）取头高位　脑脊液外漏患者应取半坐卧位，头偏向患侧，维持特定体位至停止漏液后3~5 日。其目的是借重力作用使脑组织移至颅底硬脑膜裂缝处，促使局部粘连而封闭漏口。

（3）保持鼻耳道清洁　每日 2 次清洁、消毒鼻前庭、外耳道，注意棉球不可过湿，以免液体逆流入颅。告知患者勿挖耳、抠鼻，不可堵塞鼻腔。

（4）避免颅内压骤升　嘱患者勿用力咳嗽、打喷嚏、擤鼻涕或用力排便等，以免颅内压骤然升高，导致气颅或脑脊液逆流。

（5）严禁对脑脊液鼻漏者从鼻腔进行护理操作　对脑脊液鼻漏者严禁从鼻腔吸痰或放置胃管，禁止做耳、鼻滴药、冲洗和填塞，禁止做腰穿。

（6）准确估计脑脊液外漏量　在患者鼻前庭或外耳道口松松地放置干棉球，随湿随换，记录 24 小时浸湿的棉球数，以估计脑脊液外漏量。

（7）密切观察有无颅内感染迹象 如头痛、发热等，遵医嘱给予抗生素和破伤风抗毒素或破伤风类毒素。

3. 预防并发症

（1）颅内压增高、脑疝 参见第十三章相关内容。

（2）颅骨骨折 该症可合并脑组织和血管损伤，引发癫痫、颅内出血、继发性脑水肿、颅内压增高等。脑脊液外漏可推迟颅内压增高症状的出现，而一旦出现，救治更为困难。故应密切观察意识、生命体征、瞳孔及肢体活动等情况，以及时发现颅内压增高及脑疝的早期迹象。

（3）颅内低压综合征 若脑脊液外漏多，可使颅内压过低而导致颅内血管扩张，出现剧烈头痛、眩晕、呕吐、厌食、反应迟钝、脉搏细弱、血压偏低等症状。应观察脑脊液的漏出量，出现颅压过低时可补充大量水分以缓解症状。

（4）外伤性癫痫 任何部位脑损伤都可发生癫痫，可用苯妥英钠预防发作，发作时使用地西泮控制抽搐。

【健康教育】

1. 颅骨缺损患者应做好自我保护，防止因重物或尖锐物品碰撞患处而发生意外，尽可能取健侧卧位，防止膨出的脑组织受压。告知患者可在头皮伤口愈合 3~6 个月视情况做颅骨修补术。

2. 告知颅骨骨折患者，骨折达到骨性愈合需要一定时间。线性骨折，一般成人需 2~5 年，小儿需 1 年。

第三节 脑损伤

脑损伤（brain injury）是指脑膜、脑组织、脑血管以及脑神经在外力的作用下所发生的损伤。

【病因与分类】

1. 根据脑损伤病理改变的先后分 可分为原发性脑损伤（primary brain injury）和继发性脑损伤（secondary brain injury）。

（1）原发性脑损伤 原发性脑损伤是指暴力作用于头部时立即发生的脑损伤，症状和体征相对稳定，包括脑震荡、脑挫裂伤和原发性脑干损伤等。

（2）继发性脑损伤 继发性脑损伤是指受伤一定时间后出现的脑受损病变，症状和体征进行性加重，主要包括脑水肿和颅内血肿。

2. 根据损伤后脑组织与外界是否相通分 可分为开放性脑损伤（open brain injury）和闭合性脑损伤（closed brain injury）。前者多由锐器或火器直接造成，伴有头皮裂伤、颅骨骨折和硬脑膜破裂（dural laceration），有脑脊液外漏（CSF leak）。后者由头部接触较钝性物体或间接暴力所致，不伴有头皮或颅骨损伤，或存在头皮、颅骨损伤，但脑膜完整，无脑脊液外漏。开放性脑损伤与闭合性脑损伤相比，除损伤原因不同、有创口、可出现失血性休克、易致颅内感染、需清创、修复硬脑膜外，其主要临床表现、诊断和处理原则与闭合性脑损伤无大的区别，本节仅介绍闭合性脑损伤。

【损伤机制】 引起闭合性脑损伤的机制较为复杂，可简化概括为由两种作用力所造成。一是接触力，当物体与头部直接接触时，由于冲力、凹陷骨折或颅骨的急速内凹和弹回，而导致颅脑的局部损伤。二是惯性力，来源于受伤瞬间头部产生的减速或加速运动，使脑在颅内急速移位、与颅壁相撞、与颅底摩擦以及受大脑镰和小脑幕牵扯，导致多处或弥散性脑损伤。

受伤时头部如为固定不动状态，则仅受接触力影响；运动中的头部突然受阻于固定物体，除有接触力的作用外，还有因减速引起的惯性力的作用（图14-3）。大而钝的物体向静止的头部撞击时，除产生接触力外，可同时引起头部的加速运动而产生惯性力；小而锐的物体击中头部时，其接触力足以造成颅骨骨折和脑损伤，但因其能量消耗殆尽，已不足以引起头部的加速运动。

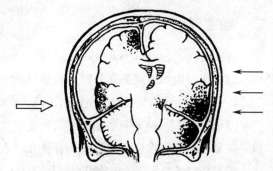

图14-3　头部做减速运动时的脑损伤机制
粗箭头所示为头部运动的方向，细箭头所示为头部受到外界物体的阻力

单由接触力造成的脑损伤，其范围多为固定和局限，可无早期昏迷表现；而由惯性力引起的脑损伤则甚为分散和广泛，常有早期昏迷表现。通常将受力侧的脑损伤称为冲击伤，而对侧者称为对冲伤；如跌倒时枕部着地引起的额极、颞极及其底面的脑损伤，属对冲伤。事实上，由于颅前窝与颅中窝的凹凸不平，各种不同部位和方式的头部外伤，都易在额极、颞极及其底面发生惯性力的脑损伤（图14-4）。

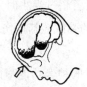 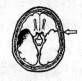

1.前额受力所致的额颞叶伤灶　　2.颞部受力所致的对侧颞叶伤灶

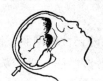 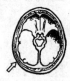

3.枕部受力所致的额颞叶伤灶　　4.颞枕部受力所致的额颞叶伤灶　　5.顶盖部受力所致的颞枕叶内侧伤灶

图14-4　闭合性脑损伤时脑挫裂伤的形成机制与好发部位
箭头示外力的方向和作用部位，黑区示伤灶

一、脑震荡

脑震荡（cerebral concussion）是最常见的轻度原发性脑损伤，是头部受到撞击后，立即发生的一过性脑功能障碍，无肉眼可见的神经病理改变。

【临床表现】　患者在受伤后立即出现短暂的意识障碍，可为神志不清或完全昏迷，持续数秒或数分钟，一般不超过30分钟，同时可出现皮肤苍白、出汗、血压下降、心动徐缓、呼吸微弱、肌张力降低、各种生理反应迟钝或消失等表现。清醒后大多不能回忆起受伤前及当时的情况，称为逆行性遗忘（retrograde amnesia）。常伴有头痛、头晕、恶心、呕吐等症状，短期内可自行好转。神经系统检查无阳性体征。

【辅助检查】

1. CT检查　颅内无异常发现。

2. 脑脊液检查　无红细胞。

【治疗原则】

一般卧床休息1~2周，即可完全恢复。适当给予镇痛、镇静对症处理，禁用吗啡、哌替啶。

二、脑挫裂伤

脑挫裂伤（cerebral contusion and laceration）是常见的原发性脑损伤，包括脑挫伤和脑裂伤，前者指脑组织遭受破坏较轻，软脑膜尚完整；后者是指软脑膜、血管和脑组织同时有破裂，伴有外伤性蛛网膜下腔出血。由于两者同时存在，故合称为脑挫裂伤。

【病理生理】　脑挫裂伤是指主要发生于大脑皮质的损伤，可单发，也可多发，好发于额极、颞极和基底。挫伤时软脑膜下有散在的点状或片状的出血灶。显微镜下，伤灶中央为缺血，四周是碎烂或坏死的皮质组织及星芒状出血。脑挫裂伤的继发性改变对脑水肿和血肿的形成具有重要的临床意义。前者通常属于血管源性水肿，可在伤后早期发生，通常3~7日内发展到高峰，在此期间易发生颅内压增高，甚至脑疝。伤情较轻者，脑水肿可逐渐消退，病灶区日后可形成瘢痕、囊肿或与硬脑膜粘连，有发生外伤性癫痫的可能。若蛛网膜与软脑膜粘连，影响脑脊液吸收，有形成外伤性脑积水的可能。广泛的脑挫裂伤可在数周以后形成外伤性脑萎缩。

【临床表现】

1. 意识障碍　意识障碍是脑挫裂伤最突出的临床表现，受伤当时立即出现。其程度和持续时间与脑挫裂伤的程度、范围直接相关，绝大多数患者超过半小时，重症者可长期持续昏迷。少数范围局限的脑挫裂伤，如果不存在惯性力所致的弥散性脑损伤，可不出现早期的意识障碍。

2. 局灶症状和体征　受伤当时立即出现与伤灶相应的神经功能障碍或体征，如运动区损伤出现锥体束征、肢体抽搐或偏瘫，语言中枢损伤出现失语等。若发生于额、颞叶前端等"哑区"的损伤，则无局灶症状与体征。

3. 头痛与恶心、呕吐　与颅内压增高、自主神经功能紊乱或外伤性蛛网膜下腔出血有关。后者还伴有剧烈头痛、频繁呕吐、颈项强直和克氏征阳性等脑膜刺激征，脑脊液检查有红细胞。

4. 颅内压增高和脑疝　此为继发脑水肿或颅内血肿所致，可使早期的意识障碍或瘫痪程度加重，或意识障碍好转后又加重。同时伴有血压升高、心率减慢、瞳孔不等大及锥体束征等表现。

5. 脑干损伤　意识障碍是脑挫裂伤中最严重的特殊类型，常与弥散性脑损伤并存。受伤当时立即昏迷，昏迷程度较深，持续时间较长。昏迷原因与脑干网状结构受损、上行激活系统功能障碍有关。伤后早期常出现严重的生命体征紊乱，表现为呼吸节律紊乱、心率及血压波动明显；双侧瞳孔时大时小、对光反应无常；眼球位置歪斜或凝视；出现病理反射、肌张力增高、中枢性瘫痪等锥体束征及去大脑强直等；经常出现高热、消化道出血。

【辅助检查】

1. CT 检查　是首选项目。可了解脑挫裂伤的具体部位、范围以及周围脑水肿的程度；还可了解脑室受压和中线结构移位等情况。

2. MRI 检查　有助于明确诊断。

【治疗原则】

1. 非手术治疗　轻度脑挫裂伤患者以非手术治疗为主。主要是减轻脑损伤后的生理反应，预防和处理并发症。常采取保持呼吸道通畅；加强营养支持；防治脑水肿（是治疗脑挫裂伤的重要环节）；促进脑功能恢复；应用抗生素预防感染和对症治疗等手段。

2. 手术治疗　重度脑挫裂伤患者经上述治疗无效，并继发颅内血肿或脑疝者需做脑减压术或局部病灶清除术等。

三、颅内血肿

颅内血肿（intracranial hematoma）是颅脑损伤中最多见、最危险，但同时又是可逆的继发性改变。其严重程度在于可引起颅内压增高而导致脑疝；早期发现和及时处理可在很大程度上改善预后。

【病因与分类】

1. 按血肿引起颅内压增高或早期脑疝症状所需的时间分　可分为急性型、亚急性型和慢性型。急性型：3 日内出现症状；亚急性型：3 日至 3 周出现症状；慢性型：3 周以上出现症状。

2. 按血肿的来源和部位分　可分为以下三类。

（1）硬脑膜外血肿（epidural hematoma）　出血积聚于颅骨与硬脑膜之间，与颅骨损伤有着密切关系。由于颅盖部的硬脑膜与颅骨附着较松，易于分离，而颅底部硬脑膜与颅骨附着较紧，所以硬脑膜外血肿一般多见于穹窿部线性骨折时，颞部多发。可因骨折或颅骨的短暂变形撕破位于骨管沟内的硬脑膜动脉或静脉窦而引起出血，或骨折的板障出血。血液积聚使在硬脑膜与颅骨分离过程中也可撕破一些小血管，使血肿更加严重。多数属于急性型。

（2）硬脑膜下血肿（subdural hematoma）　出血积聚于硬脑膜下腔，是最常见的颅内血肿，常呈多发性或与其他血肿合并发生。急性硬脑膜下血肿多见于额极、颞极及其底面，由对冲性脑挫裂伤所致；出血多来自挫裂的脑实质损伤。慢性硬脑膜下血肿，其出血来源和发病机制尚不完全清楚；好发于老年人，多数有轻微的头部外伤史，可伴有脑萎缩、血管性或出血性疾病。

（3）脑内血肿（intracerebral hematoma）　出血积聚在脑实质内。浅部血肿出血均来自脑挫裂伤灶，多伴有颅骨骨折或严重的脑挫裂伤，其部位多数与脑挫裂伤的好发部位一致，少数与凹陷性骨折的部位相应；常与硬脑膜下或硬脑膜外血肿并存。深部血肿多见于老年人，血肿位于脑白质深处，脑的表面可无明显的挫伤。

【临床表现】

1. 硬脑膜外血肿　其症状受血肿的部位及扩展速度的影响。

（1）意识障碍　既可由原发性脑损伤直接导致，也可由血肿导致颅内压增高、脑疝引起，后者常在损伤后数小时至 1~2 日内发生。典型的意识障碍表现是在原发性意识障碍之后，经过中间清醒期，再度意识障碍，并渐次加重（即原发昏迷 – 清醒 – 继发性昏迷）。如果原发性脑损伤较重或血肿形成较迅速，也可能不出现中间清醒期。少数患者可无原发性昏迷，只在血肿形成后才出现昏迷。

（2）颅内压增高与脑疝表现　一般成人幕上血肿大于 20mL 以上、幕下血肿大于 10mL 就可以引发颅内压增高症状或脑疝，表现为头痛、恶心、呕吐剧烈和视神经盘水肿。幕上血肿患者大多先经历小脑幕切迹疝，然后合并枕骨大孔疝。因此，严重的呼吸循环障碍常发生在意识障碍和瞳孔改变之后。幕下血肿患者可直接发生枕骨大孔疝，较早发生呼吸骤停。

2. 硬脑膜下血肿

（1）急性与亚急性硬脑膜下血肿　若脑挫裂伤严重或血肿形成速度较快，其脑挫裂伤的昏迷与血肿所致脑疝的昏迷重叠，表现为意识障碍进行性加重，无中间清醒期或意识好转期表现。颅内压增高与脑疝的其他征象常在 1~3 日内进行性加重。若脑挫裂伤相对较轻或血肿形成较慢，则可有意识好转期出现。

（2）慢性硬脑膜下血肿　因致伤力小，出血缓慢，血肿增大缓慢，患者可出现慢性颅内压增高表现，如头痛、恶心、呕吐和视神经盘水肿等。血肿压迫可导致局灶症状和体征，如偏瘫、失语和局限性癫痫等。慢性压迫可使脑萎缩、脑供血不全症状显著，如智力障碍、精神失常和记忆力减退等。

3. 脑内血肿　以进行性意识障碍加重为主，与急性硬脑膜下血肿相似。如果血肿累及重要脑功能区，可有偏瘫、失语、癫痫等症状出现。

【辅助检查】

CT 检查　有决定性诊断意义。硬脑膜外血肿可见颅骨内板与脑表面之间有双凸镜形或弓形密度增高影，常伴有颅骨骨折和颅内积气。急性硬脑膜下血肿可见颅骨内板与脑组织表面之间出现高密度、等密度或混杂密度的新月形或半月形影像。慢性硬脑膜下血肿可见颅骨内板下低密度的新月形、半月形或双凸镜形影像。脑内血肿可见脑挫裂伤灶附近或脑深部白质内有圆形或不规则高密度血肿影像，同时可见血肿周围的低密度水肿区。

【治疗原则】　一经确诊，应立即手术清除血肿。术后治疗基本同脑挫裂伤的治疗。

【护理评估】

1. 术前评估

（1）健康史

1）一般情况　患者的年龄、性别和职业。

2）受伤史　了解患者头部受伤经过，如暴力大小、形状、方向、性质、速度及作用部位。患者有无意识障碍，其程度和持续时间，有无中间清醒期；伤后有无出现头晕、头痛、呕吐等颅内压增高症状；有无外耳道出血、脑脊液外漏的症状以及现场急救经过。

3）既往史　患者有无心脏病或脑血管病史。

（2）身体状况

1）局部状况　患者头部有无血肿、破损、出血；血肿范围、破损面积、出血量等。

2）全身状况　生命体征是否平稳，意识、瞳孔及神经系统体征的动态变化；患者是否有颅内压进一步增高症状，有无脑疝危象的可能。神经系统功能有无障碍、障碍程度，有无躁动、癫痫发生，各种反应和深浅反射是否存在或消失。

3）辅助检查　了解 X 线、CT、MRI 等检查结果，以判断颅脑损伤程度以及类型。

（3）心理和社会支持状况　了解患者和家属对遭受突如其来伤害的心理承受能力，以及对颅脑损伤相关知识的了解程度。

2. 术后评估

（1）手术情况　了解麻醉方式、手术类型和效果，术中出血、补液情况，是否输血和输血量，以及术后诊断。

（2）康复状况　评估患者生命体征、意识、瞳孔、神经系统症状的变化及表现。观察伤口有无出血、感染等并发症；了解引流管放置的位置及引流情况。判断颅内压变化情况，有无并发症发生。

（3）心理和社会支持状况　患者对开颅手术的认知程度，患者及家属对术后相关康复知识的掌握情况。

【常见护理诊断 / 问题】

1. 意识障碍　与脑损伤、颅内血肿、颅内压增高有关。

2. 清理呼吸道无效　与脑损伤后意识障碍有关。

3. 营养失调：低于机体需要量　与脑损伤后高代谢、呕吐、高热等有关。

4. 脑组织灌注异常　与颅内血肿、颅内压增高有关。

5. 焦虑 / 恐惧　与缺乏对脑损伤知识的了解，担心预后有关。

6. 低效性呼吸型态　与患者全麻后、昏迷有关。

7. 有废用综合征的危险　与脑损伤后意识和肢体功能障碍及长期卧床有关。

8. 自理缺陷　与手术创伤大，术后早期昏迷、中期及后期身体虚弱，无法进行日常生活自理有关。

9. 潜在并发症　包括感染、压疮、泌尿系感染、暴露性角膜炎、术后血肿复发、消化道出血等。

【护理措施】

1. 现场急救

（1）保持呼吸道通畅　置患者于侧卧或侧俯卧位，以利于口腔内分泌物排出。给予氧气吸入。脑损伤患者常有不同程度的意识障碍，丧失正常的咳嗽反射和吞咽功能，呼吸道分泌物不能顺利排出，可引起血液、脑脊液及呕吐物等误吸。应及时清除口腔及咽喉处的血块及呕吐物，呕吐时将头转向一侧。深昏迷患者应抬起下颌或放置口咽通气道，避免舌根后坠阻碍呼吸；短时间内不能清醒者，必要时行气管插管或气管切开；呼吸减弱、潮气量不足者，应及早使用呼吸机。

（2）外露的脑组织周围可用纱布卷保护，以防受压，外加干纱布适当包扎。若伤情允许，可将头部抬高以减少出血。全身抗感染及破伤风预防注射应尽早进行。

（3）防治休克　当患者出现血压下降、脉搏增快、面色苍白、肢端湿冷等休克征象时，应立即使患者平卧，注意保暖、给氧，开放静脉通路，补充血容量；禁用吗啡止痛；协助医师查找原因；出血较多者常引起休克，应尽快做好术前准备，送患者入手术室清创。

（4）做好护理记录　记录受伤经过、检查发现的阳性体征、急救措施、过程及急救效果。

2. 一般护理

（1）合理体位　意识清醒者取斜坡卧位，抬高床头 15°~30°。昏迷患者或吞咽功能障碍者宜取侧卧位或侧俯卧位，防止呕吐物、分泌物误吸。当患者处于休克状态或伴有脊髓损伤时，应采取仰卧位。

（2）营养支持　能进食的患者，给予高热量、高蛋白质、高维生素、易消化的软食。昏迷患者需禁食，应遵医嘱早期采用全胃肠外营养，必要时给予全血、血浆和清蛋白。定期评估患者的营养状况，以便及时调整营养素的供给量和配方。

（3）维持良好的脑灌注状态　保持病室的安静，减少对患者的各种刺激。保持呼吸道通畅，避免头颈部的扭曲，确保氧疗效果，减轻脑水肿。确保脱水药物的正确使用，观察脱水效果以及有无水、电解质的失衡，准确记录出入水量。

3. 密切观察病情　在损伤后的 3 日左右，护理的重点是密切观察患者的意识、瞳孔、生命体征、神经系统体征等情况，及时发现继发性病变。动态的病情观察是鉴别原发性与继发性脑损伤的主要手段。

（1）意识　在众多观察项目中，意识观察最为重要。意识障碍是脑损伤患者最常见的变化之一，意识障碍的程度可协助辨别脑损伤的轻重；意识障碍出现的迟早和有无继续加重，可作为区别原发性和继发性脑损伤的重要依据。如由昏迷转入躁动，出现抓伤口、拔尿管等动作，能遵医嘱举手睁眼、伸舌等，提示病情好转；而由躁动转为安静、昏睡、对周围反应迟钝、强刺激才能唤醒，则提示病情恶化。

（2）生命体征　患者伤后可出现持续的生命体征紊乱现象。为避免患者躁动影响监测的准确性，测定顺序为先呼吸、次脉搏、再血压，最后意识和体温。伤后早期，因组织创伤反应，可出现中等程度发热；如损伤累及间脑或脑干，可导致体温调节紊乱，出现体温不升或中枢性高热；伤后即发生高热、昏迷，多为视丘下部或脑干损伤；伤后数日体温逐渐升高，常提示有感染性并发症。注意呼吸节律和深度、脉搏快慢和强弱以及血压和脉压变化。若伤后血压上升、脉搏缓慢有力、呼吸深慢，提示颅内压升高，要警惕颅内血肿或脑疝发生；枕骨大孔疝的患者可突然发生呼吸停止；闭合性脑损伤呈现休克征象时，应检查有无内脏出血，如迟发性脾破裂、应激性溃疡出血等。

（3）神经系统病征　有定位意义。

1）瞳孔变化　瞳孔变化可提示脑损伤的情况，可因动眼神经、视神经和脑干损伤引起。注意观察两侧睑裂大小是否相等，有无上睑下垂，注意对比两侧瞳孔的形状、大小及对光反应。伤后立即出现一侧瞳孔散大是原发性动眼神经损伤所致；伤后一侧瞳孔进行性散大，对侧肢体偏瘫、意识障碍，提示脑受压或脑疝；双侧瞳孔散大、对光反应消失、眼球固定伴深昏迷或大脑强直多为原发性脑干损伤或临终表现；双侧瞳孔时大时小，变化不定，对光反射消失伴眼球分离或移位多为中脑损伤；眼球不能外展且有复视者多为展神经受损；双眼同向凝视提示额中回后份损伤。眼球震颤常见于小脑或脑干损伤。观察瞳孔时应注意：某些药物、剧痛、惊恐等也会影响瞳孔变化，如吗啡、氯丙嗪可使瞳孔缩小，阿托品、麻黄碱可使瞳孔散大。

2）锥体束征　应对比观察双侧肢体的肌力、肌张力、感觉和病理反射。若伤后立即出现的一侧上下肢运动障碍且相对稳定，多因对侧大脑皮质运动区损伤所致；伤后一段时间才出现一侧肢体运动障碍且进行性加重，多是小脑幕切迹疝压迫中脑的大脑脚损害其中的锥体束所致。

知识链接：颅脑损伤患者的监测技术

目前，对颅脑损伤的认识已经由伤者体征变化的推测到根据伤后病理生理、生化改变的真实情况指导治疗，这是颅脑损伤治疗逐渐进展和深入的过程。近年来，在颅脑损伤患者救治过程中应用的颅脑直接监测技术主要包括颅内压（ICP）、脑灌注压（cerebral perfusion pressure, CPP）、脑血流（cerebral blood flow, CBF）、脑组织氧分压（brain tissue oxygen partial pressure, $PbtO_2$）、脑组织温度（brain temperature, BT）和微透析技术（microdialysis）的监测等。上述各种监测技术优缺点各异，如能综合运用，相互补充，将更有指导临床治疗的价值。

（赵继宗.神经外科学［M］.北京：人民卫生出版社，2007.）

---

4. 缓解患者焦虑情绪　向患者讲解疾病的相关知识，缓解其紧张情绪及恐惧心理。对少数脑震荡症状迁延者，要加强心理护理，帮助其正确认识疾病，以配合治疗和护理。

5. 预防和护理并发症

（1）压疮　应保持皮肤清洁干燥，定时翻身，尤其注意骶尾部、足跟、耳郭等骨隆凸出部位，不可忽视敷料覆盖部位。消瘦患者伤后初期、高热需每小时翻身1次，长期昏迷及一般情况较好者可每3~4小时翻身1次。

（2）消化道出血　可因创伤应激或大量使用皮质激素引起应激性溃疡所致。如患者出现呕血、黑便应立即报告医师，并遵医嘱输液、输血，停用糖皮质激素，可使用止血药和胃黏膜保护剂。

6. 术后护理

（1）保持呼吸道通畅　术后将患者头部抬高30°，头偏向一侧，给予低流量、低浓度持续吸氧，同时监测血氧饱和度和血气分析。

（2）加强气管插管和气管切开患者的护理　保持病室适宜的温度和湿度，气管插管内应持续湿化，拔管后应予以雾化吸入，必要时加强吸痰。

（3）术后的引流护理　颅脑手术后常有脑室引流和硬脑膜下引流。护理时注意无菌、妥善固定、防止脱落和折叠，保持引流通畅，观察引流液性状和量。

1）脑室引流的护理　参见第十三章相关内容。

2）颅骨钻孔术、血肿冲洗引流术的护理　术后患者采取头低足高位向患侧卧，以便充分引流。引流袋应低于创腔 30cm。术后不宜用强力脱水剂，也不过分限制水分摄入，以免颅内压过低影响脑膨出。通常术后 3 日行 CT 检查，证实血肿消失后方可拔管。

（4）自理缺陷的护理　术后评估患者每日活动及自理缺陷的范围，根据患者的具体情况提供相应的护理，如做好皮肤、口腔护理，协助进食，如厕或床上排便，洗漱，沐浴等，同时指导患者家属协助其逐渐学会部分或全部自理。

（5）废用综合征的护理　脑损伤患者因意识不清或肢体功能障碍，可发生关节肌腱挛缩和肌萎缩。所以应保持患者肢体于功能位，防止足下垂。每日做四肢关节被动活动及肌肉按摩 2~3 次，以促进肢体血液循环，增加肌张力，防止肢体挛缩和畸形，帮助恢复功能。

（6）并发症的预防和护理

1）术后癫痫发作　多发生在术后 2~4 日脑水肿高峰期，是因术后脑组织缺氧及皮质运动区受激惹所致。当脑水肿消退、脑循环改善后，癫痫常可自愈。对拟做皮质运动区及其附近区域手术的患者，术前常规给予抗癫痫药物予以预防。癫痫发作时，按医嘱定时定量给予抗癫痫药物控制；嘱患者卧床休息，保证睡眠，避免情绪激动，吸氧；注意保护患者，避免意外受伤；观察发作时表现，并详细记录。

2）泌尿系感染　长期留置导尿管是发生泌尿系感染的主要原因，必须导尿时，要严格执行无菌技术操作；留置尿管过程中应加强会阴部护理；夹闭导尿管并定时放尿，以训练膀胱贮尿功能。尿管留置时间不宜超过 5 日，若需长期导尿者，可考虑行耻骨上膀胱造瘘术，以减少泌尿系感染。

3）暴露性角膜炎　眼睑闭合不全的患者，给予眼药膏保护。暴露性角膜炎无须随时观察瞳孔，可用纱布遮盖眼睑，甚至行眼睑缝合术。

4）术后血肿复发　血肿清除术后，应密切观察病情变化，如再次出现颅内压增高的症状应警惕血肿复发，需及时报告医师，并协助处理。

【健康教育】

1. 心理指导　鼓励轻型脑损伤患者尽早生活自理。对恢复过程中出现的头痛、耳鸣、记忆力减退的患者应给予适当解释和安慰，使其树立信心。

2. 饮食指导　应注意营养全面，要少食多餐，选择合适的饮食种类。

3. 疾病指导

（1）外伤性癫痫患者应按时服用抗癫痫药物，在医师指导下逐渐减量，直至停药。不宜做攀高、游泳等危险活动，以防意外。

（2）脑损伤遗留下的语言、运动或智力障碍，应指导患者进行适当的活动，提高患者自信心，功能的恢复一般从伤后 1~7 周病情稳定后开始，同时制订康复计划，进行语言、记忆力等方面的训练，以改善生活自理能力及社会适应能力。

（3）对重度残废患者的后遗症应采取适当的治疗，患者及家属大多对脑损伤的恢复存在忧虑，担心是否适应今后工作，生活是否会受到影响。对此，应鼓励患者树立正确的人生观，指导其部分生活自理，如穿衣、进食；并指导家属生活护理方法及注意事项。

案例讨论

患者，男性，48 岁，建筑工人。既往史健康。4 小时前高处坠落，右侧额叶着地，进行性意识障碍，肢体无自主活动。体检：意识不清，呼之不应，压眶上神经无反应。体温 37.2℃，脉搏 120 次 / 分，呼吸 20 次 / 分，血压 150/70mmHg。右侧瞳孔直径 6mm，对光反射消失，左侧瞳孔直径 3mm，对光反应迟钝。左侧腱反射可对称性引出，左侧巴氏征阳性，右侧巴氏征阴性。辅助检查：头部 CT 示右额叶广泛脑挫裂伤、硬脑膜下血肿。

问题：

1. 该患者处于何种意识状态？

2. 若行手术治疗，该患者术前应做哪些评估？

3. 目前主要的护理诊断有哪些？

第十五章　常见颅脑疾病患者的护理

内容与要求　常见颅脑疾病患者的护理包括脑血管疾病患者的护理、颅内肿瘤和脑脓肿三部分内容。通过本章的学习，应掌握脑血管疾病、颅内肿瘤及脑脓肿的临床表现、处理原则、护理措施及健康教育。熟悉脑血管疾病、颅内肿瘤及脑脓肿的概念、辅助检查及护理评估。了解脑血管疾病、颅内肿瘤及脑脓肿的病因、病理生理。

重点与难点　脑血管疾病、颅内肿瘤及脑脓肿的临床表现、处理原则、护理措施及健康教育。

第一节　脑血管疾病患者的护理

一、颅内动脉瘤

颅内动脉瘤（intracranial aneurysm）是颅内动脉壁的囊性膨出，是造成蛛网膜下腔出血的首要病因。颅内动脉瘤破裂出血在脑血管意外中位居第三，仅次于脑血栓和高血压性脑出血。本病好发于 40~60 岁的中老年人，青少年少见。

【病因】　颅内动脉瘤发病原因尚不十分清楚。有先天性缺陷和后天性蜕变之说，前者认为是颅内 Willis 环的动脉分叉处的动脉壁先天性平滑肌层缺乏；后者认为是颅内动脉粥样硬化和高血压，使动脉内弹力板破坏，渐渐膨出形成囊性动脉瘤。

【分类】　依动脉瘤位置将其分为颈内动脉系统动脉瘤，约占颅内动脉瘤的90%；椎 - 基底动脉系统动脉瘤，约占颅内动脉瘤的 10%。

【临床表现】

1. 动脉瘤破裂出血症状　中、小型动脉瘤未破裂出血可无任何临床症状。动脉瘤破裂出血多突然发生，部分患者出血前有劳累、情绪激动、用力排便、咳嗽等诱因；部分患者则无明显诱因或在睡眠中发生。动脉瘤一旦破裂出血，临床表现为严重的蛛网膜下腔出血，发病急剧，患者头痛剧烈，形容如"头要炸开"；频繁呕吐，大汗淋漓，体温可升高；颈项强直，克氏征阳性；也可出现意识障碍，甚至昏迷。约 1/3 的患者动脉瘤破裂后会因未及时诊治而死亡。蛛网膜下腔内出血可诱发脑血管痉挛，发病率为21%~62%，多发生在出血后 3~5 日内。局部脑血管痉挛仅发生在动脉瘤附近，患者症状不明显，只在脑血管造影上显示；广泛的脑血管痉挛可导致脑梗死发生，患者意识障碍、偏瘫，甚至死亡。

2. 局灶症状　取决于动脉瘤的部位、毗邻解剖结构以及动脉瘤的大小。如颈内动脉 - 后交通支动脉瘤可出现患侧的动眼神经麻痹，表现为患侧眼睑下垂，瞳孔散大，不能内收和上、下视，直接、间接对光反应消失（图 15-1）。有时局灶症状出现在蛛网膜下腔出血之前，被视为动脉瘤出血的前兆症状，如轻微偏头痛、眼眶痛，随之出现动眼神经麻痹，此时应警惕蛛网膜下腔出血。大脑中动脉的动脉瘤出血若形成血肿，或其他部位动脉瘤出血后脑血管痉挛、脑梗死，患者可出现偏瘫、运动性或感觉性失语。巨大动脉瘤会影响到视路，患者可出现视力、视野障碍。

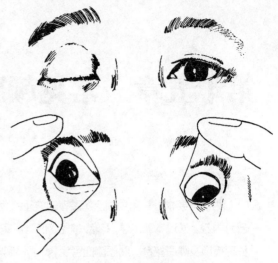

图 15-1　右侧动眼神经麻痹

颅内动脉瘤出血后，其病情轻重不一。为便于判断病情，选择造影和手术时机评价疗效，国际常采用 Hunt 五级分类法。

一级：无症状，或有轻微头痛和颈强直。

二级：头痛较重，颈强直，除动眼神经等脑神经麻痹外，无其他神经症状。

三级：轻度意识障碍，躁动不安和轻度脑症状。

四级：半昏迷，偏瘫，早期去脑强直和自主神经障碍。

五级：深昏迷，去脑强直，濒危状态。

【辅助检查】

1. 脑血管造影　脑血管造影是确诊颅内动脉瘤所必需的方法，可判断动脉瘤的位置、形态、内径、大小、数目等。

2. 头部 MRI 扫描及 CT 检查　有助于明确诊断。

【治疗原则】

1. 非手术治疗　主要是防止再出血及控制动脉痉挛。卧床休息，对症处理，控制血压，降低颅内压；使用钙拮抗剂预防和治疗脑动脉痉挛；使用氨基己酸，抑制纤溶酶形成，预防再次出血。

2. 手术治疗　开颅夹闭动脉瘤蒂是首选方法。也可采用动脉瘤栓塞介入治疗。若已发生破裂出血，在等待手术期间应实施非手术治疗。

二、颅内动静脉畸形

颅内动静脉畸形（arteriovenous malformations，AVM）属先天性中枢神经系统发育异常，是由一团发育异常的病态脑血管组成，由一支或几支弯曲扩张的动脉供血和静脉引流而形成的一个血管团，其体积可随人体发育而生长。畸形血管团内有脑组织，其周围脑组织因缺血而萎缩，呈胶质增生带，有时伴有陈旧性出血。发病年龄多在 20~30 岁，男性稍多于女性。

【临床表现】

1. 出血　出血是最常见的首发症状，畸形血管破裂可致脑内、脑室内和蛛网膜下腔出血，出现意识障碍、头痛、呕吐等症状；少量出血时临床症状不明显。

2. 癫痫　癫痫是较常见的首发症状，可在颅内出血时发生，也可单独出现。多见于额、颞部的颅内动静脉畸形。额部颅内动静脉畸形多发生癫痫大发作，顶部以局限性发作为主。颅内动静脉畸形抽搐与脑缺血、病变周围进行性胶质增生以及出血后的含铁血黄素刺激大脑皮质有关。

3. 头痛　可呈单侧局部疼痛，也可全头痛，间断性或迁移性。可能与供血动脉、引流静脉及窦的扩张有关；或与脑出血、脑积水及颅内压增高有关。

4. 神经功能缺损及其他症状　由于颅内动静脉畸形，周围脑组织缺血萎缩、血肿压迫，患者可出现智力障碍及神经症状。婴儿及儿童可因颅内血管短路，出现心力衰竭。

【辅助检查】

1. 脑血管造影 是确诊本病的必需手段。

2. 头部 MRI 扫描及 CT 检查 有助于明确诊断。

【治疗原则】

1. 非手术治疗 对位于脑深部或重要功能区的直径小于 3cm 的 AVM 可采用伽玛刀治疗，对血流丰富、体积较大者可行血管内栓塞术。

2. 手术治疗 手术切除是最根本的治疗方法，不仅可以杜绝病变再出血，还能阻止畸形血管倒血现象，从而改善脑血流。

3. 脑血管造影 各种治疗后都应择期重复脑血管造影，以了解畸形血管是否消失。

三、脑卒中

脑卒中（stroke）是指由各种原因引起的脑血管疾病的急性发作，造成脑的供应动脉狭窄或闭塞以及非外伤性的脑实质出血，并引起相应的临床症状和体征。

【病因与分类】

1. 缺血性脑卒中 发病率占脑卒中的 60%~70%，多见于 60 岁以上者。其主要原因是在动脉粥样硬化基础上血栓形成，导致脑的供血动脉狭窄或闭塞；其诱因是某些血流缓慢和血压下降的因素，所以患者常在睡眠中发作。

2. 出血性脑卒中 多发生于 50 岁以上高血压动脉硬化患者，男性多于女性，是高血压病死亡的主要原因。常因剧烈活动或情绪激动而引发。出血是因粟粒状微动脉瘤破裂所致。

【病理生理】

1. 缺血性脑卒中 脑动脉闭塞后，此动脉供血区的脑组织可发生缺血性坏死，并出现相应的神经功能障碍及意识改变。栓塞部位常发生在颅内的颈内动脉虹吸段和大脑中动脉、前动脉的起始段；也可发生在颅外的颈内与颈外动脉的分叉处或颈内动脉的颅底段。

2. 出血性脑卒中 出血多位于基底核壳部，可向内扩展至内囊部。随着出血量的增多形成血肿，压迫脑组织，造成颅内压增高，甚至发生脑疝。出血也可沿周围神经纤维束扩散，导致神经功能障碍，在早期清除血肿后可能得以恢复。脑干内出血或血肿可破入相邻脑室，则后果严重。

【临床表现】

1. 缺血性脑卒中 临床表现根据脑动脉狭窄和闭塞后神经功能障碍的轻重和症状持续时间的长短分 3 种类型。

（1）短暂性脑缺血发作（transient ischemic attack，TIA） 颈内动脉缺血表现为突然肢体运动和感觉障碍、失语，单眼短暂失明等，少有意识障碍；椎动脉缺血表现为眩晕、耳鸣、听力障碍、复视、步态不稳和吞咽困难等。症状持续时间短，不超过 24 小时，可反复发作，自行缓解，大多不留后遗症。脑内无明显梗死灶。

（2）可逆性缺血性神经功能障碍（reversible ischemic neurological deficit，RIND） 症状与 TIA 基本相同，但神经功能障碍持续时间超过 24 小时，有的患者可达数天或数十天，最后也可完全恢复。脑部可有小的梗死灶，大部分为可逆性病变。

（3）完全性卒中（complete stroke，CS） 症状较 TIA 和 RIND 严重，可不断恶化，常有意识障碍。神经功能障碍长期不能恢复。脑部出现明显的梗死灶。

2. 出血性脑卒中 突然出现意识障碍、偏瘫，严重者可出现昏迷、完全性瘫痪及去脑强直，生命体征明显紊乱。

出血性脑卒中分为三级。

Ⅰ级：轻型，患者意识尚清或浅昏迷，轻偏瘫。

Ⅱ级：中型，完全昏迷，完全性偏瘫；两瞳孔等大或仅轻度不等。

Ⅲ型：重型，深昏迷，完全性偏瘫及去脑强直，双瞳散大，生命体征明显紊乱。

【辅助检查】

1. 缺血性脑卒中　脑血管造影可发现病变的部位、性质、范围以及程度；急性脑缺血发作 24~48 小时后，头部 CT 可显示缺血性病灶；MRI 可提示动脉系统狭窄和闭塞；颈动脉 B 型超声检查和经颅多普勒超声探测也有助于诊断。

2. 出血性脑卒中　急性脑出血首选头颅 CT 检查，以便鉴别脑出血或脑梗死。CT 对急性脑出血的定位准确，表现为高密度影区，出血可破入脑室。

【治疗原则】

1. 缺血性脑卒中　一般先行非手术治疗，包括卧床休息、扩张血管、抗凝、血液稀释疗法及扩容疗法等。脑动脉完全闭塞者，应在 24 小时内及时考虑手术治疗，可行颈动脉内膜切除术、颅外 – 颅内动脉吻合术等，以改善病变区的血供情况。

2. 出血性脑卒中　经绝对卧床休息、止血、脱水、降颅压等治疗病情仍继续加重，应考虑手术治疗，开颅清除血肿。但对出血破入脑室和内侧型脑内血肿患者，手术效果不佳；病情过重或年龄过大、伴重要脏器功能不全者不宜手术治疗。

【护理评估】

1. 术前评估

（1）健康史

1）一般情况　患者的年龄、性格、婚姻和工作情况。

2）既往史　详细询问病史，有无高血压、颅内动静脉畸形、颅内动脉瘤、动脉粥样硬化、创伤等病史。

3）相关因素　判断本次发病的原因、特点和经过。

（2）身体状况

1）局部状况　有无进行性颅内压增高及脑疝症状，如头痛、恶心、呕吐等；有无神经系统功能障碍，是否影响患者自理能力，有无发生意外伤害的危险。

2）全身状况　评估患者的生命体征、意识状态、瞳孔、感觉功能、深浅反射以及病理反射等。是否有水、电解质及酸碱平衡失调，营养状况及重要脏器功能。

3）辅助检查　了解脑血管造影、CT、MRI 等检查结果。

（3）心理和社会支持状况

1）脑血管病变发病急骤，评估患者和家属是否因无心理准备而出现焦虑、恐惧不安等情绪。

2）患者和家属对疾病的发展趋势、手术治疗方法、目的和结果有无充分了解，对手术的心理反应或对急诊手术有无思想准备；评估患者和家属的心理状况，有何要求和顾虑等。

2. 术后评估　参见第十三章第一节相关内容。

【常见护理诊断 / 问题】

1. 躯体移动障碍　与脑组织缺血或脑出血术后有关。

2. 生活自理缺陷　与脑血管病致肢体瘫痪有关。

3. 意识障碍　与颅内动脉瘤、颅内动静脉畸形及脑卒中致颅内出血有关。

4. 语言沟通障碍　与病变累及舌咽、迷走神经及大脑优势半球的语言中枢有关。

5. 疼痛　与开颅手术有关。

6. 潜在并发症　包括颅内出血、颅内压增高、脑疝、感染、脑脊液外漏、中枢性高热、癫痫发作等。

【护理措施】

1. 术前护理

（1）术前护理常规　见第七章围术期患者的术前护理。

（2）一般护理

1）对于出血性脑血管疾病急性期的患者，在发病后48小时内避免搬动；蛛网膜下腔出血的患者应绝对卧床休息4~6周，患者取侧卧位，头部抬高15°~30°，以利于颅内血液回流，减轻脑水肿。

2）颅内动脉瘤患者要控制血压于平稳状态，保持安静；避免情绪激动和剧烈活动，保持大便通畅，预防再次出血。

3）颅内动、静脉畸形的患者要起居有常，避免用力、情绪激动、暴饮暴食和酗酒，以防蛛网膜下腔出血或脑出血。

4）昏迷患者应做好口腔、眼部及会阴部的护理。

5）饮食护理　急性脑出血的患者在发病48小时内应禁食，待生命体征平稳、无颅内压增高及严重上消化道出血时，可开始流质饮食，昏迷者可鼻饲。蛛网膜下腔出血者除有意识障碍、恶心呕吐外，一般不必禁食，从流质饮食开始，逐渐改为半流质饮食。进食时患者取坐位或高侧卧位（健侧在下），进食宜缓慢，食物应送至口腔健侧舌根处，以利于吞咽。

（3）加强生活护理，防止发生意外

1）因意识障碍或后组脑神经受损而导致吞咽困难者，应防止进食时误入气道导致肺部感染或不慎咬伤舌头。

2）肢体无力或偏瘫者应加强生活照料，防止坠床或跌、碰伤。

3）面瘫者进食时食物易残留于麻痹侧口颊部，故需特别注意该侧颊部黏膜的清洁。

4）语言障碍的患者常出现表达和沟通困难。应及时了解患者需求，并给予满足。凡有失语的患者均需个别化护理，要尽量给予心理支持，切勿让患者受窘而伤害自尊心。

5）有视力、听力障碍的患者，在服药和进食时均需给予特殊照料。戴隐形眼镜或活动义齿者应取下交给家属保管。

（4）病情观察　密切观察患者生命体征、意识、瞳孔变化，以及偏瘫、颈项强直等神经系统体征。注意调整血压并记录，及时判断患者有无病情加重及颅内压增高的迹象。

（5）促进患者肢体功能恢复　急性期应绝对卧床休息，可每2小时翻身1次，以避免局部皮肤受压。瘫痪肢体保持功能位置，并进行关节按摩及被动运动，以避免肢体废用。病情稳定后，尤其是脑血栓患者的瘫痪肢体，在发病1周后就应进行康复功能训练。

（6）心理护理　耐心倾听患者诉说，告知疾病性质和采用的治疗计划，介绍治疗方法的新进展。帮助患者及家属面对现实，树立战胜疾病的信心。告知患者治疗的注意事项，教会家属对患者的特殊照料方法和技巧。

（7）颅内动脉瘤患者的护理　位于Willis环前部或颈动脉海绵窦瘘封闭术的患者，应在术前进行颈动脉压迫试验（Matas test）和训练，以建立侧支循环。用特制的颈动脉压迫装置或用手指按压患侧，直到同侧颞浅动脉搏动消失。开始压迫5分钟，以后逐渐增加压迫时间，直至20~30分钟患者仍能耐受而不出现头昏、眼黑、对侧肢体无力及发麻等表现方可实施手术治疗。

（8）并发症的预防和护理

1）脑缺血　使用降压药物而致低血压时，注意观察患者有无头晕、意识改变等缺血症状。

若有，应及时通知医师。注意动脉瘤栓塞治疗后有无脑缺血症状。

2）颅内压增高、脑疝　参见十三章相关内容。

2. 术后护理

（1）一般护理　参见本章第一节相关内容。

（2）有效缓解或解除疼痛　术后患者若出现头痛，应了解和分析头痛的原因、性质和程度，然后对症处理和护理。

1）切口疼痛多发生于术后 24 小时内，给予一般止痛剂可缓解。

2）颅内压增高所引起的头痛，多发生在术后 2~4 日脑水肿高峰期，常表现为搏动性头痛，严重时伴有呕吐。此时需依赖脱水、激素治疗降低颅内压，头痛才能缓解；脱水剂和激素的使用应注意在术后 24 小时内合理分配。

3）若是术后血性脑脊液刺激脑膜引起的头痛，需在术后早期行腰椎穿刺引流血性脑脊液，以减轻脑膜刺激症状，降低颅内压，至脑脊液逐渐转清，头痛会自行消失。

4）脑手术后无论何种原因引起的头痛均不可轻易使用吗啡和哌替啶，因为此类药物有抑制呼吸的作用，不但影响气体交换，还会出现瞳孔缩小的不良反应，影响临床观察。

（3）功能训练　术后病情稳定后，鼓励患者及早进行肢体功能训练。

（4）并发症的预防和护理

1）中枢性高热　下丘脑、脑干及上颈髓病变和损害可使体温中枢调节功能紊乱，临床以高热多见，偶有体温过低者。中枢性高热多出现于术后 12~48 小时内，体温达 40℃以上，常伴有意识障碍、瞳孔缩小、脉搏快速、呼吸急促等自主神经功能紊乱症状。一般物理降温效果差，可及时采用冬眠低温治疗和护理。

2）颅内出血、感染、颅内压增高、脑疝的预防和护理　参见第十三章相关内容。

3）癫痫发作、脑脊液外漏的预防和护理　参见第十四章相关内容。

【健康教育】

1. 加强功能训练　帮助肢体瘫痪患者拟定功能训练计划。康复训练应在病情稳定后早期开始；静止状态的瘫痪肢体应放置于功能位，以防造成关节挛缩畸形。

2. 教给语言障碍患者和亲属有关语言训练及非语言性沟通的方法。教会患者及家属自我护理的方法，加强练习，尽早、最大程度地恢复功能，以恢复自理及工作能力，尽早回归社会。

3. 脑卒中患者有再次脑出血、脑栓塞的危险，患者应避免导致再次出血、栓塞的诱发因素。高血压患者应规律服药，将血压控制在适当的水平，切忌血压忽高忽低。一旦发现异常应及时就诊。

4. 控制不良情绪，保持心态稳定，避免情绪波动。

5. 手术后出现癫痫的患者，应在医师的指导下坚持长期服用抗癫痫药物，并定期检查白细胞和肝功能。

6. 对于出院后需继续鼻饲的患者，应教会家属鼻饲的方法和注意事项。

第二节　颅内肿瘤

颅内肿瘤（intracranial tumors）可分为原发性颅内肿瘤和继发性颅内肿瘤两大类。原发性颅内肿瘤常发生于脑组织、脑膜、脑神经、垂体、血管以及残余胚胎组织等部位；继发性颅内肿瘤则是由身体其他部位恶性肿瘤转移或侵入颅内的肿瘤。颅内肿瘤可发生于任何年龄，以20~50 岁多见。儿童和少年颅内肿瘤患者以后颅窝和中线部位的肿瘤最多；成年患者多为胶质细胞瘤，其次为脑膜瘤、垂体瘤和听神经瘤等；老年患者以胶质细胞瘤和脑转移瘤最多见。原发性颅内肿瘤的发病率男性略高于女性。其发病部位以大脑半球最多见，其次为蝶鞍、鞍区周围、脑桥小脑角、小脑、脑室和脑干。

【病因】　颅内肿瘤的发病原因与其他部位的肿瘤一样，目前尚不完全清楚。研究表明，细胞染色体上存在着癌基因，加之各种后天诱因可使颅内肿瘤发生。诱发颅内肿瘤的可能因素有遗传因素、物理因素、化学因素和生物因素等。

【分类】　颅内肿瘤的分类方法多种多样，参照 1992 年 WHO 分类和 1998 年北京神经外科研究所的分类为以下 9 种。

1. 神经上皮组织肿瘤　包括星形细胞瘤、少突胶质细胞瘤、室管膜肿瘤、脉络丛肿瘤、松果体肿瘤、神经节细胞肿瘤、胶质母细胞瘤、髓母细胞瘤。

2. 脑膜的肿瘤　包括各类脑膜瘤、脑膜肉瘤。

3. 神经鞘细胞肿瘤　包括神经鞘瘤、恶性神经鞘瘤、神经纤维瘤、恶性神经纤维瘤。

4. 垂体前叶肿瘤　包括嫌色性腺瘤、嗜酸性腺瘤、嗜碱性腺瘤、混合性腺瘤。

5. 先天性肿瘤　包括颅咽管瘤、上皮样囊肿、三脑室黏液囊肿、畸胎瘤、肠源性囊肿、神经错构瘤等。

6. 血管性肿瘤　包括血管网状细胞瘤（又称血管母细胞瘤）。

7. 转移性肿瘤　由其他部位转移的肿瘤。

8. 邻近组织侵入颅内的肿瘤　包括颈静脉球瘤、圆柱细胞瘤、软骨与软骨肉瘤，以及鼻咽癌、中耳癌等侵入颅内的肿瘤。

9. 其他　未分类的肿瘤。

【临床表现】

1. 颅内压增高的症状和体征　主要为头痛、呕吐和视神经盘水肿。还可表现为视力减退、头晕、耳鸣、烦躁、嗜睡、癫痫、猝倒等。小儿可出现头颅增大、前囟门扩大、头皮静脉怒张。严重者可有昏迷，甚至脑疝的症状，症状呈进行性加重。当颅内肿瘤囊性变性或瘤内卒中时，会出现急性颅内压增高的症状。

2. 局灶症状和体征　局灶症状是颅内肿瘤引起的局部神经功能紊乱。因不同部位的肿瘤对脑组织造成的刺激、压迫及破坏不同而表现各异，如癫痫发作、意识障碍、进行性运动障碍或感觉障碍、内分泌功能紊乱、各种脑神经的功能障碍和小脑症状等。

【辅助检查】

1. CT 检查　主要通过直接征象即肿瘤组织形成的异常密度区和间接征象即脑室脑池的变形移位来判断。静脉滴注造影可使颅内结构的密度反差更为明显，从而增强它的分辨力，图像更清晰。由于三维 CT 的问世，使颅内病变定位诊断更加精确。

2. MRI 检查　可清楚显示颅内血管的血流情况，对不同神经组织和结构的细微分辨能力远胜于 CT。

3. 脑电图及脑电地形图检查　对于大脑半球凸面肿瘤或病灶具有较高的定位价值，但对于中线、半球深部和幕下的肿瘤诊断困难。

4. 脑电诱发电位记录　给予被检查者特定刺激，同时记录其脑相应区的电信号。在脑肿瘤诊断方面有应用价值的脑诱发电位记录有：① 视觉诱发电位：用于诊断视觉传导通路上的病变或肿瘤。② 脑干听觉诱发电位：用来记录脑桥小脑角及脑干的病变或肿瘤的异常电位。③ 体感诱发电位：用于颅内肿瘤患者的脑功能评定。

【治疗原则】

1. 降低颅内压　为了争取治疗时机，采取降低颅内压的措施十分必要。可采取脱水治疗、脑脊液引流及为防止颅内压增高的综合治疗措施。

2. 手术治疗　手术是治疗颅内肿瘤最直接、最有效的方法，包括肿瘤切除手术、内减压手术、外减压手术和脑脊液分流术。

3. 放射治疗及放射外科　当颅内肿瘤位于重要功能区或部位深而不宜手术者，或患者全身情况不允许手术切除及对放射治疗较敏感的颅内肿瘤患者，可采取放射治疗。放射治疗分为内照射法和外照射法，前者将放射性同位素植入肿瘤组织内放疗，后者采用伽玛刀（γ-刀）放射治疗。

4. 化学治疗　化学治疗在颅内肿瘤的综合治疗中已成为重要的治疗方法之一。

5. 其他治疗　基因药物治疗、中医药治疗等。

知识链接：γ-刀聚集治疗的原理

　　γ-刀治疗是利用 γ 射线几何学聚焦原理，在精确的三维立体定向仪的辅助下，将规划好的大剂量射线在短时间内经准直器集中投射到颅内预选的靶目标上，一次性、致死性地损毁靶点内的组织或病变，给局部组织或病变造成永久性、不可恢复的损伤或死亡，而达到治疗疾病的目的。经准直器各小孔通过的极细的 γ 射线束不会对颅内血管、脑神经和细胞造成损伤。因其治疗照射范围与正常组织界限非常明显，边缘如刀割一样，故人们形象地称之为"伽玛刀"。

（赵继宗.神经外科学［M］.北京：人民卫生出版社，2007.）

【护理评估】

1. 术前评估

（1）健康史

1）一般情况　包括年龄、性别、职业和婚姻情况；经济条件；社会文化背景等。

2）既往史　是否患有其他部位的肿瘤，如肺癌、乳腺癌患者易发生癌细胞的颅内转移；有无家族史。

3）相关因素　有无不良的生活习惯，如吸烟、长期饮酒；有无与职业因素有关的接触史；有无头部外伤史等。

（2）身体状况

1）局部状况　患者有无恶心、呕吐、头痛、视神经盘水肿等颅内压增高的症状；头痛的性质与程度。

2）全身状况　有无颅内肿瘤引起颅内压增高的定位症状，是否有一侧肢体瘫痪、感觉障碍、语言障碍、癫痫发作等。

3）辅助检查　了解实验室检查，以及 CT、MRI、X 线等检查结果。

（3）心理和社会支持状况

1）患者对疾病的诱因、常见症状、拟采取的手术方式、手术过程相关知识的认知及配合程度。

2）患者及家属对颅内肿瘤诊断的心理反应，对手术、治疗的经济承受能力。

2. 术后评估　参见第十三章相关内容。

【常见护理诊断／问题】

1. 脑组织灌注异常　与颅内压增高有关。

2. 感觉障碍　与颅内肿瘤压迫有关。

3. 癫痫发作　与肿瘤压迫造成意识障碍、躁动有关。

4. 自理缺陷　与肿瘤压迫导致肢体瘫痪以及开颅手术有关。

5. 潜在并发症　包括颅内压增高、脑疝、尿崩症、颅内出血、脑脊液外漏。

【护理措施】

1. 术前护理

（1）术前护理常规　见第七章围术期患者术前护理。

（2）一般护理　参见第十三章第一节相关内容。

（3）垂体腺瘤患者的护理　垂体腺瘤患者如决定经蝶窦手术，应加强口腔和鼻腔护理。

（4）感觉障碍患者的护理

1）做好感觉障碍肢体的保暖、防冻、防烫、防搔抓、防碰撞和防重压的护理。

2）对有深感觉障碍的患者，应协助翻身，以免因一侧身体长期受压而发生压疮。经常用温水擦洗，按摩并做肢体的被动运动，以促进血液循环和感觉恢复。

3）指导患者和家属每日 3 次进行知觉训练。

（5）癫痫发作患者的护理　参见第十三章第一节相关内容。

（6）并发症的预防和护理　颅内压增高、脑疝的预防和护理参见第十三章第一节相关内容。

2. 术后护理

（1）体位护理　经口鼻蝶窦入路术后取半卧位，以利于伤口引流。体积较大的肿瘤切除术后，因颅腔留有较大的空隙，24 小时内手术区应保持高位，以免突然翻动时发生脑和脑干移位而引起大脑上静脉撕裂、硬脑膜下出血或脑干功能衰竭。搬动患者或为患者翻身时，应有人扶持头部，使头颈部呈一条直线，防止头颈部过度扭曲或震动。

（2）保持呼吸道通畅　颅后窝手术或听神经瘤手术后易发生吞咽、迷走神经功能障碍，患者咳嗽和吞咽反射减弱或消失，呼吸道内分泌物不能及时排除，极易发生肺部感染。要积极采取相应的护理措施，如翻身、叩背、吸痰及雾化吸入，必要时做好气管切开的准备。

（3）营养与补液　颅后窝手术或听神经瘤手术后，因吞咽、迷走神经功能障碍而发生吞咽困难、饮水呛咳者，要严格禁食禁饮，应采用鼻饲供给营养，待其吞咽功能恢复后再逐渐练习进食。患者意识清醒，吞咽、咳嗽反射恢复可进流食，并逐渐过渡到普通饮食。

（4）加强生活护理，满足患者自理需求　保持患者安静、舒适、安全的休养环境。了解患者活动及自理能力受限程度。做好基础护理，并指导患者及家属，使患者逐渐达到部分或全部生活自理。

（5）创腔引流护理　颅内肿瘤手术切除后，在残留的创腔内放置引流物称为创腔引流，目的是将手术残腔内的血性液体和气体引流出来，使残腔逐步闭合，减少局部积液或形成假性囊肿的机会。护理时应注意引流瓶（袋）的位置、引流的速度及量。

1）保持引流瓶（袋）的位置　术后早期，创腔引流瓶（袋）应放置于头旁枕上或枕边，与头部创腔保持一致，以保证创腔内一定的液体压力，避免脑组织移位。尤其是位于顶后枕部的创腔，术后 48 小时内绝不可随意放低引流瓶（袋），否则可因创腔内液体被引出致脑组织迅速移位，有可能撕破大脑上静脉，而引起颅内血肿。另外，创腔内暂时积聚的液体可以稀释渗血，防止渗血形成血肿。创腔内压力升高时，血性液体仍可自行流出。

2）引流速度　手术 48 小时后可将引流瓶（袋）略放低，较快引流出创腔内的液体，使脑组织膨出，以减少局部残腔，避免局部积液造成颅内压增高。

3）引流量和拔管　若术后早期引流量多，应适当抬高引流瓶（袋）。引流管放置 3~4 日，一旦血性脑脊液转清，即可拔除引流管，以免形成脑脊液外漏。

（6）脑脊液外漏的护理　参见第十四章相关内容。

（7）预防和护理并发症

1）尿崩症　① 尿崩症主要发生在鞍上手术后，如垂体腺瘤、颅咽管瘤等手术后影响血管升压素分泌所致。患者可出现多尿、多饮、口渴，每日尿量大于4000mL，尿比重低于1.005。② 对尿崩症患者，在给予神经垂体后叶素治疗时，应准确记录出入液量，根据尿量的增减和血清电解质含量调节用药剂量。尿量增多需注意补钾，每1000mL尿量补充1g氯化钾。

2）颅内出血　参见本章第一节相关内容。

【健康教育】

1. 保持心情舒畅　嘱患者保持良好的心态，避免情绪刺激和激动。

2. 维持足够的营养　术后、放疗、化疗及康复期患者应均衡饮食，摄入高蛋白质、高热量、富含膳食纤维和易消化的各类营养素，饮食宜清淡，多食新鲜水果。

3. 功能训练　患者如有功能的丧失，应指导患者及家属制订康复计划，并坚持进行康复活动，促进功能恢复。

4. 继续治疗　颅内肿瘤的患者无论是否接受手术治疗，一般都应接受化疗和放疗。鼓励患者积极配合治疗，克服化疗带来的身体不适，坚持治疗。督促患者按时用药和接受各项后续治疗，以利于缓解症状，降低复发率。

第三节　脑脓肿

脑脓肿（intracerebral abscess）是由于细菌入侵脑组织所引起的化脓性炎症，并形成局限性脓肿。

【病因与分类】

1. 耳源性脑脓肿　耳源性脑脓肿最多见，约占脑脓肿的48%，感染主要通过两种途径：①炎症侵蚀鼓室盖、鼓室壁，通过硬脑膜血管、导血管扩延至脑内，大多位于同侧颞部，部分发生在同侧小脑半球，多为单发脓肿。②炎症经乳突小房顶部、岩骨后侧壁，穿过硬脑膜或侧窦血管侵入小脑。

2. 鼻源性脑脓肿　鼻源性脑脓肿是由邻近副鼻窦化脓性感染侵入颅内所致。如额窦炎、筛窦炎、上颌窦炎或蝶窦炎，感染经颅底血管蔓延至颅内，脓肿多发生在额叶前部或底部。

3. 血源性脑脓肿　约占脑脓肿的30%，由脓毒症或体内感染灶所致的化脓性细菌经血液循环进入脑组织，常为多发脓肿。脑脓肿多分布在大脑中动脉供应区、额叶和顶叶。

4. 外伤性脑脓肿　多继发于开放性脑损伤，致病菌经创口直接侵入或异物、碎骨片进入颅内而形成脓肿。伤后早期即可出现脑脓肿；也可因致病菌毒力低，伤后数月、数年才出现脑脓肿的症状。

5. 隐源性脑脓肿　原发感染灶不明显或隐蔽，当机体抵抗力低下时，脑实质内隐伏的细菌逐渐发展而形成脑脓肿。隐源性脑脓肿实质上是血源性脑脓肿的隐蔽型。

【病理分期】　脑脓肿的形成是一个连续过程，常分为三期。

1. 急性脑膜炎、脑炎期　化脓菌侵入脑实质后，患者表现出明显的全身感染反应和急性局限性脑膜炎、脑炎的病理变化。脑炎中心部逐渐软化、坏死，可出现很多小液化区，周围脑组织水肿。浅表的病灶部位可有脑膜炎症反应。

2. 化脓期　脑炎软化灶坏死、液化，融合形成脑脓肿，并逐渐增大。许多个液化点汇合成大的液化脓腔，脓腔周围形成一薄层不规则的胶质细胞增生的炎性肉芽组织，外围有明显水肿和新生血管出现，血管周围有白细胞和复合细胞聚积等现象。

3. 包膜形成期　一般在 1~2 周后，脓肿外围的肉芽组织由纤维组织和神经胶质细胞的增生而初步形成脓肿包膜；3~4 周或更长时间脓肿包膜完全形成。包膜形成的快慢与细菌的毒力和机体的防御能力有关。

【临床表现】　大多数患者有近期感染史，如慢性中耳炎或鼻窦炎的急性发作、肺或胸腔的化脓性感染等。

1. 疾病早期　出现急性化脓性感染的局部及全身症状，如畏寒、发热、头痛、呕吐和颈项强直等。

2. 脓肿形成后　脑脓肿作为颅内占位性病变，可出现颅内压增高和局部脑受压症状。颅内压增高可导致脑疝。若脓肿接近脑表面或脑室壁，且脓腔壁较薄时，有可能突然溃破而造成急性化脓性脑膜炎或脑室炎；患者常可突发高热、昏迷、抽搐、角弓反张，甚至死亡。

【辅助检查】

1. 实验室检查　血常规检查显示白细胞计数及中性粒细胞比例增多。疾病早期，脑脊液检查显示白细胞计数明显增多，糖及氯化物含量在正常范围或降低；脓肿形成后，脑脊液检查显示压力明显增高，白细胞计数正常或略增高，糖及氯化物含量正常，蛋白含量增高。若脓肿溃破，脑脊液白细胞计数增多，甚至呈脓性。

2. CT 扫描　可确定脓肿的部位、形态、大小及数目，是诊断脑脓肿的首选及重要方法。

【治疗原则】

1. 非手术治疗　脑脓肿急性期，应在密切观察下使用高效广谱抗菌药控制感染，同时进行降颅内压的治疗。

2. 手术治疗　在脓肿局限、包膜形成以后可行脓肿穿刺术或切除术。对位于脑深部或功能区的脓肿且已出现脑疝或全身衰竭的患者，则应首选颅骨钻孔穿刺抽脓，做紧急处理，待病情稳定时，再行脓肿切除。

【护理评估】

1. 术前评估

（1）健康史　详细询问病史，了解本次发病的原因、经过。脑脓肿的细菌感染途径主要有耳源性、血源性、鼻源性、外伤性及来源途径不明等。

（2）身体状况

1）评估患者的生命体征、意识状态、瞳孔的变化；颅内压增高症状及局灶症状。

2）辅助检查结果。

（3）心理和社会支持状况　评估患者及家属的心理状况。

2. 术后评估　参见第十三章第一节术后护理评估。

【常见护理诊断 / 问题】

1. 体温过高　与颅内感染有关。

2. 自理缺陷　与脑脓肿手术有关。

3. 感染　与脑脓肿术后继发感染有关。

4. 潜在并发症　包括脑疝、颅内压增高、意识障碍等。

【护理措施】

1. 术前护理

（1）术前护理常规　参见第七章围术期患者术前护理。

（2）降低颅内压　参见本章第一节相关内容。

NOTE

（3）饮食护理　脑脓肿常伴有全身感染症状，患者多体质衰弱，因而需给予含有丰富蛋白质及维生素且易消化的流质饮食或半流质饮食；必要时给予静脉输入高营养液，以改善患者的全身营养状况，增强机体抵抗力；禁食辛辣、油腻食物，忌烟酒。

（4）降低体温　遵医嘱给予抗菌药物控制感染。若有高热，应及时给予药物或物理降温。脑脓肿患者体温在 37.5℃~38℃时可给予冰毯、冰帽、酒精擦浴等物理降温处理，每 4 小时测 1 次体温，做好记录，并通知医师。

（5）并发症的预防和护理　颅内压增高、脑疝的预防和护理参见本章第一节相关内容。

2. 术后护理

（1）一般护理

1）术后密切观察病情变化，如有异常立即报告医师。

2）脑脓肿为颅内化脓性感染疾病，开颅术后应住在单独的隔离房间，以防止交叉感染。

3）保持呼吸道通畅，加强营养，做好基础护理。

（2）脓腔引流护理

1）保持引流瓶（袋）位置　患者应取利于引流的体位，引流瓶（袋）至少低于脓腔 30cm 以下。引流管的位置要保留在脓腔的中心，故需根据 X 线检查结果加以调整。

2）冲洗　为避免颅内感染扩散，要在术后 24 小时，创口周围初步形成粘连后进行囊内冲洗；先用生理盐水缓慢注入腔内，然后再轻轻抽出，注意不可过分加压。冲洗后注入抗菌药，然后夹闭引流管 2~4 小时。

3）拔管　脓腔闭合时方可拔出引流管。

（3）并发症的预防和护理　颅内压增高、脑疝、意识障碍的护理参见第十三章相关内容。

【健康教育】

1. 加强饮食调护，进食高蛋白质、高热量、高维生素饮食，多吃水果、蔬菜以增加肠蠕动，保持大便通畅，防止便秘及用力排便。

2. 对有神经系统后遗症的患者进行心理护理，鼓励其积极参与各项治疗和功能训练，最大限度地恢复其生活自理能力，使其及早回归社会。

3. 对患者及家属进行预防并发症的知识教育，身体出现任何感染均应及时就诊，防止病变，造成脑脓肿。

案例讨论

李先生，男性，58 岁，工程师。情绪激动之后出现剧烈头痛、呕吐、大汗淋漓。体检：T: 37℃，P: 80 次 / 分，R: 20 次 / 分，Bp: 160/90mmHg。神清，右眼睑下垂，右侧瞳孔直径 8mm，直接、间接对光反应消失，左侧瞳孔直径 4mm，对光反射存在。颈项强直，克氏征阳性。腰穿引流出血性脑脊液，测颅内压增高。初步诊断：颅内动脉瘤、蛛网膜下腔出血。

问题：

1. 为进一步明确诊断需要做什么辅助检查？

2. 此疾病发生的诱因有哪些？

3. 目前主要的护理措施是什么？

第十六章　颈部疾病患者的护理

导学

内容与要求　颈部疾病患者的护理包括解剖和生理概述、甲状腺肿瘤和甲状腺功能亢进三部分内容。通过本章的学习，应掌握甲亢护理措施中甲状腺大部切除手术前和手术后护理。熟悉甲状腺功能亢进、甲状腺腺瘤及甲状腺癌的临床表现、辅助检查及治疗原则。了解甲状腺解剖生理、甲状腺癌的病理分类和甲状腺功能亢进的分类。

重点与难点　甲状腺功能亢进分类、临床表现、辅助检查及护理措施；甲状腺癌的临床表现和治疗原则；甲状腺癌术后并发症的观察和护理；甲状腺功能亢进术后甲状腺危象的预防和处理。

第一节　解剖和生理概述

【**解剖概要**】　甲状腺（thyroid）分为左右两叶，位于颈前区甲状软骨下方、气管的两旁，由左右两侧叶和中央峡部构成，呈蝶形，重约 30g，正常情况下，做颈部检查时，不容易看到或摸到甲状腺。峡部一般位于第二至第四气管软骨的前面，两侧叶的上极通常平甲状软骨，下极多数位于第五至第六气管环。甲状腺由内层甲状腺固有被膜和外层甲状腺外被膜所包裹，两层被膜间隙内有甲状腺的动、静脉及淋巴、神经进出腺体，在甲状腺两侧叶的背面一般附有 4个甲状旁腺。由于甲状腺腺体借外层被膜固定于气管和环状软骨，并借左、右两叶上极内侧的甲状腺悬韧带悬吊于环状软骨，因此，吞咽时甲状腺可随之上、下移动，临床上常以此鉴别颈部肿块是否与甲状腺有关。

甲状腺的血液供应主要来自两侧的甲状腺上、下动脉。甲状腺上动脉是颈外动脉的分支，分为前、后、峡部 3 支，后支稍上方与喉上神经外侧支靠近；甲状腺下动脉源于锁骨下动脉，与喉返神经关系密切，手术时应小心、慎重，以免误伤神经。甲状腺上、下动脉的分支间及分支与喉部、气管、咽部和食管的动脉分支都有广泛的吻合和沟通，故手术结扎两侧甲状腺上、下动脉后，残留腺体和甲状旁腺仍有足够的血液供应，且手术中应注意彻底止血。甲状腺有 3 条主要静脉，即甲状腺上静脉、甲状腺中静脉和甲状腺下静脉。其中，甲状腺上、中静脉血液流入颈内静脉；甲状腺下静脉血液直接注入无名静脉（图 16–1）。

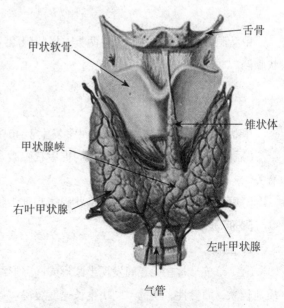

图 16–1　甲状腺解剖

（图中标注：舌骨、甲状软骨、锥状体、甲状腺峡、右叶甲状腺、左叶甲状腺、气管）

NOTE

甲状腺淋巴很丰富，甲状腺的淋巴液汇入颈深淋巴结。

甲状腺的神经支配主要有喉上神经和喉返神经，均起自迷走神经，因与血管伴行，手术时要格外小心，避免误伤。喉返神经在颈部位于甲状腺背侧的气管食管沟内，支配声带运动，单侧损伤时声音嘶哑甚至失音；双侧损伤时，可出现呼吸困难或窒息。喉上神经贴近甲状腺下动脉走行，分内外两支。内支为感觉支，分布于喉与会厌黏膜，伤后可致会厌反射消失，出现饮水呛咳；外支为运动支，支配环甲肌，使声带紧张，损伤后环甲肌瘫痪，声带松弛，出现声调降低。

【生理概要】 甲状腺的主要功能是合成、贮存和分泌甲状腺素。甲状腺素分三碘甲状腺原氨酸（T_3）和四碘甲状腺原氨酸（T_4）两种。合成完毕后便与甲状腺球蛋白结合，贮存于甲状腺滤泡中。释放入血的甲状腺素与清蛋白结合，其中 90% 为 T_4，10% 为 T_3。甲状腺素主要参与人体物质和能量的代谢，主要作用包括：① 增加全身组织细胞的氧消耗和热量产生；② 促进蛋白质、脂肪和糖类的分解；③ 促进人体的生长发育和组织分化。甲状腺素分泌不足，在幼儿可产生呆小症，在成人可引起黏液性水肿；甲状腺素分泌过盛，则可引起甲状腺功能亢进。甲状旁腺分泌甲状旁腺激素，调节体内钙的代谢，维持血钙和血磷的平衡。如果甲状旁腺损伤，可出现低钙抽搐。

甲状腺功能的主要调节机制包括下丘脑－垂体－甲状腺轴控制系统和甲状腺腺体内的自身调节系统。甲状腺素的产生和分泌受腺垂体分泌的促甲状腺激素（TSH）的调节；TSH 能刺激和加速甲状腺合成和分泌甲状腺素，而血液中甲状腺素浓度又对 TSH 起反馈性抑制作用。TSH 的分泌还受下丘脑促甲状腺激素释放激素（TRH）的直接刺激。若甲状腺素分泌过多或大量给予时，除对垂体 TSH 释放有抑制外，对下丘脑 TRH 的释放也有对抗作用，间接地抑制 TSH 分泌，从而形成了一个下丘脑－垂体－甲状腺轴反馈调节系统。此外，当体内碘缺乏或过剩时，甲状腺本身还具有改变甲状腺素产生和释放的内在调节系统。当血浆中无机碘含量升高时，能刺激甲状腺摄碘及与酪氨酸结合而生成较多的甲状腺素，当血浆中无机碘含量升至临界值后，便发生碘与酪氨酸结合的进行性抑制及甲状腺素合成与释放的降低。甲状腺通过上述调节控制体系维持机体正常的生长、发育和代谢功能。

第二节　甲状腺肿瘤

甲状腺肿瘤分为良性和恶性两类。甲状腺腺瘤是最常见的甲状腺良性肿瘤，恶性肿瘤为甲状腺癌。

一、甲状腺腺瘤

甲状腺腺瘤（thyroid adenoma）多发生于 40 岁以下中青年女性。恶变率在 10% 左右。

【病因】 病因迄今未明。可能与促甲状腺激素的刺激、缺碘及摄入致甲状腺肿物质等因素有关。

【病理】 按形态学可分为滤泡状腺瘤和乳头状囊性腺瘤，临床以前者多见。

【临床表现】

1. 症状

（1）结节　常在无意间发现半圆形或椭圆形结节，多为单发，质地依瘤体性质而异，腺瘤质地较软，而囊性者质韧。肿块生长速度缓慢。如乳头状囊性腺瘤因囊壁血管破裂致囊内出血时，瘤体可在短时间内迅速增大，并伴局部胀痛。

（2）全身症状　一般无不适症状。

2. 体征　一般无压痛，结节表面光滑，边界清楚，包膜完整，随吞咽上下移动。

【辅助检查】

1. 影像学检查

（1）X 线检查　可见肿块阴影。

（2）B 超检查　可发现甲状腺内肿块。若伴囊内出血，提示存有囊性病变。

2. 放射性 ^{131}I 或 ^{99m}Tc 扫描　多呈温结节，伴囊内出血时可为冷结节。边缘一般较清晰。

【治疗原则】

1. 非手术治疗　中医中药治疗以理气解郁、化痰软坚为主。根据辨证论治予以逍遥散合海藻玉壶汤加减，或生脉散合海藻玉壶汤加减内服。

2. 手术治疗　因甲状腺腺瘤有诱发甲亢和恶变的可能，原则上应早期行腺瘤侧甲状腺大部或部分（小腺瘤）切除。

【护理评估】

（一）术前评估

1. 健康史　评估患者的一般情况；了解发病情况、病程、以往治疗情况；既往有无手术史、麻醉史及过敏史等。既往有无甲状腺疾病史等。

2. 身体状况

（1）局部　肿块的大小、形状、质地和活动度；肿块与吞咽运动的关系。

（2）全身　有无压迫症状。

（3）辅助检查　了解 X 线、B 超等检查结果。

3. 心理和社会支持状况　了解患者有无焦虑、恐惧等心理状况；了解患者和家属对治疗方法的认知程度；评估家庭及社会支持状况。

（二）术后评估

1. 手术情况　了解麻醉类型、手术方式及术中情况等，以判断病情及预后。

2. 身体状况　评估意识状态、生命体征；观察切口愈合及引流液的颜色、性状和量。

3. 心理和社会支持状况　了解患者有无紧张、焦虑、恐惧等负性心理；评估患者和家属对康复知识的认知程度。

【常见护理诊断 / 问题】

1. 焦虑 / 恐惧　与环境改变、担心手术及预后等有关。

2. 疼痛　与手术切口有关。

3. 潜在并发症　包括呼吸困难和窒息、喉返神经损伤等。

【护理措施】　参见本章第三节甲亢术后护理。

【健康教育】

1. 疾病指导　指导患者正确面对疾病、症状和治疗，定期进行健康体检，以早发现、早诊断、早治疗，保持情绪平稳，以促进各器官功能的恢复。

2. 饮食指导　宜选择高热量、高蛋白质、富含维生素、易消化的食物，以利于切口愈合和维持机体代谢需要。

3. 康复指导　指导患者进行训练，加强颈部伸展运动，防止瘢痕粘连；指导声音嘶哑者进行发音训练。

4. 复诊指导　按肿瘤患者的复诊原则，定期复诊。

二、甲状腺癌

甲状腺癌（thyroid carcinoma）是最常见的甲状腺恶性肿瘤，约占全身恶性肿瘤的 1.3%，占癌症死亡病例的 0.4%。女性发病率高于男性。

【病因】　迄今未明。可能与多种因素有关，如放射性损害、致甲状腺肿物质、TSH 的刺激、遗传等。

【病理】

1. 乳头状腺癌　起源于甲状腺滤泡上皮细胞，约占成人甲状腺癌的 60% 和儿童甲状腺癌的全部，多见于中青年女性。肿瘤生长较缓慢，恶性程度较低，虽较早出现颈淋巴结转移，但预后较好。

2. 滤泡状腺癌　起源于甲状腺滤泡上皮细胞，约占甲状腺癌的 20%，多见于 50 岁左右的中年人。肿瘤生长较快，属中度恶性，可经血液转移至肺、肝、骨和中枢神经系统，颈淋巴结侵犯仅占 10%，预后较乳头状腺癌差。

3. 未分化癌　起源于甲状腺滤泡上皮细胞，约占 15%，多见于 70 岁左右的老年人。肿瘤发展迅速，其中约 50% 早期即有颈淋巴结转移，属高度恶性。肿瘤除侵犯气管和（或）喉返神经或食管外，还常经血液转移至肺和骨，预后很差。

4. 髓样癌　起源于甲状腺滤泡旁细胞（C 细胞），仅占 7%。较早出现淋巴结转移，且可经血行转移至肺和骨，恶性程度中等。预后比乳头状腺癌和滤泡状腺癌差，但较未分化癌好。

【临床表现】

1. 症状

（1）肿块　乳头状腺癌和滤泡状腺癌的肿块随病程进展逐渐增大，质地硬而固定；未分化癌的肿块可在短期内迅速增大，并侵犯周围组织。

（2）全身症状　因髓样癌组织可产生激素样活性物质（如 5- 羟色胺和降钙素等），可出现腹泻、颜面潮红和低血钙等症状。

（3）其他　晚期癌肿除伴颈淋巴结肿大外，常因喉返神经、气管或食管受压而出现声音嘶哑、呼吸困难或吞咽困难等；若颈交感神经节受压可引起 Horner 综合征；若颈丛浅支受累可出现耳、枕和肩等处疼痛；可见局部淋巴结及远处器官转移等表现。

2. 体征　肿块表面高低不平，吞咽时上下移动度减小。

【辅助检查】

1. 实验室检查　血清降钙素测定，有助于髓样癌的诊断。

2. 影像学检查

（1）X 线检查　可了解有无气管移位、狭窄、肿块钙化及上纵隔增宽。肺及骨 X 线摄片可发现转移灶。

（2）B 超检查　测定甲状腺肿块的大小、形态、数目及与周围组织的关系。

3. 放射性 ^{131}I 或 ^{99m}Tc 扫描　多呈冷结节，边缘一般较模糊。

【治疗原则】　早期诊断、早期治疗，以手术治疗为主，辅以其他综合治疗。

1. 非手术治疗

（1）内分泌治疗　甲状腺癌行次全或全切除者应终身服用甲状腺素片，以预防甲状腺功能减退和抑制 TSH。用药期间定期测定血浆 T_4 和 TSH，以调整用药剂量。

（2）放射性核素治疗　术后 ^{131}I 治疗主要适用于 45 岁以上乳头状腺癌、滤泡状腺癌、多发性癌灶、局部侵袭性肿瘤及有远处转移者。

（3）放射外照射治疗　主要用于未分化型甲状腺癌。

（4）中医中药治疗　根据病情，采用辨证施治、攻补兼治的方法，以改善患者全身状况，提高机体抵抗力。

2. 手术治疗　手术切除是各型甲状腺癌的基本治疗方式。手术范围和疗效与肿瘤的病理类型有关。一般多行患侧腺体全切加峡部及对侧腺体大部分切除，并根据病情及病理类型决定是否加行颈部淋巴结清扫。未分化癌因发展迅速，恶性程度高，浸润较广泛，一般不宜手术治疗。

【护理评估】

（一）术前评估

1. 健康史　评估患者的一般情况；了解发病情况、病程、以往治疗情况；既往有无手术史、麻醉史及过敏史等。既往有无甲状腺疾病史等。

2. 身体状况

（1）局部　肿块的大小、形状、质地和活动度；肿块与吞咽运动的关系；有无颈部淋巴结肿大。

（2）全身　有无声音嘶哑、吞咽困难等压迫症状；有无骨和肺转移征象。

（3）辅助检查　了解 X 线、B 超等检查结果。

3. 心理和社会支持状况　了解患者有无焦虑、抑郁、恐惧等心理状况；评估患者和家属对治疗方案、康复计划及疾病预后的认知程度和心理承受能力。

（二）术后评估

1. 手术情况　了解麻醉方式、手术类型，术中出血、补液及引流管安置情况等。

2. 身体状况　评估意识状态、生命体征；观察切口愈合及引流液的颜色、性状和量。

3. 心理和社会支持状况　了解患者因手术导致的各种不良心理反应；患者和家属对术后康复知识的认知程度；家属对患者支持、理解及关爱的程度；家庭经济承受能力与社会支持状况等。

【常见护理诊断/问题】

1. 焦虑/恐惧　与环境改变、担心手术及预后等有关。

2. 疼痛　与手术切口有关。

3. 潜在并发症　包括呼吸困难和窒息、喉返神经损伤等。

【护理措施】　参见本章第三节甲亢术后护理。

【健康教育】

1. 疾病指导　指导患者正确面对疾病、症状和治疗，定期进行健康体检，以早发现、早诊断、早治疗，保持情绪平稳，以促进各器官功能的恢复。

2. 休息与运动　在病情和体力允许的情况下，指导患者进行适量运动，忌过量、过度运动。

3. 饮食指导　宜选择高热量、高蛋白质、富含维生素、易消化的食物，以利于切口愈合和维持机体代谢需要。

4. 康复指导　指导患者按医嘱服用药物。加强颈部和肩部的功能锻炼，随时注意保持患肢高于健侧，防止肩下垂。指导声音嘶哑者进行发音训练。

5. 复诊指导　按肿瘤患者的复诊原则，定期复诊。

NOTE

第三节　甲状腺功能亢进

甲状腺功能亢进（hyperthyroidism）简称"甲亢"，指由各种原因导致甲状腺素异常增多而出现的以全身代谢亢进为主要特征的疾病。男、女均可发病，以女性多见。

【分类】

1. 原发性甲亢　最常见，多见于 20~40 岁，男女之比为 1∶4~1∶7。腺体呈弥漫性肿大，两侧对称，常伴有眼球突出，故又称"突眼性甲状腺肿"。可伴有胫前黏液性水肿。

2. 继发性甲亢　较少见，发病年龄多在 40 岁以上。继发于结节性甲状腺肿的甲亢，患者常先有多年结节性甲状腺肿史，以后才出现功能亢进症状。腺体呈结节状肿大，两侧多不对称，无眼球凸出，易发生心肌损害。

3. 高功能腺瘤　少见，甲状腺内有单发的自主性高功能结节，结节周围的甲状腺组织呈萎缩改变，无眼球凸出。

【病因与病理】　甲亢的病因迄今未明。近年来认为原发性甲亢是一种自身免疫病。其淋巴细胞产生的两类 G 类免疫球蛋白，即长效甲状腺激素（LATS）和甲状腺刺激免疫球蛋白（TSI）能抑制腺垂体分泌 TSH，并与甲状腺滤泡壁细胞膜上的 TSH 受体结合，导致甲状腺素的大量分泌。继发性甲亢和高功能腺瘤患者血中 LATS 的浓度不高，可能与结节本身的自主性分泌紊乱有关。

甲状腺的病理改变主要表现为腺体内血管增多和扩张，淋巴细胞浸润；滤泡壁细胞多呈高柱状增生，并形成乳头状凸起伸入滤泡腔，腔内胶质减少。

【临床表现】

1. 症状

（1）甲状腺肿大　有不同程度的弥漫性、对称性肿大，一般不引起局部压迫症状。

（2）突眼症状　双侧眼球凸出、睑裂增宽；严重者上下眼睑闭合困难，甚至不能覆盖角膜。但突眼的严重程度与甲亢轻重无明显关系。

（3）全身症状　交感神经兴奋性增高出现性情急躁，情绪易激动，失眠，怕热，容易出汗，皮肤潮湿；食欲亢进却消瘦，体重减轻，易疲劳；双手颤动；心悸，严重时可出现心律失常。

（4）内分泌紊乱　女性可有月经失调，男性可有阳痿等。

2. 体征　心率加速脉快有力（脉率每分钟常达 100 次以上，休息和睡眠时仍快），脉压增大；由于腺体内血管扩张、血流加速，左、右叶上下极可扪及震颤感和闻及血管杂音。

【辅助检查】

1. 基础代谢率测定　必须在清晨、空腹和静卧时进行。根据脉压和脉率计算，常用计算公式为：基础代谢率 %=（脉率 + 脉压）−111，以 ±10% 为正常，+20%~+30% 为轻度甲亢，+30%~+60% 为中度甲亢，+60% 以上为重度甲亢。

2. 甲状腺摄 ^{131}I 率测定　正常甲状腺 24 小时内摄取的 ^{131}I 量为总摄入量的 30%~40%，若 2 小时内甲状腺摄取的 ^{131}I 量超过 25%，或 24 小时内超过 50%，且吸 ^{131}I 高峰提前出现，都表示有甲亢。

3. 血清 T_3、T_4 含量测定　甲亢时 T_3 值的上升较早而快，约是正常值的 4 倍；T_4 上升较迟缓，仅是正常的 2.5 倍，故测定 T_3 对甲亢的诊断具有较高的敏感性。

【治疗原则】

1. 非手术治疗

（1）药物治疗 是首选治疗方法，大多数患者经规律的药物治疗，常可获得满意疗效。抗甲状腺药物主要为硫脲类衍生物，目前国内使用较多的是丙硫氧嘧啶和甲巯咪唑（他巴唑）。全部疗程为 1.5 年或更长，最短不能少于 1 年。

（2）^{131}I 治疗 此法治疗甲亢安全、简便、经济，且疗效好，是目前治疗甲亢的重要方法之一。^{131}I 大量浓聚在甲状腺，使甲状腺受到集中辐射，腺体功能受到抑制，甚至部分坏死、机化而使甲状腺缩小。

2. 手术治疗 甲状腺大部切除术是目前治疗中度以上甲亢的一种常用而有效的方法。

（1）手术适应证 ① 继发性甲亢或高功能腺瘤；② 中度以上的原发性甲亢；③ 腺体较大，伴有压迫症状，或胸骨后甲状腺肿等类型的甲亢；④ 抗甲状腺药物或 ^{131}I 治疗后复发或坚持长期用药有困难者 ⑤ 妊娠早、中期的甲亢患者凡具有上述指征者。

（2）手术禁忌证 ① 青少年患者；② 症状较轻者；③ 老年患者或伴有其他严重器质性疾病不能耐受手术治疗者。

【护理评估】

（一）术前评估

1. 健康史 评估患者的一般情况；了解发病情况、病程、以往治疗情况；既往有无手术史、麻醉史及过敏史等。既往有无甲状腺疾病史等。

2. 身体状况

（1）局部 有无不同程度的弥漫性、对称性甲状腺肿大；与吞咽运动的关系。

（2）全身 有无交感神经兴奋性增高症状；有无突眼症状。

（3）辅助检查 了解基础代谢率、甲状腺摄 ^{131}I 率、血清 T_3、T_4 含量、颈部 X 线等检查结果；了解气管有无受压或移位；喉镜检查，了解声带功能；测定血钙和血磷含量，了解甲状旁腺功能状态。

3. 心理和社会支持状况 了解患者有无焦虑、恐惧等心理状况；评估患者和家属对治疗方案、康复计划及疾病预后的认知程度和心理承受能力。

（二）术后评估

1. 手术情况 了解麻醉方式、手术类型，术中出血、补液及引流管安置情况等。

2. 身体状况 评估意识状态、生命体征；观察切口愈合及引流液的颜色、性状和量；呼吸和发音包括呼吸节律、频率和发音状况。

3. 心理和社会支持状况 了解患者因手术导致的各种不良心理反应；患者和家属对术后康复知识的认知程度；家属对患者支持、理解及关爱的程度；家庭经济承受能力与社会支持状况等。

【常见护理诊断/问题】

1. 焦虑/恐惧 与环境改变、担心手术及预后等有关。

2. 疼痛 与手术切口有关。

3. 营养失调：低于机体需要量 与甲亢时基础代谢率显著增高所致代谢需求量大于摄入量有关。

4. 有受伤的危险 与突眼造成的眼睑不能闭合，有潜在的角膜溃疡、感染可能有关。

5. 清理呼吸道无效 与咽喉部及气管受刺激、分泌物增多和切口疼痛有关。

6. 潜在并发症 包括呼吸困难和窒息、喉返神经损伤、喉上神经损伤、手足抽搐、甲状腺危象等。

【护理措施】

（一）术前护理

1. 用药护理 药物准备是术前用于降低基础代谢率的重要环节。常有以下几种方法。

（1）开始即用碘剂，2~3周后待甲亢症状得到基本控制（患者情绪稳定，睡眠好转，体重增加，脉率 <90 次 / 分，脉压恢复正常，基础代谢率 <+20%）后，便可进行手术。常用的碘剂是复方碘化钾溶液（Lugol 溶液）。用法：口服，每日 3 次。第一日每次 3 滴，第二日每次 4 滴，依此逐日递增至每次 16 滴为止，然后维持此剂量至手术。由于碘剂可刺激口腔和胃黏膜，故易引起恶心、呕吐、食欲不振等不良反应，因此，应指导患者于饭后用冷开水稀释后服用，或在用餐时将碘剂滴在馒头或饼干上一同服用。碘剂的作用在于抑制蛋白水解酶，减少甲状球蛋白的分解，从而逐渐抑制甲状腺素的释放。但因碘剂只能抑制甲状腺素的释放，并不能抑制甲状腺素的合成，故停服后会致贮存于甲状腺滤泡内的甲状腺素大量释放入血，使原有甲亢症状再现，甚或加重。因此，凡不拟行手术治疗的甲亢患者均不宜服用碘剂。

（2）先用硫脲类药物，待甲亢症状基本控制后停药，再改服碘剂 1~2 周，再行手术。因硫脲类药物能使甲状腺肿大充血，手术时极易发生出血，从而增加手术风险；而碘剂能减少甲状腺的血流量，减少腺体充血，使腺体缩小变硬，因此服用硫脲类药物后必须加用碘剂。

（3）少数患者服碘剂 2 周后症状改善不明显，可加服硫脲类药物，待甲亢症状基本控制，停用硫脲类药物后再继续单独服用碘剂 1~2 周后手术。在此期间应密切观察用药的效果与不良反应。

（4）对于不能耐受碘剂或合并应用硫脲类药物，或对此两类药物无反应的患者，可单用普萘洛尔（心得安）或与碘剂合用作术前准备。用法：每 6 小时服药 1 次，每次 20~60mg，一般服用 4~7 日后脉率即降至正常水平。由于普萘洛尔半衰期不到 8 小时，故最末一次服用需在术前 1~2 小时。术后继续口服 4~7 日。术前不用阿托品作为麻醉前用药，以免引起心动过速。

2. 突眼护理 对眼睑不能闭合者经常点眼药水，保护角膜和结膜，防止干燥、外伤及感染。睡眠时应涂抗生素眼膏，或用潮湿纱布覆盖，预防结膜炎和角膜炎；头部抬高，以减轻眼部肿胀。结膜发生充血水肿时，用 0.5% 醋酸可的松滴眼剂滴眼，并加用冷敷；眼睑闭合严重障碍者可行眼睑缝合术。

3. 营养支持 患者因代谢率高，常感饥饿，饮食应以高热量、高蛋白质和富含维生素的均衡饮食为宜。主食应足量，可适当增加奶类、蛋类、瘦肉类等优质蛋白，两餐之间增加点心。鼓励患者多饮水，以补充出汗、呼吸加快等所丢失的水分。避免饮用对中枢神经有兴奋作用的浓茶、咖啡等刺激性饮料，戒烟、酒。

4. 体位训练 指导患者每日数次进行头颈过伸体位训练（将软枕垫于肩部，保持头低、颈过伸位），以适应手术时体位的改变，同时也可减轻手术后患者颈肩部的酸痛。

5. 其他 完善术前各项检查，指导患者学会深呼吸及有效咳嗽、咳痰的方法。患者接往手术室后准备麻醉床，床旁常规备气管切开包、拆线包及无菌手套等，以备急救时用。

（二）术后护理

1. 一般护理

（1）体位 术后平卧位，待血压平稳后取半坐卧位，以利于呼吸和引流。指导患者保持头颈部舒适体位，在改变体位和咳嗽时可用手固定颈部，以减少震动和保持舒适。

（2）饮食护理 清醒患者即可给予少量温水或凉开水。若无呛咳、误咽等不适，可逐步给予微温流质饮食，注意过热饮食可使手术部位血管扩张，加重创口渗血。以后逐渐过渡到半流质及高热量、高蛋白质和富含维生素的软食，以改善患者的营养状况，提高机体抵抗力，利于切口早期愈合。

（3）防治感染 遵医嘱合理应用抗生素，以防止感染。

（4）疼痛护理 卧位可降低切口张力，减轻或缓解疼痛；疼痛较剧烈，遵医嘱应用镇痛药物。

2. 病情观察

（1）监测生命体征 术后动态监测患者生命体征的变化。病情平稳后，每 1~2 小时测量 1 次生命体征。

（2）切口护理 保持切口清洁、敷料干燥。注意观察切口有无渗血、渗液及感染等，若发现异常情况，应及时通知医师，并协助处理。对腔镜下乳晕径路手术的患者，要注意观察颈部和前胸部皮肤的颜色，因手术注入 CO_2 气体建立手术操作空间，在分离手术空间过程中可能伤及皮下脂肪层，出现皮肤红肿、瘀斑，通常 2~3 日后逐渐消散。

（3）引流管护理 手术野常规放置引流管或橡皮片引流 24~48 小时，应妥善固定，避免受压、扭曲和折叠，保持引流通畅，观察并记录引流液的颜色、性状和量。发现切口有渗血、颈部有肿胀或引流管中有较多血液时，应及时报告医师进行相应处理。

（4）呼吸道护理 保持呼吸道通畅，鼓励和协助患者进行深呼吸和有效咳嗽，必要时给予超声雾化吸入，以助痰液及时排出。引流通畅可避免因引流管阻塞导致颈部积血、积液、压迫气管而引起呼吸不畅。

（5）药物护理 术后继续服用复方碘化钾溶液，每日 3 次，从每次 16 滴开始，逐日每次减少 1 滴，至每次 3 滴后停用。或每日 3 次，每次 10 滴，服 1 周左右。术前服用普萘洛尔（心得安）者继续服用 4~7 日。

3. 并发症的观察与护理 甲状腺大部切除术后的 12~48 小时是并发症的多发阶段，应密切观察患者的生命体征、呼吸、发音和吞咽状况，及早发现术后常见并发症，并及时配合抢救。

（1）呼吸困难和窒息 是术后最危急的并发症，多发生于术后 48 小时内。临床表现为进行性呼吸困难、烦躁、发绀，甚至窒息。可有颈部肿胀，切口渗出鲜血等。常见原因：① 切口内出血压迫气管：主要系手术时止血不完善、血管结扎线滑脱或凝血功能障碍所致。② 喉头水肿：可因手术创伤或气管插管所致。③ 气管塌陷：因气管壁长期受肿大甲状腺压迫而发生软化，在切除甲状腺大部分腺体后，软化气管壁失去支撑所致。④ 双侧喉返神经损伤。有效的预防措施为：① 患者血压平稳或全麻清醒后取半坐卧位，以利于呼吸和引流。② 定期观察切口内出血和引流情况，保持引流通畅。③ 术后 6 小时给予少量温或凉流质，禁忌过热流质，以免诱发手术部位血管扩张，加重创口渗血。

急救护理配合：① 对因血肿压迫所致呼吸困难或窒息者，需立即配合床边剪开缝线，敞开伤口，迅速去除血肿，结扎出血的血管。② 对喉头水肿所致呼吸困难或窒息者，应即刻遵医嘱应用大剂量激素，如地塞米松 30mg 静脉滴入。③ 若呼吸困难无好转，则协助行气管切开。

（2）喉返神经损伤 主要因手术时操作损伤引起，如切断、缝扎、钳夹或牵拉过度所致；少数是由于血肿压迫或瘢痕组织牵拉引起。单侧喉返神经损伤大多引起声音嘶哑，因钳夹、牵拉或血肿压迫所致损伤者多为暂时性，经 3~6 个月理疗或发音训练后可逐渐恢复，但不能恢复其原有音色。双侧损伤患者可因声带麻痹致失声，严重者可发生呼吸困难，甚至窒息，多需行气管切开，以后行手术修补。

（3）喉上神经损伤 多因在处理甲状腺上极时损伤喉上神经内支（感觉支）或外支（运动支）所致。外支受损可使环甲肌瘫痪，引起声带松弛和声调降低。内支受损会使喉部黏膜感觉丧失而致反射性咳嗽消失，在进食特别是饮水时发生误咽或呛咳，故要加强对该类患者在饮食

NOTE

过程中的观察和护理，并鼓励其多进食固体类食物。多数患者在手术数日后可恢复正常。

（4）手足抽搐　主要因手术时甲状旁腺被挫伤、误切或其血液供应受累，致血钙浓度下降，使神经、肌肉应激性明显增高而引起。多数患者症状轻且短暂，常在术后 1~2 日出现面部、唇或手足部的针刺、麻木或强直感；少数严重者可出现面肌和手足持续性痉挛，甚至可发生喉、膈肌痉挛，引起窒息。预防的关键在于切除甲状腺时注意保留腺体背面的甲状旁腺。

护理要点：① 适当限制高磷食物，如肉类、乳品和蛋类等食品的摄入，以免影响钙的吸收。② 指导患者口服补充钙剂。症状较重或长期不能恢复者，可加服维生素 D_3，以促进钙在肠道内的吸收。③ 抽搐发作时，立即遵医嘱静脉注射 10% 葡萄糖酸钙或氯化钙 10~20mL。

（5）甲状腺危象　是甲亢术后的严重并发症之一，其原因和诱因可能与术前准备不充分使甲亢症状未能很好控制，以及手术创伤致甲状腺素过量释放等有关。临床表现为术后 12~36 小时内患者出现高热（>39℃）、脉快而弱（>120 次 / 分）、大汗、烦躁不安、谵妄，甚至昏迷，常伴有呕吐、水泻。若处理不及时或不当，患者常迅速死亡。甲状腺危象有效的预防措施为：① 做好充分的术前准备，使患者基础代谢率降至正常范围后再手术。② 避免诱发因素，如应激状态、手术中过度挤压甲状腺等。③ 提供安静轻松的环境，避免患者精神刺激或过度兴奋，使患者得到充分的休息和睡眠。

急救护理配合：① 吸氧：减轻组织缺氧。② 输液：静脉输入大量葡萄糖溶液以补充能量。③ 降温：使用物理降温、药物降温和冬眠治疗等综合措施，使患者体温尽量维持在 37℃左右。④ 镇静：可用苯巴比妥钠 100mg，或冬眠合剂 II 号半量，肌肉注射，6~8 小时 1 次。⑤ 药物治疗：遵医嘱协助患者口服复方碘化钾溶液 3~5mL，紧急时将 10% 碘化钠 5~10mL 加入 10% 葡萄糖 500mL 中静脉滴注，以降低循环血液中甲状腺素水平或抑制外周 T_4 转化为 T_3。氢化可的松每日 200~400mg，分次静脉滴注，以拮抗应激反应。肾上腺素能阻滞剂，如利血平 1~2mg，肌肉注射；或普萘洛尔 5mg，加入葡萄糖溶液 100mL 中静脉滴注，以降低周围组织对儿茶酚胺的反应。心力衰竭者加用洋地黄制剂。

【健康教育】

1. 疾病指导　指导患者正确面对疾病、症状和治疗，保持情绪平稳，以促进各器官功能的恢复。

2. 休息与运动　在病情和体力允许的情况下，指导患者进行适量运动，忌过量、过度运动。

3. 饮食指导　宜选择高热量、高蛋白质、富含维生素、易消化的食物，以利于切口愈合和维持机体代谢需要。

4. 康复指导　指导患者按医嘱服用药物，进行训练，加强颈部伸展运动，防止瘢痕粘连；指导声音嘶哑者进行发音训练。

5. 复诊指导　定期门诊复查，若出现心悸、手足震颤、抽搐等症状应及时就诊。

案例讨论

　　患者，女性，23 岁。自述近几个月来脾气急躁，易出汗，无力，手抖，失眠，多食。体检：甲状腺呈弥漫性肿大，质软，有轻度突眼，测得基础代谢率为 +35%。

　　问题：

　　1. 该患者最可能的诊断是什么？

　　2. 该患者护理诊断是什么？

　　3. 若行手术治疗，试分析该患者术前需要做哪些准备？

第十七章　乳房疾病患者的护理

第一节　解剖和生理概述

　　【解剖概要】　成年妇女乳房是两个半球形的性征器官，位于胸大肌浅表、约在前胸第二至第六肋骨水平浅筋膜的浅、深层之间。乳头位于乳房中央，周围色素沉着区为乳晕。在乳房的外上方，腺体向腋窝呈角状延伸，形成乳腺尾部。

　　乳腺有15~20个腺叶，每个腺叶分成若干腺小叶，腺小叶由小乳管和腺泡组成，是乳腺的基本单位。每一腺叶有一汇总的大乳管，腺叶和乳管均以乳头为中心呈放射状排列。大乳管开口于乳头，其近开口的1/3段略为膨大呈壶腹状，是乳管内乳头状瘤的好发部位。腺叶间有许多与皮肤垂直的纤维束，上连皮肤及浅筋膜浅层，下连浅筋膜深层，称Copper韧带（乳房悬韧带），起支持、固定乳房的作用。

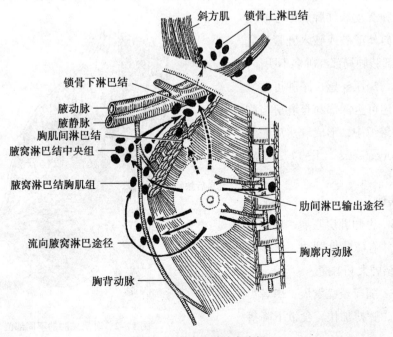

图17-1　乳房淋巴输出途径

乳房的淋巴网非常丰富，其淋巴液主要沿 4 条途径输出（图 17-1）：① 大部分淋巴液经胸大肌外缘淋巴管流至腋窝淋巴结，再流向锁骨下淋巴结，继之到锁骨上淋巴结。② 部分乳房内侧的淋巴液通过肋间淋巴管流向胸骨旁淋巴结。③ 两侧乳房内在皮下有交通淋巴网，一侧乳房淋巴液可流向对侧乳房。④ 乳房深部淋巴网可与腹直肌鞘和肝镰状韧带的淋巴管相通，从而通向肝脏。

目前通常以胸小肌为界，将腋区淋巴结分成三组：① Ⅰ组：腋下（胸小肌外侧）组，在胸小肌外侧，包括乳腺外侧组、中央组、肩胛下组及腋静脉淋巴结，胸大、小肌间淋巴结也归本组。② Ⅱ组：腋中（胸小肌后）组，包括胸小肌深面的腋静脉淋巴结。③ Ⅲ组：腋上（锁骨下）组，包括胸小肌内侧锁骨下静脉淋巴结。

【生理概要】 乳腺是许多内分泌腺的靶器官，其生理活动受腺垂体、卵巢及肾上腺皮质等激素的影响。妊娠和哺乳期乳腺明显增生，腺管延长，腺泡分泌乳汁。哺乳期后，乳腺处于相对静止状态。在月经周期的不同阶段，乳腺的生理状态受激素的影响呈周期性改变。绝经后乳腺逐渐萎缩，由脂肪组织所替代。

第二节 急性乳腺炎

急性乳腺炎（acute mastitis）是乳腺的急性化脓性感染。患者多为产后哺乳期妇女，尤以初产妇最为多见，好发于产后 3~4 周。

【病因】 除因患者产后抵抗力下降外，还与下列因素有关。

1. 乳汁淤积 乳汁是很好的培养基，一旦淤积，有利于入侵细菌的生长繁殖。引起乳汁淤积的主要原因有：① 乳头发育不良（过小或凹陷），妨碍正常哺乳；② 乳汁过多或婴儿吸乳少，以致不能完全排空乳汁；③ 乳管不通畅，影响乳汁排出。

2. 细菌入侵 致病菌主要为金黄色葡萄球菌，少数为链球菌。6 个月以后的婴儿已长牙，易致乳头损伤。乳头破损或皲裂是使细菌沿淋巴管入侵感染的主要途径。婴儿患口腔炎或含乳头睡眠，易致细菌直接侵入乳管，上行至腺小叶而致感染。

【病理生理】 急性乳腺炎局部可出现炎性肿块，一般在数日后可形成单房性或多房性脓肿。表浅脓肿有皮肤红肿、中心波动感，脓肿可向外溃破或破入乳管自乳头流出；深部脓肿局部红肿多不明显，有局部发硬、深压痛感，脓肿可缓慢向外破溃，还可至深部穿至乳房与胸肌间的疏松组织中，形成乳房后脓肿（retro-mammary abscess）（图 17-2）。感染严重者可并发脓毒症。

【临床表现】

1. 局部 患侧乳房胀痛，局部红肿、发热，并有压痛性肿块。常伴患侧腋窝淋巴结肿大和触痛。

2. 全身 随着炎症发展，患者可有寒战高热、脉搏加快、食欲下降等表现。

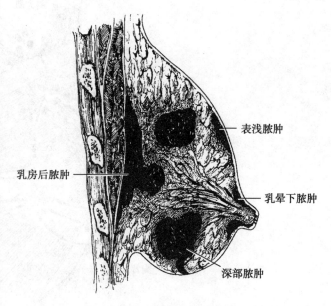

表浅脓肿

乳房后脓肿

乳晕下脓肿

深部脓肿

图 17-2 乳房脓肿的不同部位

【辅助检查】

1. 实验室检查　血常规检查示白细胞计数及中性粒细胞比例升高。

2. 超声检查　脓肿部位较深者，B超可明确脓肿的位置。

3. 诊断性穿刺　在乳房肿块波动最明显的部位或压痛最明显的区域穿刺，抽到脓液即可确诊，脓液应做细菌培养及药物敏感试验。

【治疗原则】　治疗原则为控制感染，排空乳汁。脓肿形成前主要以抗生素等治疗为主，脓肿形成后则需及时切开引流排脓。

1. 非手术治疗

（1）局部处理　① 患乳停止哺乳，但需要按时排空乳汁；② 热敷、金黄散及鱼石脂软膏外敷，或用25%硫酸镁溶液湿热敷，以促进早期炎症的消散。局部皮肤水肿明显可用25%硫酸镁溶液湿热敷。

（2）抗感染

1）抗生素　原则为早期、足量。如主要病原菌为金黄色葡萄球菌，首选青霉素类抗菌药，或根据细菌培养和药物敏感试验结果选择用药。由于抗菌药可分泌进入乳汁，故应避免使用对婴儿有不良影响的药物，如四环素、氨基糖苷类、磺胺药和甲硝唑等。青霉素、头孢菌素、红霉素副作用较小。

2）中药治疗　服用清热解毒类中药，如蒲公英、野菊花、透脓散等。

（3）终止乳汁分泌　感染严重或脓肿切开引流后并发乳瘘者，应终止乳汁分泌。常用方法有：① 口服溴隐亭 1.25mg，每日 2 次，服用 7~14 日，或口服己烯雌酚 1~2mg，每日 3 次，共 2~3 日。② 肌肉注射苯甲酸雌二醇，每次 2mg，每日 1 次，至乳汁停止分泌为止。③ 中药炒麦芽煎服，每日 60mg 水煎，分 2 次服用，共 2~3 日。

2. 手术治疗　脓肿形成后，应及时做脓肿切开引流。切开引流时应注意：① 为避免手术损伤乳管形成乳瘘，应做放射状切开；乳晕下脓肿应沿乳晕边缘做弧形切口；深部或乳房后脓肿可沿乳房下缘做弧形切口（图 17-3），经乳房后间隙引流。② 切开后轻轻分离多房脓肿的房间隔膜以利于引流。③ 脓腔较大时，切口要足够大，引流条应放在脓腔最低部位，必要时另加切口做对口引流（图 17-4）。④ 脓肿切开后，可配合用八二丹或九一丹提脓拔毒行药线引流，切口周围外敷金黄散。若形成瘘管，可先用七三丹药捻插入窦道以腐蚀管壁，待脓净后改用生肌散、红油膏，直至愈合。

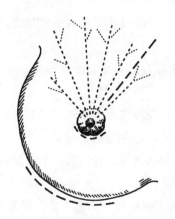 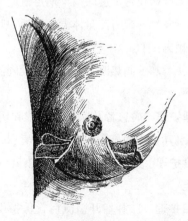

图 17-3　乳房脓肿的切口　　　　图 17-4　乳房脓肿对口引流

【护理评估】

（一）术前评估

1. 健康史 了解患者的发病情况，患者有无乳头发育不良造成新生儿吸吮障碍，有无乳头破损等。

2. 身体状况

（1）局部 患侧乳房有无红、肿、热、痛，脓肿形成时有无波动感；有无腋窝淋巴结肿大和压痛。

（2）全身 患者有无寒战、高热和脉搏加快等症状。

（3）辅助检查 了解血常规、B 超等辅助检查的结果。

3. 心理和社会支持状况 了解患者有无因担心影响婴儿喂养、乳房的形态改变等而出现焦虑心理。

（二）术后评估

1. 手术情况 了解麻醉类型、手术方式。

2. 身体状况 观察切口愈合及引流情况。

3. 心理和社会支持状况 评估患者及家属对手术切开引流的认知程度。

【常见护理诊断／问题】

1. 疼痛 与乳腺炎症及乳汁淤积有关。

2. 体温过高 与炎症反应有关。

3. 知识缺乏 缺乏哺乳及急性乳腺炎的相关知识。

4. 潜在并发症 包括乳房脓肿、乳瘘等。

【护理措施】

（一）术前护理

1. 缓解疼痛

（1）防止乳汁淤积 患乳暂停哺乳，定时用吸乳器吸净乳汁，也可沿乳管方向加压按摩使乳管通畅。

（2）局部托起 用宽松的胸罩托起乳房，以减轻疼痛和肿胀，促进局部血液循环。

（3）药物外敷或热敷 若局部肿痛明显，可用金黄散外敷，或 25% 硫酸镁溶液湿热敷。

2. 控制感染

（1）抗生素的使用 遵医嘱早期足量应用抗生素。

（2）病情观察 定时测量体温、脉搏、呼吸，了解血白细胞计数及分类变化，必要时做血培养及药物敏感试验。

（3）高热护理 高热时及时给予物理降温或药物降温。

（二）术后护理

1. 心理护理 向患者及家属介绍脓肿切开引流的操作程序，告知患者炎症消退后对乳房的外观形态和功能无明显影响。鼓励患者保持心情舒畅，以利于乳汁分泌。

2. 饮食护理 给予高蛋白质、高热量、高维生素的饮食，忌油腻、辛辣食品，并保证足量水分的摄入。

3. 伤口护理 脓肿切开引流后，保持引流通畅，观察脓液的色、质、量及气味的变化，定时更换切口敷料。行药线引流治疗后，待脓净仅有黄稠滋水时，改用生肌散收口。若有袋脓现象，可在脓腔下方用垫棉法加压，使脓液不易潴留。若有乳汁从疮口溢出，可在患侧用垫棉法束紧，促进愈合。

【健康教育】

1. 保持乳头清洁　妊娠期（尤其是初产妇）应经常用肥皂及温水清洗两侧乳头，妊娠后期每日清洗 1 次；产后每次哺乳前、后均需清洗乳头，以保持局部清洁和干燥。

2. 纠正乳头内陷　乳头内陷者可于妊娠期和哺乳期经常挤捏、提拉乳头，多数可得到纠正。

3. 养成良好的哺乳习惯　按需哺乳，每次哺乳应尽量让婴儿将乳汁吸净。如有淤积，及时用吸乳器或手法按摩帮助乳汁排空，避免乳汁淤积。养成婴儿不含乳头睡眠的良好习惯。

4. 保持婴儿口腔卫生　喂奶前后用温生理盐水清洗口腔，及时治疗口腔炎症。

5. 及时处理乳头破损　乳头、乳晕处有破损或皲裂时应暂停哺乳，每日定时用吸乳器吸出乳汁哺乳婴儿；局部用温水清洗后，涂以抗生素软膏，待愈合后再行哺乳。症状严重时应及时就诊。

第三节　乳腺肿瘤

一、乳腺良性肿瘤

临床常见的乳腺良性肿瘤为乳房纤维腺瘤、乳管内乳头状瘤。

（一）乳房纤维腺瘤

乳房纤维腺瘤（fibroadenoma）是女性常见的乳腺良性肿瘤，发病率高，约占良性肿瘤的 3/4，好发于 20~25 岁的女性。

【病因】

1. 雌激素　本病的发生与雌激素的作用活跃密切相关，因此乳腺纤维腺瘤多发生于卵巢功能期。

2. 性激素水平失衡　可导致乳腺导管上皮和间质成分异常增生，形成肿瘤。

3. 饮食因素　高脂、高糖饮食可诱发此病。

【临床表现】　主要为乳房肿块，好发于乳房外上象限，多为单发，少数多发。肿块增大缓慢，质地韧实，按之有硬皮球样弹性感，表面光滑，易于推动。月经周期对肿块大小的影响不大。患者常无自觉症状，多为偶然扪及。

【辅助检查】

1. 钼靶 X 摄片　显示肿瘤阴影为圆形或椭圆形，形态规则，边缘光滑，密度较周围组织略高且均匀。

2. B 超检查　显示肿块为实质性，边界清楚。

3. 病理检查　取活体组织行病理切片检查，可进一步明确诊断。

【治疗原则】　乳房纤维腺瘤虽属良性，发展缓慢，癌变可能性很小，但有肉瘤变的可能，手术切除是唯一有效的治疗方法。由于妊娠可使乳房纤维腺瘤增大，所以妊娠前后发现的乳房纤维腺瘤一般都应手术切除。切除时应将肿瘤连同其包膜整块切除，以周围包裹少量正常乳腺组织为宜，切除的肿块必须常规做病理学检查。

（二）乳管内乳头状瘤

乳管内乳头状瘤（intraductal papilloma）是发生于乳腺导管上皮的良性肿瘤，约占良性肿瘤的 1/5，多发生于 40~50 岁经产妇。75% 病例发生在大乳管近乳头的壶腹部，瘤体很小，带蒂且有绒毛，还有很多壁薄的血管，故容易出血。乳管内乳头状瘤虽属良性，但有恶变的可能，恶变率为 6%~8%。

【病因】　本病的发生主要与雌激素水平增高或相对增高有关。

【临床表现】　一般无自觉症状，常因乳头溢液而引起注意。溢液可为血性、暗棕色或黄色液体，可在挤压乳房时出现。因瘤体小，常不能触及，偶可在乳晕区扪及直径为数毫米的小结节，多呈圆形，质软，可推动。轻按此肿块时，常可见乳头溢出血性液体。

【辅助检查】

1. 乳腺导管造影　可明确乳管内肿瘤的大小和部位。

2. 乳管内镜检查　即将一根内径小于 1mm 的光导管自乳头的溢液管口插入，通过内镜成像技术观察乳腺导管内的情况。

3. 细胞学检查　乳头溢液细胞学检查有助于明确诊断。

【治疗原则】　诊断明确者以手术治疗为主，切除病变乳管，并做病理学检查。若有癌变，应施行乳腺癌根治术。

二、乳腺癌

乳腺癌（breast cancer）是女性最常见的恶性肿瘤之一，多发生于 40~60 岁绝经期前后的妇女，占全身各种恶性肿瘤的 7%~10%，近年来呈逐年上升趋势。部分大城市报告，乳腺癌占女性恶性肿瘤的首位。

【病因】　乳腺癌的病因尚未明了。目前认为与下列因素有关。

1. 激素　乳腺是多种内分泌激素的靶器官，其中雌酮和雌二醇含量升高与乳腺癌的发生有直接关系。20 岁前本病少见，20 岁后发病率迅速上升，45~50 岁较高，绝经后发病率继续上升，可能与年老者雌酮含量升高有关。

2. 家族史　尤其是母亲或姐妹中患有乳腺癌的，其发病风险是普通人群的 2~3 倍。

3. 内分泌因素　月经初潮早于 12 岁、绝经晚于 50 岁、不孕及初次足月产迟于 35 岁均与乳腺癌发病有关。

4. 某些乳腺良性疾病　如乳腺囊性增生。多数认为，乳腺小叶上皮高度增生或不典型增生可能与乳腺癌发病有关。

5. 饮食与营养　高脂饮食及肥胖等因素，可加强或延长雌激素对乳腺上皮细胞的刺激，从而增加发病机会。

6. 环境因素和生活方式　与乳腺癌的发病有一定关系，如北美、北欧地区乳腺癌发病率约为亚、非、拉美地区的 4 倍，而低发地区居民到高发地区后，第二、第三代移民的发病率逐渐升高。

【病理生理】

1. 病理分型　乳腺癌的种类和分型方法较多，目前我国多采用以下病理分型。

（1）非浸润性癌　即原位癌，包括导管内癌（癌细胞未突破导管基膜）、小叶原位癌（癌细胞未突破末梢乳管或腺泡基膜）及乳头湿疹样乳腺癌。属早期，预后较好。

（2）早期浸润性癌　包括早期浸润性导管癌（癌细胞突破管壁基膜，开始向间质浸润）及早期浸润性小叶癌（癌细胞突破末梢乳管或腺泡基膜，向间质浸润，但仍局限于小叶范围内），仍属早期，预后较好。

（3）浸润性特殊癌　包括乳头状癌、伴大量淋巴细胞浸润的髓样癌、小管癌（高分化腺癌）、腺样囊性癌、黏液腺癌、大汗腺样癌、鳞状细胞癌、乳头湿疹样癌等。此型分化程度一般较高，预后尚好。

（4）浸润性非特殊癌　包括浸润性小叶癌、浸润性导管癌、硬癌、髓样癌、单纯癌、腺癌等。此型一般分化较低，预后较上述类型差，尚需结合疾病分期等因素判断预后，且是乳腺癌中最常见的类型，占乳腺癌的 70%~80%。

（5）其他罕见癌　如炎性乳腺癌，发展极快，预后不良。

2. 转移途径

（1）局部浸润　癌细胞沿导管或筋膜间隙蔓延，侵入皮肤、胸肌、胸膜等周围组织。

（2）淋巴转移　主要途径有：① 癌细胞经胸大肌外侧淋巴管侵入同侧腋窝淋巴结，继而侵入锁骨下淋巴结以至锁骨上淋巴结，后经胸导管（左）或右淋巴导管侵入静脉血流发生远处转移。② 癌细胞沿内侧淋巴管侵入胸骨旁淋巴结，继而到达锁骨上淋巴结，再经同样途径侵入静脉血流而发生远处转移。

上述两条途径中，以前者更为多见。根据我国各地乳腺癌根治术后的病理检查结果统计，腋窝淋巴结转移率为 60%，胸骨旁淋巴结转移率为 20%~30%。乳腺癌的原发部位与转移途径也有一定的关系，后者原发病灶大多数在乳房内侧和中央区。

（3）血行转移　研究发现，有些早期乳腺癌亦可发生血行转移。癌细胞可经淋巴途径进入静脉，也可直接侵入血液循环而发生远处转移。最常见的远处转移部位依次为肺、骨、肝。

3. 临床分期　国内多采用国际抗癌联盟（UICC）制定的 T（原发肿瘤）、N（区域淋巴结）、M（远处转移）分期法（2003 年修订）。

（1）原发肿瘤（T）分期

T_x：原发肿瘤情况不详。

T_0：原发肿瘤未触及。

T_{is}：原位癌：包括小叶原位癌、导管内癌、无肿块的乳头 Paget 病。

T_1：肿瘤最大直径 ≤ 2cm。

T_2：肿瘤最大直径 > 2cm，≤ 5cm。

T_3：肿瘤最大直径 > 5cm。

T_4：肿瘤大小不计，直接侵入胸壁或皮肤（胸壁包括肋骨、肋间肌、前锯肌），炎性乳癌也属于此期。

（2）区域淋巴结（N）分期

N_x：局部淋巴结情况不详。

N_0：同侧腋窝淋巴结未扪及。

N_1：同侧腋窝淋巴结肿大，尚可推动。

N_2：同侧腋窝淋巴结肿大，互相融合，并与周围组织粘连固定。

N_3：同侧锁骨下淋巴结肿大，或临床证据提示内乳淋巴结转移合并腋窝淋巴结转移，或同侧锁骨上淋巴结转移。

（3）远处转移（M）分期

M_x：有无远处转移不能确定。

M_0：无远处转移。

M_1：有远处转移。

（4）临床分期　根据以上情况进行组合，可将乳腺癌分为以下各期。

0 期：$T_{is}N_0M_0$。

Ⅰ期：$T_1N_0M_0$。

Ⅱ期：$T_{0~1}N_1M_0$；$T_2N_{0~1}M_0$；$T_3N_0M_0$。

Ⅲ期：$T_{0\sim2}N_2M_0$；$T_3N_{1\sim2}M_0$；T_4任何NM_0；任何TN_3M_0。

Ⅳ期：包括M_1的任何TN。

【临床表现】

1. 常见乳腺癌的临床表现

（1）乳房肿块　多见于乳房的外上象限，其次是乳头、乳晕和内上象限。

1）早期　患者多在无意中（如洗澡、更衣等）时发现乳房内有单发的、无痛性小肿块，质硬，表面不光滑，外形不规则，与周围组织分界不清，不易被推动。

2）晚期　可出现肿块固定、卫星结节、铠甲胸及皮肤溃烂。① 肿块固定：乳腺癌发展至晚期，癌肿侵及胸膜和胸肌时，使肿块固定于胸壁而不易推动。② 卫星结节、铠甲胸：癌细胞侵入肿块表面大片皮肤时，皮肤表面可出现多个坚硬的小结或条索，呈卫星样围绕原发病灶，甚至彼此融合，弥漫成片，可延伸至背部及对侧胸壁，使胸壁紧缩呈铠甲状，呼吸受限。③ 皮肤溃烂：癌肿侵犯皮肤并破溃形成溃疡，呈菜花状。这种溃疡常伴有恶臭，易出血。

（2）乳房外形改变　随着肿块体积增大可引起乳房外形改变。① 酒窝征：当癌肿侵及乳房Cooper韧带后，韧带收缩牵拉皮肤而失去弹性，形成皮肤凹陷，又称"酒窝征"。② 橘皮样改变：癌肿表面皮肤因皮内和皮下淋巴管被癌细胞阻塞，引起淋巴回流障碍，出现真皮水肿，形成"橘皮样"改变。③ 乳头内陷：邻近乳头或乳晕的癌肿侵及乳管使之收缩，将乳头牵向癌肿一侧，进而使乳头扁平、回缩、凹陷。

（3）转移征象

1）淋巴转移　最初多见于患侧腋窝淋巴结，先为散在、质硬、数目少、无痛、可被推动；以后数目增多并融合成团，严重时与皮肤或深部组织粘连。

2）血运转移　转移至肺、骨、肝时，可出现相应器官受累的症状。如肺转移者可出现胸痛、气急；骨转移者可出现局部骨疼痛；肝转移者则可出现肝大、黄疸等表现。

2. 特殊类型乳腺癌的临床表现

（1）炎性乳癌（inflammatory cancer of breast）　发病率低，多见于妊娠期及哺乳期的年轻女性。表现为乳房局部皮肤充血、红肿、发热，呈炎症样改变。开始比较局限，类似急性炎症，不久即扩大到乳房大部分皮肤，但无明显肿块。本病发展迅速，癌肿在短期内侵及整个乳房，常可累及对侧乳房。恶性程度高，早期即可发生转移，预后极差，患者常在发病数月内死亡。

（2）乳头湿疹样乳腺癌（Paget's carcinoma of the breast）　初发症状为乳头刺痒、烧灼感，继而出现乳头和乳晕区皮肤发红、潮湿、糜烂，如同湿疹样，可伴有黄褐色鳞屑样痂皮，病变皮肤较硬，边界较清楚。部分患者于乳晕区可扪及肿块，较晚发生腋淋巴结转移。该型乳腺癌恶性程度低，预后较好。

【辅助检查】

1. 影像学检查

（1）钼靶X线摄片　乳腺钼靶X线摄片可作为乳腺癌的普查方法，是早期发现乳腺癌的最有效方法，可发现较小的肿块及细小钙化灶，还可显示腋窝淋巴结情况。

（2）B超　能清晰显示乳腺各层次软组织结构及肿块的质地和形态，能显示直径在0.5cm以上的肿块，属无损伤性检查，主要用于鉴别囊性肿块与实质性肿块。结合彩色多普勒观察血液供应情况，可提高判断的敏感性，为肿瘤的定性诊断提供依据。

（3）干板照相　乳腺干板静电摄影具有边缘效应，可产生较明显的浮雕感，增强影像的对比性。肿块边缘比乳腺钼钯X线摄片更清晰，同时设备简单，费用低廉，不需洗片，但细致结构有失真现象，X线剂较大。两者可结合使用。

（4）乳腺红外线扫描 利用红外线透照乳房，根据不同密度组织显示的灰度影不同显示乳房肿块。

（5）乳腺液晶热图像 根据恶性肿瘤代谢旺盛、产热较周围组织高的原理，远红外图和液晶膜可显示异常热区，从而进行诊断。

2. 病理学检查 目前常用细针穿刺细胞学检查，多数病例可获得较为肯定的细胞学诊断，但有一定的局限性。疑为乳腺癌者，可将肿块连同周围乳腺组织切除后行冰冻切片检查。乳头溢液未触及肿块者，可行乳腺导管内镜检查或乳管造影，也可行乳头溢液涂片细胞学检查。乳头糜烂疑为湿疹样乳腺癌时，可做乳头糜烂刮片或印片细胞学检查。近几年来，结合B超、钼靶X线摄片等进行立体定位空心针穿刺活组织检查在临床应用增多，此法具有定位准确、取材量多、阳性率高等特点。

【治疗原则】 手术治疗是乳腺癌的主要治疗方法之一，辅以化学治疗、放射治疗、内分泌治疗、生物治疗等多手段的综合治疗。

1. 手术治疗 是最根本的治疗方法。对于病灶仍局限于局部及区域淋巴结的患者，手术治疗是首选。手术方式应根据病理分型、疾病分期及辅助治疗的条件综合考虑。手术适应证为TNM分期为0、Ⅰ、Ⅱ期及部分Ⅲ期患者。目前主张缩小手术范围，同时加强术后综合辅助治疗。以下5种手术方式均属治疗性手术，而不是姑息性手术。

（1）乳腺癌根治术（radical mastectomy） 手术切除整个乳房、胸大肌、胸小肌、腋窝及锁骨下淋巴结。适用于局部晚期乳腺癌，中、高位腋窝淋巴结转移或肿瘤浸润胸大、小肌的患者。乳腺癌根治术的手术创伤较大，故术前必须明确病理诊断，对未确诊者应于术中行冰冻切片检查。

（2）乳腺癌改良根治术（modified radical mastectomy） 有两种术式，一是保留胸大肌，切除胸小肌；二是保留胸大、小肌。现有研究表明，Ⅰ、Ⅱ期乳腺癌患者行根治术或改良根治术，术后生存率并无明显差异，且该术式保留了胸肌，术后外观效果好，目前已成为常用的手术方式。

（3）乳腺癌扩大根治术（extensive radical mastectomy） 在传统根治术的基础上，再行胸廓内动、静脉及其周围淋巴结（即胸骨旁淋巴结）清除术。因创伤大且术后生存率并无明显改善，目前已较少应用。

（4）保留乳房的乳腺癌切除术（lumpectomy and axillary dissection） 完整切除肿块及其周围1cm的组织，并进行腋窝淋巴结清扫。适用于Ⅰ、Ⅱ期乳腺癌患者，乳房有适当体积，能保持外观效果的患者。术后必须辅以放疗、化疗。

（5）全乳房切除术（total mastectomy） 切除整个乳腺，包括腋尾部及胸大肌筋膜。适用于原位癌、微小癌及年迈体弱不宜做根治或晚期乳腺癌尚能局部切除者。

2. 化学药物治疗 乳腺癌是实体瘤中应用化疗最有效的肿瘤之一。常用的化疗药物包括环磷酰胺（C）、氟尿嘧啶（F）、甲氨蝶呤（M）、阿霉素（A）、表柔比星（E）、紫杉醇（T）等，联合化疗的效果优于单药化疗，临床常用CMF、CAF、CEF等方案。术前化疗目前多用于Ⅲ期病例，可探测肿瘤对化疗药物的敏感性，并使肿瘤缩小，减轻与周围组织的粘连，降低临床分期。可采用CMF、CAF方案，一般用2~3个疗程。术后应早期应用辅助化疗且达到一定剂量，治疗期以6个月左右为宜，能达到杀灭亚临床型转移灶的目的。浸润性乳腺癌伴淋巴结转移者是应用辅助化疗的指征，可改善生存率。对腋窝淋巴结阴性者是否需要辅助化疗。临床尚有不同意见。

3. 内分泌治疗　肿瘤细胞中雌激素受体（ER）含量高者，称激素依赖性肿瘤，此类患者非常适合内分泌治疗。ER 含量低者，称激素非依赖性肿瘤，对内分泌的治疗效果差，应优先选择化疗。

（1）三苯氧胺（他莫昔芬）　是最常用的药物，可降低乳腺癌术后复发及转移，同时减少对侧乳腺癌的发生率，对雌激素受体（ER）和孕酮受体（PgR）阳性的绝经后妇女效果尤佳。用法为每日 20mg，至少连续服用 3 年，一般服用 5 年。该药安全有效，副作用有潮热、恶心、呕吐、静脉血栓形成、阴道干燥或分泌物多，长期应用个别病例可能发生子宫内膜癌，应注意观察，但发病率低，预后良好。

（2）芳香化酶抑制剂（如来曲唑等）　有资料证明，其效果优于三苯氧胺。此类药物能抑制雄激素转变为雌激素过程中的芳香化环节，从而降低雌二醇，达到治疗目的。适用于 ER 受体阳性绝经后的妇女。

4. 放射治疗（radiotherapy）　是乳腺癌局部治疗的手段之一。在保留乳房的乳腺癌切除术后，放射治疗是重要的组成部分。对 Ⅱ 期以上患者可降低局部复发率。治疗指征如下：① 病理报告证实有腋中或腋上组淋巴结转移者；② 阳性淋巴结占淋巴总数 1/2 以上，或有 4 个以上淋巴结阳性者；③ 病理证实胸骨旁淋巴结阳性者；④ 原发灶位于乳房中央或内侧，并做根治术后，尤其是腋淋巴结阳性者。

5. 生物治疗　近年来临床上推广应用的曲妥珠单抗注射液是通过转基因技术，对人类表皮生长因子受体 2（HER2）过度表达的乳腺癌患者有一定疗效。

【护理评估】

（一）术前评估

1. 健康史　了解患者的月经史、生育史、哺乳情况、饮食习惯、营养状态、生活环境等；既往有无乳腺疾病史；家族中有无乳腺癌或其他肿瘤患者。

2. 身体状况

（1）局部　① 乳房外形改变　两侧乳房的外形、大小是否对称，乳头是否在同一水平，近期有无患侧乳头内陷的现象；乳房皮肤有无红、肿、橘皮样改变；乳头和乳晕有无糜烂。② 乳房肿块　了解有无乳房肿块，肿块大小、质地和活动度，肿块与深部组织的关系，边界是否清楚，表面是否光滑；有无局限性隆起或凹陷等改变情况。

（2）全身　① 有无癌症远处转移的征象。② 全身的营养状况，以及心、肺、肝、肾等重要器官的功能。

（3）辅助检查　了解疾病相关检查及与手术耐受性有关的检查结果。

3. 心理和社会支持状况　患者常因恶性肿瘤对生命的威胁、不确定的预后、对手术及手术可能导致的并发症、乳房缺失致婚姻生活可能受影响等问题，产生较明显的焦虑、恐惧心理。评估患者及家属对拟采取的手术方式的认知程度，以及对手术后康复锻炼知识的了解和掌握程度。了解家属对本病及其治疗方法、疾病预后的认知程度及心理、经济承受能力等。

（二）术后评估

1. 手术情况　了解麻醉方式、手术类型，术中出血、补液及引流管安置情况等。

2. 身体状况　观察皮瓣愈合及引流情况；观察患侧肢体的颜色和温度，注意有无皮下积液、上肢水肿等情况。关注患侧肢体功能锻炼的实施情况及肢体功能恢复状况。

3. 心理和社会支持状况　了解患者和家属对术后康复知识的认知程度；家属对患者的支持、理解及关爱的程度。

【常见护理诊断/问题】

1. 自我形象　紊乱与手术造成乳房缺失及术后瘢痕形成有关。

2. 有组织完整性受损的危险　与留置引流管、患肢淋巴引流不畅或感染有关。

3. 焦虑/恐惧　与手术前担心乳房缺失、术后乳房切除影响自我形象与婚姻质量有关。

4. 知识缺乏　缺乏疾病、手术及术后患肢功能锻炼的相关知识。

【护理措施】

(一) 术前护理

1. 心理护理　乳腺癌患者术前主要表现为对癌症的否认、对预后的恐惧及担心一侧乳房切除术后对家庭生活、工作和社交的影响。要关心和尊重患者，耐心倾听患者的述说，向患者及其家属介绍手术的重要性和必要性，解除其思想顾虑。通过请手术成功的患者现身说法帮助患者度过心理调适期。对已婚患者，应同时对其丈夫进行心理疏导，鼓励夫妻双方坦诚相待，取得丈夫的理解和支持。

2. 饮食护理　鼓励患者进食高热量、高蛋白、富含维生素的饮食，改善患者营养状况，为术后创面愈合创造有利条件。

3. 停止妊娠或哺乳　妊娠期及哺乳期发生乳腺癌的患者应立即停止妊娠或哺乳，以免因体内激素水平活跃而加快乳腺癌的发展。

4. 皮肤准备　对切除范围大、考虑植皮的患者，除常规备皮外，同时需做好供皮区的皮肤准备。

(二) 术后护理

1. 一般护理

(1) 卧位　患者术后麻醉清醒、血压平稳后取半卧位，以利于引流和改善呼吸功能。

(2) 饮食　术后 6 小时如无麻醉反应可给予正常饮食，注意营养补充。术后应多食富含维生素 A、维生素 C 的食物，并保证足够的热量，以利于康复。

(3) 病情观察　术后密切观察患者生命体征的变化；观察患侧肢体远端的血液供应情况，伤口敷料渗血、渗液情况，以及引流液的量和性质，并予以记录。

2. 伤口护理

(1) 加压包扎　术后伤口覆盖多层敷料并用弹性绷带或胸带加压包扎，促使胸壁与皮瓣紧密贴合，防止皮瓣移动。包扎松紧度以能容纳一手指、维持正常血运、不影响患者呼吸为宜。若绷带松脱，应及时重新加压包扎。

(2) 观察皮瓣愈合情况　正常皮瓣的颜色红润，温度较健侧略低，与胸壁紧贴。若皮瓣颜色暗红，则提示血液循环不佳，有坏死的可能，应及时报告医师处理。

(3) 观察患侧肢体远端血液循环　若出现肢端发绀、皮温降低、脉搏不能扪及等情况，提示腋部血管受压，应及时调整绷带或胸带的松紧度。

3. 引流管护　理乳腺癌根治术后，皮瓣下常规放置引流管并接负压吸引，目的是及时、有效地吸出皮瓣下的积血、积液，并使皮肤紧贴胸壁，防止手术创腔积液引起感染，从而有利于皮瓣愈合。护理时应注意以下事项。

(1) 妥善固定　负压引流管的长度要适宜，患者卧床时将引流管固定于床旁，翻身时留有一定的余地，起床时固定于上身衣服。

(2) 保持有效的负压吸引　皮瓣下引流管做持续负压吸引，使皮瓣下的潜在间隙始终保持负压状态，以利于创面渗液的排出。负压维持在 23~45mmHg 为宜。引流过程中若有局部积液、皮瓣不能紧贴胸壁且有波动感，应报告医师及时处理。

（3）加强观察　注意观察引流液的色、质、量。一般术后1~2日，每日引流血性液体50~200mL，以后颜色及量逐渐变淡、减少。

（4）拔管　术后3~5日，当引流液少于10~15mL、创腔无积液、创面与皮肤紧贴，手指按压伤口周围皮肤无空虚感，即可考虑拔管。若拔管后出现皮下积液，可在无菌操作下穿刺抽液，并加压包扎。

4. 并发症的预防及护理

（1）患侧上肢肿胀　乳腺癌根治术后较常见。主要原因为患侧腋窝淋巴结切除、头静脉被结扎、腋静脉栓塞、局部积液或感染等因素导致静脉回流障碍。预防及护理措施包括：① 术后勿在患侧上肢测血压、抽血、静脉注射等。② 指导患者保护患侧上肢，平卧时抬高患侧上肢，下床活动应用吊带托扶或用健侧手将患肢抬高于胸前，以利于静脉血、淋巴液回流，必要时给予按摩或使用弹力绷带包扎患肢。需他人扶持时只能扶健侧，以防腋窝皮瓣滑动而影响愈合，并避免患肢下垂过久。③ 按摩患侧上肢或进行适当的功能锻炼，如握拳、屈、伸肘运动，以促进淋巴回流，但应避免过劳。④ 肢体肿胀严重者，可戴弹力袖促进淋巴回流。⑤ 局部感染者，遵医嘱及时应用抗菌药治疗。

（2）气胸　乳腺癌扩大根治术后有损伤胸膜的可能，术后应观察呼吸情况。患者若感胸闷、呼吸困难，应立即检查胸部，包括肺部听诊、叩诊和X线检查，以判断有无因胸膜损伤而引起的气胸。若并发气胸，应及时通知医师，协助处理。

5. 心理护理　术后继续给予患者及家属心理上的支持，鼓励患者表述手术创伤对今后角色的影响，使其相信一侧乳房切除不会影响正常的家庭生活、工作和社交；并告知患者今后行乳房重建的可能，帮助患者以良好的心态面对疾病和治疗。在护理、治疗时避免过度暴露手术部位，注重保护患者的隐私。对已婚患者，让丈夫认识其手术的必要性以及手术对患者的影响，能接受妻子手术后体形外观的改变。

6. 功能锻炼　对患侧上肢功能的恢复起着重要的作用。无特殊情况应鼓励和协助患者早期进行功能锻炼，以增强肌肉力量和预防粘连，最大限度地恢复肩关节的活动范围。

（1）术后24小时内　开始活动手指及腕部，可做手指的主动和被动活动，握拳、屈腕等活动。

（2）术后1~3日　可进行上肢肌肉的等长收缩，以促进患侧上肢的血液、淋巴回流；可用健侧上肢或他人协助患侧上肢进行屈肘、伸臂等锻炼，逐渐过渡到肩关节的小范围前屈、后伸运动。

（3）术后4~7日　鼓励患者用患侧上肢洗脸、刷牙、进食，并指导患者用患侧上肢触摸对侧肩部及同侧耳郭的锻炼。下床活动时患侧上肢用吊带托扶。

（4）术后1周　待皮瓣基本愈合后可进行肩部运动，以肩部为中心，前后摆臂，并逐渐增加活动范围。

（5）术后2周　皮瓣与胸壁黏附已较牢固，可循序渐进地做抬高患侧上肢、手指爬墙、画圈、滑轮运动、梳头等锻炼，直至患侧手指能高举过头顶，能自行梳理头发，并能触及对侧耳郭。

功能锻炼时应注意：① 应循序渐进，根据自身的实际情况而定。一般以每日3~4次、每次20~30分钟为宜。② 不要以患侧肢体支撑身体，以防皮瓣移动而影响创面愈合。③ 活动的原则：上肢肩关节活动应在7日以后，7日之内勿上举，10日之内勿外展，且上肢负重不宜过大过久（不应大于5kg）。

【健康教育】

1. 活动　早期活动是减少瘢痕牵拉、恢复患侧上肢功能的重要环节。术后近期应避免用患侧上肢搬动、提拉过重物体，注意患肢的功能锻炼及保护。

2. 坚持后续治疗　遵医嘱坚持放疗或化疗。化疗期间应定期复查血常规，一旦出现骨髓抑制现象（血白细胞计数 $<4\times10^{9}$/L），应暂停化疗。放疗期间应注意保护皮肤，如出现皮肤红斑、灼痛及瘙痒等症状应及时就诊。放疗、化疗期间应加强营养，多食高蛋白质、高热量、高维生素、低脂肪的清淡食物，以增强机体的抵抗力；应少到公共场所，以减少感染机会。

3. 避孕　手术后 5 年之内应避免妊娠，以免促使乳腺癌复发。

4. 改善自我形象　佩戴义乳和假体可改善自我形象，应向患者介绍其作用和使用方法。患者出院时可暂佩戴无重量的义乳，有重量的义乳在治愈后佩戴，并避免衣着过度紧身。根治术后 3 个月可考虑行乳房再造术，但有肿瘤转移或乳腺炎者，严禁假体植入。

5. 定期复诊　乳腺癌术后患者应定期复诊，每年行钼钯 X 线摄片检查，及早发现乳腺癌的复发征象。

6. 学会乳房自我检查（breast self-examination）　患者定期乳房自查有助于及早发现乳房的病变，乳腺癌患者的同胞姐妹和女儿是乳腺癌的高危人群，更要提高警惕。宜在月经后 4~7 日进行。方法如下。

（1）视诊　脱去上衣，站在镜前以各种姿势（两臂放松垂于身体两侧、双手叉腰、向前弯腰或双手高举置于头后）观察双侧乳房的大小和外形是否对称、轮廓有无改变、有无乳头回缩或抬高、有无皮肤凹陷或皮肤橘皮样改变。

（2）触诊　取适宜体位（乳房较小者取平卧位，乳房较大者取侧卧位），肩下垫软薄枕，被查侧的手臂枕于头下，对侧手指平放于乳房上，从乳房外上象限开始，用指腹对乳房进行环形触诊，顺序依次为外上、外下、内下、内上象限。再检查乳头、乳晕、腋窝，最后用拇指及示指轻轻挤压乳头检查有无溢液。然后用同样的方法检查另一侧乳房。如发现肿块或乳头溢液，应及时到医院做进一步检查，以便明确诊断。

案例讨论

患者，女性，42 岁，公司职员。无意中发现右侧乳房内肿块 1 周余。体检：右侧乳房外上象限扪及一直径约为 4cm×3cm×2cm 的肿块，表面不光滑，边界不清，质地硬，无痛，局部乳房皮肤凹陷呈"酒窝征"，同侧腋窝可扪及 1 个肿大的淋巴结，可被推动。

问题：

1. 该患者最可能的诊断是什么？

2. 患者乳房皮肤凹陷呈"酒窝征"是由什么原因引起的？

3. 该患者目前主要的护理措施有哪些？

NOTE

第十八章　胸部损伤患者的护理

> **导学**
>
> 　　**内容与要求**　胸部损伤患者的护理包括概述、肋骨骨折、气胸、血胸、护理五部分内容。通过本章的学习，应掌握肋骨骨折、气胸、血胸的临床表现、治疗原则、护理措施及健康教育。熟悉胸部损伤的概念、病因、病理生理及护理评估。了解胸部的解剖学特点。同时通过技能实训，学生能基本掌握胸膜腔闭式引流护理的操作。
>
> 　　**重点与难点**　气胸、血胸的临床表现、治疗原则、护理措施。

第一节　概　述

　　胸部是身体暴露较大的部分，胸部损伤（chest trauma or thoracic trauma）无论在战时或平时均较为多见，约占全身创伤的 1/4。

　　【**解剖生理**】　胸部由胸壁、胸膜及胸腔内器官组成。

　　1. 胸壁　胸壁由胸椎、胸骨和肋骨组成的骨性胸廓及附着于外面的肌群、软组织和皮肤组成。骨性胸廓具有支撑、保护胸内脏器和参与呼吸的作用。

　　2. 胸膜及胸膜腔　包括附着于胸壁内面的壁胸膜和覆盖于肺表面的脏胸膜。其中壁胸膜遮盖胸壁、膈和纵隔，脏胸膜包裹肺并深入叶间隙。脏胸膜在肺门处与壁胸膜连接，形成左右两个互不相通的胸膜腔。胸膜腔为一密闭的潜在腔隙，其内有少量浆液起润滑作用。腔内保持 $-8\sim-10cmH_2O$ 的压力，且吸气时负压增大，呼气时负压变小。稳定的负压对维持正常呼吸及防止肺萎陷有重要意义。

　　3. 胸腔及胸腔内器官　胸腔分为三部分：右肺间隙、左肺间隙和纵隔。右肺间隙包括右肺和壁、脏两层胸膜；左肺间隙包括左肺和壁、脏两层胸膜；纵隔位于胸腔中央，包含食管、气管、大血管、心脏和心包。纵隔位置的恒定依赖于两侧胸膜腔压力的平衡。

　　【**病因与分类**】　根据损伤是否造成胸膜腔与外界相通，可分为闭合性和开放性胸部损伤两大类。

　　1. 闭合性损伤　多由于暴力挤压、冲撞或钝器撞击胸部引起。轻者只引起胸壁软组织挫伤或（和）单纯肋骨骨折，重者往往伴有胸腔内脏器或血管的损伤，导致气胸、血胸。

　　2. 开放性损伤　平时多因利器刺伤，战时则多由于火器弹片等穿破胸壁所造成，可导致开放性气胸或血胸。

　　闭合性或开放性胸部损伤，无论膈肌是否穿破，都可能同时伤及腹部脏器。这类同时累及胸、腹的多发性损伤，称为胸腹联合伤（thoracic-abdominal injury）。

第二节　肋骨骨折

肋骨骨折（rib fracture）是指肋骨的完整性和连续性中断，是最为常见的胸部损伤。肋骨骨折可分为单根或多根肋骨骨折，同一肋骨也可在一处或多处折断，其中第四至第七肋因较长且薄，最易折断。第一至第三肋因较粗短，且有锁骨、肩胛骨及胸肌保护而较少发生骨折，如有骨折，则提示致伤暴力巨大；第八至第十肋因前端肋软骨形成肋弓与胸骨相连，弹性大，不易骨折；第十一至第十二肋前端不固定而且游离，也较少发生骨折。儿童的肋骨富有弹性，承受暴力的能力较强，不易折断。而中、老年人的肋骨常因骨质疏松而脆性较大，较易发生骨折。已有恶性肿瘤转移病灶的肋骨也容易发生病理性骨折。

【病因】　闭合性肋骨骨折常因暴力直接施压于肋骨，使承受打击处的肋骨向内弯曲而折断，或因胸廓前后受挤压而使肋骨向外过度弯曲而折断，骨折往往位于切线位。开放性肋骨骨折多由锐器刺伤或火器伤引起。

【病理生理】　肋骨骨折时尖锐的骨折断端可刺破壁层胸膜和肺组织，造成气胸、血胸、皮下气肿，或引起血痰、咯血等。同时往往因患者不敢做深呼吸和有效咳嗽，造成呼吸道分泌物潴留而并发肺炎或肺不张。多根多处肋骨骨折时，胸壁可因失去完整的肋骨支撑而软化，出现反常呼吸运动（paradoxical respiration motion）（图18-1），即软化区胸壁在吸气时向内凹陷，呼气时向外突出，与其他部位胸壁的活动相反，又称连枷胸（flail chest）。如果软化区范围广泛，在呼吸时由于两侧胸膜腔压力的不平衡，可使纵隔出现左右扑动，不仅影响气体交换、引起缺氧和二氧化碳潴留，还可影响静脉血液回流，严重时可发生呼吸和循环衰竭。

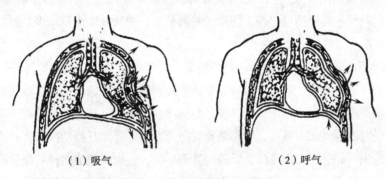

（1）吸气　　　　　　　　　　（2）呼气

图18-1　反常呼吸运动

【临床表现】

1. 症状　因肋骨骨折断端刺激肋间神经而产生的局部胸痛为肋骨骨折的主要症状，深呼吸及转动体位时加剧。患者常因此表现为呼吸变浅、咳嗽无力，部分患者可有呼吸困难表现。合并气胸、血胸者可出现相应症状。

2. 体征　局部胸壁可见肿胀或畸形，压痛明显。用手挤压前后胸廓，如局部疼痛加重甚至闻及骨摩擦音，即可判断为肋骨骨折。多根多处肋骨骨折可有反常呼吸运动。合并气胸、血胸者可出现相应体征。

【辅助检查】　胸部X线检查可显示骨折断裂线及断端错位，并有助于判断是否存在气胸、血胸等并发症。

【治疗原则】　治疗原则为镇痛、清理呼吸道分泌物、固定胸廓及防治并发症。

1. 闭合性肋骨骨折

（1）单处肋骨骨折 由于骨折断端上下有完整的肋骨和肋间肌支撑，较少发生错位或重叠，多能自行愈合，治疗的重点在于固定胸廓。固定胸廓不仅能有效地减少骨折断端活动及减轻疼痛，还可避免肋骨骨折的再损伤。方法为采用多头胸带、宽胶布条或弹性胸带，在患者呼气末由下至上包扎胸廓。鼓励患者咳嗽、排痰以减少呼吸道的并发症。

（2）多根多处肋骨骨折 胸壁软化范围较小、反常呼吸运动不严重的患者，可用胸带固定胸廓。大块胸壁软化、反常呼吸运动明显的连枷胸患者，可在伤侧胸壁放置牵引支架，行肋骨牵引。咳嗽无力、不能有效排痰或发生呼吸衰竭者，应行气管插管或气管切开，以利于吸痰、给氧和施行辅助呼吸。

2. 开放性肋骨骨折 胸壁伤口需彻底清创、修齐骨折断端后分层缝合、固定包扎。如胸膜已有穿破，需行胸膜腔闭式引流术。多根多处肋骨骨折，往往需行内固定术，术后常规应用抗生素以防感染。

第三节 气 胸

胸膜腔内积气，称为气胸（pneumothorax）。在胸部损伤中，气胸的发病率仅次于肋骨骨折。

【病因病理】 气胸的形成多由于肺组织、气管、支气管破裂，气体逸入胸膜腔，或因胸壁伤口穿破胸膜，造成胸膜腔与外界相通，外界空气进入胸膜腔所致。可分为闭合性、开放性、张力性三类。

1. 闭合性气胸（closed pneumothorax） 空气经胸部伤口或肺、支气管裂口一次性进入胸膜腔后伤口闭合，称为闭合性气胸。多为肋骨骨折的并发症，由于肋骨骨折断端刺破肺表面，气体漏入胸膜腔所致。伤侧肺可出现不同程度的肺萎陷，使肺呼吸面积减少，影响肺的通气及换气功能。

2. 开放性气胸（open pneumothorax） 胸壁有开放性伤口，呼吸时空气经伤口自由出入于胸膜腔，称为开放性气胸。常见于刀刃利器或弹片火器所致的胸壁伤口。空气的出入量与裂口的大小有密切关系。如裂口小于气管口径，空气出入量尚少，伤侧肺仍有部分呼吸功能；裂口大于气管口径时，空气出入量多，则伤侧肺可完全萎陷，丧失呼吸功能。开放性气胸时，伤侧胸膜腔负压消失，肺被压缩而萎陷，纵隔向健侧移位，进而引起健侧肺扩张受限。由于吸气时健侧肺吸入的气体不仅含有来自气管进入的外界空气，还包括来自伤侧肺排出的含氧量低的气体；呼气时健侧肺呼出的气体不仅从上呼吸道排出体外，同时也有部分进入伤侧肺，含氧量低的气体在两肺内重复交换可造成机体出现严重缺氧。开放性气胸还可出现纵隔随呼吸来回移动的现象，称为纵隔扑动（mediastinal flutter）（图18-2）。其机制为吸气时健侧胸膜腔负压升高，与伤侧胸膜腔压力差增大，纵隔向健侧移位；呼气时，两侧胸膜腔压力差减少，纵隔又移回伤侧。纵隔扑动可影响静脉血液回流，引起严重的循环功能障碍。

3. 张力性气胸（tension pneumothorax） 因气管、支气管或肺损伤处与胸膜腔相通的裂口呈单向活瓣作用，气体只能随每次吸气进入胸膜腔而不能排出体外，造成胸膜腔内压力不断增高，故又称为高压性气胸（high pressure pneumothorax）。常见于较大肺大泡的破裂、较大较深的肺裂伤或支气管破裂。因伤侧胸膜腔压力进行性升高，压迫伤侧肺使之完全萎陷，并将纵隔推向健侧，挤压健侧肺，腔静脉回流障碍，产生严重的呼吸和循环功能障碍。胸膜腔内的高压气体还可经支气管、气管周围疏松的结缔组织进入纵隔或胸壁软组织，形成颈、面、胸部等处的皮下气肿和纵隔气肿（图18-3）。

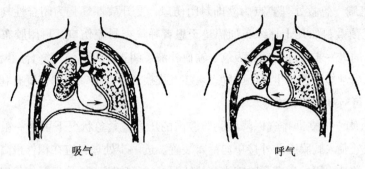

吸气　　　　　　　　　呼气

图 18-2　开放性气胸的纵隔扑动

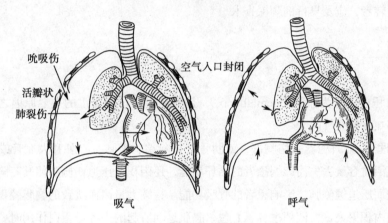

呱吸伤　　　　　　　空气入口封闭

活瓣状

肺裂伤

吸气　　　　　　　　　呼气

图 18-3　张力性气胸和纵隔气肿

【临床表现】

1. 闭合性气胸　少量气胸（肺萎陷在30%以下者），多无明显症状。肺萎陷超过30%者，可出现胸闷、胸痛、气促等症状。体检发现伤侧胸廓饱满，呼吸活动度降低，气管向健侧移位，伤侧肺叩诊呈鼓音，听诊呼吸音减弱或消失。

2. 开放性气胸　患者出现明显的呼吸困难、气促和发绀，严重时可出现休克。伤侧胸壁可见伴有气体进出胸腔发出吸吮样声音的伤口。体检可见气管明显偏向健侧，伤侧胸部叩诊呈鼓音，听诊呼吸音减弱或消失。

3. 张力性气胸　患者表现为极度的呼吸困难，伴有发绀、烦躁不安、意识障碍等，严重时出现休克。体检见伤侧胸部饱满，肋间隙增宽，呼吸幅度减低，气管明显偏向健侧，多有皮下气肿，伤侧胸部叩诊呈高度鼓音，听诊呼吸音消失。

【辅助检查】

1. 胸部 X 线检查

（1）闭合性气胸　显示不同程度的伤侧肺萎陷及胸膜腔内积气。

（2）开放性气胸　显示伤侧胸膜腔大量积气，伤侧肺明显萎陷，气管和心脏等纵隔器官向健侧偏移。

（3）张力性气胸　显示伤侧胸膜腔大量积气，伤侧肺完全萎陷，纵隔明显偏移至健侧。

2. 诊断性胸膜腔穿刺　既可明确有无气胸存在，又能抽出气体减轻胸膜腔内压力，以缓解症状。张力性气胸穿刺时有高压气体向外冲出并将针芯自动推出，抽气后症状可暂时缓解但很快又加重。

【治疗原则】

1. 闭合性气胸　少量气胸无须特殊治疗，可于1~2周内自行吸收。大量气胸需进行胸膜腔穿刺或行胸膜腔闭式引流以促使肺尽早膨胀。同时应用抗生素预防感染。

2. 开放性气胸 急救处理要点为立即封闭伤口，变开放性气胸为闭合性气胸，并迅速送往医院。可用无菌敷料如凡士林纱布加棉垫于患者呼气末封盖伤口，再用胶布或绷带包扎固定。送达医院后的进一步处理包括：吸氧、输血补液、纠正休克、清创缝合胸壁伤口、行胸膜腔闭式引流。术后常规给予抗生素，鼓励患者咳嗽排痰和早期活动。如怀疑有胸腔内脏器损伤或活动性出血，可行剖胸探查术。

3. 张力性气胸 应立即排气以降低胸膜腔内的压力。紧急状况下可用一粗针头在伤侧第二肋间锁骨中线处刺入胸膜腔并外接单向活瓣装置。进一步处理：应在积气最高的部位放置胸膜腔闭式引流，常规应用抗生素预防感染。持续漏气或行胸膜腔插管后漏气仍很严重、患者呼吸困难未见好转者，应及早行剖胸探查术。

第四节　血　胸

胸膜腔内积血，称为血胸（hemothorax），是胸部损伤早期死亡的主要原因之一。血胸常与气胸合并存在，称血气胸。

【病因病理】 常因利器损伤胸部，或肋骨骨折断端刺破肺、心脏和大血管或胸壁血管引起。血胸不但因血容量丢失而影响患者的循环功能，还因积血压迫伤侧肺使其萎陷，同时纵隔向健侧移位进而压迫健侧肺，影响患者的呼吸功能。持续大量出血所致的胸膜腔积血称进行性血胸。当胸腔内积聚大量血液超过肺、心包、膈肌运动所起的去纤维蛋白作用时，胸腔内积血即发生凝固，而形成凝固性血胸（coagulating hemothorax）。血块机化后形成纤维板，限制肺与胸廓的扩张，影响呼吸运动。血液还是良好的培养基，经伤口侵入的细菌可在积血中迅速生长繁殖，引起感染性血胸（infective hemothorax），并最终导致脓胸。

【临床表现】 常因出血量、出血速度和患者原有体质的差异而有不同表现。小量血胸（成人出血量小于500mL）常无明显症状，仅在胸部X线检查时可见肋膈角消失。中量（500~1000mL）和大量（>1000mL）血胸者，不仅有低血容量性休克的表现，如面色苍白、脉搏快弱、四肢厥冷、血压下降、气促等，同时体检可见伤侧肋间隙饱满、叩诊呈浊音、呼吸音减弱或消失、气管向健侧移位等胸膜腔积液的表现。

【辅助检查】

1. 胸部X线检查 小量血胸仅可见肋膈角消失。大量血胸时，显示胸膜腔内大片积液阴影，纵隔移向健侧。如合并气胸可见液平面。

2. 诊断性胸膜腔穿刺 抽得血液即可明确诊断。

【治疗原则】 小量胸腔积血可自行吸收，无须特殊处理。中、大量血胸者，早期即应行胸膜腔穿刺抽出积血，以促进肺膨胀。必要时可行胸膜腔闭式引流，以利于动态观察是否为进行性血胸。如为进行性血胸，应立即剖胸止血。凝固性血胸在出血停止后数日、病情平稳时，剖胸清除积血和血块，以防感染和机化。已感染的血胸按脓胸进行处理。

第五节　护　理

【护理评估】

1. 术前评估

（1）健康史 重点了解此次受伤的经过、暴力的性质及大小、受伤的部位与时间等，注意有无复合伤。

（2）身体状况

1）局部　评估疼痛（部位、性质）、咳嗽、咳痰（痰量、性质）、咯血（咯血量、次数）等临床表现。注意有无肋骨骨折、骨折的部位与性质、有无开放性伤口、有无胸膜腔积气或积液等体征。

2）全身　生命体征是否平稳，有无呼吸困难、发绀、休克、意识障碍、反常呼吸等表现，及时发现可能危及生命的情况以便优先处理。

3）辅助检查　重点了解胸部 X 线检查的结果，结合诊断性胸膜腔穿刺，评估是否存在肋骨骨折、气胸、血胸等损伤及其严重程度，有无胸腔内脏器损伤等。

（3）心理和社会支持状况　胸部损伤大都突然发生，患者及家属往往缺乏心理准备，易发生焦虑、恐惧等心理问题。应评估焦虑、恐惧的严重程度、患者和家属能否对胸部损伤做出正确应对、对预后的认知程度及家庭、社会能否提供有效的支持。

2. 术后评估

（1）手术情况　如手术及麻醉的方式和效果，术中出血、补液、输血的情况，是否安置引流管等。

（2）康复状况　生命体征是否平稳，麻醉是否清醒，能否耐受疼痛，伤口及引流管情况是否正常等。

（3）心理和社会支持状况　术后患者的心理反应，焦虑或恐惧的原因，能否配合各项治疗及护理。

【常见护理诊断 / 问题】

1. 焦虑 / 恐惧　与突然面对强烈的意外创伤、对疾病认识不足、惧怕手术有关。

2. 疼痛　术前与组织损伤、空气进入胸膜腔后对胸膜刺激有关。术后与手术创伤、安置引流管有关。

3. 气体交换受损　与疼痛、胸廓运动受限、肺萎陷、反常呼吸等有关。

4. 心排出量减少　与大出血、纵隔移位、静脉血液回流障碍等有关。

5. 低效型呼吸型态　与胸膜腔闭式引流效能降低、肺膨胀不良、肺换气功能降低有关。

6. 清理呼吸道无效　与术后伤口疼痛、咳嗽无力、呼吸道分泌物潴留有关。

7. 潜在并发症　包括休克、肺不张、胸腔感染等。

【护理措施】

1. 术前护理

（1）现场急救　胸部损伤患者如存在以下危及生命的情况时，护士应协同医师迅速采取措施予以急救，并尽快转运。

1）连枷胸　厚敷料覆盖胸壁软化区，再用绷带加压包扎固定，以消除或减轻反常呼吸。

2）开放性气胸　立即用厚敷料（最好为凡士林纱布）于患者呼气末封闭胸壁伤口并包扎牢固，阻止气体继续进出胸膜腔，变开放性气胸为闭合性气胸。

3）张力性气胸　用粗针头在伤侧锁骨中线第二肋间隙行胸膜腔穿刺，尽快排出积气，以解除对肺的压迫。转运途中为保证安全，可在针尾缚一橡胶指套（或气球等），末端剪开约1cm的小口，使气体只能排出而不能进入胸膜腔（图18-4）。胸壁有活瓣样伤口者，应立即封闭伤口。

（2）病情观察

1）严密观察生命体征，及早识别休克 患者出现气促、发绀、呼吸困难等症状，应及时给予吸氧。胸壁有开放性伤口者，要密切观察体温的变化。如出现烦躁、面色苍白、四肢湿冷、脉搏细弱、血压下降等休克症状时，应加强监护并及时通知医师处理。同时注意观察患者的神志、瞳孔和肢体活动等情况，疑有复合伤时应立即报告医师。

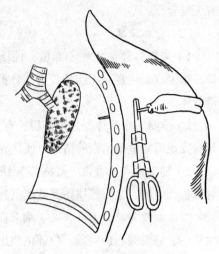

图 18-4 张力性气胸途中转运的方法

2）警惕胸膜腔活动性出血 若出现以下征象，提示有胸膜腔内活动性出血：① 脉搏逐渐加快，血压持续下降。② 经补充血容量后血压虽有短暂回升，但又迅速下降。③ 血红蛋白、红细胞计数、红细胞压积持续降低。④ 胸膜腔闭式引流出血量大于每小时200mL，并持续3小时以上。⑤ 胸膜腔穿刺抽出的血液很快凝固或因血液凝固抽不出，且胸部X线显示胸膜腔阴影继续增大者。

（3）维持呼吸功能

1）保持呼吸道通畅，及时清除口腔、气道内的血液、痰液及呕吐物。

2）鼓励和协助患者有效咳嗽、排痰，以减少肺部并发症的发生。痰液黏稠不易咳出时，应用祛痰药、超声雾化或氧气雾化吸入，以稀释痰液并促使其排出。疼痛剧烈、不敢或不愿咳嗽者，遵医嘱给予镇痛药物。严重呼吸道分泌物潴留或呼吸衰竭者，可采用鼻导管深部吸痰或支气管镜吸痰，必要时行气管切开，应用呼吸机辅助呼吸。

3）血压平稳者应取半坐卧位，以利于呼吸、排痰及引流。

（4）补充血容量、维持正常心排出量

1）迅速建立静脉通路。

2）在监测中心静脉压（CVP）及肺动脉楔压（PAWP）的前提下补充液体量，注意维持水、电解质及酸碱平衡。

3）剖胸止血术的指征 通过补充血容量或抗休克处理，病情无明显好转，血压持续下降且出现胸膜腔内活动性出血者，提示肺、气管和血管有严重损伤，需迅速做好剖胸止血术的准备工作。

（5）心理护理 护士应加强与患者及家属之间的沟通，说明各项诊疗、护理操作及手术的必要性和安全性，解释各种症状和不适的原因、持续的时间及预后，帮助患者树立信心，配合完成各项治疗及护理措施。

2. 术后护理

（1）一般护理

1）体位 麻醉未清醒前取平卧位、头偏于一侧；麻醉清醒、血压平稳后鼓励患者取半卧位以利于呼吸、咳嗽、排痰及引流，并可减轻伤口疼痛。

2）镇痛 安排患者于舒适体位；妥善固定引流管，检查引流管位置是否合适；翻身、深呼吸及咳嗽时用手按压伤口；必要时应用止痛剂。

3）活动与休息 创造良好的病区环境，保证患者有足够的休息和睡眠。鼓励患者及早下床活动以预防肺不张，促进肠蠕动，有利于早日康复。

（2）病情观察

1）生命体征的观察 定时测量生命体征直至病情平稳。病情不稳定者，应送入重症监护病房。注意有无呼吸道梗阻、休克、伤口或胸腔出血等并发症的早期表现。

2）手术切口的观察　观察切口有无渗血渗液，及时发现伤口局部红、肿、热、痛等感染征象。

3）引流的观察　引流是否通畅有效，记录引流物的量、色、质，按时拔管。

（3）胸膜腔闭式引流的护理

1）原理　胸膜腔闭式引流是根据胸膜腔的生理特点来设计的，它依靠水封瓶中的液体使胸膜腔与外界隔离。当胸膜腔内因积气或积液形成高压时，胸膜腔内的气体或液体可排至引流瓶内；当胸膜腔恢复负压时，水封瓶内的液体被吸引至引流管的下端形成负压水柱，阻止空气进入胸膜腔。由于引流管有足够的长度及地心引力的作用，水封瓶内的液体只能在引流管的下端形成一定高度的水柱而不可能被吸引至胸膜腔内，从而达到胸膜腔引流和减压的目的。

2）目的　① 引流胸膜腔内的积液、积血及积气。② 重建胸膜腔内负压，促进肺膨胀。③ 平衡两侧胸膜腔的压力，维持纵隔的正常位置。

3）适应证　常用于气胸、血胸、脓胸的治疗或心、胸外科手术后的引流等。

4）置管与置管位置　胸膜腔引流管的置入常在手术室进行，但在某些紧急情况下，也可在急诊室或病室床旁完成（图 18-5）。根据胸部体征和 X 线检查结果决定置管位置：① 引流积液：积液处于低位，一般选择腋中线或腋后线第六至第八肋间进行插管。② 引流积气：积气多向上聚集，以在前胸膜腔上部引流为宜，常选择锁骨中线第二肋间进行插管。③ 引流脓液：脓胸常选在脓液积聚的最低位进行插管。

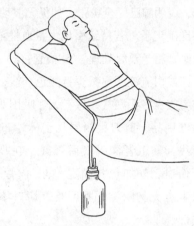

图 18-5　胸膜腔闭式引流示意图

5）胸管种类　① 用于排液或排脓时，宜选用质地较硬、管径为 1.5~2cm 的橡皮管，不易折叠堵塞而有利于通畅引流。② 用于排气时，应选用质地较软、管径为 1cm 的塑胶管，既能达到引流的目的，又可减少局部刺激，减轻疼痛。

6）装置　传统的胸膜腔闭式引流装置有 3 种：单瓶、双瓶和三瓶。目前各种一次性使用的塑料胸膜腔引流装置已被临床广泛应用（图 18-6）。① 单瓶水封式系统：集液瓶（水封瓶）的橡胶瓶塞上有两个孔，分别插入长、短二根玻璃管。向瓶内倒入无菌生理盐水约 500mL，使长管下端没入水平面下 3~4cm，短管下端则远离水平面，瓶内空气与外界大气相通。将置入胸膜腔的引流管与水封瓶的长玻璃管相连接，接通后即可见管内水柱上升，高出水平面 8~10cm，并随呼吸上下移动。若水柱不动，则提示引流管不通畅。② 双瓶水封式系统：双瓶分别为集液瓶与水封瓶，其优点为在引流胸膜腔内液体时，引流液进入集液瓶，而水封瓶的密闭系统不受影响。③ 三瓶水封式系统：在双瓶的基础上再增加一个控制瓶，使其起到施加抽吸力的作用，其抽吸力的大小通常由通气管没入水面的深度而决定。如果抽吸力超过没入水面的通气管的高度时，外界空气即会被吸入此系统中，因此压力控制瓶中始终有水泡产生方表示具有功能。

7）护理　① 保持管道密封：a）使用前应严格检查胸膜腔引流管及引流瓶装置有无裂缝、各衔接处是否紧密。b）引流过程中应注意引流管有无脱落、皮肤切口处有无漏气。c）水封瓶长玻璃管应始终没入水中 3~4cm，并保持直立。d）搬动患者或更换引流瓶时，务必双重夹闭引流管，以防空气进入。② 严格无菌操作：a）引流装置在使用前应经严格灭菌，使用过程中同样应注意保持无菌。b）胸壁引流口处敷料应保持清洁干燥，通常每日更换 1 次。如有渗湿，应及时更换。c）引流瓶位置应低于胸壁引流口平面 60~100cm，以防瓶内液体逆流入胸膜腔引起感染。d）按规定定时更换引流瓶，更换时严格遵守无菌操作规程。③ 妥善固定：a）应留有足够长的引流管固定于床旁，以免因翻身、牵拉等造成引流管的脱出。b）如引流管连接处脱落或引流瓶损坏，应立即用双钳夹闭胸膜腔引流管，并更换引流装置。紧急时也可反折引流管，以避免空气进入胸膜腔。c）若胸膜腔引流管自胸腔滑脱，应立即用手指捏闭引流口处皮肤，消毒处理后用凡士林纱布封闭引流口，并协助医师做进一步处理。④ 保持引流通畅：a）患者血压平稳后即应取半坐卧位，以有利于呼吸及引流。b）定时挤压胸膜腔引流管，防止引流管阻塞、扭曲、受压，挤压时应注意从上至下。c）鼓励患者作咳嗽、深呼吸运动及经常变换体位，以加快胸膜腔内液体、气体的排出，促进肺扩张。⑤ 观察和记录：a）密切观察长玻璃管中的水柱波动情况。正常情况下水柱上下波动的幅度为 4~6cm。若水柱波动过高，提示存在肺不张；若无波动，提示引流管不畅或肺已完全扩张。此时可嘱患者咳嗽，如有水注波动，说明肺已完全扩张。如仍无波动，可能引流管不通。b）定时观察引流液的量、色、性质，并准确记录。若持续引出大量血性液体（每小时超过 200mL）或有越来越多气体逸出，应报告医师给予及时处理。⑥ 拔管：a）拔管指征：引流管安置 48~72 小时后，临床观察无气体溢出，或引流液明显减少且颜色变浅，24 小时引流量少于 50mL，脓液少于 10mL，X 线胸片示肺膨胀良好无漏气，患者无呼吸困难即可考虑拔管。b）拔管前准备：拔管前应先准备皮肤消毒用品、剪刀、四层凡士林纱布，放在 7~8 层无菌纱布上。c）协助拔管：先拆除固定缝线，嘱患者深吸气后屏气，在吸气末迅速拔管，并立即用凡士林纱布和厚敷料封闭胸壁伤口，外加包扎固定。d）拔管后观察：嘱患者卧床休息，拔管后 24 小时内密切观察患者有无胸闷、呼吸困难、切口渗液、出血和皮下气肿等情况。如有异常，及时通知医师进行处理。

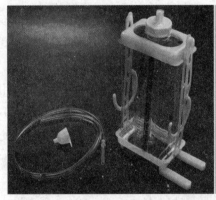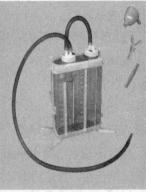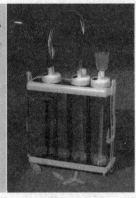

（1）单瓶水封式　　　　　　（2）双瓶水封式　　　　　　（3）三瓶水封式

图 18-6　各种一次性胸膜腔引流装置

【健康教育】

1. 疾病指导　解释吸氧、胸膜腔穿刺、胸膜腔闭式引流的意义和注意事项。

2. 呼吸功能锻炼指导　指导患者练习腹式深呼吸。其方法为患者仰卧，腹部安置 3~5kg 重沙袋（也可用厚重的书代替），吸气时保持胸部不动，腹部上升鼓起；呼气时尽量将腹壁下降呈舟状。呼吸动作缓慢、均匀。每分钟 8~12 次或更少。

3. 复诊指导　肋骨骨折患者 3 个月后复查 X 线片，以了解骨折愈合情况。

病案讨论

　　患者，男性，32 岁。左侧胸壁被刀刺伤后 1 小时急诊入院。自诉进行性呼吸困难。体检：P：140 次 / 分，BP：75/45mmHg。左侧胸壁皮下气肿明显，肋间隙饱满。左侧呼吸音消失，叩诊呈鼓音。诊断性胸腔穿刺时针芯被自动推出并抽出血性液体。

　　问题：

　　1. 该患者最可能的诊断是什么？

　　2. 应采取哪些急救措施？

　　3. 患者目前主要的护理问题有哪些？

第十九章　脓胸患者的护理

导学

　　内容与要求　脓胸患者的护理包括急性脓胸和慢性脓胸两部分内容。通过本章的学习，应掌握脓胸的临床表现、治疗原则、护理措施及健康教育。熟悉脓胸的概念、病因及护理评估。了解脓胸的病理生理。

　　重点与难点　脓胸的临床表现、治疗原则和护理措施。

　　脓胸（empyema）是指脓性渗出液积聚于胸膜腔内的化脓性感染。脓胸按病理发展过程可分为急性和慢性；按致病菌可分为化脓性、结核性和特异病原性；按感染波及的范围可分为全脓胸和局限性脓胸。

【病因】

　　1. 急性脓胸　多为继发性感染，致病菌主要来自肺内的感染病灶，少数来自胸内和纵隔内的其他脏器或身体其他部位感染病灶。常见的致病菌有金黄色葡萄球菌、链球菌、大肠杆菌、铜绿假单胞菌、真菌、结核杆菌等。如为厌氧菌感染，则为腐败性脓胸。致病菌进入胸膜腔的途径有：① 直接入侵：由化脓病灶直接侵入或破入胸膜腔，或因外伤、手术污染胸膜腔。② 经淋巴途径：如膈下脓肿、肝脓肿等，可通过淋巴管侵入胸膜腔。③ 血源性播散：在全身性感染，如脓毒血症时致病菌可经血液循环进入胸膜腔。

　　2. 慢性脓胸　急性脓胸若病程超过 3 个月，胸腔壁厚韧，脓腔容量固定不变者，称为慢性脓胸。主要原因有：① 急性脓胸未及时治疗或处理不当，如引流太迟、引流管拔除过早、引流管过细、引流管位置不当等所致的排脓不畅。② 脓腔内有异物存留，使感染难以控制。③ 合并支气管或食管瘘而未及时处理。④ 胸膜腔邻近感染病灶反复传入感染而致脓腔不能闭合。⑤ 有特殊病原菌存在，如结核杆菌、放线菌等慢性炎症，导致纤维层增厚、肺膨胀不全，使脓腔长期不愈。

【病理生理】

　　1. 急性脓胸　感染侵犯胸膜后可引起大量胸水渗出。早期渗出液稀薄，呈浆液性，内含白细胞和纤维蛋白。随病程进展，脓细胞及纤维蛋白增多，渗出液转为脓性。纤维蛋白沉积于胸膜表面，初起质软而易脱落，以后随着纤维素层的不断增厚，韧性增强而易于粘连，虽有使脓液局限化的倾向，但肺的膨胀亦受到限制。

　　2. 慢性脓胸　其特征为壁、脏层胸膜纤维性增厚。由于纤维蛋白沉着机化，在壁、脏层胸膜上形成厚韧致密的纤维板，构成脓腔壁。因纤维板固定束紧肺组织，同时牵拉胸廓内陷，造成纵隔向患侧移位并限制了胸廓的活动性，严重影响患者的呼吸功能。

【临床表现】

　　1. 急性脓胸

　　（1）症状　常有高热、脉速、呼吸急促、纳差、乏力等全身表现。积脓较多者可有胸痛、胸闷、咳嗽、咳痰等症状。

（2）体征　患侧胸部视诊呼吸运动减弱，肋间隙饱满；触诊语颤减弱；叩诊呈浊音；听诊呼吸音减弱或消失。严重者可出现发绀。

2. 慢性脓胸

（1）症状　常有长时间低热、纳差、消瘦、贫血、低蛋白血症等慢性全身中毒症状。有时尚有气促、咳嗽、咳脓痰等表现。

（2）体征　视诊可见患侧胸廓内陷，呼吸运动减弱，肋间隙变窄；听诊呼吸音减弱或消失。可有杵状指（趾），严重者可有脊椎侧凸。

【辅助检查】

1. 胸部 X 线检查　急性脓胸可显示患侧胸腔积液，伴有气胸时可有气液平面。大量积液时纵隔偏向健侧。慢性脓胸胸壁及肺表面均有增厚阴影或钙化，纵隔因纤维板的牵拉而偏向患侧。脓腔造影或瘘道造影可明确脓腔的范围及部位，但疑有支气管胸膜瘘者慎作。

2. 诊断性胸膜腔穿刺　如能抽得脓液即可确诊。可取脓液作涂片镜检、细菌培养及药物敏感试验，以指导用药。

3. 实验室检查　急性脓胸时血白细胞计数及中性粒细胞比例升高。慢性脓胸红细胞计数、血细胞比容和血清蛋白水平降低。

【治疗原则】

1. 急性脓胸

（1）控制原发感染病灶。

（2）彻底排净脓液，促使肺复张　排净脓液的方法有：及早反复胸膜腔穿刺，并向胸膜腔内注入抗生素。如有以下情况应尽早施行胸膜腔闭式引流术：① 脓液稠厚，不易抽出。② 经治疗后脓液量不见减少，症状无明显改善，或发现有大量气体者。③ 疑伴有气管、食管瘘或腐败性脓胸者。

（3）应用抗生素　根据药物敏感试验结果选用有效抗生素，控制感染。

（4）全身支持治疗。

2. 慢性脓胸

（1）非手术治疗　改善全身情况，消除中毒症状和纠正营养不良。积极进行病因治疗，尽早消灭脓腔。

（2）手术治疗　为尽早使受压的肺复张，最大限度地恢复肺功能，可根据患者情况选择改进引流手术、胸膜纤维板剥除术、胸廓成形术、胸膜肺切除术等。

【护理评估】

1. 术前评估

（1）健康史　了解患者的一般情况、此次发病情况及诊治经过。

（2）身体状况

1）局部表现　有无发热、胸痛、气促、咳嗽、咳痰、发绀等症状。胸部体检时应注意：① 视诊有无胸廓畸形、塌陷，气管是否居中，患侧呼吸运动是否减弱。② 叩诊患侧是否呈浊音。③ 听诊患侧呼吸音是否减弱或消失。

2）全身表现　重点评估患者的营养状况，如有无食欲下降、消瘦、贫血、低蛋白血症等营养不良的表现，有无水、电解质紊乱，有无杵状指（趾）。

3）辅助检查结果。

（3）心理和社会支持状况　评估患者和家属对疾病的了解程度，家属对患者的关心及支持状况。慢性脓胸病程较长且常需行手术治疗，患者和家属可有焦虑、恐惧等心理反应，应予以重视。

2. 术后评估

（1）手术情况　如手术及麻醉的方式，是否安置引流管等。

（2）康复状况　生命体征是否平稳，能否耐受疼痛，伤口及引流管情况是否正常等。

（3）心理和社会支持状况　术后患者的心理反应，能否配合各项治疗及护理。

【常见护理诊断／问题】

1. 疼痛　与手术创伤、安置引流管有关。

2. 气体交换受损　与胸膜腔积脓压迫肺组织、胸壁活动受限等有关。

3. 体温过高　与感染有关。

4. 营养失调：低于机体需要量　与疾病慢性消耗、营养摄入不足有关。

【护理措施】

1. 术前护理

（1）改善呼吸功能

1）体位　取半卧位以利于呼吸和引流。支气管胸膜瘘者取患侧卧位，以免脓液流向健侧或发生窒息。

2）保持呼吸道通畅　鼓励患者有效咳嗽咳痰，痰多者可行体位引流，痰液黏稠者可行雾化吸入，酌情给氧。

3）呼吸功能训练　可通过吹气球、深呼吸功能训练等促进肺膨胀，增加通气量。

4）协助医师进行胸膜腔穿刺或引流　急性脓胸应尽早行胸膜腔穿刺抽脓，每次抽脓量不超过1000mL，穿刺过程中及穿刺后注意观察患者有无不良反应。必要时可行胸膜腔闭式引流，引流管不宜过细，以免堵塞。注意保持脓液引流通畅，并按常规做好引流护理。

（2）高热护理　给予冰敷、擦浴等降温措施，必要时应用药物降温。鼓励患者多饮水。遵医嘱合理应用抗生素。

（3）改善营养状况　鼓励患者多进食高热量、高蛋白质、富含维生素的食物。适当应用白蛋白制剂或少量多次输血。必要时给予肠内、肠外营养支持。

（4）心理护理　经常与患者交流，主动介绍有关疾病及治疗的相关知识，鼓励患者积极配合治疗，早日康复。

2. 术后护理

（1）一般护理

1）体位　麻醉清醒、血压平稳后一般取半坐卧位。

2）病情观察　术后应密切观察生命体征及引流情况。如患者出现烦躁不安、血压下降、脉搏增快、尿量减少等失血表现或引流液色鲜红、引流量超过150~200mL/h且持续数小时者，应立即给予快速补液输血、应用止血药物等处理，必要时准备再次手术止血。

3）胸膜腔闭式引流的护理　见本章第一节胸膜腔闭式引流的护理。

（2）胸廓成形术后的特殊护理

1）体位　胸廓成形术后应取患侧卧位。

2）控制反常呼吸　患侧胸部应用厚敷料、胸带行加压包扎，并根据肋骨切除范围，在胸廓下垫一硬枕或加沙袋1~3kg压迫，以控制反常呼吸。

【健康教育】

1. 疾病预防　注意保暖，避免受凉，及时发现感染症状并积极治疗。

2. 康复指导　因胸廓成形术需切断某些肌群，特别是肋间肌，术后易出现脊柱侧弯及术侧肩关节活动障碍。应指导患者注意保持正直姿势，坚持进行头部、肩部及上肢的功能锻炼，如头部的前后左右回转运动、上半身的前屈及左右弯曲运动、上肢的屈伸、抬高上举、旋转运动等，尽量能恢复到健康时的活动水平。

案例讨论

患者，男性，62 岁，工人。3 周前因淋雨后患大叶性肺炎住院治疗，1 周后体温恢复正常后出院。昨日该患者因左侧胸痛、呼吸急促、畏寒、发热而再次入院。体检：T：39.2℃，P：96 次 / 分，R：28 次 / 分，BP：100/65mmHg。左侧胸部呼吸运动减弱，肋间隙饱满，语颤减弱，叩诊呈浊音。胸部 X 线检查示左侧胸腔平第四肋处呈内低外高弧形阴影。左侧胸膜腔穿刺抽出少量脓性液体。血常规：WBC18×10^9/L，中性粒细胞 0.86。

问题：

1. 该患者目前主要的护理诊断 / 问题有哪些？

2. 主要的护理措施有哪些？

第二十章　肺部疾病患者的护理

导学

　　内容与要求　肺部疾病患者的护理包括解剖生理概述、肺癌两部分内容。通过本章的学习，应掌握肺癌的临床表现、护理措施。熟悉肺癌的治疗原则、护理评估及健康教育。了解肺的解剖生理概要，肺癌的病因、病理与分型、辅助检查。

　　重点与难点　肺癌的临床表现、护理措施。

第一节　解剖和生理概述

　　【解剖概要】　肺位于胸腔内、纵隔的两侧，左右各一。左肺分为上、下两叶，右肺分为上、中、下三叶，各叶之间的间隙称为叶间裂。每叶肺又按支气管及血管的走行再分为不同肺段。气管在主动脉弓下缘约平胸骨角的部位分为左、右支气管。左支气管较长，管腔较右支气管稍狭窄，与中线成 45°夹角，而右支气管几乎与气管成直线（约 25°夹角）。因此，支气管镜检查及支气管内插管较易进入右支气管。左、右支气管在肺门处分出肺叶支气管，进入肺叶。肺叶支气管在各肺叶内再分出肺段支气管。左、右支气管属于一级支气管，肺叶支气管属于二级支气管，肺段支气管属于三级支气管。

　　【生理概述】

　　1. 呼吸功能　肺的主要生理功能是通气和换气。肺通气即肺与外界环境之间的气体交换。肺换气即肺泡与血液之间的气体交换。

　　2. 非呼吸功能　通过呼吸调节血浆中的碳酸含量，从而维持人体内的酸碱平衡。

第二节　肺　癌

　　原发性支气管肺癌（primary bronchogenic carcinoma）简称肺癌（lung cancer），是肺部最为常见的原发性恶性肿瘤，尤其是近半个世纪以来，世界各国肺癌的发病率和死亡率均有明显的上升趋势。据统计，在欧美某些国家和我国部分大城市中，肺癌的发病率已位居男性各种恶性肿瘤之首，在女性则仅次于乳腺癌。本病多在 40 岁以上发病，发病高峰年龄在 60~79 岁之间，男女患病率之比为（3~5）∶1，种族、家族史、吸烟等对肺癌的发病均有影响。

　　【病因】　肺癌的病因迄今尚未完全明确，一般认为与下列因素有关。

　　1. 吸烟　吸烟已被确认是肺癌重要的危险因素，纸烟中的苯并芘为最主要的致癌物质。国内外的调查均证明，80%~90% 的男性肺癌与吸烟有关。吸烟量越多、吸烟年限越长、开始吸烟年龄越早，肺癌患病率也越高。多年每日吸烟 40 支以上者，其患肺鳞癌和小细胞癌的概率较不吸烟者高 4~10 倍。被动吸烟同样也易引起肺癌，女性中丈夫吸烟者其患肺癌的危险性增加 50%，其危险度随丈夫吸烟量的增加而增高。

2. 职业致癌因素 已被确认的、可导致人类肺癌的职业因素包括石棉、砷、铬、镍、氡、氯乙烯、煤烟、焦油、放射性物质等。长期接触上述物质者，肺癌的发病率明显升高。

3. 空气污染 资料统计显示城市中肺癌的发病率明显高于农村，这与城市中汽车废气、工业废气、公路沥青等多种致癌物质的存在有关。室内被动吸烟、燃料燃烧和烹调过程中也能产生致癌物，特别是烹调加热时所释放出的油烟雾是女性肺癌重要的致病因素。

4. 其他因素 如维生素 A 缺乏、病毒感染、真菌毒素（如黄曲霉毒素）、结核瘢痕、机体免疫功能低下、内分泌失调及家族遗传等因素，对肺癌的发生可能也起一定的作用。近几年来在肺癌分子生物学方面的研究表明，$p53$ 基因、转化生长因子 β_1 基因、$nm23\text{-}H_1$ 基因表达的变化与基因突变与肺癌的发病有密切关系。

【病理与分型】

1. 病理分型 肺癌通常起源于支气管黏膜上皮，其分布特点为右肺多于左肺，上叶多于下叶。发生在段支气管以上至主支气管的癌肿，称为中央型肺癌，约占肺癌的 3/4。发生在段支气管以下的癌肿，称为周围型肺癌，约占 1/4。组织学分类可分为非小细胞癌（NSCLC）和小细胞癌（SCLC）两种。

（1）非小细胞癌 临床常见以下 3 种类型。

1）鳞状上皮细胞癌（鳞癌） 是肺癌最常见的类型，占原发性肺癌的 40% ~50%，多见于老年男性，以中央型肺癌多见，与吸烟的关系非常密切。癌细胞生长缓慢，转移晚，手术切除的机会相对较多，5 年生存率较高，但对放射治疗、化学药物治疗较不敏感。

2）腺癌 约占原发性肺癌的 25%，女性多见，与吸烟关系不大，是周围型肺癌中最常见的类型。腺癌多向管外生长，局部浸润和血行转移较鳞癌早，易转移至肝、脑和骨，更易累及胸膜而引起胸腔积液。细支气管肺泡癌是腺癌的一种特殊类型，发病率较低，女性较多见。癌肿常位于肺野周围部分，分化程度好，生长缓慢。此型肺癌与肺部炎症引致的瘢痕病变可能有密切关系。细支气管肺泡癌很少经淋巴或血道转移，但常侵及胸膜，产生胸腔积液，或经气道广泛播散，引起呼吸功能衰竭。

3）大细胞未分化癌（大细胞癌） 不多见，常发生在肺门附近或肺边缘的支气管，癌肿体积较大，分化程度低，常在发生脑转移后才被发现，预后较差。

（2）小细胞未分化癌（小细胞癌） 属肺癌中恶性程度最高的一种，约占原发性肺癌的 20%，因癌细胞形如燕麦穗粒，故又称为燕麦细胞癌。发病年龄较轻，常在 40~50 岁，多有吸烟史。癌细胞生长快，侵袭力强，远处转移早，虽对放疗和化疗比较敏感，但预后在各型肺癌中最差。

2. 转移途径 肺癌的扩散及转移途径有以下几种。

（1）直接扩散 肺癌形成后沿支气管管壁并向管腔内生长，引起管腔狭窄或阻塞。癌肿也可向支气管外生长，侵入肺组织，再侵及邻近的器官和组织。靠近肺边缘的周围型肺癌则常侵及胸膜，引起胸腔积液和胸壁转移。

（2）淋巴转移 是肺癌主要的转移途径。癌细胞经支气管和肺血管周围的淋巴管道，先侵入邻近的肺段或肺叶支气管旁淋巴结，然后根据肺癌所在部位到达肺门、气管隆凸下、纵隔、气管旁淋巴结，再累及锁骨上、前斜角肌和颈部淋巴结。纵隔气管旁和颈部淋巴结转移一般发生在肺癌的同侧，但也可能发生在肺癌的对侧，称为交叉转移。肺癌侵入胸壁和膈面胸膜后，可经淋巴道转移到腋下、颈部和上腹部淋巴结。

（3）血行转移 多发生于肺癌晚期，但小细胞未分化癌出现较早。最常见的转移部位有肝、骨骼、肾上腺、肾、脑等。

NOTE

3. 分期　为正确制定治疗方案和比较治疗效果，国际上已制定了统一的肺癌分期标准。（表 20-1）。

表 20-1　2009 年国际抗癌联盟（UICC）制定的肺癌 TNM 分期标准

T 分期

T_X：未发现原发肿瘤，或者通过痰细胞学或支气管灌洗发现癌细胞，但影像学及支气管镜无法发现。

T_0：无原发肿瘤证据。

T_{is}：原位癌。

T_1：癌肿最大径 ≤ 3cm，周围包绕肺组织及脏胸膜，支气管镜见肿瘤侵及叶支气管，未侵及主支气管。

T_{1a}：肿瘤最大径 ≤ 2cm。

T_{1b}：肿瘤最大径 >2cm，≤ 3cm。

T_2：肿瘤最大径 >3cm，≤ 7cm；侵及主支气管，但距隆突 2cm 以外；侵及脏胸膜；有阻塞性肺炎或者部分肺不张，不包括全肺不张。符合以上任何一个条件即归为 T_2。

T_{2a}：肿瘤最大径 >3cm，≤ 5cm。

T_{2b}：肿瘤最大径 >5cm，≤ 7cm。

T_3：肿瘤最大径 >7cm；直接侵犯以下任何一个器官，包括：胸壁（包含肺上沟瘤）、膈肌、膈神经、纵隔胸膜、心包；距隆突 <2cm（不常见的表浅扩散型肿瘤，不论体积大小，侵犯限于支气管壁时，虽可能侵犯主支气管，仍为 T_1），但未侵及隆突；全肺肺不张肺炎；同一肺叶出现孤立性癌结节。符合以上任何一个条件即归为 T_3。

T_4：无论大小，侵及以下任何一个器官，包括：纵隔、心脏、大血管、隆突、喉返神经、气管、食管、椎体；同侧不同肺叶内孤立癌结节。

N 分期

N_X：区域淋巴结无法评估。

N_0：无区域淋巴结转移。

N_1：同侧支气管周围及（或）同侧肺门淋巴结以及肺内淋巴结有转移，包括直接侵犯而累及的。

N_2：同侧纵隔内及（或）隆突下淋巴结转移。

N_3：对侧纵隔、对侧肺门、同侧或对侧前斜角肌及锁骨上淋巴结转移。

M 分期

M_X：远处转移不能被判定。

M_0：没有远处转移。

M_1：远处转移。

M_{1a}：胸膜播散（恶性胸腔积液、心包积液或胸膜结节）以及对侧肺叶出现癌结节（许多肺癌胸腔积液是由肿瘤引起的，少数患者胸液多次细胞学检查阴性，既不是血性也不是渗液，如果各种因素和临床判断认为渗液和肿瘤无关，那么不应该把胸腔积液考虑入分期的因素内，患者仍应分为 T_{1-3}）。

M_{1b}：肺及胸膜外的远处转移。

TNM 分期

0 期	$T_{is}N_0M_0$
I_A	$T_{1a-1b}N_0M_0$
I_B	$T_{2a}N_0M_0$
II_A	$T_{2b}N_0M_0$　$T_{1a-1b}N_1M_0$　$T_{2a}N_1M_0$
II_B	$T_{2b}N_1M_0$　$T_3N_0M_0$
III_A	$T_4N_{0-1}M_0$　$T_3N_1M_0$　$T_{1-3}N_2M_0$
III_B	$T_4N_2M_0$　任何 T 分期 N_3M_0
IV	任何 T 分期任何 N 分期 M_{1a-1b}

【临床表现】　肺癌的临床表现与其部位、大小、类型、发展阶段、有无并发症或转移等有密切关系。

1. 原发肿瘤引起的症状

（1）咳嗽　为最常见的早期症状，因肿瘤刺激支气管黏膜引起刺激性干咳或咳少量黏液痰。如肿瘤引起远端支气管狭窄，则呈特征性的阻塞性咳嗽，表现为咳嗽加重，多为持续性高调金属音。继发感染时，痰量增多，且呈黏液脓性。

（2）咯血　以中央型肺癌多见，多为痰中带血或间断血痰，常不易引起患者重视而延误早期诊断。如侵蚀大血管，可引起大咯血。

（3）喘鸣　由于肿瘤引起支气管部分阻塞，约有 2% 的患者听诊时有局限性喘鸣音。

（4）胸闷、气急　因肿瘤引起支气管狭窄所致，特别是中央型肺癌，或肿瘤转移到肺门淋巴结，肿大的淋巴结压迫主支气管或隆凸，或转移至胸膜，发生大量胸腔积液，或转移至心包，发生心包积液，或肺部广泛受累，均可发生胸闷、气急。如果原有慢性阻塞性肺病，或合并有自发性气胸，胸闷、气急则更为严重。

（5）其他　如发热、体重下降、消瘦等。

2. 肿瘤局部扩展引起的症状

（1）胸痛　约有 30% 的肿瘤直接侵犯胸膜、肋骨和胸壁，可引起不同程度的胸痛。若肿瘤位于胸膜附近，则产生不规则的钝痛或隐痛，并于呼吸、咳嗽时加重。肋骨、脊柱受侵犯时，则有固定压痛点，且与呼吸、咳嗽无关。肿瘤压迫肋间神经时，胸痛可累及其分布区域。

（2）吞咽困难　癌肿侵犯或压迫食管时可引起吞咽困难，也可引起支气管 – 食管瘘，导致肺部感染。

（3）声音嘶哑　癌肿直接压迫或癌细胞转移导致纵隔淋巴结肿大后压迫喉返神经（多见于左侧），可发生声音嘶哑。

（4）上腔静脉阻塞综合征　癌肿侵犯纵隔、压迫上腔静脉时，上腔静脉回流受阻，产生头面部、颈部、上肢水肿及前胸部瘀血和静脉曲张，并可引起头痛、头昏或眩晕。

（5）霍纳（Horner）综合征　位于肺尖部的肺癌，即上沟癌（Pancoast 癌），因癌肿压迫颈部交感神经，可引起患侧眼睑下垂、瞳孔缩小、眼球内陷、同侧额部与胸壁无汗或少汗等表现，称霍纳（Horner）综合征。肿瘤亦可压迫臂丛神经引起同侧肩关节炎、上肢内侧放射性烧灼样疼痛及感觉异常。

3. 癌肿远处转移引起的症状　常见有脑转移、肝转移、骨转移等，可引起相应症状。

4. 癌肿作用于其他系统引起的肺外表现　少数肺癌病例，由于癌肿产生内分泌物质，可导致临床上出现非转移性的全身症状，称副癌综合征。可有以下几种表现：肥大性骨关节病（杵状指、骨关节痛、骨膜增生等）、库欣综合征、重症肌无力、男性患者乳腺女性化、多发性肌肉神经痛、高血钙等。这些症状在切除肺癌后可消失。

【辅助检查】

1. 胸部 X 线检查　是诊断肺癌最常用的手段，可通过正、侧位胸部 X 线摄片发现可疑块状阴影，其特点为边缘不清或呈分叶状，周围有毛刺。肿瘤阻塞支气管、排痰不畅引起远端肺组织感染时，受累的肺段或肺叶出现肺炎征象。若支气管管腔完全阻塞，可表现为肺叶不张或一侧全肺不张。较大的癌肿中心部分坏死液化则可见空洞。

2. 电子计算机体层扫描（CT）　CT 分辨率高，能清楚显示肺野中 1cm 以下的肿块阴影，并能发现普通 X 线检查隐藏区（如心脏后、脊柱旁沟、肺尖、膈上、纵隔等处）的早期肺癌病变，对中央型肺癌的诊断有重要价值。

3. 磁共振（MRI）　MRI 对肺癌的诊断价值基本与 CT 相似，但在明确肿瘤与大血管之间的关系方面明显优于 CT。

4. 痰细胞学检查　痰细胞学检查若能找到癌细胞，即可明确诊断，多数病例还可判断肺癌的病理类型。其阳性率取决于标本是否符合要求、癌肿的类型及送检标本的次数（应连续数日重复送检）等因素，一般在 70%~80%。

5. 纤维支气管镜检查　对明确肿瘤的存在及组织学诊断均具有重要的意义。位于近端气道内的肿瘤，经纤维支气管镜刷检结合钳夹活检，阳性率为90%~93%。位于远端气道内而不能直接窥视的病变，可在荧光屏透视指导下作纤维支气管镜活检，也可吸取支气管内的分泌物进行细胞学检查。

6. 纵隔镜检查　主要用于判断中央型肺癌侵犯纵隔的范围及程度，并可取淋巴结以供病理切片检查。检查阳性者，特别是对侧纵隔淋巴结已有转移者，说明病变范围广泛，不宜行手术治疗。

【治疗原则】　应根据患者具体的身体状况、肿瘤的部位、大小、范围、病理类型、病程早晚及是否已有扩散、转移等情况，选择合理的治疗方法。原则是以手术治疗为主，同时结合化疗、放疗、免疫治疗等进行综合治疗。

1. 手术治疗　手术治疗的目的是彻底切除肺部原发癌肿病灶和局部淋巴组织，并尽可能保留健康肺组织。病灶较小、原发肿瘤局限在肺内、尚未发生远处转移、患者全身情况较好的Ⅰ期和Ⅱ期肺癌病例均应以外科手术为主，同时辅以其他治疗方法。其中鳞癌手术效果最佳，腺癌次之，小细胞癌则较差。一般施行肺叶切除术，病变范围比较广泛的中央型肺癌则需做一侧全肺切除术。如癌肿已侵犯局部肺外组织，可考虑施行肺叶或全肺连同部分胸壁或膈肌切除术。近几年来，胸腔镜下对早期肺癌进行手术治疗已得到广泛的开展。

2. 化学药物治疗　通常与手术及（或）放射等疗法综合应用，以防止癌肿转移、复发，提高长期生存率。单独应用于晚期肺癌病例则起姑息治疗作用，以缓解症状。未分化小细胞癌对抗癌药物最为敏感，疗效最好，鳞癌次之，腺癌敏感度最低。通常采用间歇联合化疗方案。常用的药物有环磷酰胺、阿霉素、甲氨蝶呤、长春新碱、甲基环己亚硝脲、博来霉素、5-氟尿嘧啶等。

3. 放射治疗　放疗对未分化小细胞癌效果较好，其次为鳞癌和腺癌。可分为根治性和姑息性两种。根治性放疗适用于病灶局限、因解剖原因不便手术或患者不愿意手术者。姑息性放疗的目的在于抑制肿瘤的发展，延迟肿瘤扩散和缓解症状，对控制骨转移性疼痛、脊髓压迫、上腔静脉阻塞综合征、支气管阻塞及脑转移等引起的症状有肯定的疗效。

4. 免疫治疗　特异性免疫疗法可应用经过处理的自体肿瘤细胞或加用佐剂后作皮下注射进行治疗。非特异性免疫疗法可应用卡介苗、干扰素、转移因子、集落刺激因子（CSF）等生物制剂，激发和增强人体的免疫功能，提高机体对化疗、放疗的耐受性。

5. 中医中药治疗　按患者的临床症状、脉象、舌苔等辨证论治，早期以祛邪为主，晚期以扶正为主，一部分患者的症状可得到改善并延长生存期。

【护理评估】

1. 术前评估

（1）健康史　了解患者的一般情况，重点评估高危因素，如是否有长期大量吸烟史、是否存在职业性致癌因素或肺部慢性疾病、是否存在情绪或饮食失调情况、患者的居住环境、家族史等。

（2）身体状况

1）局部表现　患者有无咳嗽，咳嗽的性质；有无咳痰，痰量及性质；有无痰中带血；有无咯血，咯血的量、次数；有无胸痛，胸痛的性质、程度等。

2）全身表现　评估患者有无低蛋白血症、贫血、杵状指等营养不良表现。

3）辅助检查结果。

（3）心理和社会支持状况　患者被诊断为肺癌后，由于害怕手术、疼痛、死亡，担心疾病预后以及对自己的未来和家庭的影响等，在心理上会产生严重的焦虑和恐惧。随着肿瘤的不断生长，呼吸困难、咳嗽、咯血、胸痛等症状会不断加重，严重影响患者的日常生活，更增加患者的焦虑和恐惧感，患者常有否认、沮丧、愤怒等反应。在患者诊断和治疗的过程中，患者家属往往也经历与患者相似的心理反应过程。因此，护士在工作中同样应注意对患者家属的应对能力进行评估。

2. 术后评估

（1）手术情况　如手术及麻醉的方式、病变组织切除的情况、术中出血及补液的情况、是否安置引流管等。

（2）康复状况　生命体征是否平稳，能否耐受疼痛，伤口及引流管情况是否正常等。

（3）心理和社会支持状况　术后患者的心理反应，能否配合各项治疗及护理。

【常见护理诊断 / 问题】

1. 焦虑 / 恐惧　与担心手术、疼痛、疾病的预后等因素有关。

2. 低效型呼吸型态　术前与肿瘤阻塞支气管、呼吸道分泌物潴留、肺膨胀不全等因素有关。术后与肺膨胀不良、肺换气功能降低有关。

3. 营养失调：低于机体需要量　与肿瘤压迫食管引起吞咽困难及肿瘤高代谢状态有关。

4. 潜在并发症　包括肺部感染、出血、支气管胸膜瘘等。

【护理措施】

1. 术前护理

（1）心理护理　向患者及家属详细说明手术方案及手术后可能出现的问题、术前术后各种治疗护理的意义、方法、大致过程、配合要点与注意事项，让患者有充分的心理准备。认真耐心地回答患者所提出的任何问题，以减轻其焦虑不安或恐惧的程度。关心、同情、体贴患者，动员家属给患者以心理和经济方面的全力支持。

（2）呼吸道准备　劝告患者立即戒烟，保持呼吸道通畅。支气管分泌物较多者，先行体位引流，继则鼓励患者咳嗽排痰。如痰液黏稠不易咳出，可行超声雾化，必要时经纤维支气管镜吸出分泌物。注意口腔卫生，若有龋齿或上呼吸道感染应及时治疗，以免术后并发肺部感染。遵医嘱给予支气管扩张剂、祛痰剂等药物，以改善呼吸状况。酌情给予抗生素。

（3）饮食护理　改善患者营养状况，提供色、香、味齐全的均衡饮食。营养不良者，可行肠内或肠外营养支持。

（4）术前指导　指导患者练习腹式深呼吸、有效咳嗽排痰、翻身、手术侧肩臂功能锻炼等，教会患者正确使用深呼吸训练仪，以有效地配合术后康复。介绍术后胸膜腔引流的目的、方法及注意事项。告知患者手术后 24 小时内会经常被叫醒做各种运动，必须强调术后即使用药，也会有不同程度的不适及疼痛，患者应坚持做各种运动，以预防并发症的发生。

2. 术后护理

（1）密切观察生命体征　术后每 15 分钟测生命体征 1 次；麻醉清醒、脉搏及血压平稳后改为 0.5~1 小时 1 次。术后 24~36 小时血压波动较为明显，应严密观察。若血压持续下降，应考虑是否存在心功能不全、出血、疼痛或循环血量不足等情况。

（2）妥善安置体位　患者意识未清醒时取平卧位，头偏向一侧，以免呕吐物、分泌物吸入而致窒息或并发吸入性肺炎。意识清醒、血压平稳后改为半坐卧位，以利于通气及胸膜腔引流。肺叶切除者，可任意采取平卧位或左右侧卧位，但病情较重、呼吸功能较差者，应避免躺在非手术侧，以免压迫正常肺，影响通气。全肺切除者，为预防纵隔移位和健侧肺受压而导致患者出现呼吸循环功能障碍，应避免过度侧卧，可采取 1/4 侧卧位。

（3）维持呼吸道通畅　术后 24 小时内常规持续吸氧，以后改为间断吸氧或按需给氧。定时观察患者的呼吸频率、幅度及节律，以及听诊双肺呼吸音。鼓励并协助患者进行深呼吸及有效咳嗽、咳痰。呼吸道分泌物黏稠不易咳出或吸出时，应行超声雾化吸入，以达到稀释痰液、消炎、解痉、抗感染的目的。如患者有气促、发绀等缺氧征象，应及时报告医师予以处理。

（4）疼痛护理　适当运用镇痛剂，尤其是在患者进行深呼吸、咳嗽咳痰或呼吸训练之前。某些镇痛剂对呼吸有一定的抑制作用，故用药期间应注意观察患者的呼吸情况。切口疼痛也可因胸膜腔引流管位置不当而造成，矫正插管位置或改变卧位常可有效地减轻疼痛。

（5）补液及饮食护理　严格控制补液的量和速度，准确记录出入水量，注意维持水、电解质的平衡。全肺切除术者24小时的补液量应控制在2000mL以内，速度以20~30滴/分为宜。患者意识恢复后如无恶心现象，在拔除气管插管后即可开始饮水，以后逐步改为清淡流质、半流质饮食直至普食。饮食宜含高蛋白、高热量及丰富维生素且易消化，以保证营养，提高机体抵抗力，促进伤口愈合。

（6）活动与休息　鼓励患者及早进行活动，以减少并发症的发生。麻醉清醒后，患者即可在护士的协助下进行术侧肩臂部的被动运动，术后1日开始进行术侧肩臂部的主动运动，鼓励患者用术侧手臂拿取物品、吃饭及牵拉布条，自己练习坐起及躺下。如生命体征平稳，术后第1日即可下床，并在床旁站立移步。术后第2日起，可在病室内行走数分钟，以后根据患者情况逐渐增加活动量。活动过程中应注意妥善保护引流管，并严密观察患者病情变化，如出现气促、心动过速、心悸、出汗等症状时，应立即停止活动。

（7）胸膜腔闭式引流的护理　按胸膜腔闭式引流常规进行护理。注意全肺切除术后的胸膜腔引流管一般呈夹闭状态，以保证患侧胸膜腔内有一定渗液，以减轻或纠正明显的纵隔移位。在护理中应注意观察患者有无气管移位及呼吸困难，如胸膜腔压力过高，可通过酌情放出适量的气体或引流液，以维持气管、纵隔于中间位置，每次放液量不宜超过100mL，速度宜慢，以免快速多量放液，引起纵隔突然移位，导致心脏骤停。

（8）并发症的观察与护理

1）出血　开胸手术创伤较大，术后胸腔渗血较多，护士应严密监测生命体征、引流液的颜色、性质及量并记录。若发现有进行性出血征象，应及时给予输液、输血，必要时再次手术。

2）肺炎、肺不张　呼吸道被分泌物堵塞可出现肺炎、肺不张。主要症状有烦躁不安，胸廓扩张不良，发绀和呼吸困难。疑有肺不张者，可采取给氧、气道冲洗、雾化吸入，吸痰等措施，必要时行支气管镜吸痰。

3）支气管胸膜瘘　是肺叶切除术后的严重并发症，多发生在术后1周，原因有缝合不佳、血运障碍、感染等。患者表现为刺激性咳嗽，痰中常带陈旧血，出现患侧液气胸。胸膜腔穿刺抽出液体与咳出物性质相似，穿刺后向胸腔内注入2mL美蓝液，如咳出蓝色痰液，可进一步证实瘘的存在。一旦发生支气管胸膜瘘，可很快感染胸腔而形成脓胸，必须及时行胸膜腔闭式引流，并全身给予抗生素以控制感染，必要时手术修补瘘口。

【健康教育】

1. 疾病知识宣教　加强防癌知识宣教，对高危人群进行重点普查，以期早期发现、及时治疗、改善预后。凡中年以上患者，尤其是男性、有长期大量吸烟史者，如出现刺激性咳嗽，且久咳不愈、痰中带血等呼吸道症状或骨关节肿痛、杵状指（趾）、颈部淋巴结肿大等，均应警惕肺癌的可能性。

2. 坚持戒烟　让患者了解吸烟的危害，主动戒烟。

3. 康复指导

（1）患者出院后仍应进行深呼吸运动、有效咳嗽咳痰，继续使用深呼吸训练仪，并注意加强肩臂部功能锻炼。

（2）居住或工作环境宜清洁无刺激，尽量避免出入公共场所，或与上呼吸道感染者过于接近，以防引起呼吸道感染。

（3）保持心情舒畅，避免不良精神刺激。保持良好的营养状况，合理安排休息与活动，适当进行康复保健锻炼（如气功、太极拳等）以增强体质。

（4）指导患者定期复查，积极配合各项后续治疗。化疗、放疗者注意治疗后的不良反应。

案例讨论

患者，女性，54岁。因咳嗽、咳痰、痰中带血3月余来院就诊，经检查确诊为左上肺癌收治入院，并于全麻下行左上肺叶切除加淋巴结清扫术，手术顺利，麻醉清醒、拔除气管插管后返回病房。术后第一日患者自述胸痛、胸闷，痰液黏稠不易咳出。体检：体温37.5℃，心率99次/分，呼吸32次/分，血压120/80mmHg。患者呈痛苦面容，口唇发绀，双肺听诊布满痰鸣音。

问题：

1. 该患者目前主要的护理问题有哪些？
2. 主要的护理措施有哪些？
3. 如何对患者进行健康宣教？

第二十一章 食管疾病患者的护理

导学

　　内容与要求　食管疾病患者的护理包括解剖和生理概述、食管癌两部分内容。通过本章的学习，应掌握食管癌的临床表现、治疗原则、护理措施及健康教育。熟悉食管癌的概念、辅助检查及护理评估。了解食管的解剖学特点。

　　重点与难点　食管癌的临床表现、治疗原则、护理措施及健康教育。

第一节　解剖和生理概述

　　【解剖概要】　食管是一长管状的肌性器官，上方起自咽食管括约肌，下方止于胃食管连接部，成人全长 25~30cm，是消化道最狭窄的部位。为了便于定位、选择手术切口和方式，将食管全长分为四段（图 21-1）：① 颈段：从食管入口至胸骨切迹。② 上胸段：胸骨切迹至奇静脉弓下缘水平。③ 中胸段：奇静脉弓下缘至肺静脉水平。④ 下胸段：肺静脉至贲门入口。食管有三处生理狭窄，即食管入口处、食管与左支气管交叉处、膈肌食管裂孔处。此三处也常成为肿瘤、憩室、瘢痕性狭窄等病变的好发部位。

　　食管壁自管腔向外依次为黏膜层、黏膜下层、肌层和外膜层。食管缺乏浆膜层，是术后易发生吻合口瘘的重要因素之一。食管的血液供应呈节段性，即不同部位食管的血液供应来自不同的动脉，且动脉间的交通支较不丰富，特别是主动脉弓以上的部位血液供应差，故食管术后的愈合能力也较差。

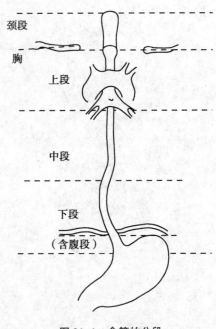

图 21-1　食管的分段

　　胸导管起于腹主动脉右侧的乳糜池，向上经主动脉裂孔进入胸腔的后纵隔，位于椎骨和食管之间，主要收集膈以下所有器官和组织的淋巴液。若术中不慎损伤胸导管，将导致大量淋巴液漏入胸膜腔，造成乳糜胸。

　　【生理概要】　食管的主要功能是将食物迅速输送至胃内，因此食管疾病，无论是器质性的还是功能性的，吞咽困难往往成为最突出的症状。

第二节 食管癌

食管癌（carcinoma of esophagus）是常见的消化道恶性肿瘤，占我国各部位恶性肿瘤死亡率的第二位，仅次于胃癌。食管癌的发病率有明显的地区差异，我国是世界上食管癌高发地区之一，其中河南省（林县）为最高，此外江苏（苏北）、山西、河北、福建、陕西、安徽、湖北、山东、广东等省均为高发区。其发病年龄多在40岁以上，男性多于女性。

【病因】 病因尚未完全明确，但可能与下列因素有关。

1. 化学物质 如亚硝胺类化合物具有高度致癌性，长期进食亚硝胺含量较高的食物，可使食管上皮细胞发生增生性改变并最终发展为癌。

2. 生物因素 某些真菌能促使亚硝胺及其前体形成，少数真菌还能合成亚硝胺。

3. 营养缺乏 缺乏微量元素，如铁、锌、钼、硒、氟；缺乏维生素A、维生素B_2、维生素C等，维生素A和维生素B_2缺乏与上皮增生有关，维生素C可阻断亚硝胺的作用。

4. 饮食习惯 如长期饮烈性酒，嗜好吸烟，食物过硬、过热，进食过快或口腔不洁、龋齿等，对局部黏膜的慢性刺激均可引起癌变。

5. 遗传因素 食管癌有较明显的家族聚集现象，如河南林县食管癌有阳性家族史者占60%。食管癌高发家族中，染色体数目及结构异常者比例较高。

6. 其他因素 食管的慢性炎症、黏膜损伤及慢性刺激等亦与食管癌的发病有关。

【病理生理】

1. 病理类型 以中段食管癌较为多见，下段次之，上段较少。大多为鳞癌，腺癌较少见。按病理形态，临床上常分为四型：① 髓质型：管壁明显增厚并向腔内外扩展，癌肿上下端边缘呈坡状隆起。② 蕈伞型：瘤体呈卵圆形扁平肿块向食管腔内凸起。③ 溃疡型：瘤体的黏膜面呈深陷的溃疡，其边缘清楚，大小形状不一，可深达肌层。④ 缩窄型（硬化型）：瘤体形成明显的环形狭窄，可累及食管全层，较早出现阻塞症状。

2. 转移途径 淋巴转移是食管癌最主要的转移途径；也可沿食管壁内扩散或直接向四周扩散，穿透肌层及外膜，侵及邻近组织和器官。血行转移较少见，主要转移至肝、肺、骨等。

3. 分期 1987年国际抗癌联盟（UICC）对食管癌的TNM分期进行了以下修订：

原发肿瘤（T）

T_X	原发肿瘤不能评估。
T_0	原发肿瘤太小，部位不详。
T_{is}	原位癌。
T_1	肿瘤侵及食管黏膜层或黏膜下层。
T_2	肿瘤侵及食管肌层。
T_3	肿瘤侵及食管外层。
T_4	肿瘤侵及食管邻近结构（器官）。

区域淋巴结（N）

N_X	区域淋巴结情况不详。
N_0	区域淋巴结无转移。
N_1	区域淋巴结有转移。

远处转移（M）

M_X 　　　远处转移情况不详。

M_0 　　　无远处转移。

M_1 　　　有远处转移。

TNM 分期

0 期　　　$T_{is}N_0M_0$

Ⅰ 期　　　$T_1N_0M_0$

Ⅱ_a 期　　　$T_2N_0M_0$，$T_3N_0M_0$

Ⅱ_b 期　　　$T_1N_1M_0$，$T_2N_1M_0$

Ⅲ 期　　　$T_3N_1M_0$，T_4 任何 NM_0

Ⅳ 期　　　任何 T，任何 N，M_1

【临床表现】

1. 症状

（1）早期　常无明显症状，仅在吞咽粗硬食物时有不同程度的哽噎感、停滞感或异物感，可伴有胸骨后烧灼样或针刺样疼痛，症状时轻时重，进展缓慢。

（2）中晚期　典型的症状为进行性吞咽困难。先是难咽干硬食物，继而只能进半流质、流质，最后滴水难进。随着肿瘤发展，癌肿可侵犯邻近器官或向远处转移，出现相应的晚期症状。若癌肿侵犯喉返神经，可引起声音嘶哑；侵及大血管，特别是主动脉可致溃烂破裂，引起致死性大呕血；侵入气管、支气管，可形成食管气管瘘或食管支气管瘘；食管高度阻塞可致食物反流，引起进食时呛咳及吸入性肺炎；浸润肋间神经，可出现胸部或背部持续性疼痛。

2. 体征　早期无明显体征，患者逐渐消瘦、无力、贫血及营养不良。中晚期患者可触及锁骨上淋巴结肿大，若发生肝、脑等远处器官转移，可出现黄疸、腹水等；晚期患者出现恶病质或全身衰竭。

【辅助检查】

1. 食管吞钡 X 线双重对比造影　早期可见食管黏膜皱襞紊乱、粗糙或中断；小的充盈缺损；局限性管壁僵硬，蠕动中断；小龛影。中晚期有明显的不规则充盈缺损或龛影，管壁僵硬。狭窄部位以上食管有不同程度的扩张。

2. 脱落细胞学检查　我国自创的食管拉网检查脱落细胞是一种简便易行的普查筛选诊断方法，早期病变阳性率可达 90%~95%。分段拉网检查还可定位。

3. 纤维食管镜检查　对临床已有症状或虽怀疑而又未能明确诊断者，应及早行纤维食管镜检查。其优点为可直视病变的形态、部位、大小，并可钳取活组织做病理组织学检查，可确诊。

4. 其他　CT、超声内镜检查（EUS）等可显示食管癌的浸润层次、向外扩展程度及有无纵隔、淋巴结或腹内脏器转移等，对判断能否手术切除提供帮助。

【治疗原则】　以手术治疗为主，辅以放疗、化疗、免疫治疗、中医药治疗等综合治疗方法。强调早期发现，早期诊断，早期治疗。

1. 手术治疗

（1）适应证　适用于全身情况和重要脏器功能良好、无明显远处转移征象、局部病变估计可能切除的患者。一般以颈段癌 <3cm、胸上段癌 <4cm、胸下段癌 < 5cm 者切除的机会较大。

（2）手术方式　常用的手术方式有开胸食管癌切除术和非开胸食管癌切除术两种。根据患者的实际情况选择具体术式：① 根治性切除术：适用于病变局限者，切除癌肿和上、下各

5~8cm 范围内的食管及其所属淋巴结，然后行胃、空肠或结肠重建食管（图 21-2）。② 姑息性切除术：适用于晚期食管癌不能根治或放射治疗、进食有困难者，如食管腔内置管术、食管分流术等，以达到改善营养状况、延长生命的目的（图 21-3）。

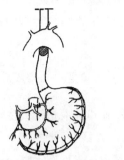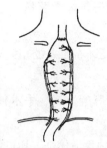

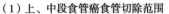

（1）上、中段食管癌食管切除范围　　　　（2）胃代食管、颈部吻合术

图 21-2　食管癌切除后胃代食管术

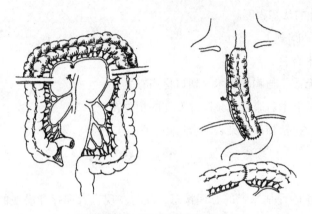

图 21-3　横结肠代食管术

2. 非手术治疗

（1）放射治疗　放射治疗联合手术治疗，可提高手术切除率，并提高远期生存率。单纯放射治疗多用于颈段食管癌、胸上段食管癌和不宜手术的中晚期食管癌。

（2）化学治疗　食管癌对化疗药物较不敏感，单独应用效果欠佳，常与其他方法联合应用，往往可提高疗效，缓解症状，延长存活期。常用药物有顺氯胺铂（DDP）、博来霉素（BLM）、阿霉素（ADM）、5- 氟尿嘧啶（5-FU）等。

（3）其他　中医中药治疗、免疫治疗等亦有一定疗效。

【护理评估】

（一）术前评估

1. 健康史　了解患者的性别、年龄、职业、生活环境及饮用水有无特殊；有无不良饮食习惯（如烟酒嗜好，喜食过热、过硬、腌制食物等）；是否有可能导致食管癌的前期病变（如食管慢性炎症、食管息肉等）；家族中有无肿瘤患者等。

2. 身体状况

（1）局部　了解患者吞咽困难的程度、食管癌局部浸润症状等。

（2）全身状况　评估患者的营养状况、淋巴结转移及远处转移症状。

（3）辅助检查　了解食管 X 线钡餐、纤维食管镜、EUS 及 CT 等检查结果，以判断病情估计预后。

3. 心理和社会支持状况　了解患者和家属对疾病知识、治疗方法及康复计划的认知程度；家属对患者关心、理解与支持的程度；患者医疗费用支付方式及家庭经济状况。

【常见护理诊断/问题】

1. 焦虑/恐惧　与对癌症的恐惧、担心手术及治疗效果有关。

2. 营养失调：低于机体需要量　与疾病引起的食欲不振、吞咽困难及肿瘤高代谢状态有关。

3. 知识缺乏　缺乏术前准备的相关知识。

（二）术后评估

1. 手术情况　如麻醉方式、手术种类、术中失血和补液情况、生命体征、手术切口等情况。

2. 康复状况　评估生命体征、切口愈合及引流情况；术后有无吻合口瘘、乳糜胸、出血、感染等并发症的发生。

3. 心理和社会支持状况　了解患者因手术导致的各种不良心理反应；患者和家属对术后康复知识、功能锻炼的认知程度。

【常见护理诊断/问题】

1. 疼痛　与手术有关。

2. 清理呼吸道无效　与胸部手术、切口疼痛有关。

3. 知识缺乏　缺乏术后康复及预防并发症的相关知识。

4. 潜在并发症　包括肺部感染、吻合口瘘、吻合口狭窄、乳糜胸等。

【护理措施】

（一）术前护理

1. 心理护理　正确评估患者的心理状态，及时发现患者现存和潜在的心理问题，对患者的焦虑或恐惧表示理解，与家属配合，共同鼓励患者树立战胜疾病的信心。对尚不了解病情的患者，注意保护性医疗制度。对拟行手术治疗者，护士应在术前主动向患者介绍手术的必要性和重要性、需其配合完成的工作及术后可能出现的各种不适等，对患者的疑问耐心做出解释，减轻其思想负担，以最佳心理状态迎接手术。

2. 营养支持　大多数食管癌患者因有不同程度的吞咽困难而存在营养不良、水及电解质失衡的问题，使机体对手术的耐受力下降，从而增加了术后并发症发生的危险，故术前应尽可能给予纠正。① 能口服者，应指导患者合理进食高热量、高蛋白质、富含维生素的流质或半流质饮食，避免进食较大、较硬、过冷、过热或刺激性强的食物，同时注意观察患者进食后的反应。② 仅能进食流质或长期不能进食且营养状况较差的患者，应加强支持治疗，静脉补充液体、电解质、清蛋白、血浆等；必要时，遵医嘱提供肠内或肠外营养。

3. 口腔护理　口腔是食管的门户，口腔内的细菌可随食物或唾液进入食管，并在梗阻或狭窄部位停留、繁殖，造成局部感染，影响术后吻合口愈合。术前应指导患者早晚刷牙，进食或呕吐后漱口，并积极治疗口腔疾患。禁食者应做好口腔护理。

4. 呼吸道准备　凡吸烟的患者应劝其戒烟。教会患者进行有效咳嗽、咳痰和腹式深呼吸的方法，并在术前加以练习，以预防术后可能出现的肺部并发症。

5. 胃肠道准备　① 术前 1 周开始分次口服抗生素溶液，以局部消炎抗感染。② 术前 3 日改流质饮食，术前 1 日禁食。③ 对梗阻严重、进食后有滞留或反流者，术前 1 日晚予生理盐水 100mL 加抗生素经鼻胃管冲洗食管及胃，以减轻局部组织充血水肿，降低术后感染及吻合口瘘的发生率。④ 拟行结肠代食管手术者，按肠道手术要求做好肠道准备。⑤ 术前常规留置胃管。

（二）术后护理

1. 一般护理

（1）体位 患者麻醉清醒、血压平稳后即取半卧位，以利于呼吸、引流、排痰，预防肺部并发症。

（2）营养支持 ① 维持体液平衡：术后3~4日吻合口处于充血水肿期，须严格禁饮食，遵医嘱静脉补充营养。② 饮食护理：一般术后禁饮食4~6日。术后1周先试进流质饮食；术后第10日起进半流质饮食；2~3周后进软食。告知患者短期内应遵循少食多餐的原则，防止进食过多、过快，避免生、冷、硬食物，以免导致后期吻合口瘘。

（3）活动与休息 为预防术侧上肢运动范围的减小，患者清醒后即可开始做被动肩臂运动，术后第一日开始做主动肩臂运动，应避免做上半身的剧烈运动，以免影响吻合口的愈合。鼓励患者早期下床活动，注意掌握活动量，避免疲劳，保证充分睡眠。

（4）呼吸道护理 食管癌术后患者常存在不同程度的呼吸困难、缺氧，易并发肺不张、肺炎，甚至呼吸衰竭等。因此术后48小时内应常规吸氧，密切观察患者的呼吸状态、频率和节律，听诊双肺呼吸音是否清晰，注意有无并发症征兆。遵医嘱适当应用镇痛剂或在术中留置镇痛泵，鼓励并协助患者深呼吸、咳嗽咳痰，促使肺膨胀。若患者出现呼吸浅快、发绀、呼吸音减弱等痰液阻塞现象，立即行鼻导管深部吸痰，必要时行纤维支气管镜吸痰或气管切开吸痰。

2. 病情观察

（1）监测生命体征 术后麻醉未清醒前，密切监测血压、脉搏、呼吸频率、节律及幅度等的变化；麻醉清醒且病情平稳后，每30分钟至1小时测量生命体征1次。

（2）切口护理 保持切口敷料的清洁、干燥，定时换药。注意观察切口有无渗血、渗液及感染等异常情况，一旦发现，立即通知医师，并协助处理。

（3）引流管护理

1）胃管护理 ① 术后需持续胃肠减压3~4日，待肛门排气后拔除胃管。② 妥善固定胃管，保持引流通畅，防止受压、折叠或脱出。③ 密切观察引流液的性状、气味和量，并准确记录。④ 若胃管脱出，切忌盲目再插入，以免戳穿吻合口，造成吻合口瘘。

2）胸膜腔闭式引流的护理 除常规护理外，重点观察引流液的颜色、性状和数量，以便尽早发现并发症。正常情况在术后2~3日，引流液色渐变淡，量渐减少，24小时引流量少于50mL时，即可拔除引流管。若术后3小时内引流液量每小时超过100mL，色呈鲜红并有较多血凝块，同时患者出现烦躁不安、血压下降、脉搏增快、尿少等血容量不足的表现，应考虑活动性出血的可能；若引流液中混有食物残渣，提示有食管吻合口瘘；引流液量多，性状由清亮渐转浑浊，提示有乳糜胸，应立即通知医师，并积极配合处理。

3. 结肠代食管术后护理 密切观察结肠的血运情况，置于结肠襻内的减压管必须保持通畅。若从减压管内吸出大量血性液体，或呕吐大量咖啡样液体并伴全身中毒症状，提示代食管的结肠襻坏死可能，应立即报告医师并配合抢救。结肠代食管者，尤其是降结肠代食管者，因结肠的逆蠕动，常会嗅到粪便气味，需向患者解释原因，一般半年后能逐步缓解，并指导其做好口腔卫生。

4. 并发症的观察和护理

（1）吻合口瘘 是食管癌术后最为严重的并发症，多发生于术后5~10日，死亡率高达50%，低蛋白血症和营养不良患者更易发生。其临床表现为呼吸困难、胸痛、胸腔积脓及全身中毒症状（如高热、血白细胞计数升高），甚至休克。X线检查有液气胸征，口服碘剂可见造影剂流出食管腔。一旦出现吻合口瘘，应采取以下措施：① 立即禁食。② 协助行胸膜腔闭式

NOTE

引流，并予以常规护理。③ 遵医嘱使用有效抗生素控制感染。④ 加强营养支持。⑤ 密切观察生命体征。⑥ 若需再次手术者，配合医师完善各项术前准备。

（2）乳糜胸　为术中损伤胸导管所致，多发生于术后 2~10 日，少数病例可在术后 2~3 周出现。因大量乳糜液积聚在胸膜腔内，患者表现为胸闷、气急、心悸，如不及时治疗还可在短时期内造成全身衰竭而死亡。一旦确诊为乳糜胸，应立即行胸膜腔闭式引流，同时注意观察引流量。引流量较少者，可给予低脂饮食，维持水、电解质及酸碱平衡。引流量大的患者，一般主张行胸导管结扎术，同时给予胃肠外营养支持治疗。

（3）吻合口狭窄　为食管癌术后较为常见的并发症，多发生于术后 6 个月至 1 年，常继发于吻合瘘，也可以不发生吻合口瘘而直接出现。临床表现为术后再次出现吞咽困难，食管扩张术为首选的治疗方法。大部分患者经扩张治疗后，吻合口都能达到正常大小而不影响进食。扩张无效的情况下可考虑行手术治疗，如食管吻合口成形术或重建术。部分体质较差、不能耐受扩张治疗或手术的患者，为缓解症状、改善营养状况，可采取胃（肠）造瘘术或放置食管内支架。

【健康教育】

1. 疾病知识宣教　保持心情舒畅，戒郁怒；避免接触引起癌变的因素，如减少饮用水中亚硝胺及其他有害物质、防霉去毒；积极治疗食管上皮增生；避免过烫、过硬食物。

2. 饮食指导　根据不同的手术方式，指导患者选择合理的饮食。讲解饮食类型、性质、进食时间及注意事项，预防并发症的发生。

3. 休息与活动　保证充足睡眠，劳逸结合，逐渐增加活动量，以利于机体康复。

4. 自我监测　加强自我观察，若术后 3~6 个月再次出现吞咽困难，应考虑吻合口狭窄，应及时就诊。

5. 定期复诊　坚持后续治疗。化疗、放疗者注意治疗后的不良反应，并嘱患者定期复查。

案例讨论

　　患者，男性，47 岁，退休。主诉进行性吞咽困难 3 个月就诊。体检：T：36.7℃，P：86 次 / 分，R：18 次 / 分，BP：110/70mmHg，皮肤、巩膜苍白，锁骨上淋巴结肿大。实验室检查：红细胞计数 4.0×10^{12}/L，血红蛋白 82g/L。纤维食管镜检查显示：食管中段 5cm 长的管腔狭窄、黏膜中断。

　　问题：

　　1. 试分析该患者最可能的医疗诊断是什么？

　　2. 试分析目前主要的护理诊断 / 问题有哪些？

　　3. 若行手术治疗，试分析该患者术前需要做哪些准备？

第二十二章　心脏疾病患者的护理

导学

内容与要求　心脏疾病患者的护理包括解剖和生理概述、先天性心脏病、后天性心脏病三部分内容。通过本章的学习，应掌握动脉导管末闭、室间隔缺损、二尖瓣狭窄和冠心病的临床表现、处理原则、护理措施及健康教育。熟悉动脉导管末闭、室间隔缺损、二尖瓣狭窄和冠心病概念、辅助检查及护理评估。了解心脏的解剖生理特点。

重点与难点　动脉导管末闭、室间隔缺损、二尖瓣狭窄和冠心病的临床表现、处理原则、护理措施及健康教育。

第一节　解剖和生理概述

【**解剖概要**】　心脏（heart）是一个近似圆锥体的肌性纤维性器官，位于纵隔中部，被双肺所覆盖；前面紧靠胸骨柄及剑突，后面是胸椎，下贴膈肌。心脏接受来自静脉系统的、未氧合的血液，并将已氧合的血液泵入动脉系统，从而供应全身组织代谢所需的氧和营养素。心脏通过传导系统和心肌收缩发挥功能。

1. 心包　心包覆盖心脏，由内向外分为脏层和壁层，两层心包之间的间隙为心包腔，内含 10~20mL 浆液，起润滑作用，能减少心脏搏动时与心包壁层的摩擦。

2. 心脏　心脏由内向外分为三层并构成心壁。最内层是由内皮细胞组成的心内膜，从心脏内面覆盖心脏和瓣膜；中层是肌组织；心外膜即心包脏层。心脏由房间隔和室间隔分隔为左右两部分；每部分的上部是心房，下部是心室，分别称为左、右心房和左、右心室。右心室接受来自上、下腔静脉和冠状窦的回心血液，随后将血挤入右心室；后者在舒张期接受来自右心房的静脉血，然后收缩并将血射入肺动脉而入肺。左心房接受来自肺静脉的氧合血，然后将之排入左心室；后者在收缩期将其射入主动脉而供应全身。由于左心室要将血液灌注到各组织和器官，必须克服较高的全身循环阻力，所以其室壁肌厚达 8~15mm。

3. 瓣膜　心脏共有 4 个瓣膜，分为房室瓣和半月瓣两类。瓣膜损伤时可能形成狭窄或关闭不全。房室瓣分隔心房和心室，右心房室之间的瓣膜是三尖瓣，左心房室之间为二尖瓣。两个半月瓣分别位于和隔离与肺动脉、主动脉相连的右心室和左心室。

4. 心脏的血供　供应心脏的动脉有左冠状动脉和右冠状动脉。左冠状动脉起自升主动脉根部左侧，起始部分称为左冠状动脉主干，向左下分出前降支到心尖部、回旋支到左心后部，负责供血至室间隔前部、左心室大部、右心室前部和左心房；右冠状动脉起自升主动脉右侧，供血至室间隔后部、右心房和右心室。静脉和动脉相伴随，左右心的静脉汇合成心大静脉，在心脏后面注入冠状静脉窦，然后回流至右心房。

5. 神经支配　由交感、副交感神经纤维支配，但它们只影响心率的快慢，而不能代替传导系统。

NOTE

6. 传导系统　从窦房结开始，以每分钟 60~100 次的电流冲动引起心房收缩，再依次传导到房室结、房室束、左右束支和浦肯野纤维，从而调节心脏的收缩和舒张。

【生理概要】

1. 心动周期　正常心动周期始于窦房结的激动，通过结间传导束达心房和房室结，再沿希氏束、左右束支及浦肯野纤维抵左、右心室，使心房和心室产生规律性的收缩和舒张活动，并由此引起心房和心室腔内压力和容积的变化，以及由此引起心瓣膜规律性的开启和关闭，同时伴随出现心音。心室和心房每收缩和舒张一次，即构成一个心动周期（cardiac cycle）。根据心动周期中心腔内压力、容积、心瓣膜的启闭以及血液运动的速度和方向，将心动周期划分为心房收缩期、心室收缩期和心室舒张期。

2. 心音　正常心脏搏动时产生 4 个心音，但一般是听不到第三、第四心音。第一心音因二尖瓣和三尖瓣关闭时振动而产生，标志着心室收缩开始，呈浊音，音调比第二心音低钝，在心尖部听诊最清楚。第二心音由主动脉瓣和肺动脉瓣关闭时振动产生，标志着心室舒张的开始，音调比第一心音高而清脆，在心尖搏动之后出现，在心底部听诊最清楚。第三心音主要是心室舒张早期、血液从心房急流入心室使心室振动而产生。第四心音在第一心音开始前 0.1 秒出现，是由于心房收缩振动而产生。杂音是由于血流加速形成漩涡、致心壁或血管产生振动而产生；如血流通过狭窄的瓣膜口部位时、瓣膜关闭不全致血液反流时、心脏内或大血管之间存在异常通路时均可产生杂音。

3. 泵血功能　心脏最主要的功能是泵血功能（blood-pumping function）。心脏是一个由心肌组织构成并具有瓣膜结构的空腔器官。它是血液循环的动力装置。心脏不断地进行着收缩和舒张交替的活动。舒张时静脉血液返回心脏，收缩时心脏将血液射入动脉，为血液流动提供能量。心脏正是通过这种节律性的收缩和舒张活动以及由此引起的瓣膜的规律性的启闭推动着血液的流动。评价心脏泵血功能的指标主要有心脏的排出量、射血分数、心脏做功量等。

第二节　先天性心脏病

先天性心脏病（congenital heart disease）是先天性畸形中最常见的一种，是胎儿期心脏和大血管在母体内发育异常所造成的先天畸形，是小儿最常见的心脏病。

【分类】　先天性心脏病的种类很多，可有两种以上畸形并存，根据左、右两侧及大血管之间有无分流可将先心病分为三类。

1. 左向右分流型（潜伏青紫型）　正常情况下由于体循环压力高于肺循环，平时血液从左向右分流而不出现青紫，当大哭、屏气或任何病理情况下导致肺动脉或右心室压力增高并超过左心压力时，则可使血液自右向左分流而出现暂时性青紫，如动脉导管未闭、房间隔缺损和室间隔缺损等。

2. 右向左分流型（青紫型）　某些原因，如右心室流出道狭窄，致使右心压力增高并超过左心，使血流从右向左分流；或因大动脉起源异常，使大量静脉血流入体循环，均可出现持续性青紫，如法洛四联征和大动脉转位等。

3. 无分流型（无青紫型）　即心脏左、右两侧或动、静脉之间无异常通路或分流，不产生发绀，如肺动脉狭窄和主动脉缩窄等。

本节重点介绍动脉导管未闭和室间隔缺损。

一、动脉导管未闭

动脉导管未闭（patent ductus arterious，PDA）是常见的小儿先天性心脏病之一，占先天性心脏病发病率的12%~15%。动脉导管是胎儿期连接升主动脉峡部和左肺动脉根部之间的正常结构，是胎儿期血液循环的重要通道。足月产婴儿出生后10~20小时内导管即发生功能性关闭；约85%的足月产婴儿在出生后2个月内动脉导管闭合，成为动脉韧带；逾期不闭合即成为动脉导管未闭。动脉导管未闭可单独存在，或与主动脉缩窄、室间隔缺损、法洛四联征并存。

【病因】　与胎儿发育的宫内环境因素和遗传因素有关。

【病理生理】　动脉导管未闭的患儿，出生后主动脉压力升高，肺动脉压力下降，主动脉血持续流向肺动脉，形成左向右分流，分流量取决于主动脉和肺动脉之间的压力阶差和动脉导管粗细。

左向右分流血量增加肺循环血量，左心容量负荷增加，导致左心室肥大，甚至左心衰竭。肺循环血量增加使肺动脉压力升高，并引发肺小动脉反应性痉挛，长期痉挛导致肺小动脉管壁增厚和纤维化，造成右心阻力负荷加重和右心室肥大，随着肺循环阻力持续升高，若肺动脉压接近或超过主动脉压力，呈现双向甚至逆转为右向左分流，患儿可出现发绀、艾森曼格（eisenmenger）综合征，最终可致右心衰竭而死亡。

【临床表现】

1. 症状　动脉导管细、分流量小者，临床上可无症状；动脉导管粗、分流量大者，可出现心悸、气促、咳嗽、乏力和多汗等症状。婴儿可出现喂养困难及生长发育迟缓等，易反复发生肺部感染、呼吸窘迫和心力衰竭。

2. 体征

（1）心脏杂音　在胸骨左缘第二肋间可闻及。

（2）周围血管征　由于动脉舒张压降低，脉压增大，出现周围血管征。

【辅助检查】

1. 心电图　正常或左心室肥大；肺动脉高压者表现为左、右心室肥大。

2. X线检查　心影随分流量增加而增大，左心缘向左下延长；主动脉结突出，呈漏斗状；肺动脉圆锥平直或隆出；肺血管影增粗。

3. 超声心动图　左心房和左心室内径增大；二维超声心动图可直接探查到未闭的动脉导管，并可测其长度和内径；多普勒超声可发现异常血液信号。

【治疗原则】　主要为手术治疗。

1. 适应证和禁忌证　早产儿、婴幼儿反复发生肺炎、呼吸窘迫、心力衰竭或喂养困难者应及时行手术治疗。无明显症状者，多主张于学龄前择期手术。近年来，随着麻醉、手术安全性的提高，也有人主张行更早期手术。并发艾森曼格综合征者禁忌手术。

2. 手术治疗

（1）动脉导管结扎术　可经胸部后外侧切口或胸腔镜技术进入左侧胸腔进行手术。

（2）动脉导管直视闭合术　用两把导管钳钳闭动脉导管后，在两钳之间边切边连续缝合主动脉和肺动脉边缘。

（3）肺动脉直视闭合术　在全麻低温体外循环条件下阻断心脏血液循环，经肺动脉切口显露并直接缝闭动脉导管内口。

（4）导管封堵术　应用心导管释放—适当的封堵器材达到闭塞动脉导管的目的。

NOTE

【常见护理诊断/问题】

1. 有感染的危险　与心脏疾病引起肺充血和机体免疫力低下有关。

2. 低效性呼吸型态　与缺氧、手术、麻醉、应用呼吸机、术后伤口疼痛等有关。

3. 潜在并发症　包括高血压、喉返神经损伤等。

【护理措施】

（一）术前护理

1. 注意休息　尽量减少活动量，保证充足的休息。

2. 合理饮食　合理膳食，保证蛋白质、钾、铁、维生素及微量元素的摄入。

3. 预防感染　保持室内空气新鲜，温度、湿度适宜，注意保暖，防止感冒。

4. 心理护理　向患儿及家属介绍心脏手术相关知识以及手术室、监护室的环境等，消除其恐惧心理。

（二）术后护理

1. 预防感染　① 保暖防寒，避免受凉后感冒。② 保持手术切口干燥、整洁；做好各种管道的护理，并严格执行无菌操作技术。③ 遵医嘱合理使用抗生素，并监测体温和白细胞计数等感染征兆。

2. 加强呼吸道管理　① 术后辅助通气时间为 1~2 小时，及时清理呼吸道分泌物。② 病情稳定并完全清醒后，拔出气管插管，改用面罩雾化吸氧，同时结合有效的肺部物理治疗，鼓励患者深呼吸、咳痰，预防肺不张。③ 密切观察呼吸频率、节律、幅度和双肺呼吸音，及时发现异常情况。

3. 并发症的预防和护理

（1）喉返神经损伤　由于喉返神经的解剖位置特殊，术中极易被误伤，而导致左侧声带麻痹，出现声音嘶哑。因此，手术后拔除气管插管后，应鼓励患儿发音，及时发现异常情况。若术后 2 日内出现单纯性声音嘶哑，可能是术中牵拉、挤压喉返神经或局部水肿所致，告知患儿应禁声和休息；应用激素和营养神经药物，一般 1~2 个月内可逐渐恢复。

（2）高血压　手术结扎导管后导致体循环血流量突然增大，术后可出现高血压。主要护理措施：① 严密监测血压。② 控制血压：控制液体入量，若出现血压偏高的情况，遵医嘱给予降压药物。使用硝普钠时需注意现配现用，注意避光，4 小时后更换药液，避免药物分解，影响疗效。

【健康教育】

1. 加强孕期保健　孕早期适量补充叶酸，积极预防流感等病毒性疾病，避免与发病有关的因素接触，保持健康的生活方式。

2. 合理饮食　合理膳食，多吃富含高蛋白质、高维生素且易消化的食物，保证胎儿营养，以利于其生长发育。

3. 休息和活动　养成良好的起居习惯，制定患儿逐步增加活动量的实施方案。

4. 用药指导　严格遵医嘱用药，不可随意增减药物剂量，并按时复诊。

5. 自我保健　教会患儿家属观察用药后反应及疾病康复情况，如尿量、脉搏、体温、血压、皮肤颜色、术后切口情况等，出现不适时随诊。

二、室间隔缺损

室间隔缺损（ventricular septal defect，VSD）是指室间隔在胎儿期发育不全导致的左、右心室之间形成异常交通，在心室水平产生左向右的血液分流。室间隔缺损在所有先天性心脏病中发病率最高，占我国先天性心脏病发病率的 20%~30%。

【病因】　与胎儿发育的宫内环境因素和遗传因素有关。根据缺损解剖位置不同，分为膜部缺损、漏斗部缺损和肌部缺损三类（图 22-1），其中以膜部缺损最多，肌部缺损最少见。

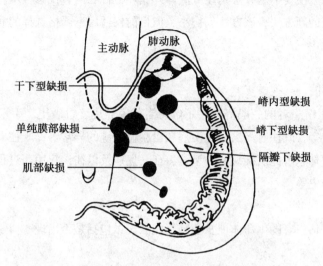

图 22-1　室间隔缺损的各种类型

【病理生理】　室间隔缺损引起血液自左向右分流，分流量取决于左、右心室的压力阶差、缺损大小和肺血管阻力。缺损小、分流量小，不引起肺动脉压力升高；缺损大、分流量大，右心容量负荷增大，肺动脉压力逐渐增高，早期肺小动脉痉挛，引起梗阻性肺动脉高压，致使左向右分流明显减少，后期当右心室压力超过左心室压力时，出现右向左逆流，导致艾森曼格综合征。

【临床表现】

1. 症状　缺损小、分流量小者一般无明显症状。缺损大、分流量大者在出生后即出现症状，婴儿期可表现为反复发生呼吸道感染、充血性心力衰竭、喂养困难和发育迟缓；能度过婴幼儿期的较大室间隔缺损则表现为活动耐力较同龄人差，有劳累后气促、心悸；发展为进行性梗阻性肺动脉高压者，逐渐出现发绀和右心衰竭。

2. 体征　胸骨左缘第二至第四肋间闻及Ⅲ级以上粗糙响亮的全收缩期杂音，向四周广泛传导。分流量大者，心前区轻度隆起，收缩期杂音最响部位可触及收缩期震颤，心尖部可闻及柔和的功能性舒张中期杂音。肺动脉高压导致分流量减少者，收缩期杂音逐渐减轻，甚至消失，而肺动脉瓣区第二音显著亢进，分裂明显，并可伴肺动脉瓣关闭不全的舒张期杂音。

【辅助检查】

1. 心电图　缺损小者心电图正常或电轴左偏；缺损大者左心室高压，左心室肥大。重度肺动脉高压时，显示双心室肥大、右心室肥大或伴劳损。

2. X 线检查　缺损小、分流小者，X 线改变轻；缺损较大者，心影轻度到中度扩大，左心缘向左下延长，肺动脉段凸出，肺纹理增多，肺野充血；重度梗阻性肺动脉高压时，肺门血管影明显增粗，肺外周血管影减少，肺血管影呈残根征。

3. 超声心动图　左心房、右心室内径增大；二维超声心动图可明确缺损部位及大小；多普勒超声可判断血液分流方向和分流量，并可了解肺动脉压力。

【治疗原则】

1. 非手术治疗　缺损小、无血流动力学改变者，可门诊随访观察，有自行闭合的可能。

2. 手术治疗

（1）适应证和禁忌证　缺损大和分流大或伴肺动脉高压的婴幼儿，应尽早手术；缺损较小，已有房室扩大者需在学龄前手术；合并心力衰竭或细菌性心内膜炎者需控制症状后方能手术。艾森曼格综合征者禁忌手术。

（2）手术方法　主要手术方法是在低温体外循环下行心内直视修补术。导管伞堵法是近年来治疗室间隔缺损的新方法，该方法创伤小，但目前仅适用于严格选择的病例，远期效果尚需进一步评估。

【护理评估】

（一）术前评估

1. 健康史　了解患者的一般资料；了解患者的家族史、过敏史、手术史和成人女性患者的月经史、生育史等，既往有无出血性疾病和出凝血系统的异常等；既往有无颅脑外伤史或其他伴随疾病等；评估患者此次疾病的类型、特征、发病及以往诊疗用药过程；近期是否服用抗凝药物或其他药物史等。

2. 身体状况

（1）局部　评估患者的生命体征及心肺功能状况，包括是否出现心悸、气短、乏力、呼吸困难、发绀等表现。

（2）全身　全面体格检查，了解重要器官功能状态；评估患者的饮食习惯，生长发育和营养状况；评估患者活动耐力和自理能力，判断其对手术的耐受力。

（3）辅助检查　了解心电图检查、X线、超声心动图等检查结果，以判断预后。

3. 心理和社会支持状况

（1）认知程度　评估患者和家属对疾病、治疗方案、手术风险、术前配合、术后康复和预后知识的了解和掌握程度。

（2）心理状态　评估患者和家属对接受手术、可能导致的并发症、生理功能的变化和预后是否存在焦虑、恐惧和无助的心理。评估患者常见的心理反应，识别并判断其所处的心理状态。

（3）社会支持系统　评估患者家属的经济承受能力，家庭和所在社区的社会支持网。

（二）术后评估

1. 手术情况　了解麻醉类型、手术方式及术中情况等，以判断病情及预后。

2. 康复状况　评估意识状态、生命体征及循环和呼吸功能状况；观察切口愈合及引流液的颜色、性状和量；观察外周血管循环状况及血气分析和其他实验室检查结果。

3. 心理和社会支持状况　了解患者的心理感受；评估有无引起术后心理变化的原因，如切口疼痛、经济负担等因素。

【常见护理诊断/问题】

1. 生长发育迟缓　与先天性心脏病引起缺氧、疲乏、心功能减退、营养摄入不足有关。

2. 焦虑/恐惧　与陌生环境、心脏疾病、手术和使用呼吸机等仪器有关。

3. 心排出量减少　与心脏疾病、心功能减退、血容量不足、心律失常、水电解质失衡有关。

4. 气体交换障碍　与缺氧、手术、麻醉、应用呼吸机、体外循环和术后伤口疼痛有关。

5. 潜在并发症　包括感染、心律失常、急性左心衰竭、急性心脏压塞、肾功能不全、脑功能障碍等。

【护理措施】

（一）术前护理

1. 心理护理　给予患者有针对性的心理疏导。与患者及其家属建立信任关系，为他们解答疑惑，鼓励其表达内心感受；介绍疾病、手术相关知识；帮助家庭建立有效的沟通，缓解家庭内部的压力。

2. 病情观察　监测生命体征，每小时 1 次，若病情平稳每 8 小时测 1 次，监测和记录 24 小时液体出入量；观察有无异常啼哭、烦躁不安、四肢厥冷等异常；观察有无心力衰竭、上呼吸道感染等症状。

3. 维持循环和呼吸功能稳定　减少患者活动量，保证休息；心功能不全者，遵医嘱应用强心、利尿药，改善循环功能；严重者给予持续心电监护并遵医嘱用药。指导患者深呼吸及有效咳嗽的方法，加强呼吸道管理，必要时予以给氧、吸痰和呼吸机辅助通气等处理。

4. 改善营养状况　鼓励患者进食高热量、高蛋白质及丰富维生素食物，增强机体对手术耐受力；进食较少者，必要时进行静脉高营养治疗；心功能欠佳者，应限制钠盐摄入；低蛋白血症和贫血者，遵医嘱给予清蛋白、新鲜血液输入。

5. 积极控制感染　注意防寒保暖，预防呼吸道感染；保持口腔和皮肤卫生，避免黏膜和皮肤感染。

（二）术后护理

1. 心理护理　患者在麻醉苏醒后对周围的环境等存在恐惧心理，护士要自我介绍并耐心介绍环境，告知手术已经做完，消除患者恐惧，使其情绪平静配合治疗和护理。

2. 病情监测

（1）心功能　术后 48 小时内，每 15 分钟连续监测并记录生命体征，待平稳后改为 30 分钟 1 次；监测心电图，及时发现不同类型的心律失常；监测左心房压、右心房压、肺动脉和肺动脉楔压。

（2）血压　心脏外科手术患者常经桡动脉插管进行有创动脉压监测，可以连续观察动脉收缩压、舒张压和平均动脉压的数值。

（3）体温　由于患者一般在低温麻醉下手术，术后要做好保暖工作。四肢末梢循环差者可用热水袋缓慢复温，但水温不宜超过 37℃；注意观察患者皮肤色泽和温度、口唇、甲床、毛细血管和静脉充盈情况。若体温超过 38℃，成人或较大的患儿可采用冰袋或酒精擦浴等方式物理降温；婴幼儿体表面积小，为不影响其循环功能，可采取药物降温，但 6 个月以内的患儿禁用阿司匹林、吲哚美辛栓降温。

（4）循环血容量　记录每小时尿量、24 小时液体出入量，以估计循环容量是否足够或超负荷。

（5）患者观察　观察患者的意识和肢体反应，并记录意识清醒的时间。

3. 促进有效通气　妥善固定气管插管，定时测量气管插管距门齿的距离并做好标记，必要时镇静，防止气管插管脱出或移位；保持呼吸道通畅，及时吸痰；尽早拔除气管插管；危重患者需要气管切开时，护士应配合医师行气管切开，并按气管切开术后护理。

4. 体位护理　未清醒的患者去枕平卧位，头偏向一侧。有气管插管及辅助通气者，头颈保持平直位，注意防止气管插管扭曲影响通气。清醒前固定好患者肢体，以防其躁动将气管插管、输液管、引流管或监测线路拔除；患者清醒后，可解除约束，抬高床头，使其保持半卧位，促进体位舒适。

5. 切口护理　术后胸带固定手术切口，以减轻疼痛；观察切开是否有渗血和感染，保持切口清洁干燥，定期换药，敷料如有渗透应立即通知医师更换。

6. 并发症的预防与护理

（1）心律失常　持续心电监护；若出现心律失常，及时通知医师，遵医嘱给予抗心律失常药物；用药期间严密观察心律、心率、血压和意识的变化，观察药物疗效及副作用。

（2）急性左心衰竭　持续监测心功能；术后早期应控制静脉输入晶体液，以 1mL/（kg·h）为宜，并注意观察及保持左房压不高于中心静脉压；记录 24 小时出入量；若患者出现左心衰竭，绝对卧床休息、给氧、限制钠盐摄入；遵医嘱给予强心、利尿剂，并观察用药后的疗效和副作用，特别是洋地黄毒性反应。

【健康教育】

1. 加强孕期保健　妊娠早期适量补充叶酸，积极预防病毒性疾病，避免与发病有关因素接触，保持健康的生活方式。

2. 合理饮食　食用高蛋白质、高维生素、低脂肪的均衡饮食，少食多餐，避免过量进食。

3. 休息和活动　制定促进心功能逐步恢复的生活方式。定期锻炼，提高机体抵抗力。

4. 用药指导　严格遵医嘱服用药物，不可随意增减药物剂量，并按时复诊。

5. 预防感染　注意保暖，预防呼吸道及肺部感染。注意个人卫生和家庭卫生，避免皮肤和黏膜感染。

第三节　后天性心脏病

后天性心脏病（acquired heart disease）是指出生后由于各种原因导致的心脏疾病。后天性心脏瓣膜病是临床最常见的心脏病之一，其中由于风湿热所致的瓣膜病约占我国心脏外科患者的 30%。

【分类】

1. 二尖瓣狭窄（mitral stenosis）　指二尖瓣瓣膜受损、瓣膜结构和功能异常所导致的瓣口狭窄。

2. 二尖瓣关闭不全（mitral regurgitation）　指二尖瓣瓣膜受损害、瓣膜结构和功能异常导致的瓣口关闭不全。

3. 主动脉瓣狭窄（aortic stenosis）　是风湿热累及主动脉瓣，导致瓣叶纤维化、增厚、粘连和挛缩，使瓣口狭窄。

4. 主动脉关闭不全（aortic regurgitation）　指主动脉瓣膜受损害引起的瓣叶变形、纤维化、增厚、钙化，活动受限，影响瓣叶边缘对合，使瓣口关闭不全，常伴有不同程度的主动脉瓣狭窄。

5. 冠状动脉粥样硬化性心脏病（atherosclerotic coronary artery disease）　是由于冠状动脉粥样硬化使管腔狭窄或阻塞，引起冠状动脉供血不足，导致心肌缺血、缺氧或坏死的一种心脏病。

本节重点介绍二尖瓣狭窄和冠心病的护理。

一、二尖瓣狭窄

【病因】　主要由风湿热所致。风湿热反复发作并侵及二尖瓣后，在瓣膜交界处黏着融合，造成瓣口狭窄，瓣叶增厚、挛缩、变硬和钙化等进一步加重瓣口狭窄，并限制瓣叶活动。

狭窄可分为 3 种类型：①隔膜型；②隔膜漏斗型；③漏斗型。

【病理生理】　正常成人二尖瓣瓣口的横截面积为 4~6cm²，当瓣口面积小至 2.5cm² 时可能出现心脏杂音，但无明显临床症状；当瓣口面积小于 1.5cm²，即可出现血流动力学改变和临床症状；当瓣口面积小于 1.0cm² 时，跨瓣压显著增加，血流障碍更加明显，出现严重的临床症状。此时左心房压力升高，使左心房逐渐扩大；肺静脉压升高，肺毛细血管扩张、淤血，影响肺内气体交换；运动时肺毛细血管压力增高更为明显，肺顺应性降低，发生劳力性呼吸困难；当肺毛细血管压力增高超过正常血浆胶体渗透压 30mmHg 时，即可发生急性肺水肿。发病早期，患者极易出现急性肺水肿，晚期由于肺小动脉阻力和肺动脉压力均增高，增加了右心室排血负担，使右心室逐渐肥厚、扩大，最终引起右心衰竭。

【临床表现】

1. 症状　由于肺淤血和肺水肿而出现劳力性呼吸困难、咳嗽、咯血、端坐呼吸和夜间阵发性呼吸困难；还可出现心悸、头晕、乏力等心排出量不足的表现。

2. 体征

（1）视诊　二尖瓣面容，面颊和口唇轻度发绀；右心衰竭者可见颈静脉怒张、肝大、腹水和双下肢水肿。

（2）触诊　多数患者在心尖部能扪及舒张期震颤；右心室肥大者，心前区可扪及收缩期抬举样搏动。

（3）听诊　心尖部第一心音亢进，舒张中期隆隆样杂音；在胸骨左缘第三、第四肋间可闻及二尖瓣开放拍击音；肺动脉高压和右心衰竭者第二心音亢进、轻度分裂。

【辅助检查】

1. 心电图　轻度狭窄者心电图正常；而中、重度狭窄者表现为电轴右偏、P 波增宽、呈双峰或电压增高；肺动脉高压者可出现右束支传导阻滞或右心室肥大；病程长者常显示房颤。

2. X 线检查　病变轻者无明显异常，而中度、重度狭窄者常可见到左心房和右心室扩大，心脏影呈梨形。长期肺淤血者表现为肺门增大而模糊，有时可见肺淋巴管扩展及肺小叶间隔积液所致双肺下部及肋膈处水平细线，称之为 Kerley 线。

3. 超声心动图　M 型超声心动图检查显示二尖瓣前后叶活动异常，呈同向运动，形成城墙样的长方波；二维超声可观察到二尖瓣瓣叶活动差、增厚和变形，二尖瓣口狭窄，左心房、右心室、右心房扩大，而左心室正常；食管超声检查有助于发现左心房血栓。

【治疗原则】

1. 非手术治疗　适用于无症状或心功能 I 级的患者。注意休息，避免剧烈体力活动，控制钠盐摄入，并积极预防感染，定期（6~12 个月）复查；呼吸困难者口服利尿剂，避免和控制诱发急性肺水肿的因素，如急性感染、贫血等。

2. 手术治疗

（1）适应证　心功能 II 级以上且瓣膜病变明显者，需择期手术。心功能 IV 级、急性肺水肿、大咯血、风湿热活动和感染性心内膜炎等情况，原则上应积极行内科治疗，病情改善后尽早手术；如内科治疗无效，则应行急诊手术，挽救生命。已出现心房颤动的患者，心功能进行性减退，易发生血栓栓塞，应尽早手术。

（2）经皮穿刺球囊导管二尖瓣交界扩张分离术　适用于单纯隔膜型和隔膜增厚型二尖瓣狭窄，瓣叶活动好、无钙化、无房颤以及左心房内无血栓者。

（3）直视手术　在体外循环直视下进行二尖瓣交界切开及瓣膜成形术。漏斗型者瓣膜重度纤维化、硬化、挛缩或钙化，病变严重，已无法成形修复，则需切除瓣膜，行二尖瓣置换术。临床上使用的人工瓣膜有机械瓣膜、生物瓣膜两大类（图 22-2，图 22-3）。

【常见护理诊断/问题】

1. 心排出量减少　与二尖瓣狭窄有关。

2. 活动无耐力　与心排出量减少有关。

3. 低效性呼吸型态　与缺氧、手术、麻醉、应用呼吸机、体外循环、术后伤口疼痛有关。

4. 潜在并发症 包括出血、动脉栓塞。

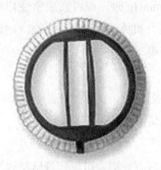
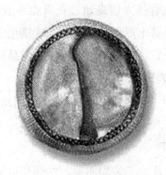

图 22-2　机械瓣膜　　　　　　　　　　　图 22-3　生物瓣膜

【护理措施】

（一）术前护理

1. 一般护理 指导患者禁烟戒酒，限制其活动量，保证充足的休息，避免情绪激动。

2. 心理护理 患者因缺乏疾病和手术相关知识，易对疾病和手术产生不确定感、恐惧，导致失眠，甚至诱发高血压、心律失常等。因此，护士应与患者建立信任关系，鼓励患者表达自己的感受和问题，向患者介绍疾病和手术相关知识，鼓励患者积极配合治疗和护理。

3. 加强营养，预防感染 指导患者进食高热量、高蛋白及丰富维生素食物，限制钠盐摄入。低蛋白血症和贫血者，给予清蛋白、新鲜血输入。指导患者注意保暖，保持口腔和皮肤卫生，预防呼吸道、肺部及皮肤感染；积极治疗感染灶，预防术后感染性心内膜炎的发生。

4. 改善循环功能，纠正心衰 注意观察心率和血压情况；吸氧，改善缺氧情况；限制液体摄入；遵医嘱应用强心、利尿、补钾药物。

（二）术后护理

1. 一般护理 对术后有气管插管的患者，及时吸痰和湿化气道；拔除插管后定期协助患者翻身、拍背，指导其咳嗽咳痰，保持气道通畅。

2. 改善心功能和维持有效循环血容量

（1）加强病情观察 密切监测生命体征，血压、心率；观察尿量、外周血管充盈情况和中心静脉压等变化；监测心电图变化，警惕出现心律失常。

（2）补充血容量 记录每小时尿量和 24 小时液体出入量；排除肾功能因素影响，若尿量 <1mL/（kg·h），提示循环血容量不足，及时补液，必要时输血，但术后 24 小时出入量应基本呈负平衡，血红蛋白一般维持在 100g/L 左右。

（3）遵医嘱应用强心、利尿、补钾药物 对服用洋地黄的患者，注意观察其有无洋地黄中毒；若发现心率慢、胃肠道不适、黄绿视等，立即通知医师。

（4）控制输液速度和输液量 使用血管活性药物时应用输液泵或注射泵控制输液速度和输液量。

3. 抗凝治疗 机械瓣置换术后的患者，必须终身不间断抗凝治疗；置换生物瓣的患者需抗凝 3~6 个月。行瓣膜置换术的患者，术后 24~48 小时即给予华法林抗凝治疗，治疗效果以凝血酶原时间活动度国际标准比值（INR）保持在 2.0~2.5 之间为宜。定期抽血查看 INR，调整华法林的剂量。

4. 并发症的观察与护理

（1）出血 间断挤压引流管，观察并记录引流液的性状及量。若引流量持续 2 小时超过

4mL/(kg·h)或有较多血凝块，伴血压下降、脉搏增快、躁动、出冷汗等低血容量表现，考虑有活动性出血，及时报告医师，并积极准备再次开胸止血；在服用华法林抗凝药物期间，应密切观察患者有无牙龈出血、鼻出血、血尿等出血征象，重者可出现脑出血，出现异常及时通知医师处理。

（2）动脉栓塞　为抗凝不足的表现。警惕患者有无突发晕厥、偏瘫或下肢寒冷、疼痛、皮肤苍白等血栓形成或肢体栓塞的现象，出现异常及时通知医师。

【健康教育】

1. 疾病指导　注意保暖，预防呼吸道感染；注意个人和家庭卫生，减少细菌和病毒入侵，预防黏膜和皮肤感染；如出现呼吸道或皮肤感染征兆，应及时治疗，避免引起感染性心内膜炎。

2. 休息与运动　一般术后休息3~6个月，避免劳累，保持良好的生活习惯；根据心功能恢复情况，进行适当的户内外活动，并逐渐增加活动量，以不引起胸闷、气急为宜，避免重体力劳动和剧烈运动。

3. 饮食指导　食用高蛋白质、含丰富维生素、低脂肪的均衡饮食，少食多餐，避免过量进食加重心脏负担。少吃维生素K含量高的食物，以免降低抗凝药物的作用。

4. 服药指导　嘱患者严格遵医嘱服用强心、利尿、补钾及抗凝药物，并教会其观察药物的作用及副作用。

5. 复诊指导　定期复诊，若出现心悸、胸闷、呼吸困难、皮下出血等症状，应及时就诊。

二、冠状动脉粥样硬化性心脏病

【病因】　病因尚未完全明确，已公认的主要危险因素有高脂血症、高血压、吸烟与糖尿病等。

【病理生理】　冠状动脉血流量是影响心肌供氧最主要的因素。当冠状动脉粥样硬化使管腔狭窄时，冠状动脉血流量减少，心肌供氧和需氧失去平衡，此时心肌需氧量增加，但冠状动脉供血量不能相应增加，因此加重心肌缺血、缺氧。粥样硬化斑块破裂和急性冠状动脉血栓形成后可导致相应区域心肌血液供应锐减，并可立即降低心肌工作性能；若心肌梗死后1小时内恢复再灌注，部分心肌细胞功能可以恢复，再灌注时间若超过2~6小时，则心肌梗死无法逆转。急性心肌梗死可引起严重心律失常、心源性休克、心力衰竭甚至心室破裂。

【临床表现】　本病与冠状动脉粥样硬化狭窄的程度及受累血管的支数密切相关。

1. 心绞痛　情绪激动、体力劳动或饱餐等情况下，可因心肌需氧量增加而引起或加重心肌供血、供氧不足，出现心绞痛。表现为胸闷、胸骨后压榨样疼痛，向上、向左放射至左肩、左臂、左肘甚至小指和无名指。

2. 心肌梗死　冠状动脉急性梗阻或长时间痉挛，以及血管腔内血栓形成，引起心肌梗死。心肌梗死时心绞痛剧烈，持续时间长，休息和含服硝酸甘油片不能缓解；可伴恶心、呕吐、大汗、发热、发绀、血压下降、心律失常、心源性休克、心力衰竭，甚至猝死。

【辅助检查】

1. 心电图　心肌缺血发生心绞痛时心电图以R波为主的导联中可见ST段压低、T波低平或倒置的心内膜下心肌缺血性改变，以及室性心律失常或传导阻滞。心肌梗死时，表现为坏死性Q波、损伤性ST段和缺血性T波改变。

2. 实验室检查　急性心肌梗死早期磷酸肌酸激酶及其同工酶的活性或质量、肌红蛋白、肌钙蛋白均出现异常改变。

3. 超声心动图　可对冠状动脉、心肌、心腔结构以及血管、心脏的血流动力学状态提供定性、半定量或定量的评价。

4. 冠状动脉造影术　可准确了解粥样硬化的病变部位、血管狭窄程度和狭窄远端冠状动脉血流通畅情况。

【治疗原则】　冠状动脉的治疗可分为药物治疗、介入治疗和外科手术治疗，应根据患者具体情况选择最佳的治疗方案。

1. 药物治疗　主要目的是缓解症状、缓解冠脉病变的发展，尽快恢复心肌的血液灌注。

2. 介入治疗　是应用心导管技术，在冠状动脉造影的基础上经皮穿刺血管，将导管送达冠状动脉并以球囊扩张狭窄的病变部位，达到解除狭窄、增加血供和使闭塞的冠状动脉再通的目的。主要适用于单支或局限性血管病变以及急性心肌梗死时。介入治疗主要包括经皮冠状动脉腔内成形术（percutaneous transluminal coronary angioplasty，PTCA）；有时还在病变部位放入冠状动脉内支架，即支架植入术（intracoronary stent implantation）。

3. 手术治疗　主要目的是通过血管旁路移植绕过狭窄的冠状动脉，为缺血心肌重建血运通道，以改善心肌供血、供氧，缓解和消除心绞痛等症状，提高患者生活质量。

（1）适应证　① 药物治疗不能缓解的心绞痛，且冠状动脉造影显示冠状动脉两支或两支以上的狭窄病变大于 70%。② 左冠状动脉主干狭窄和前降支狭窄者。③ 出现心肌梗死并发症，如室壁瘤形成、室间隔穿孔、二尖瓣乳头肌断裂或功能失调。④ 经皮冠状动脉腔内成形术（PTCA）术后狭窄复发者。

（2）手术方式　冠状动脉旁路移植术（coronary artery bypass grafting，CABG）为常用的手术方式，即取一段自体静脉血管移植到冠状动脉主要分支狭窄的远端，以恢复病变冠状动脉远端的血流量，改善心肌功能。自体血管主要有乳内动脉、桡动脉、胃网膜右动脉、大隐静脉、小隐静脉等。

【常见护理诊断 / 问题】

1. 活动无耐力　与心功能不全和心绞痛有关。

2. 焦虑 / 恐惧　与对疾病、手术及术后经历感到恐惧有关。

3. 有心排血量减少的危险　与术后低心排综合征有关。

4. 潜在并发症　包括出血、肾衰竭。

【护理措施】　主要介绍冠状动脉旁路移植术围术期的护理。

（一）术前护理

1. 心理护理　取得患者信任，加强沟通，了解其心理状态；鼓励患者提出疾病、检查和治疗相关问题并及时解答；为患者介绍手术室及监护室环境，告知其手术简要过程及术后注意事项，消除其焦虑、紧张、恐惧心理。

2. 减轻心脏负担　① 适当的活动和休息：与患者及其家属一起制定每日活动量及活动内容，避免劳累，保证充足的睡眠时间；避免情绪波动。② 合理膳食：多食高维生素、粗纤维素、低脂的食物，防止便秘发生。③ 给氧：间断或持续氧气吸入，以保证重要器官心、脑的氧供，预防组织缺氧的发生。④ 戒烟：术前戒烟 3 周，有呼吸道感染者应积极行抗感染治疗。

3. 术前指导　指导患者深呼吸、有效咳嗽，并训练床上大小便，床上腿部肌肉锻炼等。

（二）术后护理

1. 加强病情监测　① 术后患者易出现血压不稳，密切监测血压变化。② 观察心率、心律和心电图变化，警惕心律失常和心肌梗死的发生。③ 观察周围血管充盈情况，监测血氧饱和度和动脉氧分压，防止低氧血症的发生。④ 观察体温变化，术后早期积极复温，注意保暖，促进末梢循环尽快恢复。⑤观察患者的呼吸功能，呼吸频率、幅度和双侧呼吸音；⑥观察取静脉的手术肢体足背动脉搏动情况和足趾温度、肤色、水肿情况。

2. 低心排出量的护理　①监测心排出量（CO）、心排指数（CI）、体循环阻力（SVR）和肺循环阻力（PVR）等数值的变化，及早发现低心排出量，及时报告医师处理。②重视血容量的补充，水、电解质及酸碱平衡紊乱和低氧血症的纠正。③及时、合理、有效地使用正性肌力药物，以恢复心脏和其他重要器官的供血供氧，并观察用药效果。④当药物治疗不佳或反复发作室性心律失常等情况下，可经皮主动脉内球囊反搏（intra-aortic balloon pumping，IABP）。

3. 术后功能锻炼　术后2小时手术肢体可以进行下肢、脚掌和趾的被动功能锻炼；坐位时，注意抬高患肢，避免足下垂；术后24小时根据患者病情鼓励其下床运动，站立时勿持续时间过久；根据患者耐受程度，逐渐进行肌肉压缩运动或股四头肌训练。

4. 并发症的预防和护理

（1）出血　因术后应用阿司匹林等进行抗凝治疗，以防搭桥的血管发生梗死，有发生局部和全身出血的可能。密切观察全身皮肤状况及凝血酶原时间；观察手术切口及下肢取血管处伤口有无渗血；观察并记录引流液的量及性质，判断有无胸内出血或心包堵塞的预兆，发现异常及时通知医师并协助处理。

（2）肾衰竭　术后加强肾功能监护，密切观察尿量、尿比重、血钾、尿素氮和血清肌酐等指标的变化；疑为肾衰竭者，限制水和纳的摄入，控制高钾食物的摄入，并停止使用肾毒性药物；若证实为急性肾衰竭，应遵医嘱做透析治疗。

【健康教育】

1. 健康生活方式的指导

（1）了解心血管疾病危险因素　通过健康教育使患者及家属了解影响心血管健康的主要危险因素，包括：吸烟，过量饮酒，高胆固醇、高盐饮食，熬夜，缺少锻炼，性格急躁、情绪波动、压力事件等，提高疾病预防的意识。

（2）倡导健康的生活方式　①合理饮食，进食低盐、低胆固醇和高蛋白质饮食，多吃蔬菜水果，保持均衡饮食；少食多餐，切忌暴饮暴食。②控制体重，养成定期锻炼的习惯，术后按照个体耐受和心功能恢复情况逐渐增加运动量。③了解压力时生理和心理的表现，用积极应对来缓解压力；学会放松的技巧。④养成良好的生活习惯，戒烟、少量饮酒、不熬夜、规律生活。

2. 用药指导　出院前详细介绍患者用药的目的，药物的名称、剂量、用法、常见的副作用，用药禁忌，告知患者及家属出现异常及时就诊。

3. 自我保健

（1）保持正确的姿势　术后患者胸骨愈合大约需要3个月时间，在恢复期内，避免胸骨受到较大的牵张，如举重物、抱小孩等。当身体直立或坐位时，尽量保持上半身挺直，两肩向后展。每天做上肢水平上抬练习，避免肩部僵硬。

（2）促进腿部血液循环　在腿部恢复期可穿弹力护袜，以改善下肢血液供应；床上休息时，应脱去护袜，抬高下肢。

（3）定期复诊，不适随诊　心绞痛发作或心功能不全时应及时到医院就诊。

案例讨论

患儿，女，2岁。因发现心脏杂音2年，活动耐力较同龄人差，发育迟缓，于2003年3月16日入院，要求手术治疗，以求根治。入院后查体，患儿生命体征平稳，发育偏差，营养中等，胸骨左缘第三肋间可触及轻度震颤，听诊在胸骨左缘第三、第四肋间可闻及收缩期喷射性杂音（Ⅲ级以上），肺动脉瓣第二心音无亢进及分裂。腹平软，肝脾未触及，全腹无压痛，心电检查，左室肥厚。心脏彩超检查：先心病、室间隔缺损（膜周部）。胸部 X 线检查：肺动脉段凸出，左右心室增大，左室为主，肺纹理增多，肺血管影呈残根征。

问题：

1. 试分析该患者最可能的医疗诊断是什么？

2. 试分析目前主要的护理诊断／问题有哪些？

3. 若行手术治疗，试分析该患者术前需要做哪些准备？

第二十三章　腹外疝患者的护理

第一节　概　述

　　体内某个脏器或组织离开其正常解剖部位，通过先天或后天形成的薄弱点、缺损或孔隙进入另一部位，即称为疝（hernia）。疝多发生于腹部，腹部疝尤以腹外疝为多见。腹外疝（abdominal external hernia）是由腹腔内的脏器或组织连同壁腹膜，经腹壁的薄弱点或孔隙向体表突出所形成，是外科常见的疾病。

　　【病因】　腹壁强度降低和腹内压力增高是腹外疝发病的两个主要原因。

　　1. 腹壁强度降低　最常见的因素有：① 先天性结构缺陷和发育异常，如精索或子宫圆韧带穿过腹股沟管、股动静脉穿过股管等；② 后天性腹壁肌功能丧失和缺损，包括手术切口愈合不良、腹壁神经损伤、年老或肥胖所造成的肌肉萎缩等。

　　2. 腹内压力增高　常见原因包括慢性咳嗽、慢性便秘、妊娠、婴儿经常啼哭等。正常人有时虽有腹内压力增高的情况，但若腹壁强度正常，则不至于发生疝。

　　【病理生理】　典型的腹外疝由疝环、疝囊、疝内容物和疝外被盖组成。

　　1. 疝环　疝环是疝突出体表的门户，又称疝门，亦是腹壁薄弱区或缺损所在。临床各类疝多以疝环所在的部位命名，如腹股沟疝、股疝、脐疝、切口疝等。

　　2. 疝囊　疝囊是腹膜壁层经疝环向外突出的囊状结构，是疝内容物的包囊，由疝囊颈、疝囊体两部分组成。与腹腔相通的比较狭窄的部分为疝囊颈；其扩大部分为疝囊体。

　　3. 疝内容物　疝内容物是突入疝囊的腹内器官或组织，临床上以小肠最为多见，大网膜次之，其他如阑尾、乙状结肠、横结肠、膀胱等亦可进入疝囊，但较少见。

　　4. 疝外被盖　疝外被盖是指疝囊以外的各层腹壁组织，通常由筋膜、肌层、皮下组织和皮肤等组成。

　　【解剖概要】

　　1. 腹股沟区的解剖　腹股沟区指下腹部两侧的三角区域。其内侧界为腹直肌外侧缘，上界为髂前上棘至腹直肌外侧缘的水平线，下界为腹股沟韧带。腹股沟区比较薄弱：①腹外斜肌在此移行为较薄的腱膜，并在耻骨结节外上方形成一三角形的裂隙，即腹股沟管浅环。②腹内

NOTE

斜肌与腹横肌的下缘未达到腹股沟韧带的内侧部，该处没有肌肉覆盖。③精索或子宫圆韧带通过腹股沟管形成潜在裂隙。

2. 腹股沟管（inguinal canal）解剖　腹股沟管位于腹前壁、腹股沟韧带内上方，大体相当于腹内斜肌、腹横肌弓状下缘与腹股沟韧带之间的斜行间隙，成人此管长4~5cm，女性内有子宫圆韧带通过，男性有精索通过。走向为从外后上方向内前下方斜行。腹股沟管内口即深环，是腹横筋膜上的卵圆形裂隙；外口即浅环，是腹外斜肌腱膜下方的三角形裂隙。它们的大小一般可容纳一指尖。腹股沟管的前壁为皮肤、皮下组织和腹外斜肌腱膜，外侧1/3部分尚有腹内斜肌覆盖；后壁为腹膜和腹横筋膜，其内侧1/3有腹股沟镰；上壁为腹内斜肌和腹横肌下缘；下壁为腹股沟韧带和腔隙韧带。在腹外斜肌与腹内斜肌之间有髂腹壁下神经和髂腹股沟神经通过（图23-1）。

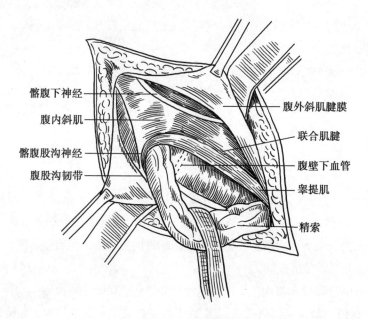

图23-1　正常腹股沟管解剖

3. 腹股沟三角的解剖　腹股沟三角是由腹壁下动脉、腹直肌外侧缘和腹股沟韧带内侧围成的三角区域。该处腹壁缺乏完整的腹肌覆盖，且腹横筋膜比周围部分薄，是腹股沟部的最薄弱区。腹股沟直疝由此三角区突出，故又称为直疝三角（Hesselbach triangle，图23-2）。

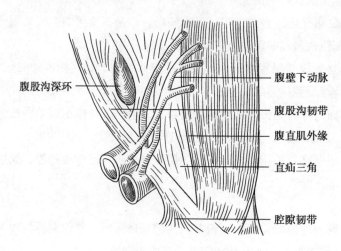

图23-2　直疝三角（后面观）

4. 股管解剖　股管是腹股沟韧带下内侧一狭长的漏斗形间隙，长 1~1.5cm。股管有上下两个口，上口称股环，直径为 1.5cm，椭圆形，有股环隔膜覆盖，股管内含脂肪、疏松结缔组织和淋巴结。股管前缘为腹股沟韧带，后缘为耻骨梳韧带，内缘为腔隙韧带，外缘为股静脉。下口为卵圆窝，其表面有筛状板覆盖，大隐静脉经此进入股静脉。

【临床分类】　根据疝的可复程度和血液供应情况，腹外疝可分为以下类型。

1. 易复性疝（reducible hernia）　最常见，亦称单纯性疝。疝内容物在患者站立、行走、劳动或腹内压力增高时突出。疝内容物与疝囊间无粘连，在平卧、休息或对肿块稍加按摩后将其向腹腔推送时，疝内容物即回纳入腹腔。

2. 难复性疝（irreducible hernia）　疝内容物与疝囊发生粘连不能回纳或不能完全回纳入腹腔，但并不引起严重症状者，称为难复性疝。常因疝内容物反复突出，致疝囊颈受摩擦损伤，并与疝囊壁发生粘连。其内容物大多为大网膜。此外，少数病程长、疝环大的腹外疝，由于部分脏器坠入疝囊，如盲肠、阑尾、乙状结肠、横结肠或膀胱等均可滑出，在疝的形成过程中随后腹膜而被下牵，滑经疝门，成为疝囊的一部分。此种疝又称滑动性疝（sliding hernia），也属难复性疝。与易复性疝一样，难复性疝的内容物未发生血运障碍，也无严重的临床症状。

3. 嵌顿性疝（incarcerated hernia）　疝环较小而腹内压力突然增高时，疝内容物可强行扩张疝囊颈而进入疝囊，随后由于疝囊颈的弹性收缩，使疝内容物被卡住不能回纳入腹腔，而发生疼痛等一系列症状，称为嵌顿性疝。嵌顿若能及时解除，疝内容物的血运可恢复正常，多见于股疝、腹股沟斜疝等。

4. 绞窄性疝（strangulated hernia）　嵌顿若不能及时解除，肠管及其系膜受压程度不断加重，使动脉血流减少，并有严重血运障碍，最后导致完全阻断，称为绞窄性疝。若被嵌顿的内容物为肠管，可使肠壁淤血、水肿，肠壁及系膜增厚，色泽变暗，囊内可有淡黄色积液。若嵌顿及时得到解除，上述病变即可恢复正常。若未能得到及时解除，肠管及其系膜受压继续加重，使动脉血流减少甚至完全阻断，肠壁变黑坏死，囊内渗液转为血性。嵌顿性疝和绞窄性疝实际只是一个病理过程的两个阶段，临床上很难区分。肠管坏死、穿孔是绞窄性疝导致死亡的主要原因，故应及早诊断，及时处理。

第二节　腹股沟疝

发生在腹股沟区的腹外疝，统称腹股沟疝（inguinal hernia），常见的腹股沟疝根据疝环与腹壁下动脉的关系，可分为腹股沟斜疝和腹股沟直疝两种。

【分类】

1. 腹股沟斜疝（indirect inguinal hernia）　指疝囊自腹壁下动脉外侧的腹股沟管内环突出，向内、向下、向前斜行经过腹股沟管，再穿过腹股沟管外环，并进入阴囊，称为腹股沟斜疝。临床上最为常见，占全部腹外疝的 75%~90%，男女发病之比为 15∶1，右侧多于左侧。多见于婴幼儿和中年男性。

2. 腹股沟直疝（direct inguinal hernia）　是指疝囊经腹壁下动脉内侧的直疝三角区直接由后向前突出，不经过内环，也不进入阴囊。以年老体弱男性多见。

【病因】　由于腹外斜肌在腹股沟区移行为较薄的腱膜；腹内斜肌与腹横肌的下缘达不到腹股沟韧带的内侧部，内侧无肌肉遮盖；精索或子宫圆韧带通过腹股沟管时形成潜在性裂隙而较为薄弱。加之人站立时腹股沟所承受的腹内压力比平卧时增加 3 倍，故腹外疝多发生于此区域。

【病理生理】

1. 腹股沟斜疝　腹股沟斜疝有先天性和后天性之分。

（1）先天性解剖异常　胚胎发育早期，睾丸位于腹膜后第二至第三腰椎旁，在发育过程中逐渐下降。随着睾丸逐渐下降，带动内环处腹膜下移，腹横筋膜的部分肌肉一起下降，在下降过程中形成腹膜鞘状突；鞘状突在婴儿发育过程中自行萎缩闭锁，如鞘状突闭锁不完全或不闭锁，未闭的鞘状突就成为先天性斜疝的疝囊（图23-3）。由于右侧睾丸下降比左侧略晚，鞘状突闭锁较迟，故右侧腹股沟疝较多。

（2）后天性腹壁薄弱或缺损　主要与腹股沟区肌肉、筋膜发育不全、薄弱或缺损有关。如果腹内斜肌和腹横肌发育不全，营养不良或下缘过高，则使腹股沟区更加薄弱，从而丧失保护机制，故当腹内压力增加时（如便秘、慢性咳嗽、前列腺增生、腹水等），内环处的腹膜则自腹壁薄弱处向外凸出形成疝囊，腹腔内脏器、组织随之进入疝囊（图23-4）。

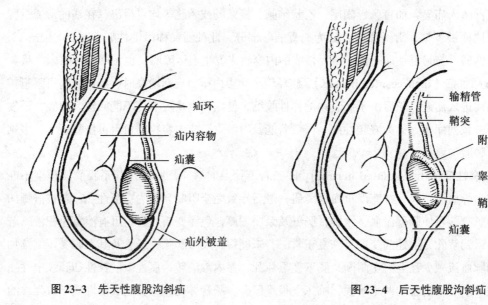

图 23-3　先天性腹股沟斜疝　　　　　图 23-4　后天性腹股沟斜疝

2. 腹股沟直疝　直疝三角处腹壁缺乏完整的腹肌覆盖，且腹横筋膜比周围组织薄，故易发生疝。

【临床表现】

1. 症状

（1）腹股沟斜疝

1）易复性斜疝　早期表现为腹股沟区肿块和偶有胀痛。

2）难复性斜疝　胀痛稍重，同时可伴有消化不良和便秘等症状。

3）嵌顿性斜疝　多发生在强体力劳动、剧烈咳嗽等腹内压骤增时。若疝内容物为肠管，可伴有腹部绞痛、恶心、呕吐、便秘、腹胀、停止排气、排便等机械性肠梗阻的临床表现。若疝内容物为大网膜，局部触痛常较轻。疝一旦嵌顿，自行回纳的机会较少；多数患者的症状逐步加重。若不及时处理，最后可发展为绞窄性疝。

4）绞窄性斜疝　临床症状多较严重，患者腹痛剧烈且呈持续性；呕吐频繁，呕吐物含咖啡样血液或出现血便。绞窄时间较长者，其疝内容物可发生感染，侵及周围组织而引起疝外被盖组织的急性炎症，严重者可发生脓毒症。在肠襻坏死穿孔时，疼痛可因疝内压力骤降而暂时有所缓解。因此，疼痛减轻但肿块仍存在者，不应认为是病情好转。

（2）腹股沟直疝　除肿块外，不伴有疼痛或其他症状。

2. 体征

（1）腹股沟斜疝

1）易复性斜疝　肿块常在站立、行走或腹内压力增高时出现，多呈带蒂柄的梨形，可降至阴囊或大阴唇。平卧休息或用手回纳时肿块消失。检查时以指尖经阴囊皮肤伸入外环，可感外环扩大，腹壁软弱，此时嘱患者咳嗽，指尖有冲击感。用手指紧压腹股沟管深环，嘱患者起立并咳嗽，包块并不出现；移去手指则可见疝块由外上向内下突出。若疝内容物为小肠，则包块柔软、光滑、有弹性，叩之呈鼓音，听诊可闻及肠鸣音。当小肠回纳入腹腔时可发出咕噜声。若内容物为大网膜，则包块坚韧、无弹性，叩之呈浊音，听诊无肠鸣音，回纳缓慢不伴咕噜声。

2）难复性斜疝　主要特点是包块不能完全回纳。滑动性斜疝也属于难复性斜疝，多见于右侧腹股沟区。

3）嵌顿性斜疝　主要表现为包块突然增大，伴有明显的疼痛，肿块紧张发硬，明显触痛。平卧或用手推送不能使之回纳。

4）绞窄性斜疝　腹部不对称腹胀，有腹膜刺激征，肠鸣音减弱或消失。

（2）腹股沟直疝　患者站立时，在腹股沟内侧端、耻骨结节外上方可出现一半球形肿块，因其疝囊颈较宽大，平卧后肿块多能自行消失，直疝不降入阴囊，故极少发生嵌顿。

腹股沟直疝的临床表现应与腹股沟斜疝相鉴别（表23-1）。

表 23-1　腹股沟斜疝与腹股沟直疝的鉴别

	腹股沟斜疝	腹股沟直疝
发病年龄	多见于儿童及青壮年	多见于老年体弱者
凸出途径	经腹股沟管凸出，可进入阴囊	经腹股沟三角处凸出，不进入阴囊
疝块外形	椭圆形、梨形，上部呈蒂柄状	半球形，基底部宽
疝块回纳后压住内环	疝块不再凸出	疝块仍凸出
精索与疝囊的关系	精索在疝囊后方	精索在疝囊前方
疝囊颈与腹壁下动脉的关系	疝囊颈在其外侧	疝囊颈在其内侧
嵌顿机会	较多	极少

【辅助检查】

1. 透光试验　此检查方法可与睾丸鞘膜积液相鉴别。睾丸鞘膜积液时透光试验多呈阳性，腹股沟斜疝多呈阴性；婴幼儿斜疝时，因其组织薄，透光试验可呈阳性。

2. 实验室检查　出现疝内容物继发感染时，血常规检查示白细胞计数和中性粒细胞比例升高；粪常规检查示隐血试验阳性。

3. 超声检查　超声探查可协助鉴别诊断。

4. X 线检查　疝嵌顿或绞窄时，X 线检查可见肠梗阻征象。

【治疗原则】

1. 非手术治疗

（1）1 周岁以下婴儿可暂不手术，因为婴儿腹肌可随身体生长发育而逐渐强壮，腹外疝有自愈的可能性。应尽可能避免哭闹等一切能增加腹内压力的因素。可用暂时压迫疝环的方法，如腹股沟斜疝可用棉线束带或绷带压住腹股沟管深环，防止疝块向外凸出。

（2）年老体弱或伴有其他严重疾病而不能耐受手术者，可局部用医用疝带压迫或托起。但应注意：长期使用疝带可刺激疝囊颈部增厚，易与疝内容物发生粘连，形成难复性疝和嵌顿性疝。

2. 手术治疗 治疗腹股沟疝的最有效方法是手术修补。但术前必须先处理慢性咳嗽、排尿困难、慢性便秘、腹水、妊娠等腹内压力增高因素和糖尿病，以免术后复发。常用的手术方式简述如下。

（1）单纯疝囊高位结扎术 主要是在疝囊颈或其上方高位结扎，同时切除疝囊，腹股沟薄弱处未加修补。此方法适用于婴幼儿或绞窄性斜疝肠坏死且局部有严重感染、暂不宜行疝修补术者。

（2）疝修补术 加强或修补腹股沟管管壁，是最常用的治疗方法。常用的手术方式有以下3种。

1）传统疝修补术 在疝囊高位结扎的基础上，利用邻近肌肉或筋膜修补腹壁缺损。适用于腹壁缺损不大、邻近组织比较完整者。传统疝修补法是将不同层次的组织强行缝合在一起，存在缝合张力大、术后手术部位有牵拉感、疼痛等缺点，不利于术后愈合。

2）无张力疝修补术（tension-free hernioplasty）近年来，多主张无张力疝修补术。利用人工合成网片材料，如聚四氟乙烯（PTFE）、Marlex网片及填充式材料等，在无张力的情况下进行疝修补术。该方法最大的优点是术后疼痛小，恢复快，复发率低。但人工高分子材料毕竟属异物，存在潜在的排异和感染的危险，加之手术材料价格昂贵，故临床推广应用也受到一定的限制。

3）经腹腔镜疝修补术 是从腹腔内部或前入路腹膜前用合成纤维网片加强腹壁缺损处或用钉（缝线）使内环缩小。经腹腔镜疝修补术具有创伤小、恢复快、复发率低、无局部牵扯感等优点。因其对技术设备要求较高，需要全身麻醉，且手术费用高等原因，目前临床上未广泛应用。

3. 嵌顿性疝和绞窄性疝的处理 原则上应立即手术，解除肠梗阻，以防疝内容物坏死。嵌顿性疝具备下列情况者，可施行手法复位。

（1）嵌顿时间在4小时以内，局部压痛不明显，无腹肌紧张及腹部压痛等腹膜刺激征。

（2）年老体弱或伴有其他较严重疾病而估计肠襻尚未绞窄坏死。复位方法是让患者取头低足高位，注射解痉止痛药物，如吗啡或哌替啶，托起阴囊，用手持续缓慢地挤压疝块，将疝内容物回纳入腹腔。复位后24小时内密切观察腹部情况，如有腹膜炎或肠梗阻表现，应立即手术探查。

【护理评估】

（一）术前评估

1. 健康史 包括患者一般情况，了解患者有无先天或后天腹壁薄弱或缺损的情况，有无慢性咳嗽、便秘、抽烟、排尿困难、腹水等腹内压力增高因素；有无腹部损伤或手术史及切口感染史等。

2. 身体状况

（1）局部 疝块的部位、质地、形状、大小，有无压痛，能否回纳，有无肠梗阻及绞窄的征象。

（2）全身 有无因疝嵌顿或绞窄引起肠梗阻而导致脱水或电解质紊乱，如乏力、皮肤弹性差；有无感染中毒症状，如畏寒、发热或血压下降等。

（3）辅助检查 了解阴囊透光试验结果；血白细胞计数和中性粒细胞比例是否升高；粪便检查是否显示隐血试验阳性；X线检查是否有肠梗阻征象。

3. 心理和社会支持状况　患者对疾病的认识和对手术的心理反应，有无因疝块长期反复凸出而影响正常的工作、生活和学习而焦虑。了解患者对预防腹内压力升高有关知识的掌握程度。

（二）术后评估

1. 手术情况　评估麻醉方式、手术类型和术中情况。

2. 术后康复情况　局部切口的愈合情况、术后有无切口感染及阴囊水肿等并发症，有无腹内压力增高因素及疝复发等。

【常见护理诊断／问题】

1. 知识缺乏　与缺乏预防腹内压力增高的知识有关。

2. 疼痛　与腹股沟疝疝块嵌顿、绞窄有关；与术后切口张力大有关。

3. 有体液不足的危险　与疝块嵌顿引起机械性肠梗阻有关。

4. 潜在并发症　包括术后阴囊水肿及切口感染等。

【护理措施】

（一）术前护理

1. 心理护理　向患者解释腹外疝发生的诱发因素、手术治疗的目的、方法、必要性和注意事项，以减轻患者对手术的恐惧心理。

2. 解除致腹内压力增高因素　除紧急手术外，如术前有咳嗽、便秘、排尿困难等腹内压力增高的因素，应给予处理。吸烟者应在术前两周戒烟。

3. 活动与休息　对于疝块较大者减少活动，注意卧床休息，离床活动时使用疝带压住疝环口，避免腹腔内容物脱出造成疝块嵌顿。

4. 灌肠及排尿　为防止术后便秘及腹胀，术前晚给予大量不保留灌肠1次，以清除肠道内积粪，防止术后腹胀及排便困难。术前嘱患者排空膀胱，以免术中损伤。

5. 病情观察　观察患者的腹部情况，及时发现疝嵌顿、绞窄及肠梗阻表现。患者若出现明显腹痛，伴疝块突然增大、紧张发硬且有明显触痛，不能回纳腹腔，应高度警惕疝嵌顿的可能，需立即通知医师处理。如嵌顿疝行手法复位时有损伤肠管的可能，应注意观察有无相应症状与体征。

6. 急诊手术前护理　嵌顿性疝和绞窄性疝，特别是合并急性肠梗阻的患者，应做好紧急手术的准备。术前除一般护理外，还应做好禁食、胃肠减压、输液、抗感染，纠正水、电解质及酸碱平衡失调，同时备皮、备血。

（二）术后护理

1. 病情观察　密切观察患者生命体征的变化。观察敷料及伤口情况，如有渗血、渗液应及时更换敷料，估计并记录出血量。

2. 卧位　取平卧位3日，膝下垫一软枕，使髋关节微曲，以减轻腹壁伤口的张力，利于伤口愈合，并能减轻伤口疼痛。

3. 饮食　患者术后6~12小时若无恶心、呕吐症状可进水或流食，次日可进半流食、软食或普食。若行肠切除吻合术者，术后应待肠道功能恢复后，方可进流质饮食，逐渐过渡为半流质、普食。

4. 活动　术后不宜过早下床活动，一般于术后3~5日可考虑离床活动。但采用无张力疝修补术的患者可早期下床活动。对年老体弱、复发性疝、绞窄性疝、巨大疝等患者应适当延迟下床活动的时间。

5. 避免腹内压力增高的因素　术后保暖，以免引起咳嗽。如有咳嗽应及时治疗，并嘱患者在咳嗽时用手掌按压、保护伤口。注意保持大小便通畅。

6. 并发症的预防和护理

（1）预防阴囊水肿　由于阴囊比较松弛、位置较低，渗血、渗液易积聚于阴囊。为避免阴囊内积血、积液和促进淋巴回流，术后可使用阴囊托或丁字带托起阴囊，并密切观察阴囊肿胀情况。必要时术后切口处放置 0.5kg 沙袋压迫 12~24 小时，以防阴囊因水肿或出血而继发感染。

（2）预防切口感染　切口感染是导致疝复发的主要原因之一。术后需严格无菌操作，注意保持伤口敷料清洁、干燥。嵌顿性疝或绞窄性疝术后易发生切口感染，需及时、合理应用抗生素。

【健康教育】

1. 活动　注意适当休息，出院后逐渐增加活动量，3 个月内不宜参加重体力劳动、剧烈运动和提举重物等。

2. 避免腹内压力增高的因素　术后注意保暖，以免引起咳嗽。出现剧烈咳嗽、用力排便及排尿困难等应及时处理。

3. 预防和治疗相关疾病　如支气管炎、前列腺增生等。

4. 复诊和随诊　定期门诊复查，若出现疝复发，应及早诊治。

第三节　其他腹外疝

一、股疝

腹腔内脏器通过股环、经股管向卵圆窝凸出而形成的疝称为股疝（femoral hernia）。股疝的发病率占腹外疝的 3%~5%，多见于中年以上妇女。

【病因病理】　女性盆骨较宽阔、联合肌腱和腔隙韧带较薄弱，致股管上缘宽大松弛而易发病，加上妊娠是腹内压增高的主要原因。在腹内压增高的情况下，对着股管上口的腹膜被下坠的腹腔脏器推向下方，经股环向股管凸出而形成股疝。股管几乎垂直向下，疝内容物进入股管，出卵圆窝后向前转折时形成一锐角，且股环本身较小，周围又多坚韧的韧带，因此容易发生嵌顿。股疝是腹外疝中嵌顿最多者，高达 60%。一旦嵌顿，可迅速发展为绞窄性疝，应特别注意。

【临床表现】

1. 症状　早期无明显症状，多为偶然发现。当股疝者发生嵌顿时，除引起局部剧烈疼痛外，常伴有明显的恶心、呕吐等急性机械性肠梗阻症状。严重者甚至可以掩盖股疝局部症状。

2. 体征　疝块通常较小，常在腹股沟韧带下方、卵圆窝处出现一半球形的凸起。易复性股疝的症状较轻，常被患者所忽视，尤其肥胖的患者更易疏忽。

【治疗原则】　股疝容易嵌顿，一旦嵌顿可迅速发展为绞窄性。因此股疝确诊后，应及时手术治疗。对于嵌顿性或绞窄性股疝，应紧急手术。最常用的手术方式是 McVay 修补法。

【常见护理诊断 / 问题】　参见本章第二节内容。

【护理措施】　参见本章第二节内容。

二、切口疝

切口疝（incisional hernia）是指发生于腹部手术切口处的疝。临床上比较常见，约占腹外疝的第三位。尤其当腹部手术切口发生感染和伤口裂开者，其发病率可高达 10%~30%。切口疝多见于腹部纵向切口的患者。

【病因】

1. 解剖因素　除腹直肌外，腹壁各层肌肉及筋膜、鞘膜等组织的纤维大体上呈横向走行，纵向切口势必使纤维断裂。缝合时，缝线也容易从纤维间滑脱，已缝合的组织经常受到横向牵拉，导致切口裂开。且切口处肋间神经也被切断，使腹直肌强度下降。

2. 手术因素　切口感染造成局部组织破坏，形成瘢痕愈合；手术后切口放置引流物时间过长；切口过长时切断肋间神经过多；腹壁切口缝合不严密、张力过大等。

3. 腹内压力升高　术后剧烈咳嗽、腹胀、恶心、呃逆等使腹内压力突然升高，引起切口内层断裂。

4. 其他　高龄、肥胖、低蛋白血症、合并糖尿病等所致的切口愈合不良等因素，都可引发切口疝。

【临床表现】

1. 症状　腹壁切口处逐渐膨隆，有大小不一的肿块出现。多数患者无不适主诉，较大的切口疝有腹部不适和牵拉感，伴食欲减退、恶心、便秘等。切口疝的疝环一般较大，故很少发生嵌顿。

2. 体征　肿块通常在站立或用力时明显，平卧或休息时缩小或消失。疝内容物回纳后，检查时可摸到腹壁深处的缺损。

【治疗原则】　切口疝不能自愈，应以手术治疗为主。手术时应尽量切除原有的瘢痕组织。对于较大的切口疝，可采用合成纤维网片或自体筋膜组织以加强腹壁缺损区。

【常见护理诊断/问题】　参见本章第二节内容。

【护理措施】　参见本章第二节内容。

三、脐疝

腹腔内脏器或组织通过脐环凸出于体表形成的疝，称脐疝（umbilical hernia），可分为小儿脐疝和成人脐疝，以小儿脐疝多见。

【病因】　小儿脐疝多为先天性，发生原因主要是脐环未闭或闭锁不全及脐部组织薄弱，在小儿啼哭腹内压升高时即可发生。成人脐疝常因过度肥胖、多次妊娠导致腹壁薄弱，脐部组织缺损，在腹内压升高的情况下发生。

【临床表现】

1. 症状　多表现为脐部易复性肿块、多在小儿啼哭时疝块脱出，安静时消失。小儿脐疝极少发生嵌顿和绞窄。成人脐疝由于疝环较小，发生嵌顿或绞窄者较多。

2. 体征　肿块在直立或咳嗽时肿物饱满增大，触之较坚实；用手按压时肿物缩小或回纳入腹腔，伴有肠鸣音。肿物缩小或还纳后，局部皮肤松弛皱褶。

【治疗原则】

1. 非手术治疗　一般脐疝除了嵌顿或穿破等紧急情况外，在小儿 2 岁之前可采取非手术治疗。在疝块回纳后，用大于脐环的硬币或小木片，外包纱布，压住脐环，然后用胶布或绷带加以固定以防移动，促进愈合。6 个月以内的婴儿采用此法治疗，效果较好。

2. 手术治疗　小儿满 2 岁后，若脐环直径仍大于 1.5cm，则需行手术治疗。成人脐疝由于疝环较小，且周围有坚韧的瘢痕组织，易发生嵌顿、绞窄，故应采取手术疗法。手术修补原则为切除疝囊、缝合疝环，必要时可重叠缝合疝环两旁的组织。

【常见护理诊断 / 问题】 参见本章第二节内容。

【护理措施】 参见本章第二节内容。

案例讨论

患者，男性，55 岁。7 年来站立或腹压增高时反复出现右侧腹股沟肿块，平卧时肿块明显缩小或消失。8 小时前因提取重物肿块又出现，并伴呕吐、腹痛，肛门停止排气、排便。体检：急性面容，T：36.3℃，P：80 次 / 分，R：23 次 / 分，BP：100/65mmHg。有阴囊红肿，可见一梨形肿块，平卧后肿块不消失。

问题：

1. 试分析该患者最可能的医疗诊断是什么？

2. 该患者最有效的治疗措施是什么？

3. 腹外疝术后，多长时间不宜从事重体力劳动？

第二十四章　急性化脓性腹膜炎患者的护理

导学

　　内容与要求　急性化脓性腹膜炎患者的护理包括解剖和生理概述、急性化脓性腹膜炎和腹腔脓肿三部分内容。通过本章的学习，应掌握急性化脓性腹膜炎的临床表现、治疗原则、护理措施及健康教育；腹腔脓肿的临床表现和治疗原则。熟悉急性化脓性腹膜炎的分类、病因、病理生理、辅助检查及护理评估；腹腔脓肿的病因、病理生理。了解腹膜的解剖生理。

　　重点与难点　急性化脓性腹膜炎和腹腔脓肿的临床表现、治疗原则、护理措施及健康教育。

第一节　解剖和生理概述

　　【解剖概要】　腹膜（peritoneum）是一层很薄的浆膜，分为相互连续的壁腹膜和脏腹膜两部分。壁腹膜贴附于腹壁、横膈脏面和盆壁内面；脏腹膜覆盖于内脏、盆腔器官表面，成为其浆膜层。脏腹膜将内脏器官悬垂或固定于膈肌、腹后壁或盆腔壁，形成网膜、肠系膜及几个韧带。覆盖于横结肠的腹膜下垂形成活动度较大的大网膜，具有丰富的血液供应和大量的脂肪组织。腹膜腔是壁腹膜和脏腹膜之间的潜在腔隙，男性腹膜腔为一封闭的腔隙，女性腹膜腔则经输卵管、子宫、阴道与体外相通。腹膜腔是人体最大的体腔，分为大、小两部分，即腹腔和网膜囊，经网膜孔相通（图24-1）。正常情况下，腹膜腔含有少量液体。病变时，腹膜腔可容纳数升液体或气体。

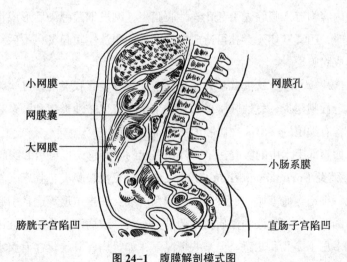

　　小网膜　　　　　　　　　　　　　网膜孔

　　网膜囊

　　大网膜　　　　　　　　　　　　　小肠系膜

　　膀胱子宫陷凹　　　　　　　　　　直肠子宫陷凹

图 24-1　腹膜解剖模式图

　　腹膜的动脉来自肋间动脉和腹主动脉的分支，静脉汇入门静脉和下腔静脉。门静脉和下腔静脉循环受阻时，腹腔内可积聚大量液体。壁腹膜的神经支配来自肋间神经和腰神经分支，属

NOTE

体神经系统，对各种刺激敏感而且痛觉定位准确。腹前壁腹膜受炎症或化学性刺激后可引起局部疼痛、压痛及反射性的腹肌紧张，是诊断腹膜炎的主要临床依据。膈肌中心部分的腹膜受刺激后，通过膈神经反射可以引起呃逆或肩部放射性疼痛。脏腹膜的神经支配来自交感神经和迷走神经末梢，属自主神经系统，对牵拉、胃肠腔内压力增高及炎症、压迫等刺激较为敏感，常表现为钝痛而且定位较差，感觉多局限于脐周腹中部；严重刺激可引起心率减慢、血压下降和肠麻痹等。

【生理概要】

1. 润滑功能　腹膜是半透膜，可向腹腔渗出少量液体，起润滑和减少脏器摩擦的作用。

2. 渗出功能　急性炎症时，腹膜可渗出大量液体，以稀释毒素和减少刺激。

3. 吸收功能　腹膜可吸收腹腔内的积液、血液、空气和毒素。严重腹膜炎时，大量毒性物质的吸收可引起感染性休克。

4. 防御功能　腹腔渗出液中含有的淋巴细胞和巨噬细胞能吞噬细菌、异物和破碎组织。

5. 修复功能　渗出液中的纤维蛋白沉积在病灶周围，发生粘连，从而局限炎症并修复受损组织，亦可因此造成腹腔内广泛的纤维性粘连，引起肠梗阻。

第二节　急性化脓性腹膜炎

腹膜炎（peritonitis）是指发生于腹膜腔脏腹膜和壁腹膜的炎症，可由细菌、化学性或物理性损伤等引起。按病因可分为细菌性腹膜炎和非细菌性腹膜炎；按临床经过可分为急性、亚急性和慢性腹膜炎；按发病机制可分为原发性腹膜炎和继发性腹膜炎；按病变范围可分为弥漫性腹膜炎和局限性腹膜炎。临床上所称的急性腹膜炎多指急性继发性化脓性腹膜炎，是常见的外科急腹症之一。急性化脓性腹膜炎累及整个腹腔称为急性弥漫性腹膜炎。

【病因】

1. 继发性腹膜炎（secondary peritonitis）　是指继发于腹内脏器穿孔、破裂、炎症和手术污染的腹膜炎。致病菌常为胃肠道内的常住菌群，以大肠杆菌最多见，其次为厌氧杆菌、链球菌和变形杆菌等。大多数为混合感染，故毒性较强。

（1）腹内脏器穿孔或破裂　是急性继发性化脓性腹膜炎最常见的原因。胃、十二指肠溃疡急性穿孔，胃肠内容物流入腹腔先引起化学性腹膜炎，继发细菌感染后形成化脓性腹膜炎；急性坏疽性胆囊炎时，胆囊壁坏死穿孔可造成极为严重的胆汁性腹膜炎；术后空腔脏器吻合口破裂、渗漏均可形成腹膜炎。

（2）腹内脏器缺血、渗出及炎症扩散　也是急性继发性腹膜炎的常见病因，如绞窄性肠梗阻、绞窄性疝、急性阑尾炎、急性胰腺炎、女性生殖器官化脓性炎症和肠系膜血管血栓形成引起的肠坏死时，含有细菌的渗出液在腹腔内扩散可引起腹膜炎。

（3）其他　如腹部手术中的腹腔污染，外伤引起的腹壁感染也可引起腹膜炎。

2. 原发性腹膜炎（primary peritonitis）　又称为自发性腹膜炎，临床上较少见，是指腹腔内无原发性病灶，细菌经血液循环、淋巴、泌尿系统或女性生殖道等途径引起的腹膜炎。原发性腹膜炎感染范围较大，与脓液的性质及细菌种类有关。致病菌多为溶血性链球菌、肺炎双球菌或大肠杆菌。多见于婴儿和儿童。但某些情况下，如肾病、肝硬化伴有腹水、猩红热等机体抵抗力下降时，肠腔内细菌有可能通过肠壁进入腹膜腔，引起腹膜炎。

【病理生理】

1. 局部和全身反应　腹膜受细菌、胃肠内容物或胰液等刺激后，立即出现充血、水肿并失去光泽，并产生大量浆液性渗出液，以稀释腹腔内的毒素。渗出液中含有大量的巨噬细胞、中性粒细胞，加之坏死组织、细菌和渗出的纤维蛋白，可使渗出液变为浑浊的脓液。继发性腹膜炎是以大肠杆菌为主的混合性感染，脓液多呈黄绿色，稠厚，有粪臭味。细菌及其产物刺激机体的防御机制，激活多种炎症介质，导致全身性炎症反应，甚至出现感染性休克和多器官功能衰竭等。腹膜严重充血、水肿并渗出大量液体，可引起脱水、电解质紊乱、血浆蛋白降低和贫血，使血容量明显减少。肠管可出现麻痹性肠梗阻，导致肠腔积液、肠管扩张、胀气，并使膈肌抬高，导致呼吸和循环功能障碍。

2. 腹膜炎的转归　急性腹膜炎的转归除与污染病菌的性质、数量和时间有关外，也受到人体全身情况和腹膜局部防御能力及治疗和护理的及时性和有效性等因素的影响。

（1）炎症吸收或局限　腹膜炎症状较轻、人体抵抗力强、治疗及时有效时，渗出物可完全吸收，但腹腔内可遗留不同程度的纤维素性粘连；也可因病灶与邻近肠管、其他脏器或大网膜等粘连而形成局限性腹膜炎。若局部有脓液积聚，则可形成腹腔脓肿，如膈下脓肿、盆腔脓肿等。

（2）炎症扩散　腹膜炎较重、人体抵抗力较低、治疗不及时，腹膜炎可加重并扩散。由于大量渗液和感染中毒，可引起水、电解质及酸碱失衡，甚至低血容量性休克或感染性休克。

（3）肠粘连　腹膜炎治愈后腹腔内会遗留不同程度的纤维性粘连，膜状或片状粘连一般不影响肠管的通畅性，常无临床症状，严重时可引起粘连性肠梗阻；若粘连带压迫肠管或粘连后使肠管形成锐角、过度扭曲等，则可引起机械性肠梗阻。

【临床表现】　由于病因不同，腹膜炎的症状可以是突然发生的，也可以是逐渐出现的。空腔脏器穿孔或破裂引起的腹膜炎发病较突然。阑尾炎、胆囊炎和绞窄性疝等引起的腹膜炎多先有原发病症状，之后逐渐出现腹膜炎的症状。

1. 症状

（1）腹痛　是最主要的临床表现。疼痛的特点和程度与病因、炎症程度、年龄、身体素质等有关。一般呈持续性剧痛，难以忍受。深呼吸、咳嗽、改变体位时疼痛可加重。腹痛多开始于原发病变部位，炎症扩散后可延及全腹，但仍以原发病灶处最显著。

（2）恶心、呕吐　早期为腹膜受到刺激引起的反射性恶心、呕吐，呕吐物为胃内容物；后期为麻痹性肠梗阻所致，持续性呕吐，量大，含黄绿色胆汁，甚至为棕褐色粪水样物。

（3）发热　与炎症程度有关。突然发病的腹膜炎，开始体温可正常，之后逐渐升高，并伴有脉搏加快；原有病变为炎性病变者，开始体温已升高，发生腹膜炎后进一步升高。老年衰弱的患者体温不一定随病情加重而升高。如脉搏加快但体温反而下降，则为病情恶化的征象之一。

（4）感染中毒症状　随着病情发展，患者可出现寒战、高热、脉速、呼吸急促等症状，严重者可出现表情淡漠、面色苍白、口唇发绀、脉搏微弱、血压下降、尿量减少、四肢发凉、体温骤然升高或下降等感染性休克表现。

2. 体征

（1）一般表现　患者呈急性面容，表情痛苦。腹部拒按，多采取被迫仰卧位，两下肢屈曲。

（2）腹部体征　① 视诊：腹胀明显，腹式呼吸减弱或消失。腹胀加重是病情恶化的重要标志之一。② 触诊：腹部压痛、反跳痛和腹肌紧张是腹膜炎的标志性体征，称为腹膜刺激征。尤以原发病灶处最为明显。腹肌紧张的程度随病因和患者全身状况不同而有所差别，如胃肠或胆囊穿孔可引起强烈的腹肌紧张，甚至呈"木板样"强直；幼儿、老人或极度衰弱的患者腹肌紧张不明显，易被忽视。③ 叩诊：胃肠胀气时呈鼓音；胃十二指肠穿孔或破裂时，肝浊音界缩小或消失；腹腔内积液较多时可有移动性浊音。④ 听诊：肠麻痹时肠鸣音减弱或消失。

（3）直肠指检　盆腔已有感染或形成盆腔脓肿可触及直肠前窝饱满，可伴有触痛。

【辅助检查】

1. 实验室检查　白细胞计数和中性粒细胞比例升高，出现中毒颗粒。病情严重或机体反应能力低下者，白细胞计数可不升高或仅中性粒细胞比例升高。

2. 影像学检查

（1）X线检查　腹部立、卧位平片可见小肠普遍胀气，并有多个小气液平面等肠麻痹征象；胃肠穿孔时，立位平片多数可见膈下游离气体。

（2）B超检查　显示腹腔内有不等量的积液，但不能鉴别液体的性质。

（3）CT检查　可帮助诊断腹腔内实质性脏器病变及评估腹腔内渗液量，确定有无腹腔脓肿及其位置、大小等。

3. 诊断性腹腔穿刺术或腹腔灌洗术　根据叩诊或在B超引导下进行定位，行腹腔穿刺抽液或腹腔灌洗协助诊断。

【治疗原则】　积极处理原发病灶，消除病因，控制炎症，清理或引流出腹腔渗液，促使渗出液局限；形成脓肿者充分引流脓液。

1. 非手术治疗　适用于：① 原发性腹膜炎。② 病情较轻或病程较长已超过24小时、腹部体征已减轻或炎症已有局限化趋势者。③ 急性腹膜炎病因不明，病情也不重，全身情况较好者。④ 或伴有严重心、肺等脏器疾患不能耐受手术者。⑤ 伴有休克、水、电解质紊乱等情况需术前纠正者。非手术治疗也可作为手术前的准备。

（1）禁食、胃肠减压　可减少消化道内容物继续流向腹腔，促进炎症的吸收和局限。

（2）补液　纠正患者水、电解质及酸碱平衡失调。病情严重的患者应输入血浆、清蛋白或全血，以纠正低蛋白血症和贫血。

（3）合理应用抗生素　可先使用广谱抗生素，再根据细菌培养和药物敏感试验结果调整用药。

（4）对症处理　镇静、止痛和吸氧等，以减轻患者痛苦。但诊断未明确时，禁用止痛剂，以免掩盖病情。

2. 手术治疗　绝大多数继发性腹膜炎患者需手术治疗。适用于：① 腹腔内原发病严重，如胃肠道穿孔、胆囊坏疽穿孔、绞窄性肠梗阻、腹腔内脏器官破裂或胃肠道手术后短期内吻合口瘘等所致的腹膜炎。② 经非手术治疗6~8小时后（一般不超过12小时），腹膜炎症状和体征无缓解或反而加重者。③ 腹腔内炎症较重，含有大量积液，出现严重的肠麻痹或中毒症状，或合并休克者。④ 腹膜炎病因不明，且无局限趋势者。

手术方法：① 腹腔探查：明确病因，处理原发病灶。② 清洁腹腔。③ 充分引流：在病灶附近及最低位置放置引流管，以充分引流腹腔内残留液体和继续产生的渗出，必要时可放置两根以上的引流管，术后可做腹腔灌洗。术后继续禁食、胃肠减压、补液、抗生素治疗和营养支持等。

【护理评估】

（一）术前评估

1. 健康史　评估患者的一般情况；了解既往有无胃、十二指肠溃疡、胆囊炎、阑尾炎、肠梗阻等病史；有无腹部外伤史和手术史；女性患者有无生殖器官炎症史及月经史；儿童有无呼吸道、泌尿道感染病史及营养不良或其他导致抵抗力下降的情况。

2. 身体状况

（1）局部　有无腹痛及其发生的时间、部位、性质、程度、范围及其伴随症状等；有无腹部压痛、反跳痛、肌紧张及其发生的部位、程度和范围；有无肠鸣音改变；有无移动性浊音。

（2）全身　有无精神状态、生命体征的改变；有无发热、寒战、呼吸浅快等感染中毒症状；有无面色苍白、血压下降和脉搏细速等休克症状。

（3）辅助检查　了解白细胞计数、X线、B超、CT及诊断性腹腔穿刺等检查结果。

3. 心理和社会支持状况　评估患者和家属对疾病、治疗方法及康复知识的认知程度；评估家庭对治疗费用的承受能力和患者的社会支持状况。

（二）术后评估

1. 手术情况　了解麻醉类型、手术方式、术中情况等，以判断病情及预后。

2. 康复状况　评估意识状态、生命体征、切口状况、引流管放置的部位、目的及引流情况等；有无腹腔脓肿、粘连性肠梗阻等并发症的发生。

3. 心理和社会支持状况　了解患者有无紧张、焦虑、恐惧等负性心理；评估患者和家属对康复知识及功能锻炼的认知程度。

【常见护理诊断／问题】

1. 疼痛　与壁腹膜受炎症刺激及手术切口有关。

2. 体温过高　与腹膜炎毒素吸收有关。

3. 体液不足　与腹膜腔内大量渗出、高热、禁食、呕吐等有关。

4. 营养失调：低于机体需要量　与禁食、高热、感染后分解代谢增强有关。

5. 潜在并发症　包括切口感染、腹腔脓肿、粘连性肠梗阻等。

【护理措施】

（一）术前护理

1. 体位　无休克者取半卧位，可促使腹腔内渗出液流向盆腔，有利于炎症局限和引流，减轻中毒症状；使腹内脏器下移，改善呼吸和循环；放松腹肌，有助于减轻腹痛、腹胀等不适。休克患者取平卧位或中凹卧位，减少搬动。

2. 禁食、胃肠减压　禁食，留置胃管行持续胃肠减压。目的：① 吸出胃肠道内容物和气体，以免继续流入腹腔。② 减少胃肠道内积气、积液，改善肠壁的血液循环。③ 促进炎症局限和吸收。④ 促进胃肠道蠕动恢复。禁食期间做好口腔护理。

3. 用药护理　遵医嘱合理应用抗生素，注意观察药物疗效及不良反应；长期应用抗生素者，警惕继发二重感染。

4. 对症护理　高热患者给予物理或药物降温，并评估降温效果。明确诊断者，可用哌替啶类止痛剂。对诊断不明或需要进行观察的患者，慎用止痛药物，以免掩盖病情。

5. 营养支持　对长期禁食的患者提供肠外营养支持。

6. 维持体液平衡　建立静脉通路并保持通畅，遵医嘱补充液体，以纠正水、电解质及酸碱平衡失调。病情严重者，必要时给予血浆、清蛋白或全血，以纠正腹腔大量渗出引起的低蛋白血症和贫血。

7. 病情观察　严密监测生命体征及腹部体征变化，记录液体出入量。在诊断未明确之前，禁用吗啡类止痛剂，禁服泻药，禁止灌肠。若病情进一步发展或无好转，及时协助医师处理。

（二）术后护理

1. 一般护理

（1）体位　患者生命体征平稳后，可取半卧位，以利于呼吸和引流。鼓励患者早期活动，预防肠粘连。

（2）维持体液平衡　根据患者的临床表现和补液监测指标，及时调整输液的成分与速度。必要时输注血液或血浆，改善患者营养状况，促进早日康复。

（3）饮食护理　禁食和胃肠减压期间，给予肠外营养支持，提高机体防御和组织修复能力；待拔除胃管后，恢复经口进食，由流质饮食逐渐过渡到普食，少食多餐，避免生、冷、硬、辛辣刺激性食物，禁烟酒。

（4）用药护理　遵医嘱给予抗生素，防治感染；疼痛剧烈者，遵医嘱应用镇痛药物。

2. 病情观察

（1）监测生命体征及腹部体征　动态监测患者神志、体温、脉搏、呼吸、血压的变化；观察腹部有无压痛、反跳痛及肌紧张。

（2）切口护理　保持切口敷料清洁干燥，定时换药；若切口渗血、渗液较多时，应及时更换敷料；注意观察切口愈合情况及有无感染征象。

（3）引流管护理　目的是引流腹腔内残留液体及继续产生的渗出。护理：① 引流管贴上标签并注明名称、引流部位等。② 正确连接引流装置，并妥善固定，避免引流管受压、扭曲、脱出或滑入。③ 保持引流通畅，经常挤捏引流管，以防引流物堵塞。④ 观察并记录引流液的量和性质，发现异常，及时协助医师处理。⑤ 进行腹腔灌洗者，根据引流情况调整灌入液和速度，维持出入量平衡。⑥ 行低负压引流者，应根据引流液抽吸情况及时调整负压，维持有效引流。⑦ 当引流液量小于 10mL/d，且引流液非脓性或灌洗液颜色澄清，患者无发热、无腹胀、白细胞计数恢复正常时，可考虑拔除引流管。

3. 并发症的观察与护理　密切观察生命体征及腹部症状和体征的变化，了解有无腹腔脓肿的临床症状和体征，发现异常，及时通知医师，配合处理。

【健康教育】

1. 饮食指导　向患者解释非手术治疗期间禁食、胃肠减压的作用。嘱患者术后合理饮食，做到循序渐进、少量多餐，逐渐从流质、半流质、软食逐步过渡到普食，并选择清淡、易消化、富含蛋白质、热量和维生素的食物。

2. 运动指导　术后鼓励患者早期活动，促进肠道功能恢复，预防肠粘连。

3. 随访指导　术后定期门诊随访，若出现腹痛、腹胀等症状时，应及时就医。

第三节　腹腔脓肿

腹腔脓肿（peritoneal abscess）是指脓液在腹腔内积聚，被腹壁、内脏、肠襻、肠系膜或网膜等粘连包裹，与游离腹腔隔开，形成的局限性脓液积聚，包括膈下脓肿、盆腔脓肿和肠间隙脓肿等（图 24-2）。原发性感染少见，一般继发于急性腹膜炎或腹腔内手术。

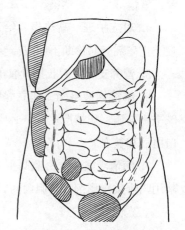

图 24-2　腹腔脓肿

一、膈下脓肿

膈下脓肿（subphrenic abscess）是指脓液积聚在一侧或两侧的膈肌下、横结肠及其系膜的间隙内。膈下脓肿可发生在一个或两个以上的间隙。

【病理生理】　患者平卧时膈下部位最低，急性腹膜炎时腹腔内的脓液易积聚在此处。膈下脓肿可引起反应性胸腔积液，或经淋巴途径引起胸膜炎，或穿入胸腔引起脓胸。个别可穿透结肠形成内瘘。脓肿腐蚀消化道管壁可引起消化道反复出血、胃瘘或肠瘘等。小的膈下脓肿经非手术治疗可被吸收。较大的脓肿，因长期感染使身体消耗，机体衰竭，死亡率较高。

【临床表现】　全身症状明显，而局部症状隐匿。

1. 症状　发热，初期为弛张热，脓肿形成后呈持续高热或中等程度发热，伴脉率快，舌苔厚腻。患者可逐渐出现乏力、厌食、消瘦等。局部可出现肋缘下或剑突下持续性钝痛，深呼吸、咳嗽和转动体位时加重，可伴有肩背部放射痛。脓肿刺激膈肌可出现呃逆。感染引起胸腔积液、胸膜炎或脓胸时，可出现气促、咳嗽和胸痛等。

2. 体征　可有季肋区深压痛和叩击痛。右膈下脓肿者叩诊肝浊音界扩大，患侧胸部下方呼吸音减弱或消失。严重时出现局部皮肤凹陷性水肿，皮肤温度升高。

【辅助检查】

1. 实验室检查　白细胞计数和中性粒细胞比例增高。

2. 影像学检查

（1）X 线检查　可见患侧膈肌升高，随呼吸活动度受限或消失。肋膈角模糊或消失、积液。膈下可见占位性阴影。左膈下脓肿可见胃底受压下降移位。脓肿含气者可有液平面。

（2）B 超检查　对膈下脓肿的诊断价值较大，可明确有无膈下脓肿及其位置、大小和深浅度等。

（3）CT 检查　可帮助诊断腹腔内实质器官的病变，确定有无膈下脓肿及其位置、大小等。

【治疗原则】

1. 非手术治疗　适用于小的膈下脓肿。主要措施：补液、营养支持和应用抗生素，加强支持治疗。

2. 手术治疗　与体壁贴近的、局限性的单房脓肿，可采用超声引导下经皮穿刺置管引流术。该手术引流效果较好且创伤小，一般不污染游离腹腔。经此治疗方法，约 80% 的膈下脓肿被治愈，已成为治疗膈下脓肿的主要治疗方法。必要时可根据脓肿位置行手术切开引流术。

"常见护理诊断 / 问题"与"护理措施"参见本章第二节。

二、盆腔脓肿

盆腔位于腹腔最低位置，腹腔内的炎性渗出物及脓液易积聚于此，形成盆腔脓肿（pelvic abscess）。

【病理生理】　盆腔腹膜面积小，吸收毒素能力较低，全身中毒症状较轻。

【临床表现】　局部症状明显，而全身中毒症状较轻。

1. 症状　体温下降后又升高，脉搏增快。局部可出现典型的直肠刺激症状（里急后重、排便次数增多而量少、黏液便）或膀胱刺激症状（尿频、尿急、排尿困难）。

2. 体征　腹部检查常无阳性体征。直肠指检时可发现肛管括约肌松弛，直肠前窝饱满且有触痛，部分患者有波动感。

【辅助检查】

1. 实验室检查　白细胞计数和中性粒细胞比例增高。

2. 影像学检查

（1）B 超检查　可明确有无盆腔脓肿及其位置和大小等。

（2）CT 检查　可明确盆腔脓肿及其位置、大小等。

3. 诊断性穿刺　女性已婚者可自阴道后穹隆穿刺，男性可经直肠穿刺，抽出脓液即可确诊。

【治疗原则】

1. 非手术治疗　适用于较小或尚未形成的盆腔脓肿。主要措施：应用抗生素，辅以热水坐浴、温热水灌肠及物理透热等疗法。部分病例可经此治愈。

2. 手术治疗　适用于较大的盆腔脓肿。根据脓肿部位做切开排脓。可经肛门在直肠前壁波动处穿刺抽脓，之后切开脓腔，放置引流3~4日。已婚女患者可经后穹隆穿刺后切开引流。

"常见护理诊断/问题"与"护理措施"参见本章第二节。

案例讨论

患者，男性，26岁，司机。有胃溃疡史12年。饭后2小时上腹部突然出现刀割样剧痛，疼痛很快扩散至全腹部，恶心、呕吐不严重，呕吐物为胃内容物，入院治疗。体检：贫血貌，T: 37.2℃，P: 92次/分，R: 22次/分，BP: 100/65mmHg。腹式呼吸减弱，腹部压痛，腹肌紧张，有反跳痛，肠鸣音减弱，肝浊音界缩小或消失。腹部X线检查可见膈下游离气体。

问题：

1. 试分析该患者最可能的医疗诊断是什么？

2. 试分析目前主要的护理诊断/问题有哪些？

3. 若行手术治疗，试分析该患者术前需要做哪些准备？

第二十五章　腹部损伤患者的护理

导学

　　内容与要求　腹部损伤患者的护理包括概述、常见内脏损伤两部分内容。通过本章的学习，应掌握腹部损伤的临床表现、现场急救及护理措施。熟悉腹部损伤的辅助检查及治疗原则。了解腹部损伤的病因、分类及健康教育。

　　重点与难点　腹部损伤的临床表现、辅助检查及护理措施；腹部损伤并发症的观察和护理，诊断性腹腔穿刺和腹腔灌洗。

第一节　概　　述

　　腹部损伤（abdominal injury）是指由各种原因所致的腹壁和（或）腹腔内器官损伤。在平时和战时都较多见，约占平时各种损伤的 0.4%～1.8%，战争场合可高达 50% 左右。

【分类】

1. 根据是否与外界相通分

（1）开放性腹部损伤　多系各种锐器或火器损伤所致如刀刺、枪弹、弹片等。有腹膜破损的开放性损伤又称穿透伤，多伴腹腔内器官损伤。在穿透伤中，致伤物有入口、出口者为贯通伤；只有入口无出口者为盲管伤。伤口未穿破腹膜，偶伴腹腔内器官损伤是非穿透伤。

（2）闭合性腹部损伤　常因坠落、挤压、碰撞、冲击等钝性暴力所致。损伤可能仅累及腹壁，也可同时累及腹腔内器官，但体表无伤口。

2. 根据损伤的腹内器官性质分

（1）实质性脏器损伤　肝、脾、肾、胰等位置比较固定，组织结构脆弱、血供丰富，受到暴力打击后，比其他内脏器官更容易破裂。临床上最常见的是脾破裂，其次为肝、肾和胰的损伤。

（2）空腔脏器损伤　上腹部受到碰撞、挤压时，胃窦、十二指肠水平部等可被压在脊柱上而断裂；上段空肠、末段回肠因比较固定而易受损伤；充盈的空腔脏器比空虚时容易发生破裂。临床上常见的是小肠、胃、结肠和膀胱的损伤，直肠因位置较深在腹部损伤时较少受损。

【病因】

1. 外在因素　腹部损伤的类型、严重程度、是否涉及内脏、涉及哪些脏器等情况取决于暴力的速度、强度、着力部位和力的作用方向及作用方式等因素。如腹部开放性损伤多系利器或火器损伤所致，如刀刺、枪弹等；腹部闭合性损伤多系钝性暴力所致，如坠落、碰撞、冲击、挤压等。

2. 内在因素　腹部损伤除了受上述外力因素影响外，还受到解剖特点、内脏原有病理情况和功能状态等内在因素的影响。

【临床表现】

1. 单纯腹壁损伤、腹腔内脏挫伤　症状较轻，多为局限性腹壁肿胀、疼痛，有时见皮下瘀斑。损伤的程度和范围并不随时间的推移而加重或扩大，却常逐渐缓解或缩小。

2. 腹腔内脏器损伤　根据致伤原因、受伤器官、损伤部位和严重程度的不同而异。实质性脏器损伤以内出血为主要表现；空腔脏器损伤以腹膜炎为主要表现。如果腹内实质性脏器和空腔脏器同时破裂，则出血性表现和腹膜炎表现可以同时存在。

（1）实质性脏器破裂　肝、脾、胰、肾等实质性脏器破裂以腹腔内（或腹膜后）出血表现为主，患者出现面色苍白、脉率加快、血压下降、四肢湿冷等休克症状。腹痛相对较轻，多呈持续性，伤处压痛，可伴有轻、中度反跳痛，无明显腹肌紧张。但肝破裂伴有较大肝内胆管断裂时，胆汁流入腹腔，可出现明显的腹痛和腹膜刺激征。部分患者伴有腹胀，移动性浊音阳性。

（2）空腔脏器破裂　胃、肠、胆囊、膀胱等空腔脏器破裂以腹膜炎表现为主。患者出现持续性剧烈腹痛，除胃肠道症状（恶心、呕吐、便血、呕血等）及稍后出现的体温升高、脉搏加快、呼吸急促等全身性感染的表现外，最为突出的是腹膜刺激征，其程度因空腔脏器内容物不同而异。通常胃液、胆汁、胰液对腹膜的刺激最强，肠液对腹膜的刺激次之，血液对腹膜的刺激最轻。胃肠道破裂时腹腔内可有游离气体，导致肝浊音界缩小，肠鸣音减弱或消失，继而可因肠麻痹而出现腹胀，严重时发生感染性休克。

【辅助检查】

1. 实验室检查　实质性脏器损伤时血常规检查显示红细胞、血红蛋白及血细胞比容下降，白细胞计数及中性粒细胞升高。胰腺损伤时，血、尿和腹腔穿刺液中淀粉酶含量增高。空腔脏器损伤时，白细胞计数及中性粒细胞显著升高。尿常规检查若有红细胞，提示有泌尿系损伤。

2. 影像学检查

（1）X线检查　胸腹部 X 线检查可观察到膈下积气、腹内积液以及某些脏器的大小、形态和位置的改变。胃肠道穿孔者，立位腹部 X 线平片可表现为膈下新月状阴影（游离气体）。腹膜后积气提示腹膜后十二指肠或结、直肠穿孔。

（2）B超检查　可探测实质性脏器有无损伤及腹腔内有无积液，能提示脏器损伤的部位和程度，有助于空腔脏器破裂或穿孔的诊断，安全、方便、迅速、可靠。

（3）CT、MRI检查　能清晰显示肝、脾、胰、肾等实质性脏器的包膜是否完整、大小、形态结构是否正常及有无出血或渗出。CT 检查对肠腔损伤价值不大，如果同时注入造影剂，可帮助早期诊断十二指肠破裂。

3. 诊断性腹腔穿刺和腹腔灌洗　腹腔穿刺是简便、有效、经济、安全的辅助检查方法。腹腔穿刺无发现时，可考虑做腹腔灌洗检查。

（1）诊断性腹腔穿刺　穿刺时先让患者排空膀胱后向拟穿刺侧侧卧 5 分钟，可取左、右麦氏点或脐与髂前上棘连线的中外 1/3 交界处做穿刺进针点（图 25-1）。一般情况下，如腹腔内有血液，多为肝、脾、胰腺等实质性脏器破裂，有时腹膜后血肿也可抽得不凝固的血液。如抽出液体内含有食物残渣，为胃或十二指肠溃疡穿孔。如抽出液体为粪样，则说明下消化道破裂。抽出胆汁，应考虑胆囊、胆管或十二指肠损伤。若穿刺液淀粉酶升高，应考虑胰腺和十二指肠损伤。对穿刺阴性者，必要时可重复腹腔穿刺或改做腹腔灌洗。

（2）诊断性腹腔灌洗　诊断性腹腔灌洗术是指经上述诊断性腹腔穿刺置入的塑料管向腹内缓慢地灌入 500~1000mL 无菌生理盐水，然后借虹吸作用使腹腔内灌洗液流回输液瓶内（图 25-2）。取瓶中液体进行肉眼检查和实验室检查，必要时做涂片、细菌培养及淀粉酶测定等，以便于早期诊断，并提高确诊率。检查结果符合以下任何一项即属阳性：① 灌洗液含有肉眼可见的血液、胆汁、胃肠内容物或证明是尿液。② 显微镜下红细胞计数 >100×10⁹/ L 或白细

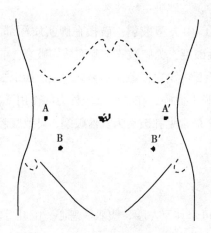
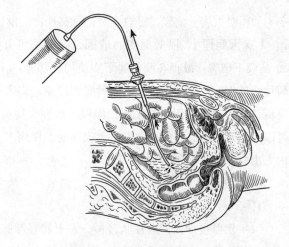

图 25-1　诊断性腹腔穿刺术进针点　　　　　　**图 25-2　诊断性腹腔穿刺抽液方法**
A、A'经脐水平线与腋前线交点　B、B'
髂前上棘与脐连线中、外 1/3 交点

胞计数 $>0.5\times10^9/L$。③ 淀粉酶 >100Somogyi 单位。④ 涂片发现细菌。

【治疗原则】

1. 现场急救　腹部损伤可合并多发性损伤，急救时应分清轻重缓急。首先处理危及生命的因素，如窒息、开放性气胸、出血性休克等。开放性腹部损伤时应妥善处理伤口，及时止血并用干净的纱布、毛巾、被单等包扎腹部伤口。如有内脏脱出，可用消毒或清洁的器皿覆盖保护后包扎固定，或用温开水浸湿的干净纱布覆盖保护，适当包扎后，迅速转运。切忌将脱出的内脏器官强行回纳腹腔，以免加重腹腔污染。

2. 非手术治疗

（1）适应证　① 暂时不能确定有无内脏损伤者。② 血流动力学稳定、收缩压 >90mmHg、心率 <100 次 / 分。③ 无腹膜炎体征。④ 未发现其他内脏的合并伤。⑤ 已证实为轻度实质性脏器损伤，生命体征稳定者。

（2）治疗措施　① 防治休克：输血补液，扩充血容量，维持有效循环，防治休克，对出血者，应用止血药。② 抗感染：应用广谱抗菌药物，预防和控制可能存在的腹腔内感染。③ 禁食和胃肠减压：未明确诊断前或疑有空腔脏器破裂或明显腹胀时给予禁食和胃肠减压，静脉补充水分与能量。④ 镇痛：腹痛剧烈且已明确诊断者，酌情应用镇痛剂。⑤ 术前准备：对腹部损伤较严重的患者，在非手术治疗同时做好手术前准备。

3. 手术治疗

（1）适应证　① 已确诊为腹腔内空腔脏器破裂。② 有明显腹膜刺激征或腹膜刺激征进行性加重。③ 病情恶化甚至休克者。④ 膈下有游离气体者。⑤ 腹腔穿刺抽出气体、不凝血液、胆汁或胃肠内容物者。⑥ 非手术治疗期间病情加重。

（2）手术方法　主要为剖腹探查术，待明确损伤部位或器官后再行针对性处理。剖腹探查手术包括探查、止血、修补、切除、清除腹腔内残留液体及引流。

第二节　常见内脏损伤

一、脾破裂

脾是腹部内脏中最容易受损伤的器官，其发病率占各种腹部损伤的 40%~50%。有慢性病

NOTE

变（如血吸虫病、疟疾、黑热病、门脉高压症、淋巴瘤等）的脾脏更易破裂。

【病因病理】 根据损伤的范围，脾破裂可分为：① 中央型破裂：破损在脾实质深部。② 被膜下破裂：破损在脾被膜下实质周边部分。③ 真性破裂：为脾被膜和脾实质均破裂。前两种脾破裂，因被膜完整，出血量受到限制，临床上无明显内出血征象而不易被发现。如未被发现，可形成血肿逐渐被吸收。但较大血肿，特别是被膜下血肿，在某些微弱外力的作用下，可以突然转为真性破裂，常发生于损伤的 1~2 周内。临床最常见脾破裂为真性破裂，可致腹腔内大出血，危及生命。

【临床表现】

1. 症状

（1）出血量少而慢者症状轻微，左上腹轻度胀痛，可牵涉至左腰，腹胀、恶心、呕吐等。随时间的推移，出血量越来越多，出现休克前期的表现，继而发生休克。

（2）包膜下破裂或中央破裂的患者，主要表现为左上腹疼痛，于呼吸时可加剧。

（3）破裂如发生在脏面，尤其是邻近脾门者，可撕裂脾蒂，导致大量出血，可迅速发生休克，甚至未及抢救而死亡。

2. 体征

（1）脾脏多有肿大，压痛，腹肌紧张一般不明显，完全性破裂一旦发生后，首先出现腹膜刺激症状。

（2）腹内有多量血液积聚，有移动性浊音。

（3）脾包膜下破裂腹部可触及肿块。

【辅助检查】

1. 实验室检查 红细胞、血红蛋白及血细胞比容下降，白细胞计数及中性粒细胞升高。

2. 影像学检查

（1）X 线检查 可观察腹内积液以及脾脏的大小、形态和位置的改变。

（2）B 超检查 可探测脾破裂及腹腔内是否有积液。

（3）CT、MRI 检查 可清晰显示腹腔和脾脏的情况。

3. 诊断性腹腔穿刺 可抽出不凝固血液。

【治疗原则】 本病一经诊断，原则上应行紧急手术处理。因脾组织脆弱，破裂后不易止血、缝合或修补，故通常采用脾切除术。近年来由于对人体免疫功能的研究日益深入，有主张以裂口修补术或脾部分切除术替代脾切除术。

二、肝破裂

肝破裂在各种腹部损伤中发生率占 15%~20%，右肝破裂又较左肝为多，原有肝硬化与慢性肝病的肝更容易因受到损伤而破裂。

【病因病理】 肝破裂与脾破裂极为相似，肝脏被膜下破裂有可能转为真性破裂；中央型肝破裂易发展为继发性肝脓肿；较深的肝裂伤常常伴有大血管和胆管损伤，引起严重出血和化学性腹膜炎而致休克的发生。

【临床表现】

1. 症状 肝破裂后可能有胆汁溢入腹腔，腹痛较剧烈，并可向右肩背部放射；若导致大量出血，可迅速发生休克，甚至未及抢救而死亡；若血液通过胆管进入十二指肠，则会出现黑粪或呕血。

2. 体征 肝破裂后胆汁可溢入腹腔，故腹膜刺激征较脾破裂明显。肠鸣音减弱或消失，移动性浊音（＋）。

【辅助检查】

1. 实验室检查　红细胞、血红蛋白及血细胞比容下降，白细胞计数及中性粒细胞升高。

2. 影像学检查

（1）X 线检查　可观察腹内积液以及肝脏的大小、形态和位置的改变。

（2）B 超检查　可探测肝破裂及腹腔内有无积血、积液。

（3）CT、MRI 检查　可清晰显示腹腔和肝脏的情况。

3. 诊断性腹腔穿刺　腹腔内有血液。

【治疗原则】　手术治疗以彻底清创、确切止血、消除胆汁溢漏为主要原则，在创面或肝周应留置多孔硅胶双套管行负压吸引，以引流出渗出的血液和胆汁。

三、胃、十二指肠损伤

腹部闭合性损伤时胃很少受累，只在胃膨胀时偶可发生。十二指肠大部分位于腹膜后，损伤的发病率很低。若损伤未及胃、十二指肠壁全层，无明显症状；当胃、十二指肠壁全层破裂，胃内容物、胰液、胆汁等流入腹腔，则引起急性弥漫性腹膜炎。患者呈急性面容，疼痛难忍，并有面色苍白、血压下降，脉率加快，四肢湿冷等休克症状。当腹腔内大量渗出液稀释漏出的消化液时，腹痛略有减轻。腹膜刺激征明显，有移动性浊音，肠鸣音减弱或消失。"治疗和护理措施"参见第二十六章相关内容。

四、小肠损伤

小肠损伤在空腔脏器损伤中最常见。小肠占据中、下腹的大部分空间，发生损伤的机会比较多。闭合性损伤多在空肠起始端或回肠末端，因此段较固定。小肠破裂后，大量肠内容物进入腹腔，常常早期即引起腹膜炎，拍 X 线片可协助诊断。小肠破裂一经确诊，应立即进行手术治疗。手术方式包括单纯修补术、肠切除吻合术。"护理措施"参见第二十七章相关内容。

五、结肠和直肠损伤

1. 结肠损伤　结肠损伤发生率较小肠低，大多为开放性损伤。多发生在横结肠，其次是盲肠、升结肠和降结肠。由于结肠壁较薄，血液供应差，细菌含量大，故结肠损伤后内容物进入腹腔引起的腹膜炎较严重。除少数破口较小、腹腔污染轻、全身情况良好者可行一期修补或一期切除术外；大部分需先行肠造口术或肠外置术处理，待 3~4 周后患者情况好转，再行瘘口关闭术。

2. 直肠损伤　直肠上段损伤的病理生理表现与结肠损伤基本相同；直肠下段损伤，可导致严重的直肠周围感染，但不引起腹膜炎。直肠上段损伤应行剖腹探查修补术，并行乙状结肠双筒造口术，2~3 个月后闭合造口。直肠下段损伤应充分引流直肠周围间隙，以防感染，并行乙状结肠双筒造口术。"护理措施"参见第二十九章相关内容。

【护理评估】

（一）术前评估

1. 健康史　评估患者的一般情况；了解既往健康状况，有无高血压、冠心病，腹内脏器有无病变，如脾大等；了解受伤的原因、时间、环境、部位、姿势、暴力大小、特点、作用方向及受伤期间伤情变化、病情进展、急救措施及治疗情况等。

2. 身体状况

（1）局部　有无左上腹轻度胀痛，牵涉至左腰等症状。

（2）全身　有无面色苍白、脉率加快，血压下降，四肢湿冷等休克症状。

（3）辅助检查　了解白细胞计数、X 线、B 超、CT、MRI 等检查结果。

3. 心理和社会支持状况　了解患者和家属对治疗方法及康复知识的认知程度；评估家庭对治疗费用的承受能力及社会支持状况。

（二）术后评估

1. 手术情况　了解麻醉类型、手术方式及术中情况等，以判断病情及预后。

2. 康复状况　评估意识状态、生命体征；观察切口愈合及引流液的颜色、性状和量。

3. 心理和社会支持状况　了解患者有无紧张、焦虑、恐惧等负性心理；评估患者和家属对康复知识的认知程度。

【常见护理诊断 / 问题】

1. 体温过高　与损伤导致腹腔内继发感染有关。

2. 疼痛　与腹部损伤器官破裂有关。

3. 焦虑 / 恐惧　与意外伤害的刺激、出血及担心预后有关。

4. 有体液不足的危险　与损伤致腹腔内出血、腹膜炎症、呕吐及禁食有关。

5. 潜在并发症　包括损伤器官再出血、腹腔脓肿、粘连性肠梗阻等。

【护理措施】

（一）术前护理

1. 急救护理　参见第一节相关内容。

2. 疼痛护理　协助患者取舒适体位，尽量减少搬动，以免加重伤情；脾被膜下血肿者，应绝对卧床休息 10~14 日，以防血肿突然破裂发生大出血。疼痛剧烈且明确诊断者，遵医嘱应用镇痛剂；但未明确诊断者，禁用镇痛剂，以免掩盖病情，贻误治疗。

3. 禁饮食　必要时胃肠减压，禁食期间静脉补充液体。

4. 病情观察　每 15~30 分钟测量生命体征；观察记录患者的意识状况、皮肤黏膜弹性及颜色、尿量等脱水征象及改善情况；注意腹膜刺激征的程度和范围，肝浊音界范围，移动性浊音的变化等。

5. 维持体液平衡　迅速建立 2 条以上静脉通路，根据医嘱快速补液、输血，尽快补充血容量；准确记录 24 小时出入水量；根据中心静脉压数值，结合血压变化，调整输液的速度和输入总量。

6. 术前准备　除常规准备外，还应完善术前相关的辅助检查。

（二）术后护理

1. 一般护理

（1）体位　根据手术麻醉方式选择卧位。全麻未清醒者，取平卧位，头偏向一侧；患者血压平稳麻醉清醒后，取半坐卧位。

（2）营养支持　禁食期间，遵医嘱静脉补充水、电解质及各种营养物质；待肠蠕动恢复后，拔除胃肠减压管，逐步给予流质、半流质，直至正常饮食，以保证热量供给。

（3）维持体液平衡　准确及时执行医嘱，给予抗生素及补液治疗；记录 24 小时输液量、输血量、呕吐量、胃肠减压量及尿量等。

（4）疼痛护理　术后 48 小时，若病情允许，可取半卧位，以降低切口张力，减轻或缓解疼痛；疼痛较剧烈，遵医嘱应用镇痛药物；有条件的患者术后可使用镇痛泵，以减轻不必要的痛苦。

2. 病情观察

（1）监测生命体征　动态监测患者生命体征的变化；观察记录患者的意识状况、皮肤黏膜弹性及颜色、尿量等情况。

（2）切口护理　观察切口有无渗血、渗液，保持切口清洁、敷料干燥。注意观察切口愈合情况和有无感染征象，若发现异常情况，应及时通知医师，并协助处理。

（3）引流管护理　正确连接各引流装置，有多根腹腔引流管时，应贴上标签注明各管位置，以免混淆。应妥善固定，避免受压、扭曲和折叠，保持引流通畅；对使用负压引流者，应及时调整负压，维持有效引流；严格无菌技术操作，每日更换引流袋，观察并记录引流液的颜色、性状和量；若引流量逐日减少，体温及白细胞计数恢复正常时，可考虑拔除引流管。

3. 并发症的观察与护理

（1）出血　取平卧位，禁止随意搬动，以免诱发或加重内出血；观察腹痛的性质、部位、时间、程度，有无规律、伴随症状等；对疑有腹腔内出血者，每 30~60 分钟复查一次血常规，以判断腹腔内有无活动性出血；必要时协助 B 超、诊断性腹腔穿刺和腹腔灌洗等；如发现活动性出血征象，应立即通知医师并协助处理。如出血量少，血压、脉搏平稳，可肌肉注射止血剂，局部放置冰袋，使用大剂量抗生素控制感染；如出血量大，应立即输血，同时做好急症手术准备，必要时在抗休克的同时进行手术止血。

（2）腹腔脓肿　腹腔残留液体被肠管、腹壁、网膜或肠系膜等包裹，可形成单个或多个大小不等的脓肿（参见第二十四章第三节相关内容）。

（3）粘连性肠梗阻腹膜炎治愈后，腹腔内多有不同程度的纤维性粘连。在暴饮暴食或剧烈运动等情况下，可导致粘连性肠梗阻（参见第二十七章第二节相关内容）。

【健康教育】

1. 饮食指导　增加营养，加强锻炼，促进康复。宜选择高热量、高蛋白质、富含维生素和膳食纤维的食物。

2. 安全指导　针对各种外伤的原因，指导采取相应的预防措施，如注意工作安全、交通安全，在发生意外事故时，能进行简单的现场急救或自救。

3. 就诊指导　一旦出现切口异常疼痛、腹胀、肛门停止排气、排便等情况，应及时就诊。

案例讨论

　　患者，男性，36 岁。2 小时前出车祸，左上腹轻度疼痛，急诊入院。体检：T：36.7℃，P：102 次 / 分，R：20 次 / 分，BP：90/60mmHg。腹部稍膨隆，左上腹部压痛、反跳痛，移动性浊音阳性。实验室检查，红细胞 3.5×10^{12}/L、血红蛋白 100g/L，红细胞压积 33% 容积。B 超检查：腹腔内有积液。

　　问题：

　　1. 试分析该患者最可能的医疗诊断是什么？

　　2. 试分析目前主要的护理诊断 / 问题有哪些？

　　3. 患者在未明确诊断前能应用镇静止痛药物吗？

NOTE

第二十六章 胃、十二指肠疾病患者的护理

导学

内容与要求 胃、十二指肠疾病患者的护理包括解剖和生理概述，胃、十二指肠溃疡外科治疗患者的护理，胃癌三部分内容。通过本章的学习，掌握胃、十二指肠疾病手术前后的护理措施。熟悉胃、十二指肠溃疡疾病手术适应证及手术方法；胃、十二指肠溃疡疾病常见并发症的临床表现和治疗原则；胃癌临床表现和治疗原则。了解胃、十二指肠溃疡疾病的解剖生理概要。

重点与难点 胃、十二指肠溃疡疾病手术适应证及手术方法、手术后并发症及其护理。

第一节 解剖和生理概述

一、胃的解剖和生理

胃位于上腹部，为一弧形囊状器官。上连食管，下接十二指肠，入口为贲门，出口为幽门，皆有括约肌控制内容物流向。介于贲门与幽门间的胃右侧称为胃小弯，左侧为胃大弯。胃小弯和胃大弯平均分成三等份的连线将胃分为三个区：自上而下依次为贲门胃底区（U，Upper）、胃体区（M，Middle）和胃窦幽门区（L，Lower）（图 26-1）。胃凭借与周围脏器连接的韧带固定在上腹部，这些韧带包括：肝胃韧带、胃膈韧带、脾胃韧带、胰胃韧带和胃结肠韧带。

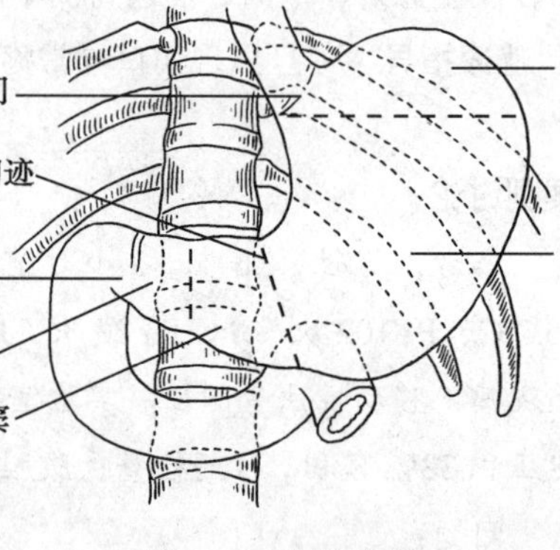

图 26-1 胃的解剖

胃的血供丰富，动脉来自腹腔动脉及其分支供应。胃左动脉起源于腹腔动脉主干，胃右动脉来自肝固有动脉，两者在胃小弯形成动脉弓供血于胃。来源于十二指肠动脉的胃网膜右动脉和来源于脾动脉的胃网膜左动脉形成血管弓从胃大弯供血于胃。另外来源于脾动脉的数支胃短动脉和 1~2 支胃后动脉供血于胃底和近端胃体。胃的静脉与同名动脉相伴行，胃右静脉汇入门静脉，胃网膜右静脉经胃结肠共干汇入肠系膜上静脉，胃网膜左静脉和胃短静脉汇入脾静脉。胃黏膜下淋巴管网丰富，胃的淋巴回流沿主要动脉分布，与动脉血流逆向引流淋巴液。胃周淋巴结分成 16 组，主要有 4 群：腹腔淋巴结群，主要引流胃小弯上部淋巴液；幽门上淋巴结群，主要引流胃小弯下部淋巴液；幽门下淋巴结群，主要引流胃大弯下部淋巴液；胰脾淋巴结群，主要引流胃大弯上部淋巴液。胃的淋巴液最后经腹主动脉周围淋巴结汇入胸导管。

支配胃运动的神经包括交感神经和副交感神经，胃的交感神经主要抑制胃的分泌和运动并传出痛觉；胃的副交感神经来自左、右迷走神经，主要促进胃的分泌和运动。左、右两支迷走神经沿食管右侧下行，左支在贲门腹侧面分出肝胆支和胃前支（Latarjet 前神经）；右支在贲门背侧分出腹腔支和胃后支（Latarjet 后神经）。胃前支和后支沿小弯下行，并发出分支，进入胃的前、后壁。至胃窦处的最后 3~4 支终末支进入胃窦，呈"鸦爪"状，控制胃窦的运动和幽门的排空。

胃壁由外向内依次为浆膜层、肌层、黏膜下层和黏膜层。胃壁的肌层属平滑肌，由外层的沿胃长轴走行的纵行肌和内层的环形肌组成。环形肌在贲门和幽门处增厚，形成贲门和幽门括约肌。黏膜下层结构疏松，富含血管、淋巴管和神经，是内镜下黏膜剥离术和手术剥离黏膜的操作界面。黏膜层含有大量胃腺，主要分布在胃底和胃体。贲门腺分布在贲门，主要分泌黏液。幽门腺主要分布在胃窦和幽门区，除了含有主细胞外，还含有：G 细胞分泌促胃液素；D 细胞分泌生长抑素；嗜银细胞和其他分泌细胞可分泌组胺、5- 羟色胺和其他多肽类激素。

胃是贮存和消化食物的重要脏器，具有运动和分泌两种功能。胃的运动包括容纳、研磨和输送功能。混合性食物从进食至胃完全排空需 4~6 小时。胃排空的速度与食物的性质和量有关，也受神经和内分泌激素的调节。正常成人每天分泌 1500~2500mL 胃液。胃液的主要成分为胃酸、酶、黏液、电解质和水。壁细胞分泌盐酸，非壁细胞分泌的成分略偏碱性。

二、十二指肠的解剖生理概要

十二指肠起于胃幽门，止于十二指肠悬韧带，长约 25cm，呈"C"形包绕胰腺头部，是小肠中最粗、最短和最固定的部分，由近至远分为球部、降部、水平部和升部四部分。球部是十二指肠溃疡的好发部位，降部中段有胆总管和胰管的开口，局部黏膜皱襞突起，称为十二指肠乳头，是寻找胆、胰管开口的标志。十二指肠围绕胰头和部分胰体，血供来源于胰十二指肠上动脉和胰十二指肠下动脉。十二指肠接受胃内食糜以及胆汁、胰液。十二指肠黏膜内有腺体，能分泌富含多种消化酶，如蛋白酶、蔗糖酶、脂肪酶等消化酶的消化液。此外，十二指肠黏膜的内分泌细胞还能分泌胆囊收缩素、促胃液素、肠抑肽等内分泌激素。

第二节　胃、十二指肠溃疡外科治疗患者的护理

胃溃疡和十二指肠溃疡是消化系统的常见病、多发病。由于溃疡形成与胃酸 – 蛋白酶的消化作用有关，又称为消化性溃疡。消化性溃疡的药物治疗取得了非常显著的疗效，因此外科治疗主要是针对溃疡产生的并发症。

胃、十二指肠溃疡的病因、发病机制、临床表现和诊治原则在《内科护理学》教材已有详细的描述。

一、胃、十二指肠溃疡的外科治疗

1. 手术治疗适应证

（1）胃、十二指肠溃疡急性穿孔。

（2）胃、十二指肠溃疡大出血。

（3）胃、十二指肠溃疡瘢痕狭窄性幽门梗阻。

（4）胃溃疡疑有恶变。

（5）内科治疗无效的顽固性溃疡。

2. 手术方式

（1）胃大部切除术（subtotal gastrectomy）　胃大部切除术是治疗胃、十二指肠溃疡的首选术式。手术切除的范围为胃远侧 2/3~3/4，包括部分胃体、胃窦部、幽门和十二指肠球部的近胃部分。胃大部切除术治疗溃疡的原理是：① 切除了大部分胃体，使分泌胃酸和胃蛋白酶原的腺体大为减少。② 切除了胃窦部，消除了由于胃泌素引起的胃酸分泌。③ 切除了十二指肠球部、胃小弯附近及胃窦部等溃疡好发部位。④ 切除了溃疡本身，解决了慢性溃疡不易愈合及愈合后又易复发的问题。胃大部切除术的术式可分为两大类。

1）毕（Billroth）Ⅰ式　胃大部切除后，将残胃直接与十二指肠吻合，多适用于胃溃疡的治疗。优点是重建后的胃肠道接近正常解剖生理状态，故术后由于胃肠道功能紊乱引起的并发症较少。缺点是当十二指肠溃疡伴有炎症、瘢痕或粘连时，采用这种术式技术上常有困难；有时为避免胃、十二指肠吻合口的张力过大，切除胃的范围不够，术后溃疡易复发（图 26-2）。

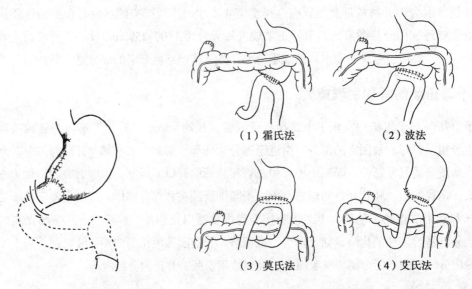

（1）霍氏法　　　　（2）波法

（3）莫氏法　　　　（4）艾氏法

图 26-2　毕Ⅰ式胃大部切除术　　　　图 26-3　毕Ⅱ式胃大部切除术

2）毕（Billroth）Ⅱ式　胃大部切除后，将十二指肠残端缝闭，残端与空肠吻合。适用于十二指肠溃疡的治疗。优点是可切除足够的胃，使吻合口无张力，溃疡复发率低。缺点是胃空肠吻合改变了正常的解剖生理结构，术后胃肠道功能紊乱的可能性较毕Ⅰ式多（图 26-3）。常用有 4 种方法：① 霍（Hoffmeister）氏法：结肠后部分胃断端与空肠吻合，输入襻对小弯侧。② 波（Polya）法：结肠后全部胃断端与空肠吻合，输入襻对小弯侧。③ 莫（Moynihan）氏法：结肠前全部胃断端与空肠吻合，输入襻对大弯侧。④ 艾（v.Eiselsberg）氏法：结肠前部分胃断端与空肠吻合，输入襻对小弯侧。

（2）胃迷走神经切断术　此手术方法目前临床上已较少应用。

二、胃、十二指肠溃疡急性穿孔

胃、十二指肠溃疡急性穿孔（acute perforation）是胃、十二指肠溃疡的严重并发症，起病急，变化快，病情重，需紧急处理，若诊治不当可危及生命。

【病因病理】　胃、十二指肠溃疡急性穿孔为活动期胃、十二指肠溃疡逐渐向深部侵蚀，穿破浆膜所致。胃溃疡穿孔多发生于胃小弯，而十二指肠溃疡穿孔多发生于球部前壁。穿孔发生后，具有强烈刺激性的消化液和食物进入腹腔，可引起化学性腹膜炎，产生剧烈腹痛和大量渗出。6~8 小时后，细菌开始繁殖并逐渐转变为化脓性腹膜炎。常见的致病菌为大肠杆菌和链球菌。强烈的化学性刺激、细胞外液的丢失和细菌毒素吸收等，可导致休克的发生。胃、十二指肠后壁溃疡，可穿透全层并与周围组织包裹从而形成慢性穿透性溃疡。

【临床表现】　患者多有溃疡病史，穿孔发生前常自觉症状加重，或在精神紧张、过度疲劳、饮食不节等诱因下突然发生。

1. 症状　多于夜间空腹或饱餐后，突然出现上腹部"刀割样"剧痛，迅速扩散至全腹，面色苍白、出冷汗、脉搏细速、血压下降等表现。常伴有恶心、呕吐。有时伴有肩部或肩胛部牵涉痛。数小时后，由于腹膜大量渗液起到稀释作用，化学性刺激减弱，腹痛略有减轻；继发化脓性腹膜炎后，腹痛及全身感染中毒症状加重。

2. 体征　急性面容，屈曲体位，拒动，腹式呼吸减弱或消失，全腹压痛和反跳痛明显，尤以上腹部显著，腹肌紧张呈"木板样"强直。叩诊肝浊音界缩小或消失，移动性浊音阳性，肠鸣音减弱或消失。随着感染的加重，患者可出现肠麻痹。

【辅助检查】

1. 实验室检查　白细胞计数和中性粒细胞比例增高。

2. X 线检查　约 80% 患者的立位腹部 X 检查，可见膈下新月状游离气体影。

3. 诊断性腹腔穿刺检查　可抽出黄色浑浊液体，内含胆汁或食物残渣。

【治疗原则】

1. 非手术治疗　适用于生命体征平稳、症状及体征较轻的空腹状态下小穿孔；穿孔超过 24 小时，腹膜炎已局限；胃、十二指肠造影证实穿孔已封闭；无出血、幽门梗阻及癌变等并发症者。若非手术治疗 6~8 小时后病情无好转反而加重者，应立刻转为手术治疗。

非手术治疗措施主要包括：① 禁食、持续胃肠减压，以减少胃肠内容物继续外漏。② 给予静脉输液，维持水、电解质平衡，同时给予营养支持，保证热量供给。③ 全身性应用抗生素。④ 给予制酸药物如 H_2 受体阻断剂或质子泵拮抗剂等。

2. 手术治疗　急性胃、十二指肠溃疡穿孔以穿孔缝合术为主要术式，术后仍需正规溃疡药物治疗。彻底性溃疡切除手术包括胃大部切除术和穿孔缝合术。穿孔时间短，估计腹腔污染轻者可选择腹腔镜手术；穿孔时间长，估计腹腔污染重者应选择开腹手术。

三、胃、十二指肠溃疡大出血

胃、十二指肠溃疡大出血是上消化道出血最常见的原因。临床上以大量呕血、黑便、血红蛋白明显下降甚至休克为主要表现，约占上消化道大出血的 50% 以上，其中 5%~10% 的患者需要手术治疗。

【病因病理】　多数患者在出血前有溃疡病史，近期服用过阿司匹林等非甾体类抗炎药、疲劳、饮食不规律等诱因。溃疡基底因炎症侵蚀致血管破裂，多为动脉性出血。胃溃疡出血多见于胃小弯，十二指肠溃疡出血多见于球部后壁。出血后因血容量减少、血压降低、血流变慢、血管破裂处血凝块形成等原因可使出血自行停止。但由于溃疡病灶与胃、十二指肠内容物的不断接触，以及胃肠的不断蠕动，患者仍可能再次出血。

【临床表现】

1. 症状　呕血和柏油样便为主要症状。多数患者只有黑便（出血量达 50mL 即可出现黑便）而无呕血。呕血前常有恶心，便血前多突然有便意，呕血及黑便后患者常有头晕、心悸、无力甚至晕厥。当失血量超过 400mL 时，可处于休克代偿期，表现为面色苍白、口渴、脉快而有力、血压正常或稍高等。若短时间内失血量超过 800mL 时，可出现明显的休克表现，如脉搏快弱、皮肤湿冷、血压下降、神情紧张、烦躁或淡漠、呼吸急促等。

2. 体征　腹部体征不明显。腹部稍胀，上腹部可轻度压痛，肠鸣音亢进。腹痛严重时可能并发溃疡穿孔。

【辅助检查】

1. 胃镜检查　可明确出血的原因和部位。出血 24 小时内胃镜检查阳性率可达 70% ~ 80%，超过 48 小时则阳性率下降。

2. 实验室检查　早期由于血液浓缩，血象变化不大；后期红细胞计数、血红蛋白值和血细胞比容均呈进行性下降。

3. 血管造影　选择性腹腔动脉或肠系膜上动脉造影可明确病因与出血部位，并可行介入止血。

【治疗原则】　补充血容量，防治失血性休克，尽快明确出血部位，并采取有效止血措施。

1. 非手术治疗

（1）补充血容量　迅速建立静脉通道，快速输液、输血。输入液体中晶体与胶体之比以 3∶1 为宜。如果患者的失血量占全身总血量的 20%，可选用右旋糖酐或血浆代用品；如出血量较大时应输入浓缩红细胞，必要时输全血，注意保持红细胞比容不低于 30%。密切监测生命体征变化。

（2）禁食、留置胃管　用生理盐水冲洗胃腔，清除血凝块。可经胃管注入 200mL 含去甲肾上腺素 8mg 的冰生理盐水溶液并夹管 30 分钟，每 4~6 小时 1 次。

（3）药物治疗　静脉应用止血、制酸等药物，可给予 H_2 受体拮抗剂、质子泵抑制剂（奥美拉唑）或生长抑素奥曲肽（善得定）等。

（4）快速止血　急诊胃镜下通过电凝、喷洒止血粉、上血管夹等措施止血。

2. 手术治疗

（1）手术指征　① 出血速度快，短期内出现休克，或 6~8 小时内需要输血 800mL 以上才能维持血压和血细胞比容者。② 年龄大于 60 岁伴血管硬化，出血自行停止可能性小者。③ 并发溃疡穿孔或幽门梗阻者。④ 内科治疗出血不止或暂时止住出血，不久又复发者。⑤ 纤维内镜检查见动脉活动性大出血。

（2）手术方式　① 胃大部切除术，适用于大多数溃疡出血患者。② 贯穿缝扎止血术，对病情危重不能耐受较长时间手术者，可行单纯贯穿缝扎止血。对十二指肠溃疡大出血可行迷走神经切断加幽门成形术或胃窦部切除术。

四、胃、十二指肠溃疡瘢痕性幽门梗阻

胃、十二指肠溃疡瘢痕性幽门梗阻是指因幽门、幽门管或十二指肠球部溃疡反复发作形成瘢痕缩窄，常合并幽门痉挛和水肿。

【病因病理】　溃疡引起幽门梗阻的原因分别是幽门痉挛、炎性水肿和瘢痕。前两种情况是暂时的、可逆的，在炎症消除、痉挛缓解后梗阻解除；瘢痕造成的梗阻则是永久性的，需手术方能解除。瘢痕性幽门梗阻常见于十二指肠球部溃疡和位于幽门的胃溃疡。梗阻初期，由于胃排空受阻，机体以加强蠕动促进胃内容物排出，久之则产生胃壁肌肉代偿性增厚。后期胃代偿功能减退，失去张力，胃高度扩张致蠕动消失。由于胃内容物滞留而致呕吐引起水、电解质和营养素严重丧失，从而导致脱水、低氯低钾性碱中毒等。

【临床表现】

1. 症状　初期表现为上腹饱胀不适、嗳气、反酸，尤以饭后为甚，同时伴有恶心、呕吐。呕吐反复发作是幽门梗阻最为突出的症状，多发生在下午或夜间，呕吐量大，一次可达

1000~2000mL；呕吐物多为宿食，有酸臭味，不含胆汁；呕吐后自觉胃部舒适。长期呕吐致营养不良，患者可出现面色苍白，皮肤干燥，呈营养不良性消瘦。

2. 体征　上腹部可见隆起的胃形，有时见到自左向右的胃蠕动波，晃动上腹部可闻及"振水音"。

【辅助检查】

1. 胃镜检查　可见胃内大量潴留的胃液和食物残渣。

2. X 线钡餐检查　钡餐造影显示胃高度扩张、张力减低，钡剂入胃后出现下沉现象。已明确幽门梗阻都避免做此检查。

【治疗原则】

1. 非手术治疗　幽门痉挛或炎症水肿所致的梗阻应先选择非手术疗法，具体方法包括：胃肠减压，保持水、电解质平衡及全身支持治疗。

2. 手术治疗　瘢痕性幽门梗阻是手术治疗的绝对适应证。手术方法以胃大部切除为主，对全身情况差、老年患者合并其他严重内科疾病者，可行胃空肠吻合术加迷走神经切断术。

五、疾病护理

【护理评估】

1. 术前评估

（1）健康史　评估患者的饮食习惯、生活习惯、性格、职业特点等；有无特殊嗜好、有无吸烟饮酒史等。

（2）身体状况

1）局部　有无上腹疼痛、嗳气、反酸、食欲减退、恶心、呕吐、腹痛、腹胀等情况；有无压痛、反跳痛、腹肌紧张等腹膜刺激征，以及部位、程度和范围。

2）全身　溃疡并发穿孔患者评估生命体征及有无感染或休克发生；溃疡急性大出血者评估呕血和便血情况，评估生命体征及血红蛋白值、红细胞计数、血细胞比容的变化；瘢痕性幽门梗阻者评估有无水、电解质及酸碱失衡，以及营养障碍。

（3）心理和社会支持状况　患者对突发的腹部剧痛、呕血、便血等病变无足够的心理准备，表现出极度紧张、焦虑不安；由于知识的缺乏，对疾病的治疗缺乏信心，对手术有恐惧心理。

2. 术后评估

（1）手术情况　包括麻醉、手术方式、术中发现情况、切口、胃肠减压、腹腔引流管放置的部位及引流情况等。

（2）康复状况　术后生命体征、切口愈合、胃肠减压及腹腔引流情况等。

（3）心理和社会支持状况　患者和家属术后的心理状况，对综合治疗和术后康复相关知识的了解，以及对治疗护理的配合程度。

【常见护理诊断/问题】

1. 疼痛　与溃疡病、手术切口以及腹腔内炎症有关。

2. 焦虑　与担心疾病预后等因素有关。

3. 营养失调：低于机体需要量　与进食或摄食量减少、消化吸收障碍、消耗增加等有关。

4. 潜在并发症　包括出血、感染、十二指肠残端破裂、吻合口瘘、胃肠道梗阻、倾倒综合征等。

【护理措施】

1. 术前护理

（1）心理护理　安慰患者，消除其紧张、焦虑情绪；解释手术方式及有关注意事项，提高患者对手术的认识，使之保持良好的心理状态，配合治疗和护理。

（2）择期手术患者的准备　饮食宜少量多餐，给予高蛋白质、高热量、高维生素、易消化、无刺激食物。术前3日给予少渣饮食，术前1日进流质，不能进食者，遵医嘱予以静脉补充液体和热量。加强营养，纠正贫血、低蛋白血症，必要时补充血浆或全血，以提高患者手术耐受力。术前3日给予肠道不吸收的抗菌药，必要时清洁肠道。术前12小时禁食。手术日晨放置胃管，使胃保持空虚，以防麻醉过程中呕吐、误吸。

（3）各种并发症术前准备

1）急性穿孔者　其基本原则与方法同急性腹膜炎的术前护理。

2）合并大出血者　① 体位：患者取平卧位，卧床休息。有呕血者，头偏向一侧，预防窒息，并及时清理呕吐物。② 补充血容量：立即建立多条静脉通路，必要时可行深静脉置管进行静脉补液、输血，纠正贫血和休克。补液开始时速度宜快，待休克纠正后应减慢速度。③ 病情观察：密切观察血压、脉搏、尿量、中心静脉压和周围循环情况及有无新鲜血液持续从胃管内引出，记录呕血、便血量。若经6~8小时需输血800mL以上方能维持血压和血细胞比容，或虽一度好转，但停止输血或减慢输血速度后症状又迅速恶化者，说明仍有出血，需报告医师，做好急症手术准备。④ 饮食：暂禁食。出血停止后，可进温凉的流质或无渣的半流质饮食。

3）合并幽门梗阻者　① 维持体液平衡：根据医嘱及实验室检测指标合理补液，纠正脱水和低钾、低氯性碱中毒。准确记录出入水量，为补液提供依据。② 营养支持：非完全梗阻者可予无渣半流质饮食。完全梗阻者需禁食水，给予胃肠外营养支持，改善营养状况，提高手术耐受力。③ 术前3日开始行胃肠减压，每晚用300~500mL温生理盐水洗胃，以减轻胃壁水肿和炎症，以利于术后吻合口愈合。

2. 术后护理

（1）一般护理　血压平稳后取低半卧位，禁食，胃肠减压，输液及应用抗生素。观察生命体征，以及胃肠减压和引流管吸出液的量和性质。肠蠕动恢复后，拔除胃管后当日可少量饮水或米汤，第二日进半量流质饮食，鼓励患者术后早期活动。

（2）胃大部切除术后并发症的护理

1）术后出血　是术后早期易出现的并发症。胃大部切除术后24小时内可从胃管内流出少量暗红色或咖啡色液体，系术中残留或缝合创面少量渗血，一般不超过300mL，以后胃液逐渐转清。若术后短期内从胃管引流出大量鲜血，甚至呕血或黑便，24小时后仍吸引出鲜血者为术后出血，多系术中止血不彻底所致。术后4~6日发生的出血，常为吻合口黏膜脱落坏死而引起；术后10~20日发生的出血，常为吻合口缝线处感染、腐蚀血管所致。故术后需密切观察胃管引流情况，若发生术后出血，应立刻遵医嘱禁食、胃肠减压、应用止血药物、输新鲜血或用冰盐水洗胃。若非手术疗法欠佳或出血量>500mL/h时，应做好手术止血准备。

2）十二指肠残端破裂　多发生于术后3~6日，为Billroth Ⅱ式胃大部切除术后早期并发症。可因十二指肠溃疡切除困难，溃疡面大，瘢痕水肿严重，使缝合处愈合不良所致；或因胃肠吻合口输入段梗阻，使十二指肠腔内压力升高所致。临床表现为右上腹突发剧痛或局部明显压痛、腹肌紧张、发热等急性弥漫性腹膜炎症状，腹腔穿刺可抽得胆汁样液体。应立即手术处理，分别于十二指肠内和腹腔置管，术后给予有效静脉营养支持，纠正水、电解质及酸碱失衡，应用抗生素控制感染，同时加强引流管的护理，保护好引流管周围的皮肤。

3）胃肠吻合口破裂或瘘　多发生在术后5~7日，多因缝合技术不良、吻合处张力过大、低蛋白血症、组织水肿等原因所致，临床表现为高热、脉速、全身中毒症状、腹膜炎刺激征、胃管引流量突然减少而腹腔引流管的引流量突然增加，以及引流管引出浑浊含肠内容物的液体。吻合口破裂引起明显的腹膜炎症状和体征，需立即行手术修补。无腹膜炎发生者可行禁食、胃肠减压、充分引流。同时行胃肠外营养支持，全身应用广谱抗生素，多数患者经4~6周吻合口瘘常能愈合。

4）胃排空障碍　发生在术后7~10日，临床表现为患者进食不易消化的食物后出现上腹饱胀、钝痛、呕吐带有食物的胃液和胆汁。可能的相关因素包括：含胆汁的十二指肠液进入残胃，干扰胃的功能；输入襻空肠麻痹，功能紊乱；与变态反应可能有关。护理上遵医嘱禁食、胃肠减压，胃肠外营养支持，3%温盐水洗胃，补钾，应用促胃动力药物。多数患者可在2周左右治愈。

5）术后梗阻　根据梗阻部位分为输入襻梗阻、吻合口梗阻和输出襻梗阻。

输入襻梗阻是Billroth Ⅱ式胃大部切除术后较为常见的并发症，可分为两类。① 慢性不完全性梗阻：较为多见。见于Billroth Ⅱ式输入襻对胃小弯的术式，多由于输入襻太长、扭曲，或输入襻太短，在吻合口处形成锐角，使输入段内胆汁、胰液和十二指肠液排空不畅而滞留。进食后消化液分泌明显增加，积累到一定量时，潴留液克服梗阻，大量的含胆汁液快速倾入胃内并引发喷射状呕吐。临床表现为进食后15~30分钟，上腹突然胀痛或绞痛，并喷射状呕吐出大量含胆汁液体几乎不含食物的呕吐物，呕吐后症状消失。若症状在数周或数月内不能缓解，需手术治疗（图26-4）。② 急性完全性输入襻梗阻：属闭襻性肠梗阻。典型症状是：患者突然发生上腹部剧痛，频繁呕吐，量少，不含胆汁，呕吐后症状不缓解。上腹部有压痛，甚至扪及包块，系输出襻系膜悬吊过紧压迫输入襻或是输入襻过长穿入输出襻与横结肠系膜的间隙孔形成内疝所致。易发生肠绞窄，病情进展快，不久即出现烦躁、脉快、血压下降等休克表现。诊断明确者应紧急手术治疗（图26-5）。

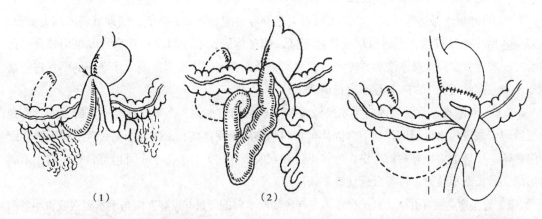

（1）　　　　（2）

图26-4　慢性不完全性输入襻梗阻　　　　图26-5　急性完全性输入襻梗阻

吻合口梗阻多在术后流食改为半流食时出现。常由于吻合口过小或毕Ⅱ式胃切除胃空肠吻合术后、输出段逆行套叠堵塞吻合口等引起，也可为术后吻合口炎症水肿所致的暂时性梗阻。患者表现为进食后上腹饱胀和呕吐，呕吐物为食物且不含胆汁。治疗上如为吻合口过小需再次手术扩大吻合口。否则可采取非手术治疗，包括禁食，胃肠减压，纠正水、电解质紊乱，以及使用胃动力促进剂等。

输出襻梗阻多因粘连、大网膜水肿，或炎性肿块压迫等所致。表现为上腹饱胀，呕吐食物和胆汁。若不能自行缓解，应手术解除梗阻。

6）倾倒综合征（dumping syndrome）　系胃大部切除术后，失去对胃排空的控制，导致胃排空过快所产生的一系列综合征。根据进食后症状出现的时间可分为早期和晚期两种。

早期倾倒综合征多发生在进食后 10~30 分钟内，患者以循环系统症状和胃肠道系统症状为主要表现。循环系统症状包括心悸、心动过速、面色苍白、全身无力、头晕及出汗等；胃肠道症状有腹痛、恶心、呕吐和腹泻等。多因胃容积减少及失去对胃排空的控制，大量高渗食物快速进入十二指肠或空肠，大量细胞外液转移至肠腔，循环血量骤减所致。同时，肠道遭受刺激后释放多种消化道激素，如 5- 羟色胺、缓激肽样多肽、血管活性肽、神经紧张素、血管活性肠肽等，从而引起一系列血管舒缩功能的紊乱。多数患者经调整饮食后，症状可减轻或消失，包括少食多餐，避免过甜、过咸、过浓流质饮食，宜进低糖类、高脂肪、高蛋白质饮食，就餐时限制饮水喝汤，进餐后立即平卧 10~20 分钟。多数患者在术后半年到 1 年能逐渐自愈。

晚期倾倒综合征又称低血糖综合征，为含糖食物迅速进入空肠而刺激胰岛素大量释放，继而发生反应性低血糖。临床表现为餐后 2~4 小时患者出现心慌、无力、眩晕、出汗、手颤等。出现上述症状时稍进食物，尤其是糖类即可缓解。饮食中减少糖类含量，增加蛋白质比例，少量多餐可防止其发生。

7）碱性反流性胃炎　多在胃切除术后数月或数年发生，系术后胆汁、胰液反流入残胃破坏胃黏膜屏障所致的胃黏膜充血、水肿和糜烂。临床表现为上腹部或胸骨后持续性烧灼样疼痛，进食后加重，应用制酸剂无效；呕吐物含胆汁，呕吐后症状不缓解；长期患者体重减轻或贫血。护理上指导患者遵医嘱正确服用胃黏膜保护剂、胃动力药。若需手术治疗，做好术前准备和相应的心理护理。

8）营养性并发症　主要表现为体重减轻、贫血、腹泻、骨病等，与胃大部切除术后摄入减少、消化不良和吸收障碍有关。护理上指导患者加强饮食调摄，进食高蛋白质、低脂肪、高维生素食物。

（3）迷走神经切断术后并发症及护理

1）胃潴留　系迷走神经干切断术后胃失去神经支配、胃张力降低、蠕动减弱或消失所致。多在术后 3~4 日拔除胃管后出现上腹部不适，明显饱胀，呕吐胆汁和食物。可采用禁食、持续胃肠减压，温高渗盐水洗胃，输液、输血纠正低血钾等，也可遵医嘱肌注新斯的明促进胃蠕动。一般症状可在 10~14 日逐渐自行消失。

2）吞咽困难　常见原因为手术所致食管下段的局部水肿、痉挛或神经损伤所致的食管弛缓障碍。表现为术后早期开始下咽固体食物时胸骨后出现疼痛，X 线吞钡见食管下段狭窄、贲门痉挛。护理上应做好解释工作，告知患者和家属该症状大多于 1~2 个月内可自行缓解，不必焦虑。若长期不缓解，可考虑行食管扩张治疗。

3）胃小弯坏死穿孔　为高选择性迷走神经切断术后的严重并发症，多与手术因素或胃小弯因无黏膜下血管丛而成为潜在的易缺血区所致的局部缺血坏死及溃疡形成有关。表现为上腹部剧烈疼痛和急性弥漫性腹膜炎症状。一旦出现上述症状，应立刻做好各项术前准备，配合急症修补手术。

4）腹泻　是迷走神经切断术后常见并发症，发生率为 5%~40%。多因肠道功能紊乱、胆道和胰腺功能失常，或胃酸低、胃潴留后食物发酵和细菌繁殖所致。应指导患者注意饮食调理和肛周皮肤护理，遵医嘱给患者服用抑制肠蠕动药洛哌丁胺（易蒙停），可有效控制腹泻。多数患者于数月内自愈。

【健康教育】

1. 饮食指导　指导患者饮食宜营养丰富，易消化，少量多餐，每日 5~6 餐，定时定量，并细嚼慢咽，少食盐腌和烟熏食品，避免生、冷、烫、辣、油炸等刺激性和易胀气食物。告知患者术后多食高营养富含铁、钙、维生素的食物，必要时服铁剂和维生素 B$_{12}$，防止发生营养不良、贫血等并发症。

2. 自我调节情绪　指导患者学会自我调节紧张情绪的方法，强调保持稳定情绪的重要性。

3. 适当活动　告知患者避免工作过于劳累，注意劳逸结合；强调勿酗酒、抽烟等，保持健康的生活方式。

4. 用药指导　指导患者避免服用对胃黏膜有损害作用的药物，如阿司匹林、消炎痛、皮质类固醇等。

5. 随访指导　告诉患者出院后应定期复查，若有不适及时就诊。

第三节　胃　癌

胃癌（gastric carcinoma）是我国常见的恶性肿瘤，好发于胃窦部，约占 50%，其次为胃小弯，再次为贲门部，其他部位少见。好发年龄在 50 岁以上，男女比例约为 2∶1。

【病因】　胃癌的确切病因目前不十分明确，但以下因素与发病有关。

1. 地域环境及饮食生活因素　胃癌发病有明显的地域性差别。在世界范围内，日本发病率最高，美国则很低。在我国的西北与东部沿海地区胃癌发病率比南方地区明显为高。长期食用熏烤、盐腌食品的人群中胃远端癌发病率高，与食品中亚硝酸盐、真菌毒素、多环芳烃化合物等致癌物或前致癌物含量高有关；食物中缺乏新鲜蔬菜与水果与发病也有一定关系。吸烟者的胃癌发病危险较不吸烟者高 50%。

2. 幽门螺杆菌（helicobacter pylori，HP）感染　幽门螺杆菌感染也是引发胃癌的主要因素之一。HP 能促使硝酸盐转化成亚硝酸盐及亚硝胺而致癌；HP 感染引起胃黏膜慢性炎症加上环境致病因素加速黏膜上皮细胞的过度增殖，导致畸变致癌；HP 的毒性产物 CagA，VacA 可能具有促癌作用。控制 HP 感染在胃癌防治中的作用已受到高度重视。

3. 癌前病变和癌前状态　癌前病变是指一些使胃癌发病危险性增高的良性胃疾病和病理改变。易发生胃癌的胃疾病包括慢性萎缩性胃炎、胃息肉及胃部分切除后的残胃，这些病变都可能伴有不同程度的慢性炎症过程、胃黏膜肠上皮化生或非典型增生，长期存在有可能转变为癌。癌前状态系指容易发生癌变的胃黏膜病理组织学改变，本身尚不具备恶性特征，是从良性上皮组织转变成癌过程中的交界性病理变化。胃黏膜上皮的异型增生属于癌前病变，根据细胞的异型程度，可分为轻、中、重度，重度异型增生与分化较好的早期胃癌有时很难区分。

4. 遗传和基因　遗传与分子生物学研究表明，与胃癌患者有血缘关系的亲属其胃癌发病率较对照组高 4 倍。胃癌的癌变是一个多因素、多步骤、多阶段的发展过程，涉及癌基因、抑癌基因、凋亡相关基因与转移相关基因等的改变，而基因改变的形式也是多种多样的。

【病理与分型】

1. 分期与分型　按照胃癌发展所处的阶段可分为早期和进展期。

（1）早期胃癌　指病变仅局限于黏膜或黏膜下层，不论病变的范围和有无淋巴结转移的胃癌。癌灶直径在 5mm 以下称微小胃癌，10mm 以下称小胃癌。癌灶更小，仅在胃镜黏膜活检时诊断为胃癌但切除后的胃标本未见癌组织，称"一点癌"。根据病灶的形态可分为 3 种类型（图 26-6）。I 型（隆起型）：癌灶突出胃腔。II 型（浅表型）：癌灶比较平坦，无明显隆起与凹陷。II 型还可分 3 个亚型：即 IIa 表浅隆起型、IIb 表浅平坦型和 IIc 表浅凹陷型。III 型凹陷型，为较深的溃疡。

（2）进展期胃癌　包括中、晚期胃癌。癌组织超过黏膜下层侵入胃壁肌层为中期胃癌；病变达浆膜下层或是超出浆膜向外浸润至邻近脏器或组织或有转移者为晚期胃癌。按国际通用的Borrmann分类法将其分为4型（图26-7）：Ⅰ型（结节型），肿瘤向胃腔突出，形如菜花，边界清楚。Ⅱ型（溃疡局限型），为边界清楚、略隆起而中央凹陷的溃疡。Ⅲ型（溃疡浸润型），为边界不清楚的溃疡，癌组织向周围浸润。Ⅳ型（弥漫浸润型），癌组织沿胃壁各层向四周弥漫浸润生长，边界不清。若累及全胃，使胃壁变厚、僵硬，胃腔缩小，呈"革袋状"，称皮革胃，此型恶性程度最高，淋巴转移早，预后最差。

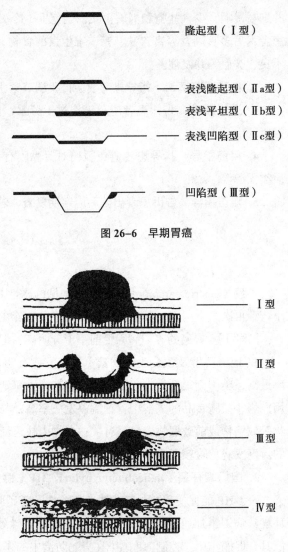

图26-6　早期胃癌

图26-7　胃癌 Borrmann 分型

2. 病理学分型　WHO 2000年将胃癌分为：①腺癌（肠型和弥漫型）。②乳头状腺癌。③管状腺癌。④黏液腺癌。⑤印戒细胞癌。⑥腺鳞癌。⑦鳞状细胞癌。⑧小细胞癌。⑨未分化癌。⑩其他。其中最常见的为腺癌。

3. 临床病理分期　国际抗癌联盟（UICC）和美国癌症联合会（AJCC）于2010年共同公布的胃癌TNM分期法，其病理依据主要是癌肿浸润深度、淋巴结以及远处转移情况。

（1）肿瘤浸润深度　用T表示。T_1：肿瘤侵及固有层、黏膜肌层或黏膜下层。T_2：肿瘤浸及固有肌层。T_3：肿瘤浸透浆膜下结缔组织，但没未侵犯脏腹膜或邻近结构。T_{4a}：肿瘤侵犯浆膜。T_{4b}：肿瘤侵犯邻近组织或脏器。

（2）淋巴结转移　用N表示。N_0：无淋巴结转移（受检淋巴结个数≥15）。N_1：1~2个区域淋巴结转移。N_2：3~6个区域淋巴结转移。N_3：7个以上区域淋巴结转移。

（3）远处转移　用M表示。M_0：无远处转移。M_1：有远处转移。

4. 转移扩散途径

（1）直接浸润　癌肿直接向胃壁四周或深部浸润，并侵及腹壁、邻近器官及组织；也可沿黏膜下层淋巴网蔓延，向上侵犯食管下段，向下侵及十二指肠。

（2）淋巴转移　是胃癌的主要转移途径。引流胃的区域淋巴结有16组，依据它们距胃的距离可分为3站。胃癌的淋巴结转移通常按第一站、第二站、第三站顺序转移，但也可以发生跳跃式淋巴转移，即第一站无转移而第二站有转移。肿瘤浸润越深，转移越远。晚期转移可经胸导管向左锁骨上淋巴结转移，或经肝圆韧带转移至脐部。

（3）血行转移　晚期癌细胞可进入门静脉或体循环向身体其他部位播散，常见的有肝、肺、胰、骨、脑等器官，其中以肝转移最为常见。

NOTE

（4）种植转移癌　肿穿透胃壁，癌细胞脱落，种植于腹膜、大网膜及其他脏器表面，形成转移性结节。常见于卵巢、盆底腹膜，女性患者可形成卵巢转移性肿瘤，称 Krukenberg 癌。癌细胞广泛腹膜传播时可出现大量癌性腹水。

【临床表现】

1. 症状　早期胃癌临床症状多不明显，缺乏典型特征，少数患者有恶心、呕吐或类似溃疡病的上消化道症状，诊断率较低。进展期胃癌最常见的症状是上腹部疼痛、食欲不振、消瘦、体重减轻等。此外，不同部位的肿瘤可有特殊的临床表现。贲门胃底癌可有胸骨后疼痛和进行性吞咽困难；幽门附近的胃癌有幽门梗阻的表现；肿瘤破坏血管后可有上消化道出血的症状，如呕血、黑便等。

2. 体征　早期多无明显体征，可有上腹部深压痛。晚期患者可出现腹部肿块、锁骨上淋巴结肿大、肝肿大、腹水等，并可出现消瘦、贫血、恶病质等晚期癌肿的全身消耗表现。

【辅助检查】

1. 纤维胃镜检查　是诊断早期胃癌的主要方法。优点在于可直接观察病变的颜色、性状、部位及范围，同时对可疑病灶取活检进行病理检查。

2. 影像学检查

（1）X 线钡餐检查　X 线气钡双重对比造影可显示较小而表浅的变化。肿块型癌可见胃腔内充盈缺损；溃疡型癌可见较大龛影，在病变处可见局限性或广泛性胃壁僵硬，黏膜纹中断变形。浸润型胃癌可见胃壁僵硬，蠕动波消失，呈革袋状胃。

（2）腹部超声　主要用于观察胃周淋巴结、胃周围器官及腹膜等部位有无转移和浸润。

（3）多层螺旋 CT　这是目前胃癌术前 TNM 分期的首选检查方法。

3. 实验室检查　多数患者有贫血，大便潜血试验持续阳性，胃液分析胃酸减低或缺失。

【治疗原则】　早期发现、早期诊断和早期治疗是提高胃癌疗效的关键。

1. 手术治疗

（1）根治切除术　按癌肿位置完整地切除胃的全部或大部，全部大、小网膜和局域淋巴结，并重建消化道是胃癌特别是早期胃癌的有效治疗方法。

（2）微创手术　近年来微创手术治疗胃癌已日趋成熟，包括胃镜下做胃黏膜癌灶切除和腹腔镜下做胃部分切除甚至全胃切除。

（3）姑息性切除术　适用于癌肿远处转移、无根治可能者。

（4）短路手术　晚期胃癌合并幽门梗阻或贲门梗阻无法手术者，为解决其消化道梗阻的症状，可行改道手术。如胃空肠吻合术、食管空肠吻合术等。

2. 化学疗法　是最主要的辅助治疗方法。胃癌对化疗药物有低度至中度的敏感性。术后化疗的意义在于杀灭残留的微小癌灶或脱落的癌细胞，以达到降低或避免术后复发、转移的目的。常用的胃癌化疗给药途径有口服、静脉、腹膜腔、动脉插管区域灌注给药等。临床常用的化疗方案有：FAM 方案（氟尿嘧啶、多柔比星、丝裂霉素）、MF 方案（丝裂霉素、氟尿嘧啶）等。

3. 其他疗法　包括介入治疗、放射疗法、免疫疗法等。

4. 中医药治疗　以活血化瘀、散结软坚、通过"扶正"和"祛邪"来实现辅助疗效。

此外，基因治疗研究正逐步走向成熟，有望成为将来胃癌治疗的有效方法之一。

【护理评估】

1. 术前护理

（1）健康史　患者一般资料，如年龄、性别、职业、饮食习惯、性格特征、用药史、家族中有无胃癌或其他肿瘤患者、既往有无慢性萎缩型胃炎、胃溃疡、胃息肉等胃疾病史。

（2）身体状况

1）局部　患者腹部有无深压痛或肿块，肿块大小、质地、有无活动，有无腹水征。

2）全身　有无胃癌远处转移的征象，如左锁骨上淋巴结肿大或黄疸，有无消瘦、贫血及恶病质等表现。

3）辅助检查　了解各项检查的结果。

（3）心理和社会支持状况　了解家属对胃癌的认识和心理反应，对所患疾病相关知识的了解程度、心理承受能力以及对治疗和护理的配合，家庭对患者的关心以及经济承受能力。

2. 术后护理　参见本章第二节内容。

【常见护理诊断／问题】

1. 焦虑／恐惧　与患者对癌症的恐惧、担心治疗效果和预后有关。

2. 营养失调：低于机体需要量　与长期食欲减退、消化吸收不良及癌肿导致的消耗增加等有关。

3. 舒适的改变　与癌肿浸润脏器牵拉神经引发疼痛有关。

【护理措施】

1. 术前护理

（1）一般护理　参见本章第二节术前护理。

（2）心理护理　注意患者的情绪变化，缓解患者的焦虑与恐惧。根据患者的需要程度和接受能力讲解疾病相关知识及术后长期高质量生存的病例，鼓励患者表达自身感受和学会自我放松的方法。此外，还应鼓励患者家属和朋友给予患者关心和支持，增强其治疗的信心，使患者能积极配合治疗和护理。

（3）营养支持　对胃癌患者术前要加强营养护理，纠正负氮平衡，提高手术耐受力和术后恢复的效果。能进食者给予高热量、高蛋白质、高维生素的少渣饮食，食物应新鲜易消化。对不能进食或禁食患者，应从静脉补给足够能量、氨基酸、电解质和维生素，必要时输血浆或全血，以改善患者的营养状况。

（4）肠道准备　由于术中存在可能的胃肠道重建，所以术前晚及术晨需进行清洁灌肠。

2. 术后护理

（1）病情观察　密切观察生命体征的变化定时测量血压、脉搏，观察呼吸、神志、肤色、切口敷料以及胃肠引流液情况，并详细记录 24 小时出入量。

（2）引流管护理　保持胃管通畅，术后持续胃肠减压，以减少消化道内液体滞留，减轻腹胀，促进肠蠕动恢复。护理时应注意以下事项。

1）胃管固定要牢固，防止松脱和脱出，一旦脱出禁止盲目插入，以免损伤胃肠吻合口。注意观察胃管标记的刻度是否在规定的位置。

2）定时挤压胃管，以确保胃管引流通畅。若胃管被堵塞，可用少量无菌生理盐水冲洗胃管。原则上不用注射器抽吸，以免用力过大使胃黏膜吸附在胃管孔处引起穿孔。

3）注意观察负压引流装置引出液体的颜色、性质和量。正常胃液的颜色呈无色透明，混有胆汁时为黄绿色或草绿色。若胃管引流通畅而引流胃液量在逐渐减少，是胃肠蠕动恢复的标志。

4）通常患者 2~3 日后排气、排便，4~5 日可以拔除胃管。

（3）营养支持

1）胃肠外营养支持　遵医嘱从静脉补给足够能量、氨基酸、电解质和维生素，必要时输血浆或全血，以改善患者的营养状况，促进伤口的愈合。

2）胃肠内营养支持　术后早期通过空肠喂养管进行肠内营养支持，以改善患者全身的营养状况，维护肠道屏障结构，促进肠道功能恢复，促进伤口的愈合，提高机体免疫功能。护理时应注意：① 妥善固定，防止滑脱、扭曲和受压。保持通畅，防止营养液沉积堵塞导管。每次输注营养液前后，需要用生理盐水或温开水20~30mL冲管，输液过程中每4小时冲管1次。② 控制输入营养液的温度、浓度和速度。营养液的温度应以接近体温为宜。温度偏低会刺激肠道引起痉挛，出现腹泻、腹痛症状；温度过高可损伤肠道黏膜，甚至引起溃疡或出血；营养液浓度过高易诱发倾倒综合征。③ 观察有无恶心、呕吐、腹痛、腹泻和水、电解质紊乱等并发症的发生。

3）饮食护理　术后短期内的饮食护理十分重要。肠功能恢复拔除胃管当日可少量饮水，每次4~5汤匙，2小时1次；如无不良反应，第2日可给半量流质饮食，每次50~80mL；第3日给全量流质，每次100~150mL，2~3小时1次；进食后如无不适，第4日可进半流质，以稀饭为好；半个月后可进软食，但要注意少量多餐（每日5~6次）。一般需6个月到1年才能恢复到正常的三餐饮食。流质饮食可选择蛋汤、菜汤、藕粉等，应注意少食胀气食物，如牛奶，忌食生、冷、油、煎、酸、辣等刺激性食物及浓茶、咖啡、酒等。

（4）鼓励早期活动　术后早期协助患者在床上进行肢体的屈伸运动，以预防静脉血栓的形成。视身体状况尽早协助患者坐起，并做轻微的床上活动，逐渐过渡到下床活动，以促进肠蠕动的恢复和机体的康复。

（5）预防并发症，促进康复　胃大部切除及迷走神经切除术后早期并发症主要包括术后出血、十二指肠残端破裂、胃肠吻合口破裂或瘘、胃排空障碍、术后梗阻等。远期并发症主要有倾倒综合征、碱性反流性胃炎、营养性并发症等，参见本章第二节术后护理。

【健康教育】

1. 饮食指导　解释术后饮食方法及应注意的问题，指导患者进行健康饮食、烹饪、食物储存的方法。

2. 用药指导　解释化疗的必要性及毒副作用的预防，定期检查血象、肝功能指标，并注意预防感染。

3. 日常生活指导　保持良好心态，注意劳逸结合，促进机体康复。

4. 复诊指导　初期每3个月复查1次，以后每半年复查1次，至少坚持复查5年。通过健康教育，提高患者的自我保健意识。

案例讨论

　　患者，男性，46岁。因突然发生剧烈腹痛4小时急诊入院。于入院前4小时，突然发生上腹部刀割样疼痛，并迅速波及全腹部，但仍以上腹部为甚。自述有多年胃病史，但进食或服药后可缓解，曾出现柏油样黑便数次，近日来经常有"心窝痛"，在当地诊所就诊，给颠茄合剂口服，腹痛不缓解，故速来本院就诊。体检：急性痛苦病容，T：38℃，P：90次/分，BP：80/50mmHg，脉搏细数。腹式呼吸减弱，腹肌强直如"木板样"，并有压痛和反跳痛，以上腹部显著，肝浊音消失，移动性浊音阳性，肠鸣音减弱。X线发现膈下有半月形游离气体。

　　问题：

　　1. 试分析该患者最可能的诊断是什么？

　　2. 试分析该患者目前主要的护理诊断/问题有哪些？

　　3. 若行手术，该患者术后常见的并发症有哪些？

第二十七章　小肠疾病患者的护理

导学

　　内容与要求　小肠疾病患者的护理包括解剖和生理概述、肠梗阻和肠瘘三部分内容。通过本章的学习，应掌握肠梗阻的临床表现、治疗原则和护理措施。熟悉肠梗阻的分类，肠瘘患者的护理措施。了解小肠解剖位置和主要生理作用，肠梗阻、肠瘘的概念、病因、病理、辅助检查、健康教育。

　　重点与难点　肠梗阻的临床表现、治疗原则和护理措施。

第一节　解剖和生理概述

　　【解剖概要】　小肠起始于幽门，下接盲肠，正常成人小肠全长 5~7 米，包括十二指肠、空肠和回肠。十二指肠长 25~30cm，位置深而固定，其与空肠的分界标志是十二指肠空肠悬韧带；空肠与回肠之间没有明显的解剖标志，小肠上段 2/5 为空肠，下段 3/5 为回肠。小肠仅通过扇形的小肠系膜固定于腹后壁，有很大的活动度。小肠肠壁由内向外分黏膜层、黏膜下层、肌层和浆膜 4 层。

　　小肠的血液供应来自肠系膜上动脉，进入小肠系膜根部，沿途分出胰十二指肠下动脉、回结肠动脉、右结肠动脉、空回肠动脉和中结肠动脉。小肠的静脉分布与动脉相似，最后集合成肠系膜上静脉，与脾静脉汇合成为门静脉干。

　　空肠黏膜下有散在、孤立的淋巴小结，至回肠则有许多淋巴集结。小肠淋巴管起始于肠黏膜绒毛中央的乳糜管，淋巴液汇集于肠系膜根部的淋巴结，再经肠系膜上动脉周围淋巴结、腹主动脉前淋巴结注入乳糜池。

　　小肠同时受交感和副交感神经支配。交感神经兴奋使小肠蠕动减弱，血管收缩、肠腺分泌减少；迷走神经兴奋使肠蠕动增强，肠腺分泌增加。

　　【生理概要】　小肠是食物消化和吸收的主要部位。小肠除了接收胰液和胆汁外，小肠黏膜还能分泌含有多种酶的碱性肠液。食糜在小肠分解为葡萄糖、氨基酸、脂肪酸，由小肠黏膜吸收。此外，小肠还吸收水、电解质、各种维生素，以及包括胃肠道分泌液和脱落的胃肠道上皮细胞的成分所构成的大量内源性物质。成年男性每日分泌内源性物质的液体量达 8000mL 左右，因此小肠疾病，如肠梗阻或肠瘘时可引起严重的水、电解质、酸碱平衡失调和营养障碍。

　　小肠还分泌多种胃肠激素，如肠促胰泌素、肠高血糖素、生长抑素、肠抑胃肽及缩胆囊素等。

　　肠道还有重要的免疫功能。肠淋巴组织在肠道抗原物质刺激下可产生局部免疫防御反应。肠固有层的浆细胞可分泌 IgA、IgM、IgE 和 IgG 等多种免疫球蛋白。

NOTE

第二节　肠梗阻

一、概述

肠梗阻（intestinal obstruction）是指肠内容物由于各种原因不能正常运行、顺利通过肠道，是外科常见的急腹症之一。

【病因与分类】

1. 按肠梗阻发生的基本原因分类

（1）机械性肠梗阻（mechanical intestinal obstruction）　最常见。由于各种原因引起肠腔变窄、使肠内容物通过障碍。主要原因有：①肠腔堵塞：如寄生虫、粪块、结石、异物等（图27-1）。②肠管受压：如粘连带压迫、肠扭转、嵌顿疝或肿瘤压迫等（图27-2）。③肠壁病变：如先天性肠道闭锁、炎症性狭窄、肿瘤等。

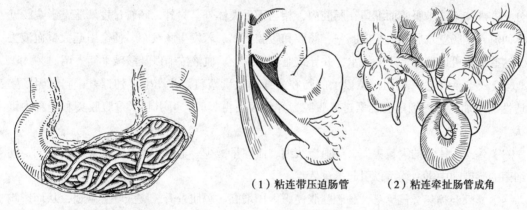

图27-1　蛔虫堵塞肠管

（1）粘连带压迫肠管　　（2）粘连牵扯肠管成角

图27-2　粘连性肠梗阻

（2）动力性肠梗阻（dynamic intestinal obstruction）　较少见。是由于神经反射或毒素刺激引起肠壁肌功能紊乱，使肠蠕动丧失或肠管痉挛，以致肠内容物不能正常运行，而无器质性的肠腔狭窄。可分为麻痹性肠梗阻（paralytic ileus）和痉挛性肠梗阻（spastic ileus）两类。前者常见于急性弥漫性腹膜炎、腹部大手术、腹膜后血肿或感染等。后者少见，可见于肠道功能紊乱和慢性铅中毒等。

（3）血运性肠梗阻（vascular intestinal obstruction）　因肠系膜栓塞或血栓形成，使肠管血运障碍，继而发生肠麻痹，肠内容物不能通过。

2. 按肠壁血运有无障碍分类

（1）单纯性肠梗阻　仅有肠内容物通过受阻，无肠壁血运障碍。

（2）绞窄性肠梗阻（strangulated intestinal obstruction）　肠内容物通过受阻，同时伴有肠壁血运障碍。

此外，按肠梗阻发生的部位还可分为高位（空肠上段）和低位（回肠末段和结肠）肠梗阻；按肠梗阻的程度可分为完全性和不完全性肠梗阻；按肠梗阻发生的缓急可分为急性和慢性肠梗阻。若一段肠襻两端完全阻塞，如肠扭转，则称为闭襻性肠梗阻。

上述各种类型的肠梗阻随病情发展，在一定条件下可以互相转化。

NOTE

【病理生理】

1. 局部病理生理变化

（1）肠蠕动增强　梗阻部位以上肠蠕动增强，以克服肠内容物通过障碍。

（2）肠管膨胀　由于肠腔积气、积液而造成。肠腔内积聚的气体70%来自咽下的气体，30%来自血液弥散和消化过程。积聚的液体主要是消化液，如胆汁、胰液、胃液及肠液等。梗阻部位越低、时间越长，肠腔膨胀越明显；梗阻部位以下肠管则瘪陷、空虚或仅存少量粪便。

（3）肠壁血运障碍　肠管膨胀，肠腔内压力继续增高，肠壁变薄，静脉血回流受阻，肠壁淤血水肿，呈暗红色。由于组织缺氧，毛细血管通透性增加，有渗出液渗入肠腔和腹腔。随着血运障碍的发展，出现动脉血运受阻，静脉血栓形成，最后肠管可因缺血坏死而穿孔。

2. 全身性病理生理变化

（1）水、电解质紊乱与酸碱平衡失调　因体液大量丧失而引起的水、电解质紊乱与酸碱失衡，是肠梗阻重要的病理生理改变。正常消化道每日分泌消化液约8000mL，大部分被重吸收，少量经粪便排出。高位肠梗阻时，呕吐早而频繁，胃肠液大量丢失。低位肠梗阻时，消化道分泌的液体不能被吸收而潴留在肠腔内，相当于丢失体外。另外，肠管过度膨胀，影响肠壁静脉回流，使肠壁水肿和血浆向肠壁、肠腔和腹腔渗出。若发生肠绞窄，便会引起大量血液丢失。这些变化可以造成严重的缺水，并导致血容量减少、血液浓缩以及酸碱平衡失调。

（2）感染和中毒　梗阻部位以上的肠腔内细菌大量繁殖，并产生多种毒素；同时因肠壁通透性的增加，肠内细菌和毒素进入腹腔，并经腹膜再吸收，可引起严重腹膜炎和全身中毒症状。

（3）休克　体液的大量丢失，使血液浓缩、血容量减少、电解质紊乱、酸碱平衡失调，同时细菌的感染和中毒，均可以引起严重休克。

（4）呼吸和循环功能障碍　肠腔膨胀使腹内压增高、膈肌上升、腹式呼吸减弱，从而影响肺内气体交换。同时下腔静脉血液回流受阻，导致循环、呼吸功能障碍。

【临床表现】　尽管肠梗阻因其梗阻部位、发病原因、病变程度及起病急缓不同而有不同的临床表现，但其共同表现有腹痛、呕吐、腹胀和停止排便排气。

1. 症状

（1）腹痛　单纯性机械性肠梗阻时，由于梗阻部位以上的肠管强烈蠕动，表现为阵发性腹部绞痛，疼痛多位于中腹部。腹痛发作时，患者有明显的窜气感，并受阻于梗阻部位。随病情进一步发展，可演变为绞窄性肠梗阻，表现为持续性剧烈腹痛且间歇期缩短；麻痹性肠梗阻多表现为全腹持续性胀痛或不适；肠扭转所致闭襻性肠梗阻，多表现为突发腹部持续性绞痛伴阵发性加剧；肠蛔虫堵塞多为不完全性梗阻，以阵发性脐周腹痛为主。

（2）呕吐　与梗阻发生的部位和类型有关。高位肠梗阻呕吐出现早且频繁，呕吐物主要为胃、十二指肠内容物和胆汁等；低位肠梗阻呕吐出现较晚而少，呕吐物呈粪样；麻痹性肠梗阻时的呕吐呈溢出性；若呕吐物为血性或棕褐色液体，常提示肠管有血运障碍；若吐出蛔虫，多为蛔虫团引起的梗阻。

（3）腹胀　一般出现较晚，其程度与梗阻部位有关。高位肠梗阻由于呕吐频繁，腹胀多不明显；低位或麻痹性肠梗阻则腹胀明显，可为均匀性全腹胀；闭襻性肠梗阻腹胀多不对称。

（4）停止排便排气　完全性肠梗阻患者不再排气、排便，但在梗阻早期和高位肠梗阻，仍可排出残存在肠道内的粪便和气体；不完全性肠梗阻可有多次少量排气、排便；绞窄性肠梗阻时，可排出血性黏液样便。

2. 体征

（1）腹部体征 ① 视诊：单纯性机械性肠梗阻常可见腹胀、肠型和异常蠕动波；肠扭转时腹胀多不对称；麻痹性肠梗阻则全腹均匀腹胀。② 触诊：单纯性肠梗阻腹壁较软，可有轻度压痛，但无腹膜刺激征；绞窄性肠梗阻时可有压痛性包块和腹膜刺激征。③ 叩诊：绞窄性肠梗阻时腹腔有渗液，可有移动性浊音；麻痹性肠梗阻全腹呈鼓音。④ 听诊：机械性肠梗阻时，肠鸣音亢进、有气过水声或金属音；麻痹性肠梗阻者肠鸣音减弱或消失。

（2）全身变化 肠梗阻初期，患者全身情况多无明显改变。晚期或绞窄性肠梗阻可出现眼窝凹陷、唇干舌燥、皮肤弹性差、尿少或无尿等明显脱水体征，还可出现血压下降、脉搏细速、呼吸急促、面色苍白、四肢厥冷等中毒和休克征象。

【辅助检查】

1. 实验室检查

（1）血常规 血红蛋白值和红细胞压积升高，提示脱水和血液浓缩。白细胞计数及中性粒细胞比例增加，多见于绞窄性肠梗阻。

（2）血气分析和血生化项目 检查血气分析、血清 Na^+、K^+、Cl^-、尿素氮、肌酐的变化，可以了解酸碱平衡、电解质和肾功能的变化。

（3）呕吐物及粪便检查 若见大量红细胞或隐血试验阳性，应考虑肠管有血运障碍。

2. 影像学检查

（1）X 线检查 一般在肠梗阻发生 4~6 小时后，腹部立位或侧卧位平片，可见肠管扩张、积气及多个液平面（图 27-3）。空肠梗阻时，空肠黏膜环状皱襞可显示"鱼肋骨刺"状改变。回肠扩张的肠襻多，可见"阶梯状"的液平面。肠扭转时可见孤立、突出胀大肠襻。麻痹性肠梗阻时，胃内影增大，小肠、结肠全部胀气。蛔虫堵塞者，可见肠腔内成团的蛔虫成虫体阴影。

（2）钡剂灌肠或 CT 检查 可明确梗阻的部位和性质，能排除肠套叠、乙状结肠扭转或结肠肿瘤等。

3. 腹腔穿刺 可抽出白色或血性液体。

【治疗原则】 治疗原则是尽快解除梗阻和纠正因梗阻引起的全身性生理紊乱。

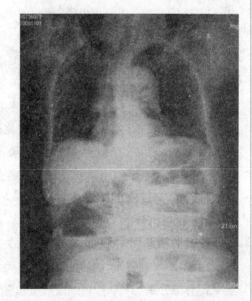

图 27-3 肠梗阻的 X 线气液平面

1. 基础疗法 既可作为非手术治疗的措施，又可为术前准备。

（1）禁食、胃肠减压 是治疗肠梗阻的重要措施之一。通过胃肠减压吸出胃肠道内的积气、积液，可以减轻腹胀、降低肠腔内压力恢复肠壁血运、减少肠腔内的细菌和毒素，从而改善和缓解局部病变和全身情况。

（2）纠正水、电解质及酸碱平衡失调 补液的种类和量应根据呕吐情况、脱水体征、尿量、尿比重及血液浓缩程度、血清电解质及血气分析结果等确定。

（3）防治感染和中毒 遵医嘱合理地应用抗生素，注意观察药物疗效及毒副作用。

（4）支持和对症治疗 禁食期间，遵医嘱给予肠外营养支持；高热者，及时行物理或药物降温，并评估降温效果。

2. 解除梗阻

（1）非手术治疗 适用于单纯性粘连性肠梗阻、痉挛性或麻痹性肠梗阻、蛔虫或粪块堵塞引起的肠梗阻、肠结核等炎症引起的不完全性肠梗阻和肠套叠早期。具体措施除上述基础治疗外，还包括口服或胃肠道灌注植物油、腹部按摩及针刺疗法等。

（2）手术治疗 适用于各种类型的绞窄性肠梗阻，肿瘤、先天性肠道畸形引起的肠梗阻及非手术治疗无效者。原则是在最短时间内，以最简单的方法解除梗阻或恢复肠腔的通畅。手术方式有粘连松解术、肠切开取出异物术、肠切除肠吻合术、肠扭转复位术、短路手术、肠造口或肠外置术等。

【护理评估】

1. 术前评估

（1）健康史 评估患者的一般情况；有无感染、饮食不当、饱餐后剧烈运动、过度疲劳等诱因；既往有无手术史、外伤史、过敏史及各种急慢性肠道疾病史等。

（2）身体状况

1）局部 评估患者腹痛、腹胀、呕吐、停止排气排便的程度；呕吐物、排泄物、胃肠减压抽出液的颜色、性状和量；有无腹膜刺激征及其范围。

2）全身 评估患者的意识状况、生命体征及尿量等变化；有无眼窝凹陷、皮肤弹性降低等脱水体征；有无出现水、电解质及酸碱失衡或休克征象。

3）辅助检查 了解血生化项目、X线平片、钡剂灌肠或CT等检查结果，以判断病情。

（3）心理和社会支持状况 评估患者和家属对肠梗阻及其治疗方法、预后状况的认知程度，判断有无焦虑或恐惧；了解患者家庭的经济承受能力和社会支持状况。

2. 术后评估

（1）手术情况 了解麻醉类型、手术方式及术中情况等，以判断病情及预后。

（2）康复状况 评估生命体征的变化；肠蠕动恢复情况；观察切口愈合及引流液的颜色、性状和量；有无发生肠粘连、腹腔内感染或肠瘘等并发症。

（3）心理和社会支持状况 了解患者有无紧张、焦虑、恐惧等负性心理；评估患者和家属对术后康复知识的认知程度。

【常见护理诊断/问题】

1. 体液不足 与呕吐、肠腔积液有关。

2. 疼痛 与肠蠕动增强、肠麻痹有关。

3. 体温升高 与肠腔内细菌繁殖和毒素吸收有关。

4. 低效性呼吸型态 与腹胀、腹痛有关。

【护理措施】

1. 术前护理

（1）饮食护理 患者应禁饮食。若出现排气、排便，腹痛、腹胀消失等梗阻缓解症状，可考虑进流质饮食，忌食产气的甜食和牛奶等。视病情逐步恢复正常饮食。

（2）胃肠减压 保持胃管通畅，维持有效的负压引流。严密观察和准确记录引流液的颜色、性状和量，若发现有血性液体，应警惕绞窄性肠梗阻的可能。

（3）体位护理 生命体征平稳后可取半卧位，使膈肌下降，减轻腹肌紧张，有利于患者的呼吸。

（4）呕吐的护理 呕吐时头偏向一侧，避免误吸引起吸入性肺炎或窒息；及时清除口腔内呕吐物，给予漱口，保持口腔、颜面部清洁。观察记录呕吐出现的时间、次数以及呕吐物的颜色、性状和量。

（5）用药护理 ① 遵医嘱合理地应用抗生素，有效地防治细菌感染，减少毒素吸收。② 对无肠绞窄或肠麻痹者，可遵医嘱应用阿托品类抗胆碱药物解除胃肠道平滑肌痉挛。未明确诊断者，禁用吗啡类止痛剂，以免掩盖病情。

（6）病情观察 定时测量体温、脉搏、呼吸、血压；严密观察腹痛、腹胀、呕吐及腹部体征等变化；准确记录液体出入量；及时了解患者各项实验室指标。若出现以下情况，应考虑发生绞窄性肠梗阻的可能，其临床特点为：① 经积极非手术治疗而临床表现未见明显改善。② 腹痛发作急骤，开始即为持续性剧烈疼痛，或持续性疼痛伴阵发性加重。③ 腹胀不对称，腹部有局部隆起或触痛性肿块。④ 呕吐出现早、剧烈而频繁。⑤ 出现腹膜刺激征，肠鸣音可不亢进。⑥ 呕吐物、胃肠减压液、肛门排出物为血性，或腹腔穿刺抽出血性液体。⑦ 腹部 X 线检查可见孤立、突出胀大的肠襻，位置固定不变。⑧病情进展迅速，早期即可出现休克，抗休克治疗无效。

2. 术后护理

（1）一般护理

1）体位 术后生命体征平稳，可取半卧位，以利于呼吸和引流，避免形成腹腔脓肿。

2）饮食 禁食期间给予静脉补液和营养支持，待肠蠕动恢复后，可拔除胃管，试进少量流质饮食。进食后若无不适，逐步过渡至半流质饮食、普食。肠切除肠吻合术后，适当推迟进食时间。

3）活动 术后应早期活动，协助患者翻身和活动肢体，在病情允许的情况下，鼓励患者尽早下床活动，以促进肠蠕动恢复，防止肠粘连。

（2）病情观察

1）监测生命体征 严密观察患者的体温、脉搏、呼吸、血压等变化，全麻未醒前应有专人护理。病情平稳后，每 1~2 小时测量 1 次生命体征。

2）切口护理 保持局部切口清洁、敷料干燥。注意观察切口有无红肿、渗血、渗液等，一旦发现异常情况，应及时通知医师，并协助处理。

3）引流管护理 肠切除肠吻合术后常留置胃肠减压和腹腔引流管。应妥善固定，保持引流通畅，避免受压、扭曲或折叠；观察并记录引流液的颜色、性状和量。

（3）并发症的观察与护理

1）粘连性肠梗阻 患者再次出现腹部阵发性疼痛、腹胀、呕吐等症状，应立即通知医师，遵医嘱给予患者口服液体石蜡、胃肠减压或做好再次手术的准备。

2）腹腔感染及肠瘘 注意观察患者术后腹痛、腹胀症状是否改善，肛门恢复排气、排便的时间等。若患者腹部胀痛、持续发热、白细胞计数增高，腹壁切口红肿，或腹腔引流管周围流出较多带有粪臭味的液体，同时出现局部或弥漫性腹膜炎表现，应高度警惕腹腔感染及肠瘘的可能，及时通知医师并协助处理。

【健康教育】

1. 饮食指导 注意饮食卫生，养成良好的饮食习惯。忌暴饮暴食，避免生、冷、硬及刺激性食物，避免腹部受凉及餐后剧烈运动。

2. 保持大便通畅 嘱患者每日进行适量的体育活动，多食新鲜的水果和蔬菜，防止发生便秘。老年便秘者，可适当服用缓泻剂，避免用力排便。

3. 就诊指导 指导患者进行自我监测，若出现腹痛、腹胀、呕吐等不适时，应及时就诊。

二、常见的肠梗阻

（一）粘连性肠梗阻

粘连性肠梗阻（adhesive intestinal obstruction）是肠粘连或腹腔内粘连带压迫肠管引起的肠梗阻，占各类肠梗阻的20%~40%。肠粘连可分先天性和后天性两种，前者较少见，多因发育异常或胎粪性腹膜炎所致；后者多因腹部手术、炎症、损伤、出血、异物等所致。

粘连性肠梗阻发生的主要原因是在粘连的基础上，由外界因素的影响而诱发，如暴饮暴食或剧烈运动、粘连部位发生炎症或粘连水肿、食物残渣，异物的堵塞，都能导致肠腔狭窄。粘连的存在并不等于必然会产生肠梗阻。容易发生肠梗阻的情况有：① 肠襻间紧密粘连成团或固定于腹壁，致肠管变窄或肠管蠕动和扩张受影响；② 肠管因粘连牵扯扭折成锐角；③ 粘连带压迫肠管，或肠襻以粘连处为支点发生扭转等。

【临床表现】 大多数患者有腹部手术、炎症，创伤或结核病史。以往有慢性肠梗阻症状和多次腹痛发作史者，多为广泛粘连引起的梗阻。患者若突然出现急性梗阻症状，腹痛加重，并有腹部压痛、腹肌紧张，应考虑为粘连带引起的绞窄性肠梗阻。

【治疗原则】 以非手术治疗为主。若经非手术治疗不见好转甚至病情加重，或怀疑为绞窄性肠梗阻，须及早行手术治疗，避免发生肠坏死。对反复频繁发作的粘连性肠梗阻也应考虑手术治疗。

及时、正确治疗腹腔炎症和术后早期活动对预防肠粘连的发生有重要意义。

（二）肠扭转

肠扭转（volvulus）是一段肠襻沿其系膜长轴旋转而造成的闭襻性肠梗阻。常发生于小肠，其次为乙状结肠。在肠内容物骤增、肠管动力异常以及突然改变体位等因素时易诱发肠扭转，肠扭转以顺时针方向旋转多见，轻度扭转者在360°以下，重者可达2~3转。随着肠系膜扭转加重发生血运障碍则造成绞窄性肠梗阻。

【临床表现】 肠扭转具有一般肠梗阻症状，但发病急骤，腹痛剧烈、患者辗转不安，可早期出现休克。其症状因小肠或乙状结肠扭转，临床表现各有特点（图27-4）。

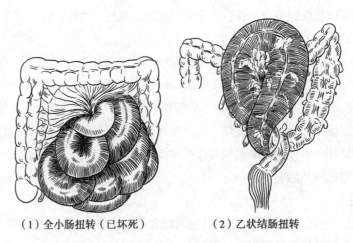

(1) 全小肠扭转（已坏死）　　　　(2) 乙状结肠扭转

图27-4 肠扭转

1. 小肠扭转 多见于青壮年，常有饱食后剧烈活动等诱发因素，发生于儿童者则常与先天性肠旋转不良等有关。表现为突发性腹部绞痛，多在脐周围，常为持续性疼痛，伴阵发性加重；腹痛常放射至腰背部，患者往往不敢平仰卧，喜取胸膝位或蜷曲侧卧位；呕吐频繁，腹胀不显著或某一部位特别明显。腹部可扪及压痛性胀大的肠襻。随病程进展，极易发生休克。

2. 乙状结肠扭转　多见于老年男性，常有长期便秘史或以往有多次腹痛发作经排气、排便后缓解的病史。临床表现除腹部绞痛外，腹胀明显而呕吐一般不多见。钡剂灌肠 X 线检查呈"鸟嘴形"阴影。

【治疗原则】　肠扭转是严重的机械性肠梗阻，可在短期内发生肠绞窄、坏死，死亡率高达15%~40%，死亡的主要原因为就诊过晚或治疗延误，故应急症手术治疗。手术方法包括肠扭转复位术、肠切除肠吻合术。

避免在饱餐后立即进行剧烈运动及重体力劳动，尤其是避免需要身体前俯、旋转等动作，对预防肠扭转有一定意义。

（三）肠蛔虫堵塞

由于蛔虫团、胆石、粪便或其他异物等肠内容物堵塞肠腔，称肠堵塞，是一种单纯性机械性肠梗阻。较多见的是蛔虫结聚成团并引起局部肠管痉挛而致肠腔堵塞。诱因主要是驱虫治疗不当，多见于儿童，农村发病率较高。

【临床表现】　脐周围阵发性腹痛和呕吐，常有便蛔虫或吐蛔虫的病史。梗阻多为不完全性，腹胀多不显著，无腹肌紧张，腹部触及条索状团块，可随肠管收缩而变硬，肠鸣音正常或亢进。

【治疗原则】　以非手术治疗为主。除禁饮食、静脉输液外，可口服生植物油或驱虫药。腹痛剧烈者，可遵医嘱应用解痉剂，或配以针刺、腹部轻柔按摩等，症状缓解后行驱虫治疗。若经非手术治疗无效，或并发肠扭转，或出现腹膜刺激征时，应施行手术切开肠壁取虫，尽量取尽，以免残留的蛔虫从肠壁缝合处钻出，导致肠穿孔和腹膜炎。术后应继续驱虫治疗。

（四）肠套叠

一段肠管套入其相连的肠管腔内称为肠套叠（intussusception），其发生常与肠管解剖特点（如盲肠活动度过大）、病理因素（如肠息肉、肿瘤）以及肠功能失调、蠕动异常等有关。按照发生的部位可分为回盲部肠套叠（图 27-5）、小肠套叠与结肠套叠等类型。其中以回盲部肠套叠最多见，是小儿肠梗阻的常见病因，80%发生于 2 岁以下的儿童。

【临床表现】　肠套叠的三大典型症状是腹痛、血便和腹部肿块。表现为突发性剧烈腹痛，患儿阵发性哭闹不安、面色苍白、出冷汗，伴有呕吐和果酱样血便。腹

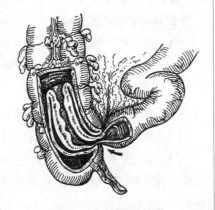

图 27-5　回盲部肠套叠

部检查常可扪及腊肠形、表面光滑、稍可活动的压痛性肿块，常位于脐右上方，右下腹触诊有空虚感。

【治疗原则】　早期可用空气灌肠复位，疗效可达90%以上。一般空气压力先用60 mmHg，经肛管灌入结肠内，经 X 线透视再次明确诊断后，继续注气加压至 80 mmHg 左右，直至套叠复位。若套叠不能复位，或病情已超过 48 小时，或疑有肠坏死，或空气灌肠复位后出现腹膜刺激征及全身情况恶化，均应行手术治疗。手术方法有手术复位或肠切除肠吻合术。

第三节　肠　瘘

肠瘘（intestinefistula）是指肠管与其他脏器、体腔或体表之间存在病理性通道，肠内容物

经此进入其他脏器、体腔或至体外，引起一系列病理生理紊乱及严重并发症，是腹部外科中常见重症疾病之一，病死率高达 15%~25%。

【病因与分类】

1. 按瘘发生的原因

（1）先天性　与胚胎发育异常有关，如卵黄管未闭所致脐肠瘘。

（2）后天性　占肠瘘发生率的 95% 以上。常见原因有：① 腹部手术或创伤，是最主要的原因，如腹部损伤导致的肠管损伤或手术时误伤、吻合口愈合不良等。② 腹腔或肠道感染，如溃疡性结肠炎、肠结核、腹腔脓肿等。③ 腹腔内脏器或肠道恶性肿瘤。④ 肠道缺血性疾病，如绞窄性肠梗阻。

（3）治疗性　指根据治疗需要而施行的人工肠造瘘，如空肠造瘘、结肠造瘘等。

2. 按肠腔是否与体表相通

（1）肠外瘘（external fistula）　指肠腔通过瘘管与体表相通。临床上肠外瘘主要发生在腹部手术后，是术后发生的一种严重并发症，主要原因是术后腹腔感染，吻合口裂开、肠管血运不良造成吻合口瘘。分为两类：① 管状瘘：最常见，是指肠壁瘘口与腹壁外口之间存在一瘘管。② 唇状瘘：是肠壁直接与皮肤黏着，瘘口处肠黏膜外翻成唇状。

（2）肠内瘘（internal fistula）　指肠腔通过瘘管与腹内其他脏器或肠管相通，肠内瘘常见于恶性肿瘤。如直肠膀胱瘘、直肠阴道瘘和空肠瘘等。

3. 按肠道是否存在连续性

（1）侧瘘　仅有部分肠壁缺损，肠壁瘘口小，肠腔仍保持其连续性。

（2）端瘘　肠腔连续性完全中断，其近端与体表相通，肠内容物全部流出体外，亦称完全瘘，多为人造治疗性瘘。

4. 按瘘管所在的部位

（1）高位瘘　指距离 Treitz 韧带 100cm 以内的消化道瘘，如十二指肠空肠瘘。

（2）低位瘘　指发生 Treitz 韧带 100cm 以外的消化道瘘，如回肠瘘和结肠瘘。

5. 按肠瘘的日排出量

（1）高流量瘘　指每日消化液排出量在 500mL 以上。

（2）低流量瘘　指每日消化液排出量在 500mL 以下。

【病理生理】　肠瘘形成后的病理生理改变与瘘管的部位、大小、数目等相关。一般而言。高位、高流量的肠瘘以水、电解质紊乱及营养丢失较为严重；而瘘口小、位置低、流量少的肠瘘则以继发性感染更为明显。

1. 水、电解质及酸碱平衡失调　成人每日可分泌 7000~8000mL 的消化液，其中绝大部分由小肠和结肠重新回吸收，仅有 150mL 左右随粪便排出体外。发生肠瘘时，可导致消化液大量流失至体外、其他器官或间隙，或因消化道短路，过早地进入低位消化道导致重吸收率大大降低，引起水、电解质和酸碱平衡失调，甚至危及患者生命。

2. 营养不良　因大量消化液丢失，使消化道的消化吸收功能发生障碍，加上消化液中大量的消化酶和蛋白质的丧失，以及感染、创伤等因素导致营养不良。

3. 感染　肠瘘一旦发生后，由于引流不畅而造成腹腔内感染或脓肿形成。肠腔内细菌污染周围组织更加重感染，又因消化酶的腐蚀作用使感染难以局限，甚至发生脓毒血症。

4. 消化液腐蚀　消化液中含有大量的消化酶，腐蚀瘘口周围皮肤可使皮肤发生糜烂、溃疡甚至坏死；消化液积聚在腹腔或瘘管内，可能腐蚀其他脏器，也可能腐蚀血管造成大量出血。

水、电解质和酸碱平衡失调、营养不良和感染是肠瘘患者的三大基本病理生理改变，尤其是营养不良和感染在肠瘘患者中往往比较严重，而且互为因果，形成恶性循环，可引起脓毒血症和多器官功能障碍综合征（MODS），最后出现 MOF 而死亡。

【临床表现】 肠瘘的临床表现可因瘘管的部位及其所处的病理阶段不同而表现各异。

1. 腹膜炎期 多发生于创伤或手术后 3~5 日。

（1）局部 外漏的肠内容物对周围组织器官产生强烈刺激，患者可出现腹痛、腹胀、恶心呕吐、乏力、大便次数增多等，或由于麻痹性肠梗阻而停止排气、排便。肠外瘘者可见瘘口有消化液、肠内容物及气体排出，周围皮肤被腐蚀，出现红肿、糜烂、剧痛，甚至继发感染、破溃出血。

瘘口排出物的性状有助于判断瘘的位置。十二指肠瘘等高位肠瘘的漏出液中常含有大量的胆汁、胰液等，日排出量大，多呈黄色"蛋花样"、刺激性强，腹膜刺激征明显，患者全身反应严重；而结肠瘘等低位肠瘘日排出量小，刺激性弱，但其内含有粪渣，有臭气。

（2）全身 患者表现为精神不振，食欲不佳；大量肠液丢失，可出现严重水、电解质及酸碱平衡失调；继发感染者，体温升高，可达 38℃ 以上；严重脱水者，可导致低血容量性休克。若未得到及时、有效的处理，可并发脓毒血症、多器官功能障碍或衰竭，甚至死亡。

2. 腹腔内脓肿期 多发生于瘘形成后 7~10 日。肠内容物漏入腹腔后引起纤维素性渗出等炎性反应，若漏出物和渗出液得以局限，则形成腹腔内脓肿。患者除继续发热外，可因脓肿所在部位的不同而表现为恶心、呕吐、腹痛、腹胀或里急后重等；部分患者腹部可触及压痛性包块。若腹腔冲洗和引流通畅，全身症状可逐渐减轻。

3. 瘘管形成期 肠瘘发生 1~2 个月后可形成瘘管。在引流通畅的情况下，腹腔脓肿逐渐缩小，沿肠内容物排出的途径形成瘘管。此时感染已基本控制，患者的营养状况逐渐恢复，全身症状减轻或消失，仅留有瘘口局部刺激症状或肠粘连表现。

4. 瘘管闭合期 瘘管炎症反应消失、愈合，患者临床症状消失。

【辅助检查】

1. 实验室检查

（1）血常规检查 可出现血红蛋白值、红细胞计数下降；严重感染时白细胞计数和中性粒细胞比例升高，可出现中毒颗粒、核左移和血小板计数下降。

（2）血生化检查 可有低 Na^+、低 K^+ 等血清电解质紊乱的表现；血清清蛋白、转铁蛋白、前白蛋白水平和总淋巴细胞计数下降；肝酶谱和胆红素值升高。

2. 影像学检查

（1）B 超或 CT 检查 有助于发现腹腔深部脓肿、积液、占位性病变及其与胃肠道的关系等。

（2）瘘管造影 适用于瘘管已形成者。可明确瘘的部位、长度、大小、走向、脓肿范围及引流通畅程度；还可了解其周围肠管或与其相通的肠管情况。

3. 特殊检查

（1）口服染料或药用炭 是最简单实用的检查手段。适用于肠外瘘形成初期，可初步判断瘘的部位和瘘口大小。

（2）瘘管组织活检及病理学检查 可明确有无结核、肿瘤等病变。

【治疗原则】

1. 腹膜炎期及腹腔脓肿期

（1）纠正水、电解质及酸碱平衡失调 根据患者每日的脱水程度和性质、出入液体量、尿量、血电解质和血气分析检查结果，及时补充和调整液体量及种类，维持机体内环境的稳定。

（2）控制感染 是挽救生命的关键。根据肠瘘的部位及常见菌群或药物敏感性试验结果合理应用抗菌药，必要时加用抗厌氧菌感染的药物。

（3）有效引流和冲洗　腹膜炎期在瘘口旁置双腔套管行24小时持续负压引流及腹腔灌洗术。已形成脓肿者，可在B超定位引导下穿刺或手术引流，以消除感染灶、促进组织修复和瘘管愈合。

（4）营养支持　早期应禁食，遵医嘱给予全胃肠外营养。待腹膜炎控制、肠蠕动恢复、瘘口流出量明显减少且恢复肛门排便时，逐渐改为肠内营养和经口饮食。不论应用何种营养支持方法，均要求有适当的热能与蛋白质供应量，以达到正氮平衡。

（5）抑制肠道分泌　近年来，多采用抑制消化液分泌的药物，以抑制胃酸、胃蛋白酶、胃泌素、胰腺外分泌的分泌，抑制胃肠蠕动，达到降低瘘的排出量、减少液体丢失的目的。

（6）回输引流的消化液　将引流出的肠液收集在无菌容器内，经处理后再经空肠造瘘管回输入患者肠道，以恢复消化液的胃肠循环及胆盐的肝肠循环，从而减少水、电解质和消化酶的丢失、紊乱及并发症发生。

2. 瘘管形成期　主要治疗目的是改善患者的营养状态，提高机体抵抗力，促进瘘口愈合。

（1）加强营养　根据肠瘘位置和漏出量选择不同方式和途径的营养支持，包括胃肠外营养、肠内营养和经口饮食。

（2）堵塞瘘管　部分患者在内环境稳定、营养状态改善后，瘘口可自行愈合。无法愈合的瘘口，可在感染控制后，采用堵塞瘘管的方法，阻止肠液外流，以促进瘘口自行愈合。具体方法有：① 外堵法（图27-6）：适用于经过充分引流、冲洗后，已经形成完整、管径直的瘘管。如油纱布填塞、医用胶注入瘘管内填塞黏合法、盲端橡胶管或塑料管填塞等。② 内堵法（图27-7）：适用于须手术方能治愈的唇状瘘及瘘管短且口径大的瘘。在瘘管内放置硅胶片或乳胶片堵压，起到机械性关闭瘘口的作用，以保持肠道的连续性，控制肠液外漏，恢复肠道功能，达到简化处理与加强肠道营养支持的目的。若远侧肠襻有梗阻，则不能用"内堵"，应进行持续负压引流。

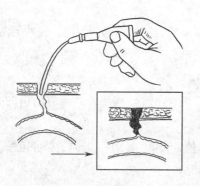

图27-6　医用黏合胶堵塞肠瘘（注入法）

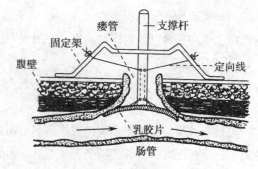

图27-7　外固定式乳胶片内堵

（3）手术治疗　在瘘发生2~3个月，经非手术治疗瘘口仍不能自行封闭时，则应考虑手术修复。根据肠瘘位置、病变情况选择不同的手术方式。

1）肠段部分切除吻合术　手术切除瘘管所在肠襻后行肠段端端吻合。此法最常用且效果好。

2）肠瘘局部楔形切除缝合术　较简单。适用于瘘口较小、肠壁周围组织正常者。

3）肠瘘旷置术　瘘管近远端行短路手术。适合瘘管周围广泛粘连、切除困难者。

4）小肠浆膜补片覆盖修补术　适用于修复肠段难以切除的瘘。

【护理评估】

1. 术前评估

（1）健康史　了解患者的年龄、性别、饮食习惯和生活环境等；既往有无腹部外伤或手术史；肠瘘发生后的治疗经过和临床疗效；有无贫血、营养不良、高血压、糖尿病等并发症。

（2）身体状况

1）局部　评估体表瘘管位置、类型、数目，若有多个瘘口，其相互间关系；漏出的肠液对瘘口周围皮肤损伤程度；腹部有无压痛、反跳痛、腹肌紧张等征象；非手术治疗者，应观察腹腔双套管引流是否通畅及堵塞法的临床疗效。

2）全身　重点评估患者水、电解质及酸碱失衡情况；有无寒战、高热、呼吸急促、脉速等感染中毒症状；有无消瘦、贫血等营养不良状况；有无皮肤弹性差、眼窝凹陷等脱水征。

3）辅助检查　了解各项实验室检查结果，判断患者有无营养不良及水、电解质、酸碱平衡失调。

（3）心理和社会支持状况　了解患者有无因长期治疗、效果欠佳而产生焦虑、抑郁等心理状况；评估患者和家属对治疗方案、康复计划的认知程度；了解患者家庭的经济承受能力及其所在社区的医疗保健服务情况等。

2. 术后评估

（1）手术情况　了解麻醉类型、手术方式，术中出血、输血、补液及引流管安置情况等；

（2）康复状况　评估患者的生命体征、腹部体征；观察切口愈合及引流情况；有无发生堵片移位或松脱、瘘口出血、腹腔感染、肝肾功能障碍、粘连性肠梗阻等并发症。

（3）心理和社会支持状况　了解患者因手术导致的各种不良心理反应；患者和家属对术后康复知识的认知程度；家庭经济承受能力与社会支持状况等。

【常见护理诊断 / 问题】

1. 焦虑 / 恐惧　与长期肠液外漏的视觉和痛觉刺激及担心预后有关。

2. 体液不足　与禁食、肠液大量外漏有关。

3. 体温过高　与腹腔感染有关。

4. 营养失调：低于机体需要量　与肠液大量丢失、炎症等引起机体高消耗有关。

5. 皮肤完整性受损　与瘘口周围皮肤被消化液腐蚀有关。

6. 潜在并发症　包括堵片移位或松脱、瘘口出血、腹腔感染、肝肾功能障碍、粘连性肠梗阻等。

【护理措施】

1. 术前护理

（1）心理护理　向患者和家属解释肠瘘的发生、发展过程和诊疗方法，消除他们的思想顾虑，树立战胜疾病的信心，积极配合治疗与护理，促进早日康复。

（2）维持体液平衡　禁食、胃肠减压，保持有效吸引，避免因食物引起的神经及体液调节所致的肠液大量分泌，减少消化液的持续漏出；消化液回输过程中应严格无菌技术操作，避免感染；根据血清电解质、血气分析结果等，及时调整输液种类、速度和电解质。

（3）营养支持　早期多经中心静脉置管行全胃肠外营养，注意输注速度和导管的护理，避免导管性感染；待病情稳定、漏出液减少、肠功能恢复后，逐渐恢复肠内营养，此时应注意营养液的温度，逐渐增加灌注量及速度，避免引起渗透性腹泻。

（4）负压引流与灌洗的护理

1）引流管的选择与安放　根据瘘口情况选用合适的引流管。引流管的顶端放置在肠壁内口附近，滴液管放在引流管顶端附近，固定引流管并覆盖敷料。

2）调节负压大小　根据肠液黏稠度、日排出量调整。一般情况下负压以 75~150mmHg 为宜，注意避免因负压过小致引流不充分，或因负压太大造成肠黏膜吸附于管壁引起损伤和出血。

3）保持引流管通畅　妥善固定引流管，保持各处连接紧密，避免扭曲、折叠或脱落。定时挤压引流管，及时清除双腔套管内的血凝块、坏死组织等，以免堵塞。可通过灌洗的声音判断引流效果，若冲洗过程中听到明显的气过水声，则表明引流通畅。一旦发现管腔堵塞，可顺时针方向缓慢旋转松动外套管；若无效，应及时通知医师，另行更换引流管。

4）调节灌洗液的量和速度　根据引流液的量和性状调节。一般每日灌洗量为 2000~4000mL，速度为 40~60 滴 / 分；若引流液量多且黏稠，可适当加大灌洗的量和速度；在瘘管形成，肠液溢出减少后，灌洗量可酌情减少。灌洗液以等渗盐水为主，若腹腔内感染严重或有脓腔形成，灌洗的等渗盐水内可加入抗生素。灌洗时，注意保持灌洗液的温度在 30℃ ~40℃，避免过冷所造成的不良刺激。

5）观察和记录　灌洗过程中观察患者有无畏寒、气急、心慌、面色苍白等不良反应，一旦发现，立即停止灌洗，对症处理。观察和记录引流液的量和性状，并减去灌洗量，计算每日肠液排出量。

（5）瘘口堵塞护理　对采用堵片治疗者，注意观察堵片有无移位或松脱。一旦发现异常情况，及时通知医师，予以调整或更换合适的堵片。

（6）瘘口周围皮肤的护理　瘘管渗出的肠液具有较强的腐蚀性，常造成周围皮肤的糜烂，甚至溃疡、出血，故应保持充分有效的腹腔引流，减少肠液漏出；及时发现并吸净漏出的肠液，保持皮肤清洁、干燥。常选用中性皂液或 0.5% 氯己定清洗局部皮肤，清洁后涂抹复方氧化锌软膏或皮肤保护膜加以保护。

（7）术前准备　除常规准备外，还应做好肠道准备。术前 3 日进少渣半流质饮食，并口服肠道不吸收抗菌药物；术前 2 日进无渣流质，术前 1 日禁食；术前 3 日始以生理盐水灌洗瘘口，术日晨从肛门和瘘管行清洁灌肠。

2. 术后护理

（1）一般护理

1）体位　术后血压平稳后取低半卧位，有利于腹腔引流和保持顺畅呼吸。指导患者早期进行床上活动，如多翻身、伸曲肢体运动，待病情稳定后尽早下床活动，以促进肠蠕动避免术后发生肠粘连。

2）饮食　为了防止再次发生肠瘘，可适当延长禁食时间至 4~6 日，禁食期间继续全胃肠外营养支持，并做好相应护理。待肠蠕动恢复、肛门恢复排便后逐步改为肠内营养或经口饮食。

（2）病情观察

1）监测生命体征　注意观察患者体温、脉搏、呼吸、血压的变化；病情平稳后，每 1~2 小时测量 1 次生命体征。

2）切口护理　保持切口清洁、敷料干燥。注意观察切口有无渗血、渗液，造瘘口有无肠液外漏，一旦发现异常情况，应及时通知医师，并协助处理。

3）引流管护理　肠瘘术后留置的引流管较多，包括胃肠减压管、导尿管、肠造口管、腹腔负压引流管等。均需妥善固定并标志各引流管，避免受压、扭曲或脱落，保持引流通畅；每日更换引流袋或瓶，严格无菌技术操作，切勿错接；观察并记录引流液的颜色、性状和量。

（3）并发症的观察与护理

1）胃肠道或瘘口出血　监测生命体征的变化，观察伤口渗血、渗液情况以及引流液的颜色、性状和量。一旦发现出血或引流液呈血性，及时通知医师，并协助处理；避免负压过大损伤肠黏膜，根据引流情况及时调整负压大小；遵医嘱应用全身性或局部止血药。

2）肝肾功能障碍　定期复查肝、肾功能，以便及早发现肝、肾功能损害或障碍；纠正水、电解质和酸碱失衡，有效控制感染，减少毒素吸收，改善组织灌注，慎用可致肝、肾功能损害的药物；合理补充热量和氮量，尽早恢复经口饮食。

3）腹腔感染　观察局部切口有无红、肿、热、痛等感染征象；腹部有无压痛、反跳痛和肌紧张等腹膜刺激征。一旦出现感染征象，立即通知医师，并积极配合处理。

4）粘连性肠梗阻　术后患者麻醉反应消失、生命体征平稳可取半卧位。指导患者早期进行床上活动，如勤翻身、活动肢体等；在病情允许的情况下，鼓励患者尽早下床活动，以促进肠蠕动，避免术后发生肠粘连。

【健康教育】

1. 疾病知识指导　告诫患者和家属及时清除溢出肠液，协助做好皮肤护理；注意保护各种引流管，若发现引流不畅，及时报告。

2. 休息与运动　在病情和体力允许的情况下，坚持每日进行适当的户外锻炼，注意保暖，防止受凉。

3. 饮食指导　早期以低脂肪、适量蛋白质、高碳水化合物、清淡少渣饮食为宜；随着肠道功能的恢复，逐步增加蛋白质和脂肪含量；切勿暴饮暴食。

4. 复诊指导　病理性肠瘘于出院后 3 个月、半年复诊，检查原发病（肠结核、克罗恩病等）的情况；因创伤所致的肠瘘，一旦出现腹痛、腹胀、排便不畅等症状，及时就诊。

案例讨论

患者，男，62 岁。患浅表性胃炎 10 余年，经常便秘。急性腹痛 6 小时，伴恶心，呕吐 2 次，为胃内容物，程度较轻，急诊入院。体检：烦躁不安，痛苦面容，出冷汗。T：37.3℃，P：90 次 / 分，R：20 次 / 分，BP：100/80mmHg。全腹胀，以左下腹部最为明显，自腹痛以来无粪便排出，小便正常。腹部立位 X 线透视可见多个气液平面及胀气肠襻。

问题：

1. 试分析该患者最可能的医疗诊断是什么？

2. 试分析最有可能造成本病的原因是什么？

3. 若行非手术治疗的护理要点有哪些？

NOTE

第二十八章　阑尾炎患者的护理

导学

内容与要求　阑尾炎患者的护理包括解剖和生理概述、急性阑尾炎两部分内容。通过本章的学习，应掌握阑尾的解剖位置及体表投影点，掌握阑尾炎的临床表现、治疗原则和护理措施。熟悉阑尾炎的病因、辅助检查和并发症。了解几种特殊类型阑尾炎的临床特点。

重点与难点　急性阑尾炎的病因、临床表现、治疗原则及护理措施。

第一节　解剖和生理概述

阑尾位于右髂窝部，绝大多数属于腹膜内位器官，是一条长 5~10cm，直径 0.5~0.7cm 的盲管，起于盲肠根部，外形呈蚯蚓状。其体表投影约在脐与右髂前上棘连线中外 1/3 交界处，称为麦氏点，是阑尾手术切口的标记点。由于阑尾基底部与盲肠关系恒定，因此阑尾的位置可随盲肠位置改变而多变。阑尾尖端可指向六个方向（图28-1）：① 回肠前位，尖端指向左上方，相当于0~3 点位。② 盆位，尖端指向盆腔，相当于 3~6点位。③ 盲肠后位，位于后腹膜，在盲肠后方、髂棘前，尖端指向上，相当于 9~12 点位。④ 盲肠下位，尖端指向右下方，相当于 6~9 点位。

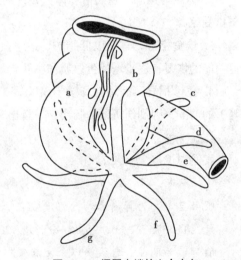

图 28-1　阑尾尖端的六个方向

⑤ 盲肠外侧位，位于腹腔内、盲肠外侧，相当于 9~11 点位；⑥ 回肠后位，在回肠后方，指向脐，相当于 0~3 点位。

阑尾系膜是两层腹膜包绕阑尾形成的一个三角形皱襞，其内含丰富的血管、淋巴管和神经。其血管主要为阑尾动、静脉，阑尾动脉是肠系膜上动脉所属回结肠动脉的分支，属无侧支的终末动脉，当血运障碍时易导致阑尾缺血坏死；阑尾静脉与动脉伴行，其血液经肠系膜上静脉汇入门静脉。当阑尾出现炎症时，脱落的菌栓可引起门静脉炎和细菌性肝脓肿。阑尾的淋巴管与系膜内的血管伴行，引流至回结肠淋巴结。阑尾的神经由交感神经纤维经腹腔丛和内脏小神经传入，由于其传入的脊髓节段在第十、第十一胸节，所以当急性阑尾炎发病初期时，常表现为该脊神经所分布的脐周牵涉痛。

阑尾近端开口于盲肠，此处黏膜皱襞形成瓣状，可防止粪石或异物进入阑尾腔内。阑尾管壁分 4 层，从内向外分别是黏膜层、黏膜下层、肌层和浆膜层。阑尾黏膜上皮细胞能分泌少量黏液以润滑管腔。黏膜和黏膜下层含有丰富的淋巴组织，这是阑尾感染常沿黏膜下层扩散的原因。阑尾黏膜深部有嗜银细胞，是发生阑尾类癌的组织学基础。现研究公认阑尾是一个淋巴器官，参与 B 淋巴细胞的产生和成熟，具有一定的免疫功能。阑尾壁内的淋巴组织在出生后就开始出现，12~20 岁时达到高峰期，以后随年龄增长逐渐减少，60 岁后消失。

第二节　急性阑尾炎

急性阑尾炎（acute appendicitis）是指发生在阑尾的急性炎症反应，是最常见的外科急腹症之一。多发生于 20~30 岁的青年人，男性发病率略高于女性。

【病因】

1. 阑尾管腔阻塞　是急性阑尾炎最常见的病因。导致阑尾管腔阻塞最常见的原因是淋巴滤泡明显增生，约占 60%，多见于年轻人；粪石阻塞次之，约占 35%；异物、炎性狭窄、食物残渣、蛔虫、肿瘤等则是较少见的原因。另外，阑尾的解剖结构异常，如管腔细长、开口狭小、系膜较短使阑尾卷曲呈弧状也是造成阑尾管腔易梗阻的原因。

2. 细菌入侵　致病菌多为肠道内的各种革兰阴性杆菌和厌氧菌。当阑尾管腔阻塞后，腔内细菌繁殖并分泌内毒素和外毒素，损伤黏膜上皮，细菌经溃疡面侵入阑尾壁内并沿黏膜下层扩散，引起或加重感染。

【病理生理】

1. 病理类型　根据急性阑尾炎的临床过程及病理解剖学变化，可分为 4 种病理类型。

（1）急性单纯性阑尾炎　属于阑尾病变早期。炎症局限于黏膜和黏膜下层，阑尾外观轻度肿胀，浆膜表面充血失去正常光泽，并有少量纤维素性渗出物附着。镜下可见阑尾各层组织均有充血、水肿和中性粒细胞浸润，黏膜表面有小溃疡和出血点。

（2）急性化脓性阑尾炎　又称急性蜂窝织炎性阑尾炎。阑尾明显肿胀，浆膜高度充血，表面有脓性纤维素性渗出物覆盖。镜下可见阑尾黏膜溃疡面增大并深达肌层和浆膜层，阑尾壁内有小脓肿形成。阑尾周围的腹腔内有稀薄脓液，形成局限性腹膜炎。

（3）坏疽性及穿孔性阑尾炎　是一种重型阑尾炎。阑尾管壁全层坏死或部分坏死，呈暗紫色或黑色。管腔内积脓或堵塞，压力不断升高，血液循环障碍，严重者可发生穿孔。穿孔多发生在阑尾根部和近端，可引起急性弥漫性腹膜炎。

（4）阑尾周围脓肿　急性阑尾炎化脓坏疽或穿孔时，大网膜可移至右下腹部，将病变的阑尾包裹或将穿孔后形成的弥漫性腹膜炎局限，即形成炎性肿块或阑尾周围脓肿。

2. 转归　一方面取决于患者全身和局部的防御能力，另一方面取决于急性阑尾炎的病理类型。急性阑尾炎的转归如下。

（1）炎症消退　部分单纯性阑尾炎经过及时治疗，炎症消退，无解剖学上的改变，但化脓性阑尾炎药物治疗后即使炎症消退，仍可遗留管腔狭窄、管壁增厚和周围粘连，使炎症容易复发。

（2）炎症局限　阑尾炎症被大网膜包裹后形成阑尾周围脓肿，若脓液较少，经药物治疗后可逐渐吸收。

（3）炎症扩散　部分严重阑尾炎病情重、进展快，如未进行及时药物治疗或手术切除，可发展为弥漫性腹膜炎、化脓性门静脉炎或感染性休克等。

【临床表现】

1. 症状

（1）转移性右下腹痛　疼痛多开始于上腹或脐周，位置不固定，初为隐痛或钝痛，经过数小时（6~8 小时）后，疼痛转移并局限于右下腹，多为持续性疼痛，阵发性加剧，70%~80% 的患者具有此典型的腹痛特点，仅少数患者也可在发病初时即表现为右下腹痛。不同病理类型的急性阑尾炎，腹痛特点有一定的差异，如单纯性阑尾炎仅有轻度隐痛；化脓性阑尾炎表现为阵发性胀痛和剧痛；坏疽性阑尾炎呈持续性剧烈腹痛；穿孔性阑尾炎因阑尾腔压力骤减，腹痛可暂时减轻，但合并腹膜炎后，腹痛又加剧。不同位置的急性阑尾炎，腹痛部位也有区别，如盲肠后位阑尾炎，表现为右侧腰部疼痛；盆位阑尾炎为耻骨上区疼痛；肝下区阑尾炎为右上腹痛；极少数左下腹阑尾炎呈左下腹痛。

（2）胃肠道症状　阑尾炎早期可有轻度厌食、恶心或呕吐，可能由于反射性的胃痉挛引起。部分患者可发生腹泻、便秘等胃肠功能紊乱的症状，多不严重。如盆位阑尾炎时，炎症刺激直肠和膀胱，引起排便次数增多、里急后重等直肠刺激症状和尿频、尿急等膀胱刺激症状。

（3）全身症状　早期有乏力，体温正常或稍高。随阑尾炎症加重全身中毒症状也加重，合并腹膜炎时可出现寒战、高热、脉快等。若出现寒战、高热和轻度黄疸，则提示发生门静脉炎。

2. 体征

（1）右下腹固定压痛　是急性阑尾炎常见的重要体征，是诊断早期阑尾炎的重要依据。压痛点通常位于麦氏点，亦可随阑尾解剖位置的改变而变化。压痛范围随阑尾炎症波及范围的扩大而相应扩大，但仍以阑尾所在部位的压痛最明显（图 28-2）。

（2）腹膜刺激征　包括腹肌紧张、压痛、反跳痛和肠鸣音减弱或消失等。出现腹膜刺激征提示阑尾炎症加重，已有渗出、化脓、坏疽或穿孔等病理改变。小儿、老人、孕妇、肥胖、虚弱患者或盲肠后位阑尾炎时，腹膜刺激征象可不明显。

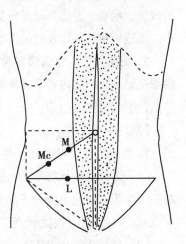

图 28-2　阑尾炎的压痛点

（3）右下腹包块　部分患者在右下腹可扪及位置固定、边界不清的压痛性包块，多提示有阑尾周围脓肿存在。

（4）特殊检查　下列检查方法可协助急性阑尾炎的定性、定位诊断。

1）腰大肌试验　患者左侧卧位，将右下肢向后过伸，若引起右下腹疼痛者为阳性，常提示炎症阑尾贴近腰大肌，多见于盲肠后位阑尾炎。

2）结肠充气试验（Rovsing sign）　患者仰卧位，检查者一手掌压迫左下腹，另一手掌按压近侧结肠，结肠内气体被逆向传至盲肠和阑尾，若引起右下腹疼痛者为阳性。

3）闭孔内肌试验　患者仰卧位，将右髋和右膝均屈曲 90°，然后被动向内旋转，若引起右下腹疼痛者为阳性，提示阑尾位置较低，靠近闭孔内肌。

4）直肠指检　阑尾位于盆腔或者炎症波及盆腔时，常在直肠右前方有触痛。阑尾发生穿孔，直肠前壁可出现广泛触痛。若发生盆腔脓肿，可触及痛性肿块。

【辅助检查】

1. 实验室检查　血常规检查时，大多数急性阑尾炎患者的血白细胞计数和中性粒细胞比例均增高。但新生儿、老年人及 AIDS/HIV 感染者的白细胞计数不升高或升高不明显。

2. 影像学检查

1）X 线检查　钡剂灌肠 X 线检查可见阑尾不充盈或充盈不全，阑尾腔不规则，72 小时后复查如阑尾腔内仍有钡剂残留，即可诊断慢性阑尾炎。

2）B 超检查　有时可发现肿大的阑尾或脓肿。

3. 腹腔镜检查　可用于急性阑尾炎的诊断，一旦确诊可同时在腹腔镜下行阑尾切除术。

【治疗原则】

1. 手术治疗　急性阑尾炎一旦确诊，应早期手术治疗。根据急性阑尾炎的临床类型，采用不同的手术方式。

1）急性单纯性阑尾炎　行阑尾切除术，切口一期愈合；也可采用腹腔镜阑尾切除术。

2）急性化脓性或坏疽性阑尾炎　行阑尾切除术，若腹腔内有脓液，可根据病情放置腹腔引流管。注意保护切口，一期愈合。

3）穿孔性阑尾炎　切除阑尾后，按急性腹膜炎术后处理，切口一期愈合。

4）阑尾周围脓肿　脓肿尚未破溃时按急性化脓性阑尾炎处理；若已形成阑尾周围脓肿则暂时不宜手术，应采用抗炎、补液等非手术治疗，待肿块缩小局限，体温正常，3个月以后再行阑尾切除术。若在非手术治疗期间，肿块增大、体温升高，应行脓肿切开引流术，待伤口愈合3个月后，再行阑尾切除术。

2. 非手术治疗　适用于诊断不明确、症状比较轻或病程已超过72小时者。主要措施包括禁食、补液、应用抗生素等。治疗期间应严密观察腹部体征的改变，病情未见好转或加重，应及时施行手术。

3. 中医中药治疗　根据证型选用清热、解毒、化瘀的中药内服。对于单纯性阑尾炎或阑尾周围脓肿形成者，在服药的同时，也可根据炎症的范围或脓肿的大小，将药物如芒硝500g装入布袋、金黄膏或玉露膏外敷于右下腹部皮肤上进行治疗。

【几种特殊类型阑尾炎】

1. 新生儿急性阑尾炎　新生儿阑尾呈漏斗状，不易发生由淋巴滤泡增生或粪石所致的阑尾管腔阻塞，因此，新生儿急性阑尾炎很少见。其临床特点为早期临床表现无特殊性，仅有厌食、恶心、呕吐、腹泻和脱水等，发热和白细胞升高均不明显，因此早期确诊困难，穿孔率可高达80%，死亡率也很高。诊断时应仔细检查右下腹部压痛和腹胀等体征，并应尽早手术治疗。

2. 小儿急性阑尾炎　由于小儿大网膜发育不全，故难以通过大网膜移动达到包裹病变阑尾的作用，患儿也不能清楚提供病史。其临床特点为：① 常有明显诱因，多为上呼吸道感染、急性扁桃体炎和肠炎等。② 病情发展迅速且较重，早期即出现寒战、高热甚至惊厥和呕吐等症状。③ 常无典型的右下腹转移性疼痛，但有局部压痛和腹肌紧张，是小儿急性阑尾炎的重要体征。④ 由于小儿阑尾壁薄，管腔小，大网膜短而薄，感染局限能力差，一旦有阑尾管腔梗阻，极易发生坏疽和穿孔。治疗原则为早期手术，辅以输液、纠正脱水，应用广谱抗生素等。

3. 妊娠急性阑尾炎　较常见。其临床特点为：① 阑尾位置随子宫的增大而变化，妊娠期盲肠和阑尾被增大的子宫向右上腹部推移，压痛点也随之上移。② 腹壁被抬高，炎症波及不到壁层腹膜，故压痛、腹肌紧张和反跳痛均不明显。③ 因盆腔充血，炎症发展快，发生穿孔的机会较多。由于大网膜被增大的子宫推向一侧，因此，一旦穿孔炎症不易被局限而在腹腔扩散。④ 炎症刺激子宫，易引起流产或早产，威胁母子安全。治疗原则以早期手术切除为主，围术期加用黄体酮。尽可能切口偏高，不用腹腔引流。临产期的急性阑尾炎如并发阑尾穿孔或全身感染症状严重时，可考虑经腹剖宫产术，同时切除病变阑尾。

4. 老年人急性阑尾炎　较少见。其临床特点为：① 由于老年人对疼痛感觉迟钝，腹肌薄弱，防御功能减退，故主诉不强烈、体征不典型。② 临床症状和体征相对轻，体温和血白细胞升高不明显，而病理改变重，容易延误诊断和治疗。③ 老年人多伴有动脉硬化，阑尾动脉亦有相应变化，易导致阑尾缺血坏死或穿孔。④ 老年人常伴有心血管疾病、糖尿病等，使病情更趋复杂严重。治疗原则是一旦明确诊断，应及时手术治疗，同时注意处理合并的内科疾病。

【护理评估】

1. 术前评估

（1）健康史　评估患者的年龄、性别、职业，成年女性月经史、生育史；了解腹痛的诱因、部位、性质和持续时间等；既往有无消化性溃疡、慢性结肠炎等病史；有无腹部手术史和药物过敏史。

（2）身体状况

1）局部　评估腹痛的部位、性质、程度；有无麦氏点固定压痛和腹膜刺激征；腰大肌试验、闭孔内肌试验、结肠充气试验、直肠指检有无阳性结果。

2）全身　有无寒战、发热、恶心呕吐、乏力等症状；有无腹泻、里急后重等直肠刺激症状；有无合并重要脏器功能不全等。

3）辅助检查　了解血白细胞计数、钡剂灌肠X线检查、B超等检查结果，以判断病情。

（3）心理和社会支持状况　评估患者和家属对阑尾炎及其治疗方法、预后状况的认知程度；妊娠期患者和家属对胎儿风险的认知、心理承受能力及应对方式；了解患者家庭的经济承受能力和社会支持状况。

2. 术后评估

（1）手术情况　了解麻醉类型、手术方式及术中情况；尤需了解阑尾有无穿孔、是否放置腹腔引流、妊娠期患者胎儿情况、切口缝合情况，以判断病情及预后。

（2）康复状况　评估生命体征的变化、肠蠕动恢复情况；观察切口愈合及引流液的颜色、性状和量；有无切口感染、腹腔内出血、粘连性肠梗阻等并发症发生。

（3）心理和社会支持状况　了解患者和家属的心理状况，对术后护理的配合情况，饮食、活动等知识的掌握情况等。

【常见护理诊断/问题】

1. 疼痛　与阑尾炎症、手术有关。

2. 体温过高　与阑尾炎症、腹腔残余感染有关。

3. 潜在并发症　包括门静脉炎、切口感染、粘连性肠梗阻、阑尾残株炎、腹腔感染或脓肿等。

【护理措施】

1. 术前护理

（1）体位护理　协助患者采取半卧位或斜坡卧位，以减轻腹壁张力，缓解疼痛。

（2）疼痛护理　已明确诊断者，若疼痛剧烈时可遵医嘱给予解痉剂或镇痛剂。

（3）避免肠内压力增高　禁饮食，必要时行胃肠减压；禁服泻药及灌肠，以免肠蠕动加快，增高肠内压力，导致阑尾穿孔或炎症扩散。

（4）控制感染　遵医嘱合理地应用有效的抗生素；脓肿形成者行脓肿穿刺抽液，根据脓液的药敏结果选用有效的抗生素。

（5）病情观察　定时测量生命体征，密切观察患者的腹部症状和体征，尤其注意腹痛的变化情况；对诊断明确的剧痛患者可遵医嘱给予解痉止痛药。

（6）并发症的观察与护理

1）腹腔脓肿　是阑尾炎未经有效治疗的结果。最常见的是阑尾周围脓肿，也可在盆腔、膈下或肠间隙等处形成脓肿。临床表现为压痛性肿块、腹胀，也可出现直肠、膀胱刺激症状及全身中毒症状等。可在B超引导下穿刺抽脓、冲洗或置管引流。必要时可行急症手术。

2）门静脉炎　少见。急性阑尾炎时细菌栓子脱落进入阑尾静脉中，可沿肠系膜上静脉至门静脉，导致门静脉炎。表现为寒战、高热、轻度黄疸、肝肿大、剑突下压痛等。若病情进一步加重可导致全身性感染或细菌性肝脓肿，一旦发现，应在使用大剂量抗生素的同时，做好急诊手术的准备。

2. 术后护理

（1）一般护理

1）体位　患者血压平稳后可取半卧位，以减少腹壁张力，减轻切口疼痛，有利于腹腔内渗液积聚于盆腔或引流，避免腹腔脓肿的形成。

2）饮食　禁食水，禁食期间给予静脉补液和营养支持。待肠蠕动恢复肛门排气后进流质饮食，逐渐向半流质和普食过渡。

3）活动　鼓励患者术后在床上活动，待麻醉反应消失后可起床活动，以促进肠蠕动恢复，防止肠粘连；增进血液循环，以利于伤口愈合。

4）控制感染　遵医嘱及时、合理地应用抗生素，防止并发症发生。

（2）病情观察

1）监测生命体征　注意观察患者的体温、脉搏、呼吸、血压等变化，病情平稳后，每1~2小时测量1次生命体征。

2）切口护理　保持局部切口清洁、敷料干燥。一旦发现切口出现红、肿、热、痛等感染征象，应及时通知医师，并协助处理。

3）引流管护理　若术后留置腹腔引流管，应妥善固定，保持引流通畅，避免受压、扭曲或折叠；观察并记录引流液的颜色、性状和量。

（3）并发症的观察与护理

1）切口感染　是阑尾切除术后最常见的并发症，多见于化脓性或穿孔性阑尾炎。表现为术后2~3日体温升高，切口局部红肿、胀痛或跳痛，甚至出现波动感。一经确诊，可行穿刺抽脓或拆除缝线及放置引流，排出脓液。定期换药，直至伤口愈合。

2）粘连性肠梗阻　较常见，与局部炎性渗出、手术损伤和术后长期卧床等因素有关。早期手术、术后早期下床活动能有效地预防此并发症，病情严重者则应手术治疗。

3）腹腔内出血　常发生在术后1~2日内，多因阑尾系膜结扎线松脱或止血不彻底而引起。表现为腹痛、腹胀和失血性休克等。一旦发生出血，应立即输血、补液，必要时紧急手术止血。

4）阑尾残株炎　阑尾切除时若残端保留 >1cm，术后残株易复发炎症，表现为阑尾炎的症状，X线钡剂检查可明确诊断。症状严重者，应手术切除阑尾残株。

【健康教育】

1. 疾病知识指导　术前向患者解释禁食的目的和意义，协助采取正确卧位。术后指导患者早期下床活动，以促进肠蠕动恢复，防止肠粘连。

2. 饮食指导　宜选择营养丰富、低脂、易消化的食物，以利于早日康复。

3. 就诊指导　指导患者进行自我监测，一旦出现恶心、呕吐、腹痛、腹胀等症状，应及时就诊。

案例讨论

患者，女，32岁。午餐后突然感到上腹部疼痛，伴有恶心、呕吐、厌食和乏力来医院急诊就诊。体检：T：37.8℃，P：92次/分，R：20次/分，BP：110/70mmHg。右下腹有压痛、反跳痛和轻度腹肌紧张。月经后10日，既往健康，无手术史。

问题：

1. 试分析该患者应做何种检查？出现何种检查结果对诊断有意义？

2. 试分析该患者最可能的医疗诊断是什么？

3. 若行手术治疗，术后护理要点有哪些？

第二十九章　大肠肛管疾病患者的护理

导学

　　内容与要求　大肠肛管疾病患者的护理包括解剖和生理概述、直肠肛管良性疾病和大肠癌三部分内容。通过本章的学习，应掌握痔、直肠肛周脓肿、肛瘘、肛裂和大肠癌的临床表现和护理措施。熟悉痔、直肠肛周脓肿、肛瘘、肛裂和大肠癌的辅助检查和治疗原则。了解大肠、肛管的解剖和生理特点。

　　重点与难点　直肠、肛管良性疾病，大肠癌的临床表现和护理措施。

第一节　解剖和生理概述

一、结肠的解剖和生理功能

1. 结肠的解剖　正常成人的结肠长度为 150cm，包括盲肠、升结肠、横结肠、降结肠和乙状结肠。结肠的直径自盲肠的 7.5cm 依次减为乙状结肠末端的 2.5cm。盲肠和回肠交接处，由环状肌和黏膜折叠形成回盲瓣，能控制食物残渣进入结肠的速度，阻止结肠内容物回流入小肠，以保证食物在小肠内得到充分消化吸收和维持小肠内环境的稳定。结肠壁的组织结构从内到外依次为黏膜层、黏膜下层、肌层和浆膜层。结肠的肝曲是升结肠和横结肠的交界处，脾曲是横结肠和降结肠的交界处。升结肠和降结肠为腹膜间位器官，前面及两侧有腹膜遮盖，后面以疏松结缔组织与腹后壁相贴，故其后壁穿孔时可引起严重的腹膜后感染。横结肠和乙状结肠为腹膜内位器官，完全为腹膜包裹，是结肠中活动度较大的部分，若乙状结肠系膜过长则易发生扭转。

结肠的血供来自于肠系膜上动脉和肠系膜下动脉。肠系膜上动脉分出回结肠动脉、结肠右动脉及结肠中动脉供应右半结肠的血液；肠系膜下动脉分出结肠左动脉和数支乙状结肠动脉供应左半结肠的血液。结肠的静脉分布与动脉相似，分别经肠系膜上、下静脉汇入门静脉。

结肠的淋巴结分为结肠上淋巴结、结肠旁淋巴结、中间淋巴结和中央淋巴结 4 组。中央淋巴结位于结肠动脉根部及肠系膜上、下动脉的周围，再引流至腹主动脉周围的腹腔淋巴结。

结肠接受交感和副交感神经双重支配，支配结肠的副交感神经左右侧不同，迷走神经支配右半结肠，盆腔神经支配左半结肠。交感神经纤维则分别来自肠系膜上和肠系膜下神经丛。

2. 结肠的生理功能　结肠的主要功能是吸收水分、储存和转运粪便，也能吸收葡萄糖、电解质和部分胆汁酸，其吸收功能主要在右侧结肠。此外，结肠能分泌碱性黏液以润滑黏膜，也分泌数种胃肠激素。

二、直肠肛管的解剖和生理功能

1. 直肠肛管的解剖

（1）直肠　直肠是大肠的末端，位于盆腔的后下部，上接乙状结肠，下接肛管，全长12~15cm，以腹膜返折为界分为上、下两段。上段直肠的前面和两侧有腹膜覆盖，前面的腹膜返折成直肠膀胱陷凹（男性）或直肠子宫陷凹（女性），位于腹膜腔的最低位，下段直肠全部位于腹膜外。男性直肠下段的前方借直肠膀胱隔与膀胱底、前列腺、精囊腺、输精管壶腹及输尿管盆段相邻。女性直肠下段借直肠阴道隔与阴道后壁相邻。

直肠与乙状结肠的交接处最窄，向下扩大形成大肠最宽阔的直肠壶腹，是暂存粪便的部位。直肠的肌肉分为两层，内层为环肌，外层为纵肌，环肌在直肠下部较发达，到肛管形成肛管内括约肌，有协助排便的功能；纵肌上连乙状结肠纵肌，下与肛提肌和内外括约肌相连。直肠壁的组织结构分为4层，由内向外依次是黏膜层、黏膜下层、肌层和浆膜层。直肠的黏膜较厚，在直肠的壶腹部形成直肠瓣，直肠的末端黏膜形成8~12个纵形皱襞，称为直肠柱或肛柱，当直肠扩张时，此柱消失。相邻的两肛柱下端的半月形黏膜皱襞，称为肛门瓣或肛瓣。肛柱和肛瓣所围成的向上开口的小窝，称为肛窦或肛隐窝，肛隐窝底部有肛腺的开口。在肛柱下端，有纤维结缔组织组成的三角形乳头状隆起，称为肛乳头。肛门瓣与肛柱的下端共同形成一条锯齿状的环状线，称为齿状线。

齿状线是直肠黏膜和肛管皮肤之间的交界线。胚胎时期齿状线是内、外胚层的交界处，故齿状线上下的组织结构、血液供应、神经支配和淋巴回流都不同，在解剖学和临床上有重要的意义，它是内痔和外痔的分界线（表29-1）。

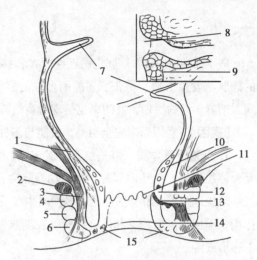

图 29-1　肛管解剖
1.肛管内括约肌；2.耻骨直肠肌；3.联合纵肌；4.肛管外括约肌；5.外括约肌浅部；6.外括约肌皮下部；7.直肠瓣；8.肛腺导管入口；9.移行上皮；10.内痔；11.齿线；12.肛窦；13.肛腺；14.内、外括约肌间沟；15.外痔

表 29-1　肛管齿状线上、下部比较

项目	齿状线以上	齿状线以下
组织结构	单层立方上皮构成的黏膜	复层扁平上皮构成的皮肤
神经支配	自主神经，无痛觉	阴部内神经，痛觉敏感
血液供应	直肠上、下动脉和髂正中动脉，静脉回流到门静脉	肛管动脉，静脉回流入下腔静脉
淋巴回流	注入腹主动脉旁或髂内、外淋巴结	注入腹股沟淋巴结、髂外淋巴结和髂总动脉旁淋巴结

（2）肛管　肛管（图29-1）上起自齿状线，下至肛门缘，长3~5cm。肛管为肛管内、外括约肌所环绕，平时呈环状收缩封闭肛门。外括约肌为围绕肛管的椭圆形环状肌束，分为皮下部、浅部和深部，属随意肌；内括约肌属不随意肌，是直肠下端的环肌在肛管上部的肥大部分，切断后不会引起肛门失禁。由内括约肌、外括约肌的深、浅两部、耻骨直肠肌和直肠纵肌共同组成肛管直肠环，具有收缩肛门的作用，此环在手术中若被切断，则会导致肛门失禁。

（3）直肠肛管周围间隙　直肠肛管周围有：① 直肠后间隙：位于肛提肌之上、直肠和骶骨之间，与两侧骨盆直肠间隙相通。② 骨盆直肠间隙：位于直肠两侧，左右各一，肛提肌之上、骨盆腹膜之下。③ 肛门周围间隙：位于坐骨肛管横膈以下至肛门周围皮肤之间，左右两侧于肛管后相通。④ 坐骨肛管间隙：位于坐骨肛管横膈以上、肛提肌以下，彼此经肛管后相通。每个间隙中都充满着脂肪组织，容易感染发生肛周脓肿。由于神经分布很少、感觉迟钝，故发生感染时一般无剧烈疼痛，往往在形成脓肿后、症状明显后才就医。由于解剖位置与结构上的关系，肛周脓肿容易引起肛瘘，故有重要的临床意义。

2. 直肠肛管的生理功能 直肠有排便、吸收和分泌功能，可吸收少量的水、盐、葡萄糖和一部分药物，也能分泌黏液以利于排便。直肠下端是排便反射的主要发生部位，是排便功能中的重要环节，在直肠手术时应予以足够的重视。肛管的主要功能是排泄粪便。

第二节 直肠肛管良性疾病

一、痔

痔（hemorrhoid）是肛垫病理性肥大和移位，但传统认为是直肠下端黏膜下和肛管皮肤下的静脉丛发生淤血、扩张、屈曲而形成的静脉团。痔是最常见的肛肠疾病，男女老幼均可发病，随着年龄的增加，发病率也呈现增高趋势。

【病因】 病因尚未完全明确，可能与多种因素有关，目前主要有以下学说。

1. 肛垫下移学说 肛垫位于直肠末端，是由结缔组织、平滑肌纤维和静脉丛构成的一个复合体组织垫。肛垫内部有丰富的动静脉吻合，其充血量可根据需要而调节。在正常情况下，肛垫疏松地附着在肛管肌壁上，排便时主要受到向下的压力被推向下，排便后借其自身的收缩作用，缩回到肛管内，起闭合肛管、控制排便作用。当其弹性回缩作用减弱后，肛垫则充血、下移形成痔。

2. 静脉曲张学说 直肠静脉丛位置浅、管壁薄、直肠下段黏膜下组织又松弛，容易出现血液淤积、静脉扩张等现象；直肠静脉属于门静脉系统，内无静脉瓣，不利于血液回流；再加上长期便秘、感染、妊娠、分娩、长久坐立、前列腺肥大、盆腔肿瘤压迫等因素使腹腔压力增高，直肠静脉回流受阻，加重直肠静脉淤血、扩张而形成痔。

此外，痔的形成还可能与长期饮酒、进食大量刺激性食物、食物中纤维含量低和营养不良等因素有关。肛周感染可引起静脉周围炎，使静脉失去弹性而扩张、淤血引发痔。

【病理与分类】 临床上以齿状线为界，根据痔所发生的部位，分为内痔（internal hemorrhoid）、外痔（external hemorrhoid）和混合痔（combined hemorrhoid）（图 29-2）。

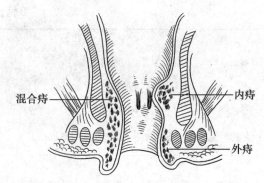

图 29-2 痔的分类

1. 内痔 最多见。由齿状线以上的直肠上静脉丛形成，表面覆盖直肠黏膜。好发于直肠下端、直肠上动脉分支处（即截石位 3、7、11 点），曲张静脉下垂凸出，基底较宽。

2. 外痔 由齿状线以下的直肠下静脉丛形成，表面覆盖肛管皮肤，肛管皮下可见一至数个椭圆形突出。可分为 3 类：① 血栓性外痔：最常见，是肛缘皮下静脉丛破裂、血块凝结为血栓、吸收后所遗留的纤维性皮垂。② 结缔组织性外痔：由肛缘皮肤结缔组织增生而成。

③静脉曲张性外痔：因痔外静脉丛淤血、曲张而成。

3. 混合痔　由齿状线上、下静脉丛互相吻合并扩张而成，表面被直肠黏膜和肛管皮肤覆盖。内痔发展到Ⅱ期以上时多形成混合痔。

【临床表现】

1. 内痔　主要表现为便血和痔块脱出。便血的特点是无痛性、间歇性便后出鲜血。便血较轻时表现为粪便表面附血或便纸带血，严重时可出现喷射样出血，长期出血患者可发生贫血。根据内痔的发展阶段，将其分为四度。

Ⅰ度：排便时出血，便后出血自行停止，无痔块脱出。

Ⅱ度：常有便血，排便时痔块脱出肛门，排便后可自行回纳。

Ⅲ度：偶有便血，排便时痔块脱出肛门，无法自行回纳，需用手辅助才能回复。

Ⅳ度：偶见便血，痔块平时就脱出于肛门，无法回纳或回纳后又立即脱出。

2. 外痔　主要表现为肛门不适感、常有黏液分泌物流出、有时伴局部瘙痒。根据病理特点和临床表现，可分为以下四类。

（1）血栓性外痔　最常见。因肛缘皮下静脉丛破裂，血块凝结为血栓，在肛门缘出现圆形或半圆形血肿，好发于截石位3、9点。患者发病时肛门部剧烈疼痛，随即出现肿物，稍触碰肿物即引起疼痛，排便、坐下、行走、咳嗽均可使疼痛加重。

（2）静脉曲张性外痔　多因Ⅱ、Ⅲ期内痔反复脱出，或因经产妇妊娠后腹压增高等导致齿状线以下痔外静脉丛扩大、曲张而成，常合并内痔。患者发病缓慢，不疼痛，无便血，肛门常有坠胀感或异物感。

（3）结缔组织外痔　由肛缘皮肤结缔组织增生而形成。患者肛门边缘处赘生皮瓣，数目不等，质地柔软，一般不疼痛，无出血，或仅有异物感，发炎时则疼痛。

（4）炎性外痔　多由肛窦感染所致，肛门皮肤皱襞充血、红肿、灼痛，大便时加重。

3. 混合痔　兼有内痔和外痔的表现。严重时可呈环状、梅花状脱出肛门；脱出痔块若发生嵌顿，可引起组织充血、水肿甚至坏死。

【辅助检查】

1. 肛门检查　首先做肛门视诊，除Ⅰ度内痔外，其他Ⅲ度都可在肛门视诊下见到。对有直肠脱垂者，最好在蹲位排便后立即观察，可清晰见到痔块大小、数目及部位。

2. 肛门镜检查　可明确诊断。不仅可见到痔块的情况，还可观察到直肠黏膜有无充血、水肿、溃疡、肿块等。

【治疗原则】　无症状的痔无须治疗；有症状的痔重在减轻或消除症状，而非根治；以保守治疗为主，无效时才考虑手术治疗。

1. 非手术治疗

（1）一般治疗　适用于初期和无症状痔。

1）饮食与生活习惯　改善饮食结构，多饮水、多吃水果、蔬菜，忌辛辣刺激之品；改变不良的大便习惯，保持大便通畅，防治便秘和腹泻。

2）坐浴　便后用温水、1∶5000高锰酸钾溶液或以清热解毒、活血化瘀之中药（苦参汤或五倍子汤）煎汤熏洗或坐浴，可促进局部血液循环，减轻症状。

3）局部用药和理疗　肛管内注入具有消炎、止痛、滑润作用的油膏或栓剂，可减轻局部炎症和减轻疼痛。血栓性外痔形成时可先予以局部热敷、外敷消炎止痛药物，若疼痛不缓解再行手术。

4）手法复位　嵌顿痔早期，应尽快使痔块复位。平卧后，用手轻轻将脱出的痔块推回肛门内，阻止再脱出。

（2）注射疗法　用于治疗Ⅱ、Ⅲ度出血性内痔的效果较好。方法是将5%鱼肝油酸钠注射于痔基底部的黏膜下层，使痔与其周围组织产生无菌性炎症反应，黏膜下组织纤维化、静脉闭塞而使痔块萎缩。

（3）胶圈套扎疗法　可用于治疗Ⅱ、Ⅲ度内痔。方法是将特制的胶圈套入内痔根部，利用胶圈的弹性阻断痔的血供，致使痔缺血、坏死、脱落而治愈。

（4）红外线凝固疗法　适用于Ⅰ、Ⅱ度内痔。通过红外线直接照射痔块基底部，引起蛋白质凝固变性、纤维增生，痔块硬化萎缩脱落。术后常有少量出血、且复发率高，临床少用。

（5）冷冻疗法　适用于内痔出血不止、术后复发、年老体弱及重要脏器功能不全等不宜手术者。将-196℃的液氮与痔块接触，使痔组织坏死、脱落。

（6）多普勒超声引导下痔动脉结扎术　适用于Ⅱ、Ⅲ、Ⅳ度内痔。采用带有多普勒超声探头的直肠镜，于齿状线上方探测痔上方的动脉并结扎，通过阻断痔的血液供应，以达到缓解症状的目的。

2. 手术治疗　主要适用于Ⅱ、Ⅲ、Ⅳ度内痔或发生血栓、嵌顿等并发的痔，以外痔为主的混合痔等。手术方法包括痔单纯切除术、痔环形切除术、激光切除痔核和血栓性外痔剥离术。

二、直肠、肛管周围脓肿

直肠、肛管周围脓肿（perianorectal abscess）是指发生在直肠肛管周围软组织内或其周围间隙的急性化脓性感染，并形成脓肿。脓肿在穿破皮肤或手术切开引流之后可形成肛瘘。好发于青壮年，是一种常见的直肠肛管疾病。

【病因病理】　直肠、肛管周围脓肿多数是由肛腺感染和肛隐窝炎引起，或由肛周皮肤感染和损伤引起。由于肛窦开口向上，底部有肛腺的开口，当干硬粪便损伤或粪便存积肛窦时，便可引起肛窦水肿、感染从而累及肛腺。直肠、肛管周围间隙是疏松的脂肪结缔组织，肛腺感染后极容易向上、下、两侧沿着肛周丰富的淋巴组织和血液循环扩散至直肠、肛管周围间隙，形成不同部位的脓肿。常见的脓肿有肛门周围脓肿、坐骨肛管间隙脓肿和骨盆直肠间隙脓肿等（图29-3）。

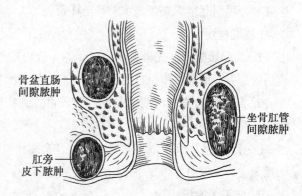

骨盆直肠间隙脓肿

坐骨肛管间隙脓肿

肛旁皮下脓肿

图29-3　直肠肛管周围脓肿

【临床表现】

1. 肛门周围脓肿　以肛门周围皮下脓肿最为常见。因位置浅表，局部主要表现为肛周持续性、跳动性疼痛，可因受压、咳嗽、排便时加重。初期局部红肿、发硬，脓肿形成后有波动感。全身症状不明显，可因疼痛导致行动不便，坐卧不安。

2. 坐骨肛管间隙脓肿（坐骨直肠窝脓肿）　较常见。坐骨肛管间隙是肛提肌下的一个较大空间，形成的脓肿大且深，全身感染症状较重，如高热、寒战、乏力、食欲减退或恶心等。局部症状由持续性胀痛逐渐发展为明显的跳痛，排便时疼痛加重，患处可见红肿，有时出现排便困难、里急后重等症状。直肠指诊可在患侧扪及肿块、压痛或波动感，脓肿较大时，肛周也可触及波动感。如不及时切开，脓肿可穿透肛管周围间隙和皮肤形成肛瘘。

3. 骨盆直肠间隙脓肿（骨盆直肠窝脓肿）　较少见。该间隙位置较深，空间大，局部症状不明显，早期仅有会阴、直肠坠胀感，便意不尽，可伴有排尿困难。全身感染症状明显，可有持续性高热、乏力、恶心、头痛等，严重时可出现脓毒血症。

【辅助检查】

1. 直肠指诊　病变位置表浅时可触及压痛性肿块，甚至波动感；深部脓肿可有患侧深压痛，有时可扪及局部隆起。

2. 实验室检查　全身感染中毒症状重的患者，血常规检查可见白细胞计数和中性粒细胞比例增高。

3. B超检查　可判断深部脓肿的部位。

4. 诊断性穿刺　局部穿刺抽到脓液可确诊。

【治疗原则】

1. 非手术治疗　脓肿未形成前，选用有效的抗生素控制感染；温水、中药坐浴；局部理疗；口服缓泻剂或石蜡油以减轻排便时疼痛。

2. 手术治疗　脓肿切开引流是治疗直肠肛管周围脓肿的主要方法，一旦诊断明确，即应切开引流。

三、肛瘘

肛瘘（anal fistula）是指肛门周围的肉芽肿性管道，由内口、瘘管和外口三部分组成。内口常位于直肠下部或肛管，多为一个；外口在肛周皮肤上，可为一个或多个，是常见的直肠肛管疾病之一，多见于青壮年男性。

【病因病理】　多继发于直肠肛管周围脓肿。脓肿溃破或手术切开引流后，脓腔逐渐缩小，脓腔壁的结缔组织增生形成管道，即瘘管，脓肿溃破处或切开引流处为外口，原发感染病灶为内口。由于外口处皮肤生长较快，常造成外口处假性愈合，导致引流不畅使脓肿反复发作破溃或切开，形成多个瘘管和外口，使肛瘘反复发作，缠绵难愈。有时可发展成一个内口，多个外口的复杂管道，使病情难以控制。

【分类】

1. 根据瘘口与瘘管的数目　可分为 ① 单纯性肛瘘：只有一个瘘管。② 复杂性肛瘘：有多个瘘管和瘘口，甚至有分支。

2. 根据瘘管所在的位置　可分为 ① 低位肛瘘：瘘管位于肛管外括约肌深部以下，包括低位单纯性肛瘘和低位复杂性肛瘘。② 高位肛瘘：瘘管位于肛管外括约肌深部以上，包括高位单纯性肛瘘和高位复杂性肛瘘。

3. 根据瘘管与括约肌的关系　可分为肛管括约肌间型、经肛管括约肌型、肛管括约肌上型和肛管括约肌外型。

【临床表现】

1. 症状　肛门周围的瘘管外口不断有少量脓液排出，并刺激皮肤引起瘙痒甚或湿疹。当外口假性愈合或阻塞时，存留于瘘管内的脓液不能排出，形成脓肿，可出现肛周脓肿的临床表现，脓肿溃破或切开引流，脓液流出，症状才能缓解。在肛瘘的病程中，由于引流不畅所形成的脓肿反复出现，加之溃破或引流，常使单纯性肛瘘成为复杂性肛瘘。位于肛门括约肌外较大的高位肛瘘，外口处常有粪便和气体排出。

2. 体征　肛门周围可见 1 个或数个外口，外口呈红色乳头状突起，挤压时有少量脓血性或脓性分泌物排出。

【辅助检查】

1. 直肠指检　瘘口位置表浅时可触及硬结样内口及条索样瘘管，在内口处有压痛。

2. 肛门镜检查　可发现肛瘘内口。

3. 特殊检查　内口位置不明确时，可用白纱布条塞入肛管至直肠下端，通过外口注射美蓝溶液，观察纱条染色情况，以判断内口的位置。

4. 影像学检查　碘油瘘管造影检查可明确瘘管走向。

【治疗原则】　手术切除是治疗肛瘘的唯一方法，原则是将瘘管切开，形成敞开的创面，促使愈合。手术的关键是尽量减少肛门括约肌的损伤，防止肛门失禁，同时避免瘘的复发。手术方法包括以下 3 种。

1. 肛瘘切开术　适用于低位肛瘘。切开瘘管，敞开创面，保持引流通畅，靠肉芽组织生长而愈合伤口。

2. 肛瘘切除术　适用于低位单纯性肛瘘。切开瘘管，将瘘管壁全部切除达健康组织，不予缝合，敞开创面，促使创面愈合。

3. 挂线疗法　适用于距肛门 3~5cm 内，有内外口低位或高位单纯性肛瘘，或作为复杂性肛瘘切开、切除的辅助治疗。是利用橡皮筋或有腐蚀作用的药线的机械性压迫作用，使结扎处组织发生血运障碍而坏死，以缓慢切开瘘管的方法。此法具有操作简单、出血少、不用换药，在橡皮筋脱落前不会发生皮肤切口黏合、不会造成肛门失禁等优点。

四、肛裂

肛裂（anal fissure）是指齿状线以下的肛管皮肤层裂伤后形成的经久不愈的小溃疡。裂口方向与肛管纵轴平行，长 0.5~1.0cm，呈梭形或椭圆形，常引起肛周剧痛，多见于青壮年人。

【病因病理】　肛裂的病因尚不清楚，可能与多种因素有关。长期便秘、粪便干结引起的排便时机械性创伤是大多数肛裂形成的直接原因。肛门外括约肌浅部在肛管后方形成的肛尾韧带伸缩性差、较坚硬，此区域血供亦差，又因肛管与直肠成角相延续，排便时，肛管后壁承受压力最大，故绝大多数肛裂位于肛管的后正中线上，少数可在前正中线上。

急性肛裂可见裂口边缘整齐，底浅，呈红色并有弹性，无瘢痕形成。慢性肛裂因反复发作，底深不整齐，边缘增厚纤维化、质硬，肉芽灰白，裂口上端的肛门瓣和肛乳头水肿，形成肥大乳头，下端皮肤因炎症、水肿及静脉、淋巴回流受阻，形成袋状皮垂向下突出于肛门外，称为前哨痔。因肛裂、前哨痔、肥大乳头常同时存在，称为肛裂"三联征"（图 29-4）。

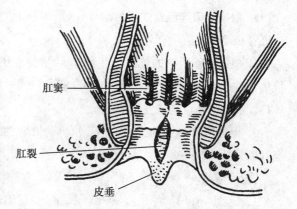

图 29-4　肛裂

【临床表现】

1. 症状　肛裂患者多有长期便秘史，典型的症状是疼痛、便秘和出血。

（1）疼痛　为主要症状，一般较为剧烈，有典型的周期性。由于排便时干硬粪便直接刺激肛裂溃疡面的神经末梢，出现刀割样剧痛，排便后数分钟可暂时缓解；随后由于肛门括约肌的痉挛收缩，肛门部再次出现剧痛，常持续数分钟到几小时不等。

（2）便秘　肛裂形成后患者往往惧怕疼痛而不愿排便，导致大肠内的粪便停留时间过久而加重便秘，便秘又加重肛裂，形成恶性循环。

（3）出血　排便时常有少量出血，鲜血可见于粪便表面、便纸上或排便过程中滴出，大量出血少见。

2. 体征　典型体征是肛裂"三联征"，若肛门检查时发现此体征，即可明确诊断。

【辅助检查】　已经确诊为肛裂者不宜再行直肠指诊或肛门镜检查，以免增加患者痛苦。

【治疗原则】　软化大便，保持排便通畅；解除肛门括约肌痉挛，缓解疼痛，中断恶性循环，促进局部创面愈合；经久不愈、保守治疗无效且症状较重者可行手术治疗。

1. 非手术治疗

（1）保持大便通畅　口服缓泻剂使大便松软、润滑；多饮水、多食含纤维食物，以纠正便秘，保持大便通畅。便秘者可外用开塞露。

（2）局部坐浴　排便后用 1 ∶ 5000 高锰酸钾温水坐浴，保持局部清洁。

（3）扩肛疗法　患者侧卧位，局部麻醉后，先用示指扩肛后，逐渐伸入中指，维持肛管扩张 5 分钟。扩张后可解除括约肌痉挛，扩大创面，促进裂口愈合。但此法复发率高，可能并发出血、肛周脓肿、大便失禁等。

（4）对症处理　疼痛剧烈者，遵医嘱可适当应用止痛药物。

2. 手术治疗

（1）肛裂切除术　切除肛裂边缘及其周围纤维化的组织、前哨痔、肥大的肛乳头、发炎的隐窝和深部不健康组织直至暴露肛管括约肌。术后创面敞开引流，更换辅料直至创面愈合。

（2）肛管内括约肌切断术　肛管内括约肌痉挛收缩是引起肛裂疼痛的主要原因。手术分离内括约肌至齿状线，剪断内括约肌，可一并切除肥大乳头、前哨痔，肛裂多在数周后自行愈合。

五、疾病护理

【护理评估】

1. 术前评估

（1）健康史　了解患者年龄，现病史、既往史、药物过敏史等。

（2）身体状况　评估患者有无直肠肛管良性疾病的临床表现、伴随疾病情况和辅助检查情况。

（3）心理和社会支持状况　评估患者及家属对本病的认知、心理承受能力及对麻醉、手术的认知；了解患者家庭经济状况及患者所在社区的医疗保健服务情况等。

2. 术后评估

（1）手术情况　了解手术类型和术中情况，参见第七章"围术期患者的护理"内容。

（2）康复状况　了解术后生命体征的变化、肠蠕动恢复情况、有无术后出血、排便、排尿情况。

（3）心理和社会支持状况　评估患者和家属的心理状况，对术后护理的配合情况，饮食、活动等知识的掌握情况等。

【常见护理诊断／问题】

1. 疼痛　与肛裂、痔等直肠肛管良性疾病或手术有关。

2. 体温过高　与全身感染有关。

3. 便秘　与疼痛害怕排便和肛周裂伤有关。

4. 潜在并发症　包括切口出血、尿潴留、肛门狭窄、排便失禁等。

【护理措施】

1. 术前护理

（1）体位护理　指导患者采取舒适体位，避免局部受压加重疼痛。

（2）饮食护理 嘱患者多饮水，多食入有助于排便的食物，如蜂蜜、香蕉、水果、新鲜蔬菜等。不食辛辣刺激食物、不饮酒。

（3）养成良好的排便习惯 鼓励患者养成每日定时排便习惯，对于惧怕疼痛者应提供相关知识，必要时可给予止痛药，也可给予缓泻药软化大便。

（4）温水坐浴 排便后可用 1：5000 高锰酸钾溶液坐浴，水温 43℃~46℃，每日 2~3 次，每次 20~30 分钟，以促进局部血液循环和缓解疼痛。

（5）保持肛周皮肤清洁 便后及时清洗，局部皮肤瘙痒时避免用手指搔抓，避免皮肤损伤和感染。

（6）用药护理 遵医嘱应用痔疮膏、抗菌药膏等。

（7）活动指导 适当增加活动量以促进肠蠕动，避免久坐、久蹲和久站。

2. 术后护理

（1）一般护理 同术前。

（2）并发症的观察与护理

1）切口出血 多发生在术后 1 周内，主要原因有术后便秘、剧烈咳嗽等导致创面裂开。护理措施包括：① 术后 24 小时内，患者不宜下床活动，可在床上适当活动四肢、翻身等。② 多饮水、多食用促进肠蠕动的食物，保持排便通畅。③ 注意保暖，预防上呼吸道感染。④ 术后密切观察创面情况，一旦发现切口出血应紧急采取压迫止血并报告医师。

2）尿潴留 多由于术后切口疼痛、麻醉反应或排尿时体位及环境改变有关。术后 24 小时内，每 4~6 小时嘱患者排尿一次，具体护理措施见"围术期患者的护理"一章。

3）肛门狭窄 多由术后瘢痕挛缩引起。术后应观察患者有无排便困难及便条变细，若发生狭窄，应及早行扩肛治疗，每日 1 次。

4）排便失禁 多因术中不慎切断肛管直肠环所致。护理措施包括：① 观察患者每日排便次数、量及性状。② 做好臀部皮肤护理，保持局部清洁、干燥。勤翻身，预防压疮。③ 保持床单位的清洁，及时更换床单。

【健康教育】

1. 养成良好的生活习惯 多食新鲜的水果和蔬菜，少食辛辣刺激食物、少饮酒；养成定时排便的好习惯；保持适当的运动，避免久坐；便后清洗或温水坐浴，保持肛门周围皮肤清洁、干燥。

2. 康复指导 术后 3 日，指导患者进行提肛运动，预防肛门括约肌松弛。

3. 就诊指导 出院后一旦出现肛周胀痛、排便困难及便条变细等症状，应及时就诊。

第三节 大肠癌

大肠癌是消化道常见的恶性肿瘤，包括直肠癌（carcinoma of rectum）和结肠癌（carcinoma of colon）。大肠癌的发生有 5 个流行病学特点：① 世界范围内，结肠癌发病率呈明显上升趋势，直肠癌的发病基本稳定。② 大肠癌的发病率有明显的地域差异，西方发达国家高于其他发展中的国家，欧美国家以结肠癌为多，我国以直肠癌居多，且城市发病率高于农村。③ 大肠癌的发病率随年龄的增加而逐步上升，但我国青年人（<30 岁）患大肠癌的比例高，占 10%~15%。④ 男性大肠癌的发病率及病死率略高于女性。⑤ 结肠癌根治性切除术后 5 年生存率一般为 60%~80%，直肠癌为 50%~70%。

【病因】 大肠癌的病因和发病机制尚不明确，根据流行病学调查和临床研究分析，可能与以下因素有关。

1. 饮食习惯　大肠癌的发生与食用过多的动物脂肪及动物蛋白质饮食、缺乏新鲜蔬菜、水果及纤维素食品有关；此外，缺乏适度的体力活动、过度摄入腌制食品、维生素、微量元素、矿物质的缺乏均可能增加大肠癌的发病率。

2. 遗传因素　据临床观察发现，有 10%~15% 的大肠癌患者具有家族性，如家族性多发性结肠息肉病，已被公认为癌前期疾病。

3. 癌前病变　结肠腺瘤、溃疡性结肠炎、克罗恩病以及结肠血吸虫病肉芽肿，与结肠癌的发生有较密切的关系。

【病理与分型】

1. 大体分型

（1）肿块型　肿瘤体大、柔软，呈球形或菜花状向肠腔内突出，生长较慢，表面易溃烂、出血、感染和坏死；细胞分化程度高，恶性程度较低，组织浸润较少，预后较好；多发于右侧结肠，尤其盲肠（图 29-5）。

（2）溃疡型　肿瘤体小，向肠壁深层生长并向四周浸润，可穿透肠壁达到邻近组织和器官；早期即可发生溃疡，边缘隆起，中间凹陷，表面糜烂，易出血，常伴有感染；细胞分化程度低，恶性程度高，转移较早，预后差，是结肠癌最常见的类型（图 29-6）。

（3）浸润型　肿瘤沿肠壁各层呈环状浸润生长，瘤体内纤维组织较多，结构致密，质地较硬；细胞分化程度低，转移较早，预后差；多发生于左侧结肠，特别是乙状结肠和直肠乙状结肠交界处（图 29-7）。

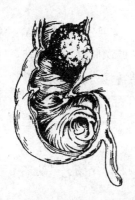 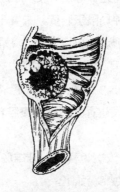 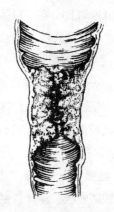

　图 29-5　肿块型大肠癌　　　　图 29-6　溃疡型大肠癌　　　　图 29-7　浸润型大肠癌

2. 组织学分型

（1）腺癌　癌细胞呈腺管或腺泡状排列，可进一步分为管状腺癌、乳头状腺癌、印戒细胞癌及未分化癌等，其中最常见的组织学类型为管状腺癌。

（2）黏液腺癌　癌细胞可分泌大量黏液，聚积于细胞外间质或在细胞内将胞核挤向一侧而使之成印戒状细胞，预后较腺癌差。

（3）未分化癌　癌细胞较小，弥漫成片状或团块状，易侵入小血管和淋巴管，预后最差。

（4）其他　如鳞状细胞癌、腺鳞癌，临床罕见。

3. 恶性程度　有助于判断疾病预后，通常按 Broder 分级，按癌细胞分化情况分成四级。

Ⅰ级：癌细胞分化良好的占 2/3 以上，属高分化癌、恶性度低。

Ⅱ级：分化良好的癌细胞占 1/2~2/3，属中度分化癌、恶性度一般。

Ⅲ级：分化良好的癌细胞少于 1/4，属低分化癌，恶性度高。

Ⅳ级：未分化癌，恶性度最高。

4. 转移方式

（1）淋巴转移 是大肠癌最常见的播散方式。

1）结肠癌 癌肿扩散后可沿结肠壁淋巴结、结肠旁淋巴结、系膜血管周围的中间淋巴结、系膜血管根部的中央淋巴结依次转移或跳跃性转移至腹主动脉旁的淋巴结，并向上转移；晚期患者可转移至左锁骨上淋巴结。

2）直肠癌 最常见的是向上转移，上段直肠癌主要沿直肠上动脉、肠系膜下动脉及腹主动脉周围淋巴结向上转移；下段直肠癌可向上方和两侧转移；直肠癌向下可转移至腹股沟淋巴结，较少见。

（2）直接浸润 癌细胞可向三个方向浸润扩撒：肠壁深层、环形浸润及沿纵轴浸润。癌细胞向肠壁深部浸润，穿透浆膜层侵犯邻近器官，如乙状结肠癌常侵蚀附近的膀胱、子宫等，甚至形成内瘘。下段直肠癌由于缺乏浆膜层的屏障作用，易向四周浸润，侵蚀输尿管、阴道和男性的前列腺等器官。

（3）血行转 移是大肠癌发生远处转移的主要途径。癌细胞可通过病变周围的小静脉进入肠系膜下静脉而转移至肝、肺，少数可侵犯脑或骨骼。

（4）种植转移 癌肿穿透肠壁后，癌细胞脱落种植于腹膜壁层或其他器官表面。当发生广泛腹膜种植转移时，患者可出现血性腹水，并可在腹水中找到癌细胞。直肠癌患者较少发生种植性转移。

5. 临床分期 目前常用的是国际抗癌联盟（UICC）提出的 TNM 分期法及我国 1984 年提出的 Dukes 改良分期，以后者更为简化，应用方便。

Dukes 改良分期：① A 期：癌肿局限于肠壁，未突出浆膜层，又可分为 3 期。A_1：癌肿侵及黏膜或黏膜下层；A_2：癌肿侵及肠壁浅肌层；A_3：癌肿侵及肠壁深肌层；② B 期：癌肿穿透肠壁侵及浆膜或浆膜外组织、器官，尚能整块切除，无淋巴结转移；③ C 期：癌肿侵及肠壁任何一层，伴有淋巴结转移，可分为 2 期。C_1：淋巴转移仅限于癌肿附近；C_2：淋巴转移到系膜及其根部淋巴结；④ D 期：已发生远处转移或腹腔转移或广泛侵蚀邻近脏器。

【临床表现】

1. 结肠癌 多发于乙状结肠，依次为盲肠、升结肠、横结肠和降结肠。早期多无明显特异性表现或症状，易被忽视。其常见症状如下。

（1）排便习惯和粪便性状改变 常为最早出现的症状，多表现为大便次数增多、粪便不成形或腹泻，便中带脓、血或黏液；随病程发展出现部分肠梗阻时，腹泻与便秘则可交替出现。

（2）腹痛 也是常见的早期症状。疼痛部位常不确定，程度多较轻，为持续性隐痛或仅为腹部不适或腹胀感；当癌肿并发感染或肠梗阻时，腹痛加剧或为阵发性绞痛。

（3）肠梗阻 多为晚期症状。一般呈慢性低位不完全性肠梗阻，表现为腹胀、便秘，可伴腹部胀痛或阵发性绞痛，进食后疼痛加重。若发生完全性梗阻，症状加剧，病情较重，部分患者可出现呕吐，呕吐物为肠内容物。

（4）腹部肿块 肿块质地大多坚硬，呈结节状。位于横结肠或乙状结肠的癌肿，可有一定活动度。当癌肿穿透肠壁并发感染时，可表现为固定压痛性肿块。

（5）全身症状 由于长期慢性失血、癌肿溃烂、毒素吸收及感染等因素，患者可出现消瘦、乏力、贫血、低热等全身性表现。晚期可出现肝大、腹水、黄疸、锁骨上淋巴结肿大及恶病质等。

由于癌肿病理类型和部位不同，临床表现也存在差异。① 右侧结肠癌：以全身症状、贫血、腹部包块为主要表现。是因为右半结肠肠腔较大，癌肿多呈肿块型，突出于肠腔，粪便稀薄，患者往往腹泻、便秘交替出现，便血与粪便混合。②左侧结肠癌：以肠梗阻、便秘、便血等症状为显著。由于左半结肠肠腔相对较小，癌肿多倾向于浸润型生长引起环状缩窄，且肠腔中水分已经基本吸收，粪便成形。

2. 直肠癌　多发于壶腹部。早期仅有少量便血或排便习惯改变，易被忽视。当癌肿破溃形成溃疡或感染时才出现明显症状。

（1）黏液血便　为最常见的症状，80%~90%的患者在早期即出现便血，出血量由少到多。癌肿破溃后，可出现血性和（或）黏液性大便；严重感染时，可出现脓血便。

（2）直肠刺激症状　癌肿刺激直肠产生便意频繁，引起排便习惯改变，便前常有里急后重、肛门下坠和排便不尽感；晚期可有下腹痛。

（3）粪便变细和排便困难　随着癌肿增大和（或）累及肠管全周引起肠腔变窄，可出现腹胀、腹痛或阵发性绞痛，肠鸣音亢进，排便困难等慢性肠梗阻症状。

（4）转移症状　当癌肿穿透肠壁，侵犯前列腺、膀胱时可出现尿频、尿急、尿痛及排尿困难等；侵犯骶前神经则出现骶尾部、会阴部持续性剧痛；女性直肠癌若侵蚀阴道后壁，可引起白带增多；若穿透阴道后壁，则可导致直肠阴道瘘，可见粪质及血性分泌物从阴道排出。发生远处脏器转移时，可出现相应脏器的临床表现。

【辅助检查】

1. 大便隐血试验　可作为高危人群的初筛方法及普查手段。持续阳性者应行进一步检查。

2. 直肠指诊　是诊断直肠癌的最简单、最主要的方法。在我国75%~80%的患者为低位癌肿，只需通过直肠指诊便可初步了解癌肿与肛缘的距离、大小、硬度、形态及其与周围组织的关系。女性直肠癌患者，应行阴道检查及双合诊检查。

3. 内镜检查　是诊断大肠癌最有效、最可靠的方法。包括直肠镜、乙状结肠镜和纤维结肠镜检查。内镜下可观察病灶的部位、大小、形态、肠腔狭窄的程度等，并可在直视下获取活组织行病理学检查。

4. 影像学检查

（1）钡剂灌肠检查　是诊断结肠癌的重要检查方法，可观察到结肠壁僵硬、皱襞消失、存在充盈缺损及小龛影。但对直肠癌诊断价值不大。

（2）B超、CT检查　有助了解癌肿的部位、大小、浸润深度及局部淋巴转移情况，还可提示是否发生肝、肺等远处转移情况。

（3）MRI检查　对直肠癌的T分期及术后盆腔、会阴部复发情况的诊断，较优于CT检查。

（4）PET-CT检查　即正电子发射体层显像与X线计算机断层成像相结合。在对病灶进行定性的同时还能准确定位，大大提高了诊断的准确性与临床实用价值。

5. 免疫学检查　在大肠癌诊断和术后监测中，有意义的肿瘤标记物是癌胚抗原（carcino-embryonic antigen，CEA），但其特异性不高，目前主要用于判断患者的疗效、预后及复发情况等。大量相关研究表明，大肠癌患者的血清CEA水平与Dukes分期呈正相关。

【治疗原则】　手术切除是治疗大肠癌最主要、最有效的方法，同时结合放疗、化疗等可提高治疗效果。

1. 手术治疗　根据癌肿所在部位、活动度、大小以及浸润、转移和全身脏器功能情况决定手术的方式。早期癌肿可作根治性手术；部分癌肿已有远处转移的，为能缓解病情，减轻痛苦，可作姑息手术；广泛转移的晚期癌肿，如伴有肠梗阻的患者，可考虑结肠造瘘术。

（1）结肠癌根治术

1）右半结肠切除术　切除右半横结肠、结肠肝曲、升结肠、盲肠、末端回肠的10~20cm

以及所属淋巴结、肠系膜，并作回肠和横结肠的端端或端侧吻合术。适用于盲肠、升结肠、结肠肝曲的癌肿（图 29-8）。

2）横结肠切除术　切除整个横结肠、肝曲和脾曲以及所属的肠系膜、淋巴结和血管，行升、降结肠端端吻合术。适用于横结肠癌（图 29-9）。

3）左半结肠切除术　切除左半横结肠、结肠脾曲、降结肠、部分或全部的乙状结肠（根据降结肠癌的位置）以及所属的结肠系膜、淋巴结和血管，作横结肠与乙状结肠或直肠端端吻合。适用于结肠脾曲、降结肠、降结肠和乙状结肠交界处癌肿（图 29-10）。

4）乙状结肠癌根治术　依据肿瘤的生长位置，选择切除部分降结肠、整个乙状结肠；整个乙状结肠、部分直肠；部分降结肠、整个乙状结肠、部分直肠以及所属肠系膜和淋巴结，作结肠直肠吻合术（图 29-11）。

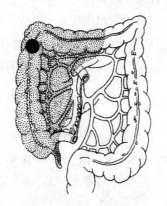

图 29-8　右半结肠切除范围

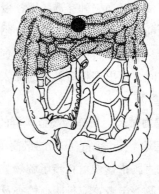

图 29-9　横结肠切除范围

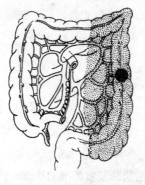

图 29-10　左半结肠切除范围

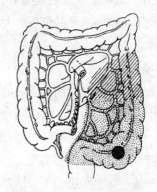

图 29-11　乙状结肠切除范围

（2）直肠癌根治术

1）局部切除术　此手术主要经肛门或骶后行局部切除术。适用于癌肿早期、病势局限、分化程度高的病变。

2）腹会阴联合直肠癌根治术（Miles 手术）　切除乙状结肠下部、全部直肠、肛管、肛提肌、与肛周 5cm 直径的皮肤、坐骨直肠窝内脂肪以及肠系膜下动脉和淋巴结等，同时在左下腹造瘘，形成永久性人工肛门。适用于腹膜反折以下的低位直肠癌（包括肛管癌）。

3）经腹腔直肠癌切除术（Dison 手术）　切除部分乙状结肠和大部分直肠，作乙状结肠和直肠端端吻合术，保留了肛管和肛门括约肌，能正常排便。适用于距肛缘 5~6cm 以上的直肠癌。

4）腹会阴联合直肠癌切除、原位肛门重建术　为了降低经腹会阴联合直肠癌根治术给患者造成的不便和不良影响，行原位肛门重建术。

5）后盆腔脏器清扫、全盆腔清扫术 后盆腔清扫术是当直肠癌侵及子宫时，同时切除子宫的手术；全盆腔清扫术是当癌肿侵犯膀胱而进行的同时切除膀胱或同时切除膀胱和子宫的手术。

（3）姑息性手术 姑息性手术只是为了暂时性缓解患者痛苦而作的结肠造瘘术。适用于晚期大肠癌并发肠穿孔、肠梗阻，且患者基本情况极差而不能耐受手术者。

2. 非手术治疗

（1）放射疗法 放疗可用于手术前、后以及无法手术切除者，能提高生存率，是大肠癌的综合疗法之一。术前的放疗可以提高手术切除率，降低患者的术后局部复发率。术后放疗仅适用于晚期患者或手术未达到根治或术后局部复发者。

（2）化学疗法 用于处理残存癌细胞或隐形病变，以提高术后 5 年生存率。可通过区域动脉灌注、门静脉给药、静脉给药、肠腔内给药和手术后腹腔留置管给药等，以静脉化疗为主。

（3）局部介入治疗 低位直肠癌形成肠腔狭窄且不能手术者，可用电灼、液氮冷冻和激光凝固、烧灼等局部治疗或肠腔内放置金属支架，以改善症状。

（4）中医治疗 应用调理脏腑、补益脾肾、清肠解毒、扶正祛邪的中药制剂。

（5）其他疗法 目前对大肠癌尚处于探索阶段的治疗方法有基因治疗、靶向治疗、免疫治疗等。

【护理评估】

1. 术前评估

（1）健康史 了解患者的发病情况、病程、以往治疗情况；饮食习惯、既往健康状况，如有无慢性溃疡性结肠炎、大肠腺瘤和息肉病史；家族史等。

（2）身体状况

1）局部 患者的大便情况有无改变，如腹胀、便秘、腹泻、大便变细、大便带血或脓血便等；腹部肿块的大小、形状、活动度以及压痛情况。

2）全身 有无恶心、呕吐、贫血、消瘦和乏力等症状；有无腹泻、里急后重等直肠刺激症状；有无远处转移征象等。

3）辅助检查 了解直肠指诊、钡剂灌肠检查、内镜检查等结果，以判断病情。

（3）心理和社会支持状况 评估患者和家属对疾病预后、拟采取的手术方案及术后康复知识的了解和掌握程度；患者恐惧、焦虑的程度；家属对患者的关心支持情况；患者家庭经济状况及其所在社区的医疗保健服务情况等。

2. 术后评估

（1）手术情况 了解手术类型和术中情况，参见第七章"围术期患者的护理"内容。尤需了解病变组织切除情况、腹腔引流情况、有无结肠造瘘等。

（2）康复状况 评估术后生命体征的变化、肠蠕动恢复情况及引流液的颜色、性状和量；术后切口愈合情况、结肠造口周围皮肤是否发炎、组织有无缺血坏死以及瘘口愈合情况等。有无切口感染、腹腔内出血、粘连性肠梗阻、吻合口瘘等并发症发生。

（3）心理和社会支持状况 评估患者和家属的心理状况；术后饮食、活动等知识的掌握情况；患者和家属对结肠造瘘护理的掌握情况。

【常见护理诊断／问题】

1. 焦虑／恐惧 与对癌肿的恐惧、担忧手术效果及结肠造瘘等有关。

2. 疼痛 与癌肿刺激、手术创伤有关。

3. 知识缺乏 缺乏大肠癌术前、术后相关知识。

4. 潜在并发症 包括切口感染、出血、吻合口瘘、泌尿系统感染、造口并发症和肠粘连等。

【护理措施】

1. 术前护理

（1）心理护理 肿瘤的诊断、对手术的畏惧、经济负担及检查时的难堪等都可能使患者产生不良的心理反应。护士应关心体贴患者，真实而技巧性地回答患者的问题，尽量满足其提出的合理要求。指导患者和家属通过各种途径了解大肠癌的治疗、护理及预后的相关知识，帮助他们树立战胜疾病的勇气和信心，有利于早日康复。

（2）营养支持 给予高蛋白质、高热量、高维生素、易消化、营养丰富的少渣饮食。必要时，遵医嘱少量多次输新鲜全血或人体清蛋白制剂，以纠正贫血和低蛋白血症。出现明显脱水或急性肠梗阻者，应及时纠正水、电解质及酸碱失衡，提高对手术的耐受力。

（3）肠道准备 为了减少术中污染，防止术后腹胀和切口感染，有利于切口愈合，术前应清洁肠道。

1）传统肠道准备法 ① 术前 3 日进少渣半流质饮食，术前 2 日起进流质饮食，术前 12 小时禁食、4 小时禁水。② 术前 3 日用番泻叶 6g 泡茶代饮，也可术前 2 日口服 15~20g 硫酸镁或 30mL 蓖麻油；术前 2 日晚用 1%~2% 肥皂水灌肠 1 次，术前 1 日晚清洁灌肠。③ 口服肠道抗生素，如甲硝唑、新霉素、庆大霉素等。

2）口服甘露醇肠道准备法 术前 1 日午餐后 0.5~2 小时内口服 20% 甘露醇 250mL，甘露醇是一种高渗性液体，口服后可吸收肠壁水分，使肠蠕动明显增加，引起腹泻，从而达到清洁肠道的效果。因甘露醇可被肠道中的细菌酵解，术中使用电刀时可引起爆炸，应予以警惕；年老体弱、心、肾功能不全者，禁用此法。

3）全肠道灌洗法 将适量氯化钠、氯化钾、碳酸氢钠溶解于 37℃ 温开水中，配成总量达 6000mL 以上的等渗电解质溶液，术前 12~14 小时开始口服，引起容量性腹泻，以达到彻底清洗肠道的目的。灌洗全过程一般需 3~4 小时，灌洗液中也可加入抗生素。年老体弱、肠梗阻及心肾等脏器功能障碍者，不宜选用此法。

（4）其他准备 手术日晨常规留置胃管、导尿管；女性患者若肿瘤已侵犯阴道后壁，术前 3 日起每晚冲洗阴道；直肠癌患者，术前 2 日起每晚用 1 ： 5000 高锰酸钾溶液坐浴等。

2. 术后护理

（1）一般护理

1）卧位与镇痛 麻醉清醒，血压平稳后可改为半卧位，以利于腹腔引流，改善呼吸和循环功能；切口疼痛者，遵医嘱适当应用镇痛剂。

2）营养支持 术后禁食、胃肠减压期间，应静脉补充水、电解质及各种营养素，准确记录 24 小时出入水量；必要时遵医嘱输注血浆或人体清蛋白制剂，以提高机体抵抗力；肛门排气或结肠造口开放后，即可进流质饮食，术后 1 周可进少渣饮食，2 周左右可进普食，宜选择高热量、高蛋白质、高维生素及营养丰富的少渣食物。

3）防治感染 遵医嘱应用甲硝唑、庆大霉素或卡那霉素等抗菌药物，以预防和控制感染。

4）导尿管护理 注意观察导尿管是否通畅，患者的尿量是否正常并记录。术后 10 日左右拔除导尿管，拔除之前必须训练膀胱的舒缩功能（用钳夹导尿管 4 小时左右或患者有尿意时开放）。当患者排尿功能恢复正常，方可拔除尿管。

5）早期活动 鼓励患者在床上多翻身、活动四肢；2~3 日后，在病情允许的情况下，协助患者下床活动，以促进肠蠕动恢复，减轻腹胀，避免肠粘连。活动时应注意保护伤口，避免牵拉。

（2）病情观察 每30分钟测血压、体温、脉搏、呼吸一次，直至病情稳定后延长时间。观察腹部及会阴部切口情况，预防切口感染。对于会阴部切口，可于术后4~7日用1∶5000高锰酸钾温水坐浴，每日2次。

（3）结肠造口护理

1）心理护理 结肠造口的患者会感到自我形象受损，对生活、工作失去信心，护士应做好解释工作，告知结肠造口对治疗的必要性和重要性，并应教会患者和家属进行结肠造口护理的技能。

2）造口周围皮肤护理 观察造口周围皮肤有无红、肿、出血、破溃等现象，并准确记录。造口周围皮肤应及时清洗消毒，先用中性皂液或0.5%氯己定（洗必泰）溶液清洁，再涂上氧化锌软膏，防止皮肤受损引起皮炎或皮肤溃烂。

3）保护腹部切口 结肠造口一般于术后2~3日开放，开放后取左侧卧位，用塑料薄膜将腹壁切口与造口隔开，以防造口内流出稀薄的粪便污染腹壁切口；密切观察腹部切口有无充血、水肿、疼痛及溃烂等。

4）饮食指导 结肠造口开放后进流质饮食，逐渐改为高热量、高蛋白质、高维生素、营养丰富、少渣易消化的食物，促使大便干燥成形；避免食用产气性、引起便秘或腹泻的食物，以免频繁更换肛门袋而影响日常生活、工作与学习；注意饮食卫生，防止因饮食不洁导致食物中毒或细菌性肠炎等引起腹泻。

5）正确使用人工肛门袋 选择与造口相符的人工肛门袋，袋口与造口贴紧，袋囊朝下，并用有弹性的腰带固定造口袋；当造口袋内充满三分之一的排泄物时，应及时更换；告知患者备有3~4个造口袋用于更换，使用过的造口袋可用清水和中性洗涤剂洗净，或用1∶1000氯己定（洗必泰）溶液浸泡30分钟，擦净、晾干备用。

6）扩张造口 为了避免造口狭窄，在造口拆线愈合后，可用示指、中指套上涂有液状石蜡的指套，沿肠腔方向扩张造口5~10分钟，每周2次，持续3个月；观察患者有无恶心、呕吐、腹痛、腹胀、停止排气排便等肠梗阻症状。

（4）并发症的观察与护理

1）切口感染 密切观察患者的体温、切口愈合情况。肠造口者，术后2~3日内取造口侧卧位，腹壁切口与造瘘口用塑料薄膜隔开，避免造口内排泄物污染腹壁切口；若切口渗液较多时，应及时更换渗湿的敷料，避免感染的发生；注意观察切口有无充血、水肿、疼痛、溃烂等；会阴部切口，可于术后4~7日用1∶5000高锰酸钾温水坐浴，每日2次；若发生感染，则应开放伤口，彻底清创；术后遵医嘱常规应用抗生素。

2）吻合口瘘 常发生于直肠癌Dixon术或结肠癌根治术后7日左右。主要原因有肠道准备不充分、局部血供不良及低蛋白血症等。术后注意观察患者有无腹膜炎、盆腔脓肿等表现，切口处或引流管有无粪样物流出；术后7~10日禁忌灌肠，以免影响吻合口愈合。一旦发生吻合口瘘，应行盆腔持续滴注、吸引，保持引流通畅，同时给予禁食、胃肠减压及肠外营养支持等；若瘘口大、伴有腹膜炎或盆腔脓肿者，应再次行手术治疗，彻底清理腹腔，同时行瘘口肠段外置。

3）造口及其周围常见并发症 如造口出血、水肿、感染、回缩及狭窄等，术后应加强造口护理，严密观察造口的血运情况，一旦出现腹痛、腹胀、造口色泽变暗或发黑等异常情况，应立即通知医师，紧急处理。

NOTE

【健康教育】

1. 社区宣教　定期进行健康体检，积极预防和治疗大肠的各种慢性炎症及癌前病变，如结直肠息肉、溃疡性结肠炎、腺瘤、结肠克罗恩病等；注意饮食卫生、个人卫生，防治血吸虫病；避免高脂肪、低纤维饮食。

2. 术前宣教　指导患者配合肠道准备，说明肠道准备的必要性和重要性；向患者解释术前各项诊疗的目的与配合方法，使其能够积极主动地予以配合，提高手术耐受力。

3. 术后指导　向患者讲解术后常见并发症的预防措施；指导患者合理安排饮食，参加适量活动，保持心情舒畅；教会患者结肠造口的自我护理、人工肛门袋的正确使用。（图 29-12）

4. 出院指导　一般在术后 3~6 个月复查一次；化疗、放疗者，定期复查血常规，观察白细胞和血小板计数的变化；一旦出现腹痛、腹胀、停止排气排便等异常情况，应及时就诊。

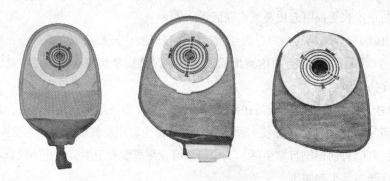

图 29-12　一次性人工肛门袋

案例讨论

患者，女，45 岁。主诉近日来排便时肛门部有肿物脱出，排便后需用手辅助肿物可回纳肛门内，伴有少量便血，无其他不适。体检：T：36.8℃，P：88 次/分，R：18 次/分，BP：110/70mmHg，既往健康，无麻醉史、手术史。

问题：

1. 试分析该患者最可能的医疗诊断是什么？

2. 首选的辅助检查是什么？目前该疾病属于何种分期？

3. 试分析该患者非手术治疗措施有哪些？

第三十章　门静脉高压症患者的护理

第一节　解剖和生理概述

　　门静脉主干由肠系膜上、下静脉和脾静脉汇合而成，其中20%~40%的血液来自脾静脉，在肝门处分为左、右二支，分别入左、右半肝并逐渐分支，其小分支和肝动脉小分支的血流汇合于肝小叶的肝窦，然后流入肝小叶的中央静脉，再经肝静脉流入下腔静脉。

　　门静脉在解剖上有三个特点。

　　1. 两端都是毛细血管网，一端是胃、肠、胰、脾的血管网，另一端是肝小叶的窦状隙。

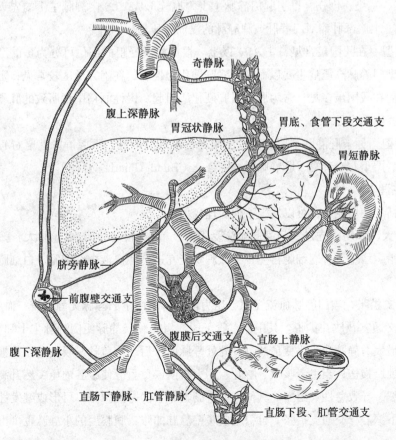

图 30-1　门静脉与腔静脉之间的交通支

NOTE

2. 门静脉系统没有静脉瓣来控制血流方向。

3. 门静脉与腔静脉之间，有四个交通支（图30-1）。

（1）胃底、食管下段交通支　门静脉血流通过胃冠状静脉、胃短静脉，经此处交通支与奇静脉、半奇静脉的分支吻合后流入上腔静脉。

（2）直肠下端、肛管交通支　门静脉血流经肠系膜下静脉、直肠上静脉与直肠下静脉、肛管静脉吻合后流入下腔静脉。

（3）前腹壁交通支　门静脉（左支）的血流经脐旁静脉与腹上深静脉、腹下深静脉吻合后，分别流入上、下腔静脉。

（4）腹膜后交通支　在腹膜后，肠系膜上、下静脉分支与下腔静脉分支相吻合，构成腹膜后静脉丛。

四个交通支中，最重要的是胃底、食管下段交通支。这些交通支在正常情况下都很细小，血流量很少。

第二节　门静脉高压症

门静脉高压症（portal hypertension）是指门静脉血流受阻，血液淤滞或血流量增加，导致门静脉压力增高（>24cmH$_2$O），继而引起脾大、脾功能亢进、食管胃底黏膜下静脉曲张并发破裂出血、腹水等一系列症状的临床病症。

【病因】　根据门静脉血流受阻因素所在的部位，门静脉高压症可分为肝前型、肝内型、肝后型三大类。

1. **肝前型**　指发生于门静脉主干及其主要属支的血栓形成或其他原因所致的血流受阻。原因有三：① 感染、创伤，可引起门静脉主干内血栓形成。② 门静脉主干的先天性畸形，多见于小儿。③ 上腹部肿瘤对门静脉或脾静脉的浸润、压迫。

2. **肝内型**　在我国最常见，占95%以上。根据血流受阻的部位可分为窦前型、窦型和窦后型。窦前型门静脉高压症主要以血吸虫病肝硬化为代表，在南方地区较常见；窦型和窦后型门静脉高压症在我国最多见，常为肝炎后肝硬化所引起。慢性酒精中毒所致的肝硬化在西方国家常见，在我国则少见。

3. **肝后型**　见于肝静脉主要流出道的阻塞，包括肝静脉、下腔静脉甚至右心阻塞，如缩窄性心包炎、严重右心衰竭、肝静脉阻塞综合征（Budd-Chiari综合征）等。

【病理生理】

门静脉高压症形成后，可以发生下列病理变化：

1. **脾肿大、脾功能亢进**　门静脉血流受阻时，首先引起脾脏充血、肿大。脾窦长期充血使脾内纤维组织增生、脾髓细胞再生，导致脾功能亢进，使血液中红细胞、白细胞和血小板计数均减少。

2. **交通支扩张**　当门静脉血流受阻、压力增高时，由于门静脉无静脉瓣，血流发生逆流，使上述四个交通支开放并扩张。其中，食管下段、胃底黏膜静脉距门静脉主干和腔静脉最近、承受压力差最大、静脉曲张改变最严重。此处静脉曲张后，覆盖的黏膜变薄，易被粗糙食物或反流胃酸侵蚀所损伤；当患者咳嗽、呕吐、用力排便或负重等使腹腔内压突然升高时，可引起曲张静脉破裂、导致急性大出血。其他，如直肠上、下静脉丛扩张，可形成继发性痔；脐旁静脉与腹上、下深静脉交通支扩张，可引起前腹壁静脉曲张；腹膜后的小静脉也可出现明显的扩张、充血。

3. 腹水　腹水的形成与下列因素有关：① 肝硬化后肝功能减退，血浆清蛋白合成障碍，使血浆胶体渗透压降低。② 体内醛固酮和抗利尿激素增多，导致钠、水潴留。③ 门静脉系统毛细血管床滤过压升高，使血浆漏入腹腔。④ 肝内淋巴液回流受阻，大量淋巴液自肝包膜下漏入腹腔。

【临床表现】

1. 脾肿大、脾功能亢进　正常情况下脾脏不能触及。脾肿大后，在左肋缘下可触及；肿大程度不一，巨大者可达脐下。早期，肿大的脾质软、可以推动；晚期，由于脾内纤维组织增生粘连使活动度减少、质硬。脾越大，功能亢进越明显，主要表现为全血细胞减少，患者易发生感染，感染后较难控制，黏膜及皮下出血，逐渐出现贫血征。

2. 呕血和黑便　食管和胃底曲张静脉破裂出血是门静脉高压症最凶险的并发症。一次出血量可达 1000~2000mL，血色鲜红，常伴黑便或柏油样便。由于肝功能受损致凝血功能障碍，脾功能亢进使血小板减少，加之曲张静脉压力高，故出血难自止。大出血、休克、贫血可致肝细胞严重缺血、缺氧，极易诱发肝性脑病。

3. 腹水　多见于肝内型，是肝功能严重受损的表现。常伴有气急、腹胀、食欲减退等症状。

4. 其他　常伴有厌食、恶心、呕吐、虚弱无力及嗜睡等肝性脑病症状，部分患者可出现面色灰暗、黄疸、蜘蛛痣及男性乳房发育等体征。

【辅助检查】

1. 实验室检查

（1）血常规　脾功能亢进时，外周血细胞计数减少，白细胞计数 $<3\times10^9$/L，血小板计数 $<（70~80）\times10^9$/L，血红蛋白和血细胞比容下降。

（2）肝功能检查　有不同程度的损害和酶谱变化，白球蛋白比例倒置、血清转氨酶、胆红素增高、凝血酶原时间延长等。国内常用 Child-Pugh 分级（表 30-1）评估肝功能状况。

表 30-1　Child-Pugh 分级

项目	分级标准		
	A	B	C
血清胆红素（μmol/L）	34.2	34.2~51.3	>51.3
血浆清蛋白制剂（g/L）	>35	30~35	<30
凝血酶原延长时间（s）	1~4	4.1~6	>6.1
腹水	无	易控制	难控制
肝性脑病（分级）	无	轻	重，昏迷
营养状态	优	良	差，消耗性

总分 5~6 分者肝功能良好（A 级），7~9 分者肝功能中等（B 级），10~15 分者肝功能差（C 级）

2. 影像学检查

（1）食管吞钡 X 线检查　可确定有无食管静脉曲张以及曲张的范围和程度。在食管为钡剂充盈时，曲张的静脉使食管黏膜呈虫蚀状改变；排空时，则呈蚯蚓样或串珠状负影。

（2）B 超检查　有助了解有无肝硬化、脾肿大、腹水；还可测定脾静脉、门静脉的直径与走向，脾门部静脉直径 >1cm 者可确诊。

（3）腹腔动脉（静脉相）或肝静脉造影　可明确门静脉受阻部位及侧支回流情况。

3. 内镜检查 是明确食管、胃底静脉曲张的重要手段。可直接观察食管、胃底部有无静脉曲张,阳性率高于上消化道钡餐检查;急诊内镜检查,有助于明确呕血者的出血部位及鉴别出血原因。

4. 静脉压力测定 主要用于预测食管静脉曲张出血以及估计药物治疗和硬化剂治疗的反应。常用方法有术中测压、食管曲张静脉测压、脐静脉插管测压及经皮肝穿刺门静脉测压。

【治疗原则】 预防和控制食管胃底曲张静脉破裂出血;解除或改善脾肿大、脾功能亢进;治疗顽固性腹水。

1. 食管胃底曲张静脉破裂出血的治疗

(1)非手术治疗 适用于有黄疸、大量腹水、肝功能严重损害并发上消化道大出血者。具体措施如下。

1)紧急处理 绝对卧床休息;迅速开通静脉通道,快速补液、输血;保持呼吸道通畅,防止窒息或吸入性肺炎等。

2)应用止血和保肝药物 如垂体后叶素、普萘洛尔、维生素 K_1、6- 氨基己酸等使血管收缩,减少出血,改善肝功能。

3)三腔二囊管压迫止血 利用充气的气囊分别压迫食管下段和胃底曲张静脉,达到止血目的,以此争取时间做急症手术准备。该管是治疗门静脉高压所致上消化道出血简单、有效的方法,止血成功率在 44%~90%,但再出血率约为 50%,故已不常用。

4)硬化剂治疗 经内镜将硬化剂(多选用 5% 鱼肝油酸钠)直接注入曲张静脉内,引起血栓形成,达到止血和预防再出血目的。此法治疗需多次使用,近期疗效虽较好,但再出血率可高达 45%。

5)经颈静脉肝内门体静脉分流术(transjugular intrahepatic portosystemic shunt,TIPS)是一种治疗门静脉高压症的新技术,属于介入治疗。其方法是经颈静脉途径在肝静脉与门静脉的主要分支间建立通道,并置入支架,实现门体分流。适用于肝功能失代偿、不宜行急症手术或待肝移植者。

(2)手术治疗 对 Child A 级、B 级,无明显黄疸、腹水者应及早行手术治疗,防止再出血和肝性脑病。常用手术方式有门体分流术和断流术。

1)门体分流术 通过手术吻合血管的方法,将门静脉血液分流到压力较低的腔静脉内,从而降低门静脉压力,达到止血目的。手术可分为非选择性分流、选择性分流(包括限制性分流)两类。

非选择性分流包括:① 门 - 腔静脉分流术:将门静脉直接与下腔静脉进行侧侧吻合或端侧吻合。② 脾 - 肾静脉分流术:脾切除后,将脾静脉断端与左肾静脉作端侧吻合。③ 脾 - 腔静脉分流术:脾切除后,将脾静脉与下腔静脉端侧吻合。④ 肠系膜上 - 下腔静脉分流术:将肠系膜上静脉与下腔静脉作侧侧吻合,或切断肠系膜上静脉与下腔静脉作端侧吻合;亦可选用人造血管或自体静脉移植,在肠系膜上静脉与下腔静脉间作桥式(H形)分流术。

选择性分流:指在保存门静脉的入肝血流,同时降低食管胃底曲张静脉的压力。常用术式是远端脾 - 肾静脉分流:将脾静脉远端与左静脉进行端侧吻合,同时离断门 - 奇静脉侧支,包括胃冠状静脉和胃网膜静脉,该术式的优点是肝性脑病发生率低。

限制性分流:目的是充分降低门静脉压力,制止食管胃底曲张静脉出血,同时保证部分入肝血流。代表术式是限制性门 - 腔静脉分流和门 - 腔静脉"桥式"(H形)分流。

门体分流术控制出血率可达 85%~100%,且可缓解胃黏膜病变,临床疗效满意。该术式存在的主要问题是使门静脉向肝血流减少，甚至形成离肝血流。术后患者的肝功能受到不同程度的影响，肠道内产生的氨被吸收后不再经肝脏解毒而直接进入血液循环，致使肝性脑病的发病率高。

2）断流术 通过阻断门-奇静脉间反常血流达到止血目的。最有效的手术方式是脾切除加贲门周围血管离断术，不仅离断了食管胃底的静脉侧支，还保存了门静脉的入肝血流。适合于门静脉系统中无可供与体静脉吻合的通畅静脉、肝功能较差（Child C 级）及不适合作分流术者。

2. 脾大合并脾功能亢进的治疗 最多见于晚期血吸虫性肝硬化患者，也见于脾静脉栓塞引起的左侧门静脉高压症。对于上述患者单纯行脾切除术，临床疗效较好。

3. 顽固性腹水的治疗 最有效的治疗方法是肝移植，其他疗法包括 TIPS 和腹腔-上腔静脉转流术。

对于终末期肝硬化门静脉高压症的患者，肝移植是唯一有效的治疗手段，即替换了病肝，又使门静脉系统血流动力学恢复正常。但由于肝源短缺、费用昂贵、手术风险以及终身服用免疫抑制剂的危险等，限制了肝移植的临床推广。

【护理评估】

1. 术前评估

（1）健康史 了解患者的年龄、性别、饮食习惯、生活环境及有无长期、大量饮酒史；有无呕血、黑便史，出血量、时间、次数及治疗情况；有无慢性肝炎、肝硬化或血吸虫病史等。

（2）身体状况

1）局部 评估腹围大小，有无腹水、下肢水肿；有无肝大、脾大和移动性浊音；有无肝掌、蜘蛛痣等肝病体征。

2）全身 有无意识障碍、生命体征变化；有无呕血、黑便，呕吐物或排泄物的颜色、性状和量；是否出现上消化道大出血、肝性脑病等并发症。

3）辅助检查 了解血常规、肝功能和影像学检查结果，以判断病情与预后。

（3）心理和社会支持状况 评估者和家属有无因长期反复发病而感到焦虑不安、悲观失望；对突然大量出血是否感到恐惧；对门静脉高压症的治疗、预防再出血及并发症等相关知识的认知程度。

2. 术后评估

（1）手术情况 了解手术类型、麻醉方式及术中出血、输血、补液、引流管放置情况，以判断手术创伤大小与预后的相关性。

（2）身体状况 评估意识状态、生命体征及肝功能状况；观察切口愈合、引流情况；是否出现肝性脑病、静脉血栓及膈下脓肿等并发症。

（3）心理和社会支持状况 了解患者因手术导致的各种不良心理反应；患者和家属对术后出现并发症的正确认识及心理承受能力；家庭经济承受能力与社会支持状况。

【常见护理诊断/问题】

1. 焦虑/恐惧 与反复突然大量呕血、病情危重及惧怕死亡有关。

2. 体液不足 与食管胃底曲张静脉破裂大量出血有关。

3. 体液过多：腹水 与肝功能受损、血浆胶体渗透压降低及醛固酮分泌增加有关。

4. 营养失调：低于机体需要量 与肝功能受损、消化吸收障碍有关。

5. 知识缺乏 缺乏预防再出血、切口护理的相关知识。

6. 潜在并发症 包括上消化道大出血、静脉血栓、肝性脑病及膈下脓肿。

【护理措施】

1. 术前护理

（1）心理护理　护士应向患者和家属讲解疾病的相关知识，说明手术治疗的重要性和必要性，消除他们的思想顾虑，积极配合治疗与护理，有利于早日康复。对大出血者，应在积极抢救的同时做好安慰和解释工作，及时通知家属来人陪伴，以满足患者的心理需求，迅速处理呕（便）出的血液，减少视觉刺激，减轻或消除患者的恐惧心理。

（2）病情观察　动态监测意识状态、生命体征、尿量及中心静脉压变化；密切观察和记录呕血、黑便的颜色、性状和量；定时检测血常规、血生化及血气分析等，以判断有无水、电解质和酸碱平衡失调。

（3）腹水护理

1）注意休息　尽量取平卧位，以增加肝、肾血流灌注；下肢水肿者，可抬高患肢减轻水肿。

2）限制液体和钠的摄入　每日钠摄入量限制在 500~800mg（氯化钠 1.2~2.0g/d）内，进液量约为 1000mL。少食含钠高的食物，如腌肉、酱菜、罐头和含钠味精等。

3）监测腹水变化　记录 24 小时出入水量；每周测体重 1 次；每日测腹围 1 次，为了减少误差，每次测量时应做到"五个同一"，即同一时间、同一部位、同一体位、同一把尺子和同一医护人员。

4）应用利尿药物　遵医嘱合理、及时地应用利尿药物，准确记录 24 小时出入液量，注意观察有无低钠、低钾血症。

5）注意补充营养，纠正低蛋白血症。

（4）预防和控制上消化道出血

1）急救措施　① 迅速建立静脉通路，快速输血、补液，及时恢复血容量。② 正确、及时、有效地应用三腔二囊管压迫止血（参见《内科护理学》相关章节）。③ 遵医嘱应用全身性止血药物，如垂体后叶素、6- 氨基己酸、酚磺乙胺等。同时可行局部灌洗，用冰盐水或 8mg% 去甲肾上腺素冰盐水行胃内灌洗。前者可使胃黏膜血管收缩，减少血流量，从而达到止血目的；后者临床疗效更佳（低温 + 药物的双重作用）。

2）预防措施　合理休息，适当活动，避免过度劳累或活动；严格限制饮酒、咖啡、浓茶及过热饮食，避免进食粗糙、干硬、带刺、油炸及辛辣等刺激性食物；避免引起腹内压、血压升高的各种因素，以免诱发上消化道出血。

（5）保护肝功能，预防肝性脑病

1）休息与活动　劳累、过度活动等可加重肝功能损害，故肝功能较差者应以卧床休息为主，可酌情安排适量活动。

2）营养支持　给予高热量、高维生素、适量蛋白质的饮食；遵医嘱输注新鲜全血或血浆清蛋白制剂，补充 B 族维生素、维生素 C、维生素 K，以改善患者的营养状况。

3）药物应用　遵医嘱给予多磷脂酰胆碱、谷胱甘肽等保肝药物，促进肝功能恢复；避免使用巴比妥类、红霉素、盐酸氯丙嗪等有损肝脏的药物；应用肝毒性较小的抗生素，防治感染。

4）保持大便通畅　口服硫酸镁溶液导泻或酸性溶液（禁用碱性溶液）灌肠，及时清除肠道内积血，减少血氨的吸收，以免诱发肝性脑病。

5）监测血氨浓度和意识状况，一旦出现异常情况，及时通知医师，并积极配合处理。

6）遵医嘱给予氧气吸入，保护肝功能。

（6）分流术前准备　除常规术前准备外，术前 2~3 日口服肠道不吸收的抗生素，如链霉素或新霉素等，以减少肠道产氨，预防肝性脑病；术前 1 日晚行清洁灌肠，避免术后因肠胀气导致血管吻合口受压；行脾 - 肾分流术者，术前应明确肾功能是否正常。

2. 术后护理

（1）一般护理

1）卧位与活动　分流术后 48 小时内，宜取平卧位或 15° 低坡卧位，2~3 日若病情平稳可取半卧位；翻身时动作宜轻柔，避免血管吻合口破裂；术后不宜过早下床活动，一般需卧床 1 周。

2）饮食护理　肠功能恢复后，即可进流质饮食，逐步过渡到正常饮食，保证热量供给。分流术后者，应限制蛋白质和肉类摄入，忌食粗糙、过热和辛辣等刺激性食物，禁烟、酒。

3）防治感染　遵医嘱应用肝毒性较小的抗生素，以免增加肝脏负担。

4）维持体液平衡　术后禁食期间，遵医嘱静脉补液，并根据实验室检查结果，及时调整输液的种类、速度和量。

（2）病情观察

1）监测生命体征和腹部体征　密切观察血压、脉搏、呼吸等变化，警惕上消化道大出血；观察有无嗜睡、谵妄、性格改变、情绪反常和行为错乱等肝性脑病的表现；注意有无剧烈腹痛、腹胀及血小板计数骤升等肠系膜血栓形成的表现。

2）切口护理　保持切口敷料清洁、干燥，观察切口有无红肿、渗血、渗液等；切口正常愈合，术后 7~9 日拆线。

3）引流管护理　妥善固定各类引流管，以防滑脱；定时挤压引流管，保持引流通畅；观察并记录引流液的颜色、性状和量；行严格无菌技术操作，预防感染。

（3）观察和预防并发症

1）肝性脑病　分流术后，部分门静脉血液未经肝脏解毒而直接流入体循环，其血氨含量高，加之患者术前已有不同程度的肝功能受损及手术对肝功能的损害等，易诱发肝性脑病。术后应遵医嘱动态监测血氨浓度，若患者出现神志淡漠、嗜睡、谵妄等表现，应立即通知医师，及时静脉输注谷氨酸钾或谷氨酸钠，以降低血氨水平；限制蛋白质的摄入，每日不能超过 30g，以减少血氨产生；保持大便通畅，促进氨由肠道排出。

2）静脉血栓形成　脾切除术后 2 周内应隔日检查血小板计数，术后血小板常迅速上升，甚至达 $600 \times 10^9/L$，注意观察有无腹痛、腹胀和便血等肠系膜血栓形成的迹象，必要时，遵医嘱给予抗凝治疗，并注意监测用药前后凝血时间的变化。

3）胸膜炎、肺部或腹腔感染　脾切除后，患者出现低热是较常见的反应。若体温超过 38.5℃，且持续时间较长，应查明原因，及时给予对症处理。

【健康教育】

1. 术前宣教　护士应耐心解释与手术时机、手术类型、术后康复及预防再出血等相关知识；通过良好的护患沟通，取得患者和家属的信任与配合。

2. 术后指导　进行术后饮食、活动、保肝、切口护理及预防并发症等相关知识宣教，并努力提高患者的遵医行为。

3. 出院指导　注意休息与活动；禁烟、酒；限制蛋白质和肉类摄入，避免吃粗糙、干硬、温度较高及辛辣等刺激性较强的食物，以免损伤食管黏膜而诱发大出血。

4. 就诊指导　指导患者和家属掌握出血先兆、基本观察方法和主要急救措施，告之急救电话号码、熟悉紧急就诊的途径与方法。

案例讨论

患者，男性，53 岁，农民。患乙型肝炎 10 年余，2 个月前自觉上腹部不适，腹胀，牙龈出血，近日症状加重，出现明显腹水，入院治疗。体检：T：36.5℃，P：92 次 / 分，R：20 次 / 分，BP：90/60mmHg，皮肤黄染。腹部触诊：肝脏肿大，脾肋下 3.5cm；实验室检查：血色素 7.5g/L，血小板 6×10^9/L，胆色素 2mg%。

问题：

1. 试分析该患者最可能的医疗诊断是什么？

2. 试分析还应做哪几项辅助检查？

3. 试分析目前主要的护理诊断 / 问题有哪些？

4. 试分析控制或减少腹水形成的措施有哪些？

第三十一章 肝脏疾病患者的护理

第一节 解剖和生理概述

【**解剖概要**】 肝是人体最大的实质性器官，正常成人重 1200~1500g，约占体重 2%。大部分位于右上腹部的膈下和季肋深面，左外叶达左季肋部与脾相邻。肝脏可随呼吸上、下移动，上界相当于右锁骨中线第五至第六肋间，下界与右肋缘平齐，正常情况下肝于右肋缘下不能触及。

肝呈不规则楔形，右侧钝厚而左侧扁薄，分为脏、膈两面（图31-1）。以正中裂为界分为左、右两半，又以叶间裂为界分为左外、左内，右前，右后和尾状叶等。在肝的脏面，有肝胃韧带和肝十二指肠韧带，后者包含有门静脉、肝动脉和胆总管，它们在肝的脏面横沟各自分出左、右侧支进出肝实质，此处称第一肝门。在肝实质内，门静脉、肝动脉和肝胆管的管道分布大致相同，且被 Glisson 纤维鞘包裹，通常称为门静脉系统。右纵沟的后上端左、中、右三大支肝静脉汇入下腔静脉处，是肝血液的流出道，称为第二肝门。还有小部分血液经数支肝短静脉直接流入肝后方的下腔静脉，又称为第三肝门。

肝具有双重血液供应，25%~30% 来自肝动脉，70%~75% 来自门静脉。肝动脉压力大、血液含氧量高，供给肝所需氧量的 40%~60%。门静脉主要汇集来自肠道的血液，供给肝脏营养，门静脉血液含氧量较一般体静脉高，故肝对缺氧很敏感。肝、胆管、胆囊的淋巴引流汇集至肝门及肝十二指肠韧带上的淋巴结。肝的神经来自肝丛，包括交感神经和副交感神经。

肝的显微结构为肝小叶，是肝结构和功能的基本单位。小叶中央是中央静脉，单层肝细胞索以该静脉为中心呈放射状排列，肝细胞索之间为肝的毛细血管网，又称肝窦（窦状隙），一端与肝动脉和门静脉的小分支相通，另一端与中央静脉连接。肝窦壁上有枯否（Kupffer）细胞，具有吞噬功能。肝小叶之间为结缔组织构成的汇管区，其中包括肝动脉、门静脉和胆管，胆管又可分为胆小管和毛细胆管，后者位于肝细胞之间。

【**生理概要**】

1. 分泌功能 肝每日持续分泌胆汁 600~1000mL，在胆囊内贮存和浓缩，经胆管流入十二指肠，帮助脂肪消化及脂溶性维生素 A、D、E、K 的吸收。主要成分有胆汁酸、胆固醇、脂肪酸等。

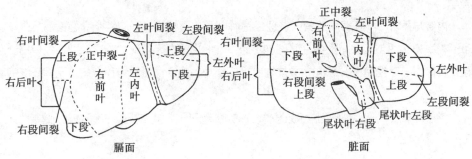

图 31-1　肝脏外观及分区

2. 代谢功能　肝参与糖原、某些蛋白质、脂类及脂溶性维生素的代谢；某些激素的灭活也在肝脏内完成，如肝对雌激素和抗利尿激素具有灭能作用，肝硬化时该作用减退，可引起肝掌、蜘蛛痣和男性乳房发育等；抗利尿激素和醛固酮的增多可引起体内水钠潴留，导致腹水和水肿。

3. 解毒功能　肝通过氧化、还原、分解、结合等方式，使体内代谢过程中产生的毒素或外来有毒物质、药物失去毒性或排出体外。

4. 造血功能　肝内含铁、铜、叶酸及维生素 B_{12} 等造血物质，能间接参与造血。

5. 吞噬及免疫作用　Kupffer 细胞通过吞噬作用，将细菌、抗原抗体复合物、色素及其他碎屑从血液中清除；肝还能合成与免疫有关的球蛋白。

6. 凝血功能　肝是合成绝大多数凝血物质的场所，包括纤维蛋白原、凝血酶原和凝血因子 V、Ⅶ、Ⅷ、Ⅸ、Ⅹ、Ⅺ和Ⅻ；此外，肝内储存的维生素 K 是合成凝血酶原和凝血因子Ⅶ、Ⅸ、Ⅹ必不可缺少，故肝功能严重受损时可出现凝血功能障碍。

肝有强大的再生能力，对缺氧却非常敏感，常温下阻断肝脏血流超过 20 分钟时，会导致肝细胞不可逆的缺氧、坏死。这些特点对肝脏疾病的认识和肝外科的临床实践具有很重要的意义。

第二节　肝脓肿

肝脓肿（liver abscess）是肝受感染后形成的脓肿，属于继发感染性疾病。

【分类】

1. 细菌性肝脓肿（bacterial liver abscess）　指化脓性细菌引起的肝内化脓性感染。以男性多见，中年人约占 70%。致病菌主要为大肠杆菌、金黄色葡萄球菌。脓肿常为多发性，较小。

2. 阿米巴性肝脓肿（amebic liver abscess）　是肠道阿米巴病最常见的并发症，发生率为 1.8%～20%。脓肿绝大多数为单发。治疗以抗阿米巴药物甲硝唑和反复穿刺抽脓为主。

本节重点介绍细菌性肝脓肿。

【病因】 肝具有双重血液供应，又通过胆道与肠道相通，因而易受细菌感染。病原菌入侵肝的常见途径如下。

1. 胆道系统 胆道系统是最主要的入侵途径和最常见的病因。胆囊炎、胆管结石或胆道蛔虫症等并发急性化脓性胆管炎累及胆总管时，细菌沿胆管上行，感染肝脏而形成肝脓肿，常为多发性，以左外叶最多见。

2. 肝动脉 体内任何部位的化脓性病变，如肺炎、中耳炎、化脓性骨髓炎等并发菌血症时，病原菌随肝动脉入侵继而在肝内形成多发性脓肿，多见于右肝或累及全肝。

3. 门静脉系统 急性化脓性或坏疽性阑尾炎、化脓性盆腔炎等腹腔感染，细菌性痢疾、溃疡性结肠炎等肠道感染及痔核感染等，可导致病原菌经门静脉入肝，引起散在多发性小脓肿。

4. 淋巴系统 肝毗邻部位的感染，如胆囊炎、膈下脓肿或肾周脓肿，以及化脓性腹膜炎等，细菌可经淋巴系统入侵肝。

5. 直接入侵 肝开放性损伤时，细菌直接从伤口入侵；肝闭合性损伤伴有肝内血肿形成或肝内胆小管破裂，均可使细菌入侵而引发肝脓肿。

6. 其他 机体免疫功能低下、隐源性感染等也是发病的重要原因。

【病理生理】 细菌侵入肝后，引起肝的炎症反应。在机体抵抗力低下或治疗不及时的情况下，炎症将进一步扩散。随着肝组织的感染和破坏可形成单发或多发的脓肿。由于肝血供丰富，一旦脓肿形成后，大量毒素被吸收入血，引发严重的毒血症。当脓肿转为慢性后，脓肿壁肉芽组织生长，逐渐纤维化，临床症状也随之减轻或消失。肝脓肿若未能得到有效的控制，可向膈下、腹腔、胸腔穿破，引起严重并发症。

【临床表现】

1. 症状

（1）寒战和高热 最常见的早期症状，往往反复发作。体温可高达39℃~40℃，呈弛张热，伴多汗，脉率增快等。

（2）肝区疼痛 由于肝迅速肿大、肝包膜膨胀和炎性渗出液的局部刺激，多数患者出现肝区持续性胀痛或钝痛，可伴有右肩牵涉痛或胸痛。

（3）消化道及全身症状 由于细菌毒素吸收及全身消耗，患者周身乏力、恶心、呕吐、食欲减退；少数患者可有腹泻、腹胀及顽固性呃逆等症状。

2. 体征 患者呈严重病容。最常见体征为肝肿大和肝区压痛，右下胸部和肝区有叩击痛。若脓肿位于肝前下缘比较表浅部位，可伴有右上腹肌紧张和局部明显触痛。巨大肝脓肿，可使右季肋呈饱满状态、甚至局限性隆起，局部皮肤呈凹陷性水肿。严重者可出现黄疸。病程较长者，常伴有贫血、消瘦、恶病质等表现。

细菌性肝脓肿与阿米巴性肝脓肿的临床表现相似，应注意鉴别诊断（表31-1）。

表 31-1 细菌性肝脓肿与阿米巴性肝脓肿的鉴别

	细菌性肝脓肿	阿米巴性肝脓肿
病史	继发于胆道感染或其他化脓性疾病	继发于阿米巴痢疾
症状	病情急骤严重，全身脓毒症，症状明显，有寒战、高热	起病较缓慢，病程较长，可有高热或不规则发热、盗汗

续表

	细菌性肝脓肿	阿米巴性肝脓肿
血液检查	白细胞计数及中性粒细胞可明显增加	白细胞计数可增加，血清学阿米巴抗体检测阳性
血培养	血液细菌培养可阳性	若无继发细菌感染，血液细菌培养阴性
粪便检查	无特殊表现	部分患者可找到阿米巴滋养体
脓液	多为黄白色脓液、恶臭，涂片和培养可发现细菌	大多为棕褐色脓液，无臭味，镜检有时可找到阿米巴滋养体。若无混合感染，涂片和培养无细菌
诊断性治疗	抗阿米巴治疗无效	抗阿米巴治疗有好转
脓肿	较小，常为多发性	较大，多为单发，多见于肝右叶

【辅助检查】

1. 实验室检查　血白细胞计数明显升高，中性粒细胞可高达 90% 以上，有中毒颗粒和核左移现象；血清转氨酶升高。

2. 影像学检查

（1）X 线检查　可见肝阴影增大、右膈肌抬高和活动受限。

（2）B 超检查　首选方法。能分辨肝内直径 1~2cm 的液性病灶，并明确其大小和部位。

（3）CT、MRI 检查　对肝脓肿的定位与定性有重要诊断价值。

3. 诊断性肝穿刺　抽出脓液即可确诊，脓液送细菌培养。

【治疗原则】

早诊断，早治疗，包括处理原发病、防治并发症。

1. 非手术治疗　适用于急性期、脓肿尚未形成及多发性小脓肿者。

（1）全身支持治疗　给予肠内、肠外营养支持，静脉补液，纠正水、电解质及酸碱平衡失调；必要时，遵医嘱反复多次输清蛋白或血浆，以纠正低蛋白血症，改善机体营养状况。

（2）应用抗生素　大剂量、联合应用抗生素。在未明确病原菌前，可首选青霉素或氨苄西林 + 氨基糖苷类抗生素，或根据脓液或血液细菌培养、药物敏感试验结果选用敏感的抗生素。重度感染者，应用亚胺培南等新型的广谱抗生素，注意观察药物疗效及不良反应。

（3）穿刺引流　单个较大的脓肿可在 B 超引导下穿刺抽脓，也可采用穿刺置管、持续冲洗引流，必要时注入抗生素治疗。

（4）中医中药治疗　属于辅助性治疗。治则以清热、解毒为主，常选用柴胡解毒汤或五味消毒饮等。

2. 手术治疗

（1）脓肿切开引流术　适用于较大的脓肿，估计有穿破可能或已并发脓胸、腹腔炎及胆源性肝脓肿者。常用的手术途径有经腹腔切开引流术和经腹膜外切开引流术（图 31-2）。如果脓肿破入胸腔、腹腔或胆源性肝脓肿，应同时行胸腔、腹腔或胆道引流。

（2）肝叶切除术　适用于病程长的慢性厚壁肝脓肿，或肝内胆管结石合并左外叶多发性肝脓肿且此肝叶功能丧失者。

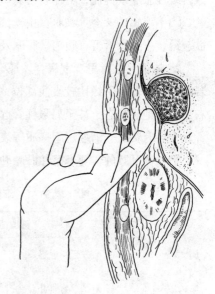

图 31-2　经腹膜外途径引流肝右叶后侧的脓肿

阿米巴性肝脓肿的手术适应证有脓肿合并细菌感染者、脓肿破入胸腔、肝左叶脓肿和经药物治疗效果不佳者。

【护理评估】

1. 术前评估

（1）健康史　评估患者的一般情况；了解既往有无反复胆道感染史、体内化脓性病史及长时间腹泻史等；既往有无手术史、麻醉史及过敏史等。

（2）身体状况

1）局部　有无胸闷、气急、右上腹钝痛或胀痛等症状；有无肝脏肿大和肝区压痛等体征。

2）全身　有无寒战、高热、黄疸、营养不良等表现；有无出现腹膜炎、膈下脓肿、休克等并发症。

3）辅助检查　了解白细胞计数、X线、B超、CT、MRI等检查结果。

（3）心理和社会支持状况　了解患者和家属对治疗方法及康复知识的认知程度；评估家庭对治疗费用的承受能力及社会支持状况。

2. 术后评估

（1）手术情况　了解麻醉类型、手术方式及术中情况等，以判断病情及预后。

（2）身体状况　评估意识状态、生命体征及肝功能状况；观察切口愈合及引流液的颜色、性状和量；有无创面出血、胆汁漏等并发症发生。

（3）心理和社会支持状况　了解患者有无紧张、焦虑、恐惧等负性心理；评估患者和家属对康复知识及功能锻炼的认知程度。

【常见护理诊断 / 问题】

1. 体温过高　与肝脓肿、大量毒素吸收有关。

2. 疼痛　与肝包膜张力增加有关。

3. 营养失调：低于机体需要量　与感染、高热、进食减少引起分解代谢增加有关。

4. 潜在并发症　包括腹膜炎、膈下脓肿、休克等。

【护理措施】

1. 术前护理

（1）高热护理　病室定时通风，保持空气清新，维持室内温度在18℃~22℃，湿度在50%~70%；高热者，给予物理或药物降温，并评估降温效果；每日至少摄入2000mL液体，以防高渗性缺水。

（2）疼痛护理　协助患者取舒适体位，以缓解疼痛；指导其应用放松技巧，如按摩、深呼吸等；适当采用分散注意力的简单方法，如听音乐、默念数字等；必要时，遵医嘱给予镇痛药物。

（3）用药护理　遵医嘱尽早合理应用抗生素，注意观察药物疗效及不良反应；长期应用抗生素者，警惕继发二重感染。

（4）营养支持　鼓励患者多进食高蛋白质、高热量、富含维生素和膳食纤维的食物，保证足够的液体摄入量；营养不良者，提供肠内、肠外营养支持；贫血、低蛋白血症者，应输注新鲜血或人血清蛋白制剂。

（5）病情观察　严密监测生命体征、胸部及腹部体征变化，特别注意有无脓肿破溃引起的膈下脓肿、胸腔内感染、心包填塞等严重并发症。肝脓肿若继发脓毒血症、重症胆管炎或中毒性休克时，应立即通知医师，并积极配合抢救。

（6）穿刺引流护理

1）穿刺后护理 除送脓液培养和加强病情观察外，还应适时复查 B 超，了解脓肿好转情况。

2）引流管护理 目的是彻底引流脓液，促进脓腔闭合。① 妥善固定引流管，防止扭曲、滑脱。② 行严格无菌技术操作，防止感染。③ 每日用生理盐水多次或持续冲洗脓腔，观察并记录引流液的颜色、性状和量，及时更换引流袋。④ 脓腔引流液少于 10mL/d，可拔除引流管，改为凡士林纱条引流，适时换药，直至脓腔闭合。

2. 术后护理

手术行脓肿切开引流术或肝叶切除术，除术前护理措施外，还应给予以下护理措施。

（1）一般护理 患者术后生命体征平稳，可取半卧位，以利于呼吸和引流；禁饮食者，静脉补充水、电解质及各种营养物质，待肠功能恢复后，可进流食并逐渐过渡到正常饮食；遵医嘱给予抗生素，防治感染；鼓励患者尽早下床活动，有利于肠功能恢复。

（2）并发症的观察与护理 注意观察术后有无腹腔创面出血、胆汁漏；右肝叶、膈顶部脓肿引流时，观察有无损伤膈肌或误入胸腔；术后早期一般不冲洗，以免脓液流入胸腔继发感染，术后 1 周左右开始冲洗脓腔。

【健康教育】

1. 饮食指导 嘱患者宜选择高热量、高蛋白质、富含维生素和膳食纤维的食物，多饮水。

2. 用药指导 遵医嘱服药，不得擅自停药或改变剂量。

3. 就诊指导 一旦出现发热、肝区疼痛、脉率增快等症状，应及时就诊。

第三节 肝 癌

肝肿瘤（tumor of the liver）分良性和恶性两种。良性肿瘤少见，恶性肿瘤分为原发性肝癌和继发性肝癌。原发性肝癌（primary liver cancer）是发生于肝细胞和肝内胆管上皮细胞的恶性肿瘤。我国肝癌高发于东南沿海地区，以 40~50 岁男性多见，男女比例约为 2：1。继发性肝癌（secondary liver cancer）又称转移性肝癌，是肝外各系统癌肿（胃、肠、子宫、乳腺等）经门静脉、肝动脉或淋巴转移至肝脏。继发性肝癌已属晚期，大多无手术指征，预后较差。

本节重点介绍原发性肝癌的护理。

【病因】 原发性肝癌的病因尚未明确，目前认为可能与下列因素有关。

1. 病毒性肝炎 临床观察显示肝癌患者常有急性肝炎→慢性肝炎→肝硬化→肝癌的病史。研究发现，HBsAg 阳性者其肝癌发病的危险性是 HBsAg 阴性者的 10 倍。肝癌合并肝硬化的比率较高，我国占 53.9%~90%。

2. 黄曲霉毒素 主要是黄曲霉毒素 B_1，来源于霉变的玉米和花生等。调查发现，我国肝癌高发于温湿地带，与进食含黄曲霉毒素高的食物有关。黄曲霉毒素能诱发动物肝癌已被证实。

3. 饮水污染 污水中已发现有数百种致癌或促癌物质，如苯并芘、氯乙烯、氯仿等。各种水源与肝癌发病的依次关系为：宅沟水（塘水）＞泯沟水（灌溉水）＞河水＞井水。

4. 其他 亚硝胺、肥胖、烟酒等可能与肝癌发病有关；肝癌还有明显的家族聚集性。

【病理与分型】

1. 大体病理类型 传统上，按病理形态肝癌可分为结节型、巨块型和弥漫型 3 种。按全国病理协作组分类（1982 年），将其分为结节型、块状型、弥漫型、小肝癌型。

2. 组织学分型　肝癌可分为肝细胞癌（hepatocellular carcinoma，HCC）、肝内胆管细胞癌（intrahepatic cholangiocarcinoma，ICC）和混合型三类。其中以肝细胞癌最多见，约占 91.5%，男性多见。

3. 转移途径　原发性肝癌的预后远较其他癌为差，早期转移是其重要因素之一。① 血道转移：最常见，癌栓常经门脉系统转移到肝内或肝外。肝内转移多见，肝外转移依次见于肺、骨、脑等。② 淋巴转移：主要累及肝门淋巴结，其次为腹主动脉旁淋巴结、锁骨上淋巴结等。③ 直接蔓延：癌肿直接侵犯邻近组织、脏器，如膈肌、胸腔等。④腹腔种植性转移：癌细胞脱落植入腹腔引起腹膜转移和血性腹水。

【临床表现】

1. 症状

（1）肝区疼痛　是最常见、最主要症状，约半数以上患者以此为首发症状。多呈间歇性或持续性隐痛、刺痛或胀痛，左侧卧位明显，夜间或劳累时加重。疼痛部位与病变位置有密切关系，如位于肝右叶顶部的癌肿累及横膈时，疼痛可向右肩背部放射。病变位于左肝常表现为胃痛。

（2）消化道症状　表现为食欲减退、恶心、呕吐、腹胀、腹泻等，易被忽视，且早期不明显。

（3）全身症状　早期一般无特异性表现，可有原因不明的持续性低热或不规则发热，可高达 39℃，其特点是抗生素治疗无效，而吲哚美辛栓常可退热；晚期体重呈进行性下降，可伴有贫血、浮肿、黄疸、腹水等恶病质表现。

（4）其他　可有伴癌综合征的表现，如低血糖、红细胞增多症、高胆固醇血症及高钙血症；若发生肺、骨、脑等远处转移，可呈现相应部位的临床表现。

2. 体征　进行性肝肿大为中、晚期肝癌最主要体征。右季肋区或剑突下可触及压痛性肿块，质地较硬，表面高低不平。黄疸和腹水，见于晚期患者。

3. 并发症　主要有肝性脑病、癌肿破裂出血、上消化道出血及继发性感染等。

【辅助检查】

1. 实验室检查

（1）血清甲胎蛋白（AFP）测定　是诊断原发性肝癌最常用的方法和最有价值的肿瘤标志物，常用于普查。

（2）血清酶学检查　缺乏专一性和特异性，只能作为辅助指标，常用的有血清碱性磷酸酶（AKP）、γ - 谷氨酰转肽酶（γ-GT）等。

（3）肝功能及乙肝抗体系统检查　肝功能异常及 HBsAg 阳性，常提示有原发性肝癌的发病基础，结合其他参数，有助于确诊。

2. 影像学检查

（1）B 超检查　是目前肝癌定位检查中首选的一种方法。可显示肿瘤的大小、形态、部位及肝静脉或门静脉有无栓塞等，诊断正确率可达 90%，能发现直径为 1~3cm 或更小病变。

（2）CT、MRI 检查　能显示肿瘤的位置、大小、数目及其与周围器官和重要血管的关系，有助于制定手术方案。能发现直径 1.0cm 左右的微小肝癌，准确率达 90% 以上。

（3）肝动脉造影　属侵袭性检查手段，仅在无法确诊或定位时才考虑采用。此方法肝癌诊断准确率最高，可达 95% 左右，可发现 1~2cm 大小的肝癌及其供血情况。

（4）放射性核素断层扫描　应用 ^{198}Au、^{99m}Tc、^{131}I 玫瑰红、^{113m}In 放射性核素示踪肝扫描，诊断符合率达 85%~90%，但不易显示直径小于 3cm 的肿瘤。采用放射性核素发射计算机体层扫描（ECT）则可提高诊断符合率，能分辨 1~2cm 病变。

（5）X 线检查　一般不作为肝癌的诊断依据。腹部透视或摄片，可见肝阴影扩大。

3. 肝穿刺活组织检查　在 B 超引导下行细针穿刺活检，具有确诊的意义，但有出血、感染、肿瘤破裂和肿瘤沿针道转移的危险。

4. 腹腔镜探查　经各种检查均未能确诊而临床又高度怀疑肝癌者，可行腹腔镜探查以明确诊断。

【治疗原则】　早期诊断、早期治疗，以手术治疗为主，辅以其他综合治疗。

1. 手术治疗　手术治疗是目前治疗肝癌最有效的方法。小肝癌的手术切除率高达 80% 以上，术后 5 年生存率可达 60%~70%；大肝癌目前主张应先行综合治疗，争取二期手术。

（1）肝切除术　主要术式有肝叶切除、半肝切除术或肝部分切除等。癌肿局限于 1 个肝叶内，可作肝叶切除；已累及 1 叶或刚及邻近肝叶者，可作半肝切除；若已累及半肝，但无肝硬化者，可考虑作 3 叶切除；位于肝边缘的肿瘤，也可作肝段或次肝段切除或局部切除；对伴有肝硬化的小肝癌，可采用根治性局部肝切除术。肝切除手术一般至少要保留 30% 的正常肝组织，对有肝硬化者，肝切除量不应超过 50%。

适应证：全身状况良好，重要脏器功能无严重障碍，肝功能代偿良好者；第一、第二肝门及下腔静脉未受侵犯者；无明显黄疸、腹水及无转移征象者。

禁忌证：有明显黄疸、腹水、下肢浮肿、发生远处转移及全身重要器官衰竭等晚期症状者。

（2）手术不能切除的肝癌　可采用液氮冷冻、激光气化、微波等方法，有一定疗效；肝动脉结扎或肝动脉栓塞术可使肿瘤缩小，也可为术后局部化疗做准备；亦可经皮下植入输注泵，术后连续灌注化疗。

（3）肝移植　原发性肝癌是肝移植的适应证之一，但因远期疗效不理想，一般不考虑。

2. 非手术治疗

（1）局部消融治疗　B 超引导下穿刺肿瘤行微波、射频或注射无水酒精治疗，主要适用于癌肿较小、不宜手术切除者，特别是肝切除术后早期肿瘤复发者。具有微创、安全、简便和易于多次施行的特点。

（2）化学药物治疗　原则上不作全身化疗。可经肝动脉或腹腔插管对瘤体注入栓塞剂和化疗药物，常用栓塞剂为碘油和吸收性明胶海绵；抗癌药物常选用 5- 氟尿嘧啶、丝裂霉素、阿霉素、顺铂等。主要适用于不能手术切除的中晚期肝癌患者，能手术切除但因高龄或严重肝硬化等不能或不愿手术者，肝动脉栓塞化疗常作为非手术治疗的首选方法。

（3）放射治疗　适用于癌肿较局限、无远处广泛转移而又不宜手术切除者，或术后复发者。常用 ^{60}Co、深部 X 线或其他高能射线照射。

（4）免疫治疗　可与化疗等联合应用。采用非特异性主动免疫，提高机体免疫力，降低术后复发率，延长患者生命。常用的有胸腺肽、卡介苗、转移因子及干扰素等。

（5）中医中药治疗　根据病情，采用辨证施治、攻补兼治的方法，常与其他治疗配合应用，以改善患者全身状况，提高机体抵抗力。

【护理评估】

1. 术前评估

（1）健康史　了解患者的年龄、性别、饮食习惯和生活环境等；既往有无进食含黄曲霉毒

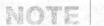

素的食物、有无亚硝胺类致癌物的接触史；有无肝炎、肝硬化病史；家族中有无肝癌或其他肿瘤患者等。

（2）身体状况

1）局部 有无肝大、肝区疼痛及上腹部肿块等；肿块的部位、大小、质地、表面是否光滑；有无脾大、腹水等肝硬化表现。

2）全身 有无贫血、消瘦、食欲减退及恶病质表现；有无黄疸、腹水、水肿等体征；有无肝性脑病、感染、上消化道大出血等并发症。

3）辅助检查 了解 AFP、血清酶谱、B 超、CT 或 MRI 等辅助检查结果；了解肝功能及其他重要器官的损害程度。

（3）心理和社会支持状况 了解患者有无因肝癌的诊断而引起焦虑、抑郁、恐惧等心理状况；评估患者和家属对治疗方案、康复计划及疾病预后的认知程度和心理承受能力。

2. 术后评估

（1）手术情况 了解麻醉方式、手术类型，术中出血、输血、补液及引流管安置情况等。

（2）身体状况 评估意识状态、生命体征及肝功能状况；观察切口愈合及引流情况；有无出血、膈下积液、肝性脑病等并发症的发生。

（3）心理和社会支持状况 了解患者因手术导致的各种不良心理反应；患者和家属对术后康复知识的认知程度；家属对患者支持、理解及关爱的程度；家庭经济承受能力与社会支持状况等。

【常见护理诊断 / 问题】

1. 焦虑 / 恐惧 与疾病诊断、畏惧手术及担忧预后有关。

2. 疼痛 与肿瘤迅速生长致肝包膜张力增加、介入治疗有关。

3. 营养失调：低于机体需要量 与肿瘤消耗、术后禁食有关。

4. 潜在并发症 包括出血、膈下积液、肝性脑病等。

【护理措施】

1. 术前护理

（1）心理护理 肝癌的诊断，无论对患者还是家庭都是沉重的打击。护士应鼓励患者说出自己的内心感受和最关心的问题，疏导、安慰患者，并尽量解释各项诊疗知识，以减轻或缓解患者的负性心理，树立战胜疾病的信心，以最佳心态接受治疗与护理。

（2）疼痛护理 评估疼痛的部位、性质、程度及持续时间等，遵医嘱按照三级止痛原则给予镇痛药物，并观察药物疗效及不良反应。指导患者适时采用听音乐、默念数字等转移注意力的方法，以减轻或缓解疼痛。

（3）营养支持 给予高蛋白质、高热量、高维生素、易消化的饮食；少量多餐。必要时，提供肠内、肠外营养支持，输注血浆或清蛋白制剂、补充凝血因子和维生素 K 等，以改善患者身体状况，提高手术耐受力。

（4）维持体液平衡 肝功能不良伴腹水者，遵医嘱给予保肝治疗，严格控制水和钠盐的摄入量，准确记录 24 小时出入水量，每日观察、记录体重及腹围等变化。

（5）并发症的观察与护理

1）出血 ①改善凝血功能：肝硬化患者因肝脏合成的凝血因子减少及脾功能亢进而致血小板减少，因此，术前需了解患者的血小板计数、出凝血时间及凝血酶原时间等。术前 3 日遵医嘱肌肉注射维生素 K_1，以改善凝血功能，预防术中、术后出血。②癌肿破裂出血：是原发性肝癌常见的并发症，少数出血可自行停止，多数患者需手术止血。告诫患者尽量避免致肿瘤破裂的诱因，如剧烈咳嗽、用力排便等致腹内压骤升的动作。若患者突然主诉腹痛，伴腹膜刺激征，应高度怀疑肿瘤破裂出血，立即通知医师，积极配合抢救，并做好急诊手术的各项准备。对不能手术的晚期患者，可采用补液、输血、应用止血剂、营养支持等综合性方法处理，但预后较差。

2）肝性脑病　术前3日进行肠道准备，口服肠道抗生素，如链霉素、卡那霉素等，以抑制肠道细菌；术前晚清洁灌肠，减少血氨的来源，预防术后肝性脑病。

2. 术后护理

（1）一般护理

1）体位　术后患者血压平稳，可取半卧位。术后1~2日内应卧床休息，避免剧烈咳嗽和打喷嚏。一般不鼓励患者早期活动，避免术后肝断面出血。

2）给氧　接受半肝以上切除者，应间歇给氧3~4日。

3）营养支持　禁食期间，遵医嘱静脉补充水、电解质及各种营养物质；待肠功能恢复后逐步给予流质、半流质，直至正常饮食，以保证热量供给。术后肝功能受不同程度的影响，术后2周内应适量补充血浆或清蛋白制剂，以改善患者的营养状况，提高机体抵抗力。

4）防治感染　遵医嘱应用肝毒性较小的抗生素，以免增加肝脏负担。

5）疼痛护理　术后48小时，若病情允许，可取半卧位，以降低切口张力，减轻或缓解疼痛；肝叶或肝脏部分切除者，疼痛较剧烈，遵医嘱应用镇痛药物。

（2）病情观察

1）监测生命体征　术后48小时内应有专人护理，动态监测患者生命体征的变化；病情平稳后，每1~2小时测量1次生命体征。

2）切口护理　保持切口清洁、敷料干燥。注意观察切口有无渗血、渗液及感染等，若发现异常情况，应及时通知医师，并协助处理。

3）引流管护理　肝叶和肝局部切除术后常留置双腔引流管。应妥善固定，避免受压、扭曲和折叠，保持引流通畅；行严格无菌技术操作，每日更换引流瓶，观察并记录引流液的颜色、性状和量。若引流量逐日减少，一般在术后3~5日拔除引流管。

（3）并发症的观察与护理

1）出血　肝脏血运丰富，术后易发生出血或创面渗血，故术后48小时内应有专人护理，动态监测生命体征、腹部体征的变化，密切观察引流液的颜色、性状和量。正常情况下，术日可从肝旁引流管引流出血性液体100~300mL。若血性液体逐渐增多，应警惕腹腔内出血；若短期内或持续引流出大量的血性液体，或经输血、输液，患者生命体征仍不稳定时，应积极做好再次手术止血的准备；若明确为凝血机制障碍性出血，可遵医嘱输注新鲜血、凝血酶原复合物及纠正低蛋白血症等。

2）膈下积液及脓肿　多发生于术后1周左右，是肝切除术后一种严重并发症。主要因术后引流不畅或引流管拔除过早，致使残肝旁积液、积血，或肝断面坏死组织及渗漏胆汁积聚造成膈下积液，若继发感染则可形成膈下脓肿。术后应妥善固定引流管，避免受压、扭曲和折叠，保持引流通畅，防止膈下积液及脓肿形成；若已形成膈下脓肿，必要时协助医师在B超引导下行穿刺抽脓；穿刺后留置引流管者，应加强冲洗和吸引；加强营养支持，遵医嘱应用抗菌药物。

3）肝性脑病　参见第三十章相关内容。

3. 肝动脉插管化疗患者的护理

（1）插管前护理　向患者解释肝动脉插管化疗的目的、方法及注意事项；术前禁食4小时，备好一切所需物品及药品，检查导管质量。

（2）预防出血　术后嘱患者平卧位，穿刺处沙袋压迫 1 小时，穿刺侧肢体制动 6 小时。注意观察穿刺侧肢体皮肤的色泽、温度及足背动脉搏动情况，穿刺点有无出血现象。

（3）导管护理　妥善固定和维护导管；严格遵守无菌原则，每次注药前消毒导管，注药后用无菌纱布包扎，防止发生逆行性感染；为防止导管堵塞，注药后用肝素稀释液 2~3mL（25U/mL）冲洗导管；化疗期间密切观察生命体征和腹部体征变化，若发现异常情况，应立即通知医师，并积极配合处理。

（4）病情观察　化疗期间，多数患者可出现发热、肝区疼痛、恶心、呕吐、心悸及不同程度的血白细胞数减少。症状严重者，药物减量；血白细胞计数 $<4 \times 10^9$/L，暂停化疗。

（5）拔管后护理　拔管后加压压迫穿刺点 15 分钟，卧床 24 小时，防止局部形成血肿。

【健康教育】

1. 疾病指导　注意防治肝炎，不吃霉变食物；定期进行健康体检，以早发现、早诊断、早治疗肝癌；肝功能失代偿者，保持大便通畅，以减少血氨的吸收。

2. 休息与运动　在病情和体力允许的情况下，指导患者进行适量运动，切忌过量、过度运动，以免增加肝脏负担。

3. 饮食指导　宜选择营养丰富、清淡、易消化的食物，少量多餐；伴水肿或腹水者，严格控制水和食盐的摄入。食疗方剂，团鱼 300g，山楂 60g。水煮熟食，每 3 日 1 剂，可长期服用。适用于各期肝癌及术后患者。

4. 就诊指导　按肿瘤患者的复诊原则，定期复诊。一旦出现黄疸、腹水、出血倾向、体重减轻和乏力等异常情况，应及时就诊。

案例讨论

患者，男性，45 岁，建筑工人。慢性肝炎病史 12 年余，肝区隐痛、乏力、消瘦、低热 2 月余，入院治疗。体检：T：36.2℃，P：92 次 / 分，R：20 次 / 分，BP：100/65mmHg。贫血貌，皮肤巩膜轻度黄染，腹平软，右肋缘下可扪及 3cm×4cm 大小肿块、质硬、表面结节感、轻压痛，脾肋下刚及。CT 检查发现右肝后叶占位，肝硬化，脾大；肝功能检查：HBsAg（+），AFP610μg/L。

问题：

1. 试分析该患者最可能的医疗诊断是什么？

2. 试分析目前主要的护理诊断 / 问题有哪些？

3. 若行手术治疗，试分析该患者术前需要做哪些准备？

NOTE

第三十二章　胆道疾病患者的护理

导学

　　内容与要求　胆道疾病患者的护理包括解剖和生理概述、胆道疾病的特殊检查和护理、胆石症、胆道感染、胆道蛔虫症和胆道肿瘤六部分内容。通过本章的学习，应掌握胆道疾病的概念、临床表现、治疗原则、护理措施及健康教育。熟悉胆道疾病的病因、病理生理及辅助检查。了解胆道系统的解剖学特点，理解胆管、胆囊和胆汁的生理功能。

　　重点与难点　胆道疾病的概念、临床表现、治疗原则、护理措施及健康教育。

第一节　解剖和生理概述

　　【解剖概要】　胆道系统分肝内和肝外两大系统，包括肝内胆管、肝外胆管、胆囊以及Oddi 括约肌等。胆道系统起于肝内毛细胆管，开口于十二指肠乳头（图 32-1）。

　　1. 肝内胆管　起始于肝内毛细胆管，逐级汇合成小叶间胆管、肝段、肝叶胆管和肝内左右肝管。其行径与肝内动脉、门静脉分支基本一致，三者由同一结缔组织鞘包裹。

　　2. 肝外胆管　包括肝左管、肝右管、肝总管、胆囊与胆总管。

　　（1）肝左管、肝右管和肝总管　肝内左、右肝管出肝后形成肝外左、右肝管。左肝管较细，长 2.5~4cm；右肝管较粗，长 1~3cm，

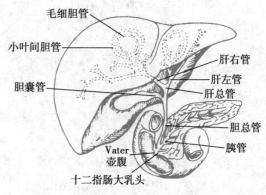

图 32-1　肝内、外胆道系统

两者在肝门下方汇合成肝总管，肝总管位于肝十二指肠韧带内，长约 3cm，直径为 0.4~0.6cm，其下端与胆囊管汇合成胆总管。

　　（2）胆总管　起于肝十二指肠韧带内，开口于十二指肠乳头，长 7~9cm，内径 0.6~0.8cm。根据胆总管的走行和毗邻关系，可分十二指肠上段、十二指肠后段、胰腺段、十二指肠壁内侧段四部分。80%~90% 的人的胆总管和主胰管汇合形成一个共同的通道，并膨大形成胆胰壶腹，亦称乏特（Vater）壶腹，周围有 Oddi 括约肌包绕，有控制和调节胆汁、胰液的排放，以及防止十二指肠内容物反流的重要作用。

　　（3）胆囊　位于肝脏脏面的胆囊窝内，呈梨形，长 8~12cm，宽 3~5cm，容积 40~60mL。胆囊分底、体、颈三部分。底部圆钝，为盲端；体部向上弯曲形成胆囊颈，颈上部呈囊性膨大，称 Hartmann 袋，是胆囊结石常滞留的部位；胆囊管由胆囊颈延伸形成，成锐角与肝总管汇合。胆囊管、肝总管和肝脏下缘之间的三角区域，称胆囊三角（Calot 三角）。胆囊动脉一般经过此三角，因此胆囊三角是胆囊手术中寻找胆囊动脉的标志。

【生理概要】 胆道系统具有分泌、贮存、浓缩和输送胆汁的功能。

1. 胆汁的生成、分泌和代谢

（1）胆汁的生成和成分 正常成人每日由肝细胞、胆管分泌胆汁 800~1200mL。胆汁主要由肝细胞分泌，约占胆汁分泌量的 3/4，胆管细胞分泌的胆汁约占 1/4。胆汁中 97% 是水，其余成分包括胆汁酸、胆盐、胆色素、胆固醇、磷脂酰胆碱、脂肪酸、酶类、电解质和刺激因子等。

（2）胆汁的生理功能 胆汁具有乳化脂肪；促进脂肪、胆固醇和维生素 A、D、E、K 的吸收；抑制肠内致病菌生长和内毒素生成；刺激小肠和结肠蠕动；中和胃酸等生理功能。

（3）胆汁分泌的调节 受神经-内分泌的调节。迷走神经兴奋，促胰液素、胃泌素、胰高糖素、肠血管活性肽等可促进胆汁分泌；交感神经兴奋，胆汁分泌减少。

（4）胆汁的代谢 胆汁酸（盐）由胆固醇在肝内合成后随胆汁分泌至胆囊内贮存并浓缩。进食时，胆盐随胆汁排至肠道，其中约 95% 的胆盐被肠道重吸收入肝，以保持胆盐池的稳定，称为肝肠循环。正常胆汁中的胆盐、磷脂酰胆碱、胆固醇按一定比例形成微胶粒溶液，若三者比例失调，则易使胆固醇析出形成结石。胆红素在肝内与葡萄糖醛酸结合成为可溶性的结合胆红素，当胆道感染时，大肠杆菌所产生的 β-葡萄糖醛酸酶将结合性胆红素水解为非结合性胆红素，后者易与钙结合形成胆红素钙，促发胆色素结石形成。

2. 胆管、胆囊的生理功能

（1）胆管 具有输送胆汁至胆囊及十二指肠的功能。肝细胞分泌的胆汁，经肝内胆管、肝左管、肝右管、肝总管、胆囊管流入胆囊内贮存；进食后，尤其进高脂肪食物，胆囊收缩，肝胰壶腹括约肌舒张，胆囊内的胆汁经胆囊管、胆总管、肝胰壶腹、十二指肠大乳头，排入十二指肠。此外，毛细胆管在调节胆汁的流量和成分方面起着重要作用。

（2）胆囊 具有浓缩、储存、排出胆汁和分泌的功能。

1）浓缩和储存胆汁 胆囊黏膜有很强的吸收水和电解质的功能，可将胆汁中约 90% 的水分吸收，使之浓缩 5~10 倍并储存于胆囊。

2）排出胆汁 胆汁的排放受神经因素和体液因素（胃肠道激素和代谢产物等）的调节，通过胆囊平滑肌收缩和 Oddi 括约肌松弛而实现，胆汁排放时间的长短和数量与所进食物的种类和质量有关。当胆囊炎症或 Oddi 括约肌功能失调时，胆汁排出障碍，使胆汁淤滞，固体成分沉淀，是结石形成的因素之一。

3）分泌功能 胆囊黏膜每日可分泌黏液约 20mL，主要成分是黏蛋白，具有保护和润滑胆囊黏膜的功能。

第二节 胆道疾病的特殊检查和护理

一、B 超检查

B 超是一种安全、无创、简单、经济而又准确的检查方法，是普查和诊断胆道疾病的首选方法。胆囊结石诊断的准确率高达 95% 以上；对肝外胆管结石诊断的准确率亦可达到 80% 左右；根据胆管有无扩张、扩张部位及程度可对黄疸原因进行定位和定性诊断；亦可在手术中检查胆道并引导手术取石，以减少术后残余结石的发生率。

护理：① 检查前准备：胆囊检查前，常规禁食 8 小时以上，前 1 日晚餐进清淡素食，以保证胆囊和胆管内胆汁充盈，减少胃肠道内容物和气体的影响；肠道气体过多者，可服缓泻剂或灌肠排便后再检查，以减少气体干扰。②检查中护理：检查时多取仰卧位；左侧卧位有利于显示胆囊颈及肝外胆管；胆囊位置较高者可取半坐卧位。③B超检查应安排在钡餐造影和内镜检查之前或钡餐检查3日后、胆系造影2日后进行。

二、放射学检查

1. 腹部X线平片 大多数结石在平片上不显影，约15%的胆囊结石可显影，因其显影率低，故不作为常规检查手段。

2. 口服胆囊造影（oral cholecystography，OC） 口服碘番酸经肠道吸收后入肝，并随胆汁进入胆囊，含有造影剂的胆汁使胆囊在X线下显影。用于检查胆囊有无结石、蛔虫及肿瘤等，也可观察胆囊的形态与功能；进食高脂肪餐后，可观察胆囊的收缩情况。急性胆囊炎、严重肝功能损害者禁用此法；准备及检查过程中禁服泻剂，以免妨碍造影剂的吸收和显影。因检查结果易受多种因素的影响，近年来已逐渐被B超检查所取代。

3. 静脉胆道造影（intravenous cholangiography，IVC） 造影剂（30%胆影葡胺）经静脉输入体内后随肝脏分泌的胆汁排入胆道，使胆道在X线下显影。用于检查胆道系统有无结石、梗阻、肿瘤及蛔虫等，亦可观察胆囊、胆道的形态及功能。对造影剂过敏、急性胆囊炎、严重肝功能损害及甲状腺功能亢进者禁用此法。护理：检查前一日午餐进脂肪餐（胆囊已切除者进普食），晚餐后口服缓泻剂，检查日晨禁食。由于此法显影率较低，现已基本被内镜逆行胰胆管造影、经皮肝穿刺胆道造影等方法取代。

4. 经皮肝穿刺胆管造影（percutaneous transhepatic cholangiography，PTC） 是在X线透视或B超引导下，利用特制穿刺针，在患者右腋中线第八至第九或第九至第十肋间隙经皮肤穿刺进入胆管，再将造影剂直接注入胆道，可清晰地显示肝内、外胆管和梗阻部位。该法为有创检查，可并发胆漏、出血及感染等，必须严格掌握适应证和禁忌证。

（1）适应证 适用于原因不明的梗阻性黄疸而ERCP失败者；术后黄疸，疑有残余结石或胆管狭窄者；B超提示有肝内胆管扩张者。

（2）禁忌证 心肺功能不全、凝血时间异常、急性胆道感染及碘过敏者。

（3）护理 ①检查前准备：预防性地应用抗生素；做碘过敏试验；监测凝血酶原时间及血小板计数；术前1日晚口服缓泻剂或灌肠，术日晨禁食。②检查中护理：根据穿刺位置采取相应的体位；指导患者保持平稳呼吸，避免屏气或做深呼吸。③检查后护理：术后平卧4~6小时，监测生命体征和腹部体征变化，注意穿刺点有无出血；置管引流者，应维持有效引流并注意观察引流液的颜色、性状和量；遵医嘱应用抗生素及止血药物。

5. 内镜逆行胰胆管造影（endoscopic retrograde cholangiopancreatography，ERCP） 是在纤维十二指肠镜直视下，通过十二指肠乳头将导管插入胆管或胰管内，注入显影剂行逆行造影，检查胆道梗阻部位及诊断胆道系统和胰管的病变；也可用于治疗或取材做活检。

（1）适应证 用于胆道疾病伴黄疸；疑为胆源性胰腺炎、胆胰或壶腹部肿瘤；先天性胆胰异常者。

（2）禁忌证 急性胰腺炎、碘过敏者禁忌作此项检查。

（3）护理 ①检查前准备：检查前15分钟肌肉注射地西泮5~10mg、山莨菪碱20mg及哌替啶50mg。②检查中护理：插内镜时，嘱患者深呼吸；造影过程中，若出现异常情况应立即停止操作，并留置观察给予相应的处理。③检查后护理：造影后2小时方可进食；遵医嘱预防性地应用抗生素；因该项检查可诱发急性胰腺炎、胆管炎，故造影后3小时内及第2日晨各检测血清淀粉酶 1 次，并注意观察患者的生命体征和腹部体征，若发现异常及时处理。

6. 术中及术后胆管造影　胆道手术中，可经胆囊管插管至胆总管或经"T"形引流管做胆道造影，了解胆道有无残余结石、异物及通畅情况；术后拔除 T 管前，应常规行 T 管造影，检查胆总管与肠吻合口是否通畅。

护理：① 造影前：嘱患者排便，必要时给予灌肠。② 造影时：先将 T 管内的气体抽出，再缓慢注入造影剂（避免过冷）。③ 造影后：应开放 T 管引流 24~48 小时，以排出造影剂；必要时遵医嘱应用抗生素。

7. 电子计算机体层扫描（computed tomography，CT）、磁共振成像（magnetic resonance imaging，MRI）　是近年来发展的无创伤性检查方法，对胆道系统和肝脏、胰脏等占位性病变能作出较准确的判断，但对含钙较少的结石诊断率较低。

护理：① CT 检查：检查前 2 日进少渣饮食；检查日禁食 4 小时；检查前 30 分钟口服 1.5%~3% 泛影葡胺溶液 500~800mL，以充盈胃和小肠的中上段。检查前给予解痉剂，以减少胃肠道蠕动，保证图像的清晰度。备好急救器械及药品，以备注射造影剂引起的过敏反应或休克时抢救使用。② MRI 检查：向患者解释检查过程中的一些现象，如梯度场启动会有噪声，让其做好心理准备；嘱患者取下一切金属物品，如义齿、发夹、戒指、手表、硬币等，以免造成金属伪影而影响成像质量；手机、磁卡、信用卡亦不能带入检查室；幼儿、烦躁不安者检查前可给予镇静剂。

8. 核素扫描检查　是一种无创检查，辐射量小，对患者无损害。将示踪剂 ^{99m}Tc–EHIDA（二乙基亚氨二醋酸）经静脉注射，随胆汁进入胆道，用 γ 照相机连续摄影做动态观察。适用于肝内、外胆管及肝脏病变的检查，如肝内胆管结石、急慢性胆囊炎、胆道畸形、胆道术后观察以及黄疸的鉴别诊断。护理：胆囊检查前早餐可进食少量素食，不宜进高脂肪餐；拟诊断为急性胆囊炎者，应禁食 2 小时以上，必要时行灌肠后再做检查。

三、纤维胆道镜检查

用于协助诊断和治疗胆道结石，了解胆道有无狭窄、畸形、肿瘤和蛔虫等；也可在胆道镜直视下行取石术或取活组织行病理学检查。

1. 术中胆道镜（intraoperative choledochoscopy，IOC）　通过胆总管切口或胆囊切口经胆囊管插入胆道镜进行检查和治疗。可了解胆道有无结石、肿瘤、畸形、狭窄或蛔虫等；也可了解胆囊取石术后有无残留结石。检查顺序为先肝内胆管，后肝外胆管。操作过程中应及时吸尽溢出的胆汁和腹腔内渗出物，防止发生并发症。

2. 术后胆道镜（postoperative choledochoscopy，POC）　经 T 管窦道或皮下空肠插入纤维胆道镜进行检查和治疗。适用于胆道术后疑有残余结石、胆道出血、狭窄、肿瘤及蛔虫等；胆道冲洗或灌注药物。严重心功能不全、胆道感染、有出血倾向者禁忌作此项检查。

护理：① 检查时：患者取仰卧位，检查顺序为先肝外胆管，后肝内胆管。② 检查后：注意观察患者有无发热、恶心、呕吐、腹泻、胆道出血等并发症。③ 检查时间：单纯胆道镜检查于术后 4 周、胆道镜取石于术后 6 周方可进行。

第三节　胆石症

胆石症（cholelithiasis）指发生在胆囊和胆管的结石，是胆道系统的常见病、多发病。随着社会老龄化，饮食结构及生活习惯的改变，发病率明显增高。女性发病率高于男性；胆囊结石发病率高于胆管结石；胆囊结石以城市高于农村，胆管结石则为农村高于城市。

【胆石的成因】 目前多数学者认为胆石症主要与胆道感染和代谢异常等因素有关。

1. 胆道感染 细菌的某些代谢产物，特别是大肠杆菌产生的 β 葡萄糖醛酸酶，使可溶性的结合胆红素水解为游离胆红素，后者与钙结合形成胆红素钙，进而积聚、沉淀，形成胆色素结石。

2. 胆管异物 虫卵、坏死组织的碎屑等可成为结石的核心，形成结石。

3. 胆道梗阻 胆囊炎症或 Oddi 括约肌功能失调时，引起胆道梗阻，胆汁淤滞，固体成分沉淀，形成胆色素结石。

4. 代谢异常 在正常胆汁中，胆固醇、胆盐与卵磷脂按一定的比例组成混合性微胶粒溶液。1968 年 Admirand 和 Small 用等边三角形坐标代表胆汁中三种主要成分的浓度，三者的任何浓度比例的聚合点都可在三角坐标范围内标记出。凡聚合点落在微胶粒溶液区内者，胆固醇呈次饱和状态，属于正常胆汁；如果聚合点落在区外，胆固醇则呈过饱和状态，可沉淀析出结晶，从而形成结石（32-2）。任何促使胆固醇浓度增高或胆盐成分减少的因素都可影响胆汁的微胶粒状态，从而促使胆固醇结石的形成。

5. 致石基因及其他因素 近年来的研究表明，胆囊结石的发生可能与多种尚未确定的基因及环境因素相互作用有关。如在胆固醇结石易感基因（Lith 基因）的作用下，胆囊收缩素（cholecystokinin，CCK）受体表达被抑制甚至错误，使胆囊动力受损导致胆囊排空障碍。肥胖、短期内体重迅速下降、妊娠期、生长抑素、克罗恩病、糖尿病及肝硬化等均为结石的危险因素。此外，在性别差异中，雌激素的水平及其作用可能与胆囊结石的形成密切相关。

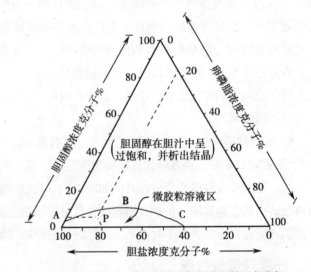

图 32-2 胆汁中 3 种成分浓度相互关系的三角坐标

【胆石的分类】 根据结石组成成分的不同，分为以下三类（32-3）。

1. 胆固醇结石 以胆固醇为主要成分，约占结石总数的 50%，其中 80% 发生于胆囊内。外观呈白黄、灰黄或黄色，质硬，形状大小不一，呈多面形、椭圆形、成粒

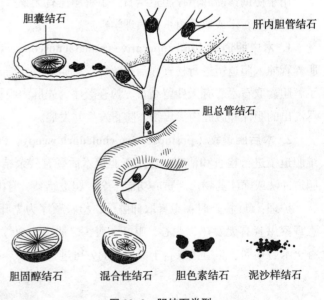

图 32-3 胆结石类型

状。表面光滑，切面纹络呈放射状排列。X 线检查多不显影。

2. 胆色素结石 以胆色素为主要成分，约占结石总数的 37%，其中 75% 发生于胆管。外

观呈棕黑色或棕褐色，形状可为粒状或长条状，大小不一，质软易碎，松软不成形者称为泥沙样结石。剖面呈层状，可有或无核心。X 线检查常不显影。

3. 混合性结石　主要由胆红素、胆固醇、钙盐等混合而成。占结石总数的 6%，其中 60% 发生于胆囊，40% 在胆管内。根据所含成分比例的不同，呈现不同的形状和颜色，质地稍硬。结石剖面呈层状，有的中心呈放射状而外周呈层状。因结石含钙盐较多，X 线检查常显影。

一、胆囊结石

胆囊结石（cholecystolithiasis）是指发生在胆囊内的结石，主要为胆固醇结石和以胆固醇为主的混合性结石，常与急性胆囊炎并存。40 岁以后发病率随年龄增长呈增高的趋势，以女性多见。

【病因】　胆囊结石是综合性因素作用的结果，目前多数学者认为其主要与胆道感染、代谢异常和收缩排空功能减退有关，这些因素引起胆汁的成分和理化性质发生变化，使胆汁中的胆固醇呈过饱和状态，沉淀析出、结晶而形成结石。其他如致石基因、促成核因子、雌激素及其水平亦可能与胆囊结石的形成有关。

【病理生理】　根据胆囊内结石的大小、嵌顿与否及感染的严重程度，可有不同的病理变化。

进油腻食物及饱餐后引起胆囊收缩，或睡眠时体位改变致结石移位并嵌顿于胆囊颈部而导致胆汁排出受阻，胆囊强烈收缩而发生胆绞痛。较大的结石长时间嵌顿和压迫胆囊壶腹部或颈部，尤其是解剖学变异导致胆囊管与胆总管平行者，可引起胆囊胆管瘘或肝总管狭窄，临床可出现胆囊炎、胆管炎或梗阻性黄疸，称为 Mirizzi 综合征；也可经胆囊十二指肠瘘进入小肠，引起个别患者发生胆石性肠梗阻。较小的结石可经过胆囊管排入胆总管形成继发性胆管结石；进入胆总管的结石，在通过胆总管下端时可损伤 Oddi 括约肌或嵌顿于壶腹部引起胆源性胰腺炎；此外，结石与炎症反复刺激胆囊黏膜，可诱发胆囊癌。胆囊结石长期嵌顿而未合并感染时，积存于胆囊的胆汁中的胆红素被胆囊黏膜吸收，加上胆囊分泌的黏液而形胆囊积液，积液呈无色透明，称为白胆汁。

【临床表现】　约 30% 的胆囊结石患者可终身无症状。仅于体检或手术时发现的结石，称为静止性结石。症状出现与否与结石的大小、部位、是否合并感染、梗阻及胆囊的功能有关。单纯性胆囊结石、无梗阻和感染时，常无临床症状或仅有轻微的消化系统症状。当胆囊结石嵌顿时，可出现下列症状和体征。

1. 症状

（1）胆绞痛　是典型症状。表现为右上腹或上腹部阵发性疼痛，或持续性疼痛阵发性加剧，可向右肩胛部或背部放射，随呼吸而加重。常发生于饱餐、进油腻饮食后或睡眠体位改变时。

（2）消化道症状　多数患者伴有上腹部饱胀不适、恶心、呕吐、嗳气、呃逆等，常被误诊为"胃病"。

（3）中毒症状　根据胆囊炎症反应的程度，患者表现出不同程度的体温升高、脉搏加速等感染征象，严重者可出现感染中毒症状。

2. 体征　有时可在右上腹部触及肿大的胆囊。若继发感染，右上腹部可有明显压痛、反跳痛或肌紧张。黄疸，多见于胆囊炎症反复发作合并 Mirizzi 综合征的患者。

【辅助检查】

1. 实验室检查　血常规检查可显示白细胞计数及中性粒细胞比例增高。

2. 影像学检查　B 超检查可见胆囊内结石；口服胆囊造影可显示胆囊内充盈缺损；CT 及

MRI 检查亦能显示结石，但价格昂贵，故临床不作为常规检查。

【治疗原则】

1. 手术治疗　切除胆囊是治疗胆囊结石的首选方法。

（1）适应证　① 病程超过 5 年，年龄在 50 岁以上的患者。② 造影时，胆囊不显影。③ B 超提示结石直径超过 2cm，胆囊局限性增厚。④ 结石嵌顿于胆囊颈部。⑤ 胆囊萎缩或瓷样胆囊。

（2）手术方式　根据病情选择开腹胆囊切除术或腹腔镜胆囊切除术。

1）腹腔镜胆囊切除术（laparoscopic cholecystectomy, LC）　是指在电视腹腔镜监视下，通过腹壁的 4 个小戳孔（图 32-4），将带有光导纤维的腹腔镜配套手术器械插入腹腔实施胆囊切除术，是一种微创手术。具有创伤小、痛苦轻、瘢痕小、恢复快等优点，在全世界已得到迅速普及。其手术适应证与开腹胆囊切除术基本相同，但还不能完全取代开腹胆囊切除术，尤其当腹腔镜探查发现胆囊周围严重粘连时，应及时中转开腹手术。禁忌证：① 既往有腹部手术史，腹腔广泛而严重粘连者；② 合并妊娠者；③ 合并胆管狭窄、胆肠瘘者；④ 腹腔内严重感染者；⑤ 凝血功能障碍及出血倾向者；⑥ 疑有胆囊癌变者。

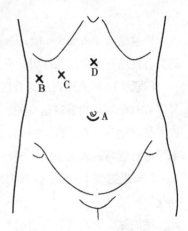

图 32-4　"四孔法"胆囊切除术的"四孔"示意图

2）开腹胆囊切除术　行开腹胆囊切除术时，若遇下列情况应同时行胆总管探查术。① 既往有胰腺炎、梗阻性黄疸等病史。② 术前检查发现胆总管有结石或扩张。③ 术中发现胆总管扩张或管壁增厚。④ 术中扪及胆总管内有结石、蛔虫或肿块。⑤ 术中胆总管穿刺抽出脓性或血性胆汁或胆汁内有泥沙样胆色素颗粒。⑥ 术中胆道造影提示胆总管结石。

2. 非手术治疗

（1）病情较轻者　遵医嘱给予禁食、胃肠减压、静脉补液；应用抗生素控制感染，适当给予解痉剂和镇痛剂。

（2）伴严重心血管疾患不能耐受麻醉或手术者　在上述治疗基础上，加强营养支持，待病情缓解后可考虑溶石疗法，但疗效不确切。

二、胆管结石

胆管结石（choledocholithiasis）为发生在肝内、外胆管的结石。胆管结石以发病率高、排石不通、溶石困难等为特点，国内外均没有特效疗法。

【病因与分类】　胆管结石的主要原因包括胆汁淤滞、细菌感染和脂类代谢异常。肝外胆管结石的形成除上述原因外，胆道内异物，如蛔虫的虫卵、尸体亦可成为结石的核心；胆囊内结石或肝内胆管结石在某些因素作用下进入肝外胆管，引起继发性肝外胆管结石。

根据病因不同，分为原发性和继发性胆管结石。在胆管内形成的结石，称为原发性胆管结石，以胆色素结石或混合性结石为主。胆管内结石来自于胆囊结石者，称为继发性胆管结石，以胆固醇结石多见。

根据结石所在的部位，可分为肝外胆管结石和肝内胆管结石，肝管分叉部以下者为肝外胆管结石，肝管分叉部以上者为肝内胆管结石。

【病理生理】　胆管结石所致的病理生理改变与结石的部位、大小及病史的长短有关。

1. 肝外胆管结石

（1）胆管梗阻　多为不完全性梗阻。梗阻近端的胆管呈现不同程度扩张、管壁增厚、胆汁淤积在胆管内。

（2）继发性感染　胆道完全梗阻时，胆管内压升高，管壁充血、水肿、黏膜形成溃疡，胆管内致病菌迅速生长繁殖，管腔内充满脓性胆汁，脓性胆汁和细菌逆行入肝窦，大量细菌和毒素进入血循环，并发脓毒症和胆道大出血。

（3）肝细胞损害　胆道化脓性炎症可致肝细胞坏死或肝脓肿形成；长期胆汁淤积、继发感染可致肝细胞变性、坏死，肝小叶结构破坏，最终导致胆汁性肝硬化和门脉高压症。

（4）胆源性胰腺炎　当结石嵌顿于胆总管壶腹部时，使胰液排出受阻甚至逆流，可引起胰腺炎。

2. 肝内胆管结石　常与肝外胆管结石并存。除具备肝外胆管结石的病理改变外，还有肝内胆管狭窄、胆管炎及肝纤维组织增生、硬化、萎缩、甚至癌变。

【临床表现】　取决于胆道有无梗阻、感染及其程度。当结石阻塞胆管并继发感染时可致典型的胆管炎症状：即腹痛、寒战高热和黄疸，称为 Charcot 三联征。

1. 肝外胆管结石

（1）腹痛　发生于剑突下或右上腹，呈阵发性绞痛或持续性疼痛阵发性加剧，疼痛可向右肩背部放射，常伴恶心、呕吐等症状。系结石嵌顿于胆总管下端或壶腹部，刺激胆管平滑肌或 Oddi 括约肌痉挛所致。

（2）寒战、高热　多发生于剧烈腹痛后，体温可高达 39℃~40℃，呈弛张热。系胆管梗阻继发感染后引起的全身中毒症状。

（3）黄疸　系胆管梗阻后胆红素逆流入血所致。黄疸的程度取决于胆管梗阻的程度及是否并发感染等，若梗阻不完全或结石有松动，则黄疸程度轻，且呈波动性；完全性梗阻者，则黄疸呈进行性加深，可有尿色变黄和皮肤瘙痒等症状。

（4）消化道症状　多数患者有上腹隐胀不适、呃逆、嗳气、厌油腻食物等。

2. 肝内胆管结石　常与肝外胆管结石并存，其临床表现与肝外胆管结石相似。当胆管梗阻和感染局限在部分肝叶、段胆管时，患者可无症状或仅有轻微的肝区和患侧胸背部胀痛。若合并感染而未能及时治疗并发展为叶、段胆管积脓或肝脓肿时，可出现消瘦、体弱、乏力等表现。部分患者可有肝大、肝区压痛和叩击痛等体征。

【辅助检查】

1. 实验室检查　血常规检查可见白细胞计数及中性粒细胞比例明显升高；尿常规检查可见尿胆红素升高，尿胆原降低甚至消失；粪常规检查可见粪中尿胆原减少。血清胆红素、转氨酶和碱性磷酸酶升高。

2. 影像学检查　B 超检查显示胆管内结石影，近端胆管扩张。PTC、ERCP 或 MRCP 等检查可显示梗阻部位、程度、结石大小和数量等。

【治疗原则】　以手术治疗为主。原则是尽量取尽结石，解除胆道梗阻，去除感染病灶，通畅引流胆汁，预防结石复发。

1. 手术治疗

（1）肝外胆管结石　手术方式：① 胆总管切开取石、T 管引流术（图 32-5）：用于单纯性胆管结石，胆

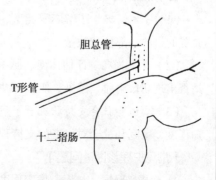

图 32-5　T 管引流

管上、下端通畅，无狭窄或其他病变者；若有胆囊结石，同时行胆囊切除术。② 胆总管空肠 Roux-en-Y 吻合术：适应于胆总管扩张≥2.5cm，下端梗阻且难以用手术方法解除；胆管内泥沙样结石，不易手术取尽者。③ Oddi 括约肌成形术：适应证同胆总管空肠吻合术，尤其是胆总管扩张程度较轻不宜行胆肠内引流术者。④ 经内镜 Oddi 括约肌切开取石术：适用于胆石嵌顿在壶腹部或胆总管下端良性狭窄及 Oddi 括约肌功能障碍者，特别是已行胆囊切除者。

（2）肝内胆管结石　手术方式：① 肝叶切除术：用于反复发作的肝内胆管结石，病变局限于某一肝叶且已萎缩而结石无法取出者。② 高位胆管切开取石：用于远离肝门又可在肝表面触及的表浅结石及泥沙样结石。③ 胆肠内引流：用于高位胆管切开取石术后，以引流残留结石、预防结石复发及胆管再度狭窄。④ 去除肝内感染性病灶。

2. 非手术治疗

（1）一般治疗　胆管结石并发感染症状较轻时，遵医嘱给予禁饮食、胃肠减压、静脉补液，应用抗生素、解痉剂、镇静剂及保肝药物等。待症状控制后，再行择期手术治疗。

（2）取石、溶石　术后胆管内残留结石者，可经 T 管窦道行纤维胆道镜取石。对于难以取净的结石，可经 T 管灌注药物溶石。

3. 中医中药治疗　在手术治疗的基础上，可配合应用消炎利胆类中药或中药排石汤，疏肝利胆，清除结石。常用胆道排石汤以金钱草、木香、枳壳、大黄等药为主，随病证加减。针刺、耳针也有一定的疗效。

三、护理

【护理评估】

1. 术前评估

（1）健康史　了解患者的年龄、性别、饮食习惯及营养状况等；疼痛发生的时间、部位、性质，与进食的关系；有无反酸、嗳气、饱胀或因此而引起腹痛发作史；既往有无胆石症、胆囊炎、黄疸或蛔虫病史；有无麻醉史、其他腹部手术史。

（2）身体状况

1）局部　了解腹痛的时间、诱因、部位、性质，有无肩背部放射痛；右上腹有无压痛、反跳痛或肌紧张。

2）全身　有无恶心、呕吐、腹胀等消化系统症状；有无体温升高、血压下降及脉搏加快等感染中毒症状。

3）辅助检查　了解胆道系统特殊检查、重要脏器功能检测的结果，以判断病情与预后。

（3）心理和社会支持状况　了解患者有无因疼痛、黄疸等造成焦虑、恐惧的心理状况；评估患者和家属对疾病相关知识的认知程度；家属对患者关爱、理解与支持的程度。

2. 术后评估

（1）手术情况　了解麻醉类型、手术方式；术中胆总管探查、胆道减压、补液及各引流管放置的目的、部位和数量。

（2）身体状况　评估体温、脉搏、呼吸、血压和尿量等变化；观察切口愈合及引流情况；是否出现切口出血、感染、胆瘘等并发症。

（3）心理和社会支持状况　了解患者和家属对手术治疗的期望程度，对术后康复计划的认知程度，家庭和社会对患者的支持程度。

【常见护理诊断/问题】

1. 焦虑/恐惧　与担心病变程度、病理性质及疾病预后等有关。

2. 疼痛　与 oddi 括约肌痉挛、手术创伤等有关。

3. 体温过高　与胆道感染、炎症反应有关。

4. 知识缺乏　缺乏疾病预防、术后康复的相关知识。

5. 潜在并发症　包括切口出血、感染、胆瘘等。

【护理措施】

1. 术前护理

（1）心理护理　护士应主动与患者交谈，解释说明手术的必要性和重要性，鼓励患者表达自身感受，并根据实际情况给予针对性的心理疏导，使其积极配合治疗与护理。同时，应取得患者家属的理解与支持，帮助患者树立战胜疾病的信心，以利于早日康复。

（2）疼痛护理　① 指导患者进清淡饮食，忌油腻食物；病情严重者，禁饮食、胃肠减压，以减轻腹痛和腹胀。② 协助患者取半卧位，以放松腹部肌肉；指导患者进行有节律性地深呼吸，减轻或缓解疼痛。③ 注意观察疼痛的部位、性质、程度、诱因、缓解和加重的因素；与饮食、体位、睡眠的关系。④ 遵医嘱应用解痉剂，以扩张胆管，使胆汁得以引流，从而减轻梗阻、降低胆道压力；明确诊断后，遵医嘱应用镇痛剂。

（3）高热护理　给予物理降温或药物降温，并评估降温效果；多饮水或静脉补充液体，以防脱水；遵医嘱及时、合理地应用抗生素，注意观察药物疗效与不良反应。

（4）病情观察　注意观察患者的意识、生命体征、腹部体征及皮肤黏膜情况；监测血常规、电解质及血气分析等各项检查结果；若病情加重，立即通知医师，并积极配合处理。

（5）营养支持　禁食期间，静脉补充水、电解质及各种营养素；必要时，遵医嘱静脉输入血浆或血清白蛋白制剂，改善患者的营养状况，提高对手术的耐受力。

（6）皮肤护理　因胆盐沉积刺激皮肤引起瘙痒。应告知患者相关知识，不可用手抓挠，避免抓破皮肤。可用温水清洗或炉甘石洗剂擦拭局部。必要时，遵医嘱应用抗组胺药物。

（7）术前准备　拟行胆肠吻合术者，术前应进行肠道准备，常规留置胃管、尿管。

2. 术后护理

（1）一般护理

1）卧位与活动　麻醉清醒，血压平稳后取半卧位，以利于引流，改善呼吸和循环功能。若病情允许，术后应尽早下床活动，以利于肠功能恢复。

2）营养支持　禁食期间，遵医嘱静脉补充水、电解质及各种营养素，维持体液平衡；恢复进食后，指导患者从流质饮食逐步过渡到高蛋白质、高热量、高维生素、低脂肪的饮食。

3）对症护理　切口疼痛者，遵医嘱应用镇痛剂；高热者，给予物理降温或药物降温。

（2）病情观察

1）监测生命体征　定时测量血压、脉搏、体温和呼吸，特别是术后 3 小时内，须每 30 分钟测量血压 1 次，以后视具体情况而定。

2）监测腹部体征　观察腹部体征的变化，注意有无腹痛、腹胀及腹膜刺激征。

3）切口护理　保持切口敷料清洁、干燥；观察局部敷料有无渗血、渗液，若敷料湿透需及时更换；切口正常愈合，术后 7~9 日拆线。

4）观察和记录大便的颜色，监测胆红素的含量，以了解黄疸消退情况。

（3）T 管引流的护理　目的是引流胆汁，引流残余结石，支撑胆道。

1）妥善固定　术后用缝线或胶布将 T 管妥善固定于腹壁，不可将管道固定在床上，以免患者在活动或翻身时被牵拉而脱出；对躁动或不合作者，应有专人守护或适当加以约束，以防T 管意外脱出。

2）保持有效引流　病情允许时可取半坐卧位或斜坡卧位，以利于引流，防止发生膈下脓肿；平卧时引流管的高度不能高于腋中线，站立或活动时应低于腹部切口，以防胆汁逆流引起感染。T 管不可受压、扭曲、折叠，经常予以挤捏，保持引流通畅。引流袋的位置不可太低，以防因胆汁流出过量，影响脂肪的消化吸收。若术后 1 周内发现阻塞，可先用无菌生理盐水缓慢冲洗，再用细硅胶管插入管内行持续负压吸引。

3）观察与记录　定期观察并记录 T 管引流出胆汁的颜色、性状和量。正常成人每日分泌胆汁的量约为 800~1200mL，呈黄绿色、清亮、无沉渣、有一定黏性。术后 24 小时内引流量约为 300~500mL，恢复进食后，每日可达 600~700mL，以后逐渐减少至每日 200mL 左右。若胆汁突然减少甚至无胆汁引出，提示引流管受压、扭曲、折叠、阻塞或脱出，应及时查找原因，并通知医师进行处理。若胆汁引出量过多，常提示胆道下端有梗阻的可能。

4）预防感染　站立或活动时引流袋应低于腹部切口，以防胆汁逆流引起感染；定期冲洗 T 管，每日更换无菌引流袋，严格无菌操作；每日清洁、消毒管周皮肤，并覆盖无菌纱布，保持局部干燥，防止胆汁浸润皮肤而引起炎症反应。

5）拔管　一般在术后 2 周，患者无腹痛、发热，黄疸消退，胆汁引流量逐渐减少至每日 200mL 左右、清亮；试行夹管 1~2 日，若无任何不适，可考虑拔管。拔管前，可经 T 管作胆道造影，若无异常发现，在引流管持续开放 2~3 日，使造影剂完全排出后拔管。拔管后，残留窦道用凡士林纱布填塞，1~2 日内可自行闭合。若胆道造影显示有残余结石，则需保留 T 管 6 周以上，再作取石或其他处理。

（4）并发症的观察和护理

1）出血　术后早期出血多由止血不彻底或结扎血管线脱落所致。应严密观察患者生命体征、引流液的颜色、性状和量，若发现患者面色苍白、血压下降、脉搏细速等休克征象，应立即通知医师，并积极配合进行抢救；对于肝部分切除者，术后应卧床 3~5 日，以防过早活动致肝断面出血；遵医嘱应用维生素 K_1 10mg，肌肉注射，每日 2 次，以改善凝血机制。

2）胆漏　由胆管损伤、胆总管下端梗阻、T 管脱出所致。注意观察腹腔引流情况，若切口处有黄绿色液体流出且每小时超过 50mL，提示胆漏的可能，应立即通知医师，并协助处理。长期大量胆漏者，可影响脂肪的消化、吸收，导致营养障碍和脂溶性维生素缺乏，遵医嘱静脉补充水、电解质及各种营养物质。

3）感染　因机体抵抗力降低、腹腔渗液积聚、胆汁逆流所致。术后应加强营养支持，提高机体抵抗力；加强 T 管护理，以免并发胆瘘和腹腔感染；病情允许时，协助患者取半坐卧位，以利于引流，防止腹腔渗液积聚而诱发感染。

（5）LC 术后的护理除按全麻护理常规外，还应进行如下护理。

1）饮食护理　术后 8 小时，若无恶心、呕吐等现象可先少量饮水，次日即可进流质饮食，逐渐恢复正常饮食，给予高蛋白质、高热量、高维生素、低脂肪的饮食。

2）密切观察腹壁戳孔点有无渗血、渗液等情况。

3）并发症的观察与护理　行 LC 术需要建立 CO_2 气腹，但 CO_2 聚集在腹腔中亦可引起各种术后并发症，故应加强观察与护理。① 下肢静脉炎：主要因 CO_2 气腹后造成下腔静脉压力升高，下肢静脉回流受阻，输液后易发生渗出而致炎性改变，因此应选择上肢输液。② 皮下气肿：是因 CO_2 分散于皮下或置气腹时直接置入皮下而致，胸腹部皮肤肿胀并有捻发音，经被动或主动活动后，一般均可消失。③ 肩背部酸痛：主要因 CO_2 积聚在膈下刺激神经反射而致，术后持续低流量吸氧 4 小时，以提高氧分压，促进 CO_2 排出，可减少该症状发生。

【健康教育】

1. 活动与休息　合理安排作息时间，劳逸结合，适当从事体力劳动，避免过度劳累及精神高度紧张。

2. 饮食指导　指导患者合理膳食，应选择低脂肪、高蛋白、高维生素易消化的食物，避免肥胖；解释说明定时进餐对预防结石形成的重要性。

3. 就诊指导　一旦出现腹痛、发热、黄疸等异常情况，应及时就诊。

4. 自我护理　患者带 T 管出院时，应告知留置 T 管引流的目的，并指导其进行自我护理。① 妥善固定引流管和放置引流袋，以免受压或打折。② 沐浴时，采用塑料薄膜覆盖引流管处，以防增加感染的机会。③ 避免举重物或过度活动，以免牵拉 T 管而致其脱出。④ 引流管伤口每日换药 1 次，周围皮肤涂氧化锌软膏加以保护。⑤ 引流袋每日更换 1 次，并记录引流液的颜色、性状和量。一旦出现引流液异常、身体不适等状况，应及时就诊。

第四节　胆道感染

胆道感染是指胆囊壁和（或）胆管壁受到细菌的侵袭而发生炎症反应，胆汁中有细菌生长。胆道感染与胆石症常互为因果关系，往往先有胆石，胆石可引起胆道梗阻，梗阻可造成胆汁淤滞、细菌繁殖而致胆道感染；胆道反复感染又是胆石形成的致病因素和促发因素。

一、胆囊炎

胆囊炎（cholecystitis）是指发生在胆囊的细菌性和（或）化学性炎症。根据发病的缓急和病程的长短分为急性胆囊炎（acute cholecystitis）和慢性胆囊炎（chronic cholecystitis）。约95% 的急性胆囊炎患者合并胆囊结石，称为急性结石性胆囊炎；未合并胆囊结石者，称为急性非结石性胆囊炎。

【病因】

1. 急性胆囊炎

（1）胆囊管梗阻　由于结石或蛔虫阻塞于胆囊管，导致胆汁排出受阻，胆汁淤积，刺激胆囊壁黏膜而引起水肿、炎症、甚至坏死；结石亦可直接损伤受压部位的胆囊壁黏膜而引起炎症。

（2）细菌感染　致病菌大多数通过胆道逆行侵入胆囊，也可经血液循环顺行至胆囊。常见的致病菌为大肠杆菌、产气杆菌等。

（3）其他　如大手术后、严重创伤、肿瘤压迫及胰液返流入胆囊等。

2. 慢性胆囊炎　大多继发于急性胆囊炎，是急性胆囊炎反复发作的结果。

【病理生理】

1. 急性胆囊炎

（1）急性结石性胆囊炎　① 急性单纯性胆囊炎：病变始于胆囊管梗阻，继之胆囊内压升高，胆囊黏膜充血、水肿和渗出增多等；镜下可见血管扩张及炎性细胞浸润。② 急性化脓性胆囊炎：炎症蔓延到胆囊全层，黏膜有散在的坏死和溃疡，胆汁呈脓性，胆囊表面可有脓性、纤维素性渗出，并可引起胆囊周围炎；镜下可见组织中有广泛的中性粒细胞浸润，黏膜上皮脱离。③ 急性坏疽性胆囊炎：若胆囊内压继续升高，压迫囊壁致血液循环障碍，则引起胆囊缺血坏疽；镜下可见胆囊黏膜结构消失，血管内外充满红细胞。④ 胆囊穿孔：当胆囊壁血供持续障碍时，可致囊壁坏死穿孔，导致胆汁性腹膜炎。胆囊穿孔的部位常为颈部和底部。

（2）急性非结石性胆囊炎　病理变化与急性结石性胆囊炎基本相同，但急性非结石性胆囊

NOTE

炎更容易并发胆囊坏疽和穿孔。

2. 慢性胆囊炎　胆囊炎症反复发作，胆囊壁有炎性细胞浸润和纤维结缔组织增生，胆囊壁增厚，并与周围组织粘连，当胆囊管部分或完全阻塞时，可造成胆囊积水，逐步影响胆囊的浓缩和排出胆汁的功能。

【临床表现】

1. 急性胆囊炎

（1）症状

1）腹痛　大多数患者有上腹部疼痛史，表现为右上腹阵发性绞痛，常在饱餐、进油腻食物后或夜间发作，疼痛可向右肩及右肩胛下放射。

2）消化道症状　腹痛发作时，常伴有恶心、呕吐、呃逆及饱胀感等。

3）发热或中毒症状　与胆囊炎症反应的程度有关，表现出不同程度的体温升高、脉搏加速等感染征象，严重者可出现高热、寒战、血压下降等感染性中毒症状。

（2）体征　右上腹可有不同程度的压痛、反跳痛和肌紧张。将左手压于患者的右上肋缘下，拇指置于右腹直肌外缘与肋弓交界处，嘱患者腹式呼吸，使肝脏下移，若患者因拇指触及肿大的胆囊引起疼痛而突然屏气，称为 Murphy 征阳性，是急性胆囊炎的典型体征。

2. 慢性胆囊炎　常无典型的症状，主要表现为上腹部饱胀不适、恶心呕吐、厌食油腻和嗳气等消化系统症状以及右上腹和肩背部隐痛。多数患者有典型的胆绞痛病史。

【辅助检查】

1. 实验室检查　血常规检查可见白细胞计数及中性粒细胞比例明显升高。

2. 影像学检查　B 超检查显示胆囊增大，囊壁增厚，并可发现结石。

【治疗原则】　主要是手术治疗，手术时机和手术方式取决于患者的具体病情。

1. 非手术治疗　适用于病情较轻或暂不能耐受手术者。主要治疗措施有禁饮食、胃肠减压、静脉输液、营养支持，应用抗生素、解痉剂、镇静剂及消炎利胆药物，还可以应用中草药，针刺疗法等。若病情加重或出现胆囊穿孔等并发症，应立即行手术治疗。

2. 手术治疗　常用的手术方式包括胆囊切除和胆囊造口术。

（1）胆囊切除术　适用于经非手术治疗无效、发病在 3 日以内、伴急性并发症者，如胆囊坏疽或穿孔、弥漫性腹膜炎、急性化脓性胆管炎等。行胆囊切除术时，若有下列情况，应同时行胆总管探查术：① 伴有反复发作的黄疸病史。② 胆囊泥沙样结石或小结石，有可能进入胆总管。③ 胆总管触及有结石、蛔虫或血块者。④ 术中证实胆总管病变，如胆总管明显增粗、管壁增厚等。⑤ 并发胆管炎、胰腺炎等。

（2）胆囊造口术　目的是减压和引流胆汁。主要用于年老体弱、合并重要器官功能障碍及不能耐受手术者，或局部炎症水肿、粘连严重导致局部解剖不清者。待病情平稳后，再根据患者情况决定是否行择期手术治疗。

二、急性梗阻性化脓性胆管炎

急性梗阻性化脓性胆管炎（acute obstructive suppurative cholangitis，AOSC）又称急性重症胆管炎（acute cholangitis of severe type，ACST），是在胆道梗阻的基础上并发的急性化脓性细菌感染，是肝内、外胆管结石中最凶险的并发症，病情危重，死亡率高。急性胆管炎和急性梗阻性化脓性胆管炎是同一疾病的不同发展阶段。

【病因】

1. 胆道梗阻　最常见的原因是胆道结石；其次为蛔虫、胆管狭窄或胆管、壶腹部的肿瘤等亦可引起胆道梗阻而导致急性化脓性炎症。

2. 细菌感染　最常见的致病菌为大肠杆菌、变形杆菌，其次为克雷伯菌、假单胞菌、厌氧菌等；可为单一细菌感染，也可为两种以上细菌混合性感染。致病菌可经十二指肠逆行进入胆道，或小肠炎症时，细菌经门静脉系统入肝到达胆道引起感染。近年来，厌氧菌及革兰阳性球菌在胆道感染中的比例呈增高趋势。

【病理生理】　AOSC 的基本病理变化是胆管梗阻和胆管内化脓性感染。

1. 胆管病理变化　在胆管梗阻的基础上，细菌迅速地大量繁殖，造成梗阻以上胆管扩张、管壁黏膜肿胀，使梗阻进一步加重并趋向完全性；胆管内压力升高，管壁充血、水肿、炎性细胞浸润及溃疡形成，管腔内逐渐充满脓性胆汁或脓液。胆小管破裂可形成胆小管门静脉瘘，可引起胆道出血。

2. 肝脏病理变化　当胆管内压力超过 30cmH$_2$O 时，胆管内细菌和毒素可逆行入肝窦，造成肝急性化脓性感染、肝细胞变性坏死，导致多发性胆源性细菌性肝脓肿。脓性胆汁可穿越破碎的肝细胞进入肝静脉，再进入肺内，导致肺内发生胆沙性血栓。

3. 全身病理变化　大量细菌、毒素逆流，突破胆管，侵入肝小叶窦状隙、胸导管、血循环，可导致脓毒症和感染性休克，甚至发生多脏器功能障碍或衰竭。

【临床表现】　多数患者有胆道疾病及胆道手术史。起病急骤，病情进展迅速，除了具有急性胆管炎的 Charcot 三联征（腹痛、寒战高热、黄疸）外，还有休克及中枢神经系统受抑制的表现，称为 Reynolds 五联征。

1. 症状　① 腹痛：起病急骤，突发右上腹或剑突下持续性疼痛，阵发性加剧，并向右肩胛下及腰背部放射；多数患者伴恶心、呕吐等消化系统症状。② 寒战、高热：继胆绞痛后出现。呈急性重面容，体温持续升高达 39℃~40℃或更高，呈弛张热。③ 黄疸：多数患者常出现不同程度的黄疸，若仅为一侧胆管梗阻可不出现黄疸。④ 休克：病情严重者，在短期内可出现感染性休克表现，如呼吸浅促、四肢湿冷，脉搏细速达 120~140 次/分，血压迅速下降，全身皮肤、黏膜发绀或皮下瘀斑等。⑤ 神志改变：表现为神志淡漠、烦躁、谵妄或嗜睡、甚至昏迷。

2. 体征　右上腹或剑突下可有不同程度压痛或腹膜刺激征，可扪及肿大的肝脏、胆囊，肝区有叩击痛。

【辅助检查】

1. 实验室检查　① 血常规检查：白细胞计数可达 20×10^9/L，中性粒细胞比例明显升高，核左移并出现中毒颗粒；凝血酶原时间延长。② 血生化检查：电解质紊乱、肝功能受损和尿素氮增高等；动脉血气分析可示 PH、HCO$_3^-$、PO$_2$ 明显降低。③ 尿常规检查：可见蛋白及颗粒管型。

2. 影像学检查　B 超检查可见肝和胆囊肿大，肝、内外胆管扩张及胆管内结石光团伴声影；必要时可行 CT、ERCP、MRCP、PTC 等检查，有助于明确梗阻的部位、程度、结石大小和数量等。

【治疗原则】

1. 非手术治疗　既是治疗手段，又是术前准备。治疗措施主要包括：① 抗感染治疗：联合应用足量、有效、对肝肾毒性小的广谱抗生素，控制感染。② 纠正水、电解质及酸碱平衡紊乱。③ 抗休克治疗：迅速补充血容量，改善微循环，必要时应用肾上腺皮质激素、血管活性药物等，以保护重要脏器的功能。④ 对症治疗：如吸氧、降温、解痉、镇痛等。

2. 手术治疗　主要目的是解除梗阻、胆道减压、抢救生命。多采用胆总管切开减压、T

管引流术。在病情允许的情况下，也可采用经内镜鼻胆管引流术（endoscopic naso-biliary drainage，ENBD）或经皮经肝胆道引流术（percutaneous transhepatic biliary drainage，PTBD）治疗等。

三、护理

【护理评估】

1. 术前评估

（1）健康史　了解患者的一般情况，如年龄、性别、饮食习惯和职业性质等；有无起病急、症状重、进展快等特点；既往有无肝内、外胆管结石或胆管炎反复发作史；有无手术史、过敏史等。

（2）身体状况

1）局部　评估腹痛的部位、性质、程度及有无放射痛等；腹部有无不对称性肿大，肝区有无压痛或叩击痛，是否触及肿大胆囊，有无腹膜刺激征等。

2）全身　评估患者的意识状况、生命体征有无异常及其程度；有无寒战、高热、黄疸、腹水等体征。

3）辅助检查　了解 B 超、PTC 或 MRI 等检查结果，以判断重要器官的功能状况。

（3）心理和社会支持状况　了解患者有无因寒战、高热、黄疸等造成焦虑、恐惧的心理状况；评估患者和家属对治疗方案、疾病预后的认知程度；家庭和社会对患者的支持程度。

2. 术后评估

（1）手术情况　了解术中生命体征是否平稳，胆总管探查是否顺利；各引流管放置的目的、部位及数量等；有无多发性肝脓肿及处理情况等。

（2）身体状况　评估意识状况、生命体征和肝功能状况；观察切口愈合及引流情况；是否出现切口感染、胆道出血、胆瘘等并发症。

（3）心理和社会支持状况　了解患者对手术治疗的期望程度和心理承受能力；患者和家属对术后康复计划的认知程度；家属对患者的关爱、理解和支持的程度。

【常见护理诊断/问题】

1. 焦虑/恐惧　与起病急骤、病情重及担心预后有关。

2. 疼痛　与 Oddi 括约肌痉挛、手术创伤有关。

3. 体液不足　与禁食、胃肠减压及感染性休克有关。

4. 体温过高　与胆道梗阻和继发感染有关。

5. 潜在并发症　包括切口感染、胆道出血、胆瘘等。

【护理措施】

1. 术前护理

（1）心理护理　向患者和家属解释说明手术治疗的必要性和重要性，讲解术前准备、术中配合及术后注意事项，以减轻或缓解患者的焦虑、恐惧，使其积极配合治疗与护理。

（2）疼痛护理　① 非药物镇痛：协助患者取半卧位，以放松腹部肌肉；指导患者适时应用放松技巧，如深呼吸、按摩、打哈欠等；疼痛急性发作时，适当采用分散注意力的方法，如听音乐、数数等。② 药物镇痛：遵医嘱应用镇痛剂，并评估其效果；未确诊者禁用镇痛剂，以免掩盖病情。

（3）高热护理　体温高达 39℃ ~40℃者，应立即给予物理降温、药物降温，必要时应用肾上腺皮质激素；并根据菌培养结果选择敏感的抗生素，以有效控制感染，使体温恢复正常。

（4）纠正水、电解质及酸碱平衡紊乱　根据病情、中心静脉压及每小时尿量等情况，确定补液的种类和输液量，合理安排输液的顺序、速度，维持体液平衡。

（5）病情监测　密切观察患者神志、生命体征、腹部体征及每小时尿量等变化；同时监测血常规、电解质、血气分析和心电图等结果的变化。若患者出现神志淡漠、黄疸加深、少尿或无尿等表现，提示多器官功能障碍或衰竭的可能，应立即通知医师，并积极配合处理。

2. 术后护理

（1）一般护理

1）体位　麻醉清醒，血压平稳后取半卧位，以利于引流，改善呼吸和循环功能。

2）营养支持　恢复进食前或进食量不足时，应静脉补充水、电解质及各种营养素，以维持体液平衡；恢复进食后，指导患者从流质饮食逐步过渡到高蛋白、高热量、高维生素和低脂肪的饮食。

3）对症护理　切口疼痛者，遵医嘱应用镇痛剂；高热者，行物理降温或药物降温等。

（2）病情监测

1）生命体征　定时测量体温、脉搏、呼吸和血压，尤其是术后 3 小时内，须每 30 分钟测量血压 1 次，以后视病情而定。

2）腹部体征　观察有无腹痛、腹胀及腹膜刺激征等。

3）切口及引流管　观察局部敷料有无渗血、渗液，若敷料湿透应及时更换；切口正常愈合，术后 7~9 日拆线。妥善固定引流管，保持引流通畅，观察并记录引流液的颜色、性状和量。

（3）黄疸护理

1）术前有慢性肝炎、肝硬化或肝功能损害者，术后可出现黄疸，一般于术后 3~5 日自行消退。

2）术前肝功能严重受损、胆管狭窄或术中损伤胆管者，术后黄疸持续时间较长，应密切观察血清胆红素浓度，若出现异常情况，及时通知医师，遵医嘱肌肉注射维生素 K_1。

3）皮肤瘙痒者，用温水清洗或炉甘石洗剂擦拭局部，并嘱患者不可用手抓挠，避免抓破皮肤。

（4）"并发症的预防和护理"参见本章第三节。

【健康教育】

1. 疾病知识宣教　指导患者选择高蛋白质、高热量、高维生素、低脂肪、易消化的饮食，忌油腻食物及饱餐，避免肥胖；糖尿病者应遵医嘱坚持药物和饮食治疗；养成良好的饮食习惯、生活方式，避免劳累及精神高度紧张。

2. 药物指导　非手术治疗的患者应遵医嘱坚持治疗，按时服用消炎利胆类药物，定期复查。

3. 术后指导　护士应进行有关术后饮食、活动、切口愈合、T 管护理及预防并发症等知识宣教，并努力提高患者的遵医行为。

4. 就诊指导　定期复诊，一旦出现厌油腻、发热、腹痛、黄疸等症状时，应及时就诊。

第五节　胆道蛔虫症

胆道蛔虫症（biliary ascariasis）指肠道蛔虫上行钻入胆道后所引起的一系列临床症状，是常见的外科急腹症之一。多见于儿童和青少年。农村发病率明显高于城市。近年来，随着生活环境、卫生条件改善和防治工作的开展，发生率已明显下降。

【病因和病理】　因发热、驱虫不当、胃肠道功能紊乱等原因，使寄生在小肠中、下段的蛔虫受到刺激或寄生环境改变而向上乱窜，经十二指肠大乳头钻入胆道，可致 Oddi 括约肌痉挛，诱发剧烈绞痛，亦可并发急性胰腺炎。虫体带入的肠道细菌可引起胆道感染，严重时可引起肝脓肿或急性重症胆管炎。蛔虫经胆囊管进入胆囊，有时会造成胆道出血，甚至穿孔。残留的虫体或虫卵可成为结石形成的核心。

【临床表现】

1. 症状　典型症状为突发性剑突下或右上腹钻顶样剧烈疼痛。疼痛发作时患者常无法忍受，屈膝抱腹，翻滚呻吟，大汗淋漓；疼痛可向右肩背部放射，伴恶心、呕吐，呕吐物中有时可见蛔虫。疼痛可反复发作，持续时间长短不一，间歇期可无任何症状，可安静入睡。

2. 体征　剑突下或右上腹有轻度深压痛。若继发胆道系统感染，可出现急性胰腺炎、胆囊炎、胆管炎、肝脓肿等相应体征。疼痛发作时，症状重而体征轻（仅有上腹轻压痛）是本病的特征。

【辅助检查】

1. 实验室检查　血常规检查可见白细胞计数和嗜酸性粒细胞比例升高。

2. 影像学检查　B 超检查是诊断本病的首选方法，可见蛔虫体。ERCP 可用于检查胆总管下段的蛔虫，亦可在 ERCP 下取出虫体而作为治疗的手段。

【治疗原则】

1. 非手术治疗　① 解痉镇痛：疼痛发作时，遵医嘱肌肉注射阿托品、654-2 等，必要时应用盐酸哌替啶。② 防治感染：遵医嘱合理地应用抗生素。③ 利胆驱虫：驱虫最好在症状缓解期进行，可选用驱蛔灵、肠虫清等药物。若症状缓解后，B 超显示胆管内有虫体残骸时，需继续服用消炎利胆药 2 周，以排出虫体或虫卵，预防结石形成。也可将食醋、30% 硫酸镁或氧气经胃管注入驱虫；中西医结合治疗也有一定疗效，如口服中药方剂乌梅汤、针刺穴位等。④ ERCP 取虫：检查时若发现虫体，可尝试用取石钳将其取出。

2. 手术治疗　主要适用于经非手术治疗无效或症状加重、胆道蛔虫较多、胆囊蛔虫病或出现严重的并发症等。手术方式通常采用胆总管切开、探查、取虫及 T 管引流术。

【护理措施】

1. 疼痛护理　协助患者采取舒适的体位，指导其进行有节律的深呼吸，以达到放松和减轻疼痛的目的；遵医嘱应用解痉剂或镇痛剂。

2. 对症处理　疼痛间歇期指导患者注意休息，合理饮食；大汗淋漓者，及时更换衣裤，并保证摄入足量的水分。

3. 术后护理　参见本章第三、第四节。

【健康教育】

1. 养成良好的卫生习惯　不喝生水，蔬菜要洗净煮熟，水果应洗净或削皮后吃；餐前便后洗手；有排虫史者及时驱虫。

2. 正确服用驱虫药　清晨空腹或晚上睡前服用，服药后注意观察大便中是否有蛔虫排出。

第六节　胆道肿瘤

一、胆囊息肉样病变

胆囊息肉样病变是指向胆囊内突出或隆起的局限性息肉样病变的总称。以良性多见，形状多样，有球形或半球形，带蒂或基底较宽。

【分类】 尚有争议，一般可分为两大类。

1. 肿瘤性息肉样病变 包括腺瘤、腺癌、血管瘤和平滑肌瘤等，以腺瘤多见。腺瘤表面可有破溃、出血、坏死及感染等。

2. 非肿瘤性息肉样病变 常见的有胆固醇息肉、炎性息肉和腺肌性增生等。

【临床表现】 常无特殊临床表现。部分患者可有右上腹持续性隐痛或不适，偶有恶心、呕吐、食欲减退、消化不良等轻微的症状。腹部检查可有右上腹深压痛；胆囊管梗阻者，可扪及肿大的胆囊。

【辅助检查】 B超检查是诊断本病的首选方法，可见向胆囊腔内隆起的回声光团，不伴声影，检出率较高，但很难分辨其良、恶性。胆囊X线造影、内镜超声、CT增强扫描等，可协助明确诊断。

【治疗原则】

1. 随访观察 良性病变者，定期随访观察，视病情发展选择相应的治疗方法。

2. 手术治疗适用于 ① 直径超过1cm的单发病变。② 短期内病变迅速增大者。③ 年龄>50岁者。④ 合并胆囊结石或胆囊壁增厚者。若发生恶变，则按胆囊癌处理。

二、胆囊癌

胆囊癌（carcinoma of gallbladder）是指发生在胆囊的癌性病变。胆囊癌不常见，仅占所有癌症的1%左右，但在胆道系统恶性肿瘤中却是较常见的一种，约占肝外胆管癌的25%。常发生于50岁以上中老年人，女性发病率约为男性的3~4倍。

【病因】 病因尚未明确，约有85%的胆囊癌患者合并胆囊结石，可能与胆囊黏膜受结石长期机械性刺激、慢性炎症及细菌代谢产物中的致癌物质等多种因素的综合作用而导致细胞异常增生有关。近年来流行病学调查显示：胆囊癌发病与胆囊息肉样病变、萎缩性胆囊炎有一定的相关性，完全钙化的瓷化胆囊、溃疡性结肠炎和胆囊空肠吻合术后等亦可能成为致癌因素。

【病理生理】 胆囊癌多发生在胆囊体和底部，常为孤立坚硬的肿块或为体积较大填塞胆囊的柔软肿物。80%为腺癌，其次是未分化癌、鳞状上皮癌和混合性癌。浸润性癌使胆囊壁呈弥漫性增厚，乳头状癌突出于囊腔内可阻塞胆囊颈和胆囊管而发生胆囊积液。

1. 病理分期 临床常用的分期方法有Nevin分期和UICC分期，前者常作为临床选择治疗方法的参考，后者有助于判断预后。

（1）Nevin分期 1976年Nevin将胆囊癌分为五期。Ⅰ期：黏膜内原位癌；Ⅱ期：侵犯黏膜和肌层；Ⅲ期：侵犯胆囊壁全层；Ⅳ期：侵犯胆囊壁全层和周围淋巴结转移；Ⅴ期：侵犯或转移至肝和其他内脏器官。

（2）UICC分期 1987年国际抗癌联盟（UICC）按照TNM分期将胆囊癌分为四期。Ⅰ期：侵犯黏膜和肌层（$T_1N_0M_0$）；Ⅱ期：侵犯胆囊壁全层（$T_2N_1M_0$）；Ⅲ期：侵犯肝<2cm，区域淋巴结转移（$T_3N_0M_0$）；ⅣA期：侵犯肝>2cm（$T_4N_0M_0$，$T_xN_1M_0$）；ⅣB期：远处淋巴或内脏器官转移（$T_xN_2M_0$，$T_xN_0M_1$）。

2. 转移途径 胆囊癌的扩散和转移较迅速。癌细胞可直接侵犯邻近的肝、十二指肠、横结肠等，亦可通过淋巴、血循环、种植等途径转移，其中以淋巴转移为多见，首先累及胆囊淋巴结和门静脉周围淋巴结，然后相继侵犯胰头周围淋巴结和腹膜后淋巴结。转移到胆囊淋巴结时，可压迫胆囊管发生阻塞性黄疸；肝内转移亦较多见，主要为直接侵犯和淋巴转移所致。癌肿继发感染时，可引起胆囊积脓、坏疽、穿孔以及上行性化脓性胆管炎、肝脓肿等。

【临床表现】

1. 症状　发病隐匿，早期无典型症状或仅有类似慢性胆囊炎、胆囊结石的表现，如右上腹和肩背部隐痛、厌食油腻、嗳气等。瘤肿侵及浆膜和胆囊床时，可出现类似急性胆囊炎、胆囊结石的症状，如右上腹阵发性绞痛、发热、恶心呕吐和黄疸等。肿瘤可穿透浆膜，导致胆囊急性穿孔，并发急性腹膜炎、胆道出血等。

2. 体征　早期一般无明显体征；晚期胆囊癌者，右上腹可触及肿块，此时可出现腹痛、腹胀、黄疸、贫血或恶液质等表现。胆囊管梗阻时，可触及肿大的胆囊。

【辅助检查】

1. 实验室检查　癌胚抗原（CEA）或肿瘤标志物，如 CA-199、CA-125 等可有异常升高，但无特异性。

2. 影像学检查　口服胆囊造影可显示胆囊内充盈缺损；B 超、CT 检查可见胆囊壁呈不同程度增厚或显示胆囊内新生物，亦可发现肝内转移灶或肿大的淋巴结；MRI 检查可显示肿瘤的血供情况。

3. 病理学检查　B 超引导下经皮胆囊细针穿刺抽吸活检，可明确诊断。

【治疗原则】

1. 手术治疗　主要治疗方法是手术，可根据病情和病理分期采取不同的手术方式。

（1）单纯胆囊切除术　适用于 Nevin Ⅰ 期胆囊癌。

（2）胆囊癌根治性切除术　适用于 Nevin Ⅱ、Ⅲ、Ⅳ 期的胆囊癌。切除范围包括胆囊、胆囊床外 2cm 肝组织及胆囊引流区淋巴结清扫。

（3）胆囊癌扩大根治术　该术式创伤较大。适用于 Nevin Ⅲ、Ⅳ 期和 UICC Ⅲ、Ⅳ A 期的胆囊癌。除根治性切除外，扩大切除范围，包括右半肝或右三叶肝切除、胰十二指肠切除、肝动脉和（或）门静脉重建术。

（4）姑息性手术　适用于晚期癌肿不能切除者，目的是缓解黄疸、瘙痒等症状。包括肝总管空肠吻合术、PTCD、经内镜 Oddi 括约肌切开术等。

2. 非手术治疗　肿瘤晚期不能手术切除者，可根据病情采取局部与整体相结合的综合治疗方法。包括放疗、化疗、生物治疗、免疫治疗等。此外放疗和化疗也可作为术前、术后的辅助治疗，如利用放射性核素的射线、各种加速器所产生的电子束、质子以及其他重粒子等用于肿瘤治疗，但其疗效尚待进一步研究。

三、胆管癌

胆管癌（carcinoma of bile duct）指原发于左、右肝管至胆总管下端的肝外胆管癌。以 50~70 岁的男性多见。50%~75% 的胆管癌发生在胆管上 1/3 段，即肝门部胆管，预后不良。

【病因和病理】　病因尚不明确，可能与胆管结石、原发性硬化性胆管炎、先天性胆管扩张症、慢性炎性肠病及肝吸虫等有关。也可能与乙型、丙型肝炎病毒感染有关。

按大体形态可分为：① 乳头状癌：呈息肉状向管腔内生长，多发于胆管下段。② 结节状硬化癌：小而局限的硬化型或结节状，多发于胆管中、上段。③ 弥漫性癌：广泛浸润胆管，使胆管壁增厚、管腔狭窄，并可侵及肝十二指肠韧带。组织学分类中，以腺癌多见，约占 95%，此外尚有低分化癌、未分化癌、鳞状细胞癌等。癌肿生长缓慢，可累及局部淋巴结、腹膜或转移到肺。转移方式主要为淋巴转移，亦可经腹腔种植或血行转移。

【临床表现】

1. 症状　主要为进行性加重的梗阻性黄疸，少数黄疸可有波动。尿色深黄，大便颜色呈灰白或白陶土色。上腹部饱胀不适、隐痛、胀痛或绞痛，可向腰背部放射，常伴全身皮肤瘙痒、恶心、呕吐、厌食、乏力等症状；合并感染时可出现急性胆管炎的症状。

2. 体征　腹部检查可发现肝脏肿大、质硬、有触痛或叩痛。发生在胆囊以上和肝门部胆管的肿瘤，胆囊缩小而不能触及；发生在胆囊以下胆管的肿瘤，常可触及肿大的胆囊。部分患者可出现腹水，晚期呈恶病质。

【辅助检查】

1. 实验室检查　① 血生化检查：血清总胆红素、直接胆红素、AKP、ALP 显著升高；肝功能受损害时，可出现酶谱异常升高。② 凝血酶原时间延长。③ 肿瘤标记物 CEA、CA19-9、CA125 可升高或正常。

2. 影像学检查　① B 超检查：可见肿瘤的位置、大小及肝内、外胆管扩张。② CT、MRI 检查：可显示胆道梗阻的部位及肿瘤大小等，MRCP 在显示胆管扩张方面优于 CT。③ ERCP：可了解胆总管下段的病变。④ 核素扫描显影和血管造影：有助于了解肿瘤与血管的关系。⑤ PTC：在超声引导下行 PTC，可了解胆道情况及穿刺活检，帮助明确诊断。

【治疗原则】　主要为手术治疗。上、中 1/3 段胆管癌在切除肿瘤后行胆管空肠吻合术，下 1/3 段胆管癌需行胰十二指肠切除术。晚期肿瘤无法切除者，可行胆管空肠 Roux-en-Y 吻合术、U 形管引流术、PTCD、经 PTCD 或 ERCP 放置内支架引流等。

四、护理

【护理评估】

1. 健康史　了解患者的一般情况，如年龄、性别、职业、饮食习惯等；既往有无胆囊炎、胆石症、胆囊息肉样变等病史；有无肿瘤家族史。

2. 身体状况

（1）局部　右上腹痛的部位、性质和程度，有无腹膜刺激征等；肝脏有无肿大、触痛，能否触及胆囊。

（2）全身　有无消瘦、贫血、乏力、黄疸及恶病质等表现；有无发生远处器官转移的症状，如肝肿大、黄疸、腹水等。

（3）辅助检查　了解血生化、B 超、CT、MRI 检查及重要脏器功能的检测结果，以判断病情与预后。

3. 心理和社会支持状况　评估患者和家属对疾病的认知程度、对手术治疗的期望程度；家庭和社会的支持状况。

【常见护理诊断 / 问题】

1. 焦虑 / 恐惧　与担心肿瘤预后、害怕死亡等有关。

2. 疼痛　与肿瘤浸润、局部压迫及手术创伤有关。

3. 营养失调：低于机体需要量　与肿瘤所致的高代谢状态、食欲不振及吸收障碍有关。

4. 知识缺乏　缺乏胆道肿瘤治疗、康复锻炼的相关知识。

【护理措施】

1. 心理护理　护士应关心体贴患者，鼓励其表达内心的真实感受。向患者和家属解释说明手术治疗的必要性与重要性，介绍目前胆道肿瘤治疗及康复的新进展，提高患者对疾病的认知程度，尽可能消除不良的心理反应，帮助患者树立战胜疾病的信心，积极配合治疗与护理，促进早期康复。

2. 疼痛护理　根据患者疼痛的部位、性质、程度及诱因等，有针对性地采取措施以缓解疼痛。先用非药物缓解疼痛的方法止痛，必要时遵医嘱应用镇痛剂，并评估其效果。

3. 营养支持　遵医嘱给予肠内、肠外营养支持，以改善患者的营养状况，提高对手术及其他治疗的耐受性，促进康复。

4. 术后护理　参见本章第三、第四节。

【健康教育】

1. 心理支持　鼓励亲朋、好友及同事多关心、体贴患者，以帮助其完成角色转变，进而较好地发挥原有的社会角色功能。

2. 加强营养　放疗、化疗以及康复期患者应给予高蛋白质、高热量、高维生素、低脂肪的饮食，以改善营养状况，促进早日康复。

3. 继续治疗　出院后应坚持放疗、化疗，同时注意毒副反应。

4. 加强随访　终身随访，在术后 3 年内至少每 3 个月随访 1 次，继之每半年复查 1 次，5 年后每年复查 1 次。

案例讨论

患者，女性，52 岁，教师。胆石症病史 5 年余，3 小时前突发右上腹刀割样剧痛，伴恶心、呕吐、寒战、高热、黄疸，急诊入院。体检：T：39.7℃，P：118 次 / 分，R：26 次 / 分，BP：80/50mmHg。急性重面容，神志淡漠，右上腹和剑突下有不同程度压痛，扪及肿大的肝脏、胆囊，肝区叩击痛，Murphy 征阳性。实验室检查：白细胞计数 20×10^9/L，中性粒细胞 86%，核左移并出现中毒颗粒，血清胆红素增高。

问题：

1. 试分析该患者最可能的医疗诊断是什么？

2. 试分析目主要的护理诊断 / 问题有哪些？

3. 试分析术前应如何改善患者的营养状况？

4. 试分析该患者的治疗原则？

第三十三章　胰腺疾病患者的护理

导学

　　内容与要求　胰腺疾病患者的护理主要包括解剖和生理概述，胰腺炎、胰腺肿瘤和壶腹周围癌三部分内容。通过本章的学习，掌握急性胰腺炎的病因、急性胰腺炎和胰腺癌的临床表现及术前、术后护理。熟悉急性胰腺炎、胰腺癌和壶腹周围癌的病理生理、辅助检查、处理原则。了解胰腺解剖生理概要，了解胰腺癌的病因及胰腺的辅助检查。

　　重点与难点　重点是急性胰腺炎的临床表现，术前处理原则及术前、术后护理。胰腺癌的术前、术后护理。难点是急性胰腺炎术后引流管道的护理。

第一节　解剖和生理概述

　　【解剖概要】　胰腺位于腹上区和左季肋区，属腹膜后器官，横过第 1、2 腰椎体前面，长 10~20cm，宽 3~5cm，厚 1.5~2.5cm，重 75~125g。其左侧端较高，靠近脾门，右侧端较低，被十二指肠环绕。胰腺分头、颈、体、尾四部分，除胰尾可被浆膜包绕外，其余部分都位于腹膜后，因此胰腺病变的表现通常比较深而隐蔽。胰头嵌入十二指肠 C 区，紧贴十二指肠壁，故胰头部肿瘤可压迫十二指肠而引起梗阻。胰体较长，后方紧贴腰椎体，当上腹部钝挫伤时，受挤压的机会最大。胰尾向左上方抵达脾门，重要解剖标志是其后方也有腹膜包绕，在脾切除时胰尾易受损伤而形成胰瘘。

　　胰管是胰液的主要输出管道，约 85% 的人胰管近端与胆总管汇合，下端膨大称 Vater 壶腹，开口于十二指肠乳头，此共同通路是胰腺疾病和胆道疾病互相关联的解剖学基础（图 33-1）。

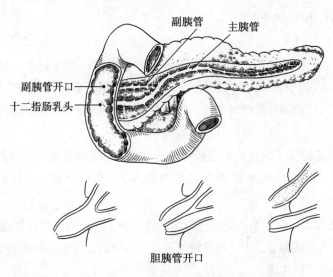

图 33-1　胰腺和胰管的解剖

Vater 壶腹内有 Oddi 括约肌，防止十二指肠内容物反流，并调节胰液或胆汁的排放。在胰头部主胰管上方有副胰管，单独开口于十二指肠小乳头，主要引流胰头前上部的胰液，主胰管末端发生梗阻时，胰液可经副胰管进入十二指肠。

胰腺血供丰富，胰头血供来源于胃、十二指肠动脉和肠系膜上动脉的分支，体、尾部血供来自脾动脉的分支。胰腺的静脉多与同名动脉伴行，归属门静脉系统。胰腺的淋巴引流起自腺泡周围的毛细淋巴管，经腺小叶间汇成较大的淋巴管到达胰腺表面，先注入胰上、下淋巴结与脾淋巴结，最终注入腹腔淋巴结。胰腺的多个淋巴结群与幽门上下、横结肠系膜、肝门、腹主动脉等处的淋巴结相通。

【生理概要】 胰腺受交感和副交感神经的双重支配，交感神经支配胰腺疼痛的通路，副交感神经传出纤维对腺泡、导管和胰岛起调节作用。胰腺具有内、外分泌功能。胰腺的内分泌来源于胰岛，胰岛分布于胰体、尾的腺泡之间，其内有多种细胞，其中以 β（B）细胞最多，占50% 以上，分泌胰岛素；其次是 α（A）细胞，占 20% 左右，分泌胰高血糖素；δ（D）细胞可分泌生长抑素，G 细胞分泌胃泌素（促胃液素）；还有少数细胞分泌胰多肽、血管活性肠肽（VIP）等。胰腺外分泌产生胰液，来源于腺泡细胞和导管上皮细胞，是一种透明的等渗液体，正常人每日分泌量 750~1500mL，pH 值为 7.4~8.4，其主要成分为水、碳酸氢钠及各种消化酶。胰消化酶主要包括胰脂肪酶、胰淀粉酶、胰蛋白酶、糜蛋白酶、弹性蛋白酶、磷脂酶、胶原酶等，消化大部分的脂肪、碳水化合物、蛋白质。正常情况下，腺泡细胞合成的酶以酶原形式储存于细胞内的酶原颗粒中，释放到胰管及十二指肠腔内可被十二指肠黏膜合成、分泌的肠激酶激活并发挥消化功能。

第二节 胰腺炎

一、急性胰腺炎

急性胰腺炎（acute pancreatitis，AP）是临床常见的急腹症之一。一般认为该病是由胰腺分泌的胰酶在胰腺内被异常激活，对胰腺组织自身的"消化"所引起的急性化学性炎症。按病理改变过程可分为水肿性和出血坏死性胰腺炎，前者占 80%~90%。按病情发展分为轻型和重型，前者病情轻，有自限性，预后好，死亡率 <1%，而后者则病情险恶，常常涉及全身的多个脏器，死亡率高达 10%~30%。

【病因】

1. 胆道疾病 胆道疾病是国内胰腺炎最常见的病因，占 50% 以上，称为胆源性胰腺炎（biliary pancreatitis）。当胆道蛔虫、结石嵌顿、Oddi 括约肌痉挛、炎症、手术器械引起的十二指肠乳头水肿或狭窄等原因导致胆汁逆流入胰管时，引起腺泡细胞坏死或胰管内高压而诱发急性胰腺炎。

2. 过量饮酒 乙醇除了能直接损害胰腺腺泡细胞、降低胰腺血流灌注外，还可间接刺激胰液分泌，引起十二指肠乳头水肿和 Oddi 括约肌痉挛，阻碍胰液、胆汁引流，是常见原因之一。

3. 十二指肠液反流 当十二指肠内压力增高时，如十二指肠憩室、穿透性十二指肠溃疡、胃大部切除术后输入襻梗阻等，十二指肠液可逆流入胰管内，其中的肠激酶等物质可激活胰液中各种酶，从而导致急性胰腺炎。

4. 创伤因素 上腹部贯通伤、钝挫伤或手术操作损伤等，尤其是内镜逆行胰胆管造影

（ERCP）合并 Vater 壶腹取石术，发生率可达 2%~10%。

5. 代谢性疾病　高脂血症性胰腺炎和高钙血症（如甲状旁腺功能亢进）。

6. 某些药物　5- 氨基水杨酸、磺胺类药物、硫唑嘌呤、阿糖胞苷、利尿剂如呋塞米、噻嗪化物；红霉素、甲硝唑、丙戊酸、对乙酰氨基酚、雌激素等药物都可导致急性胰腺炎。

7. 其他　感染、暴饮暴食、与妊娠有关的代谢、内分泌、遗传因素、自体免疫性疾病等也可能是胰腺炎的发病因素。某些特异性感染性疾病也可能累及，如肝炎病毒、腮腺炎病毒、伤寒杆菌等。

【病理生理】　胰腺可发生不同程度的水肿、充血、出血和坏死。急性水肿性胰腺炎：多局限于体尾部，病变轻。胰腺肿胀、充血、被膜紧张、变硬，胰周有积液。腹腔内的脂肪组织，尤其是大网膜可见斑块状的黄白色皂化斑（脂肪酸钙），有时现局限性脂肪坏死。腹水呈淡黄色。急性出血坏死性胰腺炎：病变以胰腺实质出血、坏死为主，胰腺呈暗紫色，坏死灶呈灰黑色，严重时整个胰腺呈黑色。腹腔内可见皂化斑和脂肪坏死灶，腹膜后可见广泛组织坏死。腹腔渗出液可呈现咖啡或暗红色血性、浑浊状。胰液的消化和感染的腐蚀可使胃肠道壁坏死、穿孔而瘘，常见于结肠和十二指肠。胰液经由坏死破损的胰管溢出，在胰腺周围积聚，被纤维组织包裹形成假性囊肿。坏死组织合并感染可形成胰腺或胰周脓肿。胰液的消化和感染（特别是合并真菌感染）腐蚀有时也会导致腹腔或腹膜后大出血。大量胰酶被吸收入血使血淀粉酶和脂肪酶升高，导致心、脑、肺、肝、肾等多器官功能障碍综合征（MODS）。

【临床表现】

1. 症状

（1）腹痛　常在进食油腻食物、饱餐或酗酒后突然发作，疼痛剧烈，本病主要和首发症状，多位于左上腹，可放射至左肩及左腰背部。胆源性胰腺炎患者的腹痛始于右上腹，逐渐向左侧转移。

（2）腹胀、恶心、呕吐　与腹痛同时存在。腹胀早期为反射性，随病情发展，可出现麻痹性肠梗阻，腹胀更为明显。早期呕吐频繁而剧烈，吐后腹痛并不减轻。

（3）发热　轻症者可不发热或轻度发热，一般 38℃左右，重症胰腺坏死伴感染时，高热持续不退是其主要症状之一，继发胆道疾病者，可伴有寒战、高热。

（4）水、电解质紊乱、休克　由于呕吐和胰周渗出，可有脱水和代谢性酸中毒。呕吐频繁者可有代谢性碱中毒，重症者可有休克，合并感染使休克原因复杂化且难以纠正。低血钙可致手足抽搐。血糖可升高，早期由于应激反应，后期可因胰岛细胞破坏。

（5）黄疸　若结石嵌顿或胰头肿大压迫胆总管可出现黄疸。

2. 体征

（1）腹膜炎　轻症多局限于上腹部，常无明显肌紧张。重症者明显，压痛、反跳痛、肌紧张，范围较广甚至遍及全腹。移动性浊音阳性，肠鸣音减弱或消失。

（2）皮下出血　见于部分重症胰腺炎。外溢的胰液经腹膜后途径渗于皮下，溶解皮下脂肪致毛细血管破裂出血，在一侧或双侧腰部、季肋部和下腹部，皮肤上出现大片青紫色瘀斑，称 Grey-Turner 征；如脐周出现蓝色改变，称 Cullen 征。

【辅助检查】

1. 实验室检查

（1）胰酶测定　血清、尿淀粉酶测定最为常用。血清淀粉酶值升高大于 500U/dL（正常值 40~180U/L，Somogyi 法），尿淀粉酶超过 300U/dL（正常值 80~300U/dL，Somogyi 法），具有诊断意义。淀粉酶值越高诊断正确率越大，但升高的幅度和病变严重程度不呈正相关。血清脂肪酶明显升高（正常 23~300U/dL）具有特异性，也是比较客观的诊断指标。

（2）其他项目　血钙降低，主要是由于脂肪坏死后释放的脂肪酸与钙离子结合形成皂化斑；血糖升高，可能由于胰高血糖素代偿性分泌增多或胰岛素分泌不足；另外白细胞增高、肝功能异常、血气分析异常等。C 反应蛋白（CRP）增高，发病 48 小时内超过 150mg/mL，则提示病情较重。

2. 影像学检查

（1）腹部超声　首选，但容易受上腹部胃肠内气体的干扰。可发现胰腺肿胀、胰周液体积聚；还可显示是否合并胆道结石和腹水。

（2）增强 CT 扫描　是最具诊断价值的影像学检查，既能诊断急性胰腺炎，也能鉴别是否合并胰腺组织坏死，并对胰腺脓肿和假性囊肿等并发症也有诊断价值。

（3）MRI　与 CT 类似的诊断信息，在复发性胰腺炎及原因不明的胰腺炎诊断中更有意义。

3. 诊断性腹腔穿刺　穿刺液外观呈血性、浑浊可见脂肪小滴，感染时呈脓性。其淀粉酶值升高可有助于诊断。

【治疗原则】

1. 非手术治疗　急性胰腺炎尚无继发感染者，均首选非手术治疗。

（1）禁食与胃肠减压　持续胃肠减压可减少促胰液素、缩胆囊素及促胰酶素的分泌，从而减少胰酶和胰液的分泌。另外可缓解恶心、呕吐和腹胀。

（2）补液、防治休克　静脉输液，维持循环稳定，纠正酸中毒。重症患者应行重症监护。

（3）营养支持　是治疗急性胰腺炎的基本措施之一。禁食期间，主要靠完全肠外营养。当病情稳定，血清淀粉酶恢复正常，肠功能恢复，早期可肠内营养，酌情恢复饮食。

（4）抑制胰腺分泌及抗胰酶疗法　奥曲肽、施他宁能有效抑制胰腺的外分泌功能。西咪替丁等 H_2 受体阻滞剂可间接抑制胰腺分泌；抑肽酶可抑制胰蛋白酶合成。生长抑素及胰蛋白酶抑制剂也有抑制胰腺分泌的作用。

（5）镇痛解痉　诊断明确后可给予解痉止痛药，常用的有山莨菪碱、阿托品等。吗啡虽能引起 Oddi 括约肌张力的增高，但对预后并无不良影响。吸氧，$SaO_2 \geq 95\%$。

（6）预防和控制感染　及早应用抗生素，抗铜绿假单胞菌、大肠杆菌等，以喹诺酮类或亚胺培南为好，并联合应用抑厌氧菌的药物如甲硝唑。

（7）中医中药治疗　对恢复肠道功能有一定效果。呕吐基本控制后，可由胃管注入中药，常用复方清胰汤加减：金银花、厚朴、枳壳、木香、连翘、黄连、黄芩、红花、生大黄（后下）。注入后需夹管 2 小时，可每日 3~6 次。呕吐不易控制者可灌肠。

2. 手术治疗　适应证：① 胰腺和胰周组织坏死继发感染者；② 胆源性胰腺炎，伴胆总管下端梗阻或胆道感染者；③ 合并肠瘘、大出血或胰腺假性囊肿等；④ 不能排除其他外科急腹症。

清除坏死组织加灌洗引流术：最常用，术中彻底清除坏死组织，可行规则性部分或全胰腺切除，但尽量保留活的胰腺组织。途径：酌情选用开放手术（经腹腔或腹膜后小切口途径）或使用内镜（肾镜等）。彻底清洗后在胰床、胰周、腹腔及盆腔深部放置多根引流管从腹壁或腰部引出，并做灌洗和负压吸引。必要时，需多次手术清除胰腺坏死组织。可同时行胃造瘘，引流胃酸，减少胰腺分泌；空肠造瘘可待肠道功能恢复时提供肠内营养。如并发肠瘘，可将瘘口外置或行近端造瘘术。对胆源性胰腺炎，要同时解除胆道梗阻。探查困难者，可作胆囊造瘘术。

【护理评估】

（一）术前评估

1. 健康史 了解患者既往有无胆道疾病和慢性胰腺炎病史等。饮食习惯，发病前有无酗酒或暴饮暴食。

2. 身体状况

（1）局部 腹痛程度、性质、部位、发作时间等。呕吐的次数、呕吐物的性状及量。腹膜刺激征、移动性浊音及肠鸣音的情况。

（2）全身 评估患者总体状况，生命体征、有无呼吸改变、发绀情况。意识状态、皮肤黏膜色泽、尿量、有无休克及其程度。

（3）辅助检查 评估各种胰酶测定结果、影像学检查、血常规以及血生化的结果。

3. 心理和社会支持状况 评估患者及家属对疾病的治疗与康复的了解程度，有无焦虑、恐惧等不良情绪。了解患者家庭经济承受能力及家属的配合情况。

（二）术后评估

1. 手术情况 了解手术及麻醉方式，切除组织的情况，术中出血、补液、输血情况。腹腔内引流管放置的位置。

2. 身体情况 评估伤口疼痛的程度，有无渗血、渗液；各种引流是否有效；引流液是否正常；全身营养状况是否得以维持；辅助检查结果是否恢复正常；是否继发感染、出血，有无多器官功能障碍；后期有无胰瘘、肠瘘等并发症。

3. 心理和社会支持状况 了解患者有无紧张、焦虑、恐惧等负性心理；评估患者和家属对康复知识及功能锻炼的认知程度。

【主要护理诊断／问题】

1. 疼痛 与胰腺及其周围组织炎症、胆道梗阻有关。

2. 营养失调：低于机体需要量 与呕吐、禁食、胃肠减压和大量消耗有关。

3. 有体液不足的危险 与渗出、出血、呕吐、禁食等有关。

4. 知识缺乏 缺乏手术治疗、疾病防治及康复相关知识。

5. 潜在并发症 包括感染、出血、胰瘘或肠瘘、MODS 等。

【护理措施】

（一）术前护理

1. 疼痛护理 禁食、胃肠减压。遵医嘱给予抗胰酶药物和抑制胰液分泌的药物、解痉药或止痛药。绝对卧床，协助患者变换体位，屈膝抱胸可缓解疼痛。按摩背部，增加舒适感。

2. 观察病情变化 密切观察患者生命体征、意识状态、腹部体征变化及皮肤黏膜温度和色泽；准确记录 24 小时出入量，监测电解质和酸碱平衡的情况，保证循环血量。重症患者易发生低钾、低钙血症，注意观察患者有无出血、手足抽搐、体液紊乱等现象。

3. 营养支持 禁食期间完全肠外营养支持，轻型者病情允许时，一般 1 周后可进食无脂低蛋白流质饮食，逐渐过渡到低脂饮食。

4. 发热护理 遵医嘱使用敏感抗生素控制感染，发热患者给予物理降温，必要时药物降温。

5. 心理护理 患者由于发病突然，病情进展迅速，常会产生恐惧心理及消极情绪。因此应为患者提供安全舒适的环境，耐心讲解有关疾病治疗和康复的知识，帮助患者树立战胜疾病的信心。

NOTE

（二）术后护理

1. 引流管的护理　急性胰腺炎患者术后大部分患者需留置多根引流管，包括胃肠减压管、腹腔双套管、胃造瘘管、空肠造瘘管、胰周引流管、T型引流管、导尿管等。首先应标注各导管的名称、部位和作用，妥善固定。保持各引流管的通畅，定期更换引流装置，严格无菌操作，观察记录各引流液的颜色、性质和量。

2. 灌洗引流的护理

（1）多用腹腔双套管，目的为冲洗脱落坏死组织、黏稠的脓液及血凝块。

（2）冲洗液常用生理盐水加抗菌药，现配现用，维持速度20~30滴/分。

（3）维持一定的负压，但吸引力不能过大，以免损伤内脏组织和血管。如有脱落坏死组织、稠厚脓液及血块堵塞管腔，可用20mL生理盐水注射器缓慢冲洗，无法疏通时，需更换内套管，注意无菌操作。

（4）引流液内含血块及坏死组织，开始为暗红色浑浊液体，约2~3日后颜色渐淡、清亮，动态监测引流液的胰淀粉酶值并作细菌培养。

（5）保护引流管周围皮肤，可用凡士林纱布覆盖或氧化锌软膏涂抹，防止皮肤被侵蚀并发感染。

（6）患者体温正常并稳定10日左右，腹腔引流液少于5mL/d，血常规正常，引流液淀粉酶正常后方可考虑拔管。

3. 并发症的观察和护理

（1）多器官功能障碍综合征　急性呼吸窘迫综合征和急性肾衰常见。① 急性呼吸窘迫综合征：观察患者呼吸型态，给予吸氧，监测血气分析，如出现严重呼吸困难及缺氧症状，应行气管插管或气管切开。② 急性肾衰竭：观察患者有无少尿甚至无尿，及时通知医师，遵医嘱应用碳酸氢钠、利尿剂或血液透析治疗。

（2）出血　重症患者可引起应激性溃疡出血，注意观察胃肠减压引流液及排泄物情况。如腹腔引流液呈血性，并伴有血压下降、脉速，需警惕大血管受腐蚀破裂出血，及时通知医师。胰腺坏死感染也可引起胃肠道穿孔出血，遵医嘱给予止血药物及相应治疗，并做好急诊手术止血的准备。

（3）胰瘘　患者表现腹痛、持续腹胀、发热、腹壁渗出或腹腔引流管引流出无色透明、清亮的液体。应半卧位，保持引流通畅。根据胰瘘程度，施行禁食、胃肠减压、静脉泵入生长抑素等。继续腹腔灌洗引流，保护腹壁瘘口周围皮肤。

（4）肠瘘　若引流出粪汁样或输入的肠内营养样液体，且腹部出现明显的腹膜刺激征，则考虑肠瘘。持续灌洗引流，纠正水电解质紊乱，加强营养支持。指导患者正确使用造口袋，保护瘘口周围皮肤。

【健康教育】

1. 帮助患者及家属正确认识该病，强调预防、复发的重要性。避免情绪激动，保持良好的精神状态。出院后4~6周，避免举重物和过度疲劳。

2. 该病与暴饮暴食、嗜酒有关。应养成良好的饮食习惯，少量多餐，规律饮食，忌食刺激、辛辣及油腻食物，戒酒，减少诱因。高脂血症引起胰腺炎者，应遵医嘱长期服降脂药，并摄入低脂、清淡饮食。

3. 因胰腺内分泌功能不足而表现为糖尿病的患者，要定时监测血糖和尿糖，注意适度锻炼，并遵医嘱服用降糖药物。

4. 加强自我观察，定期随访。胰腺炎渗出物往往需要3~6个月才能完全被吸收。在此期间，可能会出现胰腺假性囊肿、胰腺脓肿、胰瘘等并发症。如有腹部肿块并不断增大，同时出现腹痛、腹胀、呕吐等症状，及时就医。

二、慢性胰腺炎

慢性胰腺炎（chronic pancreatitis）是各种原因导致的胰腺实质和胰管不可逆慢性炎症，以反复发作的上腹部疼痛伴不同程度的胰腺内外分泌功能的减退或丧失为特征。

【病因】　以胆道疾病为主，其次是长期酗酒。此外甲亢的高钙血症、高脂血症、营养不良、血管因素、遗传因素、先天性胰腺分离畸形、急性胰腺炎造成的胰管狭窄等。

【病理生理】　典型病变为胰腺萎缩，不规则结节样硬变。胰管狭窄且节段性扩张，可有囊肿或胰石形成。

【临床表现】　腹痛最常见，持续的时间较长，位于上腹部剑突下或偏左，可放射至腰背部，呈束腰带状。约 1/4 的患者有脂肪泻，约 1/3 患者有胰岛素依赖性糖尿病。可有食欲减退和体重下降。通常将腹痛、糖尿病、体重下降和脂肪泻称为慢性胰腺炎的四联症。

【辅助检查】

1. **影像学检查**　参照急性胰腺炎的辅助检查。

2. **粪便检查**　可见脂肪滴。脂肪泻的诊断：每日摄入脂肪 100g 超过 3 日，粪便脂肪含量超过 7g/d。粪便弹性蛋白酶 –1 在每克粪便中小于 200μg 则提示胰腺外分泌功能不全。

【治疗原则】

1. **非手术治疗**

（1）病因治疗　治疗胆道疾病，戒酒。

（2）药物治疗　可用长效抗胆碱能药物，也可用一般止痛药镇痛。脂肪泻患者应给予大量外源性胰酶制剂。胰岛素控制血糖。

2. **手术治疗**　主要目的是减轻疼痛，延缓疾病进展，但不能逆转病理过程。

（1）治疗原发疾病　胆石症患者应行手术治疗，去除病因。

（2）胰管引流术　ERCP，经十二指肠行 Oddi 括约肌切开术解除壶腹部狭窄。也可经 Partington 手术全切开胰管，取出结石，做胰管空肠吻合术。

（3）胰腺切除术　适用于严重胰腺纤维化而无胰管扩张者。包括胰体尾切除术、胰腺次全切除术、胰十二指肠切除术（Whipple 手术）、保留十二指肠的胰头切除术、全胰切除术。

【常见护理诊断】

1. **疼痛**　与胰腺及其周围组织慢性炎症、胆道疾病有关。

2. **营养失调：低于机体需要量**　与胰酶分泌功能障碍，消化不良有关。

3. **知识缺乏**　缺乏疾病防治及康复、手术治疗相关知识。

【护理评估】　参照急性胰腺炎的护理评估。

【护理措施】

（一）术前护理

1. **营养支持**　少食多餐，高蛋白质、高维生素、低脂饮食，戒酒。控制糖的摄入，并采用胰岛素替代疗法。长期慢性胰腺炎多伴有营养不良，可有计划的给予肠外或肠内营养支持。消化不良的患者，尤其伴随脂肪泻的，应给予大量外源性胰酶制剂。

2. **镇痛**　遵医嘱使用一般止痛药，长效抗胆碱能药物，防止药物成瘾。

3. **心理护理**　加强与患者的沟通，帮助患者树立战胜疾病的信心。

（二）术后护理

术后护理参照胆道疾病、ERCP、急性胰腺炎的胰腺切除术的护理措施。

第三节 胰腺肿瘤和壶腹周围癌

一、胰腺癌

胰腺癌（cancer of pancreas）是消化系统较常见的恶性肿瘤，近年来我国发病率有明显增高的趋势，发病隐匿，进展迅速，早期诊断率不高，中晚期手术切除率低，治疗效果和预后极差。男性比女性多见，好发年龄为 40 岁以上。

【病因】 病因尚不完全清楚。吸烟是唯一公认的危险因素，其次还可能与嗜酒、高蛋白质或高脂饮食、糖尿病、慢性胰腺炎、遗传因素有关。

【病理生理】 胰腺癌中，胰头癌是最常见的一种，占胰腺癌的 70%~80%，其次为胰腺体、尾部癌。转移途径以淋巴转移和局部浸润为主，也可发生癌肿远端的胰管内转移和腹腔内种植，血行转移可至肝、肺、骨、脑等。胰腺癌的组织类型以导管细胞腺癌多见，约占 90%，其次为黏液性囊腺癌、腺泡细胞癌和胰母细胞癌等。导管细胞腺癌浸润性强，与周围胰腺组织无明显界限，致密而坚硬，常伴有纤维化增生和炎症反应。

【临床表现】

1. 症状

（1）上腹疼痛、饱胀不适 是常见的首发症状。早期出现上腹不适，或隐痛、钝痛、胀痛。中晚期累及腹腔神经丛，则出现持续疼痛剧烈，向腰背部放射，屈膝卧位可稍有缓解，严重影响睡眠和饮食。

（2）黄疸 呈进行性加重，是胰头癌最主要的表现，多数由胰头癌压迫或浸润胆总管所致，伴皮肤瘙痒，小便深黄，大便呈白陶土色。黄疸出现的早晚与肿瘤的位置相关，癌肿距离胆总管越近，黄疸出现越早。

（3）消化道症状 如食欲不振、消化不良、腹泻或便秘等。后期癌肿累及十二指肠出现上消化道梗阻和消化道出血，可有恶心、呕吐、呕血和黑便。

（4）消瘦乏力 是主要临床表现之一。患者在短时期内即可出现明显的消瘦和乏力，同时可伴有贫血、低蛋白血症等营养不良症状。

（5）其他 部分患者可有抑郁、焦虑、性格狂躁等精神神经障碍，其中以抑郁最常见。胰头癌导致的胆道梗阻一般无胆道感染。少数患者有轻度糖尿病的表现。也可出现发热、胰腺炎发作、脾功能亢进及血栓性静脉炎等。

2. 体征 晚期可扪及上腹肿块，质硬且固定。腹水征阳性。少数患者可有左锁骨上淋巴结肿大。

【辅助检查】

1. 实验室检查

（1）血清学标记物 大多数胰腺癌血清标记物可升高，如糖类抗原 19-9（CA19-9）、血清癌胚抗原（CEA）及胰胚抗原（POA）等。其中 CA19-9 是目前最常用的辅助诊断指标和术后随访项目。

（2）血生化检查 血、尿淀粉酶可有一过性升高。空腹或餐后血糖升高，糖耐量试验有异常曲线。胆道梗阻时，血清总胆红素、结合胆红素、碱性磷酸酶升高，转氨酶可轻度升高，尿胆红素阳性。

2. 影像学检查　影像学检查是胰头癌定性和定位诊断的重要手段。

（1）腹部超声　可见其占位性病变，同时观察有无肝转移和淋巴转移等。

（2）内镜超声（EUS）　可发现小于1cm的肿瘤，是目前对胰头癌分期最敏感的检查手段，可作为评估肿瘤是否能切除的可靠依据，尤其对大血管受侵犯程度敏感性高。

（3）CT　可协助判断肿瘤的可切除性，目前是首选影像学检查手段。

（4）其他　胃肠钡餐造影、ERCP、PTC、MRI等均可提高诊断性。

【治疗原则】　关键在于早期诊断、早期发现、早期治疗。对尚无远处转移的胰头癌，均应争取手术切除来延长生存时间。不能切除者行姑息性手术，辅以化疗或放疗。

1. 手术治疗

（1）胰头十二指肠切除术（Whipple手术）　是腹外科最复杂的手术之一，适用于胰头癌患者。切除范围：胰头、远端胃、十二指肠、下段胆总管及部分空肠，同时清除周围淋巴结，再将胰、胆管和胃与空肠吻合，重建消化道（图33-2）。

（2）保留幽门的胰头十二指肠切除术（PPPD）　适用于无幽门上下淋巴结转移、十二指肠切缘无癌细胞残留患者。术后患者生存时间相似于Whipple手术，而且可以缩短手术时间，减少术中出血。

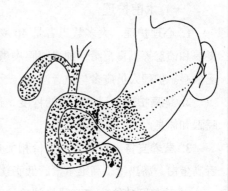

图 33-2　Whipple 手术切除范围

（3）姑息性手术　已有肝转移、肿瘤不能切除或合并明显心肺功能障碍不能耐受较大手术的高龄患者适用，如胆肠吻合术解除胆道梗阻、胃空肠吻合术解除十二指肠梗阻等。

2. 辅助治疗　吉西他滨作为晚期胰腺癌治疗的一线药物已经得到公认，术后还可以用氟尿嘧啶和丝裂霉素为主的化疗。也有主张以放疗为基本的综合性治疗。

【护理评估】

（一）术前评估

1. 健康史　了解患者有无吸烟史、饮食习惯，是否长期高蛋白、高脂肪饮食；是否长期大量饮酒；是否长期接触污染环境和有毒物质；有无其他疾病，如糖尿病、慢性胰腺炎；家族中有无胰腺肿瘤或其他肿瘤患者。

2. 身体状况

（1）局部　评估腹痛的情况，影响疼痛的因素及药物镇痛的效果，是否伴有恶心、呕吐或腹胀。腹部有无肿块、压痛，能否触及肿大的胆囊和肝脏。有无移动性浊音。

（2）全身　评估患者有无发热，有无黄疸及黄疸出现的时间、程度。有无消化道异常症状，评估大便的次数、颜色和性状。

（3）辅助检查　评估各项检查结果，了解病变的性质及患者对手术的耐受力。

3. 心理和社会支持状况　评估患者有无焦虑、恐惧、悲观等不良心理反应。评估患者及家属对疾病的认识、家庭精神及经济承受能力等。是否了解有关术前及术后配合治疗和护理的有关知识。

（二）术后评估

1. 手术情况　了解麻醉和手术类型、手术切除的范围，术中出血量、补液量及引流管安置情况。

2. 身体状况　评估术后患者生命体征、疼痛的程度及睡眠情况。评估引流管的引流情况及手术切口愈合情况。有无出血、胰瘘等术后并发症。

3. 心理和社会支持状况 评估患者及家属对术后康复过程、出院健康教育指导知识的掌握程度。

【主要护理诊断 / 问题】

1. 焦虑 与对癌症的诊断、治疗过程及预后的担忧有关。

2. 疼痛 与胰胆管梗阻、癌肿侵犯腹膜后神经丛及手术创伤有关。

3. 营养失调：低于机体需要量 与食欲下降、呕吐及癌肿消耗有关。

4. 潜在并发症 包括出血、感染、胰瘘、胆瘘、血糖异常等。

【护理措施】

（一）术前护理

1. 心理护理 大多数患者是 40 岁以上的中年人，家庭责任较重，常会出现否认、悲观、畏惧和愤怒等不良情绪，加之胰腺癌患者大多就诊晚，手术机会小，预后差，故患者对治疗缺乏信心。护理人员应多与患者沟通，予以理解，使患者能配合治疗与护理，促进疾病的康复。

2. 疼痛护理 记录疼痛的程度，遵医嘱及时应用镇痛药，并记录镇痛效果，保证良好的睡眠和休息。

3. 营养支持 监测营养评价相关指标，如血清清蛋白水平、皮肤弹性、体重等，指导患者高蛋白、高热量、高维生素、低脂饮食，必要时可给予肠内和肠外营养。

4. 改善肝功能 遵医嘱静脉输注高渗葡萄糖加胰岛素和钾盐，以增加肝糖原储备；给予保肝药物、复合维生素 B 等。有黄疸者，补充维生素 K_1。

5. 肠道准备 术前 3 日口服抗菌药抑制肠道细菌。术前 2 日给予流质饮食，术前晚清洁灌肠，术前 12 小时禁食，4~6 小时禁水。

6. 其他 通过调节饮食和使用胰岛素控制血糖。有胆道梗阻并发感染者，遵医嘱给予抗生素。

（二）术后护理

1. 病情观察 准确记录 24 小时出入量，密切观察生命体征、腹部体征、伤口及引流情况，必要时监测 CVP 和尿量。

2. 营养支持 术后早期禁食期间给予完全肠外营养，必要时输注血清蛋白。根据病情逐渐过渡到流质饮食、半流质饮食、正常饮食。术后由于胰腺外分泌功能减退，易发生消化不良、腹泻等，遵医嘱给予消化酶制剂或止泻药物。

3. 并发症的观察和护理

（1）感染 术后以腹腔内局部细菌感染最常见。术后加强全身支持治疗，合理使用抗生素，严密观察患者有无腹痛和腹胀、高热、白细胞计数升高等情况。注意无菌操作，及时更换伤口敷料。形成腹腔脓肿者，可在超声引导下行脓肿穿刺置管引流术。

（2）出血、胰瘘、胆瘘 早期出血可因凝血机制障碍或结扎线脱落等引起，后期则可因胰液、胆汁腐蚀以及感染所致，少量出血给予止血剂、输血等治疗，大量出血时应再次手术止血。胰瘘是胰十二指肠切除术后最常见的并发症和死亡的主要原因。术后 1 周左右，表现为患者突发剧烈腹痛、腹膜刺激征、发热，腹腔引流液测得淀粉酶升高，提示胰瘘；患者出现发热、腹痛及腹膜炎症状，T 管引流量突然减少，沿腹腔引流管或腹壁切口溢出胆汁样液体，提示胆瘘。

（3）血糖异常的观察和护理 动态监测血糖水平。低血糖患者，适当补充葡萄糖。合并高血糖患者，通过调节饮食并遵医嘱注射胰岛素来控制血糖。

【健康教育】

1. 年龄超过 40 岁，短期内出现持续性上腹部疼痛、腹胀、食欲减退、消瘦等症状时，应重视对胰腺作进一步检查。

2. 饮食宜少量多餐，给予高碳水化合物、高蛋白质、低脂肪饮食。勿暴饮暴食，禁止进食辣椒、浓茶、咖啡及高脂肪食物。定期监测血糖、尿糖。

3. 放、化疗期间应定期复查血常规、肝功能等。术后每 3~6 个月复查 1 次，若出现进行性消瘦、贫血、乏力、发热等异常，及时到医院复诊。

二、壶腹周围癌

壶腹周围癌（periampullary carcinoma）是指壶腹部、胆总管末端及十二指肠乳头附近的癌肿，在临床上与胰头癌有很多共同之处，但其恶性程度明显低于胰头癌，若能早期诊断，手术切除率和 5 年存活率都明显高于胰头癌。

【病因】 病因尚不清楚。可能与饮食、嗜酒、环境、胆道结石、慢性炎症等有关。

【病理生理】 壶腹周围癌以腺癌最多见，其次是乳头状癌、黏液癌等。易阻塞胆管或（和）胰管开口，较早出现消化不良和黄疸。十二指肠癌可致十二指肠梗阻和上消化道出血。淋巴转移比胰头癌晚，远处转移多至肝。

【临床表现】 常见有黄疸、消瘦和腹痛，与胰头癌的临床表现易于混淆。

1. 壶腹癌 壶腹癌早期即可出现黄疸，但随部分肿瘤组织坏死脱落，呈现波动性，这也是区别胰头癌的一个重要特征。常合并胆道感染类似胆总管结石的症状。

2. 胆总管下端癌 黄疸出现早，进行性加重，且有白陶土色大便，多无胆道感染。

3. 十二指肠腺癌 胆道梗阻常常不完全，黄疸出现较晚，黄疸不深，进展较慢。由于肿瘤出血，患者常有轻度贫血。增长的肿瘤可致十二指肠梗阻，可有肠梗阻的表现。

【辅助检查】 实验室检查及影像学检查方法与胰头癌基本相同。壶腹癌与十二指肠腺癌大便潜血阳性。ERCP 显示胆管与胰管于汇合处中断，其上方胆胰管扩张。

【治疗原则】 行 Whipple 手术或 PPPD，远期效果较好，5 年生存率可达 40%~60%。对高龄、已有肝转移、肿瘤已不能切除或合并明显心肺功能障碍不能耐受较大手术的患者，可行胆肠吻合术、胃空肠吻合术等姑息性手术，以缓解胆道、十二指肠梗阻及疼痛。

【护理措施】 参考胰腺癌患者的护理措施。

三、胰岛素瘤

胰岛素瘤（insulinoma）是来源于胰岛 β 细胞的一种罕见肿瘤，但是最常见的一种功能性胰腺内分泌瘤。高发年龄在 20~50 岁，男性居多，约 95% 为良性。患者通常在饥饿、饮酒、感染、活动过度等应激下发病。大多为良性单发，直径多在 1~2cm，少数为多发。在胰头、胰体、胰尾的发生率各占 1/3。

【临床表现】

1. 低血糖 首发症状，多数患者发生低血糖时被误诊。发作时，伴有头痛、视物模糊、思维不连贯、健忘。避免低血糖发作患者经常夜间加餐，导致短期内体重激增。

2. 自主神经系统异常 可能发生癫痫、共济失调、言语及自主运动障碍，最严重的可能昏迷。

3. 交感肾上腺反应 大汗、虚脱、心悸震颤、恐惧和焦虑。

4. Whipple 三联征 空腹或运动后出现低血糖症状；发作时血糖低于 2.8mmol/L；进食或静脉注射葡萄糖后症状立即消失。

【辅助检查】

1. 实验室检查　包括空腹血糖、血清胰岛素的水平等。如无低血糖发作，可行饥饿诱发实验。

2. 影像学检查

（1）动脉造影　显示较清楚的圆形浓染图像，即"灯泡征"，诊断率可达80%。

（2）增强 CT 及 MRI　可对绝大多数胰岛素瘤进行准确定位，有条件时可同时行胰腺灌注扫描，进一步提高定位准确率。

【治疗原则】

1. 非手术治疗　饮食调节，应严格按时加餐，尽量减少低血糖发生。随身携带含糖食品，如甜点、糖果等。

2. 手术治疗　根治性的治疗方法。大部分摘除术后即可得到根治。由于大多数为良性、单发、体积小、包膜完整，可行腹腔镜下胰岛素瘤切除术。

【护理措施】　术前以维持血糖正常水平为主。术后参照胰腺部分切除术后、胰十二指肠切除术后的护理措施。

案例讨论

患者，男性，43岁，建筑工人。有胆道结石病史12年，近日进食过多油腻食物后，出现上腹部疼痛，呈持续性加重，并伴有恶心、呕吐，就诊入院。体检：明显腹胀，全腹压痛、反跳痛和肌紧张。T：38.2℃，P：92次/分，R：20次/分，BP：100/65mmHg。皮肤巩膜轻度黄染，胆红素和尿胆原阳性，血清及尿淀粉酶均升高。

问题：

1. 试分析该患者最可能的医疗诊断是什么？

2. 试分析目前主要的护理诊断/问题有哪些？

3. 若行手术治疗，术后主要引流管有哪些？其护理措施有哪些？

第三十四章 周围血管疾病患者的护理

第一节　原发性下肢静脉曲张

原发性下肢静脉曲张（primary lower extremity varicose veins）指下肢浅静脉瓣膜关闭不全，使下肢远端静脉淤滞，继而血管迂曲、伸长呈曲张的状态，又称单纯性下肢静脉曲张。其发病率占周围血管病的90%以上，主要累及大隐静脉，少数合并小隐静脉或单纯发生在小隐静脉。好发于体力劳动强度大、久坐少动、从事持久站立工作的人群。以左下肢多见，但双下肢可先后发病。

【解剖概要】

1. 下肢浅静脉　浅静脉位于皮下，主要有大隐静脉和小隐静脉两条主干。大隐静脉起始于足背静脉网的内侧，于内踝前面沿小腿内侧上行，上行过程中有五个分支：股外侧静脉、股内侧静脉、阴部外静脉、腹壁浅静脉、旋髂浅静脉，至腹股沟处注入股总静脉（图34-1）。小隐静脉起始于足背静脉网的外侧，于外踝后面沿小腿后方上行，至腘窝处注入腘静脉（图34-1）。

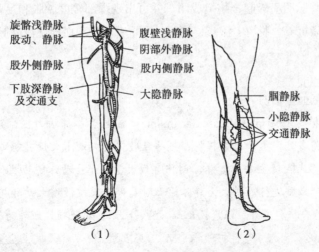

图34-1　下肢浅静脉

2. 下肢深静脉　主要有胫前、胫后和腓静脉，三者汇合为腘静脉，上行为股浅静脉，于大腿上部与股深静脉汇合为股总静脉（图34-2）。

3. 交通静脉　连接深、浅静脉的静脉。小腿内侧的交通静脉以踝交通静脉最重要，小腿外侧的交通静脉多位于小腿中部。大腿内侧的交通支大多位于大腿中下 1/3 处。

4. 下肢静脉瓣膜　下肢静脉为保证血液自下而上、由浅入深的单向回流，内有很多向心单向开放的瓣膜，阻止静脉血逆流。

5. 静脉壁结构　静脉壁由外膜（结缔组织）、中膜（肌层）和内膜（内皮细胞）组成。影响静脉回流的血管收缩功能，与静脉壁的强弱有关。

【生理概要】下肢静脉血流能对抗重力向心回流主要依赖于：静脉瓣膜向心单向开放功能、肌关节泵的动力功能、胸腔内负压和心脏的搏动。

【病因】

1. 先天因素　静脉瓣膜缺陷和静脉壁薄弱，与遗传因素有关。

2. 后天因素　下肢静脉血柱重力增加和循环血量超负荷。如持久站立少动或久坐少动、重体力劳动、妊娠、慢性咳嗽、习惯性便秘等。

【病理生理】随着下肢静脉血流动力学的变化，主干静脉压力增高，浅静脉扩张。毛细血管压力增高，造成皮肤微循环障碍。静脉壁结构胶原纤维减少、断裂、扭曲，使静脉壁失去应有的强度，而更易扩张，曲张的静脉壁厚薄不均而呈结节团块状，毛细血管内血栓的形成。局部组织缺氧而营养不良，出现下肢水肿、皮肤色素沉着、纤维增生变硬、皮下脂质硬化和皮肤萎缩而并发皮炎、湿疹，甚至慢性溃疡，多发生于足靴区。当隐–股或隐–腘静脉瓣膜受到累及而关闭不全就可影响交通静脉、深静脉，可通过属支而影响小隐静脉。静脉瓣膜和静脉壁距离心脏越远，强度越差，承受的压力却越高。因此，下肢静脉曲张后期的进展要比初期迅速，曲张的静脉在小腿部远比大腿部明显。

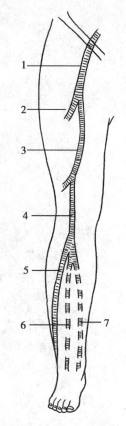

图 34-2　下肢深静脉
1. 股总静脉；2. 股深静脉；3. 股浅静脉；4. 腘静脉；5. 胫前静脉；6. 腓静脉；7. 胫后静脉

【临床表现】

1. 早期　轻度可无明显症状，仅在长时间站立后患肢小腿感觉沉重、酸胀、乏力和疼痛，下肢浅静脉曲张，蜿蜒迂曲，平卧休息或抬高患肢后可消失。

2. 后期　曲张静脉明显隆起，蜿蜒成团，并可出现踝部轻度肿胀和足靴区皮肤营养不良，包括皮肤萎缩、色素沉着、脱屑、湿疹、瘙痒，严重者可出现血栓性浅静脉炎、溃疡、曲张静脉破裂出血。

知识链接：周围血管损伤

　　周围血管损伤（peripheral vascular trauma）常见于各种暴力、生产及交通意外，以四肢血管损伤多见。主干血管损伤，可导致肢体丧失或永久性功能障碍，甚至死亡等严重后果。临床表现主要为疼痛、创伤部位大量出血：动脉搏动性血肿，远端动脉搏动消失，局部血肿进行性扩大；静脉出血时局部出现缓慢增大的非搏动性血肿；可并发筋膜间隔综合征和感染。以急救止血、清创止血、处理损伤血管为基本治疗原则。

（李乐之，路潜.外科护理学［M］.第 5 版.北京：人民卫生出版社，2012.）

【辅助检查】

1. 大隐静脉瓣膜功能试验（Trendelenburg test）　患者平卧，抬高患肢排空静脉，在腹股沟下方扎止血带阻断大隐静脉，让患者站立，放开止血带，10秒钟内如出现自上而下的静脉逆向充盈，提示大隐静脉瓣膜功能不全。根据同样原理在腘窝部扎止血带，可检测小隐静脉瓣膜的功能。

2. 深静脉通畅试验（perthes test）　患者站立，在患肢大腿上1/3处扎止血带阻断浅静脉，嘱患者用力踢腿或做下蹲活动10余次，正常时应随着小腿肌泵收缩迫使浅静脉血向深静脉回流而排空。若浅静脉曲张更为明显、张力增高，甚至出现胀痛，提示深静脉不通畅（图34-3）。

3. 交通静脉瓣膜功能试验（pratt test）　嘱患者仰卧，抬高患肢，自足趾向上至腘窝裹缠第一根弹力绷带，在大腿根部扎上止血带，再从止血带处自上而下，裹缠第二根弹力绷带；让患者站立，开始向下松解第一根绷带，同时继续向下裹缠第二根绷带，如果在两根绷带之间的任何部位出现静脉曲张，即说明该处有功能不全的交通静脉（图34-4）。

4. 影像学检查　多普勒超声、下肢静脉造影等检查下肢深静脉的通畅情况及瓣膜功能。

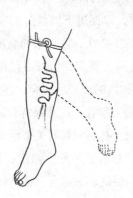 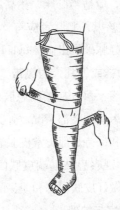

图34-3　深静脉通畅试验　　图34-4　交通静脉瓣膜功能试验

【治疗原则】

1. 非手术治疗　适用于：① 病变局限，症状较轻。② 妊娠期间发病。③ 症状虽然明显，但全身情况差，不能耐受手术者。

（1）穿医用弹力袜或用弹力绷带包扎。

（2）硬化剂注射　硬化剂注入排空的曲张静脉后，引起无菌性炎症反应，使血管腔粘连闭塞。一般用来处理残留的曲张静脉。

2. 手术治疗

（1）传统手术　大（小）隐静脉高位结扎术及主干与曲张静脉剥脱术。

（2）微创疗法　静脉腔内激光治疗（EVLT）、内镜交通静脉结扎术（SEPS）等。

【护理评估】

（一）术前评估

1. 健康史　评估有无疾病发作的相关因素，如职业及工作特点、有无腹内压增高等病史，有无生活中的不良习惯。是否妊娠、是否穿过弹力袜或紧身衣裤。

2. 身体状况　评估小腿静脉曲张的部位和程度，患肢的感觉；患肢有无踝部肿胀、局部皮肤营养状态；局部有无血栓性浅静脉炎、湿疹、溃疡、曲张静脉破裂出血等并发症。

3. 辅助检查　静脉瓣膜功能和通畅试验及影像学检查有无病变发现。

4. 心理和社会支持状况 患者对本病防治知识的了解程度。家庭和社会对患者的支持帮助情况。

（二）术后评估

1. 手术情况 了解麻醉方式，手术类型，术中出血、输液情况。

2. 身体情况 评估伤口及皮下渗血、伤口有无感染的情况。评估患肢远端皮肤的温度、色泽、动脉搏动、感觉等有无异常。

3. 心理和社会支持状况 评估患者对手术预后的认知情况，有无对后续恢复的消极心理因素。

【常见护理诊断/问题】

1. 活动无耐力 与下肢静脉回流障碍有关。

2. 皮肤完整性受损 与皮肤营养障碍、慢性溃疡有关。

3. 潜在并发症 包括血栓性静脉炎、湿疹、溃疡、曲张静脉破裂出血。

【护理措施】

（一）术前护理

1. 一般护理 避免长时间站立或行走，避免强体力劳动，保持良好的坐姿，坐时勿交叉双膝。患肢肿胀时，应适当卧床，抬高患肢30°~40°。避免引起腹内压增高的因素，如保持大便通畅，治疗慢性咳嗽，肥胖者应有计划地减轻体重，以促进下肢静脉回流。活动时避免外伤，以免引起曲张静脉破裂出血。每日用温水泡洗患肢1~2次，注意水的温度。

2. 穿医用弹力袜或缚扎弹力绷带 指导患者行走时正确穿弹力袜或使用弹力绷带。选择合适的弹力袜，患者平卧，应抬高患肢，排空曲张静脉内的血液后再穿，注意弹力袜的薄厚、压力及长短应符合患者的腿部情况。弹力绷带应自下而上包扎，注意保持合适的松紧度，以能扪及足背动脉搏动和保持足部正常皮肤温度为宜，注意包扎不能妨碍关节活动。

3. 创面护理 观察患肢远端皮肤的温度、颜色，是否有肿胀、渗出，局部有无红、肿、压痛等感染征象。做好皮肤湿疹和溃疡的护理和换药，促进创面愈合，预防创面继发感染。

4. 并发症的观察与护理

（1）血栓性浅静脉炎 曲张静脉易引发血栓形成和静脉周围炎，常常出现局部硬结与皮肤粘连。应抬高患肢，禁止按摩，局部热敷或理疗，给予抗凝及抗生素治疗。若血栓有向深静脉蔓延趋势，炎症消退后，应施行手术治疗。

（2）慢性溃疡 踝周及足靴处，皮肤损伤破溃后引发经久不愈的溃疡，愈后常复发。抬高患肢，用等渗盐水或3%硼酸溶液湿敷，控制感染，较浅的一般都能愈合，可继续采取手术治疗。较大较深的溃疡，可经上述处理后周围炎症消退，溃疡面缩小，再行手术治疗，同时清创植皮，可缩短创面愈合期。

（3）曲张静脉破裂出血 大多发生在足靴区和踝部。局部皮下淤血或皮肤破溃时外出血，由于静脉压力高而出血速度快。应抬高患肢，加压包扎止血，严重者予以缝扎，后期再做手术治疗。

5. 皮肤准备 皮肤准备范围包括整个患肢、腹股沟区和会阴部。术前1日用甲紫标记曲张静脉并用碘酒固定，皮肤准备时谨防损伤曲张静脉而引发出血。

（二）术后护理

1. 卧床休息，抬高患肢30°，指导患者做足背屈伸运动，鼓励患者早期下床活动，避免长时间静坐或静立不动，促进静脉回流，防止下肢深静脉血栓的形成。

2. 术后应用弹力绷带加压包扎，松紧度适宜，一般需维持2周。

3. 保持伤口敷料清洁、干燥，观察有无伤口及皮下渗血，遵医嘱应用抗生素。注意保护患肢，避免外伤。

【健康教育】

1. 避免影响下肢静脉回流的因素　保持良好的坐姿习惯，避免久站或久坐；坐时避免双膝交叉过久，休息时抬高下肢略高于心脏水平。经常站立位工作的患者，应及时使用弹力绷带或穿弹力袜。避免用过紧的腰带和紧身衣物，肥胖者计划减肥。避免长期腹内压增高的因素，如便秘、慢性咳嗽等。

2. 功能锻炼　适当活动，增强血管壁弹性，促进静脉侧支循环的建立。

3. 弹力治疗　应坚持长期使用弹力袜或者弹力绷带，术后宜继续使用 1~3 个月。

第二节　血栓闭塞性脉管炎

血栓闭塞性脉管炎（thromboangitis obliterans，TAO）又称 Buerger 病，是血管的炎症性、节段性和周期性发作的慢性闭塞性疾病，主要侵袭四肢的中、小动静脉，以下肢血管为主，最常累及小腿的 3 支主干动脉（胫前、胫后、腓动脉），后期可延伸至腘动脉和股动脉。我国北方多见，好发于男性青壮年。

【病因】　病因尚不明确，外在因素包括吸烟、寒冷与潮湿的生活环境、慢性损伤和感染。内在因素包括营养不良、性激素和前列腺素异常、自身免疫功能紊乱及遗传因素。其中，主动或被动吸烟与发病的关系尤为密切。

【病理生理】　病变常起始于动脉，后累及静脉，由远端向近端发展，呈节段性，两段之间血管比较正常。早期为血管壁全层非化脓性炎症，管腔狭窄和血栓形成；后期炎症消退，血栓机化，新生毛细血管形成，动脉周围有广泛纤维组织形成，常包埋静脉和神经组织而形成一硬索条，闭塞血管远端的组织可出现缺血性改变甚至坏死。

【临床表现】　起病隐匿，进展缓慢，呈周期性发作，多次发作后症状逐渐明显和加重。

1. 患肢怕冷，局部皮温降低，苍白或发绀。

2. 患肢酸胀乏力、感觉异常（如麻木、烧灼感、刺痛等）或疼痛，出现间歇性跛行或静息痛。前期由于血管壁炎症刺激末梢神经，后期因为动脉阻塞而缺血性疼痛。

3. 由于长期慢性缺血，局部发生营养障碍改变，如皮肤干燥、脱屑、脱毛及肌萎缩等。严重时，患肢末端可发生缺血性溃疡或坏疽，大多为干性坏疽。

4. 患肢远侧动脉搏动减弱或消失。发病前或发病中可出现复发性游走性浅静脉炎，即浅表静脉发热、发红、压痛、呈条索状。

知识链接：动脉硬化闭塞症

动脉硬化闭塞症（arteriosclerosis obliterans，ASO）是动脉狭窄甚至闭塞的一种慢性缺血性、全身性疾病，主要累及腹主动脉远端及髂、股、腘动脉等大、中动脉，多见于 50 岁以上的中老年男性。易患因素包括高脂血症、高血压、吸烟、糖尿病、血浆纤维蛋白原升高等。动脉硬化病变起始于动脉内膜，可至中层，一般不累及外膜。症状与病程进展、动脉狭窄及侧支循环代偿的程度有关。活动后出现间歇性跛行，是本病的特征性表现，常以跛行距离 200m 作为间歇性跛行期的分界。随后可出现静息痛夜间更甚，甚至溃疡和坏死。非手术治疗主要通过禁烟、控制体重、适量锻炼、药物治疗、高压氧舱治疗，达到降低血脂，稳定动脉斑块，改善高凝状态，扩张血管与促进侧支循环建立的目的。手术治疗目的在于通过手术、血管腔内治疗，重建动脉通路。

（李乐之，路潜．外科护理学［M］．第 5 版．北京：人民卫生出版社，2012．）

NOTE

【辅助检查】

1. X 线　患肢中、小动脉多节段狭窄或闭塞是本病的典型 X 线征象。

2. 多普勒超声　可显示血管形态、管壁厚度、狭窄程度，有无附壁血栓及测定流速。

3. CT 血管造影（CTA）　无创、血管造影清晰，能整体上显示患肢动静脉的病变节段和狭窄程度。

4. 数字减影血管造影（DSA）　主要显示肢体远端动脉的节段性受累，还可显示闭塞血管周围有无侧支循环，与动脉栓塞鉴别。

5. Buerger 试验　肢体抬高试验，患者平卧，下肢抬高 70°~80°，持续 60 秒，脚趾皮肤保持淡红色或稍微发白，则提示正常。如呈苍白或蜡纸样色，则提示供血不足。患者坐起，下肢垂于床房，正常者皮色可在 10 秒内恢复，若超过 45 秒恢复，进一步提示供血不足。

【治疗原则】

1. 非手术治疗

（1）一般处理　严格戒烟，防止受冷、受潮和外伤，肢体保暖但不做热疗，以免增加组织需氧量而加重症状。早期患肢进行适度锻炼，可促使侧支循环建立。

（2）药物治疗　① 扩张血管药物和抑制血小板聚集。② 选用有效抗菌药。③ 止痛剂及镇静剂，慎用易成瘾药物。④ 中医药辨证施治：阴寒型多属早期或恢复阶段，以温经散寒为主，辅以活血化瘀，可用阳和汤加减；气滞血瘀型多为病变二期，以疏通经络、活血化瘀为主，可用当归活血汤加减；湿热型为三期轻度趾端坏疽、溃疡继发感染，以清热利湿为主，辅以活血化瘀，可用四妙勇安汤加减；热毒型为三期继发感染及毒血症，以清热解毒为主，辅以凉血化瘀，可用四妙活血汤加减；气血两虚型多见于恢复阶段或病久体质虚弱者，以补养气血为主，可用顾步汤加减。

（3）高压氧疗法提高血氧含量。

2. 手术治疗　目的：增加肢体血供，重建动脉血流管道，改善缺血。常用的手术方式：① 动脉旁路转流术。② 腰交感神经节切除术。③ 大网膜移植术。④ 动静脉转流术。⑤ 截肢（趾、指）术。

【护理评估】

（一）术前评估

1. 健康史　了解患者有无长期吸烟史，有无心脏病、高血压、高胆固醇血症，有无感染史、外伤史，有无长期在湿冷环境下工作史。

2. 身体状况

（1）肢体情况　评估患肢皮肤温度、颜色及足背动脉搏动、患肢缺血情况；评估患肢疼痛程度、性质、持续时间，评估镇痛措施及镇痛效果；评估患肢有无感染、溃疡和坏疽。

（2）辅助检查　了解血管闭塞的部位、范围、程度、性质及侧支循环建立情况。

3. 心理和社会支持状况　评估患者对预防本病发生的相关知识的了解程度，社会及患者家庭对患者的支持帮助能力。

（二）术后评估

1. 手术情况　了解麻醉方式、手术方式及手术范围，了解术中输液情况，有无引流管及放置的位置。

2. 身体状况　了解局部伤口有无渗血、渗液等，患者血供情况，评估患肢远端的皮温、色泽及足背动脉搏动情况。

3. 心理和社会支持状况　评估患者对术后恢复的认知程度，家庭及社会的支持帮助能力。

评估患者有无痛苦、焦虑、悲观的心态及其程度。

【常见护理诊断 / 问题】

1. 疼痛　与患肢缺血、组织坏死有关。

2. 焦虑　与患肢剧烈疼痛、久治不愈、对治疗失去信心有关。

3. 组织完整性受损　与肢端溃疡、坏疽、皮肤脱落有关。

4. 活动无耐力　与患肢远端供血不足有关。

5. 潜在并发症　包括出血、感染、溃疡、坏疽。

【护理措施】

（一）术前护理

1. 缓解焦虑　由于患肢疼痛和趾端坏死，使患者备受病痛折磨，甚至对治疗失去信心，应帮助患者树立战胜疾病的信心，积极配合治疗和护理。

2. 控制和缓解疼痛　① 绝对戒烟，消除烟碱对血管的收缩作用。② 注意肢体保暖，避免受寒冷、潮湿刺激，但应避免直接加温。每天用温水洗脚，告诉患者先用手试水温，勿用足趾试水温，以免烫伤。③ 休息时取头高脚低位，勿穿过紧、过硬鞋袜，避免久站久坐不动，坐时避免双膝交叉。④ 有效镇痛，遵医嘱用血管扩张剂、中药、连续硬膜外阻滞等。

3. 预防或控制感染　遵医嘱应用抗菌药，保持足部清洁、干燥。皮肤瘙痒时可涂止痒药膏，避免用手搔抓，以免皮肤破溃而形成经久不愈的溃疡。如有皮肤溃疡或组织坏死应卧床休息，减少损伤部位的耗氧量，保持溃疡部位的清洁，避免受压及刺激，加强创面换药。

4. 指导患者合理活动，促进侧支循环

（1）步行　鼓励患者每日多走路，以出现疼痛作为活动量的指标。

（2）指导患者进行 Buerger 运动，每次练习 5 个循环，每日数次。患者先平卧位，抬高患肢 45°以上，维持 2~3 分钟；然后坐位，双足自然下垂 2~5 分钟，作足背屈、跖屈和旋转运动 10 次；再将患肢平放休息 2 分钟。

若有以下情况不宜运动：① 腿部发生溃疡及坏死时，运动将增加组织耗氧。② 动脉或静脉血栓形成时，运动可致血栓脱落造成栓塞。

5. 做好术前常规准备　血管造影术后患者应平卧位，患侧髋关节伸直、避免弯曲，以免降低加压包扎的效果。鼓励多喝水，促进造影剂的排泄。穿刺点加压包扎 24 小时，患肢制动 6~8 小时。

（二）术后护理

1. 体位　动脉术后患肢平放、制动患肢 2 周，静脉术后抬高患肢 30°，制动 1 周。自体血管移植术后愈合较好者，卧床制动时间可适当缩短。卧床制动期间应做足部运动，促进局部血液循环。

2. 病情观察

（1）密切观察生命体征。

（2）切口、穿刺点渗血或有无血肿情况。

（3）观察肢体远端血运情况，双侧足背动脉搏动、皮温、色泽及感觉，并做记录。

3. 预防术后感染　遵医嘱合理使用抗菌药，密切观察患者体温和切口情况，若发现伤口渗出、红肿和体温升高，应及早处理。

【健康教育】

1. 功能锻炼　指导患者合理锻炼，促进侧支循环建立，改善局部症状。

2. 保持良好的习惯　戒烟。睡觉或休息时取头高脚低位。避免长时间维持同一姿势（站或坐）不变。坐时应避免将一条腿搁在另一条腿上，以防腘动脉和静脉受压及血流受阻。注意患肢保暖，避免受寒；鞋子必须合适，不穿高跟鞋；穿棉袜子，预防真菌感染。

3. 合理使用止痛药物 遵医嘱服药，定期门诊复查。

第三节　深静脉血栓形成

深静脉血栓形成（deep venous thrombosis,DVT）是指血液在深静脉腔内出现不正常凝结，阻塞管腔，导致静脉回流障碍。全身主干静脉均可发病，尤其多见于下肢。如不及时医治，急性期血栓脱落可引发肺栓塞（致死性或非致死性），后期则因血栓形成后综合征，慢性深静脉功能不全，影响生活和工作，甚至致残。

【病因】

1. 静脉损伤 损伤可造成血管内皮脱落和内膜下层胶原裸露，引发血小板的黏附、聚集，形成血栓。

2. 血流缓慢 久病卧床，术中、术后肢体制动时间过长，久坐不动等。

3. 血液高凝状态 妊娠、产后、创伤、长期服用避孕药、肿瘤组织裂解产物等。

【病理生理】 典型的血栓：头部为白血栓，颈部为混合血栓，尾部为红血栓。血栓形成后向主干静脉的近端和远端滋长蔓延，脱落或裂解的碎片成为栓子，随血流进入肺动脉引发肺栓塞。另外，血栓常激发静脉壁和周围组织的炎症反应，并逐渐纤维化，最终形成边缘毛糙、管径粗细不一的再通静脉。

【临床表现】

1. 患肢肿胀 下肢静脉血栓最常见的症状。皮肤色泽泛红，皮温较健侧高。急性期呈凹陷性水肿。肿胀严重时可有水疱。肿胀的部位与血栓部位有关：髂－股静脉血栓，患者整个患侧下肢肿胀明显。小腿静脉丛血栓，肿胀仅局限在患侧小腿。下腔静脉血栓，双下肢均出现肿胀。

2. 疼痛 血栓引起静脉炎症反应，使患肢局部产生持续性疼痛伴低热。血栓阻塞静脉，患肢胀痛，直立时加重。在静脉血栓产生炎症反应的部位可有压痛，如股静脉或小腿处。小腿腓肠肌压痛又称 Homans 征阳性。

3. 浅静脉曲张 代偿性反应，主干静脉阻塞后，下肢静脉血主要通过浅静脉回流所致。

4. 股青肿 下肢深静脉血栓最严重的一种，主要表现为疼痛剧烈，患肢肿胀皮肤发亮，伴有水疱或血疱，色泽呈青紫色，皮温低，足背、胫后动脉搏动不能扪及并伴有明显的全身反应，如高热、神志淡漠，有时有休克的表现。

【辅助检查】

1. 多普勒超声 用来判断下肢主干静脉是否有阻塞，可重复检查，观察病程变化和治疗效果。

2. 下肢静脉顺行造影 主要征象有静脉闭塞或中断、充盈缺损、再通、侧支循环形成。

【治疗原则】 预防是关键。手术、制动、血液高凝状态是发病的高危因素，所以主要的预防措施包括：抗凝治疗；鼓励患者做主动运动和早期下床活动。

1. 非手术治疗

（1）一般处理 卧床，抬高患肢，可用利尿剂，减轻肢体肿胀。病情如允许，穿医用弹力袜或弹力绷带后下床活动。

（2）祛聚药物 如阿司匹林、右旋糖酐、双嘧达莫（潘生丁）、丹参等。

（3）抗凝治疗　普通肝素或低分子肝素静脉或皮下注射，低凝状态后改用维生素 K 拮抗剂（如华法林）口服。

（4）溶栓治疗　链激酶、尿激酶、组织型纤溶酶原激活剂等。

2. 手术治疗

（1）取栓术　下肢深静脉血栓大多不手术取栓。髂 - 股静脉血栓形成的早期（不超过 48 小时），可尝试导管取栓。

（2）经导管溶栓术　适合于发病不超过一周的患者，但疗效不确定。

【常见护理诊断 / 问题】

1. 疼痛　与深静脉回流障碍或手术创伤有关。

2. 潜在并发症　包括出血、肺动脉栓塞。

【护理措施】

（一）术前护理

1. 休息　急性期嘱患者 10~14 日内绝对卧床，床上活动时避免动作幅度过大。禁止按摩和热敷患肢，以免血栓脱落。

2. 缓解疼痛　患肢宜高于心脏平面 20~30cm，促进静脉回流，降低静脉压，缓解疼痛和水肿。遵医嘱应用镇痛药物。

3. 病情观察

（1）观察患肢　密切观察患肢疼痛的时间、部位、程度、动脉搏动情况、皮温、色泽及感觉。每日测量、比较并记录患肢不同平面的周径，标记测量部位。

（2）用药观察　遵医嘱应用抗凝、溶栓、祛聚、抗生素等对症治疗，用药期间避免碰撞及跌倒，用软毛刷刷牙，观察有无出血倾向。出血是抗凝、溶栓治疗的严重并发症，且剂量的个体差异较大，应严密观察凝血功能的变化，患者有无牙龈、消化道或泌尿道出血。一旦出现出血，遵医嘱立即停止纤溶治疗，用硫酸鱼精蛋白对抗肝素，维生素 K_1 对抗华法林，必要时遵医嘱给予 10%6- 氨基己酸、纤维蛋白原制剂或输新鲜血。

（3）肺动脉栓塞　如患者出现胸痛、呼吸困难、咯血、血压下降、低氧血症等异常情况，提示肺动脉栓塞的可能。嘱患者立即平卧，高浓度吸氧，避免深呼吸、咳嗽及剧烈翻动，通知医师抢救。

4. 饮食护理　低脂、富含纤维素饮食，保持大便通畅，避免腹内压增高影响下肢静脉回流。

（二）术后护理

1. 病情观察　观察生命体征的变化，观察伤口敷料有无出血、渗血，观察患肢远端皮肤的感觉、温度、色泽和动脉搏动情况，以了解术后血管的通畅程度、肿胀消退情况。

2. 体位　患肢高于心脏平面 20~30cm，膝关节微屈。

3. 功能锻炼　卧床期间开始足背伸屈运动。恢复期患者逐渐增加活动量，如锻炼下肢肌，增加行走距离，促进下肢深静脉再通和侧支循环的建立。

【健康教育】

1. 保护患肢　指导患者正确使用医用弹力袜减轻症状。避免久坐和长距离行走。当患肢肿胀时应及时卧床休息，并抬高患肢高于心脏水平 20~30cm。避免膝下垫硬枕、过度屈髋、用过紧的腰带和穿紧身衣物，影响静脉回流。

2. 饮食指导　低脂、高纤维素饮食，防止腹内压升高，杜绝影响下肢静脉血液回流的因素。戒烟。

3. 适当运动　鼓励患者加强日常锻炼，促进静脉回流。

4. 定期复诊　出院后应遵医嘱门诊复查，告知患者如出现下肢肿胀疼痛、平卧或抬高依然不缓解时，及时就诊。

案例讨论1

患者，男性，北方寒冷潮湿地区，43 岁。左下肢间歇性跛行 1 年余，左侧足踝部发凉、麻木多年，有 23 年吸烟史。检查见患肢苍白，皮温较健侧低 2℃，左小腿皮肤汗毛减少，左侧足背动脉搏动减弱，Buerger 征阳性，被诊断为血栓闭塞性脉管炎。

问题：

1. 该患者发病的相关因素有哪些？

2. 试分析目前主要的护理诊断 / 问题有哪些？

3. 对该患者进行非手术治疗的护理措施有哪些？

案例讨论2

患者，女，55 岁。车祸导致左下肢股骨干骨折，术后卧床 1 月余，3 日前左下肢开始出现肿胀（凹陷性）伴轻微疼痛，皮肤泛红。查体：T:36.5℃，P:80 次 / 分，R：20 次 / 分，BP：115/75mmHg，左下肢凹陷性水肿，皮温较健侧高，未见溃疡及色素沉着，足背动脉搏动良好。多普勒超声显示：左下肢深静脉血栓。

问题：

1. 该患者发病的相关因素有哪些？

2. 该患者目前主要的护理诊断 / 问题有哪些？

3. 该患者进行非手术治疗的护理措施有哪些？

4. 患者行抗凝、溶栓治疗时，护士应如何观察和预防并发症？

第三十五章　泌尿系统外科疾病主要症状、常用检查与护理

导学

　　内容与要求　泌尿系统外科疾病主要症状、常用检查与护理包括泌尿系统外科疾病的主要症状、泌尿系统外科疾病的常用检查与护理两部分内容。通过本章的学习，应掌握泌尿系统外科疾病主要症状、实验室检查的主要内容；熟悉泌尿系统各项辅助检查中肾功能测定、器械检查、超声波检查的内容、配合方法、注意事项及护理措施；了解影像学检查和放射性核素检查的内容及配合要点。

　　重点与难点　泌尿系统外科疾病患者的各项辅助检查配合与护理措施。

第一节　泌尿系统外科疾病的主要症状

　　【临床表现】　泌尿系统疾病，因其解剖和生理特点常表现出一些特有的症状，如排尿异常、尿液改变、尿道分泌物、疼痛和肿块。

　　1. 排尿异常

　　（1）尿频（frequent micturition）　尿频指排尿次数增多但每次尿量减少。正常膀胱容量男性约 400mL，女性约 500mL。一般白天排尿 4~6 次，夜间 0~1 次，每次尿量 300~400mL。每日排尿次数因年龄、饮水量、气候和个人习惯而不同。尿频可由生理因素引起，如过多饮水、食用利尿食品、精神紧张等；也可由病理因素引起，如泌尿生殖系统炎症、前列腺增生、结核、结石等导致膀胱容量减少，或糖尿病、尿崩症、肾浓缩功能障碍等。

　　（2）尿急（urgent urination）　有尿意（即迫不及待地要排尿）而不能自控，但尿量却很少，常与尿频同时存在。多由病理因素引起，常见的有急性膀胱炎、前列腺增生、泌尿系统结核病变，以及膀胱容量显著缩小，也可见于无尿路病变的焦虑患者等。

　　（3）尿痛（odynuria）　尿痛是指排尿时感到疼痛，可以发生在尿初、排尿过程中、尿末或排尿后。疼痛可表现为烧灼感、刺痛以及刀割样难忍之痛等，常见于膀胱或尿道感染、结石或结核等。

　　尿频、尿急、尿痛常同时存在，三者合称为膀胱刺激征（urinary irritative symptoms）。

　　（4）排尿困难（dysuria）　排尿困难指尿液不能通畅地排出，表现为排尿启动缓慢、费力、不畅、尿线无力、变细、滴沥等，常见于膀胱以下尿路梗阻（如尿道狭窄、良性前列腺增生等）。

　　（5）尿潴留（urinary retention）　尿潴留指尿液潴留在膀胱内不能排出，分为急性和慢性两类：① 急性尿潴留常由膀胱颈部以下突然梗阻或腹部、会阴部手术后引起，膀胱过度充盈后逼尿肌发生弹性疲劳，暂时失去逼尿功能。② 慢性尿潴留是由于膀胱出口以下尿路不完全性梗阻或神经源性膀胱所致，起病缓慢，表现为膀胱充盈、排尿困难，多不引起疼痛或仅感轻微不适，可出现充盈性尿失禁。

（6）尿失禁（urinary incontinence）　尿失禁指尿液不能控制而自行排出，可分为四类：① 真性尿失禁：又称完全性尿失禁，是指尿液连续从膀胱中流出，膀胱呈空虚状态。常见的原因为外伤、手术或先天性疾病引起的膀胱颈和尿道括约肌的损伤，还可见于女性尿道口异位、膀胱阴道瘘等。② 压力性尿失禁：指当腹腔内压突然增高如咳嗽、喷嚏、大笑、屏气等时，尿液不随意地流出。这是由于膀胱和尿道之间正常解剖关系的异常，当腹压增加，传导至膀胱和尿道的压力不等，膀胱压力增高而没有相应的尿道压力增高。另外，也与盆底肌肉松弛有关。主要见于中老年女性，特别是多次分娩或产伤者，偶见于尚未生育的女子。③ 急迫性尿失禁：是严重的尿频、尿急而膀胱不受意识控制而发生排空，通常继发于膀胱的严重感染。这种尿失禁可能由膀胱的不随意收缩引起。④ 假性尿失禁：又称充溢性尿失禁，是指膀胱功能完全失代偿，膀胱过度充盈而造成尿液不断溢出，见于前列腺增生等原因所致的慢性尿潴留、膀胱内压超过尿道阻力时尿液持续或间断溢出。

（7）尿流中断（interruption of urinary stream）　排尿中突发尿流中断伴疼痛，疼痛可放射至远端尿道，大多是由于膀胱结石在膀胱颈部形成球状活塞，阻断排尿过程而引起。

（8）遗尿（enuresis）　除正常自主性排尿外，睡眠中无意识地排尿称为遗尿。新生儿和婴幼儿为生理性，3 岁以后除功能性外，可因神经源性膀胱感染、后尿道瓣膜等病理性因素引起。

2. 尿液改变

（1）尿量　正常人 24 小时尿量为 1000~2000mL，少于 400mL 为少尿，少于 100mL 为无尿。少尿或无尿是由于肾排出量减少而引起，原因可以是肾前性、肾性或肾后性。无尿或少尿需首先排除梗阻因素，无尿还应与尿潴留相鉴别。

（2）血尿（hematuria）　血尿指尿液中含有血液，是泌尿系统疾病的重要症状之一，常由泌尿系损伤、感染、肿瘤、结石、梗阻性疾病和全身性疾病（如血液病、高血压、肾动脉硬化症、糖尿病等）等引起。临床上将血尿按下列方法分类：

1）根据尿中血液含量分类　① 肉眼血尿（gross hematuria）：肉眼可见尿液中有血色或血块，1000mL 尿中含 1mL 血液即呈肉眼血尿。② 镜下血尿（microscopic hematuria）：通过显微镜见到尿中有红细胞者称为镜下血尿。正常人尿液镜检每高倍视野可见 0~2 个红细胞，离心后每高倍视野红细胞超过 3 个有病理意义。但若尿常规经常发现红细胞，即使每高倍视野只有 1 个红细胞，亦有异常可能。

2）根据出血部位与血尿出现阶段的不同分类　① 初始血尿（initial hematuria）：血尿见于排尿初期，提示出血部位在尿道或膀胱颈部。② 终末血尿（terminal hematuria）：血尿见于排尿终末，提示病变在后尿道、膀胱颈部或膀胱三角区。③ 全程血尿（total hematruia）：血尿见于尿液全程，提示病变在膀胱或其以上部位。

（3）脓尿（pyuria）　离心尿沉渣每高倍视野白细胞超过 5 个为脓尿，多见于泌尿系感染。

（4）乳糜尿（chyluria）　尿内含有淋巴液或乳糜，尿液呈乳白色。其中含有蛋白质、脂肪及凝血因子 I。若同时含有血液，尿呈红褐色，为乳糜血尿。多见于丝虫病感染。

（5）晶体尿（crystalluria）　尿液中盐类呈过饱和状态，其中的有机或无机物质因沉淀、结晶而形成晶体尿。排出时尿液澄清，静置后有白色沉淀物。

3. 尿道分泌物（urethral discharge）　尿道有分泌物时可自行溢出。黄色、黏稠、脓性分泌物多系急性淋菌性尿道炎引起。少量无色或白色稀薄分泌物多系支原体、衣原体所致之非淋菌性尿道炎。血性分泌物提示尿道癌可能。男性慢性前列腺炎患者常在清晨排尿前或大便时尿道口有少量白色黏稠分泌物。尿道留置导尿管可使尿道腺分泌增加，表现为尿道外口、导尿管周围有少量黏稠或脓性分泌物。

4. 疼痛　是泌尿外科疾病常见的重要症状，泌尿、男性生殖系的实质性器官病变引起的疼痛常位于该器官所在部位，而空腔脏器病变常引起放射痛。

（1）肾和输尿管痛　肾脏病变所致疼痛一般为钝痛，呈持续性，疼痛区域主要在肋脊角；也可以为锐痛，通常在胁腹部，并伴有向腹股沟及同侧睾丸或腰椎方向的放射痛。由肾盂输尿管连接处或输尿管急性梗阻、输尿管扩张引起的疼痛为肾绞痛，表现为突发性腰部绞痛、剧烈难忍、辗转不安、大汗，伴恶心、呕吐；阵发性发作，持续几分钟至几十分钟，间歇期可无任何症状。上段输尿管疾病引起的疼痛与肾疾病引起的疼痛发生部位相同，而下段输尿管疾病引起的疼痛通常表现为膀胱、阴茎或尿道的疼痛。

（2）膀胱痛　由于膀胱炎症引起的疼痛常呈锐痛或烧灼痛，疼痛常放射至阴茎头部及远端尿道。急性尿潴留引起的疼痛常位于耻骨上区域，而慢性尿潴留可无疼痛或仅有不适感。

（3）前列腺痛　由于急性炎症可引起会阴、直肠、腰骶部疼痛，有时可牵及耻骨上区、腹股沟区和睾丸。

（4）阴囊痛　由睾丸或附睾病变引起，包括外伤、精索扭转、睾丸或附睾附属物扭转，以附睾炎为最多见。肾绞痛或前列腺炎症亦可放射至阴囊引起疼痛。

5. 肿块　肿块是泌尿外科疾病重要体征之一，可见于多种泌尿外科疾病。腹部肿块常见于肾肿瘤、肾结核、肾积水、肾囊肿等。阴囊内肿块常见于附睾炎、斜疝、鞘膜积水、精索静脉曲张、睾丸肿瘤等。

第二节　泌尿系统外科疾病的常用检查与护理

【实验室检查】

1. 尿液检查　尿液检查应收集新鲜中段尿液，男性应翻开包皮，清洁龟头后再收集尿液；女性清洗外阴后留取中段尿，亦可采用导尿的尿标本。月经期间不应收集尿液送检，以避免混入白带、经血或其他分泌物，采集后及时送验。由耻骨上膀胱穿刺而取的尿标本是无污染的膀胱尿标本，新生儿及婴幼儿尿液收集用无菌塑料袋。

（1）尿常规检查　包括尿液的物理检查、化学定性和显微镜检查，是诊断泌尿系统疾病最基本的检查项目。留取清晨第一次尿，盛在清洁容器内，及时送检，久置后易生长细菌，使尿液变性。正常尿液淡黄、透明、呈弱酸性、中性或碱性，尿糖阴性，含极微量蛋白。离心沉淀后尿沉渣进行显微镜检查，观察有无白细胞、红细胞、细菌、管型和结晶尿。

（2）尿细菌学检查　用于泌尿系感染的诊断和临床用药指导：① 革兰染色尿沉渣涂片检查：可初步判断细菌种类。② 尿结核菌检查：收集 12 小时或 24 小时尿液，进行尿沉渣经抗酸染色做涂片检查或结核菌培养，用于泌尿系结核的诊断。③ 尿培养及菌落计数：取清洁中段尿做培养，若尿内菌落数 $>10^5$/mL，提示为尿路感染；对于有尿路感染症状的患者，尿内致病菌落数 $>10^2$/mL 时应考虑尿路感染的可能。

（3）尿三杯试验　用于判断镜下血尿或脓尿的来源和病变部位。以排尿最初的 5~10mL 尿为第一杯，以排尿最后 5~10mL 尿为第三杯，中间部分为第二杯，收集时尿流应连续不断。若第一杯尿液异常，提示病变在尿道；第三杯尿液异常，提示病变在后尿道、膀胱颈部或三角区；若三杯尿液均异常，提示病变在膀胱或以上部位。

（4）尿细胞学检查（urinarycytology）　取新鲜尿液检查，阳性结果提示可能有尿路上皮移行细胞肿瘤。此法用以初步筛选膀胱肿瘤或术后随访。

（5）膀胱肿瘤抗原（bladdertumorantigen，BTA）　用于膀胱肿瘤的初筛或随访，有定性和定量两种方法，定性方法简单，正确率约70%，阳性反应提示上皮肿瘤存在，应避免在严重血尿时留取尿标本。

2. 肾功能测定

（1）尿比重测定　反映肾浓缩功能和排泄废物的功能，是判断肾功能最简便的方法，但不够精确、可靠。肾功能受损时，肾浓缩功能减弱，尿比重降低。肾衰竭时尿比重稳定在1.010~1.030。影响尿比重的因素较多，如缺水、尿中葡萄糖及蛋白质等大分子物质可使比重增高。尿渗透压较尿比重能更好反映肾功能。

（2）血肌酐和血尿素氮测定　二者为蛋白质代谢产物，是判断肾小球滤过功能的指标。当肾实质损害时，体内血肌酐和血尿素氮增高，其增高的程度与肾损害程度呈正比，故可用于判断病情和预后。由于血尿素氮受肾外因素影响，如分解代谢、饮食和消化道出血等因素，故血肌酐测定较血尿素氮精确。

（3）内生肌酐清除率　是指肾在单位时间内能将多少毫升血浆中所含的某物质完全清除出体外的比率。因血浆内生肌酐比较恒定，且不被肾小管吸收，一般又由肾小球过滤排泄。因此临床用内生肌酐清除率来代表肾小球滤过率，并以此判断肾小球滤过功能。24小时内生肌酐清除率正常为90~120mL/min。

（4）放射性电子计算机X线断层扫描（ECT）检查　是将放射性核素或放射性药物引入体内做放射源，通过信息采集，经计算机处理重建图像，显示"靶器官"的血流动态功能变化及各断面的影像。通过ECT检查可测得单侧肾小球滤过率和有效肾血流量。

3. 前列腺特异性抗原（prostate-specific antigen，PSA）　PSA是由前列腺腺泡和导管上皮细胞产生的单链糖蛋白，具有前列腺组织特异性，用于鉴别良性前列腺增生和前列腺癌。血清PSA是当下前列腺癌的生物学标记，正常值为0~4ng/mL。如血清PSA>10ng/mL应高度怀疑前列腺癌。

4. 流式细胞测定（flow cytometry，FCM）　常用于泌尿、男性生殖系统肿瘤的早期诊断和预后判断、肾移植急性排斥反应及男性生育能力的判断等。利用流式细胞仪可定量分析尿、血、精液、肿瘤组织等标本的细胞大小、形态、DNA含量、细胞表面标志、细胞内抗原和酶活性等。

【器械检查】

1. 尿液检查

（1）导尿（catheterization）检查　将导尿管通过尿道置入膀胱，将膀胱内尿液引出。导尿检查是泌尿外科常用的诊断治疗技术。目前最常用的是气囊或Foley导尿管，规格以法制（F）为计量单位，成人导尿检查一般选用16F导尿管。

1）目的　①收集尿培养标本。②测定膀胱容量、压力或残余尿；注入造影剂，确定有无膀胱损伤；探测尿道有无狭窄或梗阻。③解除尿潴留，持续引流尿液，膀胱内药物灌注等。

2）禁忌证　急性尿道炎。

（2）尿道探查　用来探测尿道狭窄部位和程度，并扩张尿道。一般选用18~20F尿道探条（urethral sounds），以免过细探条之尖锐头部损伤或刺破尿道。操作时应使其平滑地通过尿道进入膀胱，避免反复多次扩张尿道，两次尿道扩张的间隔时间不少于3日，以防损伤尿道。

1）目的　①探查尿道狭窄程度。②治疗和预防尿道狭窄。③探查尿道有无结石。

2）禁忌证　急性尿道炎。

（3）膀胱尿道镜（cystourethroscopy）检查　膀胱尿道镜检查是泌尿外科重要的检查方法，可以检查膀胱、前列腺、尿道内病变，钳取活组织、异物，电灼肿瘤、碎石等；也可通过双侧输尿管插管进行双侧肾盂输尿管造影，或收集双侧肾盂尿送检。

1）目的 ① 观察后尿道及膀胱病变。② 取活体组织做病理检查。③ 输尿管插管，收集双侧肾盂尿标本或做逆行肾盂造影，亦可放置输尿管支架管做内引流或进行输尿管套石术。④ 早期肿瘤电灼、电切，膀胱碎石、取石、钳取异物。⑤ 膀胱肿瘤术后复查。

2）禁忌证 ① 尿道狭窄；② 急性膀胱炎；③ 膀胱容量小于 50mL。

（4）输尿管镜和肾镜（ureteroscopy and nephroscopy）检查 在椎管麻醉下，将输尿管镜经尿道、膀胱置入输尿管和肾盂。肾镜通过经皮肾造瘘进入肾盂、肾盏。

1）目的 ① 明确输尿管和肾盂内充盈缺损病灶的性质。② 诊断上尿路梗阻的病因。③ 对肾盂和输尿管结石的碎石治疗。④ 取活体组织做病理学检查。

2）禁忌证 ① 全身出血性疾病。② 严重前列腺增生造成内镜置入困难。③ 病变以下输尿管梗阻。④ 其他禁忌做膀胱镜检查者。

（5）尿流动力学（urodynamics） 测定尿流动力学测定是借助流体力学和电生理学方法研究和测定尿路输送、储存、排出尿液的功能，为排尿障碍原因分析、治疗方法选择和疗效评定提供客观依据。测定方法包括两种：① 上尿路动力学检查：即通过电视录像或肾盂内压力测定，了解上尿路输送尿液功能，以助于上尿路扩张及梗阻的诊断。② 下尿路动力学检查：即通过尿流率和尿流动力测定仪测定，对排尿功能异常和梗阻的诊断有很大帮助。

1）目的 排尿功能障碍疾病的原因分析、治疗方案选择和疗效判定。

2）禁忌证 ① 感染急性期。② 严重膀胱内出血。

（6）前列腺细针刺穿刺活检（needle biopsy of the prostate） 用于判断前列腺结节或其他部位异常的良恶性病变。有直肠和会阴部两种途径。

2. 器械检查患者的护理

（1）检查前护理

1）做好告知 器械检查属创伤性检查，术前应向患者简要介绍器械检查的方法、目的和注意事项，以助于患者克服紧张、恐惧心理，使患者能主动配合检查。

2）排空膀胱 除导尿和单纯尿流动力学测定外，其他各项检查患者应在检查前排空膀胱。可适当使用镇静剂或尿道表面麻醉。

3）物品准备 准备好一切检查所需物品，如消毒导尿包、导尿管、膀胱冲洗液，并保证电源及其他物品供应。

4）严格无菌操作 检查前患者应清洁外阴，消毒尿道口和会阴部，操作过程中严格遵循无菌操作原则。

5）操作时动作宜轻柔，予充足的润滑剂 忌用暴力，以减轻患者痛苦和避免损伤。

（2）检查后护理

1）鼓励患者多饮水 内腔镜检查和尿道探查后，患者大多有肉眼血尿和尿路刺激征，2~3日后可自愈。应鼓励患者多饮水，增加尿量，达到冲洗尿道的作用。

2）密切观察 注意观察有无血尿、疼痛、感染的发生。

3）处理并发症 若发生严重损伤、出血、尿潴留或发热等，应留院观察、输液和应用抗生素，必要时留置导尿或膀胱造瘘。

【影像学检查与护理】

1. X 线检查

（1）尿路平片（plain film of kidney-ureter-bladder，KUB） 常用于肾、输尿管、膀胱区的检查，是泌尿系统常用的初查方法。尿路平片可以观察肾脏的轮廓、位置、大小、腰大肌阴影，以及骨性改变，如脊柱侧弯、肿瘤骨转移、钙化和尿路结石等。侧位片有助于确定不透光阴影的位置。如腰大肌阴影消失，提示腹膜后炎症或肾周围感染。摄片前应做肠道准备，清除肠道内的气体和粪便，防止肠道内积气和粪块影响影像的清晰度，确保平片质量。

（2）排泄性尿路造影（excretory urogram）　即静脉尿路造影（intravenous urography，IVU），是经静脉注入有机碘化物的水溶液如泛影葡胺等造影剂，分别于注射后 5 分钟、15 分钟、30 分钟和 45 分钟摄片，观察双侧肾、输尿管和部分充盈的膀胱情况，可显示尿路形态是否规则，有无扩张、推移、压迫和充盈缺损等；并可了解两侧肾功能。肾功能良好者在注射造影剂 5 分钟后即显影，10 分钟后显示双侧肾、输尿管和部分充盈的膀胱。

禁忌证：①严重肝、肾、心血管疾病和甲状腺功能亢进者。②造影剂过敏者。③妊娠。

（3）逆行肾盂造影（retrograde pyelography，RP）　经膀胱尿道镜行输尿管插管注入有机碘造影剂，以观察肾盂、输尿管和膀胱的形态，适用于排泄性尿路造影显影不清楚或禁忌者。造影剂浓度根据病情而定。

禁忌证：急性尿路感染和尿道狭窄。

（4）顺行肾盂造影（anterograde pyelography）　在 B 超引导下用长针在腰背部肾区进行肾盂、肾盏穿刺，并注入造影剂，观察上尿路形态。适用于排泄性尿路造影显影不良、逆行肾盂造影失败或有禁忌而疑为上尿路梗阻性病变等。还可用此法行肾穿刺造瘘。

（5）膀胱造影（cystography）　经导尿管注入 10%~15% 有机碘造影剂 150~200mL，以显示膀胱形态及其病变。若有膀胱肿瘤可显示充填缺损，膀胱憩室能被发现。排泄性膀胱尿道造影可显示尿道病变及膀胱输尿管回流道病变。若严重尿道狭窄不能行留置导尿管者，可采用经耻骨上膀胱穿刺注射造影剂的方法进行排泄性膀胱尿道造影，以判断狭窄程度和长度。

（6）血管造影（angiography）　血管造影的方法有直接穿刺、经皮动脉穿刺插管、选择性肾动脉造影和数字减影血管造影（DSA）等方法。适用于肾血管疾病、肾损伤、肾实质肿瘤等检查及对肾肿瘤进行栓塞治疗。数字减影血管造影（DSA）先摄平片，通过除去平片上的阴影，如肋骨、脊椎和消化道气体等影响显像的因素，可清晰地显示血管影像，包括肾实质内 1mm 直径的血管，精确诊断肾动脉及其分支疾病。

禁忌证：①同其他排泄性尿路造影的禁忌证。②有出血倾向的患者。

（7）淋巴造影　经足背淋巴管注入碘苯酯，以显示腹股沟、盆腔、腹膜后淋巴结和淋巴管。主要用于了解膀胱癌、阴茎癌、睾丸肿瘤、前列腺癌的患者有无淋巴结转移和淋巴管梗阻，以及了解乳糜尿患者的淋巴系统通路。

（8）电子计算机 X 线体层扫描（CT）　适用于肾实质性和囊性疾病的鉴别诊断；确定肾损伤范围和程度；肾、膀胱、前列腺癌的分期和肾上腺肿瘤的诊断。

2. 核磁共振扫描（MRI）　通过三个切面观察图像，组织分辨率更高，不需造影剂，无 X 线辐射。对男性生殖系统肿瘤的诊断和分期、肾囊肿的性质鉴别、肾上腺肿瘤的诊断等，能提供较 CT 更为可靠的依据。体内有起搏器或金属植入物的患者不能做 MRI 检查。

（1）核磁共振血管成像（MRA）　适用于肾动脉瘤、肾动脉狭窄、肾静脉血栓形成；肾癌，特别是了解侵犯肾血管的情况，以及肾移植术后血管通畅情况。

（2）核磁共振尿路成像（MRU）　核磁共振尿路成像是一种磁共振水成像。无需造影剂和插管便可显示肾盏、肾盂、输尿形态和结构，是了解上尿路梗阻的无创检查。

3. 影像检查患者的护理

（1）检查前护理措施

1）饮食护理　检查前一日进少渣饮食，禁食高原子序数的药物（如含铋、铁的药物）和能使胃肠胀气的食物（如豆类或粗纤维的菜类等）。

2）体位护理　一般为平卧位、站立位。做肾穿刺造影时，选俯卧、侧卧或坐卧位。

3）胃肠道准备　检查前一日晚上口服缓泻剂，如番泻叶、液状石蜡、酚酞等，使肠道排空。前一日晚清洁灌肠。排泄性尿路造影（IVU）限水 6~12 小时。

4）碘过敏试验　行泌尿系造影检查前，一般应行碘过敏试验。采用静脉内试验，试验前准备抢救药品及物品，常规注射 30% 造影剂 1mL，观察 10 分钟，如出现恶心、呕吐、胸闷、眩晕、心慌、荨麻疹等则为过敏。同时要注意迟发反应的观察。对离子型造影剂过敏者，可选用非离子型造影剂。

5）检查时注射造影剂压力不宜过大，速度不宜过快，以免引起患者疼痛。

（2）检查后护理

1）鼓励患者多饮水，促进造影剂的排泄，保护肾功能。

2）造影后多数患者出现腰痛，有的可出现绞痛、恶心、呕吐，一般在 1~2 日后缓解。若疼痛明显，可遵医嘱用解痉止痛剂。

3）检查后 1~2 日内有肉眼血尿的患者，嘱多饮水，必要时遵医嘱给予止血药物。

4）注意尿量的观察，有无少尿或无尿的发生。

5）遵医嘱应用抗生素，预防感染的发生。

6）肾动脉造影后，平卧 24~48 小时，穿刺处沙袋压迫 6 小时或腹带加压包扎止血，注意尿量、颜色，每小时观察足背动脉搏动情况，以及皮肤温度、皮肤颜色、感觉和运动情况，以便尽早发现肾脏损害和动脉栓塞。

【超声波检查】

1. B 型超声检查　已广泛用于肾、肾上腺、膀胱、前列腺、精囊、阴囊等疾病的检查。临床上可用于测量膀胱容量、残余尿、前列腺大小；确定肾肿块性质、结石和肾积水，并可在超声引导下进行实质器官的穿刺活检。但超声检查有时受骨骼、气体等干扰而影响诊断的正确性。对禁忌做排泄性尿路造影或不宜接受 X 线检查者更有意义。

2. 多普勒超声检查　可测定血管走向，显示血管内血流情况和计算阻力指数，用于诊断肾血管疾病和睾丸扭转、移植肾排异的鉴别等。

3. 腔内超声检查　将特殊探头在膀胱或直肠内做 360° 旋转，以助于对膀胱和前列腺疾病的诊断及肿瘤的分期、前列腺穿刺活检。

【放射性核素检查】

1. 放射性核素显像（radionuclide imaging）　是通过体内器官对放射性示踪剂的吸收、分泌和排泄过程而显示其形态和功能，以助于疾病的诊断、疗效评价和随访。检查项目有：

（1）肾图（nephrogram）　以 ^{131}I 作为示踪剂，经静脉注入体内，是用于测定肾小管分泌功能和显示上尿路有无梗阻的常用方法。肾图曲线分三段：A 段为血管段，曲线急剧上升，表示肾血管的放射性总和；B 段为分泌段，曲线缓慢上升，反映有效血容量和肾小管分泌功能；C 段为排泄段，曲线逐渐下降，反映尿路通畅和尿排出率情况（图 35-1）。当 C 段曲线持续上升达 15 分钟而不降时为梗阻。为鉴别梗阻性质，可做利尿肾图，即静脉注射呋塞米 0.5mg/kg 后，继续测定 15 分钟。若注射后

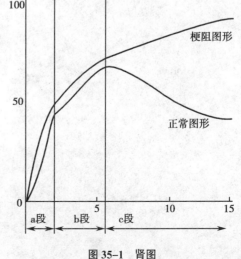

图 35-1　肾图

NOTE

3~6 分钟内呈陡坡状下降，提示为功能性因素或仍具有代偿功能；若注射后无反应，则为机械性梗阻或已失去代偿功能（图 35-2）。

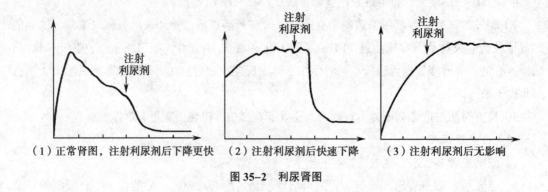

（1）正常肾图，注射利尿剂后下降更快　（2）注射利尿剂后快速下降　（3）注射利尿剂后无影响

图 35-2　利尿肾图

（2）肾显像　分为静态显像和动态显像。静态显像仅显示核素在肾内的分布图像；动态显像显示肾吸收、浓集和排出的全过程。通过显像清晰度、核素分布特征、显像和消退时间，可显示肾形态、大小及有无占位病变等；并可计算肾、膀胱排泄系数，了解肾功能，测定肾小球滤过率和有效肾血流量。

（3）肾上腺皮质和髓质核素显像　对肾上腺疾病的诊断有一定诊断价值。

（4）阴囊显像　用于诊断睾丸扭转或精索内静脉曲张等。

（5）骨显像　可显示全身骨骼系统有无肿瘤转移，尤其对判断肾癌、前列腺癌的骨转移有意义。

案例讨论

患者，男性，72 岁。2.5 小时前因家庭聚会而饮酒，酒后出现尿胀无法排解。予 120 急救送至急诊科。医护人员了解到患者平时有尿频、排尿犹豫、尿线无力、排尿困难及夜尿增多现象，查体可见膀胱区明显膨隆。

问题：

1. 试分析该患者出现了哪项排尿改变？

2. 试分析应对该患者采取哪些护理措施？

第三十六章 泌尿系统损伤患者的护理

导学

内容与要求 泌尿系统损伤患者的护理包括肾损伤、膀胱损伤和尿道损伤三部分内容。通过本章的学习，应掌握肾损伤、膀胱损伤和尿道损伤的临床表现、处理原则、护理措施及健康教育。熟悉肾损伤、膀胱损伤和尿道损伤的概念、辅助检查及护理评估。

重点与难点 肾损伤、膀胱损伤和尿道损伤的临床表现、处理原则、护理措施及健康教育。

泌尿系统包括上尿路和下尿路。上尿路包括肾和输尿管，下尿路包括膀胱和尿道。泌尿系统损伤包括肾损伤（injury of kidney）、输尿管损伤、膀胱损伤和尿道损伤。其中以男性尿道损伤最多见，肾损伤和膀胱损伤次之，输尿管损伤最少。泌尿系统损伤的主要表现为出血和尿外渗，严重时可引起休克、感染、脓毒血症等。如处理不当，可并发尿瘘和尿道狭窄。

第一节 肾损伤

肾深藏于肾窝，质地脆，包膜薄，周围有骨质结构，受到肋骨、腰肌、脊椎和前面的腹壁、腹腔内脏器及上面膈肌的保护，正常肾有一定的活动度，故不易受损。一旦受暴力打击，如肋骨骨折的断端可穿入肾实质而使肾受到损伤。多见于成年男子。

肾损伤常是严重多发损伤的一部分。肾损伤的发生率在上升，其原因有交通事故、剧烈竞技运动、暴力性犯罪。

【病因】

1. 开放性损伤 是指肾损伤与外界相通。因弹片、枪弹、刀刃等锐器致伤，常合并胸、腹部等其他组织器官的损伤。

2. 闭合性损伤 是指肾损伤与外界不相通，可因直接暴力、间接暴力和其他因素所导致。

（1）直接暴力 撞击、跌打、挤压、肋骨或椎骨横突骨折等，直接使肾区致伤。

（2）间接暴力 高处坠落时发生的对冲伤、突然暴力扭转所致。

（3）肾本身病变 如肾积水、肾肿瘤、肾结核或肾囊性疾病等，有时极轻微的创伤亦可造成肾损伤。

（4）医源性因素 在医疗操作中，如肾穿刺、腔内泌尿外科检查或治疗时也可能发生肾损伤。

【病理生理】 临床上多见闭合性肾损伤，根据损伤的程度，可分为以下类型：

1. 肾挫伤 为肾实质挫伤或微小血管破裂，可形成肾瘀斑或包膜下血肿，但肾被膜和肾

NOTE

盂黏膜完整，临床大多能自愈。

2. 肾部分裂伤 肾实质部分裂伤伴有肾包膜破裂或肾盂肾盏黏膜破裂，可形成被膜下血肿、肾周血肿或明显肉眼血尿。

3. 肾全层裂伤 肾实质深度裂伤，外及肾包膜，内达肾盂肾盏黏膜，可引起广泛的肾周血肿、严重血尿和尿外渗。

4. 肾蒂损伤 肾蒂血管部分或全部撕裂时，可引起严重大出血，常来不及诊治即已死亡。

5. 晚期病理改变 ① 血肿及尿外渗致继发感染；② 持续的尿外渗形成假性尿囊肿；③ 血肿及尿外渗引起周围组织纤维化，压迫肾盂及输尿管，导致肾积水；④ 损伤致部分肾实质缺血或肾蒂周围组织纤维化，压迫肾动脉致其狭窄，引起肾血管性高血压；⑤ 开放性肾损伤有发生动静脉瘘或假性肾动脉瘤的可能。

【临床表现】 肾损伤的临床表现与损伤程度有关，尤其在合并其他器官损伤时，肾损伤的症状易被忽视。故肾损伤的严重程度有时与症状不成比例。其主要症状有休克、血尿、疼痛、腰腹部肿块、发热等。

1. 症状

（1）血尿 肾损伤患者大多有血尿。肾挫伤时血尿轻微，严重肾裂伤则呈大量肉眼血尿。血尿与损伤程度可不一致，血块堵塞输尿管、肾盂或输尿管断裂、肾蒂血管断裂、肾动脉血栓形成时，血尿可不明显，甚至无血尿。

（2）疼痛 创伤、出血和尿外渗时，包膜张力增加，肾周围软组织损伤，可引起肾区、腹部疼痛；血块阻塞输尿管，可引起肾绞痛；血尿渗入腹腔或伴有腹部器官损伤时，可刺激腹膜，引起腹痛及腹膜刺激征。

2. 体征 出血及尿液外渗可使肾周围组织肿胀，形成腰腹部包块，可有明显触痛和肌紧张。

3. 并发症

（1）休克 依肾损伤程度而定。严重肾损伤或合并其他脏器损伤时，可出现休克。

（2）感染与发热 血肿、尿外渗易继发感染，甚至导致肾周脓肿或化脓性腹膜炎，并伴有发热等全身中毒症状，严重者可发生感染性休克。

【辅助检查】

1. 实验室检查 尿常规检查可见大量红细胞。血红蛋白与血细胞比容持续降低，说明有活动性出血。若白细胞增多，应注意有无并发感染。

2. 影像学检查

（1）排泄性尿路造影 可评价肾损伤的范围、程度和对侧肾功能。

（2）B超检查 可了解肾损伤程度及对侧肾情况。

（3）CT、MRI检查 可显示肾皮质裂伤、尿外渗和血肿范围，显示无活力的肾组织，并可了解肾与周围组织和腹腔内脏器的关系。

知识链接：肾脏探查的指征

1. 严重的血流动力学不稳定，危及伤者生命时，为绝对手术探查指征。

2. 因其他原因行剖腹探查时，有下列情况时应行肾脏探查：① 肾周血肿进行性增大或肾周血肿具有波动性时；② 术前或术中造影发现肾不显影，或伴有其他异常时；③ 如果肾显影良好，且损伤分级明确，可暂缓行肾探查术。

3. Ⅳ、Ⅴ级肾损伤 Ⅴ级肾损伤推荐行肾探查术。极少数报道认为Ⅴ级肾实质伤可以进行保守治疗。对Ⅳ级损伤是否探查有争议，如血流动力学不稳定则应探查。

　　4. 开放性肾损伤　多需行肾探查术。Ⅲ级及以上肾刺伤的预后判断较为困难，保守疗法常伴有较高的并发症发生率。

　　5. 肾脏有其他异常、肾显影不良或怀疑有肾肿瘤时，则肾外伤既使较轻也推荐行肾探查术。

（那彦群. 2011版泌尿外科疾病诊断治疗指南［M］.北京：人民卫生出版社，2011.）

【治疗原则】

1. 非手术治疗

（1）紧急处理　有大出血、休克的患者，需迅速采取措施抢救，观察生命体征，进行输血、复苏，同时明确有无合并其他器官损伤，做好手术探查的准备。

（2）绝对卧床休息2~4周，3个月内不宜参加体力劳动。

（3）抗休克、输血、输液，补充血容量，维持水、电解质平衡。

（4）应用广谱抗生素，预防感染。

（5）使用止痛、镇静和止血药物。

2. 手术治疗

（1）适应证

1）所有开放性肾损伤者。

2）闭合性肾损伤　① 经积极抗休克治疗后生命体征仍无好转者；② 伤后24~48小时血尿无减轻或腹部包块逐渐增大者；③ 疑有腹腔内脏损伤者；④ 明显尿外渗和继发感染者。

（2）方法　包括肾修补术、肾部分切除术、肾切除术。

3. 紧急处理　大出血、休克的患者需迅速抢救。密切观察生命体征，予以输液、复苏，尽快进行必要的检查，以确定肾损伤的范围、程度及有无合并其他脏器损伤，同时作好急诊手术探查的准备。

【护理评估】

（一）术前评估

1. 健康史　了解患者的年龄、性别、职业及运动爱好等；了解受伤史，包括受伤的原因、时间、地点、部位，暴力性质、强度和作用部位，受伤至就诊期间的病情变化及就诊前采取的急救措施。

2. 身体状况　① 局部：有无腰、腹部疼痛、肿块和血尿等，有无腹膜炎的症状与体征；② 全身：患者的血压、脉搏、呼吸、体温、尿量及尿色的变化情况，有无休克征象；③ 辅助检查：血、尿常规检查结果的动态情况，影像学检查有无异常发现。

3. 心理和社会支持状况　家属和患者对伤情的认知程度、对突发事故及预后的心理承受能力、对治疗费用的承受能力和对疾病治疗的知晓程度。

（二）术后评估

1. 伤口　伤口愈合情况，引流管是否通畅。

2. 并发症　有无出血、感染等并发症。

【常见护理诊断／问题】

1. 焦虑／恐惧　与外伤打击、害怕手术和担心预后不良等有关。

2. 组织灌流量改变　与肾裂伤、肾蒂裂伤或其他脏器损伤引起的大出血有关。

3. 潜在并发症　包括感染。

【护理措施】

（一）术前护理

1. 心理护理　主动关心、安慰患者及其家属，稳定情绪，减轻焦虑与恐惧。加强交流，解释肾损伤的病情发展情况、主要的治疗护理措施，鼓励患者及家属积极配合各项治疗和护理工作。

2. 休息　绝对卧床休息 2~4 周，待病情稳定、血尿消失后可离床活动。通常损伤后 4~6 周，肾挫裂伤才趋于愈合，下床活动过早、过多，有可能再度出血。

3. 病情观察　① 定时测量血压、脉搏、呼吸，并观察其变化；② 观察尿液颜色的深浅变化，若血尿颜色逐渐加深，说明出血加重；③ 观察腰、腹部肿块的大小变化；④ 动态监测血红蛋白和血细胞比容变化，以判断出血情况；⑤ 定时观察体温和血白细胞计数，判断有无继发感染；⑥ 观察疼痛的部位及程度。

4. 维持体液平衡、保证组织有效灌流量　建立静脉通道，遵医嘱及时输液，必要时输血，以维持有效循环血量。合理安排输液种类，以维持水、电解质及酸碱平衡。

5. 感染的预防与护理　① 保持伤口清洁、干燥，敷料渗湿时及时更换；② 遵医嘱应用抗生素，并鼓励患者多饮水；③ 若患者体温升高、伤口处疼痛并伴有血白细胞计数和中性粒细胞比例升高，尿常规示有白细胞时，多提示有感染，应及时通知医师并协助处理。

6. 术前准备　有手术指征者，在抗休克治疗的同时，紧急做好各项术前准备。完善术前检查，除常规检查外，应注意患者的凝血功能是否正常。备皮、配血，条件允许时，术前行肠道清洁。

（二）术后护理

1. 休息　肾部分切除术后患者绝对卧床 1~2 周，以防继发性出血。

2. 严密观察病情　及早发现出血、感染等并发症。

（三）健康教育

1. 休息与活动　非手术治疗、病情稳定后的患者，出院后 3 个月内不宜从事重体力劳动或剧烈运动。

2. 保护健肾　行肾切除术后的患者须注意保护健肾，防止外伤，不使用对肾功能有损害的药物，如氨基糖苷类抗生素等。

第二节　膀胱损伤

膀胱损伤（injury of bladder）是指膀胱壁在受到外力的作用下发生膀胱浆膜层、肌层、黏膜层的破裂，引起膀胱腔完整性破坏，血尿外渗。膀胱排空时位于骨盆深处，受到周围组织的保护，除贯通伤或骨盆骨折外，一般不易受伤。膀胱充盈时，伸展至下腹部，易遭外力撞击而损伤。

【病因】

1. 开放性损伤　由弹片、子弹或锐器贯通所致，常合并其他脏器损伤，形成腹壁尿瘘、膀胱直肠瘘等。

2. 闭合性损伤　膀胱充盈时，下腹部遭撞击、挤压，或骨盆骨折刺破膀胱壁。

3. 医源性损伤　因膀胱镜检查、尿道扩张、尿道手术和下腹部手术造成的膀胱破裂及损伤。

【病理与分型】

1. 膀胱挫伤　损伤限于黏膜或肌层，无膀胱穿孔和尿外渗，表现为局部出血或形成血肿，仅有镜下血尿或轻微肉眼血尿。

2. 膀胱破裂　分为三型：① 腹膜外型：破裂处位于膀胱前侧壁近膀胱颈部，裂孔不与腹腔相通，尿外渗和血肿位于膀胱颈周围及耻骨后间隙。② 腹膜内型：破裂处位于膀胱颈部和后壁，裂孔与腹腔相通，尿液流入腹腔易引起尿性腹膜炎。③ 混合型：同时存在腹膜内型和腹膜外型膀胱破裂，多由火器利刃伤所致，为复合型损伤。（见图 36-1）

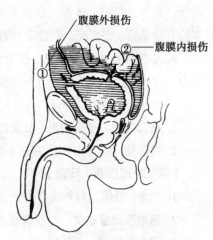

图 36-1　膀胱损伤

【临床表现】

1. 症状

（1）血尿和排尿困难　膀胱壁全层破裂时，由于尿外渗到膀胱周围或腹腔内，虽有尿意，但不能排尿或仅排出少量血尿。当有血块堵塞时，则无尿液自尿道排出。

（2）腹痛　腹膜外型膀胱破裂，可导致尿液外渗，刺激腹膜及盆腔组织，从而引起下腹疼痛、压痛、腹肌紧张、腹胀等症状。腹膜内型膀胱破裂则易引起腹膜炎症状。

2. 体征　膀胱挫伤患者常无明显体征，膀胱破裂者在体检时则会发现相应体征，触诊下腹部压痛、肌紧张，叩诊呈移动性浊音，直肠指诊触到直肠前壁饱满感，则提示腹膜外型膀胱破裂，全腹压痛及反跳痛提示腹膜内型膀胱破裂，发现尿液自伤口处流出，则提示开放性膀胱损伤。

3. 并发症

（1）休克　多为合并损伤，如骨盆骨折等引起大出血所致。患者表现为面色苍白、皮肤湿冷和血压下降等休克症状。

（2）尿瘘　尿液由膀胱经不正常通道自行流出，称尿瘘。膀胱破裂与体表、直肠或阴道相通时，可引起伤口漏尿、膀胱直肠瘘或膀胱阴道瘘。

【辅助检查】

1. 实验室检查　尿常规可见肉眼血尿，镜下红细胞满视野。

2. 影像学检查　膀胱造影可见造影剂漏至膀胱外。

3. 特殊检查　导尿及测漏试验：经导尿管注入生理盐水 200mL，5 分钟后吸出，若液体进出量差异很大，提示膀胱破裂。

【治疗原则】

1. 非手术治疗

（1）紧急处理　抗休克治疗，输血、输液、止痛、止血，尽早使用抗生素预防感染。

（2）留置导尿管　膀胱挫伤或早期较小的膀胱破裂一般无需手术，留置导尿管持续通畅引流尿液 7~10 日，可自行愈合。

2. 手术治疗　严重膀胱损伤伴出血及尿外渗，宜尽早手术，目的是修补膀胱，清除外渗尿液，处理其他合并伤；同时做膀胱造瘘或留置导尿管。

【护理评估】

（一）术前评估

1. 健康史　了解患者的年龄、性别、职业及运动爱好等；了解受伤史，包括受伤的原因、时间、地点、部位，暴力性质、强度和作用部位，受伤至就诊期间的病情变化及就诊前采取的急救措施。

2. 身体状况　① 局部：有无下腹部疼痛，有无腹膜炎的症状与体征等；② 全身：患者的血压、脉搏、呼吸、体温、尿量及尿色的变化情况，有无休克征象；③辅助检查：血、尿常规检查结果的动态情况，影像学检查有无异常发现。

3. 心理和社会支持状况 患者和家属对伤情的认知程度、对突发事故及预后的心理承受能力、对治疗费用的承受能力和对疾病治疗的知晓程度。

（二）术后评估

1. 伤口 伤口愈合情况，引流管是否通畅。

2. 并发症 有无出血、感染等并发症。

【常见护理诊断／问题】

1. 焦虑／恐惧 与外伤打击、害怕手术等有关。

2. 组织灌流量改变 与膀胱破裂、骨盆骨折损伤血管引起出血、尿外渗或腹膜炎有关。

3. 潜在并发症 包括感染。

【护理措施】

（一）非手术治疗护理／术前护理

1. 心理护理 主动关心、安慰患者及家属，稳定情绪，减轻焦虑与恐惧。加强交流，解释膀胱损伤的病情发展和预后、主要的治疗护理措施，鼓励患者及家属积极配合各项治疗和护理工作。

2. 维持体液平衡、保证组织有效灌流量 ①密切观察病情：定时测量患者的呼吸、脉搏、血压，准确记录尿量；②输液护理：遵医嘱及时输液，必要时输血，以维持有效循环血量和水、电解质及酸碱平衡，注意保持输液管路通畅，观察有无输液反应。

3. 感染的预防与护理 ①伤口护理：保持伤口的清洁、干燥，敷料浸湿时及时更换；②尿管护理：保持尿管引流通畅，观察尿液的量、颜色和性状，保持尿道口周围清洁、干燥，尿管留置7~10日后拔除；③遵医嘱应用抗生素，并鼓励患者多饮水；④及早发现感染征象：若患者体温升高、伤口疼痛并伴有血白细胞计数和中性粒细胞比例升高，尿常规示有白细胞时，多提示感染，及时通知医师并协助处理。

4. 术前准备 有手术指征者，在抗休克治疗的同时，紧急做好各项术前准备。完善术前检查：除常规检查外，应注意患者的凝血功能是否正常。备皮、配血，条件允许时，术前行肠道清洁。

（二）术后护理

1. 严密观察病情 及早发现出血、感染等并发症。

2. 膀胱造瘘管护理 保持引流管通畅，防止逆行感染；注意观察引流液的量、色、性状及气味；保持造瘘口周围清洁、干燥。膀胱造瘘管一般留置10日左右拔除，拔管前需先夹闭此管，待患者的排尿情况良好后再行拔管，拔管后用纱布堵塞并覆盖造瘘口。

（三）健康教育

1. 膀胱造瘘或留置导尿管在拔出之前要夹闭导尿管，以使膀胱扩张到一定的容量，达到训练膀胱功能的目的后再拔出导管。

2. 膀胱破裂合并骨盆骨折者有部分患者发生勃起功能障碍，患者在伤预后需加强训练心理性勃起及采取辅助性治疗。

第三节 尿道损伤

尿道损伤（injury of urethra）是泌尿系统最常见的损伤，多见于男性。成年男性尿道约长20cm左右，管径平均为0.5~0.7cm。尿生殖膈将男性尿道分为前后两部分。前尿道包括阴茎头部、悬垂部和球部三部分，后尿道包括膜部和前列腺部两部分。损伤部位常在尿道球部和膜部，早期处理不当易产生尿道狭窄（urethral stricture）、尿瘘（urinary fistula）等严重的并发症和后遗症。

【病因与分类】

1. 按损伤部位　分为前尿道损伤和后尿道损伤。

（1）前尿道损伤　尿道球部最易损伤。多为骑跨伤，常为高处跌下，会阴部跨压在硬物上，将尿道挤压向耻骨联合下方，造成尿道损伤。

（2）后尿道损伤膜部　最易损伤。常见于骨盆骨折，尿生殖膈移位产生剪切暴力，使膜部尿道撕裂、撕断。耻骨前列腺韧带撕裂致前列腺向后上方移位。

2. 按损伤是否与外界相通　分为开放性损伤和闭合性损伤。

（1）开放性损伤　常因弹片、锐器伤所致，多伴有阴茎、阴囊、会阴部贯通伤。

（2）闭合性损伤　常因外来暴力所致，多为挫伤或撕裂伤。若会阴部骑跨伤时将尿道挤向耻骨联合下方，可引起尿道球部损伤；若骨盆骨折可引起尿生殖膈移位产生剪切力，使膜部尿道撕裂或撕断；若经尿道器械操作不当可引起球、膜部交界处尿道损伤。

【病理】

1. 前尿道损伤　当尿道球部损伤时，血液和尿液因渗入会阴浅筋膜包绕的会阴浅袋，可导致会阴、阴囊、阴茎和下腹壁肿胀、淤血。（图36-2）如处理不当或不及时，可引起广泛皮肤、皮下组织坏死、感染和脓毒症。

2. 后尿道损伤　当骨盆骨折致尿道膜部断裂时，尿液可沿前列腺尖处外渗至耻骨后间隙和膀胱周围。（图36-3）如有耻骨前列腺韧带撕裂，则前列腺向后上方移位。骨折端及血管丛损伤可引起大出血，在前列腺和膀胱周围形成大血肿。当后尿道断裂后，尿液可沿前列腺尖处外渗到耻骨后间隙和膀胱周围。

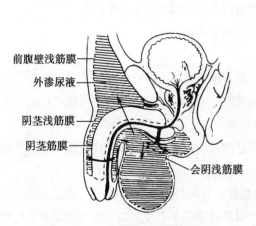

图 36-2　前尿道损伤的尿液外渗

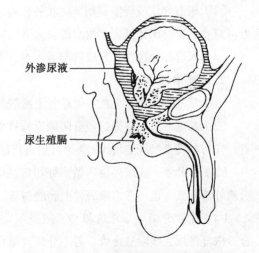

图 36-3　后尿道损伤的尿液外渗

【临床表现】

1. 症状

（1）尿道流血和血尿　前尿道损伤表现为尿道外口流血，后尿道损伤表现为可无尿道口流血或仅少量血液流出。

（2）疼痛和血肿　会阴部疼痛伴血肿，排尿时疼痛加剧。前尿道损伤表现为阴茎部肿胀，呈暗紫色；后尿道前列腺部损伤，表现为下腹部疼痛，局部肌紧张、压痛。随着病情发展，会出现腹胀和肠鸣音减弱。

（3）排尿困难和尿潴留　尿道损伤处有出血、水肿、尿道断裂，因疼痛而致尿道括约肌反射性痉挛，可出现排尿困难和尿潴留。

2. 体征　骨盆骨折后尿道口有出血且不能排尿，会阴部血肿，直肠指检前列腺向上移位、有浮动感，直肠前壁扪及软性肿块，可诊断后尿道损伤。

3. 并发症

（1）休克　严重尿道损伤，尤其是骨盆骨折后的尿道损伤，可因大量出血而引起创伤性、失血性休克。

（2）尿外渗　前尿道损伤时，尿可外渗至会阴、阴囊、阴茎和下腹部；后尿道损伤时，尿可外渗至膀胱周围、耻骨后和腹膜外间隙。

【辅助检查】

1. 影像学检查　可显示尿道损伤部位及程度，尿道断裂可有造影剂外渗，尿道挫伤则无造影剂外渗。

2. 导尿试验　在严格无菌操作下轻缓插入导尿管，若顺利进入膀胱，说明尿道连续而完整。若一次插入困难者，不应勉强反复试插，以免加重局部损伤和导致感染。后尿道损伤若伴骨盆骨折时一般不易导尿。

【治疗原则】

1. 非手术治疗

（1）紧急处理　尿道球海绵体严重出血，应压迫止血，并及早手术。骨盆骨折者，勿随意搬动，且需平卧，以免加重损伤。积极进行抗休克治疗。尿潴留不宜导尿或未能立即手术者，可行耻骨上膀胱穿刺排出膀胱内尿液。勿粗暴插导尿管，以免加重损伤及导致感染。

（2）应用抗生素预防感染。

（3）尿道挫伤或轻度裂伤、症状较轻者，尿道连续性存在，一般不需特殊治疗，尿道损伤处可自愈。宜卧床休息，多饮水稀释尿液，减少刺激，必要时留置导尿管 7 日。

（4）尿道部分裂伤、导尿管能插入者，需留置导尿管 7~14 日。

2. 手术治疗

（1）尿道裂伤导尿失败　做耻骨上膀胱造瘘，尿道损伤处多可自行愈合。

（2）尿道断裂　立即行经会阴尿道修补术或断端吻合术，并留置导尿管 2~3 周。病情严重者，先行耻骨上膀胱造瘘术，3 个月后再行尿道修补术。

（3）尿外渗　在尿外渗区做多处切口，切口深达浅筋膜以下，留置多孔橡皮管引流，彻底引流外渗尿液。也可考虑做耻骨上膀胱造瘘。

（4）骨盆骨折致后尿道损伤　尿道不完全撕裂者，只做高位膀胱造瘘，一般在 3 周内愈合，恢复排尿，拔除造瘘管。若不能恢复排尿，则留置造瘘管 3 个月，二期施行解除尿道狭窄的手术。对部分病情不严重、骨盆尚稳定的患者，可施行尿道会师复位术，并留置导尿管 3~4 周；若患者排尿通畅，则可避免二期尿道吻合术。

3. 并发症的处理

（1）尿道狭窄　定期行尿道扩张术，以扩大和保持尿道通畅。对晚期发生的尿道狭窄，可用腔内技术经尿道切开或切除狭窄部的瘢痕组织，行尿道端端吻合术。

（2）直肠损伤　后尿道合并直肠损伤应立即修补，并做暂时性结肠造瘘。若并发尿道直肠瘘，应等待 3~6 个月再施行修补手术。

（3）骨盆骨折　宜卧床休息，悬吊牵引、手法复位和下肢骨牵引等。

【护理评估】

（一）术前评估

1. 健康史　了解患者的年龄、性别、职业及运动爱好等；了解受伤史，包括受伤的原因、时间、地点、部位，暴力性质、强度和作用部位，受伤至就诊期间的病情变化及就诊前采取的急救措施。

2. 身体状况　① 局部：有无下腹部疼痛，有无腹膜炎的症状与体征等；② 全身：患者的血压、脉搏、呼吸、体温、尿量及尿色的变化情况，有无休克征象；③ 辅助检查：血、尿常规检查结果的动态情况，影像学检查有无异常发现。

3. 心理和社会支持状况　患者和家属对伤情的认知程度、对突发事故及预后的心理承受能力、对治疗费用的承受能力和对疾病治疗的知晓程度。

（二）术后评估

1. 伤口　伤口愈合情况，引流管是否通畅。

2. 并发症　有无出血、感染等并发症。

【常见护理诊断／问题】

1. 恐惧／焦虑　与外伤打击、害怕手术和担心预后有关。

2. 组织灌流量改变　与创伤、骨盆骨折引起的大出血有关。

3. 排尿困难　与尿道损伤引起的局部水肿或尿道括约肌痉挛、尿道狭窄有关。

4. 潜在并发症　包括感染。

【护理措施】

（一）非手术治疗的护理／术前护理

1. 心理护理　尿道损伤以男性青壮年为主，常合并骨盆骨折、大出血，甚至休克，伤情重，故患者及家属的精神负担大，极易产生恐惧、焦虑心理。护士应主动关心、安慰患者及家属，稳定情绪，减轻焦虑与恐惧，告诉患者及家属尿道损伤的病情发展、主要的治疗护理措施，鼓励患者及家属积极配合。

2. 维持体液平衡、保证组织有效灌流量　① 迅速建立 2 条静脉通路：遵医嘱合理输液、输血，并确保输液通道通畅；② 急救止血：迅速止血是抢救的关键。骨盆骨折后易出血，短时间内可出现失血性休克。因此必须有效止血，及时进行骨折复位固定，减少骨折断端的活动，防止进一步损伤血管。

3. 感染的预防与护理　① 嘱患者勿用力排尿，避免引起尿外渗而致周围组织继发感染；② 保持伤口的清洁、干燥，敷料渗湿时应及时更换；③ 遵医嘱应用抗生素；鼓励患者多饮水，以起到稀释尿液、冲洗尿路的作用；④ 早期发现感染征象：尿道断裂后血、尿外渗容易导致感染；若患者体温升高、伤口处肿胀疼痛并伴有血白细胞计数和中性粒细胞比例升高、尿常规示有白细胞时，多提示感染，应及时通知医师并协助处理。

4. 密切观察病情　监测患者的神志、脉搏、呼吸、血压、体温、尿量、腹肌紧张度、腹痛、腹胀等的变化，并详细记录。

5. 骨盆骨折者　应卧硬板床，勿随意搬动，以免加重损伤。

6. 术前准备　有手术指征者，在抗休克的同时，紧急做好各项术前准备。完善常规检查，除常规检查外，应注意患者的凝血功能是否正常。备皮、配血，条件允许时，术前行肠道清洁。

（二）术后护理

1. 引流管护理

（1）尿管　尿道吻合术与尿道会师术后均留置尿管，引流尿液。

1）妥善固定　尿管一旦滑脱均无法直接插入，须再行手术放置，直接影响损伤尿道的愈合。妥善固定尿管、减缓翻身动作，防止尿管脱落。

2）有效牵引　尿道会师术后行尿管牵引，有利于促进分离的尿道断面愈合。为避免阴茎阴囊交界处尿道发生压迫性坏死，需掌握牵引的角度和力度。牵引角度以尿管与体轴呈 45° 为宜，尿管固定于大腿内侧；牵引力度以 0.5kg 为宜，维持 1~2 周。

3）引流通畅　血块堵塞是导致尿管堵塞的常见原因，需及时清除。可在无菌操作下，用注射器吸取无菌生理盐水冲洗、抽吸血块。

4）预防感染　严格无菌操作，定期更换引流袋。留置尿管期间，每日清洁尿道口。

5）拔管　尿道会师术后尿管留置时间一般为 4~6 周，创伤严重者可酌情延长留置时间。

（2）膀胱造瘘管　按引流管护理常规作好相应的护理。膀胱造瘘管留置 10 日左右拔除。

2. 尿外渗区切开引流的护理　保持引流通畅；定时更换切口浸湿敷料；抬高阴囊，以利外渗尿液吸收，促进肿胀消退。

（三）健康教育

1. 定期行尿道扩张术　经手术修复后，尿道损伤患者尿道狭窄的发生率较高，需要定期进行尿道扩张以避免尿道狭窄。尿道扩张术较为痛苦，应向患者说明该治疗的意义，鼓励患者定期返院行尿道扩张术。

2. 自我观察　若发现有排尿不畅、尿线变细、滴沥、尿液混浊等现象，可能为尿道狭窄，应及时来医院诊治。

案例讨论

某男，42岁。患者于6小时前从3米高处跌落，右腰部撞在地上一根木头上，当即右腰腹疼痛剧烈，伴恶心，神志一度不清。伤后排尿一次，为全程肉眼血尿，伴有血块。急送当地医院，经输液病情稳定后转入我院。平素体健，否认肝炎、结核病史，无药物过敏史。

体格检查：T:37.3℃, P:100 次/分, BP:96/60mmHg。发育营养中等，神清合作，痛苦病容。巩膜皮肤无黄染，头颅心肺未见异常。腹部稍膨隆，上腹部压痛、反跳痛，未扪及包块，移动性浊音（-），肠鸣音弱。右腰部大片皮下瘀斑，局部肿胀，右腰部触痛明显，膀胱区叩诊实音，尿道口有血迹。

辅助检查：① WBC 10.2×10^9/L, HGB 98g/L, 尿常规：RBC 满视野，WBC 0~2 个/高倍。② B 超：右肾影增大，结构不清，肾内回声失常，包膜不完整，肾周呈现大片环状低回声。③ 胸片正常问题：

1. 试分析该患者最可能的医疗诊断是什么？

2. 试分析目前主要的护理诊断/问题有哪些？

3. 若行手术治疗，试分析该患者术前需要做哪些准备？

第三十七章　尿石症患者的护理

　　尿路结石又称尿石症，是泌尿外科最常见的疾病之一，男性多于女性，男女之比约为3∶1，包括肾结石、输尿管结石、膀胱结石和尿道结石。按尿路结石所在的部位可分为上尿路结石和下尿路结石。上尿路结石是指肾和输尿管结石（renal andureteral calculi）；下尿路结石包括膀胱结石（vesical calculi）和尿道结石（urethral calculi），临床以上尿路结石多见。按病情可分为原发性结石和继发性结石。原发性结石指没有病理原因引起的结石，继发性结石是指继发于梗阻、前列腺增生、钙磷代谢异常、异物等疾病所致的结石。尿路结石发病有明显的地域性，在我国多见于长江以南，北方相对少见。临床表现以疼痛、血尿为主。近10年来对尿路结石的治疗有了很大的进展，90%左右的结石可以采用非手术治疗。

第一节　上尿路结石

　　上尿路结石，多见于男性青壮年，好发于21~50岁。以单侧多见，双侧占10%。肾或输尿管结石的典型症状主要表现为肾区疼痛和血尿。其程度与结石的大小、部位、是否活动及有无损伤、感染、梗阻等因素有关。极少数患者可长期无自觉症状，直至出现泌尿系感染或积水时才被发现。

　　【病因】　结石的病因极为复杂，形成原因大多不清楚。上尿路结石和下尿路结石的形成机制、病因、结石成分和流行病学有显著差异。上尿路结石大多数为草酸钙结石，下尿路结石中磷酸镁胺结石较多见。虽然有许多因素影响尿路结石的形成，但尿中形成结石晶体的盐类呈饱和状态，尿中抑制晶体形成物质不足和核基质的存在是形成结石的主要因素。

　　1. 流行病学因素　年龄、性别、职业、饮食成分和结构、水分摄入量、气候、代谢和遗传等多种因素均可对尿路结石的形成有影响。

　　2. 尿液因素

　　（1）尿中形成结石的物质排出过多　尿液中钙、草酸或尿酸排出量增加。长期卧床使骨质脱钙、代谢紊乱（如甲状旁腺功能亢进、特发性高尿钙症和肾小管酸中毒等）均可使尿钙排出增加；痛风、慢性腹泻及噻嗪类利尿剂可使尿酸排出增加；内源性合成草酸增加或肠道吸收草酸增加可引起高草酸尿症。

　　（2）尿pH改变　磷酸钙和磷酸镁胺结石易在碱性尿中形成，尿酸结石和胱氨酸结石易在酸性尿中形成。

（3）尿液浓缩　尿量减少致尿液浓缩时，尿中盐类和有机物质的浓度相对增高。

（4）尿中抑制晶体形成的物质不足　尿液中枸橼酸、焦磷酸盐、酸性黏多糖、肾钙素、某些微量元素等可抑制晶体的形成和聚集，这些物质的含量减少可促使结石形成。

3. 尿系统局部因素

（1）解剖结构异常　如尿路梗阻，可导致晶体或基质在引流较差部位沉积，尿液滞留继发尿路感染有利于结石形成。

（2）尿路感染　产生脲酶的细菌分解尿液中的尿素而产生氨，尿液碱化（pH ≥ 7.2）易使磷酸盐沉淀，细菌、感染产物及坏死组织可作为形成结石的核心。

（3）尿路异物　尿路内存有不可吸收的缝线、长期留置的导尿管可促使尿液中基质和晶体黏附，并易继发感染而诱发结石。

【病理生理】　尿路结石所致的病理生理改变与结石部位、大小、数目，是否有继发性炎症和梗阻的程度等因素有关。

1. 局部损伤　尿石可引起黏膜上皮水肿、溃疡、出血，长期刺激可发生癌变。尿道结石可导致尿道周围脓肿，破溃后形成尿道瘘。

2. 梗阻　尿石以上部位尿路梗阻，严重时可发生肾积水，导致肾实质萎缩，久之可使肾功能损害。膀胱结石间断或持续阻塞可致完全梗阻，引起无尿。

3. 感染　因梗阻、积水后肾内压力的改变，使血液供应及淋巴循环受到影响，加之尿液滞留，故细菌易于生长而引发感染。严重者可导致肾积脓和肾周围炎。尿道结石合并感染者常有排尿困难、脓尿和尿道口出血。结石引起的损伤、梗阻和感染，其中梗阻和感染可使结石增大，三者互为因果而加重泌尿系统的损害。

【临床表现】

1. 症状

（1）疼痛　结石大、移动小的肾盂和肾盏结石可引起上腹和腰部钝痛。结石活动大或引起输尿管完全性梗阻时，可出现肾绞痛，即突发的阵发性剧痛，从腰部开始，沿输尿管向下放射至下腹、外阴、大腿内侧，患者常表现出辗转不安、面色苍白、冷汗、恶心、呕吐等，可伴明显的肾区叩击痛。结石位于输尿管膀胱壁段和输尿管口处或结石伴发感染时，可有尿频、尿急、尿痛症状，尿道和阴茎头部呈放射痛。

（2）血尿　患者活动或绞痛后可出现肉眼或镜下血尿，以后者常见，由结石直接损伤肾或输尿管黏膜所致。有时活动后镜下血尿是上尿路结石的唯一临床表现。

（3）脓尿　因继发感染而出现脓尿，有的患者仅以脓尿为唯一症状就诊。若双侧上尿路结石引起完全梗阻时，可出现肾功能不全和无尿。

2. 体征　结石引起严重的肾积水时，可触到增大的肿块。

3. 并发症　继发急性肾盂肾炎（acute pyelonephritis）或肾积脓（pyonephrosis）时，可有发热、畏寒、脓尿和肾区压痛，双侧上尿路完全性梗阻时可导致无尿。

【辅助检查】

1. 实验室检查　尿常规检查可见有镜下血尿，有时可见较多的白细胞或结晶。运动前后尿常规检查，若运动后尿中红细胞多于运动前则有诊断意义。

2. 影像学检查

（1）X线检查　泌尿系平片能发现95%以上的结石。排泄性尿路造影可显示结石所致的肾结构和功能改变。透X线的尿酸结石可表现为充盈缺损。逆行肾盂造影常于其他方法不能确诊时采用。

（2）B超检查　结石表现为特殊声影。可发现平片不能显示的小结石和透X线结石，也可显示肾结构改变和肾积水等。不适宜做排泄性尿路造影时，如对造影剂过敏、孕妇、无尿或慢性肾功能衰竭等，可以此作为诊断方法之一。

（3）CT检查　能发现平片、排泄性尿路造影和超声检查不能显示的结石，或较小的输尿管中、下段结石。

3. 内镜检查　包括肾镜、输尿管镜、膀胱镜检查。通常在泌尿系平片未显示结石，排泄性尿路造影有充盈缺损而不能确诊时，借助于内镜可以明确诊断和进行治疗。

【治疗原则】

1. 非手术治疗　适用于结石小于0.6cm、无尿路梗阻和感染、肾功能正常者。

（1）饮水疗法　饮水可以增加尿量，降低尿中形成结石物质的浓度，减少晶体沉积。大量饮水配合利尿解痉药物，有利于结石排出。

（2）控制感染　根据尿细菌培养和药物敏感试验选用抗生素。

（3）调节尿pH值　口服枸橼酸钾、碳酸氢钠等碱化尿液，以治疗尿酸和胱氨酸结石。口服氯化铵可使尿液酸化，有利于防止感染性结石的生长。

（4）饮食调节　根据结石成分、生活习惯及条件，适当调整饮食。

（5）影响代谢的药物应用　别嘌呤醇可降低血和尿的尿酸含量，D-青霉胺、α 巯丙酰甘氨酸、乙酰半胱氨酸有降低尿胱氨酸及溶石作用。

（6）肾绞痛治疗　解痉止痛是主要的治疗方法，常用的解痉药物有阿托品、654-2；止痛药物有哌替啶、强痛定。

（7）体外冲击波碎石（extracorporeal shock wave lithotripsy, ESWL）　这是一种无痛、安全而有效的非侵入性治疗。通过X线、B型超声对结石进行定位，将冲击波聚焦后作用于结石。大多数上尿路结石均适用此法，最适于小于2.5cm的结石。碎石效果与结石部位、大小、性质、是否嵌顿等因素有关。结石体积过大，常需多次碎石，残余结石率高，若需再次治疗，间隔时间不少于7日。目前医学认为，频繁ESWL可能在若干年后会导致该侧肾功能障碍。

知识链接：尿石症中医中药排石治疗

以清热利湿，通淋排石为主，佐以理气活血、软坚散结。常用的成药有尿石通等；常用的方剂如八正散、三金排石汤和四逆散等。针灸疗法无循证医学的证据，可以作为辅助疗法。包括体针、电针、穴位注射等。常用穴位有肾俞、中脘、京门、三阴交和足三里等。

（叶章群. 2011版尿石症诊断治疗指南［M］.北京：人民卫生出版社，2011.）

---

2. 手术治疗

（1）非开放手术

1）输尿管镜取石或碎石术（ureteroscopic lithotomy or lithotripsy）　通常经尿道插入膀胱，沿输尿管直视下采用套石或取石。适用于因肥胖、结石梗阻、停留时间长而不能使用ESWL的中、下段输尿管结石和泌尿系平片不显影结石。

2）经皮肾镜取石或碎石术（percutaneous nephrostolithotomy，PCNL）　经腰背部细针穿刺直达肾盏或肾盂，扩张并建立皮肤至肾内的通道，插放肾镜，直视下取石或碎石。适用于直径大于2.5cm的肾盂结石和下肾盏结石，此法可与ESWI联合应用治疗复杂性肾结石。

3）腹腔镜输尿管取石（laparoscopic ureterolithotomy） 适用于直径大于 2cm 的输尿管结石，采用开放手术，或经 ESWL、输尿管镜手术失败者。

4）其他 经膀胱镜机械、液电效应、超声或弹道气压碎石取石。前尿道结石在麻醉下，注入无菌液状石蜡，压迫结石近端尿道并轻轻向远端推挤、钩取和钳出结石；后尿道结石在麻醉下，用尿道探条将结石轻轻推入膀胱，再按膀胱结石处理。

（2）开放手术 适用于结石远端存在梗阻、部分泌尿系畸形、结石嵌顿紧密、既往非手术治疗失败、肾积水感染严重或病肾无功能等尿路结石患者。

【护理评估】

（一）术前评估

1. 健康史 了解患者的年龄、性别、职业、居住地、生活环境、饮食特点及饮水习质；既往有无结石史，有无代谢和遗传性疾病，有无泌尿系统感染、梗阻性疾病，有无甲状旁腺功能亢进、痛风、肾小管酸中毒、长期卧床病史；止痛药物的使用情况。

2. 身体状况 ① 局部：评估疼痛的部位和程度，血尿的特点；肾绞痛的发作情况；患者的排尿情况和尿石的排出情况；② 全身：了解患者营养状态，有无继发感染；③ 辅助检查：实验室检查结果有无提示代谢异常或肾功能受损；评估影像学检查有无异常发现。

3. 心理和社会支持状况 评估患者是否担心尿石症的预后；是否了解该病的治疗方法；患者及家属是否知晓尿石症的预防方法。

（二）术后评估

1. 结石排出 了解患者结石排出情况。

2. 梗阻情况 尿路梗阻是否解除。

3. 肾功能 肾功能恢复情况。

4. 切口情况 切口愈合情况。

5. 并发症 有无发生尿路感染、"石街"形成等并发症。

【常见护理诊断／问题】

1. 疼痛 与结石刺激引起的炎症、损伤及平滑肌痉挛有关。

2. 知识缺乏 缺乏预防尿石症的知识。

3. 潜在并发症 包括感染、"石街"形成。

【护理措施】

（一）非手术治疗的护理

1. 缓解疼痛 嘱患者卧床休息，局部热敷，指导患者做深呼吸、放松以减轻疼痛。遵医嘱应用解痉止痛药物，并观察疼痛的缓解情况。

2. 鼓励患者大量饮水、多活动 大量饮水可稀释尿液、预防感染、促进排石。在病情允许的情况下，适当做一些跳跃运动或经常改变体位，有助于结石排出。

3. 病情观察 观察尿液颜色与性状、体温及尿液检查结果，及早发现感染征象。观察结石排出情况，做结石成分分析，以指导结石治疗与预防。

（二）体外冲击波碎石的护理

1. 术前护理

（1）心理护理 向患者及家属解释 ESWL 的方法、碎石效果及配合要求，解除患者的顾虑。

（2）术前准备 术前 3 日忌食产气食物，术前 1 日口服缓泻药，术日晨禁食；教患者练习手术配合体位、固定体位，以确保碎石定位的准确性；术晨行泌尿系统 X 线平片（KUB 平片）

复查，了解结石是否移位或排出，复查后用平车接送患者，以免结石因活动再次移位。

2. 术后护理

（1）一般护理 术后卧床休息 6 小时；鼓励患者多饮水，增加尿量。

（2）采取有效运动和体位 鼓励患者多进行跳跃运动，叩击腰背，促进排石。指导患者采用正确的排石体位：① 结石位于中肾盏、肾盂、输尿管上段者，碎石后取头高脚低位；② 结石位于肾下盏者取头低位；③ 肾结石碎石后，一般取健侧卧位，同时叩击患侧肾区，利于碎石由肾盏排入肾盂、输尿管；④ 巨大肾结石碎石后可因短时间内大量碎石突然积聚于输尿管而发生堵塞，引起"石街"和继发感染，严重者引起肾功能改变。因此，巨大肾结石碎石后宜取患侧卧位，利于结石随尿液缓慢排出。

（3）观察碎石排出情况 用纱布或过滤网过滤尿液，收集结石碎渣。碎石后复查腹部平片，观察结石排出情况。

（4）并发症的观察与护理 ① 血尿：碎石术后多数患者出现暂时性肉眼血尿，一般无须处理。② 发热：感染性结石患者，由于结石内细菌播散而引起尿路感染，往往引起发热。遵医嘱应用抗生素，高热者采用降温措施。③ 疼痛：结石碎片或颗粒排出可引起肾绞痛，应给予解痉止痛等处理。④ "石街"形成：是 ESWL 常见且较严重的并发症之一。ESWL 后过多碎石积聚于输尿管内，可引起"石街"；患者有腰痛或不适，可继发感染和脏器受损等，需立即经输尿管镜取石或碎石。

知识链接：输尿管石街的治疗

石街为大量碎石在输尿管与男性尿道内堆积没有及时排出，堆积形成石街，阻碍尿液排出，以输尿管石街为多见。在对较大的肾结石进行 ESWL 之前常规放置双 J 管，石街的发生率大为降低。对于有感染迹象的患者，给予抗生素治疗，并尽早予以充分引流。通过经皮肾穿刺造瘘术放置造瘘管通常能使结石碎片排出。对于输尿管远端的石街，可以用输尿管镜碎石以便将其最前端的结石击碎。URS 治疗为主，联合 ESWL、PNL 是治疗复杂性输尿管石街的好方法。

（叶章群 .2011 版尿石症诊断治疗指南［M］.北京：人民卫生出版社，2011.）

（三）内镜碎石术的护理

1. 术前护理

（1）心理护理 向患者及家属解释内镜碎石术的方法与优点，术中的配合要求及注意事项，解除患者的顾虑，使其更好地配合手术与护理。

（2）术前准备 ① 协助做好术前检查 除常规检查外，应注意患者的凝血功能是否正常，若患者近期服用阿司匹林、华法林等抗凝药物，应嘱患者停药，待凝血功能正常后再行碎石术。② 体位训练 术中患者需取截石位或俯卧位。俯卧位时患者呼吸循环受到影响，可能引起不舒适。因此，术前指导患者作俯卧位练习，从俯卧 30 分钟开始，逐渐延长至 2 小时，以提高患者术中体位的耐受性。③ 术前 1 日备皮、配血，术前晚行肠道清洁。

2. 术后护理

（1）病情观察 观察患者生命体征，尿液颜色和性状。

（2）引流管护理

1）肾造瘘管 经皮肾镜取石术后常规留置肾造瘘管，目的是引流尿液及残余碎石渣。护理：① 妥善固定：向患者及家属解释置管的目的及妥善保护好各引流管的重要性，告知患者翻身、活动时勿牵拉造瘘管，以防造瘘管脱出。② 引流管的位置：不得高于肾造瘘口，以防引流液逆流引起感染。③ 保持引流管的通畅：勿压迫、折叠管道。若发现肾造瘘管堵塞，挤捏无效时，可协助医师在无菌操作下作造瘘管冲洗。用注射器吸取少量（5~10mL）生理盐水，缓慢注入造瘘管内再缓慢吸出，反复多次，直至管道通畅。在操作过程中切不可过度用力，以免因压力过大造成肾损伤。④ 引流液观察：观察引流液的量、颜色和性状，并做好记录。⑤ 拔管：术后 3~5 日，引流尿液转清、体温正常，可考虑拔管。拔管前先夹闭 24~48 小时，观察有无排尿困难、腰腹痛、发热等反应。拔管后 3~4 日内，应督促患者每 2~4 小时排尿 1次，以免膀胱过度充盈。

2）双"J"管　碎石术后于输尿管内放置双"J"管，可起到内引流、内支架的作用，还可扩张输尿管，有助于小结石的排出，防止输尿管内"石街"形成。护理：① 术后指导患者尽早取半卧位，多饮水、勤排尿，勿使膀胱过度充盈引起尿液反流；② 鼓励患者早期下床活动，避免活动不当（如剧烈活动、过度弯腰、突然下蹲等）引起双"J"管滑脱或上下移位；③ 双"J"管一般留置 4~6 周，经 B 超或腹部摄片复查确定无结石残留后，膀胱镜下取出双"J"管。

（3）并发症的观察与护理

1）出血　PCNL 术后早期，肾造瘘管引流液为血性，一般 1~3 日内颜色转清，不需处理。若术后短时间内造瘘管引出大量鲜红色血性液体，须警惕大出血。此时，应安慰患者，嘱其卧床休息，及时报告医师处理。除应用止血药、抗生素等处理外，可夹闭造瘘管 1~3 小时，使肾盂内压力增高，达到压迫止血的目的。若出血停止，患者生命体征平稳，重新开放肾造瘘管。

2）感染　术后密切观察患者体温变化；遵医嘱应用抗生素，嘱患者多饮水；保持各引流管通畅，留置尿管者应清洁尿道口与会阴部；肾造瘘口应定时更换敷料，保持皮肤清洁、干燥。

【健康教育】

1. 尿石症的预防　结石的发病率和复发率很高，因而适宜的预防措施对减少或延迟结石复发十分重要。

（1）嘱患者大量饮水。

（2）饮食指导　含钙结石者应合理摄入钙量，适当减少牛奶、奶制品、豆制品、巧克力、坚果等含钙量高的食物；草酸盐结石者，限制浓茶、菠菜、番茄、芦笋、花生等食物；尿酸结石者，不宜食用含嘌呤高的食物，如动物内脏、豆制品、啤酒。避免大量摄入动物蛋白、精制糖和动物脂肪。

（3）药物预防　草酸盐结石患者可口服维生素 B_6 以减少草酸盐排出；口服氧化镁可增加尿中草酸溶解度。尿酸结石患者可口服别嘌呤醇和碳酸氢钠，以抑制结石形成。

（4）特殊性预防　伴甲状旁腺功能亢进者，必须摘除腺瘤或增生组织。鼓励长期卧床者多活动，防止骨脱钙，减少尿钙排出。尽早解除尿路梗阻、感染、异物等因素。

2. 双"J"管的自我观察与护理　部分患者行碎石术后带双"J"管出院，期间若出现排尿疼痛、尿频、血尿时，多为双"J"管膀胱端刺激所致，一般多饮水和对症处理后可缓解。嘱患者术后 4 周回院复查并拔除双"J"管。

3. 复查　定期行 X 线或 B 超检查，观察有无残余结石或结石复发。若出现腰痛、血尿等症状，及时就诊。

第二节　膀胱结石

膀胱结石分原发性膀胱结石和继发性膀胱结石两种。原发性膀胱结石多由于营养不良、低蛋白饮食导致，儿童多见，目前发病率已明显下降。继发性膀胱结石来源于肾、输尿管结石，或继发于下尿路梗阻、异物等。

【病因】　同上尿路结石。

【病理】　同上尿路结石。

【临床表现】

1. 症状与体征　典型症状为排尿突然中断，疼痛放射至远端尿道和阴茎头部，伴排尿困难和膀胱刺激症状。

（1）排尿困难　结石堵塞尿道内口，出现尿流不畅。

（2）疼痛　疼痛放射至阴茎头部和远端尿道，小儿常用手搓拉阴茎，经跑、跳及改变姿势后能缓解疼痛。

（3）膀胱刺激征　结石刺激膀胱黏膜或合并感染会出现尿频、尿急、尿痛和终末血尿症状。

2. 并发症　膀胱结石合并感染时，可出现膀胱刺激症状和脓尿。前列腺增生患者继发膀胱结石时，排尿困难加重，持续增加腹压可引可并发脱肛、内痔、腹外疝。

【辅助检查】

1. 实验室检查　① 尿液检查：尿常规检查可有镜下血尿，有时可见较多的白细胞或结晶。尿细菌培养可助选择抗菌药物。② 血液检查。

2. 影像学检查

（1）B 超检查　能发现强光团及声影，还可同时发现膀胱憩室、良性前列腺增生等。

（2）X 线检查　可显示结石部位及数量等，怀疑有上尿路结石可能时，还需做泌尿系平片和排泄性尿路造影。

3. 膀胱镜检查　能直接见到结石，并可发现膀胱病变。

4. 直肠指诊　可触到较大的膀胱结石。

【治疗原则】　采用手术治疗。若膀胱感染严重需应用抗菌药物；若有排尿困难，应先留置导尿，以利于尿液引流及控制感染。

1. 经尿道膀胱镜取石或碎石　适用于结石 3cm 以下者。较大的结石应采用液电、超声、激光或气压弹道碎石。

2. 耻骨上膀胱切开取石术　适用于结石过大、过硬或膀胱憩室病变者。小儿以及膀胱感染严重者应做耻骨上膀胱造瘘（图 37-1），以加强尿液引流。

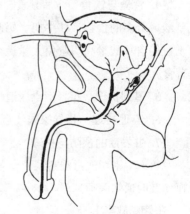

3. 发现继发性结石　应同时考虑原发病的治疗。

【护理评估】

（一）术前评估

1. 健康史　了解患者的年龄、性别、职业、居住地、生活环境、饮食特点及饮水习质；既往有无结石史，有无代谢和遗传性疾病，有无泌尿系统感染、梗阻性疾病，有无甲状旁腺功能亢进、痛风、肾小管酸中毒、长期卧床病史；止痛药物的使用情况。

图 37-1　耻骨上膀胱造瘘

2. 身体状况　① 局部：评估疼痛的部位和程度，血尿的特点；肾绞痛的发作情况；患者的排尿情况和尿石的排出情况；② 全身：了解患者营养状态，有无继发感染；③ 辅助检查：实验室检查结果有无提示代谢异常或肾功能受损；评估影像学检查有无异常发现。

3. 心理和社会支持状况　评估患者是否担心尿石症的预后；是否了解该病的治疗方法；患者及家属是否知晓尿石症的预防方法。

（二）术后评估

1. 结石排出　了解患者结石排出情况。

2. 梗阻情况　尿路梗阻是否解除。

3. 肾功能　肾功能恢复情况。

4. 切口情况　切口愈合情况。

5. 并发症　有无发生尿路感染、"石街"形成等并发症。

【常见护理诊断/问题】

1. 焦虑　与即将接受手术及担心术后愈合情况有关。

2. 排尿形态异常　与结石引起尿路梗阻有关。

3. 睡眠形态紊乱　与尿频有关。

4. 知识缺乏　缺乏本病相关知识。

5. 潜在并发症　包括术后出血、感染。

【护理措施】

（一）术前护理

1. 一般护理　指导患者多喝水，适当运动，以促进结石排出。

2. 心理护理　解释手术的安全性和必要性，解除患者的顾虑，树立信心。

3. 术前准备　做好术前常规准备。

（二）术后护理

1. 病情观察　遵医嘱严密监测生命体征，定时监测血压和脉搏，观察尿道口有无渗血和漏尿。注意观察尿液的色，量，质，若发现鲜红而浓的尿液常提示有进行性出血，需报告医师做相关处理。

2. 用药护理　遵医嘱给予抗生素治疗并观察疗效。

3. 休息与活动　术后小便会有轻微血尿，嘱患者患者多喝水，以免形成血块堵塞尿路，可鼓励患者早期下床活动。

4. 营养与饮食　术后禁食、水，待麻醉过后，指导进食含纤维素丰富的食物，限制含钙、草酸成分多的食物，如牛奶、奶制品、豆制品、巧克力、坚果等含钙高；浓茶、菠菜、番茄、土豆等含草酸量高。避免大量摄入动物蛋白、静止糖和动物脂肪。逐渐过渡到半流质、软食、普食。

5. 基础护理　每日消毒尿道口，保持会阴部清洁。

6. 心理护理　指导家属注意患者的情绪变化，耐心，细心听患者的想法，使其配合治疗。

7. 并发症的预防与护理

出血　密切注意观察尿液，若有鲜红色血尿时，应注意血压、脉搏的变化，如发现继发出血应及时通知医师。

【健康教育】

1. 多饮水　每日大量饮水，保持每日尿量大于2000mL。大量饮水配合利尿解痉药物有利于小结石的排出，起到内冲刷的作用。

2. 加强运动　选择跳跃性运动可促进结石排出。

3. 加强观察　观察每次排出的尿液，有无结石排出。

4. 饮食指导　根据结石的成为调整饮食。含钙结石者限制含钙、草酸成分多的食物，如牛奶、奶制品、豆制品、巧克力、坚果和动物脂肪；浓茶、菠菜、番茄、土豆、芦笋等。尿酸结石不宜食用含嘌呤高的食物，如动物内脏、豆制品、啤酒等。

5. 复诊　定期复诊，如有不适及时就医。

第三节　尿道结石

尿道结石绝大多数来自于肾和膀胱，有尿道狭窄、尿道憩室和异物存在时亦可致尿道结石。见于男性，多位于前尿道。

【病因】　同上尿路结石。

【病理】　同上尿路结石。

【临床表现】

1. 症状

（1）尿痛　排尿时体现疼痛，前尿道结石疼痛局限在结石停留处，后尿道结石疼痛可放散至阴茎头或会阴部。

（2）排尿困难　尿道结石常阻塞尿道造成排尿困难，尿线变细、滴沥、甚至急性尿潴留。偶尔体现血尿，合并传染时可体现膀胱刺激症状及脓尿。

2. 体征

（1）对阴茎部尿道结石，患者常能扪及，并主诉在排尿时结石梗阻部尿道近侧隆起伴有胀痛。

（2）结石嵌顿于尿道、梗阻严重以及伴有传染时，可造成严重症状，如剧烈疼痛、结石嵌顿于尿道、急性尿潴留、尿外渗、会阴部脓肿及尿道瘘等。

（3）嵌顿于后尿道的结石偶尔可造成急性附睾炎症状如发热、附睾肿大和疼痛。

3. 并发症　可出现感染和脓尿。

【辅助检查】

1. 实验室检查　① 尿液检查：尿常规检查可有镜下血尿，有时可见较多的白细胞或结晶。尿细菌培养可助选择抗菌药物。② 血液检查。

2. 影像学检查

（1）B 超检查　尿道结石声像图表现为尿道腔内的强回声光团后方伴有声影。

（2）X 线检查　X 线平片可以证实尿道结石及其部位，且可同时检查上尿路有无结石，尿道造影可以发现阴性结石，有无尿道狭窄和尿道憩室。

3. 尿道镜检查　尿道镜能直接观察到结石，尿道并发症及其他异常情况。

4. 尿道造影　更能明确结石与尿道的关系，尤其对尿道憩室内的结石诊断更有帮助，后尿道结石可经直肠指检触及，前尿道结石可直接沿尿道体表处扪及，用尿道探条经尿道探查时可有摩擦音及碰击感。

【治疗原则】　采用非手术方法，尿道结石因结石位置不同则治疗方法也不同：

1. 结石位于尿道舟状窝者　可向尿道内注入无菌液状石蜡，随后可轻轻地推挤，或用小钳子取出。

2. 结石位于前尿道者　采用在阴茎根行阻滞麻醉后，压迫结石近端尿道，阻止结石后退。注入无菌液状石蜡，再轻轻地向尿道远端推挤，钩取或钳出。

3. 结石位于后尿道者　可用尿道探条将结石轻轻地推入膀胱，再按膀胱结石处理。

4. 体外冲击波碎石

【护理评估】

（一）术前评估

1. 健康史 了解患者的年龄、性别、职业、居住地、生活环境、饮食特点及饮水习质；既往有无结石史，有无代谢和遗传性疾病，有无泌尿系统感染、梗阻性疾病，有无甲状旁腺功能亢进、痛风、肾小管酸中毒、长期卧床病史；止痛药物的使用情况。

2. 身体状况 ① 局部：评估疼痛的部位和程度，血尿的特点；肾绞痛的发作情况；患者的排尿情况和尿石的排出情况；② 全身：了解患者营养状态，有无继发感染；③ 辅助检查：实验室检查结果有无提示代谢异常或肾功能受损；评估影像学检查有无异常发现。

3. 心理和社会支持状况 评估患者是否担心尿石症的预后；是否了解该病的治疗方法；患者及家属是否知晓尿石症的预防方法。

（二）术后评估

1. 结石排出 了解患者结石排出情况。

2. 梗阻情况 尿路梗阻是否解除。

3. 肾功能 肾功能恢复情况。

4. 切口情况 切口愈合情况。

5. 并发症 有无发生尿路感染、"石街"形成等并发症。

【常见护理诊断 / 问题】

1. 焦虑 与担心术后愈合情况有关。

2. 排尿形态异常 与结石引起尿路梗阻有关。

3. 睡眠形态紊乱 与尿频有关。

4. 知识缺乏 缺乏本病相关知识。

5. 潜在并发症 包括术后出血、感染。

【护理措施】

1. 促进排石 鼓励多饮水、适当运动，可配合排石中药。

2. 解痉止痛 肾绞痛可皮下注射阿托品，剧痛可加用肌注哌替啶。

3. 防治感染

4. 配合体外冲击波碎石和溶石治疗

5. 心理护理

【健康教育】

1. 多饮水 每日大量饮水，保持每日尿量大于 2000mL。大量饮水配合利尿解痉药物有利于小结石的排出，起到内冲刷的作用。

2. 加强运动 选择跳跃性运动可促进结石排出。

3. 加强观察 观察每次排出的尿液，有无结石排出。

4. 饮食指导 根据结石性质调节饮食，草酸盐结石患者不宜食用马铃薯、菠菜、甜菜等；尿酸盐结石患者少食动物内脏及豆类，同时口服碳酸氢钠碱化尿液；磷酸盐结石患者少食蛋黄及牛奶等，口服氯化铵酸化尿。

5. 复诊 定期复诊，如有不适及时就医。

案例讨论

患者，男性，65岁。于3年前开始出现排尿困难并逐渐加重，尿线变细，伴有尿痛，阵发性发作，伴尿频，白天约半小时一次，夜间约1小时一次，每次量少，伴尿急，曾于当地医院就诊，查B超示：右肾结石，膀胱结石，前列腺增生，予行抗炎治疗，症状未见明显改善。

入院时患者查体：T:36.0℃，P:82次/分，R:20次/分，BP:140/88mmHg，神志清，双肾区无叩击痛。膀胱区压痛。双下肢无水肿。前列腺Ⅰ°肿大，质地中等，未及结节，中央沟变浅。辅助检查：B超示：右肾结石，膀胱结石，前列腺增生。

问题：

1. 试分析该患者最可能的医疗诊断是什么？

2. 试分析目前主要的护理诊断/问题有哪些？

3. 若行手术治疗，试分析该患者术前需要做哪些准备？

第三十八章 泌尿系统梗阻 患者的护理

> **导学**
>
> **内容与要求** 泌尿系统梗阻患者的护理包括良性前列腺增生、肾积水、尿潴留三部分内容。通过本章的学习，应掌握良性前列腺增生、肾积水、尿潴留的临床表现、处理原则、护理措施及健康教育。熟悉良性前列腺增生、肾积水、尿潴留的概念、辅助检查及护理评估。
>
> **重点与难点** 良性前列腺增生、肾积水、尿潴留的临床表现、处理原则、护理措施及健康教育。

尿液在肾内形成后，经过肾盏、肾盂、输尿管、膀胱和尿道排出体外，其正常的排出，有赖于尿路管腔通畅和排尿功能正常。泌尿系统梗阻也称尿路梗阻（obstruction of urinary tract）。尿路梗阻可导致肾积水和肾功能损害；若为双侧尿路梗阻，可导致肾衰竭。

第一节 良性前列腺增生

良性前列腺增生（benign prostatic hyperplasia，BPH）简称前列腺增生，是老年男性常见病。临床以尿频、夜尿次数增多、排尿困难为特点，严重者可发生尿潴留或尿失禁，甚至出现

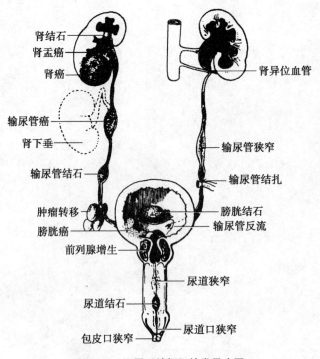

肾结石
肾盂癌
肾癌
肾异位血管
输尿管癌
肾下垂
输尿管狭窄
输尿管结石
输尿管结扎
肿瘤转移
膀胱结石
膀胱癌
输尿管反流
前列腺增生
尿道狭窄
尿道结石
尿道口狭窄
包皮口狭窄

图 38-1 泌尿系统梗阻的常见病因

肾功能受损。男性自 35 岁以后前列腺可有不同程度的增生，50 岁以后出现临床症状。

【病因】 良性前列腺增生的病因尚不完全清楚，但目前公认老龄和有功能的睾丸是其发病的基础。上皮和基质的相互影响，各种生长因子的作用，随着年龄的增长，睾酮、双氢睾酮以及雌激素的改变和失去平衡是前列腺增生的重要病因（图 38-1）。

【病理生理】 前列腺由围绕尿道的尿道周围腺体和其外层的前列腺腺体组成。前列腺增生主要发生在尿道周围腺体。病变组织表现为腺管的扩大、增生和平滑肌的增生，并将外层正常的前列腺腺体挤压成假包膜，临床上称为外科包膜。引起排尿梗阻则有机械性（增大的腺瘤使尿道弯曲、伸长、受压）和功能性（前列腺内尤其是围绕膀胱颈增生的、含有丰富 α- 肾上腺素能受体的平滑肌收缩）两种因素。

由于排尿受阻，膀胱收缩力加强，久之逼尿肌增厚，黏膜面出现小梁、小室和憩室；逼尿肌代偿性肥大，发生不稳定的逼尿肌收缩，致膀胱内高压，甚至出现尿失禁；当逼尿肌失代偿时，则不能排空膀胱而出现残余尿，严重时膀胱收缩无力，可出现充溢性尿失禁。长期排尿困难，使膀胱高度扩张或膀胱内高压，可发生膀胱输尿管反流，最终引起肾积水和肾功能损害。由于梗阻后膀胱内尿液潴留，故容易继发感染和结石。

【临床表现】 一般在 50 岁以后出现症状。症状取决于梗阻的程度、病变发展的速度，以及是否合并感染和结石，而不在于前列腺本身的增生程度。

1. 症状

（1）尿频　是最早出现的症状，夜间较明显。初期可因前列腺充血刺激引起，随梗阻加重、残余尿量增多、膀胱有效容量减少，则尿频更加明显。

（2）排尿困难　进行性排尿困难是良性前列腺增生症的主要症状。表现特点为排尿时间延长，间断性排尿，尿后滴沥。梗阻严重时排尿费力，尿线细而无力，射程缩短，终呈滴沥状。

（3）尿急　当膀胱内有充血、炎症、结石时，可出现尿急、尿流中断现象。

（4）血尿　血尿是由于覆盖在增生组织上的黏膜静脉破裂所致，出血量不等，多为间歇性。

（5）尿潴留　梗阻严重，不能排尽膀胱内全部尿液，出现膀胱残余尿。过多的残余尿可使膀胱失去收缩能力，逐渐发生尿潴留，并可出现尿失禁（因膀胱过度充盈而使少量尿从尿道口溢出，称为充溢性尿失禁）。

2. 体征　直肠指检可触到增大的前列腺，表面光滑、质韧、有弹性，中间沟消失或隆起。

3. 并发症

（1）增生的腺体表面黏膜血管破裂时，可发生不同程度的无痛性肉眼血尿。

（2）长期梗阻可引起严重的肾积水、肾功能损害。

（3）长期排尿困难者可并发腹股沟疝、膀胱结石、内痔或脱肛。

【辅助检查】

1. 尿流动力学检查　可以确定前列腺增生患者排尿的梗阻程度。检查时要求排尿量在 150~200mL，如最大尿流率 <15mL/s 表明排尿不畅；如 <10mL/s 则表明梗阻较为严重，常是手术指征之一。若排尿困难是由逼尿肌功能失常引起，应行尿流动力学检查，通过测定排尿时膀胱逼尿肌压力变化等，以了解是否存在逼尿肌功能受损、不稳定和膀胱顺应性差等情况。

2. 影像学检查

B 超检查　以直接测定前列腺大小、内部结构、是否凸入膀胱，经直肠超声扫描更为精确。经腹壁超声检查可测定膀胱残余尿量。

3. 膀胱镜检查　可显示增大的前列腺和梗阻后的膀胱小梁、假性憩室等。

4. 血清前列腺特异抗原（PSA）测定 前列腺体积较大、有结节或较硬时，应测定血清PSA，以排除合并前列腺癌的可能。

【治疗原则】

1. 非手术治疗

（1）随访观察 无明显前列腺增生症状和无残余尿者需门诊随访，定期复查，每年至少1次。如症状加重，再采用其他处理方法。

（2）药物治疗 适用于有轻度临床症状、残余尿 <50mL 的患者。① α–受体阻滞剂：可降低平滑肌张力，减少尿道阻力，改善排尿功能。常用药特拉唑嗪、阿夫唑嗪、坦索罗辛等。② 5α–还原酶抑制剂：以非那雄胺为代表，能抑制前列腺内睾酮转化为双氢睾酮，因而能使前列腺体积缩小，改善排尿功能，能减少因前列腺增生引起的尿潴留和手术风险，可长期使用。

（3）其他疗法 用于尿道梗阻较重而又不适宜手术者。激光治疗、经尿道气囊高压扩张、经尿道高温治疗、体外高强度聚焦超声适用于前列腺增生体积较小者。前列腺尿道支架网适用于不能耐受手术的患者。

2. 手术治疗 手术只切除外科包膜以内的增生部分。常用手术方式有：① 经尿道前列腺电切术（transurethral resection of prostate，TURP）：该法对患者损伤小，恢复快，并发症少，是目前最常用的手术方法。② 耻骨上经膀胱前列腺切除术或耻骨后前列腺切除术。

【护理评估】

（一）术前评估

1. 健康史 了解患者年龄和生活习惯，有无烟、酒嗜好；饮水习惯，摄入液体是否足够；有无定时排尿的习惯。既往有无尿潴留、尿失禁、腹股沟疝、内痔或脱肛等情况；有无其他慢性病，如高血压、糖尿病、脑血管疾病等。

2. 身体状况 ① 局部：患者排尿困难的程度、夜尿次数，有无血尿、膀胱刺激症状；有无肾积水及程度，肾功能；② 全身：重要器官功能及营养状况，患者对手术的耐受性；③ 辅助检查：B 超示前列腺的大小、残余尿量；尿流率示尿路梗阻程度。

3. 心理和社会支持状况 患者是否有焦虑及生活不便；患者及家属是否了解治疗方法及护理方法。

（二）术后评估

1. 引流情况 评估膀胱引流管是否通畅，膀胱冲洗液的颜色、血尿程度及持续时间。

2. 切口情况 切口愈合情况。

3. 并发症 是否出现膀胱痉挛；水、电解质平衡情况；有无发生出血、尿失禁、TUR 综合征。

【常见护理诊断/问题】

1. 排尿障碍 与膀胱出口梗阻有关。

2. 急性疼痛 与逼尿肌功能不稳定、导尿管刺激、膀胱痉挛有关。

3. 潜在并发症 包括 TUR 综合征、出血、尿失禁。

【护理措施】

（一）非手术治疗的护理／术前护理

1. 心理护理 尿频尤其是夜尿频繁不仅令患者生活不便，而且严重影响患者的休息与睡眠；排尿困难与尿潴留也给患者带来极大的身心痛苦。护士应理解患者，帮助其更好地适应前列腺增生给生活带来的不便，给患者解释前列腺增生的主要治疗方法，使患者增加对疾病的了解，鼓励患者树立战胜疾病的信心。

2. 急性尿潴留的预防与护理

（1）预防　避免因受凉、过度劳累、饮酒、便秘引起的急性尿潴留。鼓励患者多饮水、勤排尿、不憋尿；冬天注意保暖，防止受凉；多摄入粗纤维食物，忌辛辣食物，以防便秘。

（2）护理　急性尿潴留者应及时留置导尿管引流尿液，恢复膀胱功能，预防肾功能损害。插尿管时，若普通导尿管不易插入，可选择尖端细而稍弯的前列腺导尿管。如无法插入尿管，可行耻骨上膀胱穿刺或造瘘以引流尿液。同时做好留置导尿管或膀胱造瘘管的护理。

3. 药物治疗的护理　观察用药后排尿困难的改善情况及药物的副作用。α 受体阻滞剂的副作用主要有头晕、直立性低血压等，应在睡前服用，用药后卧床休息，以防跌倒。服药期间定时测量血压，并观察药物的不良反应。服药后如出现头晕、头痛、恶心等症状须及时告知医师。5α 还原酶抑制剂起效缓慢，需在服药 4~6 个月后才有明显效果，告知患者应坚持长期服药。

4. 其他　夜尿频繁者，嘱患者白天多饮水，睡前少饮水，睡前在床边准备便器。如需起床如厕，应有家属或护士陪护，以防跌倒。

5. 术前准备　① 前列腺增生患者大多为老年人，常合并慢性病，术前应协助作好心、脑、肝、肺、肾等重要器官功能的检查，评估其对手术的耐受力；② 慢性尿潴留者，应先留置尿管引流尿液，改善肾功能；尿路感染者，应用抗生素控制炎症；③ 术前指导患者有效咳嗽、排痰的方法；术前晚灌肠，防止术后便秘。

（二）术后护理

1. 观察病情　持续心电监护，密切观察患者意识、体温、脉搏、血压、呼吸等的变化。

2. 饮食　术后 6 小时无恶心、呕吐者，即可进流食。患者宜进食易消化、富含营养与纤维的食物，以防便秘。留置尿管期间鼓励患者多饮水，以稀释尿液、预防感染。

3. 膀胱冲洗的护理　术后生理盐水持续冲洗膀胱 3~7 日，防止血凝块形成致尿管堵塞。

护理　① 冲洗液温度：控制在 25℃~30℃，可有效预防膀胱痉挛的发生；② 冲洗速度：根据尿色而定，色深则快、色浅则慢；③ 确保膀胱冲洗及引流通畅：若血凝块堵塞管道致引流不畅，可采取挤捏尿管、加快冲洗速度、施行高压冲洗、调整导管位置等方法；如无效可用注射器吸取无菌生理盐水进行反复抽吸冲洗，直至引流通畅；④ 观察、记录引流液的颜色与量：术后均有肉眼血尿，随冲洗持续时间的延长，血尿颜色逐渐变浅；若尿液颜色加深，应警惕活动性出血，及时通知医师处理；准确记录尿量、冲洗量和排出量，尿量＝排出量－冲洗量。

4. 膀胱痉挛的护理　前列腺切除术后患者可能因逼尿肌不稳定、导管刺激、血块堵塞冲洗管等，发生膀胱痉挛。患者表现为强烈尿意、肛门坠胀、下腹部痉挛，膀胱冲洗速度减慢，甚至逆流，冲洗液血色加深，尿道及膀胱区疼痛难忍等症状。及时安慰患者，缓解其紧张焦虑情绪；术后留置硬脊膜外麻醉导管者，按需定时注射小剂量吗啡有良好效果；也可口服硝苯地平、丙胺太林、地西伴或生理盐水内加入维拉帕米冲洗膀胱。

5. 并发症的观察与护理

（1）TUR 综合征　行 TURP 的患者因术中大量冲洗液被吸收，血容量急剧增加，出现稀释性低钠血症。患者可在几小时内出现烦躁、恶心、呕吐、抽搐、昏迷，严重者出现肺水肿、脑水肿、心力衰竭等，称为 TUR 综合征。术后加强病情观察，注意监测电解质变化。一旦出现，立即予氧气吸入，遵医嘱给予利尿剂、脱水剂，减慢输液速度，静脉滴注 3% 氯化钠纠正低血钠等。

（2）尿失禁　拔尿管后尿液不随意流出。术后尿失禁的发生与尿道括约肌功能受损、膀胱逼尿肌不稳定和膀胱出口梗阻等因素有关。多为暂时性，一般无需药物治疗，可作膀胱区及会阴部热敷、针灸等，大多数尿失禁症状可逐渐缓解。指导患者作提肛训练与膀胱训练，以预防术后尿失禁。

（3）出血   指导患者术后逐渐离床活动；保持排便通畅，预防大便干结及用力排便时腹内压增高引起出血；术后早期禁止灌肠或肛管排气，以免造成前列腺窝出血。

6. 引流管护理

（1）导尿管   术后利用导尿管的水囊压迫前列腺窝与膀胱颈，起到局部压迫止血的目的。护理   ① 妥善固定导尿管：取一粗细合适的无菌小纱布条缠绕尿管并打一活结置于尿道外口，将纱布结往尿道口轻推，直至压迫尿道外口，注意松紧度合适；将导尿管固定于大腿内侧，稍加牵引，防止因坐起或肢体活动致气囊移位，影响压迫止血效果；② 保持尿管引流通畅：防止尿管受压、扭曲、折叠；③ 保持会阴部清洁，用碘伏擦洗尿道外口，每日 2 次。

（2）各导管的拔管时间   ① TURP 术后 5~7 日尿液颜色清澈，即可拔除导尿管；② 耻骨后引流管术后 3~4 日，待引流量很少时拔除；③ 耻骨上前列腺切除术后 7~10 日拔除导尿管；④ 膀胱造瘘管通常留置 10~14 日后拔除。

【健康教育】

1. 生活指导

（1）前列腺增生采用药物或其他非手术疗法者，应避免因受凉、劳累、饮酒、便秘而引起急性尿潴留。

（2）前列腺增生术后进食易消化、含纤维多的食物，预防便秘。

（3）术后 1~2 个月内避免剧烈活动，如跑步、骑自行车、性生活等，防止继发性出血。

2. 康复指导

（1）排尿功能训练   若有溢尿现象，嘱患者有意识地经常锻炼肛提肌，以尽快恢复尿道括约肌功能。其方法是吸气时缩肛，呼气时放松肛门括约肌。

（2）自我观察   TURP 患者术后有可能发生尿道狭窄。术后若尿线逐渐变细，甚至出现排尿困难，应及时到医院检查和处理。术后若漏尿为暂时现象，应注意保护造瘘口周围皮肤清洁、干燥，及时更换浸湿的敷料，减少尿液对周围组织的刺激。有狭窄者，定期行尿道扩张，效果较满意。附睾炎常在术后 1~4 周发生，故出院后若出现阴囊肿大、疼痛、发热等症状应及时就诊。

（3）门诊随访   定期行尿液检查、复查尿流率及残余尿量。

3. 心理和性生活指导

（1）前列腺经尿道切除术后 1 个月、经膀胱切除术 2 个月后，原则上可以恢复性生活。

（2）前列腺切除术后常会出现逆行射精，但不影响性交。少数患者会出现阳痿，可先采取心理治疗；同时查明原因，再进行针对性治疗。

第二节   肾积水

尿液从肾盂排出受阻，蓄积后肾内压力升高、肾盏肾盂扩张、肾实质萎缩，造成尿液积聚在肾内称为肾积水（hydronephrosis）。成人肾积水超过 1000mL 或小儿超过 24 小时的正常尿量，称为巨大肾积水。

【病因】   肾积水多由上尿路梗阻性疾病所致，常见原因为肾盂输尿管连接部狭窄、结石等，长期的下尿路梗阻性疾病也可导致肾积水，如前列腺增生、神经源性膀胱功能障碍等。

【临床表现】   肾积水因梗阻原因、部位、程度及时间长短的不同而出现不同症状。

1. 症状与体征

（1）腰部疼痛 轻度肾积水多无症状，中重度肾积水可出现腰部疼痛。一些先天性疾病，如先天性肾盂输尿管连接部狭窄、肾下极异位血管或纤维束压迫输尿管等引起的肾积水，发展常较缓慢，症状不明显或仅有腰部隐痛不适。

（2）腹部包块 肾积水至严重程度时，可出现腹部包块。

（3）发作期症状 部分患者肾积水呈间歇性发作。发作时患侧腰腹部剧烈绞痛，伴恶心、呕吐、尿量减少，患侧腰部可扪及肿块；经一定时间后，梗阻自行缓解，排出大量尿液，疼痛可缓解，腰部肿块明显缩小或消失。

（4）原发病症状 上尿路结石致急性梗阻时，可出现肾绞痛、恶心、呕吐、血尿及肾区压痛等；下尿路梗阻时，主要表现为排尿困难和膀胱不能排空，甚至出现尿潴留。

2. 并发症 肾积水如并发感染，则表现为急性肾盂肾炎症状，出现寒战、高热、腰痛及膀胱刺激症状等。如梗阻不解除，感染的肾积水很难治愈，或可发展为脓肾，腹部可扪及包块，患者常有低热及消瘦等。尿路梗阻引起肾积水若长时间不能解除，或双侧肾、孤立肾完全梗阻，可出现肾功能减退，甚至肾衰竭。

【辅助检查】

1. 实验室检查 ①尿液检查，如尿常规、尿细菌培养、尿结核分枝杆菌及脱落细胞检查；②血液检查，如血常规和生化检查，了解有无感染、氮质血症、酸中毒等。

2. 影像学检查

（1）B超 首选的检查方法，可明确增大的肾是实质性肿块还是肾积水，并可确定肾积水的程度和肾皮质萎缩情况。

（2）X线 X线平片可见积水增大的肾轮廓及尿路结石影；肾积水一般须经静脉尿路造影确诊，必要时行逆行肾盂造影或B超引导下经皮肾穿刺造影。

（3）CT、MRI CT能清楚显示肾积水程度和肾实质萎缩情况；MRI水成像可代替逆行肾盂造影和肾穿刺造影。

3. 放射性核素检查 肾图对肾积水诊断有意义，必要时行利尿肾图检查。

【治疗原则】 去除病因、恢复患肾功能是最主要的治疗原则。

1. 病因治疗 先天性肾盂输尿管连接部狭窄者，行肾盂成形-肾盂输尿管吻合术；肾、输尿管结石者，行碎石或取石术。

2. 肾造瘘术 病情危重、不允许大手术或梗阻暂时不能解除时，可在B超引导下作肾造瘘术，将尿液直接引流出来，以利于感染的控制和肾功能的恢复。待条件许可后，再针对病因治疗。

3. 置双"J"管 对于输尿管难以修复的炎性狭窄、晚期肿瘤压迫或侵及等梗阻引起的肾积水，如能经膀胱镜放置J形导管可长期内引流肾盂尿液。

4. 肾切除术 严重肾积水、肾功能丧失或肾积脓时，若对侧肾功能良好，可切除病肾。

【护理评估】

（一）术前评估

1. 健康史 了解患者年龄和生活习惯，有无烟、酒嗜好；饮水习惯，摄入液体是否足够；有无定时排尿的习惯。既往有无尿潴留、尿失禁、腹股沟疝、内痔或脱肛等情况；有无其他慢性病，如高血压、糖尿病、脑血管疾病等。

2. 身体状况 ①局部：膀胱膨胀情况；有无肾积水及程度，肾功能；②全身：重要器官功能及营养状况，患者对手术的耐受性；③辅助检查：B超示肾积水情况和肾皮质萎缩情况。

3. 心理和社会支持状况　患者是否有焦虑及生活不便；患者及家属是否了解治疗方法及护理方法。

（二）术后评估

1. 引流情况　评估膀胱引流管是否通畅，膀胱冲洗液的颜色、血尿程度及持续时间。

2. 切口情况　切口愈合情况。

3. 并发症　是否出现感染；梗阻症状是否解除；有无肾功能受损的表现。

【常见护理诊断 / 问题】

1. 急性疼痛　与尿路梗阻相关。

2. 排尿障碍　与尿液潴留于肾盂导致排尿减少或无尿相关。

3. 潜在并发症　包括肾脓肿、肾衰竭。

【护理措施】

1. 缓解疼痛　观察疼痛部位、性质和程度等，遵医嘱予以解痉止痛。

2. 排尿障碍的护理　清淡少盐饮食，减少水的摄入量。记录每日尿量，量出为入。

3. 感染的观察与预防　① 病情观察：观察患者的体温、肾功能、腹部肿块大小变化和膀胱刺激症状，及早发现肾积水并发感染的征象；② 预防切口感染：观察切口渗血、渗液情况，保持切口敷料的清洁、干燥；③ 遵医嘱合理应用抗生素；④ 做好各引流管护理：肾造瘘术后留置肾造瘘管、肾盂成形术后留置输尿管支架管和肾周引流管，护理时应妥善固定引流管，保持引流通畅，观察并记录引流液的量、颜色、性状。

4. 肾衰竭的观察和预防　① 严密观察病情，及早发现肾衰竭的征象；② 严格限制入水量，量出为入，记录 24 小时出入量；③ 及时处理肾衰竭。

【健康教育】

1. 饮食指导　嘱患者进食低盐、低蛋白质、高热量食物，忌食豆制品。

2. 复诊　若出现肾区疼痛、尿量减少、排尿困难等表现，及时就诊。

第三节　尿潴留

尿潴留（retention of urine）是指尿液留在膀胱内不能排出，常由排尿困难发展到一定程度引起。尿潴留分为急性和慢性两种。

【病因】　原因很多，可分为机械性和动力性两类。

1. 机械性梗阻　任何导致膀胱颈部及尿路梗阻的病变，如前列腺增生、尿道损伤、尿道狭窄、膀胱尿道结石、异物和肿瘤等均可引起急性尿潴留。

2. 动力性梗阻　指膀胱出口、尿道无器质性梗阻病变，尿潴留系排尿动力障碍所致。最常见的原因为中枢或周围神经系统病变，如脊髓或马尾损伤、肿瘤、糖尿病等；直肠或妇科盆腔根治性手术损伤副交感神经分支；痔疮或肛瘘手术以及腰椎麻醉术后可出现排尿困难，引起尿潴留；此外，各种松弛平滑肌的药物，如阿托品、普鲁本辛、654-2 等，也可引起排尿困难、尿潴留；尿潴留也可见于高热、昏迷、低血钾或不习惯卧床排尿者。

【临床表现】

1. 症状　① 急性尿潴留：发病突然，膀胱内充满尿液但不能排出，胀痛难忍，辗转不安，有时从尿道溢出部分尿液，但不能减轻下腹疼痛；② 慢性尿潴留：多表现为排尿不畅、尿频，常有排尿不尽感，有时出现尿失禁现象。

2. 体征　体查时耻骨上区可触及半球形膨胀的膀胱，用手按压有明显尿意，叩诊为浊音。

3. 并发症

（1）继发尿路感染　因尿潴留有利于细菌繁殖，轻易并发尿路感染，感染后难以治愈，且易复发，加速肾功能恶化。如男性前列腺肥大和女士尿道狭窄，常出现部分尿潴留，但其无自觉排尿障碍，对这类患者需及早诊治，清除残留尿，有效控制尿路感染，保护肾功能。

（2）继发返流性肾病　因尿潴留使膀胱内压升高，尿液沿输尿管返流，造成肾盂积液，继之肾实质受压、缺血，甚至坏死，最后导致慢性肾功能衰竭。

【辅助检查】

1. 实验室检查　尿常规、肾功能、电解质、血糖、血清 PSA，了解梗阻原因。

2. 影像学检查

（1）B 超　检查尿潴留程度及是否有梗阻及梗阻部位。

（2）尿道造影　检查尿道是否存在狭窄。

（3）CT 、MRI　在超声检查不能明确下腹部或盆腔肿物性质时，CT 或 MRI 检查是重要的补充。当怀疑神经源性膀胱时，CT 或 MRI 检查则有助于明确中枢神经系统如脑或脊髓病变。

3. 尿道膀胱镜检查　怀疑尿道狭窄、膀胱尿道结石、膀胱内占位性病变时行此项检查。

【治疗原则】

1. 急性尿潴留

（1）病因处理　某些病因，如包皮口或尿道口狭窄、尿道结石、药物或低血钾等引起尿潴留，经对因处理后可很快解除，恢复排尿。

（2）诱导、药物或针灸　对术后动力性尿潴留者，可采用诱导排尿、针灸、穴位注射新斯的明或在病情允许下改变排尿姿势等措施，帮助患者自行排尿。

（3）导尿　解除急性尿潴留最简便常用的方法。放置导尿管持续引流尿液，1 周左右拔除。

（4）膀胱穿刺 / 造瘘术　急性尿潴留患者不能插入导尿管时，可用粗针头作耻骨上膀胱穿刺吸出尿液，缓解患者痛苦。也可在局麻下直接或 B 超引导下行耻骨上膀胱穿刺造瘘术，持续引流尿液。

2. 慢性尿潴留　若为机械性梗阻引起，有上尿路扩张积水、肾功能损害者，应先引流膀胱尿液，待肾积水缓解、肾功能改善，经检查病因明确后，针对病因择期手术或采取其他治疗方法，解除梗阻。若为动力性梗阻引起，多数患者需作间歇导尿，必要时可作膀胱造瘘术。

【护理评估】

（一）术前评估

1. 健康史　了解患者年龄和生活习惯，有无烟、酒嗜好；饮水习惯，摄入液体是否足够；有无定时排尿的习惯。既往有无尿潴留、尿失禁、腹股沟疝、内痔或脱肛等情况；有无其他慢性病，如高血压、糖尿病、脑血管疾病等。

2. 身体状况　① 局部：膀胱膨胀情况；有无肾积水及程度，肾功能；② 全身：重要器官功能及营养状况，患者对手术的耐受性；③ 辅助检查：B 超示肾积水情况和肾皮质萎缩情况。

3. 心理和社会支持状况　患者是否有焦虑及生活不便；患者及家属是否了解治疗方法及护理方法。

（二）术后评估

1. 引流情况　评估膀胱引流管是否通畅，膀胱冲洗液的颜色、血尿程度及持续时间。

2. 切口情况　切口愈合情况。

3. 并发症　是否出现感染；梗阻症状是否解除；有无肾功能受损的表现。

【常见护理诊断 / 问题】

1. 尿潴留　与尿路梗阻有关。

2. 潜在并发症　包括尿路感染。

【护理措施】

1. 及时解除尿潴留　① 去除病因：协助医师辨明并解除尿潴留的原因；② 促进排尿、防止膀胱内出血：协助医师采取各种有效措施促进患者排尿、引流尿液。急性尿潴留放置导尿管、膀胱穿刺或耻骨上膀胱造瘘引流尿液时，应间歇缓慢地放出尿液，避免过快排空膀胱致膀胱内压骤然降低而引起膀胱内出血。

2. 预防尿路感染　在严格无菌操作下导尿，做好尿管和尿道口的护理。行膀胱穿刺或膀胱造瘘术者，做好膀胱造瘘管和造瘘口的护理。

【健康教育】

1. 饮食指导　嘱患者进食低盐、低蛋白质、高热量食物，忌食豆制品。

2. 复诊　定期复查。

案例讨论

患者，刘某，男性。于 3 年前开始无明显诱因下出现尿频、尿急、尿痛，伴夜尿增多，晚上要排尿 3~4 次，伴小便困难，排尿不尽感，间中有排尿时疼痛，无肉眼血尿，无排尿突然中断，无发热，时伴下腹部疼痛等不适，自服清凉解毒中药后好转，但症状反复。1 日前患者上述症状加重，突发排尿中断，伴疼痛，变换体位后无明显好转。

体格检查：T：36.8℃，P：80 次 / 分，R：20 次 / 分，BP：110/60 mmHg，心、肺、肛门、外生殖器无异常，脊柱无畸形、活动度良好。腹部检查：下腹部稍胀，未见肠型，腹肌无紧张，下腹部轻压痛，无反跳痛，未扪及包块，肝脾肋下未触及。双肾区、肝区无叩痛，腹水征（－）。肠鸣音 3~4 次 / 分。肛门指检：前列腺Ⅱ度肿大，表面光滑，无压痛，质硬，中央沟消失，直肠壁光滑。辅助检查：B 超提示：前列腺增生。

问题：

1. 试分析该患者最可能的医疗诊断是什么？

2. 试分析目前主要的护理诊断 / 问题有哪些？

3. 若行手术治疗，试分析该患者术前需要做哪些准备？

第三十九章　泌尿系统结核患者的护理

导学

　　内容与要求　泌尿系统结核患者的护理包括肾结核、男性生殖系统结核两部分内容。通过本章的学习，应掌握肾结核、附睾结核的临床表现、处理原则、护理措施及健康教育。熟悉肾结核、附睾结核的概念、辅助检查及护理评估。了解肾结核、男性生殖系统结核的病理机制。

　　重点与难点　肾结核、附睾结核的临床表现、处理原则、护理措施及健康教育。

第一节　肾结核

　　泌尿系统结核（genitourinary tuberculosis）是全身结核的一部分，是结核分枝杆菌侵犯泌尿生殖器官引起的慢性特异性感染，多为继发性结核。肺、骨关节、肠等器官多为原发灶，如未及时治疗，结核分枝杆菌随尿流下行可散播到输尿管、膀胱、尿道及男性生殖系统致病。泌尿系统结核以肾结核（renal tuberculosis）最常见，男性生殖系统结核以附睾结核多见。肾结核是由结核杆菌引起的慢性、进行性、破坏性病变。多发生在 20~40 岁的青壮年，约占 70%，男性较女性多见，男女之比为 2 ： 1。因肺结核血行播散引起肾结核需 3~10 年时间，故 10 岁以下儿童很少发病。

　　【病因】　肾结核绝大多数起源于肺结核，少数继发于骨结核、关节结核或消化道结核。

　　【病理】　结核杆菌经血液循环播散到肾，主要在双侧肾皮质的肾小球周围毛细血管丛内形成多发性微小结核病灶。由于细菌数量少以及机体免疫力的原因，绝大多数病灶都能愈合，不会形成大的病灶，故临床不出现症状，亦不引起影像学改变，称为病理型肾结核，但此期肾结核可以在尿中查到结核杆菌。如果患者免疫力低下，肾皮质内的病灶不愈合而逐渐扩大，结核可经肾小管达到髓质的肾小管襻处。由于该处血流缓慢，血循环差，易发展为肾髓质结核。病肾髓质继续发展，穿破肾乳头到达肾盏、肾盂，可发生结核性肾盂肾炎，出现临床症状及影像学改变，称为临床肾结核。一般所称的肾结核即为临床肾结核，多为单侧。

　　【临床表现】　早期肾结核患者多无临床表现，尿频是多数泌尿系统结核患者最早出现的临床症状，发病过程一般较为缓慢。

　　1. 局部症状

　　（1）膀胱刺激症状　尿频、尿急、尿痛是肾结核的典型症状。肾结核的典型症状不表现在肾而在膀胱，尿频往往最早出现，持续时间最长，亦是最突出的症状。常是患者就诊时的主诉，此系含有结核菌及脓液的酸性尿液刺激膀胱引起。随病情发展，膀胱黏膜发生炎症，引起尿频、尿急和尿痛。早期症状轻微，呈间断性发生。初期以夜间排尿次数增多为主，逐渐发展到白昼，并在排尿时出现尿道灼热感。如膀胱病变严重，黏膜可有广泛溃疡，最后形成膀胱壁

NOTE

的瘢痕挛缩；膀胱容量小至50mL以下者可出现严重的尿频，排尿间隔不到30分钟，甚至尿失禁。

（2）血尿   是重要症状之一，约发生于2/3的肾结核患者，常在膀胱刺激症状出现之后发生；但部分患者也可以是最初的症状。血尿多数来源于膀胱，少数来源于肾。泌尿系统结核引起的肉眼血尿多表现为终末血尿，这是因为排尿时膀胱收缩，引起膀胱结核性溃疡出血所致。终末血尿通常与膀胱刺激症状同时存在。来源于肾的血尿多为全程血尿，但不伴有膀胱刺激症状。所以，当青少年出现无痛性肉眼血尿时，应考虑是否有泌尿系统结核病。少数情况下，肾出血严重、血细胞凝集块通过输尿管时可以出现肾绞痛。

（3）脓尿   常见症状之一，肾结核患者均有不同程度的脓尿。常为镜下脓细胞，每高倍显微镜视野20个以上；少数严重病例可见米汤样脓尿；混有血液时呈脓血尿。尿中有脓细胞，也可含有结核分枝杆菌，普通细菌培养结果常为阴性，称"无菌性脓尿"。

（4）腰痛和肿块   肾结核一般无明显腰痛，仅少数肾结核病变破坏严重和梗阻，可发生结核性脓肾或继发肾周感染；或输尿管被血块、干酪样物质堵塞时，引起腰部钝痛或绞痛。较大肾积脓或对侧巨大肾积水时，触诊时在腰部可触及肿块。

（5）其他症状   部分存在输尿管反流的患者可出现分段排尿的现象，这是由于在膀胱尿排空后，积水肾中的尿液又流入膀胱而再次排尿。反流严重者排尿时还可有积水侧腹部不适。少数肾破坏严重以及病变波及肾周围组织者可出现腰部不适。

2. 全身症状   肾结核患者的全身症状常不明显。只有当全身其他器官有活动性结核病灶，或肾结核破坏严重形成脓肾时，患者才可出现全身结核病征象，如消瘦、乏力、午后发热、盗汗、贫血、虚弱、食欲不振和血沉快等典型结核症状。严重双肾结核或肾结核对侧肾积水时，可出现慢性肾功能不全的症状，如贫血、浮肿、恶心、呕吐、少尿等，严重者甚至突然发生无尿。

【辅助检查】

1. 实验室检查

（1）尿液检查   对泌尿系统结核的诊断有决定性意义。尿液多呈酸性，常规检查可见蛋白、白细胞和红细胞。将尿沉渣涂片做抗酸染色，近2/3患者的尿中可找到结核分枝杆菌，以清晨第一次尿液检查阳性率最高，尿结核菌培养的阳性率可高达90%，但培养时间较长，需4~8周时间，临床不常用。

（2）血常规和生化检查   有助于了解全身和其他脏器情况。

2. 影像学检查

（1）腹部X线平片   了解有无钙化灶及其位置。

（2）泌尿系造影   可清楚地显示病变的部位、范围及肾功能的情况。静脉尿路造影（IVU）是诊断泌尿系统结核的标准方法。早期肾结核表现为肾盏边缘不整，呈虫蚀样改变；或表现为肾盏扩张甚至消失，此乃肾盏颈部狭窄而致。当有干酪样坏死灶时可见空洞影。当肾破坏严重而失去功能时表现为不显影。也可出现输尿管狭窄、僵硬或继发性扩张等表现。当膀胱痉挛时容量明显减少，可出现膀胱壁粗糙、形态僵硬的表现。对不显影的肾可辅以逆行造影后行穿刺造影检查，但二者均系有创性检查，且无法了解肾功能的情况。

（3）CT和MRI检查   对中晚期肾结核CT能清楚显示扩大的肾盏肾盂、皮质空洞及钙化灶；而MRI对了解上尿路积水情况有特殊意义，可取代逆行造影和穿刺造影。

（4）B超检查   对中晚期病例可初步确定病变部位，有助于发现肾积水和肾实质的钙化灶，可作为筛查手段。

3. 膀胱镜检查　可见膀胱黏膜水肿、充血、浅黄色结核结节、结核性溃疡、瘢痕及肉芽肿等病变，主要以膀胱三角区和病侧输尿管口周围较为明显。当膀胱挛缩容量 <50mL 或有急性膀胱炎时，不宜做膀胱镜检查。

【治疗原则】　抗结核化疗是泌尿系统结核的基本治疗手段，手术治疗必须在化疗的基础上进行。应贯彻抗结核化学药物的治疗"十字方针"：早期、联合、适量、规则、全程。治疗泌尿系统结核前应了解身体其他部位器官有无结核病，肾结核是否已伴有男性生殖系统其他部位结核，病变以下部位有无尿路梗阻及对侧肾脏的情况。

1. 非手术治疗

（1）支持疗法　营养支持，科学合理饮食，劳逸结合。保持居室环境清洁，空气流通，常到户外呼吸新鲜空气，保持身心愉快。

（2）抗结核化疗　联合用药，以减少细菌产生耐药性，并降低不良反应。目前最常用的一线抗结核药物有异烟肼（H）、利福平（R）、吡嗪酰胺（Z）和乙胺丁醇（E）和链霉素（S）。

1）单纯抗结核化疗适应证　①早期肾结核，肾盂、肾盏形态未发生改变。②虽已发生空洞破溃但病变范围不超过两个肾盏，且输尿管尚未梗阻。③非手术治疗的患者。

2）抗结核化疗方案　用于早期肾结核。一般分为强化治疗阶段（强化期）和巩固治疗阶段（巩固期），标准短程化疗方案中强化阶段以 4 种药物联合应用 2 个月，巩固阶段以 2~3 种药物联合应用 4 个月。治疗药量要充分，疗程要足够长，早期病例用药 6~9 个月，可能治愈。治疗期间需每月检查尿常规和尿找抗酸杆菌，必要时行静脉尿路造影，以观察治疗效果。

3）手术前后用药　为防止手术操作过程中造成的结核菌播散，泌尿系统结核患者在手术前必须应用抗结核药物，肾切除前应用药 2 周，保留肾的手术前则应用药 4 周。手术后继续用药 2 年或采用短疗程。

2. 手术治疗　根据肾结核的病变范围选择手术类型，包括病灶清除术、部分肾切除术和肾完全切除术。

知识链接：肾结核诊断延误原因

　　结核病是危害人类健康的主要传染病之一，2010 年中国第五次结核病流行病学调查显示，全国 15 岁及以上人群的结核患病率高达 459/10 万人，结核病疫情虽然较 2000 年有所下降，但耐药结核所导致的结核病仍然严重，泌尿系统结核发病率位于肺外结核病中的第二位。近年，因结核杆菌耐药菌株出现及抗菌药物的滥用，泌尿系不典型结核有增多趋势，使得临床泌尿系结核的诊断愈发困难。由于肾结核发病隐匿，临床表现缺乏特异性，临床上常出现两种情况：其一，仅满足于膀胱炎的诊治，长时间使用一般抗感染药物而疗效不佳时，却未做进一步排查；其二，泌尿系统结核与生殖系统结核关系密切，附睾结核常与肾结核常同时存在，只有提高对泌尿系结核的认识，详尽询问病史，结合多种检查手段，并进行综合分析，才能最大限度地提高泌尿系结核早期诊断的准确率。

（付光，张伟.肾结核延误诊断原因分析［J］.
中华泌尿外科杂志，2002,23（12）：763-763.）

【护理评估】

（一）术前评估

1. 健康史　了解患者的年龄、生活习惯、居住环境；有无诱发肾结核的因素，如营养不良、情绪变化、抵抗力下降等；有无与结核病患者密切接触史。患者在患肾结核前有无其他部位结核史，如肺结核、骨关节结核及消化系统结核；家庭中有无患结核病的人员；患者自出现症状至就医的时间，是否接受过抗结核治疗，其疗效如何。

2. 身体状况

（1）局部症状　评估患者有无低热、乏力、盗汗、消瘦等；有无尿频、尿急和尿痛；尿液的性状有无异常。有无触及肿大的肾，有无触痛及活动程度。

（2）全身症状　评估患者的营养状况和精神状态；有无结核中毒的全身表现；有无肾外结核。

（3）辅助检查　了解尿结核杆菌、影像学和与手术耐受性相关的检查结果。

3. 心理和社会支持状况　评估患者和家属对泌尿系结核的治疗方法、预后的认知程度、晚期病变多次手术治疗的心理和经济承受能力。

（二）术后评估

1. 一般情况　评估患者麻醉是否清醒、手术方式、术后生命体征等情况、术后抗结核化疗的依从性等。

2. 康复情况　评估患者切口愈合情况，病灶清除情况。

3. 术后并发症　评估患者有无术后残留病灶、继发出血、感染及结核瘘管形成等并发症。

【常见护理诊断／问题】

1. 恐惧／焦虑　与病程长、手术及晚期并发症有关。

2. 排尿型态异常　与结核性膀胱炎、膀胱挛缩有关。

3. 营养失调：低于机体需要量　与摄入量下降、消耗量增加有关

4. 潜在并发症　包括出血、感染、尿瘘、肾衰竭、肝功能受损。

【护理措施】

（一）术前护理

1. 一般护理　鼓励患者进食富含维生素、营养充分饮食，改善全身营养状况。多饮水，以减轻结核性脓尿对膀胱的刺激。保证休息，卧床休息为主，避免劳累。

2. 心理护理　患者因担心治疗时间、效果及预后不良，常表现为恐惧、焦虑。护士应积极主动关心患者，向患者讲解肾结核的临床特点，使其积极配合检查和治疗，稳定情绪；并创造良好氛围，减少环境改变所致的恐惧感。

3. 促进排尿功能的恢复和护理　对诊断明确的患者，可遵医嘱在给予抗结核药物治疗的同时应用碱性药物调节 pH 值，或应用解痉药物以缓解泌尿系刺激症状。对已形成挛缩膀胱的患者，应解释相关原因及挛缩膀胱带来的不良后果，使患者认识膀胱扩大手术治疗的必要性，并积极配合手术治疗。

4. 改善营养　肾结核患者多有不同程度的机体消耗。在治疗疾病的同时，需给予营养支持，指导患者科学合理饮食，保持丰富的膳食营养，尤其宜多食富含多种维生素的食物，多饮水。

5. 药物护理　指导患者按时、足量、足疗程服药。定期协助做好尿常规和尿结核分枝杆菌检查、泌尿系造影，以观察药物治疗效果。及早发现药物的副作用和对肝肾的损害，遵医嘱使用保肝药物，定期检查肝功能；勿用和慎用对肾脏有毒性的药物，如氨基糖苷类、磺胺类药物等，尤其是双肾结核、孤立肾结核、肾结核双肾积水的患者。

6. 术前准备　完善尿培养、尿涂片及 IVU 等检查；术前 1 日备皮、配血，术前晚行肠道清洁灌肠。

（二）术后护理

1. 一般护理

（1）缓解患者焦虑　对担心术后并发症或因手术影响生活质量的患者应加强心理疏导，并解释治疗方案，消除顾虑，鼓励患者倾诉并指导其如何正确应对。

（2）体位护理　血压平稳后，取半卧位，协助翻身，取健侧卧位。性部分肾切除术患者需卧床 1~2 周，减少活动，以防继发性出血或肾下垂。

2. 病情观察　健侧肾功能的观察是肾病灶或肾切除术后护理的重点。应连续 3 日准确记录 24 小时尿量，观察第 1 次排尿时间、尿量、颜色；若术后 6 小时无尿或 24 小时尿量较少，提示可能有肾功能障碍。

3. 继发性细菌感染的预防与护理

（1）加强病情观察，注意体温、白细胞计数，手术切口及敷料情况，观察切口有无渗出及渗出物的量和性状，保持切口敷料清洁、干燥、保证术后各引流管通畅，并观察引流物的量、色和质的变化。

（2）遵医嘱正确使用抗菌药物，适时拔管、减少异物刺激。

【健康教育】

1. 康复指导　指导患者科学、合理饮食，劳逸结合，以增强肌体抵抗力，促进康复。有造瘘者注意自身护理和观察，预防感染。

2. 用药指导

（1）术后继续抗结核治疗 6 个月以上，以防结核复发。

（2）用药需保持联合、规律、全程，不可随意停服或减量、减药。不规则服药可产生耐药性，影响治疗效果。

（3）用药期间应定期复查肝、肾功能，测听力、视力等。注意药物的不良反应，若出现恶心、呕吐、耳鸣、听力下降等症状，应及时就诊。

（4）勿用和慎用对肾脏有毒性的药物，如氨基糖苷类、磺胺类药物等，尤其是双肾结核、孤立肾结核、肾结核双肾积水的患者。

3. 就诊指导　单纯药物治疗者应重视尿液检查和泌尿系造影。术后应每月检查尿常规和尿结核杆菌，连续半年尿中无结核杆菌称为稳定转阴。5 年不复发者可视为治愈。伴有挛缩膀胱的患者在患肾切除后，继续抗结核化疗 3~6 个月，待膀胱结核完全治愈后返院行膀胱手术治疗。

第二节　男性生殖系统结核

男性生殖系统结核（male genital tuberculosis）包括前列腺结核、精囊结核及附睾结核，以20~40 岁多见。主要来源于其他部位结核灶的血行感染，少数继发于泌尿系统结核。附睾、前列腺和精囊结核可同时存在。

【分类】

1. 附睾结核（epididymal tuberculosis）　附睾结核是临床上最常见的男性生殖系统结核，好发于 20~40 岁青壮年，约 1/3 为单侧。

2. 前列腺、精囊结核　前列腺结核和精囊结核多同时存在，病理改变为结核结节、干酪样坏死、空洞和纤维化。

【病因】

1. 附睾结核　含结核杆菌的尿经前列腺、精囊、输精管而感染附睾，形成附睾结核。

2. 前列腺、精囊结核 继发于肾结核，多由后尿道病灶蔓延而来。

【病理生理】 附睾结核主要病理改变为肉芽肿，干酪样变和纤维化等，较少发生钙化。含结核杆菌的尿经前列腺、精囊、输精管而感染附睾，病变从尾部开始，可蔓延到整个附睾，甚至扩散至睾丸，附睾结核可形成寒性脓肿，阴囊破溃后则形成窦道。因血－睾屏障阻止了结核分枝杆菌的血运传播，睾丸结核几乎继发于附睾结核。输精管受累后可出现肉芽肿和纤维化改变，管腔可出现闭塞。前列腺、精囊结核病理改变为结核结节、干酪样坏死、空洞和纤维化等。前列腺结核形成寒性脓肿及不同程度钙化，病变可向会阴部破溃形成窦道。

【临床表现】

1. 附睾结核 附睾结核病灶生长缓慢，病变发展肿大形成寒性脓肿，与阴囊皮肤粘连，破溃形成窦道经久不愈，流出稀黄色脓液。病变侧输精管变粗硬，有串珠状小结节。双侧病变则失去生育能力。

2. 前列腺、精囊结核 症状常不明显，偶感会阴和直肠内不适。病变严重者可有血精、脓血精、性功能障碍、久婚不育等。直肠指检前列腺、精囊有硬结，但无压痛。

【辅助检查】

1. 实验室检查 尿检查异常者很少，偶尔可见红细胞、白细胞，有时可找到结核分枝杆菌，此种患者往往肾结核与附睾结核并存。前列腺、精囊结核者可于前列腺液或精液中发现结核分枝杆菌。

2. 尿路造影 造影剂可进入前列腺空洞内，可显示前列腺尿道变形或扩大，精囊造影可显示输精管、精囊病变，但意义不大。

【处理原则】

1. 附睾结核 早期附睾结核者应用抗结核药物治疗，多数可以治愈。有脓肿或有窦道形成时，应用抗结核化疗联合手术治疗，行附睾及睾丸切除术，应尽可能保留睾丸组织。

2. 前列腺、精囊结核 早期抗结核化疗药物治疗，无需手术，但应清除泌尿系统可能存在的其他结核病灶，如肾结核、附睾结核等。

【常见护理诊断／问题】

1. 恐惧／焦虑 与病程长，影响生育能力有关。

2. 潜在并发症 包括继发细菌感染、不育。

【护理措施】

1. 一般护理 加强对患者心理护理，有针对性地向患者讲解抗结核治疗、护理的长期性，使患者能积极主动配合治疗。保持病室安静整洁舒适，鼓励患者多进行户外活动，加强营养，提高机体的抵抗力，促进疾病康复。

2. 预防感染 加强局部护理，对附睾结核形成窦道者，应保持局部清洁干燥，及时更换敷料。遵医嘱给予合理使用抗菌药物治疗。

3. 积极应对不育 对生育期的患者继发不育时，应积极查找原因，鼓励患者配合医师进行诊治，促进其恢复生育能力。

【健康教育】

1. 药物指导 遵医嘱坚持抗结核治疗，足量、足疗程服用抗结核药物。注意药物的副作用，对肾脏有害的药物应避免使用。

2. 复诊指导 定期随诊复查，每月进行尿常规复查和结核菌检查 1~2 次。

3. 康复指导 加强营养和锻炼，增强体质，避免劳累；积极治疗结核病，预防其他男性生殖系统结核的发生。

案例讨论

　　患者，男性，38 岁。5 年来反复发作尿频、尿急及尿痛等膀胱刺激征，近 3 周出现尿液混浊来院就诊后收治入院。体检：T：37.2℃，P：82 次 / 分，R：20 次 / 分，BP：120/80mmHg。形体消瘦，情绪焦虑。诊断为左肾结核，拟施行左肾部分切除术。

　　问题：

　　1. 试分析应对该患者采取哪些护理措施？

　　2. 该患者在术前应怎样做抗结核化疗药物的药物指导？

第四十章 泌尿系统肿瘤患者的护理

第一节　肾　癌

　　肾癌（renal carcinoma）又称为肾细胞癌（renal cell carcinoma，RCC）、肾腺癌，是起源于肾实质泌尿小管上皮细胞的恶性肿瘤，占原发性肾恶性肿瘤的85%。高发年龄为50~70岁，男女之比为2：1。

　　【病因】　肾癌的病因尚未明确，可能与吸烟、环境污染、职业暴露（石棉、皮革）、染色体畸形、遗传（如抑癌基因缺失等）因素有关。流行病学调查显示，吸烟者比非吸烟者患肾细胞癌的危险性高两倍以上。

　　【病理与分型】　肾癌常累及一侧肾脏，多为单发，双侧发病者仅占2%。由肾小管上皮细胞发生，外有假包膜，圆形，切面呈黄色，有时呈多囊性，可有出血、坏死和钙化等表现。肿瘤可破坏全部肾脏，并可侵犯邻近脂肪、肌肉、血管、淋巴管等，肾周围筋膜是防止局部扩散的一层屏障。

　　1. 组织学类型　肾癌有3种基本细胞类型，即透明细胞、颗粒细胞和梭形细胞，均来源于肾小管上皮细胞。透明细胞是肾癌主要构成部分，临床以透明细胞癌最为多见。若以梭形细胞为主的肾癌其恶性程度高，预后差。另外其他病理类型还有嗜色细胞癌、嫌色细胞癌、肾集合管癌和未分类肾细胞癌。

　　2. 转移途径　以直接侵犯肾周围脂肪组织的途径较常见，肾癌穿透假包膜后可经血液和淋巴途径转移。淋巴转移首要部位为肾蒂淋巴结，还可直接蔓延至肾静脉、腔静脉内形成癌栓。最常见的转移部位是肺，其次为肝、骨骼、肾上腺、对侧肾和同侧邻近淋巴结。

　　【临床表现】　主要为血尿、疼痛、肿块，被称为肾癌的三联征。早期可无明显症状。

　　1. 血尿　如为无痛性间歇性肉眼血尿，提示肿瘤往往已穿入肾盏、肾盂，并非早期症状。

　　2. 疼痛　多有腰部钝痛或隐痛。若血块通过输尿管可发生肾绞痛，肾癌晚期可出现骨转移性疼痛。

　　3. 肿块　肿瘤较大时可在腹部或腰部发生肿块，质地坚硬。

　　4. 副瘤综合征　可见发热、高血压、血沉增快、高钙血症、红细胞增多、肝大、肝功能损害、高血糖、消瘦、贫血、体重减轻及恶病质等。同侧阴囊内可发现精索静脉曲张，平卧位不消失，常提示深静脉或下肢静脉内癌栓形成。

【辅助检查】

1. 实验室检查　包括尿常规、血沉、CEA、尿液脱落细胞检查。

2. B超　首选检查方法，能准确发现肾癌，区分肿瘤和囊肿，简单易行，为目前普查肾肿瘤的方法。常表现为不均质的中低回声实性肿块，体积小的肾癌有时表现为高回声，需结合 CT 或肾动脉造影明确诊断。

3. X线检查　泌尿系统平片（KUB）可见肾外形增大，偶见肿瘤散在钙化。静脉尿路造影（IVU）可见肾盏、肾盂因肿瘤挤压或侵犯出现不规则变形、狭窄、拉长、移位或充盈缺损（图 40-1）。

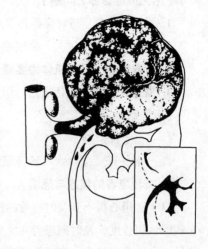

图 40-1　左肾癌及其肾盂造影

4. CT、MRI　有助于早期发现并与其他疾病鉴别。CT 是目前诊断肾癌最可靠的影像学方法，可明确肾肿瘤大小、部位、邻近器官有无受累等，有助于肿瘤的分期和手术方式的确定。MRI 在显示邻近器官有无受侵犯、肾静脉或下腔静脉等显像中优于 CT。

【治疗原则】

1. 手术治疗　根治性肾切除术（nephrectomy）是肾癌的首选治疗方法。适用于无扩散的肾细胞癌。手术切除范围包括患肾、肾周围的正常组织、同侧肾上腺、近端 1/2 输尿管、肾门旁淋巴结。腹腔镜下肾癌根治术目前在很多有条件的医院开展，其优点是创伤小，术后恢复快，有些早期患者可以行单纯肿瘤切除，而保留正常肾实质。

2. 其他治疗　肾癌具有多药物耐药基因，因而对放疗及化疗均不敏感。免疫治疗如干扰素 -α、白细胞介素 -2 对预防和治疗转移癌有一定疗效。

【护理评估】

（一）术前评估

1. 健康史　了解家族遗传对肾癌发病的影响；评估发病特点，如患者有无血尿、血尿程度，有无排尿形态改变和经常性腰部疼痛。本次发病是体检时无意发现还是出现血尿、腰痛或自己扪及包块而就医。

2. 身体状况

（1）局部症状评估　肿块位置、大小及数量，有无触痛，活动度情况。

（2）全身症状评估　重要脏器功能状况，有无转移灶的表现及恶病质表现。

（3）辅助检查　尿常规、血沉、CEA、尿液脱落细胞检查；B 超、KUB、IVU、CT、MRI 等检查及有关手术耐受性检查的结果。

3. 心理和社会支持状况　血尿是泌尿系肿瘤最早出现的症状，因表现为无痛间歇性，或有的只是镜下血尿，故不易引起患者及家属的重视，易延误治疗或漏诊。随着症状的不断加重，患者的紧张与不安感加重。确诊后患者精神、心理压力加大，接受治疗的心情迫切，但又对预后十分担心。此时患者对周围的一切都很敏感，希望得到他人的帮助。有一部分患者暂时不知道真实的诊断，家属希望在适当的时候再说明，医护人员应遵从家属的意见。

（二）术后评估

1. 一般情况　包括麻醉方式、手术种类、术中情况、术后生命体征等。

2. 康复情况　是否有肾窝积液、积脓、尿瘘、腹腔内脏器损伤，以及引流情况。

3. 术后并发症　是否有继发出血、切口感染等。

【常见护理诊断 / 问题】

1. 恐惧 / 焦虑　与对癌症和手术的恐惧、担心预后有关。

2. 疼痛　与卧床过久、晚期癌症有关。

3. 营养失调：低于机体需要量　与癌肿消耗、长期血尿及手术创伤有关。

4. 潜在并发症　包括出血、切口感染等。

【护理措施】

（一）术前护理

1. 一般护理　多饮水可稀释尿液，以防血块形成，引起尿路堵塞。

2. 减轻患者的焦虑与恐惧

（1）对担心得不到及时有效的诊治而表现为恐惧、焦虑的患者，护士应了解患者和家属对疾病的认识程度，及时向患者和家属提供各种治疗信息。根据患者的具体情况，做耐心的心理疏导，主动关心患者，倾听患者诉说，告知手术治疗的必要性和可行性，以稳定患者情绪，消除其恐惧、焦虑、绝望的心理，争取患者的积极配合。

（2）对担心术后并发症及影响生活质量的患者，应加强术前各项护理措施的落实，让患者体会到手术前的充分准备。亦可通过已手术患者的现身说法，得知手术治疗的良好疗效，以消除患者的恐惧、焦虑心理。

3. 改善营养

（1）饮食护理　指导胃肠道功能健全的患者选择营养丰富的食品，提供色、香、味较佳的饮食，以增进患者食欲。

（2）营养支持　对胃肠功能障碍者，应在手术前通过静脉途径给予营养，贫血者可予少量多次输血以提高血红蛋白水平和患者抵抗力，增强机体免疫力，提高手术的耐受性。

4. 病情观察　病程长、体质差、晚期肿瘤出现明显血尿者，应卧床休息，每日观察和记录排尿情况和血尿程度。

5. 疼痛的护理　评估患者疼痛的性质、程度，试用非药物缓解疼痛的方法，如分散注意力和放松技巧，若效果不佳，应及时遵医嘱给予药物治疗。

（二）术后护理

1. 一般护理

（1）体位护理　生命体征平稳后取健侧卧位，避免过早下床。肾癌根治术后的患者需卧床5~7 日，并避免过早活动，以防手术部位的出血。

（2）饮食护理　术后如肠功能恢复、肛门排气，可以摄入富含维生素和营养丰富的饮食。

（3）伤口及引流管护理　肾癌术后伤口引流管若无引流物排出，可于2~3 日拔除。

2. 病情观察　患肾切除后，健肾负担加重，加上术中出血过多，或取癌栓时暂时结扎下腔静脉，易导致蛋白尿和肾衰竭。因此，要准确记录24 小时尿量，动态观察尿比重和检测肾功能。由于手术创面大，渗血较多，因此应密切观察患者生命体征，保证输血、输液管道通畅。

3. 疼痛的护理　准确评估患者疼痛的程度，及时、有效地减缓患者的疼痛，促进伤口愈合。

4. 并发症的预防和护理

（1）术后出血

1）密切观察病情　定时观察生命体征的变化，注意引流管的情况。若患者术后引流量较多、色鲜红且很快凝固，同时伴血压下降、脉搏增快，常提示有术后出血，应立即通知医生。

2）止血和输血 对出血量大、血容量不足的患者，应遵医嘱应用止血药物，并给予输液和输血；若经处理出血未能控制者，及时做好手术止血的准备。

（2）感染 密切监测体温变化；观察伤口及引流管内引流物的量、色及质的变化，保持各引流管引流通畅；保持伤口干燥。遵医嘱合理应用抗菌类药物，预防感染的发生。

【健康教育】

1. 康复指导 加强营养，经常调整食物品种，以新鲜鱼、肉、蛋、豆制品、蔬菜和水果为宜。尤其对进行化疗、放疗的患者应指导科学、合理饮食，减少高脂肪饮食，特别是动物脂肪、肉类等。保证充分的休息，适度身体锻炼及娱乐活动，增强体质。保持乐观、积极心态，树立战胜疾病的信心。

2. 用药指导 由于肾癌对放、化疗均不敏感，药物治疗可能是此类患者康复期的主要方法。在用药期间，患者会出现低热、乏力等不良反应，应及时就医，在医师指导下用药。

3. 复诊指导 本病的近、远期复发率均较高，患者需定期复查 B 超、CT 和血尿常规，以便及时发现复发或转移。

第二节 膀胱癌

膀胱癌（carcinoma of bladder）发病率在我国泌尿生殖系肿瘤中占第一位，在欧洲、美国，其发病率位于前列腺癌之后，位于第二位。患病率男女之比为 4：1。大多数患者的肿瘤仅局限于膀胱，只有不到 15% 的病例出现远处转移。

【病因】 导致膀胱癌的因素很多，大致如下。

1. 化学致癌物 染料、橡胶、塑料的中间产物，如 β - 萘胺、联苯胺、4- 氨基双联苯等，长期接触这些致癌物质的人员个体差异大，潜伏期长，可达 15~40 年。

2. 吸烟 是最常见的致癌因素，大约有 1/3 膀胱癌与吸烟有关。吸烟量越大、吸烟史越长，发生膀胱癌的危险性也越大。

3. 局部慢性刺激 感染、结石、尿潴留等可引起膀胱黏膜发生增生改变，膀胱白斑、埃及血吸虫病的虫卵刺激也是致癌诱因。

4. 其他 长期大量服用镇痛药非那西丁、内源性色氨酸的代谢异常等均为膀胱癌的病因或诱因。宫颈癌行盆腔放疗的妇女发生膀胱移行细胞癌的概率明显增加。

【病理与分型】 膀胱癌与肿瘤的组织类型、细胞分化程度、生长方式和浸润深度有关，其中细胞分化程度和浸润深度对预后的影响最大。

1. 组织学类型 膀胱癌绝大多数来自上皮组织，其中移行上皮细胞癌占 95% 以上，鳞癌和腺癌各占 2%~3%。

2. 分化程度 根据肿瘤细胞大小、形态、排列、核改变及分裂相等可分为三级：Ⅰ级为细胞分化良好，属低度恶性；Ⅲ级为细胞分化不良，属高度恶性；Ⅱ级分化居Ⅰ、Ⅲ级之间，属中度恶性。2004 年，WHO 将膀胱等尿路上皮肿瘤分为乳头状瘤、乳头状低度恶性倾向的尿路上皮肿瘤、低级别乳头状尿路上皮癌和高级别乳头状尿路上皮癌。

3. 生长方式 可分为原位癌、乳头状癌和浸润性癌。移行细胞癌多为乳头状，鳞癌和腺癌常有浸润。

4. 好发部位 以两侧壁和后壁最多，其次为三角区和顶部，其发生可为多中心。

5. 转移途径 膀胱肿瘤的扩散主要向深部浸润，直至膀胱外组织。淋巴转移较常见，浸润浅肌层者约 50% 淋巴管内有癌细胞，浸润深肌层者几乎全部淋巴管内有癌细胞。膀胱癌浸至膀胱周围组织时，多数已有远处淋巴结转移。血行转移多在晚期，主要转移至肝、肺、骨和皮肤等处。

6. 浸润深度 国际抗癌联盟（UICC）1980 年将膀胱癌 TNM 分期作如下规定。

T_{is}：原位癌，浸及黏膜表层。

T_a：无浸润乳头状瘤。

T_1：浸及黏膜固有层内。

T_2：浸润浅肌层。

T_3：浸润深肌层或穿透膀胱壁。

T_4：浸及前列腺或膀胱邻近组织。

N_0：无局部淋巴结转移。

N_1：同侧区域淋巴结转移。

N_2：多发区域淋巴结转移。

N_3：区域淋巴结转移并固定。

N_4：区域外淋巴结转移。

M_0：无远处转移。

M_1：有远处组织或器官转移。

【临床表现】

1. 症状

（1）血尿 常为间歇、无痛性肉眼血尿，多为全程血尿，终末加重。血尿程度与肿瘤大小、数目、恶性程度并不一致。

（2）膀胱刺激征 尿频、尿急、尿痛多为膀胱肿瘤的晚期表现，多由于肿瘤侵犯膀胱壁或肿瘤坏死破溃或合并感染时出现。

（3）排尿困难和尿潴留 三角区及膀胱颈部肿瘤可梗阻膀胱出口，造成排尿困难，甚至尿潴留。

2. 体征 多数患者无明显体征。当肿瘤增大到一定程度可触到肿块。肿瘤浸润输尿管口可引起肾积水，晚期有贫血、浮肿、腹部肿块等表现。发生肝或淋巴结转移时，可扪及肿大的肝或锁骨上淋巴结。

【辅助检查】

1. 实验室检查 尿常规检查可见血尿或脓尿。大量血尿或肿瘤侵犯骨髓可致贫血，血常规见血红蛋白值和血细胞比容下降。

2. 尿道脱落细胞检查 膀胱肿瘤患者的尿中容易找到脱落的肿瘤细胞，方法简便，可作为血尿患者的初步筛选，也可用于肿瘤治疗效果的评价。

3. 膀胱镜检查 是诊断膀胱癌最直接、最重要的方法，可以直接观察到肿瘤所在部位、大小、数目、形态及周围膀胱黏膜的异常情况，初步估计基底部浸润程度等。此为膀胱肿瘤的必要检查，同时可以在镜下行活组织检查。

4. 影像学检查

（1）B 超检查在膀胱充盈情况下可以看到肿瘤的位置、大小等。

（2）CT、MRI 检查除能观察到肿瘤大小、位置外，还能观察到肿瘤与膀胱壁的关系。

（3）IVU 可了解肾盂、输尿管有无肿瘤以及膀胱肿瘤对上尿路影响。

【治疗原则】

1. 手术治疗

（1）经尿道膀胱肿瘤切除术（transurethral resection of bladder tumor，TURBt）　是所有膀胱肿瘤治疗的首选方法。若肿瘤属非浸润型，并为单发、分化较好，可单纯采用 TURBt 治疗。

（2）膀胱部分切除术（partial cystectomy）　适用于肿瘤呈浸润性生长、病灶比较局限，多位于膀胱侧后壁、顶部等，距膀胱三角区有一定的距离。若病灶位于膀胱憩室内也是膀胱部分切除的适应证。

（3）根治性膀胱全切术（radical total cystectomy）　指切除盆腔的前半部器官，包括膀胱周围的脂肪、韧带、前列腺、精囊；男性尿道复发的概率为 6.1%~10.6%，故对肿瘤累及前列腺或膀胱颈部的患者，应当同时切除尿道。可考虑尿流改道或肠代膀胱等手术方式，以提高患者的生活质量。

2. 辅助治疗　可采取膀胱灌注化疗。对保留膀胱的患者，术后应经导尿管给予膀胱化疗药物灌注，以消灭残余的肿瘤细胞，降低术后复发的可能性。

【护理评估】

（一）术前评估

1. 健康史　了解疾病相关因素，如工作生活环境、吸烟、泌尿系炎症、结石等；有无染料、橡胶、塑料、油漆长期接触史；以往是否有过血尿史；有无腰、腹部和膀胱手术创伤史；患者家族中有无发生泌尿系统肿瘤。

2. 身体状况

（1）局部症状评估　有无肉眼血尿，血尿出现的时间，排尿时是否疼痛，为间歇性还是持续性血尿；有无血块，血块形状；排尿形态有无改变，有无尿路刺激症状。

（2）全身症状评估　患者有无消瘦、贫血等营养不良的表现；重要脏器功能状况；有无转移的表现及恶病质。

（3）辅助检查　了解实验室检查、B 超、CT、MRI、膀胱镜及组织病理学检查结果。

3. 心理和社会支持状况评估　患者及家属对病情、拟采取的手术方式、手术并发症、排尿形态改变的认知程度，心理和家庭经济承受能力。由于疾病易复发，治疗时间长，患者可能易失去治疗信心。

（二）术后评估

1. 一般情况　包括麻醉方式、手术种类、术中情况、术后生命体征等。

2. 康复情况　有无盆腔脓肿、尿瘘、直肠损伤、肠瘘、肠梗阻、切口和引流情况。

3. 术后并发症评估　术后感染、出血情况。

【常见护理诊断 / 问题】

1. 恐惧 / 焦虑　与癌症的恶性程度、惧怕手术、如厕自理缺陷有关。

2. 营养失调：低于机体需要量　与癌肿消耗、长期血尿有关。

3. 自我形象紊乱　与术后尿流改道有关。

4. 有感染的危险　与手术切口、引流置管、肠代膀胱和腹壁存在瘘口有关。

5. 潜在并发症　包括出血、感染等。

【护理措施】

（一）术前护理

1. 一般护理

（1）减轻患者的恐惧与焦虑　因膀胱癌属中等恶性，一般出现血尿立即就诊大多数属早期，及时手术治疗，5 年生存率非常高。护士要主动向其解释病情，依患者情况告知与疾病的有关知识，鼓励患者树立信心，积极配合治疗。

（2）改善患者的营养状况　术前应注意改善患者营养状态，给予高热量、高蛋白质饮食。

2. 心理护理　向患者耐心解释病情及治疗方法，尤其是需行尿流改道术患者，告知患者手术重要性，术后尿流改道可自行护理，不影响日常生活，鼓励患者接受现实，配合治疗。同时，鼓励家属多关心支持患者，增强患者应对疾病的信心。

3. 饮食支持　给予高热量、高蛋白、高维生素及易于消化的饮食，严重贫血者可少量多次输血。

4. 术前准备　行膀胱全切、肠道代膀胱术者，须作肠道准备。术前 3 日进食少渣半流饮食，术前 1~2 日起进无渣流质饮食，口服肠道不吸收抗生素，术前 1 日及术晨进行肠道清洁。

5. 病情观察　观察患者血尿、膀胱刺激症、排尿困难等症状的程度。

6. 其他　戒烟，积极处理呼吸道感染。拟行造口的患者，协助造口治疗师坐做好造口定位，并做好标记。

（二）术后护理

1. 一般护理

（1）体位护理　膀胱全切除术后卧床 8~10 日，避免引流管脱落引起尿漏。

（2）饮食护理　术后胃肠功能恢复、肛门排气后可进食，应摄入富含维生素及营养丰富的饮食。回肠膀胱术、可控膀胱术后可按肠吻合术后饮食护理，禁食期间给予静脉营养。经尿道膀胱肿瘤电切术后 6 小时可正常进食，多饮水可起到内冲洗作用。

2. 引流管的护理

（1）引流管的标记和观察　各种引流管应贴标签分别记录引流情况，保持引流通畅。经尿道膀胱肿瘤电切或膀胱部分切除术后，应保持导尿管通畅，防止膀胱内出血过多时血块堵塞尿管；回肠代膀胱术后因肠黏膜分泌黏液，易堵塞引流管，注意及时挤压将黏液排出，有贮尿囊者，可用生理盐水每 4 小时冲洗 1 次。

（2）拔管时间　输尿管末端皮肤造口术后 2 周，皮瓣愈合后拔除输尿管。回肠膀胱术后 10~12 日拔除输尿管和回肠膀胱引流管，改为皮肤接尿器。

3. 自我形象紊乱的护理　帮助患者面对形象的改变，解释尿流改道的必要性，告知患者尿流改道是膀胱癌治疗的一部分，以助于治疗的彻底性。通过护理和训练，能逐步适应术后改变。

4. 特殊护理

（1）输尿管皮肤造口和回肠代膀胱腹壁造口的护理　保证造瘘处清洁，敷料渗湿后及时更换，保证内支撑引流管固定牢靠且引流通畅。在回肠内留置导尿管者，需经常冲洗，防止黏液堵塞。术后 72 小时内密切观察造瘘口情况。正常时应呈粉红色，较湿润，富有光泽，稍高出皮肤，如出现回缩、颜色变紫，则说明肠管血运障碍，应及时报告医师。

（2）原位排尿新膀胱的护理　术后 3 周内确保各支撑管、引流管引流通畅，定期冲洗留置导尿管，防止黏液堵塞；在拔除导尿管前应训练新膀胱，待容量达 300mL 以上便可以拔管。告知患者一年内若有不同程度的尿失禁存在，需锻炼肛门括约肌功能，以助于早日恢复控尿功能。

（3）集尿袋护理　造口处伤口愈合后选择合适的集尿袋外接造瘘管，引流尿液，指导患者自行定期更换集尿袋。

5. 并发症的预防与护理

（1）术后出血　膀胱全切除术后密切观察血压、脉搏、引流物性状，若血压下降、脉搏加快、引流管内引出鲜血，每小时超过 100mL 以上且易凝固，提示有出血，应及时通知医师。

（2）术后感染　观察体温变化情况；保持切口清洁，及时更换敷料；妥善固定引流管并保持其引流通畅。遵医嘱应用广谱抗菌类药物预防感染。如有体温升高、引流物为脓性并有切口疼痛，多提示有感染，应尽快通知医师。

【健康教育】

1. 康复指导　合理饮食，加强营养，适当锻炼，增强体质。禁止吸烟，对密切接触致癌物质者加强劳动保护，以防止或减少膀胱肿瘤的发生。

2. 用药指导　术后坚持膀胱灌注化疗药物，膀胱保留术后能憋尿者，即行膀胱灌注免疫抑制剂 BCG（卡介苗）或抗癌药物，可预防或推迟肿瘤复发。每周灌注 1 次，共 6 次，以后根据 B 超、血、尿常规复查结果，如膀胱内无肿瘤复发，可将膀胱灌注药物时间改为 2 周 1次，6 次后需复查膀胱镜；若有肿瘤复发，应手术治疗，若无复发者可将膀胱灌注间隔时间延长至 1 个月。1 年后若仍无肿瘤复发，可将膀胱灌注间隔时间延长至 2 个月，一般灌注 5 年，每 2~3 年复查膀胱镜。膀胱灌注药物后需将药物保留在膀胱内 2 小时，取俯、仰、左、右侧卧位各半小时。

3. 复诊指导　定期复查主要是全身系统检查，及时发现转移及复发征象。

4. 自我护理　尿流改道术后腹部带接尿器者应学会自我护理，避免接尿器的边缘压迫造瘘口。保持清洁，定期更换尿袋。

第三节　前列腺癌

前列腺癌（carcinoma of prostate）是男性生殖系统最常见的恶性肿瘤，在欧美国家发病率极高，在高龄男性中仅次于肺癌，在我国相对比较少见，但近年发病率有所增高，该病好发于 50 岁以上的男性，发病率随年龄升高而增高。

【病因】　前列腺癌的病因不清，可能与种族、遗传、食物、环境、性激素等有关。有家族史的发病率也高，有家族发病倾向的发病年龄也较轻。过多的脂肪摄入有可能促进前列腺癌的发展。接触金属镉能够增加前列腺癌的易患危险，烟草、碱性电池、焊接工业等都有接触这种金属的可能。现在也注意到某些基因的功能丢失或突变在前列腺癌发病、进展及转移中起重要作用。

【病理】　前列腺癌最常发生的部位是腺体外周带，大多数为多病灶，易侵及前列腺尖部。

1. 组织学类　型前列腺癌 98% 为腺癌，起源于腺细胞，其他少见的有移行细胞癌、鳞癌、未分化癌等。

2. 转移途径　有血行、淋巴扩散或直接浸润 3 种转移方式，其中血运转移至脊柱、骨盆最常见。前列腺癌大多为激素依赖型，与雄激素的调控密切相关。

3. 临床分期　采用 2002 年 AJCC 的 TNM 分期系统，N、M 代表有无淋巴结转移或远处转移。

T_0 期：没有原发瘤的证据；

T_1 期：不能触及和影像学发现的临床隐匿肿瘤；

T_2 期：肿瘤局限于前列腺内；

T_3 期：肿瘤穿透前列腺包膜；

T_4 期：肿瘤固定或侵犯精囊以外组织。

4. 分级　Gleason 分级是目前广泛被采用的前列腺腺癌组织学分级的方法。2004 年版

WHO 泌尿与男性生殖系统肿瘤分类已将 Gleason 分级纳入。按照前列腺癌细胞的分化程度由高到低分为 1~5 级，在此基础上建立 Gleason 评分系统，一般为 2~10 分，分数越高分化越差。2~4 分属分化良好癌；5~7 分属中等分化癌；8~10 分为分化差癌或未分化癌。

【临床表现】

1. 症状　早期前列腺癌多数无明显临床症状，常在直肠指检时偶然被发现。进展期肿瘤生长可以挤压尿道，直接侵犯膀胱颈部、三角区，患者出现排尿困难症状，如尿频、尿急、尿流缓慢、尿流中断、排尿不尽，甚至尿潴留或尿失禁；血尿少见。晚期症状有贫血、衰弱、下肢浮肿、排便困难、少尿或无尿等。骨转移患者可以出现骨痛、脊髓压迫症状、排便失禁等。少数患者以转移症状就医而无明显前列腺癌原发症状。

2. 体征　直肠指检（DRE）发现前列腺结节，质地坚硬。淋巴结转移时，患者可出现下肢浮肿。脊髓受压可出现下肢痛、无力等。

【辅助检查】

1. 实验室检查　前列腺特异性抗原（prostate-specific antigen，PSA）作为前列腺癌的标记物在临床上有重要作用，可作为前列腺癌的筛选检查方法。正常男性的血清 PSA 浓度应 <4ng/mL。

2. 影像学检查

（1）经直肠超声检查（TRUS）　可以显示前列腺内低回声病灶及其大小与侵及范围。

（2）CT、MRI　可帮助诊断肿瘤有无扩展至包膜外及精索，有无淋巴结转移，对前列腺癌的诊断和分期有参考价值。

（3）X 线检查　X 线片可显示有无骨转移；静脉尿路造影可发现晚期前列腺癌侵入膀胱引起肾、输尿管积水情况。

3. 前列腺穿刺活检　采用六针法行穿刺活检，具体方法是在前列腺的两叶，从前列腺尖部、中部、基底部各穿 1 针，共 6 针。穿刺一般是在 TRUS 引导下进行。

【治疗原则】

1. 根治性前列腺切除术　对早期前列腺癌，局限在包膜内的（T_{1b}、T_2 期）前列腺癌应考虑行根治术，目前国际上及国内有条件的医院都在开展腹腔镜下前列腺癌根治术，手术时间短，创伤小，恢复快。

2. 去势治疗　分为药物去势和手术去势两种方法。T_3、T_4 期的前列腺癌，可行手术去势，抗雄激素内分泌治疗。

（1）手术去势　双侧睾丸切除术与包膜下睾丸切除术。

（2）药物去势

1）人工合成的促黄体生成素释放激素类似物（LHRH-A）　反馈性抑制垂体释放促性腺激素，使体内雄激素浓度处于去势水平，达到治疗前列腺癌的目的。

2）雄激素受体阻滞剂　能阻止双氢睾酮与雄激素受体结合，在中枢有对抗雄激素负反馈的作用。

3. 放射治疗　有内放射和外放射两种，内放射主要适用于 T_2 期以内的前列腺癌，外放射适用于内分泌治疗无效者。

4. 化学治疗　用于内分泌治疗无效者。

【护理评估】

（一）术前评估

1. 健康史　了解患者吸烟、遗传、饮食、性激素等因素，以及患者家族中有无发生泌尿系统肿瘤的情况。

2. 身体状况

（1）局部症状评估 有无出现排尿困难、尿频、尿急、尿流缓慢、尿流中断、排尿不尽，甚至尿潴留或尿失禁。

（2）全身症状评估 患者有无消瘦、贫血等营养不良的表现；重要脏器功能状况；有无骨痛、脊髓压迫症状等转移灶的表现及恶病质；患者对手术的耐受性。

（3）辅助检查 了解实验室检查、PSA测定、B超、前列腺穿刺活检结果。

3. 心理和社会支持状况 患者及家属对病情、拟采取的治疗方案、手术方式、术后并发症和排尿形态改变的认知程度，以及心理和家庭的经济承受能力。前列腺癌多为老年患者，应给予更多的照顾，帮助解决手术前生理及心理的问题。

（二）术后评估

1. 一般情况 包括麻醉方式、手术种类、术中情况，术后生命体征等情况。

2. 康复情况 尿液引流和尿道损伤情况，有无尿路感染。

3. 术后并发症评估 患者术后出血、感染情况。

【常见护理诊断 / 问题】

1. 恐惧 / 焦虑 与对癌症的恐惧、害怕手术等有关。

2. 营养失调：低于机体需要量 与癌肿消耗有关。

3. 潜在并发症 包括出血、感染、复发、远处转移等。

【护理措施】

（一）术前护理

1. 心理护理 减轻焦虑和恐惧，多与患者沟通，向患者解释与疾病有关的知识，让患者充分了解自己的病情。前列腺癌恶性程度属中等，经有效治疗后疗效尚可，5年生存率较高，使其减轻思想压力，稳定情绪，消除恐惧、焦虑心理。

2. 营养支持 改善营养，前列腺癌早期无症状，患者有症状就医时多属中晚期，且多有不同程度的机体消耗。在治疗疾病的同时，需给予营养支持，指导患者科学合理饮食，保证丰富的膳食营养，尤宜多食富含多种维生素的食物。必要时给予胃肠内外营养支持。

3. 肠道准备 术前3日进少渣半流饮食，术前1~2日起进无渣流质饮食，口服肠道不吸收抗生素，术前晚、术晨肠道清洁。

（二）术后护理

1. 预防出血的护理 根治术后有继发出血的可能，若血压下降，脉搏增快，引流液色鲜红、立即凝固、每小时量超过100mL以上，提示继发出血，应立即通知医师处理。

2. 预防感染的护理 加强各项基础护理措施，保持切口清洁，及时更换敷料，保证引流管通畅且固定牢靠。遵医嘱合理使用抗菌药物，定时监测体温及血白细胞变化，若出现感染征象应及时通知医师。

3. 病情观察 术后密切观察生命体征及引流情况。如引流液色红、每小时量 >100mL，提示有继发出血，应及时报告医师处理。

4. 并发症观察与护理

（1）尿失禁 术后常见并发症，多数患者可在一年内得到改善，部分患者一年后仍存在不同程度的尿失禁。应指导患者积极处理尿失禁，坚持盆底肌肉训练及电刺、生物反馈治疗等措施进行改善。

（2）勃起功能障碍 亦是术后常见并发症之一，遵医嘱使用西地那非（万艾可）治疗，用药期间注意观察有无心血管并发症。

NOTE

5. 去势治疗护理

（1）心理护理   充分尊重、理解患者，帮助患者调整不良心理，积极争取家属支持。

（2）不良反应观察与护理   有潮热、心血管并发症、肝功能损害、骨质疏松、贫血等，用药后应定期监测肝功能、血常规等，做好患者生活安全防护，避免跌倒/坠床。

【健康教育】

1. 康复指导   加强营养，适当锻炼，增强体质。避免高脂肪饮食，特别是进食动物脂肪、红色肉类是前列腺癌的危险因素；可多食豆类、谷物、蔬菜、水果、绿茶等食物，对预防本病有一定作用。

2. 用药指导   放射治疗可有效抑制前列腺癌，但对心血管、肝、肾、肺有较严重的副作用，故用药期间应密切观察，注意保护主要器官的功能。

3. 复诊指导   定期随诊复查定期检测 PSA，其可作为判断预后的重要指标。若有骨痛，应即行骨扫描，若有骨转移者可加用放射治疗。

案例讨论

患者，男性，68 岁。间歇性无痛血尿 1 个月来就诊，主诉左侧腰部隐痛，查体时触及左腹部有一鸡蛋大小肿块，质地坚硬。静脉肾盂造影示：左侧肾盏、肾盂破坏。询问病史中得知患者曾做油漆工 30 余年。临床拟诊断左侧肾癌收治入院。

问题：

1. 试分析应对该患者采取哪些护理措施？

2. 如何对该患者做健康指导？

第四十一章　骨科患者的一般护理

导学

　　内容与要求　骨科患者的一般护理包括运动系统的检查、牵引术、夹板固定术和石膏绷带固定术四部分内容。通过本章的学习，应掌握牵引术与护理，运动系统特殊检查。熟悉运动系统检查，夹板固定术和石膏绷带固定术的护理，牵引术、夹板固定术、石膏绷带固定术的适应证与禁忌证。了解运动系统的检查方法。

　　重点与难点　运动系统特殊检查，牵引术的护理。

第一节　运动系统的检查

　　运动系统主要由骨、关节和骨骼肌组成。运动系统的检查应按医学和理学诊断要求进行，根据病史，结合运动系统区域性和节段性的特点，将一般理学检查与特殊辅助检查相结合以明确诊断并制定合理的治疗和护理方案。

　　【理学检查】

　　1. 检查原则

　　（1）检查体位　一般取卧位，上肢或颈部检查可坐位，其他特殊检查取相应体位；充分暴露检查部位，同时显露健侧以作双侧对比。

　　（2）检查顺序　按视、触、叩、听、动、量顺序检查，先全身，后局部；先健侧，后患侧；先病变远端，后近端；先被动检查，后主动检查。若遇危重患者应首先进行急救。

　　（3）检查手法　动作规范、轻巧。对创伤患者要注意保护，避免加重周围组织损伤。

　　2. 检查内容与方法

　　（1）视诊　观察局部皮肤色泽，有无肿胀、肿块、伤口、窦道、肌萎缩或畸形、肢体活动及步态。

　　（2）触诊　局部压痛部位、范围、程度提示病变部位；体表骨突变化、皮肤温度冷热程度、肢体异常活动、弹性固定、骨擦感；肿块大小、形态、质地、活动度及其与周围组织的关系。

　　（3）叩诊　检查有无叩击痛包括四肢长骨及短骨的轴向叩痛、脊柱间接叩痛等。

　　（4）听诊　检查有无骨擦音、骨传导音、皮下捻发音、关节弹响及肢体有无血流杂音。

　　（5）动诊　两侧对比检查关节活动和肌肉收缩力；被动运动和异常活动情况；诱发疼痛时的体位和姿势。

　　（6）量诊　测定肢体总长度和节段长度、周径、轴线、关节活动度、肌力、深浅感觉等。

　　1）肢体长度　测量时将肢体放在对称的位置，在肢体上定出骨性标志，然后测两标志点间的距离。

　　2）肢体周径　定出相对应的部位进行测量，双侧对比。

　　3）轴线测量　测量躯干和肢体的轴线是否正常。

4）关节活动度 可用量角器较准确地测量，也可用视觉估计。多以关节中立位为 0°，测定各方向的活动度（表 41-1）。

5）肌力 是指肌肉主动收缩时产生的最大力量。通过测定患者在主动运动时肌肉或肌群的力量，了解肌肉的功能状态。肌力检查方法可分为徒手肌力检查与器械检查两类。目前临床常用徒手肌力检查（manual muscle test，MMT）及由 K.W.Lovett 于 1916 年提出的肌力分级法（表 41-2）。

表 41-1 关节活动范围

关节	运动	正常活动范围
肩	屈、伸	屈：0°~180°；伸：0°~50°
	外展	0°~180°
	内、外旋	各 0°~90°
肘	屈、伸	屈：0°~150°；伸：0°
桡尺	旋前旋后	各 0°~90°
腕	屈、伸	屈：0°~90°；伸：0°~70°
	尺、桡侧偏移（尺、桡侧外展）	桡偏：0°~25°；尺偏：0°~55°
髋	屈、伸	屈：0°~125°；伸：0°~15°
	内收、外展	各 0°~45°
	内、外旋	各 0°~45°
膝	屈、伸	屈：0°~150°；伸：0°
踝	背伸、跖屈	背伸：0°~20°；跖屈：0°~45°

表 41-2 肌力分级法

级别	标准	相当正常肌力的（%）
0	无可测知的肌肉收缩	0
1	有轻微收缩，但不能引起关节运动	10
2	在减重状态下能做关节全范围运动	25
3	能抗重力做关节全范围运动，但不能抗阻力	50
4	能抗重力、抗一定阻力运动	75
5	能抗重力、抗充分阻力运动	100

6）感觉异常区的测定 检查区分痛、温、触、深感觉和位置觉，查出异常区。

7）反射检查 在患者肌肉和关节放松情况下进行检查。包括生理反射和病理反射检查。常用的生理反射如膝腱反射、跟腱反射、肱二头肌和肱三头肌反射等；常用的病理反射有霍夫曼征（Hoffmann sign）、巴宾斯基征（Babinski sign）、髌阵挛和踝阵挛。

【其他特殊检查和影像学检查】

1. 其他特殊检查

（1）压顶试验（spurling sign） 患者坐位，头中立位或后伸位时，检查者用双手重叠放于头顶向下加压，出现颈部疼痛并向患侧手部放射，为压顶试验阳性（图41-1）。

（2）臂丛神经牵拉试验（Eaton sign） 检查者立于患者患侧，一手握患侧的腕部，另一手推头部向健侧，向相反方向牵拉。患肢出现麻木或放射痛时为阳性，常见于颈椎病（图41-2）。

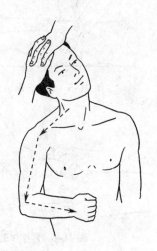 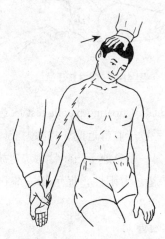

| 图41-1 压顶试验 | 图41-2 臂丛神经牵拉试验 |

（3）杜加征（Dugas sign） 患者肘关节屈曲，若手搭在对侧肩上则肘关节不能与胸壁相贴，若肘部与胸壁相贴则手不能搭到对侧肩，称杜加征阳性，见于肩关节脱位。

（4）托马斯征（Thomas sign） 患者仰卧，当患者双下肢放平到检查台上时，出现腰椎前突者为阳性。又令患者双手紧抱住一侧屈膝的下肢，此时腰椎可贴到检查台，对侧下肢不能放平者，表示此侧有病变。常见于一侧的髋关节有屈曲挛缩畸形。

（5）直腿抬高及加强试验 患者仰卧位，检查者一手保持膝关节伸直，一手托足跟，缓慢抬起患肢，若小于60°患者出现放射至小腿的疼痛则为阳性。若在此基础上，缓慢放低患肢高度至放射痛消失再被动背伸踝关节，若再度出现放射痛称加强试验阳性（图41-3）。常见于腰椎间盘突出症。

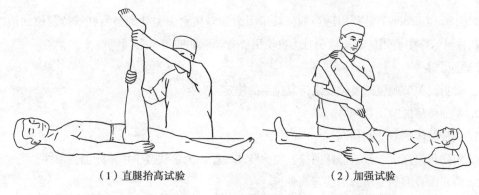

| （1）直腿抬高试验 | （2）加强试验 |

图41-3 直腿抬高及加强试验

（6）骨盆挤压及分离试验 患者仰卧位，检查者双手从双侧髂前上棘用力向中心相对挤压（骨盆挤压）（图41-4）或向外下方推压骨盆（骨盆分离）（图41-5），若出现疼痛者为阳性。

多提示骨盆环骨折。

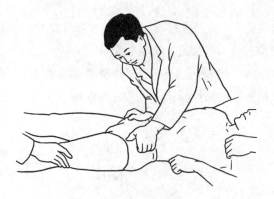

图 41-4 骨盆挤压试验

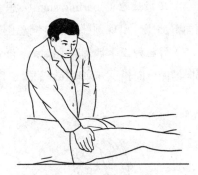

图 41-5 骨盆分离试验

（7）浮髌试验（floating patella test）　患者仰卧位，检查者一手置于髌骨近侧，将膝内液体挤入髌骨下关节腔，另一手急速下压髌骨后快速放开，若觉察到髌骨浮起，为阳性，提示膝关节积液（图41-6）。

2. 影像学检查

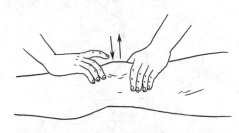

图 41-6 浮髌试验

（1）X 线检查　对骨折的重要诊断和治疗具有重要价值。

（2）CT 检查　适于椎间盘突出、椎管狭窄、脊柱损伤和结核，软组织和骨肿瘤诊断或辅助诊断。

（3）X 线造影　椎管造影显示硬膜囊可检查不典型的椎间盘突出症、椎管狭窄、颈椎病、椎管内肿瘤，还有动脉或静脉造影和窦道造影。

（4）核素骨扫描　对骨转移瘤、骨关节感染、原发性骨肿瘤、骨样骨瘤、骨缺血性坏死、急性骨髓炎等有早期诊断价值。

（5）MRI 检查　对腰、颈椎间盘突出症、脊髓内外肿瘤、脊髓创伤有诊断价值。对股骨头坏死、膝关节前、后交叉韧带损伤也有较好的诊断价值。

第二节　牵引术

牵引术（traction）是利用适当的持续牵引力和对抗牵引力达到整复和维持复位的治疗方法。在骨科治疗中应用广泛。牵引分为皮牵引、骨牵引和兜带牵引。

【适应证】

1. 骨折、关节脱位的复位及维持复位后的稳定。

2. 挛缩畸形的矫正和预防。

3. 炎症肢体的制动和抬高。

4. 解除肌肉痉挛、改善静脉回流、消除肢体肿胀，为手法或手术治疗创造条件。

5. 防止因骨骼病变所致的病理性骨折。

【禁忌证】　局部皮肤受损和对胶布或泡沫塑料过敏者禁用皮牵引。

【护理措施】

1. 操作前准备和护理

（1）解释说明　向患者和家属解释，使其认识牵引的意义，积极配合治疗和护理。

（2）操作前评估　了解全身和局部状况及药物过敏史。

（3）皮肤准备　局部皮肤清洁，必要时剃除毛发。

（4）用物准备　牵引床、牵引架、牵引绳、滑车、牵引锤、牵引弓、牵引针、进针器具（包括手钻、手摇钻和锤子等）、扩张板、床脚垫等。

（5）体位准备　牵引前摆好患者体位。

2. 操作中的配合

（1）皮牵引　将宽胶布条或海绵条粘贴在皮肤上或用四肢尼龙泡沫套，利用肌肉在骨骼上的附着点将牵引力传递到骨骼进行牵引，又称间接牵引。可分为胶布牵引和海绵带牵引。优点是操作简便，对患肢基本无损伤，痛苦少。缺点是不能承受太大的重量，一般不超过5kg，同时因皮肤对胶布粘着不能持久，故一般用于小儿或年老体弱患者的骨折牵引或关节炎症时矫正与固定。

1）胶布牵引　①局部皮肤涂安息香酸酊。②骨隆突处加衬垫。③沿肢体纵轴粘贴胶布，外用绷带缠绕。④加上牵引重量，借牵引绳通过滑轮进行皮牵引。

2）海绵带牵引　①海绵平铺于床上，肢体用大毛巾包裹。②骨隆突处加垫棉花或纱布。③包好肢体，拴好牵引绳。④加上牵引重量，借牵引绳通过滑轮进行皮牵引。重量一般为体重的1/10。

（2）骨牵引　是将不锈钢针穿入骨骼的坚硬部位，通过螺旋或滑车装置牵引钢针，直接牵引骨骼，又称直接牵引。其优点是可承受较大牵引力，可有效克服肌肉紧张，牵引后便于检查患肢。缺点是有创，且因有针道而增加感染的机会，操作不当易损伤关节囊或血管神经。具体步骤为：①选择进针部位。②局部皮肤消毒、铺巾、麻醉后，将牵引针穿过骨干，颅骨牵引者仅钻入颅骨外板。③安装相应的牵引弓。④根据病情或部位加上牵引重量，借牵引绳通过滑轮进行牵引。

（3）兜带牵引　是利用布带或海绵兜带兜住身体突出部位施加牵引。包括枕颌带牵引、骨盆牵引和骨盆兜悬吊牵引。

1）枕颌带牵引　用枕颌带托住下颌和枕骨粗隆部，向头顶方向牵引（图41-7）。牵引重量一般不超过5kg。常用于颈椎骨折、脱位和颈椎结核、颈椎病等。

2）骨盆牵引　用骨盆兜带包托于骨盆，两侧各一个牵引带，施加适当重量牵引（图41-8）。一侧牵引重量一般不应超过10kg，以患者感觉舒适为宜。常用于腰椎间盘突出症。

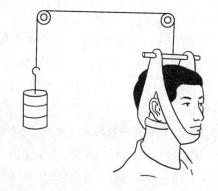

图 41-7　枕颌带牵引

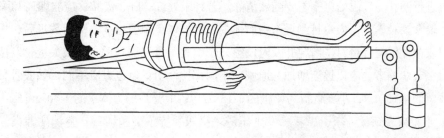

图 41-8　骨盆牵引

3）骨盆兜悬吊牵引　用骨盆兜带包托于骨盆，两侧牵引带交叉至对侧上方的滑轮及牵引支架进行牵引（图41-9）。牵引重量以将臀部抬离床面为宜。常用于骨盆骨折。

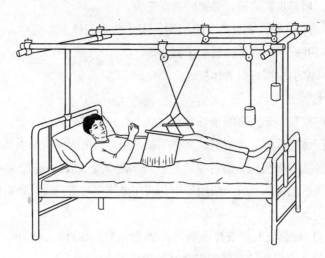

图41-9 骨盆兜悬吊牵引

3. 操作后护理

（1）加强生活护理 协助患者满足正常生理需要，如协助洗头、擦浴，教会患者使用床上拉手，床上便盆等。凡新作牵引的患者，应列入交接班项目。

（2）保持牵引的有效性 ①皮牵引时，注意胶布绷带有无松脱，扩张板位置是否正确。若出现移位，应及时调整。颅骨牵引时，每日检查牵引弓并拧紧螺母，防止牵引脱落。②牵引重锤应保持悬空，不可随意增减牵引重量及改变牵引方向或体位，以免影响骨折的愈合。③牵引绳不能中途受阻，棉被、毛毯等重物不应压迫牵引绳，牵引绳不应脱离滑轮的滑槽。④保持对抗牵引力量。利用体重设置对抗牵引，颅骨牵引时，应抬高床头20cm；下肢牵引时，应抬高床尾15~30cm。若身体移位、抵住了床头或床尾，应及时调整，以免失去反牵引作用。⑤告知患者和家属牵引期间应始终保持正确位置，牵引方向与肢体长轴应成一直线。头部皮牵引和颅骨牵引时，头部应制动，牵引的方向与脊柱始终保持在一条直线上，翻身时3人合作，一人固定并牵引头部，另两人托住肩部和臀部，协调动作翻身。防止扭曲造成或加重脊髓损伤。

（3）观察肢端的血液循环 观察患肢有无肿胀、麻木、皮温降低、色泽改变及运动障碍，若发现异常及时通知医师并做出相应的处理。每日测量肢体长度，避免过度牵拉。

（4）防治感染 皮牵引时，注意胶布边缘皮肤有无皮炎或水疱，若有水疱，可用注射器抽吸并给予换药；若水疱面积较大，应立即去除胶布，暂停牵引或改用其他牵引方法。骨牵引时，注意防止牵引针道处发生感染，每日用75%的乙醇滴针眼处，如牵引针有滑动移位，应消毒后再进行调整，针眼处血痂不要随意清除。若针眼处红、肿、流脓，应立即通知医师。

（5）避免过度牵引 应每日测量牵引肢体的长度，以免牵引过度。牵引数日后，根据床边X线透视或拍片了解骨折对位情况并及时调整。牵引重量可先加到适宜的最大量，复位后逐渐减少。对关节挛缩者，应以逐渐增加为原则。不同部位牵引重量也有所不同，如股骨骨折牵引重量为体重的1/10~1/7；小腿骨折为体重的1/15~1/10；上臂骨折为体重的1/20~1/15。

（6）并发症的预防 牵引患者易发生压疮、泌尿系统感染和结石、坠积性肺炎、关节畸形、便秘、血栓性静脉炎等并发症，应注意加强护理。

1）足下垂 腓总神经位置较浅，容易受压，引起足下垂。应用足底托板将距小腿关节置于功能位，若病情允许应定时做距小腿关节活动，预防足下垂。

2）压疮　由于持续牵引和长期卧床，骨隆突部位易形成压疮，故应用棉垫、软枕、棉圈、气垫等加以保护，保持床单清洁、平整和干燥。

3）坠积性肺炎　长期卧床或头低脚高位，尤其是抵抗力差的老人，易发生坠积性肺炎。鼓励患者每日定时利用牵引架上拉手抬起上身，做深呼吸运动及有效咳嗽，有利于肺扩张。在保持有效牵引的条件下，协助患者翻身、拍背。

4）便秘　与长期卧床及水分摄入不足有关。鼓励患者多饮水，摄入多含膳食纤维的食物；每日进行腹部按摩以刺激肠蠕动。若已发生便秘，可遵医嘱服用缓泻剂等。

5）血栓性静脉炎　与长期卧床，缺少活动有关。鼓励和协助患者进行康复训练，如股四头肌等长收缩，各关节的全范围活动等，以促进血液循环。

（7）功能锻炼　指导患者进行功能锻炼，防止关节僵直和肌肉萎缩。

第三节　夹板固定术

夹板固定是利用具有一定弹性的木板、竹板或塑料板制成的长、宽合适的小夹板，在适当部位加固定垫，用扎带绑在骨折部肢体的外面，以固定骨折。是目前骨折治疗中最简单、最常用的方法。其优点是比较灵活方便，固定可靠，利于康复训练。缺点是使用范围有限。

【适应证】

1. 四肢闭合性骨折，下肢因肌肉发达丰厚、收缩力大，应结合持续牵引。

2. 开放性骨折，创面小或经处理后创口已愈合者。

3. 陈旧性骨折适用于手法复位者。

【禁忌证】

1. 较严重的开放性骨折。

2. 难以整复的关节内骨折。

3. 固定不稳定部位的骨折，如髌骨、锁骨、股骨颈、骨盆骨折等。

4. 伤肢肿胀严重伴有水泡，或远端血液循环较差者。

【护理措施】

1. 操作前准备和护理

（1）解释说明　向患者和家属解释夹板固定的意义和注意事项，使其积极配合治疗和护理。

（2）局部准备　清洁患肢，若皮肤有擦伤或水泡时应先换药或将水泡内液体抽出。

（3）用物准备　包括夹板（厚度3~4cm，四边抛光，棱角修圆）、固定垫（外套纱布套或包1~2层棉纸）、纸垫、棉垫、束带、胶布、剪刀。

（4）体位准备　安置好患者的体位，将伤肢放在正确的位置。

2. 操作中配合

（1）套上衬垫物　在伤肢上套上衬垫物如针织网套等。再选择合适大小的衬垫放置在加压点上（根据骨折部位、解剖特点、移位方向及程度而定），并用胶布固定以防移位。

（2）夹板固定　根据骨折部位、类型及移位情况，选择合适的夹板，放置夹板，放妥后应扶持。邻近关节部位骨折采用超关节夹板固定。

（3）捆扎　将束带两头对齐，两手平均用力拉紧，先扎中间，再扎远端，最后扎近端。每道绕两周，在外侧夹板上打结。捆扎应松紧适宜，以能上下移动各1cm为度。布带和夹板垂直，间距相等，用力均匀，应随时调整。

NOTE

3. 操作后护理

（1）观察患肢血运　包括肢体颜色、温度、感觉和运动情况，发现患肢颜色发白或发绀、温度降低、麻木等异常情况，应立即松开夹板并立即通知医师处理，以免发生缺血性挛缩或肢体坏死。

（2）夹板固定护理　注意观察夹板固定布带松紧度，过松或过紧，都应进行调整。一般骨折复位固定 3～5 日后，肢体肿胀逐渐消退，应适当调整夹板的松紧度。重新捆扎时，不可同时打开所有布带，避免固定失败。

（3）患肢护理　抬高患肢，维持肢体于功能位，如上肢骨折者应用三角巾悬吊于胸前，下肢用垫枕使其略高于心脏水平。

（4）功能锻炼　小夹板固定后即可指导患者进行等长收缩运动，未固定关节的屈伸活动等，以改善肢体血运、防止肌肉萎缩，促进骨折愈合。

（5）并发症的预防　夹板固定后可发生肿胀、骨筋膜室综合征、骨折端移位及压迫性溃疡等并发症，应注意防护。

（6）骨折临床愈合情况　经 X 线摄片证实连续性骨痂通过骨折线即可拆除固定。固定初，一周内可透视两次，如有骨折移位或纸压垫移位应及时调整。以后可每周复查一次直至骨折临床愈合。有明显错位的骨折，经复位固定后，应立即拍 X 线片或透视，以了解骨折复位情况。2～3 日后再拍片或透视复查，以便及时发现问题，及时处理。

第四节　石膏绷带固定术

石膏绷带（plaster bandage）是常用的外固定材料之一，是将熟石膏粉撒在稀孔纱布绷带上，当石膏绷带遇温水浸泡后，包在患者需要固定的肢体上，5～10 分钟即可硬结成形，并逐渐干燥坚固，对患肢起有效的固定作用（图 41-10）。常见的石膏类型有石膏托、石膏夹板、石膏管形、躯干石膏及特殊类型石膏等。

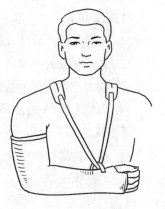

图 41-10　石膏绷带固定

【适应证】

1. 小夹板难于固定或不适合小夹板固定的骨折复位后的固定。

2. 关节损伤或脱位复位后的固定。

3. 骨、关节炎症的局部制动。

4. 周围神经、血管、肌腱断裂或损伤，手术修复后的制动。

5. 畸形矫正术后，维持和固定矫正后的位置。

6. 病理性骨折。

【禁忌证】

1. 全身情况差，如心、肺、肝、肾功能不全等。

2. 伤口发生或疑有发生厌氧菌感染。

3. 孕妇禁忌作躯干部大型石膏。

4. 新生儿、婴幼儿以及年老体弱者不宜作大型石膏。

【护理措施】

1. 操作前的准备和护理

（1）解释说明　向患者和家属作好解释，说明石膏固定的目的意义，取得患者和家属的配合。

（2）局部准备　X线摄片，以备术后对照。局部皮肤清洁并擦干，有伤口应更换敷料。观察局部皮肤有无破损、溃疡等，记录并及时报告医师。

（3）用物准备　包括石膏绷带卷，水桶内盛30℃~50℃水、石膏刀、剪、衬垫、支撑木棍、卷尺和有色铅笔等。

（4）体位准备　一般取关节功能位，特殊情况根据需要摆放。由专人扶持保护。

2. 操作中配合

（1）放置衬垫　在石膏固定处的皮肤表面覆盖一层衬垫，防止局部受压。

（2）浸透石膏　将石膏绷带卷平放并完全浸没到温水中。待石膏完全浸透，停止冒气泡后，两手持绷带卷两头取出，并向中间轻挤，以挤出过多的水分。

（3）包扎　使石膏绷带卷贴着肢体由近侧向远侧滚动，保证各层贴合紧密且平整。

（4）捏塑　石膏绷带包至一定厚度或达到要求厚度但尚未硬固时，可用手掌在石膏绷带上的一定部位予以适当而均匀的、平面性的压力，使石膏绷带能符合肢体轮廓，以增强石膏绷带对肢体的固定性能。石膏绷带包成后，要进行修理，使边缘整齐、表面光滑。四肢石膏绷带应暴露手指、足趾，以便观察肢体血液循环、感觉和运动功能等，同时可进行康复训练。

（5）包边　将石膏内面的衬垫稍向外拉出，包在石膏边缘，若石膏内无衬垫，可用一条宽胶布沿石膏边包起，使边缘整齐。

（6）标记　用红记号笔在石膏外标明石膏固定日期和类型。

（7）干燥　一般自然风干，天气较冷可用电吹风吹干。

（8）开窗　为便于检查伤口、拆除缝线、更换敷料或解除骨突处的压迫，可将管型石膏开窗。方法：先在预定的部位用笔标示，然后用石膏刀沿标示向内斜切，边切边将切开的石膏边向上提拉，以便继续切削。窗洞开好后，应修齐边缘。已开窗的石膏须用棉花填塞于石膏窗内，或将石膏盖复原后再用绷带稍加压包紧，以防止软组织向外突出。

3. 操作后的护理

（1）石膏干固前的护理

1）加快干固　石膏从硬固到完全干固需24~72小时，应创造条件加快干固，可适当提高室温或用灯泡烤箱、红外线照射烘干。但应注意石膏传热灼伤皮肤，故温度不宜过高。

2）妥善搬运　用手掌平托石膏固定的肢体，维持肢体的位置，避免石膏折断。

3）体位护理　术后8小时内禁止翻身，8~10小时后可协助翻身。翻身及改变体位时应注意保护石膏，避免折断。四肢包扎石膏时需将患肢抬高，以预防肢体肿胀及出血。石膏背心及人字型石膏患者不要在头及肩下垫枕，避免胸腹部受压。下肢石膏应防止足下垂和足外旋。

4）注意保暖　寒冷季节注意保温。未干固的石膏需覆盖毛毯时，应用支架托起。

（2）石膏干固后的护理

1）病情观察　① 观察皮肤色泽、温度：石膏边缘处皮肤有无颜色和温度改变，有无压疮。对于石膏下皮肤可借助手电筒和反光镜观察。② 末梢血液循环：观察石膏固定肢体的末梢血液循环情况，注意评估"5P"征：疼痛（pain）、苍白（pallor）、感觉异常（paresthesia）、麻痹（paralysis）及脉搏消失（pulseless），积极预防骨筋膜室综合征的发生。出现上述表现应立即报告医师。③ 石膏情况：有无潮湿、污染、变形或断裂；有无过紧或过松；有无异常"热点"。④ 感染迹象：注意有无生命体征变化，石膏内有无异味，有无血象异常等。⑤ 石膏综合征：注意躯体石膏固定的患者有无持续恶心、反复呕吐、腹胀及腹痛等石膏综合征表现。⑥ 出血或渗出：注意石膏下有无出血或渗出。若血液或渗出液渗出石膏外，用笔标记出范围、时间，详细记录，并报告医师。必要时协助医师开窗以彻底检查。

2）皮肤护理　对石膏边缘及受压部位的皮肤予以理疗。保持石膏末端暴露的手指和（或）足趾、指和（或）趾甲清洁，以便观察。注意勿污染及弄湿石膏。避免将异物放入石膏内、搔抓石膏下皮肤和将石膏内衬垫取出。

3）石膏清洁　保持石膏清洁干燥，石膏污染时可用布沾洗涤剂擦拭，清洁后立即擦干。及时更换断裂、变形和严重污染的石膏。

4）石膏切开及更换　肢体肿胀时，可将石膏切开。石膏管型固定后，若因肢体肿胀消退或肌萎缩而失去固定作用时，应予以重新更换，以防骨折错位。

5）预防并发症　常见并发症包括缺血性肌挛缩或肢体坏死、压疮、坠积性肺炎、废用性骨质疏松及化脓性皮炎等。应注意观察末梢循环，保护骨隆突部位，避免受压。定时翻身、叩背、咳痰。指导患者进行康复训练。

6）功能锻炼　每日坚持主动和被动活动，防止肌萎缩、关节僵硬、废用性骨质疏松。指导患者加强未固定部位的康复训练，如臂部石膏固定者可活动肩关节及指关节。固定部位可进行等长收缩。在病情许可的情况下，鼓励患者尽可能生活自理，以增进患者的独立感及自尊。

7）石膏拆除　拆石膏前需向患者解释，石膏下的皮肤一般有一层黄褐色的痂皮或死皮、油脂等；其下的新生皮肤较为敏感，应避免搔抓，可用温水清洗后涂一些润肤霜等保护皮肤，每日按摩局部。同时，由于长时间固定不动，开始活动时肢体可能产生一些新的不适或疼痛，以后可逐渐减轻。

案例讨论

患者，男性，66岁。不慎摔伤，右髋着地，疼痛，不能站立。体检：右下肢短缩、内收、右足外旋。活动时髋部疼痛，在患肢足跟部或大粗隆部叩打时，髋部疼痛，无明显肿胀。诊断为右股骨颈骨折，现给予持续皮牵处理。

问题：

1. 试分析患者目前主要的护理诊断/问题有哪些？
2. 简述该患者的护理措施。
3. 该患者最易发生的并发症是哪些？

第四十二章　骨折患者的护理

第一节　骨折概述

骨折（fracture）是指骨的完整性或连续性中断。

【病因】　骨折可由创伤和骨骼疾病所引起，后者如骨髓炎、骨肿瘤、骨结核、骨质疏松等致骨质破坏，受轻微外力或肌肉的拉力即发生的骨折，称为病理性骨折。本章重点介绍创伤性骨折。

1. 直接暴力　暴力作用的部位发生骨折，常伴有不同程度的软组织损伤。

2. 间接暴力　通过力的传导、杠杆、旋转和肌肉收缩使远离暴力的部位发生骨折。

3. 疲劳性骨折　长期、轻度、反复的直接或间接损伤可使肢体某一特定部位骨折，称为疲劳性骨折，如远距离行军易致第 2、3 跖骨及腓骨下 1/3 骨干骨折。

4. 肌肉牵拉　肌肉剧烈收缩时拉断附着部位的骨折。

【分类】

1. 按骨折的程度与形态分类

（1）不完全骨折　骨的完整性或连续性部分中断。按其形态分为：① 裂缝骨折：骨质发生裂隙，无移位，多见于颅骨、肩胛骨等。② 青枝骨折：骨质与骨膜部分断裂，可有成角畸形，有时成角畸形不明显，仅表现为骨皮质劈裂，多见于儿童，与青嫩树枝被折相似而得名。

（2）完全骨折　骨的完整性或连续性全部中断。按骨折线的方向及形态分：① 横断骨折：骨折线与骨纵轴垂直。② 斜形骨折：骨折线与骨纵轴成一定角度。③ 螺旋形骨折：骨折线围绕骨纵轴呈螺旋状。④ 粉碎性骨折：骨质碎裂成 3 块以上。骨折线呈 T 形或 Y 形者，又称为 T 形或 Y 形骨折。⑤ 嵌入性骨折：骨折段相互嵌插，多见于干骺端骨折。即骨干的密质骨嵌插入干骺端的松质骨内。⑥ 压缩性骨折：骨质因压缩而变形，常见于松质骨。如脊椎骨折、跟骨骨折。⑦ 凹陷性骨折：骨折片局部下陷，常见于颅骨。⑧ 骨骺分离：经过骨骺的骨折，使骨干与骨骺分离，多见于儿童和青少年。（见图 42-1）

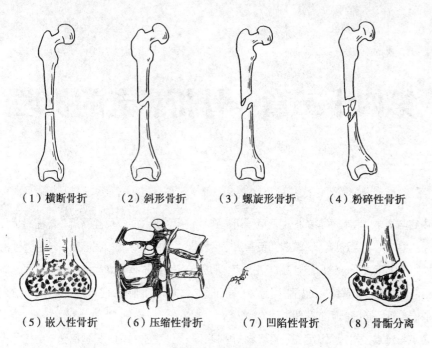

（1）横断骨折　（2）斜形骨折　（3）螺旋形骨折　（4）粉碎性骨折

（5）嵌入性骨折　（6）压缩性骨折　（7）凹陷性骨折　（8）骨骺分离

图 42-1　完全骨折

2. 按骨折的稳定程度分类

（1）稳定性骨折　骨折端不易移位或复位后不易移位。如青枝骨折、裂缝骨折、横形骨折、压缩性骨折、嵌插骨折等。

（2）不稳定性骨折　骨折端易移位或复位后易发生再移位。如粉碎性骨折、斜形骨折、螺旋形骨折等。

3. 按骨折端与外界是否相通分类

（1）开放性骨折（open fracture）　骨折处皮肤或黏膜破裂，骨折端与外界相通。如耻骨骨折伴膀胱或尿道破裂、尾骨骨折致直肠破裂均属开放性骨折。

（2）闭合性骨折（closed fracture）　骨折处皮肤或黏膜完整，骨折端不与外界相通。

【骨折移位】　由于暴力的作用、肌肉的牵拉、骨折远侧段肢体重量及搬运和治疗不当均可造成各种不同移位，临床上几种移位常同时存在。常见有成角移位、侧方移位、缩短移位、分离移位和旋转移位 5 种（图 42-2）。

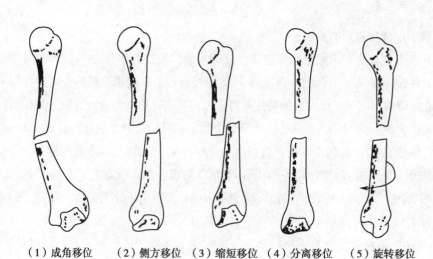

（1）成角移位　（2）侧方移位　（3）缩短移位　（4）分离移位　（5）旋转移位

图 42-2　骨折后各种移位

【骨折愈合】

1. 骨折的愈合过程　骨折的愈合过程是一个复杂而连续的过程。从组织学和细胞学的变化，通常将其分为三个阶段。

（1）血肿炎症机化期　骨折导致骨髓腔、骨膜下及周围组织血管破裂出血，在骨折断端及其周围形成血肿，伤后6~8小时，血肿凝结成血块。同时骨折局部坏死组织可引起无菌性炎症反应。炎性细胞逐渐清除血凝块、坏死软组织和死骨，而使血肿机化形成肉芽组织，进而转化为纤维结缔组织，使骨折两端连接起来，称为纤维连接，这一过程约在骨折后2周完成。同时，骨折端附近骨外膜的成骨细胞伤后不久即活跃增生，1周后即开始形成与骨干平行的骨样组织，并逐渐延伸增厚，骨内膜在稍晚时也发生同样改变（图42-3）。

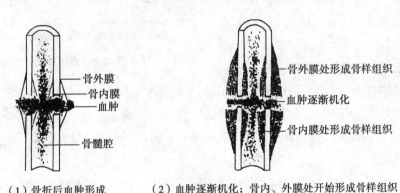

（1）骨折后血肿形成　　　（2）血肿逐渐机化；骨内、外膜处开始形成骨样组织

图42-3　血肿炎症机化期

（2）原始骨痂形成期　骨内、外膜增生，使骨折端附近内、外形成的骨样组织逐渐骨化，形成新骨，即膜内成骨。随着新骨的不断增多，紧贴骨内、外膜骨皮质内、外向骨折端生长，分别称为内骨痂和外骨痂。同时，骨折断端间和髓腔内的纤维组织逐渐转化为软骨组织，并随着软骨细胞发生变性而凋亡，经钙化而成骨，称软骨内成骨。在骨折处形成环状骨痂和髓腔内骨痂，即为连接骨痂。这些骨痂不断钙化加强，达到骨折的临床愈合，一般约需4~8周。此时X线片上可见骨折处有梭形骨痂阴影，但骨折线仍隐约可见（图42-4）。

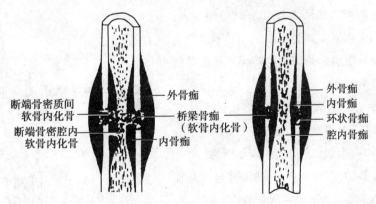

（1）膜内化骨及软骨内化骨过程逐渐完成　（2）膜内化骨及软骨内化骨过程基本完成

图42-4　原始骨痂形成期

（3）骨板形成塑形期　原始骨痂中新生骨小梁逐渐增粗，排列逐渐规则和致密，骨折端的坏死骨经破骨和成骨细胞的侵入，完成死骨清除和新骨形成的爬行替代过程，骨折部位形成坚强的骨性连接形成适应生理需要的永久骨痂，骨折处恢复正常骨结构，此过程约需8~12

周（图42-5）。

　　近年来的研究将骨折的愈合分为一期愈合和二期愈合，以上即为二期愈合的主要生理学过程，临床较为多见。一期愈合是指骨折复位和坚强内固定后，骨折断端可通过哈佛系统重建直接发生连接，X线片上无明显外骨痂形成，而骨折线逐渐消失。

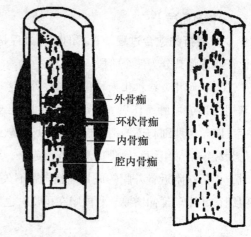

　　外骨痂
　　环状骨痂
　　内骨痂
　　腔内骨痂

（1）外骨痂、内骨痂、环状骨痂　　（2）骨痂改造
　　及腔内骨痂形成后的立体剖面　　　　塑形已完成

图42-5　骨板形成塑形期

　　2. 临床愈合标准　骨折临床愈合是骨折愈合的重要阶段，此时患者已可拆除外固定，通过康复训练，逐渐恢复患肢功能。其标准为：① 局部无压痛及纵向叩击痛；② 局部无反常活动；③ X线显示骨折线模糊，骨折处有连续性骨痂；④ 拆除外固定后，上肢能向前平举1kg重物持续达1分钟或下肢不扶拐能在平地连续步行3分钟且不少于30步；⑤ 连续观察2周骨折处不变形。临床愈合时间为最后一次复位起至观察达到临床愈合时所需的时间。

　　3. 影响愈合的因素　骨折愈合有三个先决条件：即要有充分的接触面积、坚强的固定和良好的血液供应。

　　（1）全身因素　包括：① 年龄：年龄越小愈合越快，老年人因骨骼中有机盐的沉积，使骨变得脆弱，愈合较慢。② 健康状况：健康状况欠佳如患者患有营养不良、低蛋白血症、糖尿病、钙磷代谢紊乱、恶性肿瘤等疾病时，则骨折愈合时间明显延长。

　　（2）局部因素　包括：① 骨折类型：不同类型的骨折断端接触面积不同，接触面积越大，愈合速度越快。② 骨折严重程度：骨缺损过多、骨膜剥离过多影响骨折的愈合。③ 血液供应：骨折部位的血液供应是影响骨折愈合的重要因素，骨折部位血液供应良好能促进骨折的愈合。严重的软组织损伤，特别是开放性损伤可直接损伤骨折段附近的肌肉、血管和骨膜致骨折部位血液供应不良从而影响骨折的愈合。④ 感染：开放性骨折如发生感染可导致化脓性骨髓炎，出现软组织坏死和死骨的形成，将严重影响骨折的愈合。⑤ 软组织嵌入：骨折部位周围软组织嵌入两骨折端之间，不仅影响骨折的复位，而且阻碍两骨折端的对合及接触导致骨折难以愈合甚至不愈合。

　　（3）治疗方法　包括：① 反复多次的手法复位。② 切开复位。③ 开放性骨折清创。④ 过度骨牵引。⑤ 固定不牢固。⑥ 不恰当的康复训练。

　　【临床表现】　大多数骨折一般只引起局部症状，严重骨折和多发性骨折可引起全身反应。

　　1. 全身表现

　　（1）休克　多见于多发性骨折、股骨骨折、骨盆骨折和严重的开放性骨折引起大量出血（图42-6）、并发重要内脏器官损伤及剧烈疼痛导致休克。

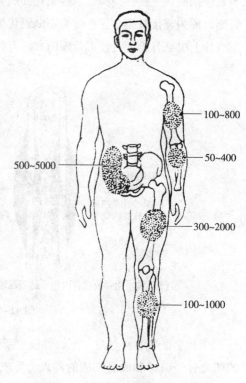

100~800

50~400

500~5000

300~2000

100~1000

图42-6　身体各部位骨折失血量

（2）发热　骨折后一般体温在正常范围。若骨折后大量出血，血肿的吸收可引起低热，但一般不超过38℃。开放性骨折，发热超过38℃，应考虑感染的可能。

2. 局部表现

（1）一般表现　局部疼痛、压痛、肿胀、瘀斑、功能障碍。骨折局部出现剧烈疼痛尤其是在移动患肢时疼痛加剧，伴明显压痛。

（2）骨折特有体征

1）畸形　骨折段移位使患肢外形发生改变，表现为短缩、成角、旋转等畸形。

2）反常活动　正常情况下不能活动的部位，骨折后出现不正常的活动。

3）骨擦音或骨擦感　骨折断端之间相互摩擦产生的声音或感觉。

具备以上骨折特有体征之一者，即可诊断为骨折。但有些骨折如裂缝骨折和嵌插骨折，可不出现上述三个典型的骨折特有体征，评估时，不能故意反复多次检查而应做辅助检查以便确诊。

3. 并发症　骨折常由较严重的创伤所致，有时骨折本身并不重要，重要的是骨折伴有或所致重要组织或重要器官损伤，常引起严重的全身反应，甚至危及患者的生命。

（1）早期并发症

1）休克　因严重创伤、大量出血、剧烈疼痛所引起。

2）重要内脏器官损伤　如肝、脾破裂、肺损伤、膀胱和尿道损伤、直肠损伤等。

3）重要周围组织损伤　如重要的血管损伤，主要指动脉的损伤；周围神经损伤，特别是与骨折部位紧密相邻的神经；脊髓损伤，为脊柱骨折和脱位的严重并发症。

4）脂肪栓塞综合征　成人多见，常发生于骨折后48小时内。由于骨折处髓腔内血肿张力过大，骨髓被破坏，脂肪滴进入破裂的静脉窦内，可引起肺、脑、肾等脂肪栓塞。早期表现为意识改变，典型表现为进行性呼吸困难、发绀、烦躁不安、嗜睡等，甚至昏迷和死亡。

5）骨筋膜室综合征（compartment syndrome）　即由骨、骨间膜、肌间隔和深筋膜形成的骨筋膜室内肌和神经因急性缺血而产生的一系列早期症候群。常由于创伤骨折的血肿和组织水肿使骨筋膜室内容物体积增加或局部压迫使骨筋膜室容积缩小而导致骨筋膜室内压力增高所致。临床表现为患肢持续性剧烈疼痛、麻木、肿胀、毛细血管充盈时间延长、动脉搏动弱或消失。多见于前臂掌侧和小腿。一旦发现，早期及时处理可不发生或仅发生极小量肌肉坏死，可不影响肢体功能；若不及时处理将导致大部分肌肉坏死，形成挛缩畸形，严重影响患肢功能，严重者可致大量肌肉坏疽，常需截肢。如有大量毒素进入血循环可致休克、心律不齐和急性肾衰竭。

（2）晚期并发症

1）坠积性肺炎　多发生于因骨折长期卧床不起的患者，特别是老年、体弱或伴有慢性病者。

2）压疮　因骨折长期卧床，身体骨突起处受压，局部血循环障碍形成压疮。

3）感染　主要见于开放性骨折，特别是污染较重或伴有较严重的软组织损伤的患者，若清创不彻底或坏死组织残留可发生感染。

4）下肢深静脉血栓形成　多见于骨盆骨折或下肢骨折，下肢长期制动活动减少，使静脉血回流缓慢，加之创伤所致血液处于高凝状态，易发生血栓形成。

5）骨化性肌炎　又称损伤性骨化。因关节扭伤、脱位或关节附近骨折使骨膜剥离，形成骨膜下血肿，若处理不当或血肿较大，则血肿机化并在关节附近软组织内广泛异位骨化，严重影响关节活动功能。常见于肘关节。

6）创伤性关节炎　关节内骨折致关节面破坏又未能准确复位，骨愈合后，关节面不平整，

NOTE

长期磨损易引起创伤性关节炎。表现为活动时关节出现疼痛。常见于膝、踝等负重关节。

7）关节僵硬　由于患肢长时间固定使静脉和淋巴回流不畅，关节周围组织中浆液纤维性渗出和纤维蛋白沉积，发生纤维粘连，并伴有关节囊和周围肌挛缩。表现为关节活动障碍。是骨折和关节损伤最为常见的并发症。

8）缺血性骨坏死　由于骨折使某一骨折段的血液供应被破坏，而发生该骨折段缺血性坏死。如股骨颈骨折后股骨头缺血性坏死。

9）缺血性肌挛缩　是骨折最严重的并发症之一，是骨筋膜室综合征处理不当的严重后果。它可由骨折和软组织损伤直接所致，更常见的是骨折处理不当所造成，典型的畸形是爪形手或爪形足。一旦发生则难以治疗，效果极差，常致严重残废。提高对骨筋膜室综合征的认识，及时发现并正确处理是预防该并发症发生的关键。

10）急性骨萎缩　即损伤所致关节附近的痛性骨质疏松，亦称反射性交感神经性骨营养不良。好发于手、足骨折后。典型表现与损伤程度不一致的疼痛和血管舒缩紊乱，局部有烧灼感、关节僵硬；血管舒缩紊乱早期表现为皮温升高、水肿及汗毛、指甲生长加快，后期皮温低、多汗、皮肤光滑、汗毛脱落、手或足肿胀、僵硬、寒冷略呈青紫色达数月之久。一旦发生，治疗十分困难，以康复训练和物理治疗为主，必要时可采用交感神经封闭。

【辅助检查】

1. X 线检查　凡疑为骨折者应常规进行 X 线检查，明确骨折的形态、移位以及骨折的类型，有无伴发脱位、撕脱、游离骨片等情况。检查时必须包括正、侧位片及邻近关节，并加健侧对照片，必要时应拍摄特殊位置的 X 线片。

2. CT 检查　结构复杂的骨折应行 CT，可更准确的了解骨折和其他软组织的情况。

3. MRI 检查　对于颈椎骨折合并脊髓损伤者，用 MRI 检查能更清楚地了解骨折的类型及脊髓损伤的程度。

【治疗原则】　骨折治疗注意贯彻固定与康复治疗相结合（动静结合），骨与软组织并重（筋骨并重），局部与整体兼顾（内外兼治），医护患密切配合的原则。

1. 现场急救　骨折现场急救不仅应注意骨折的处理，更重要的是要进行全身情况的处理。急救的目的是用最简单而有效的方法抢救生命、保护患肢、迅速转运，以便尽快得到妥善处理。

2. 骨折的治疗　骨折治疗的三大原则为复位、固定和康复治疗。

（1）复位　是将移位的骨折段恢复正常或接近正常的解剖关系，重建骨的支架作用。

1）复位标准　① 解剖复位：指骨折段经复位，恢复了正常的解剖关系，对位（两骨折端的接触面）和对线（两骨折段在纵轴上的关系）完全良好。② 功能复位：指经复位后，两骨折段虽未恢复至正常的解剖关系，但不影响骨折愈合后的肢体功能。

2）复位方法　包括：① 手法复位即应用手法使骨折复位。大多数骨折均可采用手法复位的方法矫正其移位获得满意的效果。优点是能较好地保持骨折部位的血供，但较难达到解剖复位。应注意手法复位不能为了追求解剖复位而反复进行多次复位，达到功能复位即可。② 切开复位即切开骨折部位的软组织，暴露骨折段，在直视下将骨折复位。最大优点是可使手法复位不能复位的骨折达到解剖复位并做有效的内固定，可使患者提前下床活动，减少并发症。缺点是因可减少骨折部位的血液供应而引起骨折延迟愈合或不愈合；增加感染的机会等。

（2）固定　即将骨折部位稳定在复位后的位置，使其维持良好的对位、对线关系。骨折固定的方法有：① 外固定：目前常用的方法有小夹板、石膏绷带、外展架（图 42-7）、持续牵引和外固定器（图 42-8）等。② 内固定：主要用于切开复位后，采用金属内固定物，如接骨板、螺丝钉、髓内钉和加压钢板等，将骨折段固定（图 42-9）。

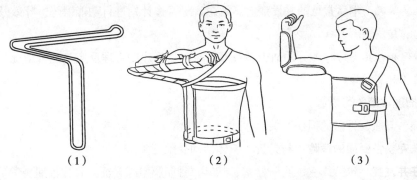

（1）　　　　　　　（2）　　　　　　　（3）

图 42-7　外展架

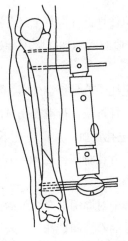

图 42-8　外固定器

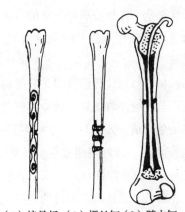

（1）接骨板（2）螺丝钉（3）髓内钉

图 42-9　内固定器

（3）康复治疗　是在不影响固定的情况下，尽快地恢复患肢肌肉、肌腱、韧带、关节囊等软组织的舒缩活动。康复治疗应遵循动静结合、主被动运动相结合、循序渐进的原则。

1）早期　骨折后 1~2 周内，此期康复治疗的目的是促进患肢血液循环，消除肿胀和稳定骨折，防止肌萎缩。主要以患肢肌肉等长舒缩运动为主，骨折上、下关节暂不活动，身体其他各部关节均应进行正常活动。

2）中期　骨折 2 周以后，患肢肿胀已消退，局部疼痛减轻，骨折处已有纤维连接，日趋稳定。此时应开始进行骨折上、下关节的活动，根据骨折的稳定程度，逐渐缓慢增加活动强度和范围，由被动活动转为主动活动。

3）晚期　骨折已达临床愈合标准，外固定已拆除，此时是康复治疗的关键时期。患肢应进行抗阻运动以增加肌力，克服挛缩，恢复关节活动度。同时，可辅以物理治疗和外用药物薰洗等促进肢体功能的恢复。

【护理评估】

1. 术前评估

（1）健康史　了解受伤的经过，有无骨与关节疾病病变，有无反复骨折史和手术史。

（2）身体状况　评估患者的局部症状和全身症状，并注意有无合并损伤。

（3）心理和社会支持状况　评估患者及家属的心理反应、家庭社会支持情况等。

2. 术后评估

（1）手术情况　包括麻醉方式、手术种类、术中情况，术后生命体征、切口情况和固定情况等。

（2）康复状况　术后常见的并发症。了解患者是否按计划进行功能锻炼，疗效及有无因活动障碍引起的并发症。

（3）心理和社会支持状况　评估患者及家属对康复治疗的心理反应与配合情况，对出院后继续治疗的了解情况等。

【常见护理诊断/问题】

1. 疼痛　与肌、骨骼的损伤有关。

2. 皮肤完整性受损的危险　与骨折后躯体活动受限有关。

3. 潜在并发症　包括休克、脂肪栓塞、感染、骨筋膜室综合征、骨化性肌炎等。

【护理措施】

1. 现场急救

（1）抢救生命　骨折特别是严重的骨折，如骨盆骨折、肋骨骨折等常是全身严重多发性损伤的一部分，因此应检查患者的全身情况，首先处理危及生命的问题如呼吸困难、休克、窒息等。

（2）包扎伤口　开放性伤口用无菌敷料或清洁布类予以包扎，若骨折端外露，不可随意将其复位，应送至医院经清创处理后，再行复位。若在包扎时，骨折端自行滑入伤口内，应作好记录以便在清创时进一步处理。绝大多数伤口出血可用加压包扎止血，加压包扎不能止血时，可采用止血带止血。最好使用充气止血带，应记录所用的压力和时间，每40~60分钟放松1次，放松时间以局部血液恢复，组织略有新鲜渗血为宜。

（3）妥善固定　急救固定的目的是避免骨折端在搬运过程中对周围重要组织的损伤；便于运送。凡疑有骨折者，均应按骨折处理。急救时不必脱去患肢的衣裤和鞋袜，患肢严重肿胀时可用剪刀将患肢衣袖或裤脚剪开。固定可用特制的夹板或就地取材用木板、木棍、树枝等。若无任何可利用的材料时，上肢骨折可固定于自身躯干，下肢骨折固定于对健侧下肢。

（4）迅速转运　经初步处理后，应尽快转运至就近的医院进行治疗。

2. 术前护理

（1）心理护理　向患者及家属解释骨折的愈合过程及治疗与护理，鼓励其表达自己的思想，以减轻或缓解患者的心理负担，积极配合诊疗、康复和护理。

（2）病情观察　密切观察生命体征、神志的变化并做好记录，必要时监测中心静脉压及记录24小时体液出入量；危重患者应及早送入ICU监护。对于意识障碍、呼吸困难者，给予吸氧或人工呼吸，必要时施行气管切开；伴发休克时，按休克患者护理。做好床边交接班。

（3）疼痛护理　骨折、创伤、手术、固定不确切、神经血管损伤、伤口感染、组织受压缺血等均会引起疼痛。应根据引起疼痛的不同原因进行对症护理，如伤后局部早期冷敷，24小时后改为热敷；受伤肢体应妥善固定，抬高患肢；疼痛原因明确者，可根据医嘱使用止痛药等。

（4）维持有效血液循环　局部创伤或挤压伤、骨折内出血、静脉回流不畅、固定过紧或用止血带时间过长，都可导致组织灌流不足、肢体肿胀。根据患者具体情况选择合适的体位，适当抬高患肢，促进静脉回流；有出血者采取效有止血措施；对肢端出现剧烈疼痛、麻木、皮温降低、苍白或青紫、肢端甲床血液充盈时间延长、脉搏减弱或消失等动脉血供受阻征象，应及时通知医师积极对症处理。严禁局部按摩、热敷、理疗，以免加重组织缺血与损伤。

（5）加强营养　给予高蛋白质、高热量、高钙、高铁、高维生素饮食，以供给足够营养。对制动患者应适当增加膳食纤维的摄入，多饮水，防止便秘及肾结石的发生。避免进食牛奶、糖等易产气的食物。按医嘱，给予补液、输血、补充血容量等。

（6）生活护理　保持室内环境清洁、卫生，以增加患者舒适感。给予患者生活上的照顾，满足患者基本的生活需要。

（7）并发症护理

1）脂肪栓塞　①安排患者采取高半坐卧位。②保持呼吸道通畅，给予高浓度吸氧，以去除局部的缺氧和脂肪颗粒的表面张力，使用呼吸机以减轻和抑制肺水肿的发生。③监测生命体征和动脉血气分析。④维持体液平衡。遵医嘱使用肾上腺皮质类固醇、抗凝血剂等药物对症治疗。

2）感染　现场急救应注意保护伤口，避免二次污染。开放性骨折应争取时间尽早实施清创术，给予有效的引流，遵医嘱正确使用抗生素，加强全身营养支持。注意观察伤口情况，一旦发生感染，应及时报告并协助医师处理伤口。

3）血管、神经损伤及骨筋膜室综合征　对于石膏、夹板等外固定过紧引起患肢肿胀伴有血液循环障碍者，应及时松解，并观察有无血管、神经的损伤；严重肿胀者，要警惕骨筋膜室综合征。

4）坠积性肺炎和压疮　对长期卧床的患者，定时翻身拍背，按摩骨隆突处，必要时给予气圈或气垫床，并鼓励患者咳嗽、咳痰。

（8）外固定的护理　包括小夹板、牵引或石膏固定患者的护理，参见第四十一章相关内容。

（9）指导康复训练　向患者宣传康复训练的意义和方法，解释骨折固定后引起肌萎缩的原因，使患者充分认识康复训练的重要性。帮助患者制定锻炼计划，鼓励患者主动进行锻炼。以患者不感到疲劳，骨折部位不发生疼痛为度，以恢复肢体的固有生理功能为中心，上肢着重锻炼手的握力；下肢重点在训练负重行走能力。

（10）手术前患者的护理　除一般手术前准备外，特别强调术前皮肤准备。因感染是骨科手术较为严重的并发症，而术前充分的皮肤准备，是预防感染的途径之一。原则上是将备皮范围扩展到手术部位的上、下关节即可。手术前3日，每日用温水清洗备皮范围内的皮肤、甲缝，然后用75%乙醇消毒，并用无菌巾包扎；术前2小时剃除备皮范围内的毛发。

3. 术后护理

（1）搬运　应采用3人平托法，以保持患者身体轴线平直，同时注意保护患肢、切口，防止引流管脱出。

（2）体位　四肢手术后，抬高患肢，有利于血液回流，减轻或预防肿胀。

（3）病情观察　观察生命征及神志情况；患肢有无疼痛、肿胀、肢端麻木，检查局部皮肤的颜色、温度、活动度及感觉；观察切口情况。

（4）营养支持　选择营养丰富且易消化的食物，必要时可适当补液或输血。

（5）康复训练　指导患者按计划进行康复训练，以预防长期固定带来的并发症。

【健康教育】

1. 安全指导　讲解有关骨折的知识，尤其是骨折的原因。教育患者在工作、运动中应注意安全，加强锻炼。保持健康良好的心态，以利于骨折的愈合。

2. 饮食指导　调整膳食结构，对患者进行饮食指导，保证营养素的供给。

3. 康复锻炼　指导患者出院后继续长期坚持康复锻炼的方法，指导家属如何协助患者完成各项活动。

4. 定期复查　指导患者出院后的注意事项，遵医嘱定期复诊，评估功能恢复状况。

NOTE

第二节　常见四肢骨折

一、肱骨干骨折

肱骨干骨折（fracture of humeral shaft）是指发生在肱骨外科颈下 1~2cm 至肱骨髁上 2cm 段内的骨折，多见于青少年。在肱骨干中下 1/3 段后外侧有一桡神经沟，故此处骨折容易合并桡神经损伤。

【病因】　由直接暴力或间接暴力引起。前者常由外侧打击肱骨干中段致横形或粉碎形骨折；后者常由于手部或肘部着地，力向上传导，加上身体倾倒所产生的剪式应力致中下 1/3 骨折。有时因投掷运动或"掰腕"，也可导致中下 1/3 骨折，多为斜形或螺旋形骨折。

【临床表现】

1. 症状　上臂出现疼痛、肿胀、畸形，皮下瘀斑及上肢活动障碍。

2. 体征　可见反常活动，骨擦感，骨传导音减弱或消失。合并桡神经损伤时，表现为垂腕、各手指掌指关节不能背伸，拇指不能伸，前臂旋后障碍，手背桡侧皮肤感觉减退或消失等。

【辅助检查】　X 线检查可确定骨折的类型、移位方向。

【治疗原则】　大多数肱骨干横形或短斜形骨折可采用非手术治疗。

1. 手法复位外固定　在局部麻醉或臂丛神经阻滞麻醉及充分持续牵引和肌肉放松的情况下，可采用手法使其复位。复位成功后，可选择小夹板或石膏固定维持复位。若为中、下段长斜形或长螺旋形骨折、手法复位后不稳定，可采用上肢悬垂夹板或石膏固定（图 42-10），固定期间严密观察骨折对位对线情况。

2. 切开复位内固定　在直视下尽可能达到解剖对位。用外固定支架或加压钢板螺钉内固定，亦可用带锁髓内针固定。术后不用外固定，可早期进行康复训练。伴有桡神经损伤者，术中探查修复桡神经。近年来采用锁定钢板微创手术固定减少了对血供的影响，有利于骨愈合。

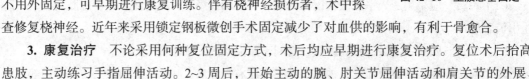

图 42-10　上肢悬垂固定

3. 康复治疗　不论采用何种复位固定方式，术后均应早期进行康复治疗。复位术后抬高患肢，主动练习手指屈伸活动。2~3 周后，开始主动的腕、肘关节屈伸活动和肩关节的外展、内收活动，但活动量不宜过大，逐渐增加活动量和活动频率。6~8 周后加大活动量并作肩关节旋转活动。在锻炼过程中，要随时检查骨折对位、对线及愈合情况。骨折完全愈合后去除外固定。内固定物可在半年后取出，若无不适也可不必取出。在锻炼过程中，可配合理疗、体疗、中医、中药等治疗。

二、肱骨髁上骨折

肱骨髁上骨折（supracondylar fracture of the humerus）是指肱骨干与肱骨髁的交界处发生的骨折，多见于 10 岁以下儿童。儿童的肱骨下端有骨骺，若骨折线穿过骺板，则可能影响骨骺的发育而导致肘内翻或外翻畸形。

【病因与分类】　多由间接暴力所致。根据暴力类型和骨折移位分为伸直型和屈曲型（图 42-11）。

1. 伸直型 常见。多为跌倒时，肘关节呈半屈曲状或伸直位，手掌着地，导致髁上部伸直型骨折。骨折近端向前移位，远端向后移位，在肱骨髁内、前方，有肱动脉和正中神经经过，易损伤血管神经；在肱骨髁的内侧有尺神经，外侧有桡神经，如同时遭受侧方暴力，骨折端侧方移位，可引起尺神经或桡神经损伤。

2. 屈曲型 少见。跌倒时，肘关节屈曲、肘后部着地，外力自下而上。很少合并血管和神经损伤。

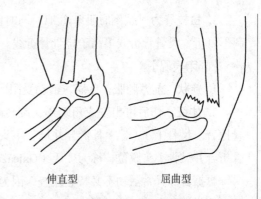

伸直型　　　　屈曲型

图 42-11　肱骨髁上骨折

【临床表现】

1. 症状 肘关节处出现明显疼痛、肿胀、功能障碍，有时可出现皮下淤血或皮肤水疱。

2. 体征 局部明显压痛，有骨擦音及反常活动，合并有正中神经、尺神经、桡神经损伤时，则出现前臂相应的神经支配区的感觉减弱或消失以及功能障碍。伸直型骨折时，鹰嘴和远侧骨折端向后突出并处于半屈位，近端向前移，肘前方可扪到骨折断端，外形如肘关节脱位，但肘后三角关系正常。由于近折端向前下移位，极易压迫肱动脉或刺破肱动脉，加上损伤后局部肿胀明显，影响远端肢体血液循环，可导致前臂骨筋膜室综合征。

【辅助检查】 肘部正、侧位 X 线拍片能确定骨折的存在及骨折移位情况。

【治疗原则】

1. 手法复位外固定 受伤时间短，肘部肿胀轻、桡动脉搏动正常者可行手法复位和石膏托固定。复位时应注意恢复肱骨下端的前倾角和肘部提携角。复位后要注意远端肢体的血液循环情况，用后侧石膏托在屈肘位固定 4~5 周（图 42-12），X 线证实骨折愈合良好，即可拆除石膏。

2. 切开复位内固定 手法复位失败或伴有血管、神经损伤或开放性伤口污染不重者可行切开复位、克氏针内固定。

3. 康复治疗 早期进行手指及腕关节屈伸活动，有利于减轻水肿。4~6 周后可进行肘关节屈伸活动。若手术切开复位内固定的患者，术后 2 周即可开始肘关节活动。

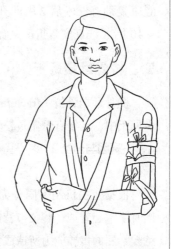

图 42-12　伸直型肱骨髁上骨折屈肘固定法

三、尺桡骨干双骨折

尺桡骨干双骨折（fracture of the ulna and radius）是日常生活及劳动中常见的创伤，好发于青壮年。尺桡骨干双骨折时，由于肌肉的牵拉导致复杂的移位使复位十分困难，且易发生骨筋膜室综合征。

【病因与分类】

1. 直接暴力 重物打击、碰撞或刀砍伤等直接暴力作用在前臂上，引起的骨折多为横形、蝶形或粉碎形，并伴有不同程度的软组织损伤。

2. 间接暴力 跌倒时手掌着地，传导应力经腕骨传导至桡骨形成剪切，造成骨折；同时也经骨间膜纤维方向传导至尺骨，造成低于桡骨骨折水平的尺骨骨折。骨折线常为斜形，短缩重叠移位重，骨间膜损伤重。

3. 扭转暴力 跌倒时手掌着地，同时前臂发生旋转，造成不同平面尺桡骨螺旋形骨折或斜形骨折，尺骨骨折线多高于桡骨骨折线。骨间膜损伤严重。

【临床表现】

1. 症状 前臂肿胀，疼痛，活动受限，主被动旋转前臂均引起剧烈疼痛。

2. 体征 伤后可出现成角畸形，旋转畸形。尺桡骨骨干有触压痛，并可感知异常活动和骨擦音。尺骨上 1/3 骨干骨折合并桡骨小头脱位，称为孟氏（Monteggia）骨折。桡骨干下 1/3 骨折合并尺骨小头脱位，称为盖氏（Galeazzi）骨折。

骨擦音和异常活动不必特意检查，因为有可能造成附加损伤。注意检查血运和手的感觉运动以及早发现血管、神经损伤。

【辅助检查】 正、侧位 X 线检查应包括上下尺桡关节，以免遗漏合并损伤并借以判断桡骨近端确切的旋转方位，以便整复。

【治疗原则】

1. 手法复位外固定 整复在 X 线透视下进行，牵引、确定桡骨近折段的旋转方位、将远折段置于相同位置进行对位。复位后以外固定制动 8 周，直至 X 线片证实骨折愈合。

2. 切开复位内固定 手法复位达不到整复标准时，应进行手术切开复位内固定，常用钢板螺钉固定或髓内钉固定。

3. 康复治疗 制动期应活动手指，练习握拳以及肩关节活动。去外固定后，积极进行功能康复训练。术后 2 周即开始手指屈伸活动和腕关节活动；4 周开始练习肘、肩关节活动；8~10 周 X 线证实骨折已愈合方可进行前臂旋转活动。

四、桡骨远端骨折

桡骨远端骨折（fracture of the distal radius）指发生于距桡骨远端关节面 3cm 以内的骨折。多见于中、老年有骨质疏松者。

【病因与分类】 多是由间接暴力所致。跌倒时，手部着地，暴力向上传导，发生桡骨远端骨折。

根据受伤机制不同分为伸直型骨折（Colles fracture）和屈曲型骨折（Smith fracture）。跌倒时手掌心着地，腕关节背伸，前臂旋前肘屈曲所致为伸直型骨折；跌倒时手背着地，腕关节急骤掌屈的传导应力所造成为屈曲型骨折。前者较多见。

【临床表现】

1. 症状 腕部疼痛、肿胀，活动受限。

2. 体征 局部压痛明显，腕关节活动障碍。伸直型骨折伤后可出现典型"餐叉样"畸形，"枪刺刀样"畸形（图 42-13）。缩短移位时，可扪及桡骨茎突上移。手腕功能部分或完全丧失。屈曲型骨折伤后腕部出现下垂畸形。

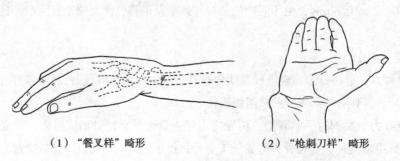

（1）"餐叉样"畸形　　　　　　　　　　（2）"枪刺刀样"畸形

图 42-13 Colles 骨折典型畸形

【辅助检查】 X线可见典型移位。伸直型骨折可见骨折远端向背侧和桡侧移位，近段向掌侧移位；屈曲型骨折者可见骨折远端向掌侧和桡侧移位。

【治疗原则】

1. 手法复位外固定 伸直型骨折者，在牵引下进行，复位后背侧面用石膏托或特制小夹板固定腕关节于旋前、屈腕、尺偏位，固定2周。屈曲型骨折的处理基本相同，复位手法相反。

2. 切开复位内固定 有手术指征者应切开复位，用松质骨螺钉或钢针固定。

3. 康复治疗 复位固定后即开始康复训练，指导患者用力握拳，充分伸屈五指，以练习手指关节和掌指关节活动及锻炼前臂肌肉的主动舒缩。指导患者练习肩关节全关节活动范围运动和肘关节屈伸活动。2周后可进行腕关节的背伸和桡侧偏斜活动及前臂旋转活动的练习。4~6周解除固定后，两掌相对练习腕背伸，两手背相对练习掌屈，也可利用墙壁或桌面练习背伸和掌屈。

五、股骨颈骨折

股骨颈骨折（fracture of the femoral neck）由股骨头下至股骨颈基底部之间的骨折。是老年常见的骨折之一。尤以老年女性较多。

【病因和分类】

1. 病因

（1）间接暴力 老年人的股骨颈骨折几乎全由间接暴力引起，主要为外旋暴力，如平地跌倒、下肢突然扭转等皆可引起骨折。由于老年人股骨颈骨质疏松脆弱，且承受应力较大，所以只需很小的旋转外力，就能引起骨折。

（2）直接暴力 少数青壮年的股骨颈骨折，则由强大的直接暴力致伤，如车辆撞击或高处坠落造成骨折，甚至同时有多发性损伤。

2. 分类

（1）按骨折线部位分类（图42-14）①头下型：全部骨折面均位于头颈交界处，骨折近端不带颈部，此型较少见。②头颈型：骨折面的外上部分通过头下，而内下方带有部分颈内侧皮质，呈鸟嘴状，此型最多见。③经颈型：骨折面完全通过颈部，此型甚为少见，有人认为在老年患者中几乎不存在这种类型。④基底型：骨折面接近转子间线。

头下型、头颈型、经颈型均为囊内骨折，骨折时股骨头的血液供应中断，骨折不易愈合，

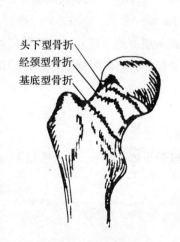

头下型骨折
经颈型骨折
基底型骨折

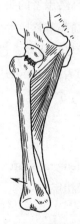
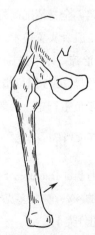

1. 外展型   2. 内收型

图42-14 股骨颈骨折部位　　　　　**图42-15 股骨颈骨折类型**

NOTE

易造成股骨头缺血性坏死；基底型为囊外骨折，因其血运好，愈合较好。

（2）按骨折移位程度分类 即 Garden 分类法分类。① Ⅰ型：不完全骨折，骨完整性仅有部分出现裂纹，无移位。② Ⅱ型：完全骨折，但不移位；③ Ⅲ型：完全骨折，部分移位且股骨头与股骨颈有接触。④ Ⅳ型：完全移位的骨折。

（3）按 X 线表现分类（图 42-15） ① 内收型：远端骨折线与两侧髂嵴连线的夹角（Pauwels 角）大于 50°。由于骨折面接触较少，易发生再移位，故属于不稳定性骨折。② 外展型：Pauwels 角小于 30°。由于骨折面接触多，不易发生再移位，故属于稳定性骨折。但若处理不当，亦可成为不稳定骨折。

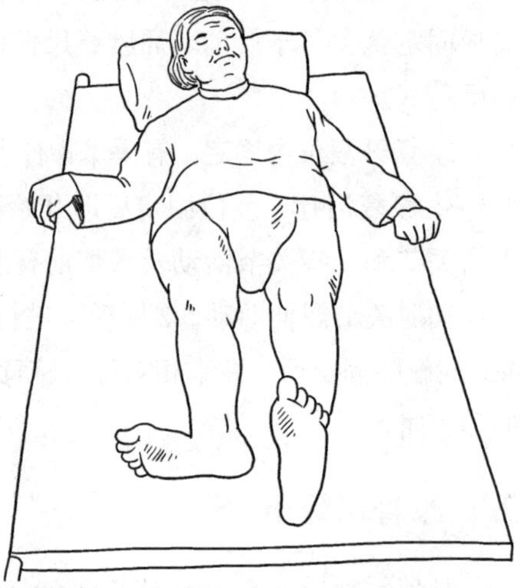

【临床表现】

1. 症状 受伤后髋部出现疼痛，不能站立或行走，活动患肢时疼痛较明显。移位骨折患者在伤后就不能坐起或站立。但也有一些无移位的线状骨折或嵌插骨折患者，在伤后仍能走路或骑自行车。

图 42-16 股骨颈骨折典型畸形

2. 体征 患肢有短缩、内收、外旋 45°~60° 畸形（图 42-16）。在患肢足跟部或大粗隆部叩打时，髋部疼痛。较少出现髋部肿胀和瘀斑。

【辅助检查】 X 线检查可明确骨折的部位、类型、移位情况。

【治疗原则】

1. 非手术治疗 无明显移位的骨折，外展型或嵌插型等稳定性骨折，年龄过大，全身情况差，或合并有严重心、肺、肾等功能障碍者，选择非手术治疗。牵引复位可穿防旋鞋，下肢皮牵引、骨牵引或石膏固定等。卧床休息，患侧膝关节略屈曲，足外展中立位。为防止患肢外旋可穿防旋鞋。也可持续皮牵引 6~8 周。固定期间做到"三不"，即不盘腿、不侧卧、不下地负重。

2. 手术治疗

（1）手术指征 ① 内收型骨折或和有移位的骨折。② 难以用手法复位、牵引复位的骨折。③ 65 岁以上老年人的股骨头下型骨折。④ 青少年的股骨颈骨折。⑤ 股骨颈陈旧骨折不愈合，或合并髋关节骨关节炎。

（2）手术方法 手法复位成功后，在股骨外侧做内固定。手法复位失败，或固定不可靠，或青壮年的陈旧骨折不愈合，宜采用切开复位内固定术。如直视下经大转子打入加压螺纹钉进行复位内固定。全身情况尚好的高龄患者的头下型骨折，已合并骨关节炎或股骨头坏死者，可选择单纯人工股骨头置换术或全髋关节置换术。

3. 康复治疗 术后鼓励患者尽早活动，进行股四头肌舒缩及踝和足趾关节屈伸运动。根据患者个体差异，2~3 周可指导患者扶双拐下地，至骨折坚固愈合，股骨头无缺血坏死迹象时，方可弃拐逐步负重行走，一般约需 6 个月。

六、股骨干骨折

股骨干骨折（fracture of the femoral shaft）是指股骨小转子以下，股骨髁以上部位的骨折，占全身骨折的 4%~6%，多见于青壮年。

【病因和分类】

1. 病因

（1）直接暴力 重物直接打击、车轮辗轧、火器等直接作用于股骨，容易引起股骨干的横形或粉碎性骨折，同时有广泛软组织损伤。

（2）间接暴力　高处坠落伤、机器扭转伤等间接暴力，常导致股骨干斜形或螺旋形骨折，周围软组织损伤较轻。

2. 分类　根据部位分以下 3 种类型。

（1）股骨干上 1/3 骨折　由于髂腰肌、臀中、小肌和外旋肌的牵拉，使近折段向前、外及外旋方向移位；远折段则由于内收肌的牵拉而向内、后方向移位；由于股四头肌、阔筋膜张肌及内收肌的共同作用而向近端移位。

（2）股骨干中 1/3 骨折　由于内收肌群的牵拉，使骨折向外成角。

（3）股骨干下 1/3 骨折　远折段由于腓肠肌的牵拉以及肢体的重力作用而向后方移位；由于股前、外、内的肌牵拉的合力，使近折段向前上移位，形成短缩畸形。

股骨干骨折移位的方向除受肌肉牵拉的影响外，与暴力作用的方向、大小、肢体所处的位置及急救搬运等诸多因素有关。

【临床表现】

1. 症状　局部疼痛、肿胀，患肢活动受限。

2. 体征　成角、缩短、旋转等畸形。局部有压痛、反常活动、骨擦音或骨擦感，出血多者可伴有休克。下 1/3 段骨折，由于远折段向后移位，有可能损伤腘动脉、腘静脉和胫神经、腓总神经，可出现远端肢肢相应的血液循环及感觉运动功能。

【辅助检查】　X 线检查可明确骨折的部位、类型、移位情况。

【治疗原则】

1. 非手术治疗

（1）牵引　① 悬吊牵引：适用于 3 岁以内儿童。将双下肢用皮肤牵引向上悬吊，重量 1~2kg，要保持臀部离开床面，利用体重作对抗牵引，一般牵引 3~4 周（图 42-17）。② 罗索（Russell）牵引法（图 42-18）：适用于 5~12 岁儿童。牵引前可行手法复位，或利用牵引复位。③ 骨牵引：适用于青少年及成人股骨干骨折。

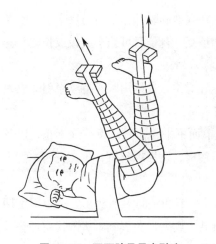

图 42-17　双下肢悬吊牵引法

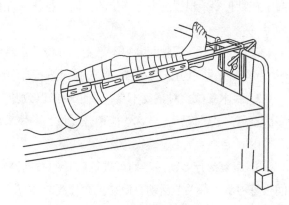

图 42-18　罗索牵引法

（2）手法复位　横形骨折有侧方移位可行端提和挤按手法以矫正侧方移位；粉碎骨折可用四面挤按手法使碎片互相接近；斜形骨折可用回旋手法。

（3）外固定术　用夹板固定或持续牵引固定或用外固定器固定。

2. 手术治疗　主要采用切开复位内固定。适用于非手术失败或合并有神经、血管的损伤或伴有多发性损伤、不宜卧床过久的老年人。股骨上、中 1/3 骨折多采用髓内针固定；股骨中、下 1/3 骨折，传统多采用接骨板螺丝钉固定及髋人字石膏固定，目前多采用加压钢板固定。

3. 康复治疗 疼痛减轻后，即可开始进行骨四头肌的等长收缩运动及踝和足趾关节屈伸运动，以促进血液循环，防止肌肉粘连，同时可练习膝关节伸直，但关节屈曲应遵医嘱执行。当骨折端有连续性骨痂时，患肢可逐渐进行负重。

七、胫腓骨干骨折

胫、腓骨干骨折（fracture of the tibia and fibula）指胫骨平台以下至踝以上部分发生的骨折。

【病因和分类】

1. 直接暴力 多为压砸、冲撞、打击致伤，骨折线为横断或粉碎型；有时两小腿在同一平面折断，软组织损伤常较严重，易造成开放性骨折。有时皮肤虽未破，但挫伤严重，血循不良而发生继发性坏死，致骨外露，感染而成骨髓炎。

2. 间接暴力 多见为高处跌下，跑跳的扭伤或滑倒所致的骨折。骨折线常为斜型或螺旋型，胫骨与腓骨多不在同一平面骨折。儿童有时也可见胫、腓骨的"青枝骨折"。

【临床表现】

1. 症状 局部肿胀、疼痛和功能丧失。

2. 体征 骨擦音和反常活动。有移位骨折者，可有肢体缩短、成角及足外旋畸形。小儿青枝骨折或裂纹骨折，临床症状可能很轻，但患儿拒绝站立或行走，局部有轻微肿胀及压痛。严重挤压伤、开放性骨折应注意早期创伤性休克的可能；胫骨上 1/3 骨折者，应注意腘动脉的损伤；腓骨上端骨折时应注意腓总神经的损伤。

【辅助检查】 X 线摄片应包括胫、腓骨全长，正侧位片可以明确骨折类型、部位及移位方向。

【治疗原则】 主要恢复小腿的长度和负重功能。重点处理胫骨，但也应重视腓骨的复位。

1. 非手术治疗

（1）手法复位和外固定 麻醉成功后，两个助手分别在膝部和踝部作牵引与反牵引，术者两手在骨折端，根据透视下移位的方向，推压挤捏骨断端整复，复位后可用小夹板或长腿石膏固定。

（2）骨牵引 因骨断端很不稳定，复位后不易维持良好对位，最好用跟骨持续牵引。成人牵引 4~6kg，共牵引 3 周左右，换长腿无垫石膏继续固定 8 周。

2. 手术复位 对整复不良，成角畸形以致膝、踝关节面不平行，肢体负重线不正，以及多次整复失败，畸形愈合，均应切开复位，酌情采用加压钢板，钢板螺丝钉，单螺丝钉，髓内针等内固定。

3. 康复治疗 伤后早期可进行髌骨的被动活动及跖趾关节和趾间关节活动。夹板固定期间可练习膝、踝关节活动，但禁止在膝关节伸直情况下旋转大腿，以免影响骨折的稳定性，导致骨不连接。外固定去除后，充分练习各关节活动，逐步进行下地行走练习。

第三节 骨盆骨折

骨盆骨折（fracture of the pelvis）是指发生在包括两侧髂骨、耻骨、坐骨、骶骨、尾骨及骨连接韧带的损伤，是临床常见损伤之一。

【病因与分类】

1. 病因

（1）直接暴力　骨盆骨折大多由强大暴力挤压或直接撞击所致，如高处坠落伤、交通事故等。

（2）间接暴力　跌倒时骶尾部撞击于硬物，可发生骶、尾骨骨折，肌肉的强烈收缩可引起髂前上、下棘或坐骨结节撕脱性骨折。

暴力可来自骨盆的侧方、前方或后方，骨折既可以发生直接受力的部位，亦也可通过骨盆环传达受力而发生在其他部位。

2. 分类　由于骨盆环的解剖学复杂性，以及骨折的严重程度不一，大多根据骨折的位置、稳定性、损伤机制和暴力方向以及是否为开放性进行分类，分类方法较多。先前的分类重点都放在损伤机制及稳定性上，1996 年，Tile 将分类进行改良，按 A、B、C 三级分类法，将骨折分为 A 型：稳定型，轻度移位；B 型：旋转不稳定，垂直稳定；C 型：旋转及垂直不稳定（垂直剪力）三型，是目前被广为认可的骨盆环骨折分类法（表 42-1）。

表 42-1　Tile 骨盆骨折分类法

类型		表现
A 型：稳定型 （后弓完整）	A_1	撕脱损伤
	A_2	稳定的髂骨翼或前弓骨折
	A_3	骶尾骨的横断骨折
B 型：部分稳定型 （旋转不稳定，垂直稳定，后弓不完全损伤）	B_1	开书型骨折（外旋）
	B_2	侧方压缩损伤（内旋）
	B_3	双侧 B 型损伤
C 型：旋转及垂直均不稳定 （后弓完全损伤）	C_1	单侧损伤
	C_2	对侧损伤
	C_3	合并髋臼骨折

【临床表现】

1. 症状　局部肿胀、疼痛，不能起坐、站立和翻身，下肢活动困难。全身表现为低血压和休克。

2. 体征　局部压痛、畸形、骨盆反常活动、会阴部瘀斑，肢体不对称。骨折处压痛明显，髂前上、下棘或坐骨结节撕脱骨折者，常可触及移位的骨折块。骨盆分离试验阳性和骨盆挤压试验阳性。"4"字试验阳性。直腿抬高试验阳性，对诊断骨盆骨折有很高的灵敏度。肛门指检，指套染血，前方饱满、张力高，可触及骨折端，说明直肠损伤。导尿检查对耻骨支及耻骨联合处损伤应常规做导尿检查，判断有无合并尿道损伤。阴道检查可发现阴道撕裂部位和程度。

3. 并发症　骨盆骨折常伴有严重合并症，包括腹膜后血肿、腹腔内脏损伤、膀胱或后尿道损伤、直肠损伤以及神经损伤，主要是腰骶神经丛与坐骨神经损伤。

【辅助检查】　X 线检查可了解骨折及其类型。CT 扫描对判断骶髂关节损伤的部位、类型和程度，以及骶骨、髋臼骨折。CT 三维重建技术可以清楚的显示骨折的部位、移位方式，以及骶髂关节复合结构的受累程度等。MRI 检查适用于骨盆内血管或脏器损伤的检查。B 超检查可协助了解盆腔脏器损伤及出血情况。数字减影造影（DSA）适用于大血管损伤者，可探查发现或进行栓塞部分出血血管，具有诊断和治疗作用。

【治疗原则】

1. 急救　应把抢救重点放在控制出血，纠正休克上。如合并有尿道、直肠损伤者应积极预防感染。在不影响骨折稳定性的基础上积极修复损伤的内脏。

2. 非手术治疗

（1）手法治疗　根据骨盆弓断裂的程度采用不同的整复固定方法。移位不明显的骨折，骨盆功能损伤较小，可卧床休息，不需特殊手法治疗。骶骨骨折、尾骨脱位或骨折者，若骨折移位明显者，可用手指从肛门内推挤复位。有移位的骨盆骨折，尤其是盆环双弓断裂者，若病情许可，应采用手法复位。复位的方法应根据骨折移位情况而定。

（2）固定方法　无明显移位的骨盆骨折，卧床 3~5 周即可，不必固定。髂骨翼外旋、耻骨联合分离者，手法复位后可应用多头带包扎或骨盆兜带悬吊牵引固定 4~6 周。骨盆向上移位者，应采用患侧下肢皮肤牵引。向上移位超过 2cm 者，应采用股骨髁上或胫骨结节骨牵引，牵引重量为体重的 1/5~1/7，牵引时间需 6~8 周。

（3）中医辨证治疗　早期宜活血祛瘀、消肿止痛，内服复元活血汤加减，外用双柏散局部敷贴，若合并大出血发生血脱者，应急投独参汤；中、后期应强筋壮骨，舒筋通络，内服生血补髓汤，外用骨科外洗一方煎水熏洗。

3. 手术治疗　外固定支架治疗适用于开放性骨折、合并神经血管损伤、多部位骨折，对负重功能有严重影响者，应急诊行临时固定。骨盆钳技术适用于不稳定性骨盆骨折合并出血的临时固定治疗。因其固定的作用有限，且针孔易于感染，故应尽可能在术后 5 日之内撤除，改用其他固定方法。切开复位内固定主要适用于开放性损伤耻骨联合分离大于 3cm，或侧方压缩型耻骨支骨折突向阴道，以及髋臼骨折合并多发伤者。手术的入路主要有前方和后方入路。重度骨盆骨折有大出血者应手术止血，会阴、膀胱、直肠有撕裂时须及时修补。

【护理评估】　参见第一节内容。

【常见护理诊断/问题】

1. 有液体不足的危险　与骨盆骨折合并血管、内脏损伤及疼痛有关。

2. 潜在并发症　包括膀胱破裂、尿道断裂、直肠破裂、神经损伤。

【护理措施】

1. 急救护理

（1）搬运　用宽布托住患者臀部搬运，除用多头带或绷带包扎固定骨盆部外，臀部两侧还应加衬垫或海绵软垫，然后用布带将患者身体固定在担架上，以免加重出血和损伤。注意保暖，保持呼吸道通畅。转运途中严密监测全身情况，发现异常及时报告医师处理。

（2）积极预防休克　有休克先兆者取休克卧位，尽快建立双静脉通道加压输血输液，根据中心静脉压的监测情况补充血容量。

（3）心理护理　在抢救的同时应做好患者和家属的思想工作，取得其配合使抢救工作的顺利进行。

2. 术前护理

（1）严密观察　病情出现下列情况，应立即报告医师处理。出现神志淡漠、面色苍白、出冷汗、呼吸急促、四肢湿冷、脉洪大或微细、口渴，血压进行性下降，为骨盆内出血所致的休克症状；出现尿道口滴血，膀胱膨胀，排尿困难，会阴部血肿，尿液外渗等为尿道损伤症状；出现下腹部肿胀、压痛、腹肌紧张，排尿困难，导尿时未见尿液流出或仅有少量血液等为膀胱破裂症状；下腹部疼痛，里急后重感，或有发热，白细胞增高为直肠损伤症状；出现腹痛、腹胀、腹肌紧张、压痛、肠蠕动减弱等腹膜刺激症状为腹膜后血肿。

（2）牵引外固定的护理　卧硬板床。骨盆兜悬吊牵引者，吊带要保持平衡，防止骨盆倾斜，肢体内收畸形。吊带要离床面约 5cm，并要保证吊带宽度、长度适宜。使用便器时，不必解掉吊带，可将便器放于托带与臀部中间，大小便污染时要及时更换。嘱患者及家属不可随意减少或增加牵引重量，如牵引肢体出现疼痛、麻木等情况应及时告知医护人员处理。

（3）饮食指导　饮食以高热量、高维生素、高蛋白质、易消化为原则，早期可给予鸡蛋、小米粥、山药桂圆汤等以补养气血，待病稳定后宜给予含钙质丰富的食物，如排骨汤、瘦肉、鱼、豆制品、动物内脏等，以滋补肝肾，强筋壮骨，促进骨折愈合。

（4）保持大便通畅　应鼓励患者多饮水，多食水果、蔬菜，保证摄入足够的粗纤维食物，同时每天做腹部按摩，促进肠蠕动和肠内容物移动，必要时给予番泻叶代茶饮或口服乳果糖或注入开塞露以刺激肛门排便。

（5）康复训练　病情允许的条件下可抬高上身取半卧位或健侧卧位。早期可做双上肢活动，2 周后开始练习股四头肌的收缩、踝关节的屈伸及足趾的活动，并辅予局部按摩、推拿；4 周后开始练习髋、膝关节的屈伸活动；6~8 周去除固定后，可试行扶拐不负重活动。12 周后经 X 线显示骨折愈合良好可逐渐开始练习弃拐行走。

3. 术后护理

（1）病情观察　观察生命体征、伤口及患肢的血液循环情况。

（2）引流管、尿管的护理　注意观察引流尿液的性质、尿量、颜色，导尿管每周更换 1 次，每日更换引流袋，每日膀胱冲洗 2 次，始终保持尿道口清洁及尿管通畅，以免逆行感染。尿道损伤愈合后，积极训练患者自行排尿。如负压引流，有较多血液流出及切口局部肿胀疼痛明显者，应及时向医师报告，以便及时处理。

（3）康复训练　术后 6 小时，若患者疼痛不明显可指导患者行患肢的踝关节运动，并鼓励行健肢的主动活动。术后 5 日内，可指导患者进行股四头肌的等长收缩运动。

【健康教育】

1. 康复指导　应及早鼓励和指导患者做抗阻力肌肉锻炼。神经损伤伴有足下垂者应用枕垫支撑，维持踝关节功能位等。

2. 并发症预防　指导预防并发症的措施。

3. 门诊随访　出院后 1 个月、3 个月复诊。

第四节　脊柱骨折与脊髓损伤

一、解剖生理概要

脊柱是人体的支柱，是由脊椎骨和椎间盘组成。Denis 于 1983 年提出了"三柱"概念（图 42-19），即将整个脊柱分成前、中、后三柱。中柱和后柱包裹了脊髓和马尾神经，该处的损伤可累及神经系统，特别是中柱的损伤，碎骨片和髓核组织可突入椎管的前半部损伤脊髓。此外，脊柱的稳定性主要依赖于中柱的完整，凡损伤累及二柱以上结构均为不稳定性损伤。

二、脊柱骨折

脊柱骨折（fracture of the Spine）又称脊椎骨折，是一种严重且复杂的创伤性疾病，约占全身骨折的 5%~6%。

【病因与分类】 多数是强大的暴力所致，主要由间接暴力引起，如高空坠落、交通事故等；少数由直接暴力如枪弹伤及脊柱受到直接撞击所致。也可在背部受到撞击后，腰部肌肉猛烈收缩而产生的撕脱性骨折。此外，脊柱本身存在病理性改变如严重骨质疏松症、结核、椎体肿瘤等受到外力时，易发生骨折。

1. 根据损伤部位分类 分为颈椎骨折、胸椎骨折、腰椎骨折。此分类方法较为直观、方便，对治疗有直接指导意义。

2. 根据稳定性分类

（1）稳定性损伤 按 Denis 对胸腰椎稳定性分类方法，稳定性损伤包括：① 所有的轻度骨折，如横突骨折、关节突骨折或棘突骨折。② 椎体轻度或中度压缩骨折。

（2）不稳定损伤 包括以下 3 种情况（Denis）：① 在生理负荷下可能发生脊柱弯曲或成角者属于机械性不稳定，包括严重的压缩骨折和坐带骨折。② 未脱位的爆裂骨折继发的晚期神经损伤。③ 骨折脱位及严重爆裂骨折合并有神经损伤。

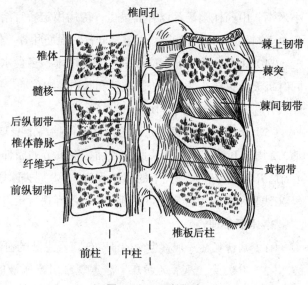

图 42-19 三柱概念

【临床表现】

1. 症状 受伤处疼痛、肿胀，脊柱活动受限，胸腰椎骨折者因局部肌肉痉挛疼痛而不能站立或站立时腰背部无力，疼痛加剧。此外，因腹膜后血肿对自主神经的刺激，可出现腹痛、腹胀、肠蠕动减弱，甚至出现肠麻痹等症状。

2. 体征 局部有压痛和叩击痛，肿胀，畸形。颈、胸、腰段骨折患者，常表现为活动受限和后突畸形。合并脊髓损伤时，可出现相应的症状和体征，丧失全部或部分生活自理能力。

【辅助检查】

1. 影像学检查 X 线是首选的检查方法，但不能显示出椎管内受压情况。凡有中柱损伤或有神经症状者均须作 CT 检查，可显示出椎体的骨折情况，还可显示出有无碎骨片突出于椎管内，并可计算出椎管的前后径与横径。必要时应作 MRI 检查，可以看到椎体骨折出血所致的信号改变和前方的血肿，还可看到因脊髓损伤所表现出的异常高信号。

2. 肌电图 有助于判断脊髓损伤的水平。

【治疗原则】

1. 急救和搬运 脊柱骨折的急救处理对患者的预后具有重要意义，处理不当可使脊髓损伤平面上升或由不完全损伤变为完全性脊髓损伤。

2. 复位固定 根据脊柱损伤的部位、类型和程度，选择不同的复位方法。总的原则是逆损伤的病因病理并充分利用脊柱的稳定结构复位，即屈曲型采用伸展法，过伸型采用屈曲法复位。复位时应注意选用不同的牵引，如颈椎损伤并关节交锁应首选颅骨牵引复位法，轻度移位、压缩而无关节交锁的颈椎骨折，一般采用枕颌带牵引，牵引重量 2~3kg，持续 3~4 周后改用颈围保护 8~10 周。胸腰膝损伤则选用下肢牵引复位法或垫枕腰背肌锻炼复位法（图 42-20）。还可选用两桌复位法（图 42-21）或双踝悬吊复位法（图 42-22）。复位后，颈椎骨折用头颈胸石膏

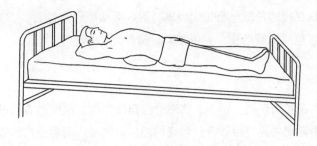

图 42-20 垫枕腰背肌锻炼复位法

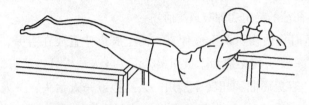

图 42-21 两桌复位法

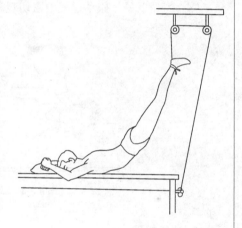

图 42-22 双踝悬吊复位法

固定 3 个月，胸腰椎用石膏背心、腰围或支具固定。

3. 手术治疗 骨折脱位移位明显，闭合复位失败或骨折块突入椎管压迫脊髓者应手术切开复位。

4. 药物治疗 根据证型和时期合理选用。早期用于行气活血，消肿止痛，多选用复元活血汤、膈下逐瘀汤；若用于活血祛瘀，行气利水，用膈下逐瘀汤合五苓散；若用于攻下祛瘀可用核桃承气汤或大成汤加减。中期可用接骨紫金丹接骨续筋。后期选用六味地黄汤、八珍汤或壮腰健肾汤等补益肝肾，调和气血。外用的有消肿散、消瘀散、万应膏、狗皮膏等。

5. 康复训练 腰背肌锻炼可促进骨折愈合，防止肌肉僵硬萎缩，有利于保持脊柱的稳定。

【护理评估】

1. 术前评估

（1）健康史 了解受伤的原因、部位和时间，受伤时的体位，有无昏迷和其他部位的合并伤。既往有无脊柱受伤史或手术史等。

（2）身体状况 评估患者的局部症状和全身症状，并注意有无合并其他重要脏器损伤和休克。并通过辅助检查结果来判断伤情及预后情况。

（3）心理和社会支持状况 评估患者和家属对该损伤的心理反应及对治疗和护理的态度等。评估患者和家属对相关疾病知识的认知程度。

2. 术后评估

（1）一般情况 包括麻醉方式、手术种类、术中情况，术后生命体征和切口情况等。

（2）术后感觉、运动和功能恢复情况 有无呼吸、泌尿系统感觉及压疮等并发症发生。

（3）康复训练情况。

【常见护理诊断 / 问题】

1. 躯体移动障碍 与骨折疼痛、合并脊髓损伤等有关。

NOTE

2. 有皮肤完整性受损的危险   与长期卧床、四肢活动障碍等有关。

3. 潜在并发症   包括脊髓损伤、失用性肌萎缩、关节僵硬等。

【护理措施】

1. 现场急救

（1）准确判断   在受伤现场，第一，明确脊柱损伤部位。清醒患者通过问诊和触诊明确脊柱疼痛部位，昏迷患者则可通过触诊脊柱后突的部位。第二，明确损伤的节段。通过观察患者是上肢和下肢的感觉、运动等判断是颈椎还是胸腰椎损伤，作为搬运的依据。

（2）抢救生命   由于脊柱损伤往往伴有其他严重多发伤如颅脑或其他重要脏器损伤或休克应优先处理，维持生命征的稳定和呼吸道的通畅。

（3）搬运   搬运时先使伤员两下肢伸直，两上肢也伸直放在身旁，使脊柱始终保持平直，将担架放于伤员一侧，担架应为木板担架，由 2~3 人扶伤员躯干、骨盆、肢体使成一整体滚动移至担架上，避免屈曲和扭转，禁用一人搂抱或一人抬头、一人抬腿的方法。颈椎损伤的患者，应由一人专门扶住头部并沿纵轴略加牵引或用沙袋将头部固定，避免转动（图 42-23）。

（4）病情观察   搬动过程中密切观察呼吸、心率和血压等变化，如有异常及时处理。

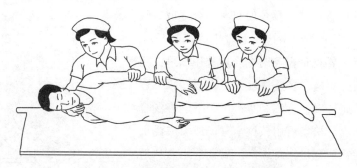

图 42-23   颈椎骨折患者正确的搬运方法

2. 术前护理

（1）休息与体位   绝对卧硬板床休息。颈椎骨折一般取仰卧位，颈部保持中立；腰椎骨折取仰卧位或侧卧位。损伤肢体置于功能位，防止过屈或过伸，必要时可用支足板或矫正鞋。搬运或翻身时应保持头、颈、胸、腰在同一轴线上。

（2）制动固定   颈椎骨折多采用牵引、颈围、石膏或支架固定，以维持颈部稳定；胸腰椎骨折则采用胸腰带固定。

（3）保证营养和水分的摄入   鼓励患者摄入富含蛋白质和膳食纤维素的食物。

（4）病情观察   伤后 48 小时内应严密观察患者的生命体征，检查患者的感觉、运动、反射等功能有无变化。观察患者的呼吸型态、频率、深浅，听诊肺部呼吸音，床旁应备好各种急救药品和器械。

（5）心理护理   因多为意外损伤且有发生瘫痪的可能，故应注意患者及家属的心理变化，及时给予心理疏导，使患者积极配合治疗和护理。

（6）康复训练   颈椎骨折者应加强颈项各方向的功能训练，促进颈项背部肌肉功能的恢复。胸腰椎骨折者应加强腰背肌功能训练。单纯压缩性骨折，伤后第 2 日可开始训练，4 周后戴腰围下地活动。对于不稳定骨折卧床 1 周后开始训练，6~8 周后戴腰围下地活动。可采用五点式、三点式、飞燕式或拱桥式训练。

3. 术后护理

（1）体位和制动　维持有效的固定制动。

（2）病情观察　观察生命征变化，予以心电监护，常规吸氧；观察切口渗血渗液情况，若渗液较多应及时更换敷料；颈椎术后患者还应注意吞咽和进食情况。

（3）饮食护理　术后 6 小时，患者无恶心、呕吐即可进食。对于颈椎术后患者可适当吃冷食物，以减少咽部的水肿与渗血。

（4）生活护理　协助患者活动关节，按摩肢体，防止各种并发症的发生。

（5）康复训练　可做下肢的内收和外展运动，踝关节屈伸、旋转运动；手指的屈伸、抓握等运动。对于挛缩的肢体可进行被动运动。

【健康教育】

1. 安全教育　平时生活中注意安全，减少或避免事故发生。

2. 康复指导　教会患者康复训练的方法。胸腰椎损伤者应加强腰背肌的训练。

3. 随访　定期复查，门诊随访。

三、脊髓损伤

脊髓损伤（spinal cord injury，SCI）是脊柱骨折的严重并发症，由于椎体的移位或碎骨片突入椎管内，压迫脊髓或马尾神经，产生不同程度的损伤。多发生于年轻人，40 岁以下的男性占 80%。脊髓损伤好发生于颈椎下部，其次为脊柱胸腰段。

【病因与分类】　直接暴力或间接暴力作用在正常脊柱和脊髓组织，均可造成脊髓损伤。暴力性因素致脊髓损伤的主要原因如冲撞、跌倒、坠落、挣扎或跳跃等。战时，枪弹、弹片也可造成使脊髓受伤。非暴力性因素也常常发生，如佝偻病、骨软症、骨质疏松症、肿瘤和椎间盘突出症等。

1. 按损伤的程度分

（1）完全性脊髓损伤　指损伤平面以下感觉、运动、反射完全丧失，排尿排便功能障碍，骶区感觉和运动也丧失。

（2）不完全性脊髓损伤　指损伤平面以下感觉、运动、反射不完全丧失，但骶区感觉存在。

2. 按脊髓损伤平面分

（1）截瘫（paraplegia）　指胸腰段损伤后，下肢的感觉与运动障碍者。

（2）四肢瘫痪（quadriplegia）　简称"四肢瘫"，指颈段脊髓损伤后，双上肢也有神经功能障碍者。

【病理生理】　按脊髓和马尾神经损伤程度不同可有不同的病理生理变化。

1. 脊髓震荡　是最轻微的脊髓损伤。脊髓遭受强烈震荡后立即发生暂时性功能抑制出现弛缓性瘫痪，损伤平面以下感觉、运动、反射及括约肌功能全部丧失。在数分钟或数小时内即可完全恢复。组织形态学上并无病理变化。

2. 脊髓挫伤与出血　为脊髓的实质性破坏。脊髓外观完整，但内部可有出血、水肿、神经细胞破坏和神经传导纤维束的中断。脊髓挫伤的程度差别很大，轻者出现少量的水肿和点状出血；重者则有成片挫伤和出血，可致脊髓软化及瘢痕的形成，故预后差别大。

3. 脊髓断裂　脊髓的连续性中断。可为完全性或不完全性，不完全性常伴有挫伤，又称挫裂伤。脊髓断裂后预后及差。

4. 脊髓受压　骨折移位或碎骨片和破碎的椎间盘被挤入椎管内直接压迫脊髓，而皱褶的黄韧带与急速形成的血肿亦可压迫脊髓，使脊髓产生一系列病理变化。若能及时去除压迫物，脊髓的功能可望部分或全部恢复；若压迫时间过久，脊髓发生软化、萎缩或瘢痕形成，则瘫痪难以恢复。

5. 马尾神经损伤 第 2 腰椎以下骨折脱位可产生马尾神经损伤，受伤平面以下出现弛缓性瘫痪。

此外，各种较重的脊髓损伤后均可立即发生损伤平面以下弛缓性瘫痪，这是失去高级中枢控制的一种病理生理现象，称为脊髓休克（spinal shock）。2~4 周后，这一现象可根据脊髓实质性损害程度的不同而发生损伤平面以下不同程度的痉挛性瘫痪。

【临床表现】 损伤部位和程度不同表现亦不同。

1. 脊髓损伤 在脊髓休克期间，损伤平面以下出现弛缓性瘫痪，表现为肌张力降低，腱反射减弱，运动、反射及括约肌功能部分或全部丧失，大小便不能控制。2~4 周后逐渐演变成痉挛性瘫痪，表现为肌张力增高，腱反射亢进，出现病理性锥体束征。上颈椎损伤的四肢瘫均为痉挛性瘫痪，下颈椎损伤的四肢瘫由于脊髓颈膨大部位和神经根的毁损，上肢表现为弛缓性瘫痪，下肢仍为痉挛性瘫痪。

脊髓半切综合征（Brown-Sequard syndrome）指损伤平面以下同侧肢体的运动和深感觉消失，对侧肢体痛觉和温度觉消失。

脊髓前束综合征指颈脊髓前方受压严重，有时可引起脊髓前中央动脉闭塞，出现四肢瘫痪，下肢重于上肢，但下肢和会阴部仍保持位置觉和深感觉，有时甚至还保留有浅感觉。

脊髓中央管周围综合征多由于颈椎过伸性损伤，颈椎管内脊髓受皱褶的黄韧带、椎间盘或骨刺的前后挤压，中央管周围的传导束受到损伤。表现为损伤平面以下的四肢瘫，上肢重于下肢，没有感觉分离，预后差。

2. 脊髓圆锥损伤 第 1 腰椎骨折可发生脊髓圆锥损伤。表现为会阴部皮肤鞍部感觉缺失，括约肌功能丧失，大小便不能控制以及性功能障碍，而两下肢的感觉、运动正常。

3. 马尾神经损伤 第 2 腰椎以下骨折脱位会引起马尾神经损伤。表现为损伤平面以下弛缓性瘫痪，感觉及运动功能障碍及括约肌功能丧失，肌张力降低，腱反射消失，无病理性锥体束征。

4. 并发症 呼吸衰竭和呼吸道感染、泌尿生殖道的感染和结石、压疮、体温失调等。

【辅助检查】 患者躺在平车上未被移动前即须作脊椎的 X 线，包括整个脊柱的正、侧位片，特别是受伤部位的脊椎和胸片。颈椎需拍斜位片，C_1 需要张口正位片，以尽快明确脊柱骨折或脱位的部位。CT、MRI 能清晰显示脊髓压迫的影像。体感诱发电位（ESP）用于测定躯体感觉系统的传导功能，对判断脊髓损伤程度有一定帮助。

【治疗原则】 尽早治疗，伤后 6 小时内脊髓白质未破坏前进行治疗，可提高恢复机会。包括整复骨折脱位，运用药物及冷疗，预防及治疗并发症，功能重建与康复。

1. 急救与搬运 同脊柱骨折。

2. 非手术治疗

（1）牵引与固定 防止因损伤部位的移位而产生脊髓的再损伤。一般先采用枕颌带牵引或持续的颅骨牵引。颈椎骨折复位后用头颈胸石膏像或石膏床固定 3 个月，保持中立位或仰伸位，可用沙袋固定颈部，防止头部转动，同时保持呼吸道通畅。胸腰部复位后用石膏背心、腰围或支具固定。

（2）药物治疗 减轻脊髓水肿和继发性损害。① 脱水治疗：20% 甘露醇 250mL，静脉滴注，每日 2 次，连续 5~7 日。② 激素治疗：地塞米松 10~20mg，静脉滴注，连续应用 5~7 日后，改为口服，每日 3 次，每次 0.75mg，维持 2 周左右。甲泼尼龙冲击疗法，每千克体重 30mg 剂量一次给药，15 分钟静脉注射完毕，休息 45 分钟，在以后 23 小时内以 5.4mg/（kg·h）剂量持续静脉滴注，本法只适用于受伤后 8 小时以内者。③ 氧自由基清除剂：如维生素 A、C、E 及辅酶 Q 等，对防止脊髓损伤后继发性损害有一定的好处。④ 促进神经功能恢复的药物：如三磷酸胞苷二钠、维生素 B_1、维生素 B_2、维生素 B_{12} 等。⑤ 中药治疗：根据不同时期不同证型给药，早期多选用活血逐瘀汤加地龙、丹参等；中期多选用补肾壮阳汤加补骨脂、穿山甲等；后期多选用四物汤加钩藤、全蝎等或补中益气汤加减或补肾活血汤等。

（3）高压氧治疗　一般伤后 4~6 小时内应用也可收到良好的效果。

3. 手术治疗　目的在于解除对脊髓的压迫和恢复脊柱的稳定性，目前还无法使损伤的脊髓恢复功能。脊髓损伤的功能恢复主要取决于脊髓损伤的程度，但尽早解除对脊髓的压迫是保证脊髓功能恢复的首要问题。手术的途径和方式因骨折的类型和致压物的部位而定。

（1）手术的指征　① 脊柱骨折—脱位有关节交锁者。② 脊柱骨折复位不满意或仍有脊柱不稳定因素存在者。③ 影像学显示有碎骨片凸出至椎管内压迫脊髓者。④ 截瘫平面不断上升，提示椎管内有活动性出血者。

（2）手术方式　包括颈椎前路减压植骨融合术、颈椎后路手术、胸腰椎前路手术及胸腰椎后路手术等

4. 并发症的防治　可行针灸、电疗、推拿、按摩等理疗措施，同时应尽早开展康复训练，预防和处理并发症。

【护理评估】

1. 术前评估

（1）健康史　评估受伤的时间、原因和部位，受伤时的体位，急救、搬运和运送方式等。

（2）身体状况　局部的痛，温，触觉及位置觉的丧失平面及程度。躯体、肢体麻痹平面的变化，肢体感觉、运动的恢复状况。肛门括约肌能否自主收缩，有无尿滞留和尿失禁。全身有无高热、大便失禁、尿失禁、便秘、压疮、坠积性肺炎等并发症的出现；及影像学检查结果。

脊髓损伤后各种功能丧失的程度　可以用截瘫指数来表示。"0"代表功能完全正常或接近正常；"1"代表功能部分丧失；"2"代表功能完全丧失或接近完全丧失。一般记录肢体自主运动、感觉及两便的功能情况，相加后即为该患者的截瘫指数。3 种功能完全正常的截瘫指数为 0；3 种功能完全丧失则截瘫指数为 6。截瘫指数可以大致反映脊髓损伤的程度和发展情况，便于记录和比较治疗效果。

（3）心理和社会支持状态　患者对功能失调的感性认识和对现况的承受能力。患者及其家属对疾病治疗的态度。

2. 术后评估　参见脊柱骨折。

【常见护理诊断 / 问题】

1. 低效性呼吸型态　与脊髓损伤、呼吸肌麻痹等有关。

2. 体温过高或过低　与脊髓损伤自主神经系统功能紊乱有关。

3. 尿滞留　与脊髓损伤液体摄入不足有关。

4. 便秘　与脊髓损伤、饮食与活动减少有关。

5. 有皮肤完整性受损的危险　与躯体移动和感觉障碍有关。

6. 自理能力下降　与肢体瘫痪后活动或功能受限有关。

【护理措施】

1. 术前护理

（1）心理护理　帮助患者正确对待功能损伤，掌握正确的应对机制，树立信心，积极配合指导治疗与护理。

（2）维持呼吸平稳　观察患者的呼吸型态、频率、深浅，听诊肺部呼吸音，床旁应备好各种急救药品和器械。鼓励患者定时进行深呼吸及有效咳嗽训练，高位颈髓损伤者，应早期实行气管切开，减少呼吸道梗阻和防止肺部感染。

（3）病情观察　伤后48小时内应严密观察患者的生命体征，检查患者的感觉、运动、反射等功能有无变化。颈部脊髓损伤时，由于自主神经系统功能紊乱，对周围环境温度的变化，丧失了调节和适应的能力，可出现高热（40℃以上）或低体温（35℃以下）。高热者采用物理降温法，低温时应注意保暖。

（4）生活护理　协助患者活动关节，按摩肢体。保持双足呈功能位，防止足下垂。教会患者自行完成从床上移至轮椅、进食、穿衣、沐浴等基本活动。训练规律排便。

（5）预防并发症的护理

1）呼吸道护理　加强观察和保持气道通畅。据血气分析结果，遵医嘱持续或间断吸氧，加强呼吸道护理。气管插管或切开者作相应护理。

2）泌尿系统护理　做好留置导尿的护理。早期留置尿管持续引流，2~3周后定时开放防止膀胱萎缩及感染，平时夹闭，每4~6小时开放一次，并训练自律性膀胱。鼓励患者多饮水，定期作尿培养，全身使用抗生素，预防尿路感染和结石。

3）做好皮肤护理，预防压疮。

4）维持正常体温　高热者，使用物理方法降温如冰敷、冰盐水灌肠、酒精擦浴；同时调节室温（18℃~22℃）等，必要时进行药物降温。低温者，采用物理升温的措施，注意保暖并避免烫伤。

（6）预防便秘　增加食物中的纤维素含量．每日顺肠蠕动方向环状按摩腹部数次。指导患者定时排便，鼓励多饮水，早餐前半小时喝一杯温开水，可刺激排便。遵医嘱给予大便软化剂或缓泻剂，必要时通使灌肠或人工挖取干便类块；每日定时以手指作肛门按摩。

（7）康复训练　根据病情制定合理的康复训练计划，指导和协助患者进行未瘫痪肌的主动锻炼，对瘫痪肢体做关节的全范围被动活动和肌肉按摩。注意适度锻炼，活动度从小到大，手法轻柔，力度适中，不可过急过猛以防加重损伤。锻炼时间与次数应以患者不感到疲惫为宜。

2. 术后护理　参见脊柱骨折。

【健康教育】　鼓励患者继续康复训练。指导患者进行膀胱及直肠功能训练，培养生活自理的能力。教会患者及家属皮肤护理及预防压疮的方法。定期复查，门诊随访。

案例讨论

患者，男性。车祸后出现颈部疼痛、呼吸困难、四肢不能活动。体检：颈后压痛，四肢感觉、运动障碍，二便失禁。X线摄片提示：C_4~C_5骨折，合并脱位，MRI显示脊髓压迫的影像。

问题：

1. 试分析该患者应护理评估哪些内容？

2. 试分析目前主要的护理诊断／问题有哪些？

3. 若行手术治疗，试分析该患者术后应如何护理？

NOTE

第四十三章　关节脱位患者的护理

导学

　　内容与要求　关节脱位患者的护理包括关节脱位的概述、肩关节脱位、肘关节脱位、髋关节脱位四部分内容。通过本章的学习，掌握关节脱位的临床表现、治疗原则与护理，各种常见关节脱位的临床表现与治疗原则。熟悉关节脱位的分类和各种常见关节脱位的类型。了解各种常见关节脱位的病因与辅助检查。

　　重点与难点　关节脱位的临床表现，各种关节脱位的临床表现和治疗原则。

第一节　关节脱位概述

　　关节脱位（dislocation）又叫脱臼或脱骱，指关节面失去正常的对合关系。部分失去正常的对合关系，称为关节半脱位。关节脱位常见于儿童和青壮年。上肢多于下肢。临床以肩关节脱位最为常见，其次为肘关节、髋关节和踝关节等。

　　【病因与分类】

　　1. 根据关节脱位发生原因分为

　　（1）创伤性脱位　由外来暴力作用于关节引起的，是关节脱位最常见的原因。

　　（2）先天性脱位　由于胚胎发育异常或胎儿在母体内受到外界因素影响致关节先天发育不良所引起的脱位，如先天性髋关节脱位。

　　（3）病理性脱位　关节结构遭受病变，骨端破坏而不能维持正常的关节对合关系所引起的脱位，如类风湿关节炎或关节结核所致的脱位。

　　（4）习惯性脱位　创伤性脱位后，关节囊及韧带松弛或骨附着处被撕脱使关节结构不稳定，轻微外力即可发生多次反复的脱位，如习惯性肩关节脱位或习惯性下颌关节脱位。

　　2. 根据脱位后关节腔是否与外界相通分为　闭合性脱位和开放性脱位。

　　3. 关节脱位按脱位后的时间分为

　　（1）新鲜脱位　脱位时间≤3周。

　　（2）陈旧性脱位　脱位时间>3周。

　　4. 其他　还可按远侧骨端的移位方向分类，分为前脱位、后脱位、侧方脱位以及中心脱位等。

　　【病理生理】　关节脱位后可引起构成关节的骨端移位，特别是创伤性关节脱位还伴有关节囊不同程度撕裂，关节腔内外积血。血肿机化形成肉芽组织，继而成为纤维组织，与周围组织粘连。脱位同时还可伴有关节周围软组织的损伤，又可伴有撕脱性骨折及血管、神经损伤等。椎骨的脱位若损害神经或脊髓就能危及生命。

　　【临床表现】

　　1. 一般症状　关节疼痛、肿胀、淤血、瘀斑、局部压痛以及关节功能障碍。

2. 特有体征

（1）畸形 脱位的关节处明显畸形，患肢出现内收或外展、变长或缩短等。

（2）弹性固定 关节脱位后，由于关节周围软组织，使患肢固定于异常位置，被动活动时感到弹性阻力。

（3）关节盂空虚 脱位后可触及空虚的关节盂，移位的骨端亦可在邻近异常位置触及，但若关节肿胀严重则难以触及。

3. 并发症 早期全身可合并复合伤、休克等，局部可合并骨折和神经、血管损伤，晚期可发生骨化性肌炎、创伤性关节炎和骨缺血性坏死等。如肩关节脱位可合并腋神经损伤，肘关节脱位可引起尺神经损伤等，如肘关节脱位，可有肱动脉受压等；骨化肌炎多见于肘关节和髋关节脱位后。

【辅助检查】 X线检查可确定有无脱位、脱位的方向、程度、类型、有无合并骨折，是关节脱位诊断最常用、最简便的方法。CT检查主要用于髋关节。通过三维成像，可明显看到是否合并有髋臼骨折及股骨头坏死。

【治疗原则】 关节脱位的治疗三步骤包括复位、固定和康复治疗。

1. 复位 包括手法复位和切开复位，以前者为主。手法复位最好的伤后3周内进行，早期复位成功率高且功能恢复好。切开复位指征为：① 合并关节内骨折，经手法复位失败者。② 有软组织嵌入，手法复位有困难者。③ 陈旧性脱位手法复位失败者。复位成功的标志是被动活动恢复正常，骨性标志恢复，X线检查提示已复位。

2. 固定 复位后将关节固定于适当位置2~3周，使损伤的关节囊、韧带、肌肉等软组织得以修复。陈旧性脱位的固定时间应适当延长。

3. 康复治疗 在固定期间应进行关节周围肌和患肢其他关节的主动活动以防关节僵硬和肌萎缩。固定解除后，患肢关节应进行主动关节活动，循序渐进的扩大关节活动的范围。禁忌粗暴的被动活动，以免造成二次损伤。

4. 药物治疗 内服中成药、中草药，并可根据患者个体状况配以食疗；外用贴剂、药物熏蒸、药物熏洗、药物透敷、针灸、药熨、火疗、药物喷射等。

5. 其他 理疗、推拿、按摩、康复锻炼等促进关节功能的恢复。

【护理评估】

1. 术前评估

（1）健康史 了解受伤的经过，有无骨与关节疾病病变，有无反复脱位病史。

（2）身体状况 评估患者的局部症状和全身症状，并注意有无合并周围血管神经损伤。并通过X线了解脱位情况及有无并发症。

（3）心理和社会支持状况 评估患者的心理反应，脱位对其生活模式及社会角色的影响情况，评估患者及家属对治疗及护理的态度等。

2. 术后评估

（1）一般情况 包括麻醉方式、手术种类、术中情况，术后生命体征和切口情况等。

（2）术后有无并发症发生及康复训练情况。

【常见护理诊断/问题】

1. 疼痛 与局部损伤及神经受压有关。

2. 躯体活动障碍 与疼痛、制动有关。

3. 有皮肤完整性受损的危险 与外固定有关。

4. 潜在并发症 包括血管、神经受损。

【护理措施】

1. 术前护理

（1）*一般护理*　为脱位患者更换衣服时，健侧先脱，穿衣服时患侧先穿。减少伤肢的活动，以免再脱位。

（2）*对症护理*　早期局部冷敷，24 小时后热敷或用超声波疗法、电疗法、蜡疗等理疗，改善血液循环，促进渗出液的吸收，也可用活血化瘀中药，减轻肿胀、缓解疼痛。任何操作要轻柔，避免引起不必要的疼痛。早期正确复位固定，可使疼痛缓解或消失。必要时遵医嘱使用止痛剂。

（3）*病情观察*　注意观察患肢的血液循环状况和患肢的感觉、运动，了解神经的损伤和恢复情况。

（4）*饮食护理*　关节脱位术后，应增进营养，多食富含蛋白质的食物，如鱼类、鸡蛋、豆制品等及适当增加钙质。保持大便通畅，多饮水，多食蔬菜、水果。

（5）*复位与固定的护理*　协助医师尽早复位。固定一般 3 周左右，时间过长，易发生关节僵硬；时间过短，损伤得不到充分修复，易发生再脱位。若脱位合并骨折、陈旧性脱位或习惯性脱位，应适当延长固定的时间。固定期间应保持固定有效，经常观察患者肢体位置是否正确；注意观察患肢的血液循环，发现有循环不良的表现时，应及时报告医师。对使用牵引或石膏固定的患者，应按牵引或石膏固定患者的护理常规进行护理。

（6）*康复训练*　复位固定后开始功能锻炼，防止关节僵硬和肌肉萎缩。帮助活动未被固定的肢体及关节。早期固定范围内肌肉等长舒缩，解除固定后逐渐增加活动力量和范围，其他关节始终保持康复训练。

（7）*并发症护理*　密切观察有无并发症的发生，及时发现，及时处理。对伴有血管神经损伤的患者应加强护理。髋关节脱位后可引起股骨头缺血性坏死，但多在受伤 1~2 月后才能从 X 线片上看出；髋关节脱位可导致股骨头坏死，切忌伤后 3 个月之内患肢负重。如脱位合并关节内骨折、关节软骨损伤、陈旧性脱位、骨缺血性坏死等，晚期都容易发生创伤性关节炎。

2. 术后护理

（1）*一般护理*　维持有效的固定。

（2）*加强功能锻炼*　在固定期间，应进行固定关节周围肌肉的舒缩运动和其他未固定关节的主动活动。功能锻炼时，应注意以主动锻炼为主，切忌被动强力拉伸关节，以防加重关节损伤。

【健康教育】

1. 相关知识宣教　向患者及其亲属介绍有关疾病治疗、护理和康复的知识，尤其是保持有效固定和康复训练的知识，预防习惯性关节脱位的发生。

2. 安全指导　平时生活中注意安全，减少或避免事故发生。

3. 康复指导　教会患者功能锻炼的方法。

第二节　肩关节脱位

参与肩关节运动的关节包括肱盂关节、胸锁关节、肩锁关节及肩胸（肩胛骨与胸壁形成）关节，但以肱盂关节的活动最为重要。习惯上将肱盂关节脱位称为肩关节脱位（dislocation of the shoulder joint）。肱盂关节由肱骨头与肩胛盂构成。肩胛盂浅而面小，肱骨头大而圆，由周围的纤维软骨等加深其凹度，并使肩关节具有最大的活动范围。

【病因与分类】　创伤是肩关节脱位的主要原因，多为间接暴力所致。根据肱骨头脱位的方向可分为前脱位、后脱位、上脱位及下脱位四型，以前脱位最多见。由于暴力的大小、力作用的方向以及肌肉的牵拉，前脱位时，肱骨头可能位于锁骨下、喙突下、肩前方及关节盂下（图43-1）。

【临床表现】 肩部疼痛、肿胀、肩关节活动障碍，患者有以健手托住患侧前臂、头向患侧倾斜的特殊姿势即应考虑有肩关节脱位的可能。体格检查发现患肩呈方肩畸形，肩胛盂处有空虚感，上肢有弹性固定；Dugas征阳性。严重创伤时，肩关节前脱位可合并神经血管损伤，应注意检查患侧上肢的感觉及运动功能。

【辅助检查】 X线可确定肩关节脱位的类型、移位方向及有无合并骨折。必要时行CT扫描，可以排除肩关节后脱位。

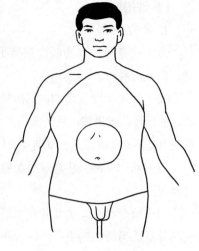

图43-1 肩关节前脱位类型

【治疗原则】

1. 复位、固定 一般在局部浸润麻醉下，用手牵足蹬法（Hippocrates法）（图43-2）复位或用悬垂法（Stimson法）（图43-3））。单纯肩关节脱位复位后可用三角巾悬吊上肢，肘关节屈曲90°，腋窝处垫棉垫，固定3周（图43-4），如有合并大结节骨折者应延长1~2周。部分患者关节囊破损明显或肩带肌肌力不足，术后存在肩关节半脱位者宜用搭肩位胸肱绷带固定，即将患肢手掌搭在对侧肩部，肘部贴近胸壁，用绷带将上臂固定在胸壁，并托住肘部，以纠正肩关节半脱位。

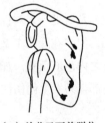 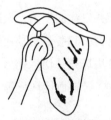 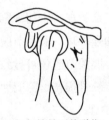

（1）关节盂下前脱位　　（2）喙突下前脱位　　（3）锁骨下前脱位

图43-2 手牵足蹬法

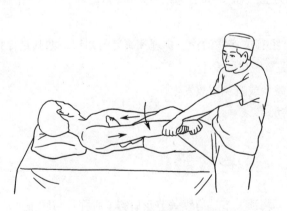 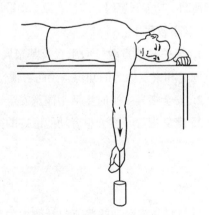

图43-3 悬垂法　　　　　　　图43-4 肩关节脱位复位后固定

2. 康复治疗 固定期间活动腕部与手指。固定解除后，鼓励患者循序渐进主动锻炼肩关节各个方向活动。配合理疗、按摩等。

3. 手术 对于陈旧性肩关节脱位影响上肢功能，可选择切开复位术修复关节囊及韧带。合并神经损伤者，在关节复位后大多数神经功能可以得到恢复，若判断为神经血管断裂伤应手术修复。

第三节　肘关节脱位

肘关节由肱骨下端、尺骨鹰嘴窝、桡骨头及关节囊、韧带构成。肘关节脱位（dislocation of elbow joint）发生率仅次于肩关节，脱位后局部明显肿胀若不及时处理易导致前臂缺血性痉挛。

【病因与分类】　外伤是导致肘关节脱位的主要原因，多由间接暴力所致，分为前脱位和后脱位。当肘关节处于半伸直位时跌倒，手掌着地，暴力沿尺、桡骨向近端传导，在尺骨鹰嘴处产生杠杆作用使尺、桡骨向肱骨后方脱出，发生肘关节后脱位，此类最为常见。当肘关节处于屈曲位时，肘后方遭受直接暴力使尺、桡骨向肱骨前方移位，发生肘关节前脱位。

【临床表现】　肘部疼痛、肿胀、活动障碍；检查发现肘后突畸形；前臂处于半屈位，并有弹性固定；肘后可触及凹陷；肘后三角关系发生改变。脱位后肿胀明显，易压迫周围血管、神经。后脱位时，可合并正中神经和尺神经损伤，偶尔可损伤肱动脉。

【辅助检查】　X线可发现肘关节脱位的类型、移位情况及有无合并骨折。

【治疗原则】

1. 复位、固定　在肘关节内麻醉或臂丛麻醉下，沿前臂纵轴方向作持续推挤动作直至复位。复位成功的标志为肘关节恢复正常活动，肘后三点关系恢复正常。手法复位失败，表示关节内有骨块或软组织嵌入；超过3周的陈旧性脱位；或合并神经血管损伤时应切开复位。用长臂石膏托或超关节夹板固定肘关节于屈曲90°，再用三角巾悬吊胸前2~3周（图43-5）。

2. 康复治疗　固定期间做肱二头肌等长收缩训练，并活动手指与腕部。解除固定后，应及早练习肘关节屈、伸和前臂旋转活动。

3. 其他　中药熏洗浸泡、理疗等。

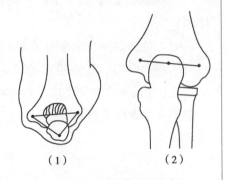

（1）　　　　（2）

图43-5　肘关节脱位固定

第四节　髋关节脱位

髋关节是一种典型的杵臼关节，由髋臼与股骨头构成，周围又有坚强的韧带与强壮的肌群，一般不易发生脱位，只有强大的暴力才会引起髋关节脱位（dislocation of the hip joint）。

【病因与分类】　强大暴力如车祸或高处坠落。按股骨头脱位后的方向可分为前、后和中心脱位，以后脱位最为常见。其中髋关节前脱位又分成闭孔下、髂骨下与耻骨下脱位。

【临床表现】

1. 髋关节后脱位　疼痛明显，髋关节不能主动活动。患肢缩短，髋关节呈屈曲、内收、内旋畸形（图43-6）。可以在臀部摸到脱出的股骨头，大转子上移明显。

2. 髋关节前脱位　患肢呈屈曲、外展、外旋畸形（图43-7），腹股沟处肿胀，可以摸到股骨头。

3. 髋关节中心脱位　后腹膜间隙内出血甚多，可以出现出血性休克。髋部肿胀、疼痛、活动障碍；大腿上段外侧方往往有大血肿；肢体缩短情况取决于股骨头内陷的程度。常合并有腹内脏器损伤。

【辅助检查】　X线可了解脱位情况以及有无骨折，必要时行CT检查了解骨折移位情况。

NOTE

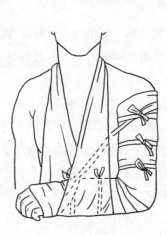

图 43-6 髋关节后脱位

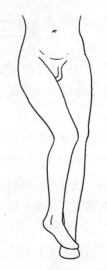

图 43-7 髋关节前脱位

【治疗原则】 髋关节中心脱位可有低血容量性休克及合并有腹内脏器损伤，应及时处理。

1. 复位、固定 在全身麻醉或椎管内麻醉下手法复位。以 Allis 法，即提拉法（图 43-8）最为常用，此外还有反回旋法又称划问号法（图 43-9）。复位宜早，最初 24~48 小时是复位的黄金时期，应尽可能在 24 小时内复位。复位后用绷带将双踝暂时捆在一起，于髋关节伸直位下将患者搬运至床上，患肢作皮肤牵引或穿防旋鞋 2~3 周，不必作石膏固定。

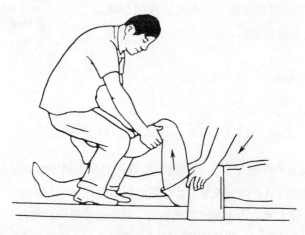

图 43-8 提拉法

2. 康复治疗 卧床期间作股四头肌等长收缩动作。2~3 周后开始活动关节。4 周后扶双拐下地活动。3 个月后 X 线检查示无股骨头坏死时方可完全承重。3 个月内患肢负重可发生股骨头缺血性坏死或因受压而变形。

3. 手术 复杂性后脱位主张早期切开复位与内固定。髋关节中心脱位髋臼骨折复位不良者；股骨头不能复位者；同侧有股骨骨折者均需切开复位与内固定，必要时可施行关节融合术或全髋置换术。

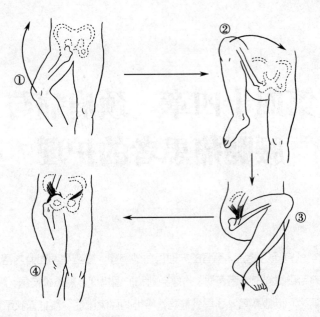

图 43-9 前脱位反回旋法

案例讨论

患者，女性，26 岁。跌倒时手掌着地，自觉肘部疼痛难忍，活动受限，立即去医院诊治，体检：肘关节处于半伸位，肘可扪及肱骨下端，肘后三点关系失常，肘后饱满肘关节活动障碍。

问题：

1. 试分析该患者最可能的医疗诊断是什么？
2. 应如何进行复位固定。

NOTE

第四十四章　颈肩痛与腰腿痛患者的护理

导学

　　内容与要求　颈肩痛与腰腿痛患者的护理包括颈肩痛、腰腿痛两部分内容。通过本章的学习，应掌握颈肩痛与腰腿痛的临床表现、治疗原则和护理措施。熟悉颈椎病、腰椎间盘突出症、腰椎管狭窄症的病因和健康教育。了解颈椎病、腰椎间盘突出症、腰椎管狭窄症的解剖生理和辅助检查。

　　重点与难点　颈椎病和腰椎间盘突出症的定义、病理分型、临床表现和护理措施。

第一节　颈肩痛

一、颈椎病

　　颈椎病（cervical spondylosis）是指颈椎间盘退行性病变及其继发性椎间关节退行性病变，刺激或压迫颈神经根、脊髓、椎动脉、交感神经，引起眩晕、肩臂痛或瘫痪及其他一系列综合症状为主要特征的疾病，好发部位依次为 $C_{5~6}$、$C_{4~5}$、$C_{6~7}$。本病常在中老年以后发病，40 岁以上的患者可占 80%，男性多于女性，约为 3:1。

　　【病因病理】

　　1. 椎间盘退行性改变　在 20 岁以后，椎间盘开始持续渐进性退变。纤维环和髓核含水量逐渐减少，使髓核张力下降，椎间盘变薄。随着椎间盘厚度的变薄，椎间隙变窄，脊椎稳定性下降，从而使后关节束松弛，关节腔减少，关节面易发生磨损而逐渐增生；钩椎关节面也因间隙变小而易发生磨损，微小的血肿逐渐机化、老化、钙盐沉积，最后形成赘生骨。不同部位的赘生骨直接或间接地压迫相应的神经、血管，从而出现各种各样的颈椎病的症状和表现。

　　2. 慢性劳损　长期低头或低头伏案工作是颈椎劳损的主要原因。高枕与不良的睡姿是颈椎劳损的重要诱发因素。

　　3. 急性外伤　包括头颈外伤、颈部挥鞭损伤、颈部击打、扭挫伤及医源性颈部损伤，如大重量的颈椎牵引、粗暴的按摩，特别是猛烈的颈椎旋转。

　　4. 先天性因素　少数患者因先天性颈椎畸形或发育性颈椎椎管狭窄，而较早出现颈椎病症状。

　　【临床表现】　根据脊髓、神经、血管等组织受压情况及所引起症状或体征不同，一般分为以下四类。

　　1. 神经根型颈椎病　发病率最高，占颈椎病的 50%~60%。是由于椎间盘向侧后方突出，钩椎关节或关节突关节增生、肥大，刺激或压迫神经根所致。

（1）症状 先出现颈痛及颈部僵硬，短期内加重并向肩部及上肢放射，颈后伸时加重。咳嗽、打喷嚏及活动时疼痛加剧。皮肤可有麻木、过敏等感觉异常。上肢肌力和手握力减退。

（2）体征 患侧颈部肌肉痉挛，颈、肩部压痛，颈、肩部关节活动受限。牵拉试验阳性（检查者一手扶患者的患侧颈部，另一手握患者的患侧手腕，向相反方向牵拉，可使臂丛神经被牵拉，刺激受压的神经根而出现放射痛）；压顶试验阳性（患者端坐位，头后仰并偏向患侧，检查者用手掌在患者头顶加压，出现颈痛并向患侧手部放射）。

2. 脊髓型颈椎病 此型最严重，占颈椎病的 10%~15%。是由于颈椎间盘后突的髓核、椎体后缘骨赘、肥厚的黄韧带及钙化的后纵韧带等导致脊髓受压或刺激引起。

（1）症状 一般起病缓慢，呈逐渐加重或时轻时重。根据脊髓受压部位和程度不同，可产生不同的临床症状，如上肢表现为手部麻木、活动不灵、精细活动失调，握力减退；下肢麻木，行走不稳，有踩棉花样感觉，足尖拖地；胸或腹部有束带感。病情加重可发生自下而上的上运动神经元瘫痪。

（2）体征 肌力减退，四肢腱反射活跃或亢进，Hoffmann 征、Babinski 征阳性。

3. 椎动脉型颈椎病 由于椎间关节退变压迫并刺激椎动脉，引起椎－基底动脉供血不足而导致。

（1）症状 典型症状为转头时突发眩晕、头痛，突然猝倒，但意识清醒，多伴有复视、耳鸣，耳聋等。眩晕的发作与颈部活动关系密切。当合并动脉硬化时易发生本病。

（2）体征 颈部有压痛点。

4. 交感神经型颈椎病 40 岁左右女性发病者居多。是由于颈椎结构退行性病变刺激颈交感神经，表现出一系列交感神经兴奋或抑制的症状。临床特点是主观症状多，客观体征少。

（1）症状 交感神经兴奋症状为头痛、头晕，恶心、呕吐，视物模糊、畏光、心跳加快、血压升高，耳鸣、听力下降、发音障碍等。交感神经抑制的症状为头昏、眼花、流泪、鼻塞、心动过缓、血压下降及胃肠道胀气等。

（2）体征 四肢凉或手指发红发热，一侧肢体多汗或少汗等。

除上述四种类型外，有些患者以某型为主，同时伴有其他类型的部分表现，称为复合型颈椎病。

【辅助检查】

1. X 线检查 可显示生理性前凸消失、骨质增生、椎间隙狭窄、钩椎关节增生；左、右斜位见椎间孔变形、缩小；过伸、过屈位可见颈椎节段性不稳等征象。

2. CT、MRI 检查 可见椎间盘突出、韧带钙化、椎管及神经根管狭窄和脊神经受压情况。CT 对骨结构及其轮廓显示清晰，优于 MRI，但对脊髓、神经根、椎间盘突出的影像显示不如 MRI。

3. 其他 如脑脊液动力学测定、核医学检查、超声检查和生化分析，可反映椎管通畅程度。

【治疗原则】 原则是解除压迫、消炎止痛、恢复颈椎的稳定性。不同类型的颈椎病治疗原则有所不同。

1. 非手术治疗 神经根型、交感神经型、椎动脉型颈椎病首选非手术治疗

（1）卧床休息 卧床休息 2~4 周，减少颈椎负荷，促使椎间关节的创伤炎症消退，以此减轻或消除症状。

（2）颌枕带牵引 脊髓型颈椎病做此牵引需慎重。

（3）颈托或颈围领 可限制颈椎过度活动，但不影响患者行动，还可有牵引作用。

（4）物理治疗 可改善软组织血液循环，消除肌肉痉挛与疲劳。配合牵引或卧床，用以缩短疗程。

（5）推拿、按摩 改善局部血液循环，减轻肌肉痉挛。应由专业人员进行，操作时手法宜轻柔，不宜次数过多，防止发生颈椎骨折、脱位。脊髓型颈椎病不宜采用此疗法。

（6）药物治疗 多选用非甾体类抗炎类药物，以解除骨骼肌痉挛，改善局部血液循环，达到镇痛目的。选用扩血管药物，以改善脑部血供。

2. 手术治疗 适用于非手术治疗无效的神经根型、交感神经型、椎动脉型颈椎病患者，症状逐渐加重的脊髓型颈椎病患者。手术方式包括前路椎间盘切除减压植骨融合术、后路椎管扩大成形术和前外侧减压术等。目的是解除压迫，稳定颈椎。

【护理评估】

1. 术前评估

（1）健康史和相关因素 包括患者的年龄、职业特点，有无头晕、眩晕、头痛、耳鸣等发生，既往身体状况，有无高血压、糖尿病史等。

（2）身体状况 有无颈、肩部疼痛，上肢放射性疼痛，四肢运动和感觉有无异常，神经检查有无阳性体征等。

（3）心理和社会支持状况 各种类型的颈椎病都会给患者造成严重不适，由于病程长，对学习、工作、生活等影响较大，甚至不能生活自理，患者易感到沮丧。采取手术治疗的患者常担心手术预期效果。

2. 术后评估

（1）手术情况 评估麻醉方法、手术方式等情况。

（2）康复状况 患者术后生命体征是否平稳，颈部手术后呼吸功能是否正常，切口有无出血、肿胀，引流的情况；患者肢体功能恢复、感觉、活动和大小便及神经反射情况。

（3）心理和社会支持状况 了解患者和家属对手术效果的满意程度；评估患者和家属对术后康复、功能锻炼的认知程度。

【常见护理诊断/问题】

1. 疼痛 与颈、肩部肌肉痉挛、神经受压有关。

2. 有受伤的危险 与颈椎病发作肢体麻木、眩晕等有关。

3. 躯体活动障碍 与神经受压、牵引治疗、疼痛有关。

4. 低效性呼吸形态 与颈髓水肿、植骨块脱落或术后颈部水肿有关。

5. 躯体活动障碍 与神经根受压、牵引或手术有关。

6. 潜在并发症 包括术后出血、呼吸困难、肺部感染、泌尿系感染。

【护理措施】

1. 术前护理

（1）一般护理 ① 注意休息，避免劳累，以免诱发症状发作。如果眩晕症状明显，应卧床休息，颈部制动，以减轻症状。② 指导患者进行加强颈部肌肉的功能训练。方法是先慢慢向一侧转头至最大旋转度处停留数秒钟，然后缓慢转至中立位，再转向对侧。每天重复至少10次。③ 纠正不良的工作体位和睡眠姿势，避免长时间头颈部固定在一种位置工作，应定时活动颈部。睡觉时选用合适的枕头，要求平卧时以颈椎不前屈为宜；侧卧时枕头高度以肩的宽高为宜，避免颈部肌肉长期处于紧张状态。④ 颌枕带牵引期间做好观察，防止过度牵引造成脊髓伤害。

（2）颈椎手术前的护理 颈前路手术患者需练习床上大小便，手术前2~3日练习推移气管训练。方法是指导患者用手指将食管和气管持续地向非手术侧推移，从每次 10~20 分钟开始，逐渐增加至每次 30~60 分钟。备好合适的颈围或颈托。后路手术的患者因术中俯卧位时间较长，易导致呼吸不畅。因此术前应指导患者行俯卧位训练，调整呼吸频率，以适应手术体位。

2. 术后护理

（1）确保颈部制动　颈椎手术后需防止植骨块脱落移位，因植骨块移位向前可压迫气管而致呼吸困难甚至窒息，向后可压迫脊髓造成感觉、运动功能障碍，因此应特别注意颈部确切的制动。搬运患者时，可用围领固定颈部，由专人保护头部。回病房后，取平卧位，颈部稍前屈，两侧颈肩部置沙袋固定头颈部，防止颈部扭曲。指导患者在咳嗽或打喷嚏时用手轻按颈部切口处，以防植骨块脱落移位。

（2）手术后并发症的观察与护理　① 观察呼吸困难：前路手术中，由于需要反复牵拉气管且持续时间较长，气管黏膜易受损而水肿，导致呼吸困难；术中损伤脊髓或植骨块松动、脱落压迫气管也可引起呼吸困难。这是前路手术最危急的并发症，多发生在术后 1~3 日内，表现为呼吸费力、张口状急迫呼吸、应答迟缓、口唇发绀等。一旦发生，应立即通知医师，做好气管切开的准备。因此，颈椎手术患者床边需常规备气管切开包。如需再次手术，应做好术前准备。② 观察出血：因颈椎前路手术常可因骨面渗血或术中止血不完善而引起切口出血。当出血量大时，颈部明显肿胀，可压迫气管导致呼吸困难而危及生命。如有发生应立即报告医师，并协助剪开缝线，敞开伤口，清除血肿。如清除血肿后仍未改善呼吸则需行气管切开术，并保持呼吸道通畅。③ 观察吞咽疼痛：手术中可能会因牵拉不当等情况造成食道黏膜损伤，术后会出现吞咽疼痛、吞咽困难，甚至食道损伤破裂等。护士应加强观察，一旦发现，应立刻通知医师处理。

（3）适时活动　术后 24 小时，病情允许的情况下，可开始进行四肢活动。3 日后在颈托的制动下渐渐抬高床头，鼓励患者完成最大限度的生活自理活动，如进食、洗脸、梳头等。

（4）康复训练　鼓励早期进行功能训练，以防止肌萎缩和静脉血栓形成。鼓励患者在床上做主动练习，或由他人协助练习，经常按摩四肢肌肉。掌握患者术后感觉平面的恢复情况，与术前做比较，并告之患者，使其树立战胜疾病的信心。

【健康教育】

1. 生活指导　纠正日常工作及生活中头、颈、肩的不良姿势，长期伏案工作者，注意颈肩部保健，劳逸结合。

2. 睡眠指导　睡眠时应选择适当的枕头和正确的体位。枕头以选择中间低两端高、透气性好、长度为肩宽 10~16cm、高度以头颅部压下后一拳头高为宜。睡眠时以保持颈、胸、腰部自然屈曲为佳。

3. 功能锻炼　坚持颈部的功能锻炼，并制定锻炼计划，注意掌握锻炼的原则，循序渐进。常用颈部功能锻炼的方法如下：

（1）1 分钟颈椎操（适用于工作间歇时）　颈前后仰，左右侧屈，左右旋转和环转动作。

（2）颈部自我保健操　① 自然站立，双臂下垂，双上肢逐渐上举过头，然后逐渐下降至原位。② 活动颈部，逐渐低头至最大限度，再逐步恢复到原位，然后逐渐后仰至最大限度，逐步恢复至原位。头部向左、右旋转至最大限度后逐步恢复至原位。③ 按揉颈部，头微屈，双手交叉放于颈后，自上而下按揉颈肌，每个动作可重复数次，以患者能适应为度，1~2 次 / 日。

二、肩关节周围炎

肩关节周围炎（scapulohumeral periarthritis）是肩关节囊、韧带、肌腱及滑囊等肩关节周围软组织退行性病变和慢性损伤性炎症病变，以活动时疼痛、功能受限为临床特点，简称肩周炎，俗称"凝肩症"。多发于50岁左右人群，故又称"五十肩"。

知识链接："五十肩"

中医学认为，肩周炎是由于年老体虚，气血不足，正气下降；或因肩部外伤、慢性劳损使肩部气血瘀滞，复感风寒湿邪，致使肩部气血凝涩，筋失濡养，经脉拘急引起。《济生方》曰："皆因体虚，腠理空疏，受风寒湿而成痹也。"《素问·上古天真论》指出：女子七七，男子七八，"天癸竭"，肝肾气血虚衰。说明人体生理功能在50岁前后退变较快，因此又称肩周炎为"五十肩"，与病者肝肾气血亏虚有关。

（董福慧.脊柱相关疾病［M］.北京：人民卫生出版社，2006.）

【病因】

1. 肩关节周围病变　①肩周软组织退行性改变：是肩周炎的基本病因。中老年人多由于肩周软组织退行性变，导致对外力的承受力减弱而发生此病。②肩关节急、慢性损伤：是肩周炎的主要病因。此外，上肢因外伤、手术或其他原因长期固定肩关节，常成为肩周炎的诱发因素。③肩部活动减少：上肢外伤后肩部固定过久，或固定期间未加强肩关节功能锻炼，以致肩周组织继发萎缩、粘连。

2. 肩外疾病　①颈椎源性肩周炎：是由颈椎病引起的肩周炎，其特点为先有颈椎病的症状和体征，而后发生肩周炎。②冠心病和胆道疾患：发作时出现肩部牵涉痛，使肩部肌肉持续性痉挛、缺血而形成炎性病灶，诱发肩周炎。

【病理】　肩周炎的早期病理改变是纤维性关节囊收缩变小；病变晚期，关节囊严重收缩，其他周围软组织进行性纤维化，肌腱、滑膜增厚，纤维素样物质沉积，导致关节内外粘连。

【临床表现】

1. 症状

（1）疼痛　早期患者自感肩部疼痛，逐渐加重，可放射至颈部和上臂中部；肩痛昼轻夜重为本病特点之一。

（2）肩关节僵硬　晚期肩关节僵硬，逐渐发展，直至各个方向均不能活动。

（3）肩部怕冷　肩部不敢吹风，部分患者终年用棉垫包肩，即使在暑天。

2. 体征

（1）压痛及活动受限　多数患者在肩关节周围可触到明显的压痛点，压痛点多在肱二头肌长头肌腱沟处、肩峰下滑囊、喙突、冈上肌附着点等处。肩关节活动受限，以外展、外旋和后伸受限明显。

（2）肩部肌肉痉挛与萎缩　早期可出现三角肌、冈上肌等肩周围肌肉痉挛，晚期可发生废用性肌萎缩，出现肩峰突起。

【辅助检查】

1. X线检查　肩关节X线正位片早期阴性，但日久可显示骨质疏松，关节间隙变窄或增宽，偶有肩袖钙化。

2. 肩关节造影　可见关节囊体积明显缩小。

3. MRI检查　可显示肩关节结构的病变，进而确定病变部位。

【治疗原则】　以非手术治疗为主。早期肩部制动，局部热敷。疼痛明显者口服或外用非甾体类消炎药，以解除疼痛，预防关节功能障碍；晚期采用理疗、按摩、推拿、局部封闭等措施，以缓解肩部症状，改善肩关节的功能。

【常见护理诊断/问题】

1. 躯体活动障碍　与肩关节损伤或粘连有关。

2. 自理能力缺陷　与肩关节疼痛、活动受限有关。

3. 焦虑　与病情反复发作、担心疾病预后等有关。

4. 知识缺乏　缺乏功能锻炼、疾病预防的相关知识。

【护理措施】

1. 肩关节功能训练　坚持有效的肩关节功能训练。早期被动做肩关节牵拉训练，以恢复关节活动度。后期坚持按计划自我锻炼。常用方法包括：爬墙外展、爬墙上举、弯腰垂臂旋转、滑车带臂上举等（图44-1），每日练习2~3次，每次15分钟左右。

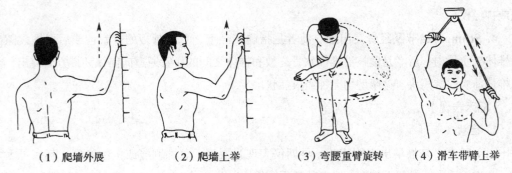

（1）爬墙外展　　　（2）爬墙上举　　　（3）弯腰重臂旋转　　　（4）滑车带臂上举

图44-1　肩关节功能锻炼

2. 日常生活能力训练　随着肩关节活动范围的逐渐增加，鼓励患者进行日常生活能力训练，如穿衣、梳头、洗脸等。

【健康教育】

1. 生活指导　日常工作、生活中，应注意保暖、避风寒，以防肩部受凉。

2. 疾病知识宣教　颈椎病也可引起肩周炎，平时应注意保护颈椎，使用高度适宜的枕头，不要长时间低头；避免肩关节长时间固定姿势工作如写字、画画、打牌等，以免肩部劳累，不宜用患肢提重物，注意休息，以免加重病情。

3. 康复指导　坚持功能锻炼不少于两年，注意循序渐进，量力而行。

第二节　腰腿痛

一、腰椎间盘突出症

腰椎间盘突出症（protrusion of lumbar intervertebral disc）是指因椎间盘变性后纤维环破裂和髓核组织突出，刺激、压迫神经根或马尾神经而引起的一种综合征，是腰腿痛最常见的原因之一。好发年龄为20~50岁，男性多于女性，以L_{4-5}、L_5S_1椎间隙发病率最高。

【病因】

1. 椎间盘退行性改变　是椎间盘突出的基本病因。随着年龄增长，纤维环和髓核含水量逐渐减少，髓核张力下降，椎间盘变薄，抗震荡能力下降，易发生损伤。

2. 损伤　积累伤力是椎间盘突出的主要原因，如反复弯腰、扭转等慢性损伤，使腰椎间盘承受过度负荷，易造成纤维环破裂；急性损伤也可造成椎间盘脱出，如暴力撞击、提取重物等。

3. 长期震动　汽车驾驶员因长期颠簸，椎间盘承受压力过大，可导致椎间盘退变和突出。

4. 遗传　20 岁以下的青少年发病者中，约 32% 有阳性家族史，有色人种发病率较低。

5. 妊娠　妊娠期间体重突然增长，腹压增高，而腰部韧带相对松弛，增加了椎间盘损伤的可能。

【**病理与分型**】　根据病理变化和 CT、MRI 检查结果，腰椎间盘突出症可分为如下四型。

1. 膨隆型　纤维环有部分破裂而表层完整，髓核因压力而均匀性膨出至椎管内，表面光滑，可引起神经根受压。

2. 突出型　纤维环完全破裂，髓核突向椎管，仅有后纵韧带或一层纤维膜覆盖，表面高低不平或呈菜花状。

3. 脱垂游离型　髓核穿过完全破裂的纤维环和后纵韧带，游离于椎管内，可压迫马尾神经或神经根。

4. Schmorl 结节及经骨突出型　前者是指髓核经上、下软骨板的发育性或后天性裂隙突入椎体松质骨内；后者是髓核沿椎体软骨终板和椎体之间的血管通道向前纵韧带方向突出，形成椎体前缘的游离块。这两型均无神经根症状。

【**临床表现**】

1. 症状

（1）腰痛　是最早出现的症状。早期仅表现为腰痛、急性剧痛或慢性隐痛，疼痛可因弯腰、咳嗽、用力、排便而加重，卧床休息后减轻。

（2）坐骨神经痛　绝大多数患者是 $L_4 \sim L_5$、$L_5 \sim S_1$ 椎间盘突出，故坐骨神经痛最为多见。典型表现是沿坐骨神经走行方向的放射痛，疼痛部位从下腰部放射向臀部、大腿后方、小腿外侧直至足背或足外侧，同时伴有麻木感。咳嗽、打喷嚏、排便等腹压增加时，诱发或加重坐骨神经痛。多数患者不能较长距离步行。

（3）下肢放射痛　高位腰椎间盘突出，$L_2 \sim L_4$ 神经受累，出现神经根支配区的下腹部腹股沟区或大腿前内侧疼痛。

（4）间歇性跛行　步行时随距离增加而出现腰背痛或患侧下肢放射痛、麻木感加重，被迫停步，或蹲下休息至症状缓解再走。这是因为椎间盘组织压迫神经根或椎管容积减小，使神经根出现出血、水肿等炎性反应。

（5）马尾神经受压综合征　因中央型突出或脱垂游离型腰椎间盘突出，突出的髓核组织压迫马尾神经所致，表现为鞍区感觉迟钝，大小便功能障碍。

2. 体征

（1）腰椎侧弯　是腰椎为减轻神经根受压所引起疼痛的姿势性代偿畸形，可出现腰部强直、生理弯曲消失、腰椎侧弯（见图 44-2）。

（2）压痛、叩痛　在相应的病变椎间隙、棘突旁侧 1cm 处有深压痛、叩痛，并伴有下肢放射痛。

（3）活动受限　因疼痛致腰部活动受限，以向腰椎侧弯的相反方向侧弯和向前屈曲受限最为明显。

（4）直腿抬高试验和加强试验阳性　参见第四十一章相关内容。腰椎间盘突出症者 90% 以上该试验阳性。

（5）感觉、腱反射异常、肌力下降　当神经根受压时，受压神经支配的相应部位出现感觉异常或麻木（见图 44-3），肌力减退，部分患者可出现膝反射或跟腱反射减弱或消失。

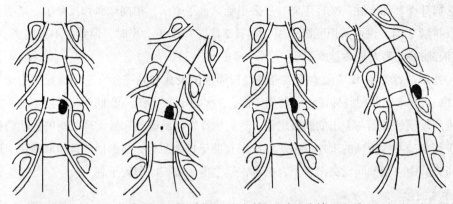

（1）椎间盘突出在神　（2）神经根所受压力可因　（3）椎间盘突出在神　（4）神经根所受压力可因脊
　　经根内侧时　　　　　脊柱凸向健侧而缓解　　　　经根外侧时　　　　　柱凸向患侧而缓解

图 44-2　脊柱侧弯与缓解神经根受压之关系

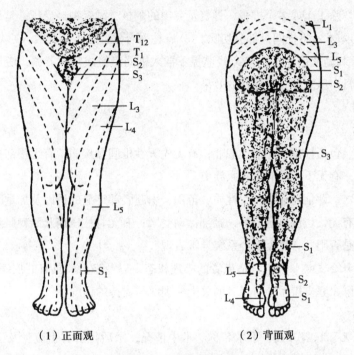

（1）正面观　　　　　　　（2）背面观

图 44-3　皮肤感觉定位

【辅助检查】

1. X 线检查　可显示腰椎及椎间盘退化情况，可见椎体边缘增生、椎间隙变化。

2. CT 和 MRI 检查　CT 可显示黄韧带是否增厚及椎间盘突出的大小、方向。MRI 显示椎管形态全面反映出各椎体、椎间盘有无病变及神经根和脊髓受压情况，对本病有较大诊断价值。

3. 脊髓造影　可显示有无腰椎间盘突出及其程度。

4. 电生理检查　可明确神经受损的范围与程度。

【治疗原则】

1. 非手术治疗　适用于年轻、初次发作、症状较轻者，以缓解症状或治愈疾病。

（1）绝对卧床休息　包括卧床大小便。一般卧床 3 周或至症状缓解后带腰围下床活动，3 个月内不能做弯腰拾物动作，以后酌情进行腰背肌功能锻炼。

（2）骨盆牵引　牵引可拉开椎间隙，减轻椎间盘内压力，从而减轻对神经根的刺激或压迫，改善局部循环和水肿，减轻疼痛。多采用骨盆水平牵引，抬高床脚作反牵引。牵引重量为 7~15kg，持续 2 周。也可采用间断牵引，每日 2 次，每次 1~2 小时，但效果不如前者。孕妇、高血压和心脏病患者禁用骨盆牵引。

（3）药物治疗　① 皮质激素可减轻神经根周围的炎症和粘连，常选用长效的皮质类固醇制剂加 2% 利多卡因经硬膜外注射，每周 1 次，3 次为 1 个疗程。② 髓核化学溶解法：将胶原酶注入椎间盘或硬脊膜与突出的髓核之间，达到选择性溶解髓核和纤维环、缓解症状的目的。

（4）物理治疗　正确的理疗、推拿和按摩有助于松弛肌肉，缓解肌肉痉挛和疼痛，减轻椎间盘的压力。中央型椎间盘突出者不宜推拿，暴力推拿或按摩弊大于利。

2. 手术治疗

（1）手术适应证　对于不适合非手术治疗，或经严格的非手术治疗无效者，或有马尾神经受压者，或合并腰椎管狭窄症者应手术治疗。

（2）手术类型　根据椎间盘突出的位置和脊柱的稳定性选择手术方法。① 椎板切除髓核摘除术：摘除或切除 1 个或多个椎板、骨赘及突出的髓核，减轻神经受压，是最常用的手术方式。② 椎间盘切除术：将椎间盘部分切除。③ 脊柱融合术：在椎体间放入 CAGE 以达到脊柱融合。④ 经皮穿刺髓核摘除术：在 X 线监控下插入椎间盘镜或特殊器械，切除或吸出椎间盘以达到减轻椎间盘内压力和缓解症状的效果。

【护理评估】

1. 术前评估

（1）健康史　包括性别、年龄、职业；有无先天性椎间盘疾病；有无腰部扭伤、外伤、慢性损伤、手术史；有无下肢疼痛史；家族史。

（2）身体状况　评估疼痛部位、性质、范围；引起腰部疼痛的诱因及加重因素；缓解疼痛的措施及效果；有无代偿性侧弯姿势、腰部活动受限；有无脊柱压痛及骶棘肌痉挛；直腿抬高试验及加强试验是否阳性；有无神经系统异常表现。

（3）心理和社会支持状况　评估患者的心理状态，以及患者所具有的疾病知识和对治疗、护理的期望；了解家庭支持系统对患者的关爱、理解与支持的程度。

2. 术后评估

（1）手术情况　麻醉方式、手术名称、术中情况，术后是否有引流管及引流管的数量和位置。

（2）康复状况　动态评估患者生命体征，观察切口有无渗血，引流管是否通畅，引流液的色、质、量等；评估神经功能恢复程度，下肢感觉、运动、神经反射情况是否良好，较术前有无恢复；是否能按计划完成功能锻炼，有无并发症发生的征象。

（3）心理和社会支持状况　评估患者和家属对手术效果的满意度；了解患者和家属对术后康复知识及功能锻炼的认知情况、掌握程度。

【常见护理诊断 / 问题】

1. 焦虑 / 恐惧　与担忧预后、精神紧张等有关。

2. 疼痛　与肌肉痉挛、突出的椎间盘压迫、刺激神经根、手术等有关。

3. 躯体移动障碍　与疼痛、肌肉痉挛、牵引和手术有关。

4. 便秘　与马尾神经受压、长期卧床有关。

5. 知识缺乏　缺乏休息与腰背肌锻炼的知识。

6. 有感染的危险　与手术有关。

7. 潜在并发症　包括脑脊液外漏、神经根粘连、肌肉萎缩、尿路感染等。

【护理措施】

1. 术前护理

（1）一般护理

1）心理护理　患者因病程较长，并且反复发作，腰腿疼痛伴感觉异常，严重影响肢体的生理功能，不能正常工作和学习而产生焦虑等心理变化。护理人员应给予安慰和解释，提示预后较好，增强治疗疾病的信心。

2）体位　抬高床头 20°，膝关节屈曲，放松背部肌肉，增加舒适感。急性期绝对卧硬板床休息，吃饭、排便、排尿均在卧床体位下进行，以减轻负重和体重对椎间盘的压力，缓解或消除疼痛。翻身时嘱患者张口呵气，并给予协助。卧床时间需 3 周或至疼痛症状缓解，佩戴腰围下床活动，3 个月内不做弯腰持物活动。

3）疼痛护理　绝对卧硬板床休息，卧位时椎间盘承受的压力比站立时下降 50%，故卧床时可减轻负重和体重对椎间盘的压力，缓解疼痛。如疼痛影响患者睡眠时，遵医嘱适当给予镇痛剂等药物，保证充足睡眠。

（2）骨盆牵引的护理　牵引前，在牵引带压迫的髂缘部位加垫，预防压疮。牵引期间注意观察患者体位、牵引力线及重量是否正确。经常检查牵引带压迫部位的皮肤情况，有无疼痛、发红、破损、压疮等。

（3）皮质激素硬膜外注射的护理　皮质激素是一种长效抗炎剂，可减轻神经根周围的炎症、水肿和粘连。常用醋酸泼尼松龙加利多卡因行硬脊膜外封闭，以减轻神经根周围的炎症和粘连。指导患者配合治疗和护理。封闭结束后按硬脊膜外麻醉常规进行护理。

（4）活动与功能训练　指导患者进行未固定关节的全范围关节活动以及腰背肌的功能训练。若患者不能主动进行练习，在病情许可的情况下，可由医护人员或家属帮助患者活动各关节、按摩肌肉，以促进血液循环，防止肌肉萎缩和关节僵直。

（5）术前准备　重点是术后适应性训练，教会并鼓励患者进行腰背肌训练，欲行植骨术者练习床上大小便，以适应术后卧床限制。

2. 术后护理

（1）一般护理　① 搬运：患者从手术室回病房后，应用 3 人搬运法将患者移至硬板床上平卧。② 体位：术后 24 小时内平卧，少翻身，以利压迫止血。以后取手术切口张力最小的体位，每 2 小时进行轴式翻身 1 次。一般持续卧床 1~3 周，根据手术及术后恢复情况，适当缩短或延长卧床时间。

（2）病情观察　术后监测生命体征，观察下肢皮肤的颜色、温度和感觉、运动情况，并与健侧和术前对比。

（3）并发症的预防和护理　① 切口护理：切口敷料渗湿应及时更换，防止切口感染。② 引流护理：防止引流管脱出、折叠，观察并记录引流管内引流液的颜色、性状和量，引流管根据引流情况通常于术后 24~48 小时拔除。若发现引流出淡黄色液体，同时患者出现头痛、恶心和呕吐等症状，应考虑发生脑脊液外漏的可能，立即停止引流，置患者于平卧位，报告医师处理。同时适当抬高床尾，保持平卧位 7~10 日，直到脑脊膜裂口愈合。

（4）功能训练

1）直腿抬高练习　是防止神经根粘连的有效措施，手术 24 小时后，即可协助患者进行股四头肌的舒缩和直腿抬高练习，每分钟 2 次，抬放时间相等，逐渐增加抬腿幅度。

2）四肢肌肉、关节功能训练　术后 24 小时即可开始帮助患者活动四肢，卧床期间鼓励患者主动训练，以有效防止肌肉萎缩和关节僵硬。

3）腰背肌训练　根据术式及医嘱，指导患者进行腰背肌训练，以提高腰背肌肌力、预防肌萎缩和增强脊柱的稳定性。一般术后7日开始，训练方法可用五点支撑法（见图44-4），训练1~2周后改为三点支撑法，每日3~4次，每次五十下，以后可逐渐增加次数，以不感疲劳为度。坚持训练半年以上。有骨破坏性改变、内固定、植骨者不宜过早进行腰背肌训练。

4）行走训练　制定活动计划，帮助患者按时下床活动，遵循循序渐进原则。一般卧床2周后借助腰围或支架下床活动，须根据手术情况适当缩短或延长下床时间。初下床活动时，需有人在旁护持，直至患者无眩晕和感觉体力能承受，方可独立行走，并注意安全。

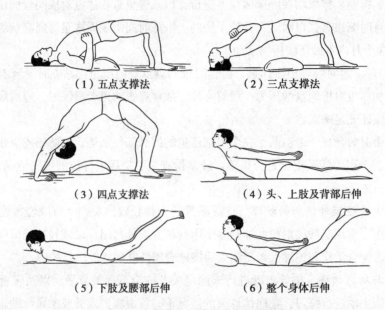

（1）五点支撑法　　　　　　　（2）三点支撑法

（3）四点支撑法　　　　　　　（4）头、上肢及背部后伸

（5）下肢及腰部后伸　　　　　（6）整个身体后伸

图44-4　腰背肌锻炼仰卧法和俯卧法

【健康教育】

1. 保健知识宣教　向患者及家属宣教有关防止腰腿痛的知识。用通俗易懂的语言讲解有关疾病康复的知识，使患者理解保持正确姿势的原理、重要性及对疾病的影响（见图44-5）。

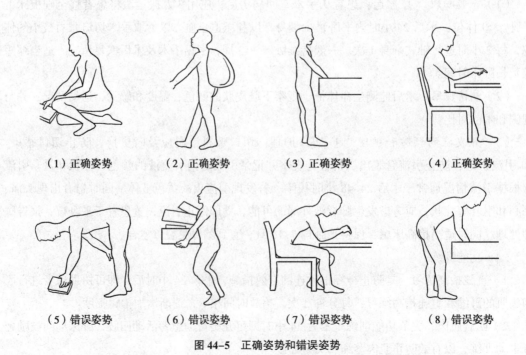

（1）正确姿势　　　（2）正确姿势　　　（3）正确姿势　　　（4）正确姿势

（5）错误姿势　　　（6）错误姿势　　　（7）错误姿势　　　（8）错误姿势

图44-5　正确姿势和错误姿势

2. 日常生活指导　指导患者和家属采取正确的卧、坐、立、行和劳动姿势，以减少急、慢性损伤发生的机会。

（1）卧硬板床　侧卧位时屈髋屈膝，两腿分开，上腿下垫枕，避免脊柱弯曲的"蜷缩"姿势；仰卧位时可在膝、腿下垫枕，避免头前倾、胸部凹陷的不良姿势；俯卧位时可在腹部及踝部垫薄枕，以使脊柱肌肉放松。

（2）保持正确坐、立、行姿势　坐位时选择高度合适，有扶手的靠背椅，保持身体与桌子距离适当，膝与髋保持同一水平，身体靠向椅背，并在腰部衬垫一软枕；站立时尽量使腰部平坦伸直、收腰、提臀；行走时抬头、挺胸、收腹，利用腹肌收缩支持腰部。

（3）变换体位　避免长时间保持同一姿势，适当进行原地活动或腰背部活动，以缓解腰背肌疲劳。长时间伏案工作者，积极参加室外活动，以避免肌肉劳损。勿长时间穿高跟鞋站立或行走。

（4）合理应用人体力学原理　如站位举起重物时，高于肘部，避免膝、髋关节过伸，蹲位举重物时，背部伸直勿弯；搬运重物时，宁推勿拉；搬抬重物时，髋膝弯曲下蹲，腰背伸直，主要应用股四头肌力量，用力抬起重物再行走。

（5）采取保护措施　腰部劳动强度大的工人、长时间开车的驾驶员等，应佩戴有保护作用的腰围保护腰部。

3. 佩戴腰围　脊髓受压的患者，应佩带腰围3~6个月，直至神经压迫症状解除。

4. 活动指导　适当的体育锻炼可以锻炼腰背肌肉，增加脊柱的稳定性。参加剧烈运动时，应注意运动前的准备活动、运动中的保护措施以及运动后的恢复活动，切忌活动突起突止，应循序渐进。

5. 就诊指导　坚持康复训练；定时到医院复诊。

二、腰椎管狭窄症

腰椎管狭窄症（lumbar spinal stenosis）是指腰椎管因某种因素产生骨性或纤维性结构异常，引起一处或多处管腔狭窄，导致马尾神经或神经根受压所引起的一组综合征。多见于40岁以上人群。

【病因病理】　根据病因可分为先天性和后天性两种。先天性椎管狭窄可由于骨发育不良所致；后天性椎管狭窄常见于椎管的退行性变。在椎管发育不良的基础上发生退行性变是腰椎管狭窄症最多见的原因。椎管发育不良和退行性变可使椎管容积减少，压力增加，导致其内的神经、血管组织受压或缺血，从而出现马尾神经或神经根受压症状，严重者可发生神经变性。

【临床表现】

1. 症状

（1）间歇性跛行　多数患者在行走数百米或更短的距离后，可出现下肢疼痛、麻木和无力，取蹲位或坐位休息一段时间后症状可缓解，再行走症状又复出现。

（2）腰腿痛　可有腰背痛、腰骶部痛及下肢痛。下肢痛为单侧或双侧，多在站立、过伸位或行走过久时加重；前屈位、蹲位时疼痛减轻或消失。疼痛程度一般较腰椎间盘突出症轻，但呈逐渐加重的趋势。

（3）马尾神经受压症状　表现为双侧大小腿、足跟后侧及会阴部感觉迟钝，大小便功能障碍。

2. 体征　一般轻于症状，少数患者可无明显体征。腰椎生理前凸减少或消失，腰椎前屈正常，背伸受限。

（1）腰椎过伸试验阳性　患者做脊柱过伸动作或保持在脊柱过伸位数分钟后，可诱发下肢神经根性症状，大多数患者该试验为阳性。

（2）弯腰试验阳性　患者快步行走时出现腰腿痛，继续行走时需要弯腰减轻疼痛，或坐位时腰部向前弯曲以缓解症状。

【辅助检查】

1. X 线检查　可见椎体、椎间关节和椎板的退行性变，可测量腰椎管的矢径和横径。

2. CT 和 MRI 检查　可显示脊髓、脊神经根和马尾神经受压情况。

3. 椎管造影　具有一定的诊断价值，但有一定的副作用。

【治疗原则】

1. 非手术治疗　多数患者经非手术治疗可缓解症状（参见腰椎间盘突出症）。

2. 手术治疗　目的是解除对硬脊膜及神经根的压迫。

（1）手术适应证　① 症状严重、经非手术治疗无效者。② 神经功能障碍明显，特别是马尾神经功能障碍者。③ 腰骶部疼痛加重、有明显的间歇性跛行以及影像学检查椎管狭窄严重者。

（2）手术类型　包括半椎板切除，上关节突、椎板切除，神经根管扩大和神经根粘连松解术等，若并有椎间盘突出，可一并切除，必要时行脊柱融合内固定术。

疾病护理参见腰椎间盘突出症。

案例讨论

刘先生，男性，47 岁，出租车司机。主诉腰痛 2 周，左下肢放射痛至小腿外侧，行走困难 2 天。检查发现：被动体位，腰部活动度受限，左直腿抬高试验 15 检（＋），左直腿抬高加强试验（＋），腰椎 CT 示：L_{4-5} 椎间盘向后凸出约 0.8cm。

问题：

1. 该患者最可能的诊断是什么？

2. 该患者首选的治疗原则是什么？

3. 该患者护理措施包括哪些？

第四十五章　骨与关节感染患者的护理

导学

内容与要求　骨与关节感染患者的护理包括化脓性骨髓炎、化脓性关节炎和骨与关节结核三部分内容。通过本章的学习，应掌握骨与关节感染的临床表现、治疗原则和护理措施。熟悉骨与关节感染的病因和辅助检查。了解骨与关节感染的病理生理。

重点与难点　化脓性骨髓炎、化脓性关节炎和骨与关节结核的临床表现、治疗原则和护理措施。

第一节　化脓性骨髓炎

化脓性骨髓炎（pyogenic osteomyelitis）是由化脓性细菌感染引起的骨膜、骨密质、骨松质和骨髓组织的炎症。根据感染途径不同可分为：① 血源性骨髓炎：身体其他部位的化脓性病灶中的细菌，如：上消化道感染、毛囊炎或胆囊炎等，经血液循环播散至骨骼而引起感染。② 创伤后骨髓炎：由创口直接感染引起，如开放性骨折或骨折手术后引起骨髓感染。③ 外来性骨髓炎：是指邻近组织感染直接蔓延至骨骼引起的感染，如脓性指头炎蔓延引起指骨骨髓炎，小腿溃疡引起胫骨骨髓炎等。其中以血源性骨髓炎最为常见。

化脓性骨髓炎按病程发展可分为急性和慢性骨髓炎两类。急性骨髓炎常反复发作，若病情超过 10 日即发展为慢性骨髓炎。两者之间没有明显时间界限，一般认为死骨形成是慢性骨髓炎的标志，死骨出现约需 6 周时间。

一、急性血源性化脓性骨髓炎

急性血源性化脓性骨髓炎（acute hematogenous pyogenic osteomyelitis）多见于 12 岁以下的儿童，男性多于女性。好发于长骨的干骺端，以胫骨近端、股骨远端多见，其次肱骨、髂骨等部位也可发生。

【病因】　发病前大多有身体其他部位的原发性化脓性感染病灶，如疖、痈、扁桃体炎、咽喉炎、中耳炎等；原发病灶处理不当或机体抵抗力下降时，细菌进入血液循环发生菌血症或脓毒症；儿童长骨干骺端骨骺板附近的微小终末动脉与毛细血管弯曲而成为血管襻，该处血流丰富而流动缓慢，使细菌容易滞留繁殖，引发急性感染。最常见的致病菌是溶血性金黄色葡萄球菌，其他依次为 β 溶血性链球菌、嗜血属流感杆菌、大肠杆菌、产气荚膜杆菌、肺炎双球菌和白色葡萄球菌等。

【病理生理】　本病基本病理变化是脓肿、骨质破坏、骨吸收和死骨形成，同时出现反应性骨质增生。早期以骨质破坏为主，晚期以修复性骨增生为主。

NOTE

大量菌栓进入长骨干骺端，阻塞小血管，导致骨组织坏死，并形成局限性骨脓肿。骨内压生高可使脓液向压力低的方向蔓延：① 向骨干髓腔蔓延。② 沿中央管（Haversian 管）和穿通管（Volkman 管）蔓延，引起骨密质感染。③ 穿破骨密质外层骨板蔓延至骨膜下间隙，将骨膜掀起成为骨膜下脓肿；或穿破干骺端的骨密质，再经骨小管进入骨髓腔并随之蔓延，破坏骨髓组织、骨松质和内层密质骨的血液供应，造成大片骨坏死。④ 脓液也可穿破骨膜沿筋膜间隙流注而成为深部脓肿。⑤ 若穿破皮肤，排出体外，则成为窦道。⑥ 若干骺端位于关节内，脓液可进入关节内，引起化脓性关节炎。脓肿使骨膜掀起，阻碍外层骨密质的血液供应，形成大片死骨，在死骨形成的同时，病灶周围的骨膜因炎性充血和脓液刺激而产生新骨，包围于骨干外层，成为"骨性包壳"，包壳将死骨、脓液和炎性肉芽组织包裹，形成感染的骨性死腔，经久不愈，发展成为慢性骨髓炎。儿童骨骺板具有屏障作用，脓液一般不易进入邻近关节。（图 45-1）。

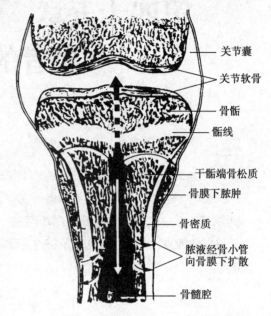

关节囊
关节软骨
骨骺
骺线
干骺端骨松质
骨膜下脓肿
骨密质
脓液经骨小管向骨膜下扩散
骨髓腔

图 45-1　急性骨髓炎的扩散途径

【临床表现】

1. 症状

（1）全身中毒症状　起病急骤，出现寒战、高热，体温可达 39℃以上，脉搏加快。小儿可出现烦躁不安、呕吐或惊厥，严重者可发生感染性休克或昏迷。

（2）局部症状　早期为患处剧痛，肢体半屈曲状，小儿因疼痛而抗拒主动和被动活动。当脓肿穿破骨密质进入骨膜下，形成骨膜下脓肿时，疼痛剧烈。若脓液扩散至骨髓腔，则疼痛和肿胀范围更大。

2. 体征　患肢局部皮温增高，早期压痛不明显。当骨膜下脓肿形成或已破入软组织中，局部出现明显的红、肿、热、痛或有波动感。若整个骨干均受破坏，易继发病理性骨折。

【辅助检查】

1. 实验室检查　血白细胞计数升高（10×10^9/L 以上），中性粒细胞比例增高，红细胞沉降率加快，血中 C 反应蛋白升高，血细菌培养可阳性。

2. 局部分层穿刺　在脓肿部位穿刺可抽出脓液，做涂片检查、细菌培养和药物敏感试验有助于明确诊断。

3. 影像学检查

（1）X 线摄片　早期无特殊表现，发病 2 周后，可见病骨干骺区骨质破坏，出现虫蚀样骨破坏，并向髓腔扩散，之后骨密质破坏变薄，逐渐出现内层与外层不规则，可见死骨形成，围绕骨干形成骨包壳。少数患者伴病理性骨折。

（2）CT 检查　有助于早期发现骨膜下脓肿。

（3）MRI 检查　有助于早期发现骨组织炎性反应。

（4）核素骨显像　可显示感染灶核素浓聚，对早期诊断有一定价值。

【治疗原则】尽早控制感染，防止炎症扩散，及时切开减压引流脓液，防止死骨形成及演变为慢性骨髓炎。

1. 非手术治疗

（1）抗生素治疗 早期联合、大剂量应用抗生素治疗。一般选择使用半合成青霉素或头孢菌素与氨基糖苷类抗生素联合使用，然后根据细菌培养和药敏试验结果，选择敏感性抗生素。为巩固疗效，保证使用剂量和疗程，体温恢复正常后仍需继续使用至少 3 周。另外在停抗生素前，红细胞沉降率和 C 反应蛋白水平必须正常或明显下降。

（2）全身支持治疗 高热时降温、补液，维持水、电解质及酸碱平衡；给予富含蛋白质和维生素的丰富饮食，增强抗病能力，经口进食不足时，予以静脉途径补充；必要时少量多次输新鲜血液、血浆或球蛋白，以增强患者抵抗力。

（3）局部制动 为减轻疼痛，利于炎症消散，防止肢体挛缩畸形和病理性骨折或脱位，局部应持续皮牵引或石膏托固定于功能位。

2. 手术治疗 目的在于引流脓液、减压，控制症状，防止病变发展为慢性。经早期全身抗生素治疗 2~3 日仍不能控制炎症，或穿刺证实骨髓炎的诊断，应行局部钻孔引流或开窗减压术。方法是在干骺端钻多孔或开窗减压后，在髓腔内置入数根引流管做髓腔持续冲洗引流，近端放置较细的引流管，连接输液瓶，24 小时持续滴入抗生素溶液 1500~2000mL；远端放置较粗引流管，连接负压引流瓶吸引脓液及冲洗液。持续引流至体温正常，引流液清亮，或连续 3 次细菌培养结果阴性，即可拔管。

【护理评估】

1. 术前评估

（1）健康史 了解患者一般情况，是否有其他部位的感染或开放性骨折，病程长短，采取过哪些治疗措施，治疗效果如何。

（2）身体状况 ① 局部：有无红、肿、热、痛及功能障碍；有无窦道及死骨排出等。② 全身：有无高热、寒战、脉速等全身感染中毒症状或休克症状；了解疼痛的部位、性质和持续时间等。③ 辅助检查：包括血常规、血沉、C 反应蛋白、细菌培养及影像学检查等。

（3）心理和社会支持状况 本病起病急，发展迅速，病情重，患者往往易产生紧张、焦虑的心理；若疾病转为慢性，则因病程长、反复发作，容易使患者感到悲观失望。评估患者和家属对此病的认识及对患者的支持程度。

2. 术后评估

（1）手术状况 了解患者的麻醉方式、手术类型及术中情况。

（2）康复状况 局部伤口、创面有无异味；局部冲洗及引流是否通畅，引流液的颜色、性状和量等；术后症状是否缓解、患肢固定情况等；肢体感觉和运动功能有无改变；关节的稳定程度与活动范围、肌肉萎缩情况等。

（3）心理和社会支持状况 评估患者和家属对手术治疗的期望程度及术后康复知识的认知程度。

【常见护理诊断/问题】

1. 体温过高 与骨髓化脓性感染有关。

2. 疼痛 与炎症刺激、骨髓腔内压力增加和手术有关。

3. 躯体移动障碍 与患肢疼痛及制动有关。

4. 组织完整性受损 与骨质破坏、脓肿穿破皮肤形成窦道有关。

5. 营养失调：低于机体需要量 与疾病长期消耗有关。

6. 焦虑 与疾病迁延不愈、担心肢体残疾有关。

【护理措施】

1. 术前护理

（1）高热护理　① 给予物理降温，如酒精擦浴、冰袋冷敷、冷水灌肠等；必要时遵医嘱给予药物降温，应用降温措施后，观察和记录体温的变化。② 鼓励患者多饮水，遵医嘱补液，维持水、电解质和酸碱平衡。③ 配合医师做窦道分泌物培养、血培养和药物敏感试验，根据结果选择敏感的抗生素，以控制感染。用药时注意：合理安排用药顺序，药物浓度和滴入速度，保证药物在单位时间内有效输入；观察药物的效果和不良反应；警惕双重感染的发生，如伪膜性肠炎等。

（2）缓解疼痛　① 制动患肢，限制患肢活动。局部用皮牵引或石膏托妥善固定，维持肢体功能位，以利于减轻疼痛和预防病理性骨折。对于固定的患者，应按牵引或石膏护理常规进行。② 抬高患肢，促进回流，减轻肿胀或疼痛。③ 保护患肢，尽量减少物理刺激；搬动肢体时，支托上、下关节，动作轻柔，以防诱发病理性骨折。④ 床上放支被架，避免棉被直接压迫患处，加重疼痛。⑤ 必要时，遵医嘱适当应用镇痛药物。

（3）避免意外伤害　对危重患者应密切观察病情变化，对出现高热、惊厥、谵妄、昏迷等中枢神经系统功能紊乱者，应用床挡、约束带等保护措施。

2. 术后护理

（1）心理护理　护理人员及家属应关心患者，尤其是小儿更需要同情和关爱，鼓励其多与他人接触，安排娱乐活动以分散注意力。骨髓炎的脓性引流液常因具有恶臭味而使患者自尊受损，可向患者解释此为感染常见的征象。

（2）体位护理　抬高患肢置于功能位，限制活动，防止关节畸形及病理性骨折发生。

（3）引流管护理　保持引流管通畅，防止引流液逆流。

1）妥善固定　拧紧引流装置各连接接头防止松动。翻身时注意安置管道，以防脱出。躁动患者适当约束四肢，以防自行拔出引流管。

2）保持引流通畅　保持引流管与一次性负压引流袋连接紧密，处于负压状态，避免受压、扭曲或折叠；冲流管的滴入瓶应高于床面 60~70cm，引流瓶应低于患肢 50cm，以利于引流，防止引流液逆流。

3）冲洗液和量　冲洗液一般选用敏感的抗生素配制而成，每日用量依病情而定。一般为 3000~5000mL。

4）冲洗速度　根据冲洗后引流液的颜色和清亮程度调节灌注速度。术后 24 小时内渗血较多，应快速滴入冲洗液，以免血块堵塞冲洗管，以后减慢至每分钟 50~60 滴。

5）冲洗时间　持续冲洗时间根据死腔的大小而异，一般为 2~4 周。

6）拔管指征　观察并记录引流液的颜色、性状和量；当体温正常、伤口愈合良好、引流液清亮时，应考虑拔管。拔管时先拔除滴入管，引流管继续留置 1~2 日后再拔除。

（4）功能锻炼　为防止长期制动导致肌萎缩或减轻关节内粘连，急性期患者可练习患肢肌肉的等长收缩，以感到肌肉轻微酸痛为度。待炎症消退后，关节未明显破坏者可进行关节功能锻炼。帮助患者按摩患肢，未固定的肢体应做关节全方位活动。

【健康教育】

1. 用药指导　向患者和家属解释彻底治疗的必要性，强调出院后需继续按医嘱联合足量应用抗生素治疗，持续用药至症状消失后 3 周左右，以巩固疗效，防止转变为慢性骨髓炎。密切注意药物的副作用和毒性反应，一旦出现，立即停药并到医院就诊。

2. 饮食指导　加强营养，注意进食高蛋白质、高热量、高维生素和易消化的食物，以增强机体抵抗力，促进创口愈合，防止疾病复发。

3. 创口护理　加强皮肤护理，指导创口护理方法，保持创面干燥，直至创口彻底愈合。慢性骨髓炎有窦道者，应保持窦道口周围皮肤清洁。

4. 功能锻炼　指导患者有计划进行功能锻炼，指导患者每日进行患肢肌等长收缩练习及关节被动活动或主动活动，避免患肢功能障碍。教会患者使用辅助器材（拐杖等）进行日常活动，以减轻患肢负重，经 X 线检查证实病变已恢复正常时才能负重，预防意外伤害和病理性骨折的发生。

5. 定期复查　骨髓炎易于复发，应定期复查。出院后加强自我观察，若伤口愈合后又出现红、肿、热、痛、流脓等则提示转为慢性，应及时就诊。

二、慢性血源性化脓性骨髓炎

急性血源性化脓性骨髓炎在急性感染期未能彻底控制或反复发作，遗留死骨、死腔和窦道，形成骨包壳，即演变为慢性血源性化脓性骨髓炎。少数是由于低毒性细菌感染所致，在发病时即表现为慢性骨髓炎的症状。

【病因】　慢性血源性化脓性骨髓炎多继发于急性血源性化脓性骨髓炎，少数是由于低毒性细菌感染所致，在发病时即表现为慢性骨髓炎的症状。

【病理生理】　本病的基本病理变化是病灶区内有死骨、无效腔、骨性包壳和窦道。骨质因感染破坏和吸收，局部形成无效腔，腔内有死骨、脓液、坏死组织和炎性肉芽组织，骨膜反向周围生长形成板层状"骨性包壳"。包壳内有多处向死腔和外界的开口，称瘘孔。向内与无效腔相通，向外与窦道相通，成为经久不愈的感染源，使感染发展为慢性过程。脓液穿破皮肤后形成窦道，窦道内反复流脓，周围软组织反复受炎症刺激，形成大量瘢痕。局部血运不良，修复功能减退。小的死骨经窦道排出后，窦道可暂时闭合，但若慢性炎症未彻底控制，当机体抵抗力降低或局部受伤时，残留在无效腔内的致病菌重新活动，急性炎症再次发作，如此反复。窦道经久不愈者，其周围皮肤长期受到炎性分泌物的刺激，少数患者可发生癌变。

【临床表现】

1. 症状　慢性骨髓炎静止期可无症状，急性发作期有疼痛和发热。

2. 体征　患肢可见窦道口流脓且有异味，偶可流出小死骨。窦道处皮肤破溃反复发生可持续数年或数十年。患肢增粗，组织厚硬，年幼者因炎症阻碍或刺激骨骺发育，患肢可有缩短或内、外翻畸形。周围皮肤有色素沉着或湿疹样皮炎。急性发作时局部红、肿、热、痛。

【辅助检查】

1. X 线检查　可见骨骼失去正常形态，骨膜掀起，骨膜下有新生骨形成，可见三角状或葱皮样骨膜反应。骨质硬化，骨髓腔不规则，有大小不等的死骨影，边缘不规则，周围有空隙。发育过程中可见骨干缩短或发育畸形。

2. CT 检查　可显示脓腔与小片死骨。

3. 碘剂造影　经窦道水溶性碘剂造影，可显示脓腔情况。

【治疗原则】　手术治疗为主。原则是清除死骨、炎性肉芽组织、消灭死腔和切除窦道。有死骨、死腔及窦道形成的均应手术治疗。慢性骨髓炎急性发作时不宜做病灶清除术，仅行脓肿切开引流。若有大块死骨形成而包壳尚未充分生成者，不宜摘除死骨，以免造成长段骨缺损。

1. 病灶清除术　切口沿窦道壁周围正常组织显露，切除窦道。在骨壳上开窗，清除脓液、炎性肉芽组织、摘除死骨，骨腔较大时应填塞死腔，或病灶清除后实行灌洗疗法。

NOTE

2. 消灭无效腔

（1）碟形手术　在清除病灶后，用骨刀将骨腔边缘削去一部分，使之成为口大底小的碟形，使周围组织向碟形腔内填充而消灭死腔。若周围软组织少而不能缝合时，放入抗生素，用凡士林纱布填平创口，用管型石膏固定，开洞换药，直到伤口达二期愈合。

（2）肌瓣填塞　适用于骨腔较大者。清除病灶，修整骨腔边缘后，用附近肌肉作带蒂肌瓣填塞封闭死腔，肌肉血液循环丰富，与骨腔壁愈合后可改善骨的血运。

（3）闭式灌洗　小儿生长旺盛，骨腔容易闭合，在清除病灶后，伤口内留置灌洗管和引流管各 1 根行闭式灌洗，即连续滴注含抗生素的溶液 2~4 周，待引流液清亮后拔除。

（4）抗生素骨水泥珠链填塞　由于骨髓炎局部瘢痕组织形成，即使全身应用抗生素，局部亦不易达到有效浓度，加上病灶清除术后，骨腔较大，愈合困难。将敏感抗生素放入骨水泥中，制成 7mm 左右的圆珠，用不锈钢丝穿成珠链，填塞入骨腔内，留 1 粒小珠露于皮肤外。使骨腔内抗生素浓度稳定持续 2 周，随着基底肉芽组织的生长而逐步抽出串珠。大型骨死腔可在拔除珠链后再次手术植骨。

3. 其他　腓骨、肋骨等部位的慢性骨髓炎，可行病骨整段切除术。跟骨慢性炎症可采用跟骨次全切除术。窦道口皮肤癌变或足部慢性骨髓炎长期不愈者，可行截肢术。

疾病护理参照急性血源性化脓性骨髓炎。

第二节　化脓性关节炎

化脓性关节炎（suppurative arthritis）为关节内化脓性感染。多见于儿童，尤其是营养不良的小儿，好发于髋关节和膝关节，其次为肘关节、肩关节及踝关节。男性多于女性。

【病因】　化脓性关节炎最常见的致病菌为金黄色葡萄球菌，约占 85%，其次分别为白色葡萄球菌、淋病双球菌、肺炎球菌及大肠杆菌。由身体其他部位或邻近关节部位化脓性病灶内的细菌通过血液循环播散或直接蔓延至关节腔所致。此外，开放性关节损伤后继发感染也是致病因素之一。医源性感染，如关节腔注射药物、关节术后感染、人工关节置换术等，也成为关节感染的重要途径。

【病理生理】　化脓性关节炎的病变发展过程可分为 3 个阶段，但无明确的时间界限，有时可互相演变或难以区分。

1. 浆液性渗出期　炎症仅在滑膜浅层。细菌入侵关节腔后，滑膜炎性充血、水肿；白细胞浸润及浆液性渗出。此期因关节软骨未遭破坏，若能及时、正确治疗，渗出液可完全吸收，关节功能可完全恢复。

2. 浆液纤维素性渗出期　病变进一步发展，渗出物增多、混浊，内含白细胞及纤维蛋白。白细胞释放大量溶酶体类物质破坏软骨基质；纤维蛋白的沉积影响软骨代谢并造成关节粘连和软骨破坏。此期出现了不同程度的关节软骨损毁，部分病理变化发生不可逆改变，可遗留不同程度的关节功能障碍。

3. 脓性渗出期　若炎症得不到控制，关节腔内渗出液转为脓性，炎症侵犯软骨下骨质，滑膜和关节软骨均已被破坏。炎症经关节囊纤维层向外蔓延，可引起关节周围软组织化脓性感染。机体抵抗力低下时，可出现多发脓肿，脓肿破溃形成窦道。后期由于关节重度粘连呈纤维性或骨性强直，治愈后可遗留重度关节功能障碍。

【临床表现】

1. 症状　起病急骤，寒战、高热，体温可达 39℃以上，甚至出现谵妄、昏迷，小儿可见惊厥。全身中毒症状严重。病变关节疼痛剧烈，呈半屈曲位，活动受限。

2. 体征

（1）浅表关节病变　局部可见红、肿、热、关节积液表现，压痛明显、皮温升高。关节腔内积液在膝部最为明显，可见髌上囊明显隆起，浮髌试验可为阳性。

（2）深部关节病变　髋关节位置较深，局部红、肿、热、压痛多不明显，但关节内旋受限，常处于屈曲、外展、外旋位。

【辅助检查】

1. 实验室检查　白细胞计数升高，中性粒细胞比例升高，红细胞沉降率增快，C反应蛋白增加。

2. X线检查　早期可见关节周围组织肿胀、关节间隙增宽；中期可见周围骨质疏松，后期关节间隙变窄或消失，关节面毛糙，可见骨质破坏或增生，甚至出现关节挛缩畸形或骨性强直。

3. 关节腔穿刺　早期为浆液性液体，中期关节液浑浊，后期关节液为黄白色脓性，镜下可见大量脓细胞。

【治疗原则】　早期诊断、早期治疗，避免遗留严重并发症。治疗原则是全身支持治疗，应用广谱抗生素，消除局部感染灶。

1. 非手术治疗

（1）应用广谱抗生素　早期、足量、全身性使用抗生素。根据关节液细菌培养及药物敏感试验结果选用敏感抗生素。

（2）营养支持　加强全身营养支持，遵医嘱输注新鲜血液、血浆或球蛋白等，以增强机体抵抗力。能进食者，给予高蛋白、富含维生素的饮食，改善营养状况。

（3）局部治疗　①关节腔穿刺减压术：适用于浆液性渗出期。抽净积液后注入抗生素，每日1~2次，直到关节液清亮，镜检正常。②关节腔灌洗：适用于表浅大关节，如膝关节感染者。在关节部位两个不同点进行穿刺，经穿刺套管置入灌洗液和引流管。每日经灌注管滴入含有抗生素的溶液2000~3000mL，直至引流液清澈，细菌培养阴性后停止灌洗。但引流管还需持续数日直至无引流液吸出、局部症状和体征消退，即可拔管。③患肢制动：用皮牵引或石膏固定关节于功能位，以减轻疼痛，促进炎症消散和预防关节畸形。

2. 手术治疗

（1）关节镜下手术　适用于浆液纤维素性渗出期或脓性渗出期，应用关节镜清除脓性坏死组织，彻底冲洗关节腔，并安置灌洗引流装置。

（2）关节切开引流　适用于浆液纤维素性渗出期或脓性渗出期。手术彻底清除关节腔内的坏死组织、纤维素性沉积物等，生理盐水冲洗后，在关节腔内置入2根硅胶管，进行持续灌洗。

（3）关节矫形术　适用于关节功能严重障碍者，如关节强直于非功能位或有陈旧性病理性脱位者，常用手术为关节融合术或截骨术。

【护理评估】

1. 健康史　了解患者一般情况，是否有其他部位的感染，重点评估现病史。

2. 身体状况

（1）局部　评估病变关节有无红、肿、热、痛及功能障碍等。

（2）全身　了解有无寒战、高热等全身感染中毒症状。

（3）辅助检查　包括血常规、血沉、细菌培养及影像学检查等。

3. 心理和社会支持状况 化脓性关节炎多见于儿童，起病急，病情重，关节肿痛活动受限，对于疾病及治疗不了解，家属及患儿常产生恐惧和紧张心理。

【护理诊断】

1. 体温过高 与化脓性关节炎有关。

2. 疼痛 与炎症刺激、关节腔内压力增加有关。

3. 躯体移动障碍 与患肢疼痛、制动有关。

【护理措施】

1. 高热护理 体温超过39℃应采取有效的物理降温措施，如冰袋冷敷、酒精擦浴等，必要时遵医嘱给予药物降温，并注意观察体温变化。

2. 控制感染 遵医嘱应用敏感的抗生素，控制关节腔内的感染。

3. 缓解疼痛 急性期应适当休息，抬高患肢以利静脉回流，减轻肿胀或疼痛。保持患肢于功能位，搬动肢体时，支托上下关节，动作宜轻柔，以防诱发病理性骨折。

4. 功能训练 为防止肌肉萎缩或关节内粘连，急性期患肢可做等长收缩运动，炎症消退后，关节未明显破坏者，可进行关节屈伸功能训练。

5. 关节切开引流冲洗的护理

（1）注意观察和记录引流液的颜色、性状和量。冲洗时合理调节滴速，若引流液颜色变淡，应逐渐减量、减速，直至引流液变为清亮。

（2）保持引流管通畅，避免扭曲、受压。冲流管的滴入瓶应高于床面60~70cm，引流瓶应低于患肢50cm，以利于引流，防止引流液逆流。

（3）根据细菌培养和药物敏感试验的结果，合理选用抗生素冲洗液。

【健康教育】

1. 康复指导 根据病情适时指导肢体和关节功能训练，避免和减轻患肢功能障碍，防止关节腔内因粘连而出现关节僵硬。

2. 饮食指导 加强营养，宜选择高蛋白质、高维生素、易消化的饮食，提高机体抵抗力。

3. 就诊指导 关节软骨破坏、关节畸形者，应注意定期随访。一旦出现异常情况，应及时就诊。

第三节 骨与关节结核

一、概述

骨与关节结核（tuberculosis of bone and joint）是一种继发性结核病，原发病灶为肺结核或消化道结核，在我国，继发于肺结核的病例占绝大多数。该病占结核患者总数的5%~10%，多见于30岁以下的青少年，好发于脊柱、其次为膝关节、髋关节和肘关节。

【病因】 病原菌主要是人型结核分枝杆菌。人体感染结核分枝杆菌后，结核分枝杆菌由原发病灶经血液循环达到干骺端、椎体或关节滑膜等骨与关节部位，在骨关节内可以潜伏若干年，当机体抵抗力降低，如有外伤、营养不良、过度劳累等诱发因素时，可以促使潜伏的结核分枝杆菌活跃起来而出现临床症状。如果机体抵抗力强，潜伏的结核分枝杆菌可被抑制甚至被消灭。

【病理】 骨与关节最初的病理变化是单纯性骨结核或单纯性滑膜结核，病变仅局限于骨组织或滑膜组织，关节面完整，关节功能多无明显障碍，此时如能及时正确治疗，关节功能可不受影响。若病变进一步发展，关节面软骨破坏，形成全关节结核，骨与关节出现结核性浸润、肉芽增生、干酪样坏死、寒性脓肿和窦道，此时关节已经破坏严重，即使治疗也会遗留各种关节功能障碍。

【临床表现】

1. 症状

（1）全身症状　起病缓慢，轻重不一。患者可有低热、盗汗、乏力、消瘦、食欲减退、体重减轻和贫血等症状。也可起病急骤，出现寒战、高热等急性感染症状，一般多见于儿童。

（2）局部症状　早期轻微疼痛，活动或负重物时加剧。儿童熟睡后由于保护性肌肉痉挛解除，翻身或活动关节时引起疼痛而突然哭叫，称为"夜啼"。若脓液破入关节腔可产生急性症状，疼痛剧烈。

2. 体征

（1）畸形　浅表关节病变可见肿胀与积液，并有压痛，为缓解疼痛，关节常处于半屈曲状。病程晚期，可见肌萎缩，关节发生变形，如椎体破坏脊椎呈后凸畸形，以及关节屈曲、内收、内旋畸形和患肢短缩。

（2）寒性脓肿及窦道　全关节结核进一步发展，导致病灶部位积聚了大量脓液、结核性肉芽组织、死骨和干酪样坏死组织。由于缺乏红、热等急性炎症反应，故结核性脓肿称为冷脓肿或寒性脓肿（cold abscess）。脓肿也可向体表溃破形成窦道。窦道经久不愈，可流出米汤样脓液，有时还有针状死骨及干酪样坏死物质流出。

（3）截瘫　脊椎结核形成的寒性脓肿可压迫脊髓，或引起脊髓缺血性损害，导致截瘫。

（4）病理性关节脱位或病理性骨折　部分患者可出现病理性关节脱位或病理性骨折。

【辅助检查】

1. 实验室检查　活动期血红细胞沉降率加快，是检测病变是否静止和有无复发的重要指征；寒性脓肿或窦道合并化脓感染时白细胞计数和中性粒细胞比例升高。寒性脓肿穿刺抽脓、抗酸染色有时可查到结核菌，阳性率约70%。

2. X 线检查　对诊断有重要价值，但早期影像改变不明显。一般在发病后 6~8 周可显示病变，可见骨质疏松、关节囊肿胀、关节间隙变窄、骨质破坏等。晚期可见死骨、空洞、病理性骨折或脱位。

3. CT 和 MRI 检查　可以早期发现微小病变，清晰地显示病灶周围的寒性脓肿、死骨、病骨。

【治疗原则】　采用综合疗法，治疗兼顾整体和局部。

1. 全身治疗

（1）支持疗法　注意休息，必要时卧床休息。加强营养，增加蛋白质和富含维生素饮食。贫血严重者，遵医嘱给予少量多次输血。

（2）抗结核治疗　抗结核药物治疗应遵循早期、联合、适量、规律和全程应用的原则。以增加药物疗效，降低细菌的耐药性。

（3）控制感染　若伴有混合感染，急性期可给予抗生素治疗。

2. 局部治疗

（1）非手术治疗　①局部制动：根据病情轻重和病变部位，可行牵引或石膏固定，保持关节于功能位，防止病理性骨折，预防和矫正患肢畸形。②局部注射：适用于早期单纯性滑膜结核病例。优点是用量少、局部浓度高、全身反应小。常用药物为异烟肼、利福平、乙胺丁醇和链霉素。

（2）手术治疗   ① 切开排脓：对合并化脓性感染的寒性脓肿、体温高、中毒明显、全身状况差的患者，可行脓肿切开排脓。② 病灶清除术：方法是将病变部位脓液、死骨、结核性肉芽组织、干酪性坏死等病变一并清除，消灭死腔，放入药物，关闭伤口。术前应全身用抗结核药物 2~4 周。③ 其他：关节融合术用于已破坏且不稳定的关节；关节成形术或人工关节置换术可改善关节功能；截骨术用以矫正畸形。

二、脊柱结核

脊柱结核（tuberculosis of spine）的发病率在全身骨与关节结核中最高，约占 50% 以上。脊柱结核中，椎体结核最多，约占 99%，而腰椎活动度最大，最易受累，因此腰椎结核最多见，其次为胸椎结核和颈椎结核。

【病理分型】

1. 中心型   多见于 10 岁以下儿童，好发于胸椎。病变由椎体中心骨松质开始，发展快，以骨质破坏为主，呈楔形病变，可压迫脊髓引起截瘫。一般只侵犯一个椎体，少数影响到相邻数个椎体。

2. 边缘型   多见于成人，好发于腰椎。病变局限于椎体上下缘，进展较慢，以溶骨性破坏为主，易侵犯上下邻骨。椎间盘破坏是本型的特征，早期 X 线显示椎间隙变窄。

椎体结核形成的寒性脓肿有两种表现形式，即椎旁脓肿和流注脓肿。常见蔓延途径有：① 颈椎结核可有咽后壁脓肿，可流注到锁骨上窝。② 胸椎结核多表现为椎旁脓肿。③ 胸腰段结核可同时有椎旁和腰大肌脓肿。④ 腰椎结核可形成腰大肌脓肿，也可沿髂腰肌流注到腹股沟部、大腿外侧等。脓肿向体表穿破可形成窦道，发生混合感染（图 45-2）。

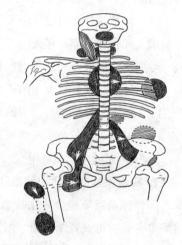

图 45-2   脊柱结核寒性脓肿流注途径

【临床表现】

1. 症状

（1）全身表现   起病缓慢隐匿，可有低热、盗汗、疲倦、消瘦、食欲不振等结核中毒表现。少数起病急，有高热及毒血症症状，多见于儿童。

（2）局部表现   ① 疼痛：病变部位疼痛，初起不重，活动、劳累、咳嗽、喷嚏时疼痛加重，休息后减轻。可出现放射痛，颈椎结核可放射到枕后或上肢，胸椎结核背部疼痛可放射到上腹部，腰椎结核可放射到下肢。

2. 体征

（1）姿势异常   颈椎结核患者常以双手托下颌，头前倾，稳住颈项，以缓解疼痛；腰椎结核腰部僵硬，患者站立或行走时常用双手托腰，头和躯干后倾，使中心后移；患者拾物时因不能弯腰而以屈膝、屈髋、挺腰姿势下蹲，称为拾物试验阳性。

（2）脊柱畸形   病变脊柱呈后凸或侧凸畸形，胸椎后凸严重可发生驼背。

（3）寒性脓肿和窦道   颈椎结核常发生咽后壁、食管后脓肿，形成腰大肌脓肿者，可出现腰三角、髂窝或腹股沟处脓肿，脓肿破溃后出现窦道，可有干酪样分泌物流出。

（4）截瘫   是脊柱结核的严重并发症，可造成患者终身残疾。主要由于结核的脓液、死骨、干酪样坏死物质、破坏的椎体和椎间盘压迫，损伤脊髓所致。早期表现为肢体无力，容易跌倒等运动障碍，晚期出现感觉和括约肌功能障碍。

【辅助检查】

1. X 线检查　早期检查多为阴性，病变进展后可见椎骨中心或边缘骨质破坏。中心型可有空洞、死骨，椎体塌陷后呈前窄后宽的楔形改变；边缘型早期骨质破坏集中在椎体上下缘，进一步破坏椎间盘，椎间隙变窄或消失；颈椎结核可有咽喉部脓肿阴影等。

2. CT 检查　可清晰显示椎体、椎间盘及周围软组织变化，发现有无空洞、死骨及小的脓肿。

3. MRI 检查　具有对软组织分辨率高的特点，主要显示骨和软组织病变，有早期诊断价值。

【治疗原则】　脊柱结核治疗目的是清除病灶，恢复神经功能和防止脊柱畸形。

1. 非手术治疗

（1）全身治疗　支持治疗，改善营养状况。

（2）抗结核治疗　一般同时使用 2~3 种抗结核药物，连续用药 1 年以上。

（3）局部制动　卧硬板床休息；可用支架，腰围、头、胸石膏或石膏背心固定，以减轻疼痛。

2. 手术治疗　术前抗结核药物治疗至少 2 周且全身症状改善者，可根据病情选择脓肿切开引流、病灶清除术或矫形手术。

【护理评估】

1. 术前评估

（1）健康史　了解患者的一般情况；是否有肺结核、消化道结核或淋巴结核病史；是否有结核病患者接触史；近期是否存在身体抵抗力下降等。

（2）身体状况　①局部：疼痛部位、性质、程度、持续时间等；有无压痛、肿胀、畸形；是否出现寒性脓肿，寒性脓肿的部位；有无窦道形成，窦道的部位；有无分泌物，分泌物的颜色、性质、量、气味等。②全身：患者的体温、脉搏、血压及营养状态的情况；有无身体特殊姿势的表现，肢体感觉、运动及肌肉功能有无改变等；小儿有无夜啼情况等。③辅助检查：红细胞沉降率、影像学检查等。

（3）心理和社会支持状况　骨与关节结核病程长，患者体质虚弱，加上抗结核药物的使用会表现出不同程度的焦虑情绪，肢体疼痛、畸形或残疾，容易使患者产生悲观情绪。

2. 术后评估

（1）手术情况　了解麻醉方式、手术名称、术区切口愈合和引流的情况。

（2）康复状况　评估生命体征、局部体征变化，局部制动情况与固定效果，肢体的感觉、运动和肌肉功能等。

（3）心理和社会支持状况　评估患者和家属对术后康复、疾病复发和后遗症的认知状况及心理承受能力等。

【常见护理诊断／问题】

1. 疼痛　与结核病灶侵蚀有关。

2. 营养失调：低于机体需要量　与结核病慢性消耗、食欲不振等有关。

3. 躯体移动障碍　与患肢制动、关节破坏或手术有关。

4. 活动无耐力　与疼痛、骨和关节破坏有关。

5. 潜在并发症　包括截瘫、关节脱位、抗结核药物毒性反应等。

NOTE

【护理措施】

1. 术前护理

（1）营养支持 因结核病体内消耗大，每天的总热量及蛋白需要量应高于一般正常需要量，以提高患者的抵抗力，指导患者和家属选择高热量、高蛋白质、高维生素类食物，如牛奶、豆制品、鸡蛋、鱼和瘦肉类等，以增进食欲，改善营养状况。贫血者给予补充铁剂或输注新鲜血液血。

（2）疼痛护理 疼痛程度轻者，协助患者取合适体位，减少局部压迫和刺激，以缓解疼痛；疼痛严重者，绝对卧床休息，患肢固定、制动，以减轻疼痛，防止病理性骨折和脱位；必要时，遵医嘱适当应用镇痛药物。

（3）药物治疗 合理应用抗结核药物，控制病变发展；严格遵循抗结核药物的用药原则、注意药物的配伍和毒性反应等。

（4）皮肤护理 保持床单位清洁、整齐，避免压疮。窦道应及时换药，严格遵守无菌原则。

知识链接：脊柱结核食疗方

《养老奉亲书》羊脊骨粥

主料：大羊脊骨1具，青小米100g，食盐适量。

制法：先将羊脊骨砸碎，煮沸后捞出羊骨，取汁；再将青小米洗净后，加入羊骨汁煮粥。粥熟后加适量食盐即可服用。

用法：可于早晚佐餐服食。

主治：益阴补髓，适用于脊柱结核阴虚不足，虚劳瘦弱，皮肤、毛发憔悴等症。

（张宏其，田慧中.脊柱结核手术学［M］.广州：广东科学技术出版社，2014.）

---

2. 术后护理

（1）病情观察 监测生命体征，观察呼吸有无困难、缺氧，观察血压、脉搏等。注意肢端颜色、温度、感觉、运动和毛细血管充盈时间。

（2）抗结核药物治疗 术后继续用药时间至少3~6个月，防止疾病复发。告诉患者坚持用药的重要性，并督促其用药。

（3）并发症的预防和护理

1）截瘫 脊柱结核术后截瘫预防最重要。在搬动患者或翻身时，需3人合作，其中1人保护头部，使之与躯干保持一致，避免因翻身不当而导致或加重截瘫。在翻身或移动患者时，应保持颈部后伸，不可前屈，以防意外。对已截瘫的患者按截瘫常规护理，预防截瘫并发症。

2）肺部感染 术前禁烟，治疗呼吸道感染。术后鼓励患者深呼吸，有效咳嗽、排痰，雾化吸入，无禁忌者可翻身、叩背。同时应用有效抗生素。

3）压疮 保持床面清洁、整齐，在骨凸起部位加软垫。应用石膏床者防止压伤枕部和耳部。

4）肌肉萎缩及关节僵直 长期卧床的患者，应视病情进行适当的被动和主动活动，防止肌肉萎缩及关节僵直。嘱患者主动练习翻身、坐起或下床活动。并发截瘫或脊柱不稳者，应鼓励其做抬头、扩胸、深呼吸、咳嗽和上肢运动，以增强心、肺功能和上肢的肌力。同时协助做被动活动，按摩下肢各关节，防止关节粘连、僵直。活动应循序渐进，持之以恒，被动活动要适量，以免损伤。

5）气胸 胸椎结核手术可引起气胸，需密切观察患者有无呼吸困难、发绀等。发生气胸者应予以吸氧，行胸腔闭式引流。

【健康教育】

1. 生活指导　加强营养，多做户外活动，以增强身体抵抗力。

2. 体位指导　注意防止胸腹部屈曲，以免术后植骨块脱落或移动。

3. 用药指导　向患者强调坚持抗结核药物治疗的重要性，服药期间，注意观察药物的不良反应。定期到医院复查，如出现耳鸣、听力异常改变等立即停药并就诊。

4. 功能锻炼　行椎体手术者，术后应根据手术方式与手术医师意见决定起床和负重行走时机。指导患者和家属进行出院后的功能锻炼。

三、髋关节结核

髋关节结核（tuberculosis of hip）是结核分枝杆菌通过血液循环侵入髋关节引起的感染。约占全身骨关节结核的15%，仅次于脊柱和膝关节结核，位居第三。常见于儿童和青壮年，男性多于女性，以单侧病变多见。

【病理】　早期多为单纯滑膜结核和单纯骨结核。单纯骨结核好发于股骨头、股骨颈和髋臼的髂骨部分，因骨质破坏，出现死骨、空洞，后期形成寒性脓肿。脓肿破入关节腔可形成全关节结核。脓肿可流注到腹股沟内侧、臀部、盆腔内，导致病理性脱位。

【临床表现】

1. 症状

（1）全身表现　起病缓慢，常有低热、盗汗、疲倦、消瘦、食欲不振、贫血等症状。

（2）局部表现　早期症状有患髋疼痛（常向膝部放射）。患儿常有夜啼，并诉同侧膝关节疼痛，易误诊。病变发展为全关节结核时，疼痛剧烈，不能平卧、不能移动患肢。

2. 体征

（1）压痛　早期髋关节前侧可有压痛。

（2）窦道形成　晚期于腹股沟内侧或臀部可查到寒性脓肿，破溃后形成窦道。

（3）畸形　由于疼痛引起肌痉挛常见髋关节屈曲、内收、内旋畸形和患肢短缩。儿童骨骺破坏影响生长长度，肢体缩短更明显。

（4）跛行　随病情发展，疼痛加剧，出现跛行。

（5）特殊体征　"4"字试验和托马斯征检查均为阳性。

【辅助检查】

1. X线检查　早期病变可见股骨头与髋臼骨质疏松，后期因骨质破坏，导致关节腔变窄，骨质不规则破坏，有死骨、空洞、股骨头破坏或消失，可伴有病理性脱位。

2. CT和MRI检查　能清楚显示髋关节内积液和微小病变，有助于早期诊断。

【治疗原则】　早期治疗和综合疗法是髋关节结核的治疗原则。

1. 单纯滑膜结核　抗结核药物与手术治疗结合应用。局部关节腔穿刺注入抗结核药物，再行皮牵引和髋人字石膏固定，以维持关节于功能位。

2. 单纯骨结核　应及早行病灶清除，自体松质骨置入术。术后行皮牵引和髋人字石膏固定。

3. 全关节结核　早期行病灶清除术，术后皮牵引3周。后期行病灶清除术的同时做髋关节融合术。疗效不明显者可行全髋关节置换术。关节屈曲、内收、外展畸形者，可做转子下矫形截骨术。

疾病护理参照脊柱结核。

四、膝关节结核

膝关节结核（tuberculosis of knee）患病率仅次于脊柱结核，占全身骨与关节结核的第二位，以儿童和青少年多见。

【病理】 早期多为滑膜结核，起病缓慢，以炎性浸润和渗出为主，关节积液较多，进一步发展侵犯骨骼可形成全关节结核。后期可出现寒性脓肿，破溃后成为窦道，经久不愈。关节韧带结构破坏，可发生病理性关节脱位。病变静止后，可成为纤维性或骨性强直。儿童时期骨骺板破坏可影响下肢发育，遗留肢体缩短和关节畸形。

【临床表现】 患者一般有结核病史或结核病接触史，常为单侧关节发育，双关节或多关节少见。

1. 症状 膝部疼痛，活动时加重，休息减轻。全身表现不典型，可有疲倦、低热或食欲不振等症状。

2. 体征 膝关节肿胀，局部压痛，周围肌肉萎缩，关节内积液，浮髌试验阳性。常于腘窝和膝关节两侧形成寒性脓肿和窦道，经久不愈。为缓解疼痛，膝部常半屈状，日久成为屈曲挛缩；关节半脱位、骨骺破坏可导致患肢短缩畸形。

【辅助检查】

1. X 线检查 早期滑膜结核时 X 线片上仅可见髌上囊肿胀，局限性骨质疏松。单纯骨结核病变位于中心者呈磨砂玻璃样改变，可有空洞和死骨。后期可使关节间隙变窄，关节间隙消失、关节半脱位等。

2. 关节镜检查 对早期滑膜结核有重要的诊断价值，同时可取组织活检或做滑膜切除术。

【治疗原则】 膝关节结核的治疗包括全身治疗和局部治疗。

1. 全身治疗 包括营养支持、应用抗结核药物等。

2. 局部治疗 单纯滑膜结核行关节腔穿刺抽液，注入抗结核药物。单纯骨结核病灶清除术后植骨，石膏固定 3 个月。全关节结核早期患者行病灶清除术，对 15 岁以上关节破坏严重并有畸形的患者行关节加压融合术，4 周后拔除加压钢针，改用石膏管型固定至少 2 个月。

疾病护理参照脊柱结核。

案例讨论

患儿，男性，9 岁。突发高热、寒战，右下肢近膝关节处剧痛，活动受限。近期有右侧胫骨骨折史。检查：局部深压痛，白细胞 $14 \times 10^9/L$，中性粒细胞比例 90%。

问题：

1. 该患儿最可能的诊断是什么？

2. 该患儿目前主要的护理问题有哪些？

3. 如何做好患儿及家属的心理护理？

第四十六章　骨肿瘤患者的护理

导学

　　内容与要求　骨肿瘤患者的护理包括骨肿瘤概述、骨软骨瘤、骨巨细胞瘤和骨肉瘤四部分内容。通过本章的学习，应掌握骨肿瘤的概念、临床表现和护理措施。熟悉骨肿瘤的病理分类、常见骨肿瘤的治疗原则。了解骨肿瘤的辅助检查和外科分期。

　　重点与难点　骨肿瘤的概念、临床表现和护理措施。

第一节　骨肿瘤概述

　　发生于骨内或起源于各种骨组织成分的肿瘤，以及由其他脏器恶性肿瘤转移到骨骼的肿瘤统称为骨肿瘤（bone tumour）。骨肿瘤的发病率为所有肿瘤的2%~3%，分为良性和恶性两种，以良性多见。发病率男性比女性稍多。骨肿瘤好发于长管状骨的干骺端，如股骨下端，胫骨上端等。发病年龄具有特异性，如骨肉瘤多见于青少年，骨巨细胞瘤多见于青壮年，骨髓瘤多见于老年人。

　　【分类】

　　1. 根据骨肿瘤的原发部位　可分为原发性和继发性两类。直接起源于骨组织及其附属组织本身的骨肿瘤称原发性骨肿瘤；由其他组织或器官的瘤细胞通过血液循环、淋巴管转移到骨骼组织上而发生的肿瘤为继发性或转移性骨肿瘤。

　　2. 根据骨肿瘤细胞分化程度以及所产生的细胞间质类型　分为良性、中间性和恶性三类。良性肿瘤多见，如骨软骨瘤、骨血管瘤等；恶性肿瘤以骨肉瘤多见。

　　【病理分期】　采用G-T-M分期系统，这一外科分期方法反映肿瘤生物学行为及侵袭程度，有助于判断预后，指导骨肿瘤的治疗。

　　G（grade）表示病理分级：可分为G_0为良性，G_1为低度恶性，G_2为高度恶性。

　　T（territory）表示肿瘤侵袭范围：可分为T_0囊内，T_1囊外、间室内，T_2间室外。

　　M（metastasis）表示远处转移：可分为M_0无转移，M_1转移。

　　【临床表现】

　　1. 疼痛与压痛　疼痛是生长迅速的恶性肿瘤的重要症状。恶性肿瘤几乎均有局部疼痛，开始时为间歇性、轻度疼痛，以后发展为持续性剧痛。良性肿瘤多无疼痛，少数良性肿瘤如骨样骨瘤因生长快而产生疼痛。

　　2. 局部肿块和肿胀　良性肿瘤多以肿块为首发症状，肿块质硬而无压痛。肿瘤生长迅速多见于恶性肿瘤，可有局部血管怒张和皮温增高。

　　3. 功能障碍和压迫症状　发生在邻近关节的肿瘤，由于疼痛和肿胀而致关节功能障碍。肿瘤巨大时，可压迫周围组织引起相应症状，如脊柱肿瘤压迫脊髓可引起截瘫。

　　4. 病理性骨折　肿瘤生长可破坏骨质，轻微外伤所造成的病理性骨折可为某些肿瘤首发症状，良、恶性肿瘤均可发生病理性骨折。

5. 全身症状 晚期恶性肿瘤可出现贫血、消瘦、体重下降等全身症状。恶性骨肿瘤可经血液和淋巴向远处转移，如肺转移。

【辅助检查】

1. 影像学检查 X线、CT和MRI检查可见骨质破坏或吸收、病理性骨折、局限性骨膨胀等异常征象，对骨肿瘤的诊断有重要价值。

2. 实验室检查 恶性肿瘤的患者血钙、血磷、碱性磷酸酶和酸性磷酸酶可升高。尿中球蛋白（bence-jones）阳性提示浆细胞骨髓瘤存在。

3. 组织病理学检查 活检组织的病理学检查是确诊骨肿瘤的唯一可靠标准，可分为切开活检和穿刺活检两种。

【治疗原则】 手术治疗为主，以骨肿瘤的外科分期为指导，选择不同的治疗方法（表46-1、表46-2），并结合化疗、放疗、免疫疗法、中药治疗等。

表 46-1 良性骨肿瘤的治疗依据

分期	分级	部位	转移	治疗要求
1	G_0	T_0	M_0	囊内手术
2	G_0	T_1	M_0	边缘或囊内手术+辅助治疗
3	G_0	T_2	M_0	广泛或边缘手术+辅助治疗

表 46-2 恶性骨肿瘤的治疗依据

分期	分级	部位	转移	治疗要求
I_A	G_1	T_1	M_0	广泛手术：广泛局部切除
I_B	G_1	T_2	M_0	广泛手术：截肢
II_A	G_2	T_1	M_0	根治手术：根治性整块切除+其他治疗
II_B	G_2	T_2	M_0	根治手术：根治性截肢+其他治疗
III_A	G_{1-2}	T_1	M_1	肺转移灶切除，根治性切除+其他治疗
III_B	G_{1-2}	T_2	M_1	肺转移灶切除，姑息手术+其他治疗

第二节 骨软骨瘤

骨软骨瘤（osteochondroma）在良性骨肿瘤中最常见，分为单发性和多发性两种，单发性多见。多见于10~20岁青少年，男性多于女性。骨软骨瘤好发于长骨的干骺端，如股骨下端，胫骨和肱骨的上端。

【病理】 骨软骨瘤来源于软骨，是骨生长方向的异常和长骨干骺区再塑型的错误，纵切面显示三层典型结构，分别是纤维组织膜、软骨帽和松质骨。有1%的骨软骨瘤可发生恶变。

【临床表现】

1. 症状 肿瘤生长缓慢，可长期无症状，多因无意中发现骨性肿块就诊。可因压迫邻近神经和血管而致疼痛。

2. 体征　局部探查可触及硬性包块、无压痛。位于关节附近的可引起关节活动受限。

【辅助检查】　X 线检查可见在干骺端有蒂状、鹿角状或丘状骨性突起，其皮质和松质骨与正常骨相连，软骨帽可呈不规则钙化。

【治疗原则】　外科分级属 $G_0T_0M_0$，一般无需治疗，但应密切观察。若肿瘤生长过快，影响活动功能，或压迫神经、血管，肿瘤自身发生骨折及怀疑恶变时，应手术切除。切除范围应从肿瘤基底四周正常骨组织部分开始，包括纤维膜、软骨帽以及肿瘤本身一并切除，以免复发。

【护理评估】

1. 健康史　了解患者的年龄、性别、职业、工作环境和生活习惯；有无外伤和骨折史；有无低热和肢体疼痛等病史；既往有无其他部位肿瘤史。

2. 身体状况

（1）局部疼痛的部位；肢体有无肿胀、肿块；局部有无压痛和皮温升高；关节活动是否受限；有无因肿块压迫和转移引起的相应体征。

（2）全身有无消瘦、体重下降、营养不良和贫血等晚期恶病质表现；能否耐受手术和化疗。

3. 心理和社会支持状况　骨肿瘤治疗过程持续时间长，损害较大，常造成外观改变和遗留残疾，对患者的身心健康影响较大。患者往往难以接受，出现焦虑、恐惧，甚至轻生。因此要了解患者的心理状态，治疗后功能改变的心理承受能力。

【常见护理诊断/问题】

1. 焦虑/恐惧　与担心肢体功能丧失或预后有关。

2. 躯体移动障碍　与疼痛或关节功能受限有关。

3. 潜在并发症　包括病理性骨折。

【护理措施】

1. 心理护理　骨肿瘤患者多见于青少年，因其心理欠稳定，易出现轻生厌世心理。因此，针对患者的心理特点应开展细致的健康教育，了解患者的心理变化，主动与患者沟通，及时给予安慰和心理支持，使患者情绪稳定，积极配合治疗。可向患者解释骨软骨瘤属良性肿瘤，无症状者可无需治疗，有症状者可手术切除。

2. 缓解疼痛

（1）避免疼痛的诱发因素　为患者提供安全舒适的环境，可选择非药物方法缓解疼痛，如放松训练、暗示、听轻音乐等。

（2）遵医嘱使用止痛药　癌性疼痛可按 WHO 推荐的三阶梯止痛方案给药：第一阶梯为非阿片类药，以阿司匹林为代表；第二阶梯为弱阿片类药，以可待因为代表；第三阶梯为强阿片类药，以吗啡为代表。观察药物的效果，并注意副反应的发生。

3. 预防病理性骨折　教会患者正确使用辅助器械，如拐杖、轮椅等，下肢肿瘤患者应避免下肢负重，预防跌倒致病理性骨折或脱位。

【健康教育】

1. 疾病指导　向患者讲解随着骨肿瘤综合疗法的发展，治愈率在不断提高，使患者保持平稳心态，消除消极的心理反应。

2. 饮食指导　向患者宣传保证营养物质摄入和增强抵抗力的重要性。合理使用药物镇痛或其他综合镇痛法，以减轻或消除疼痛。

3. 功能锻炼　骨软骨瘤手术一般对关节功能影响较小，术后伤口愈合后可开始功能锻炼。

第三节　骨巨细胞瘤

骨巨细胞瘤（osteoclastoma）是一种常见的原发性骨肿瘤，属于潜在恶性或低度恶性肿瘤。好发于 20~40 岁，女性稍多于男性，好发部位为股骨下端和胫骨上端。

【病理】　骨巨细胞瘤起源于骨髓结缔组织间充质细胞，组织病理学外观特征是圆形或多角状卵圆形单核细胞均匀充斥于少数带有胞核的破骨巨细胞之间。

【临床表现】

1. 症状　主要症状为疼痛和肿胀，瘤内出血或病理性骨折时有严重疼痛。

2. 体征　局部包块压之有乒乓球样感觉和疼痛，侵犯到关节软骨可影响关节活动。

【辅助检查】　X 线检查可见骨骺端偏心性溶骨性破坏，但无骨膜反应，病灶骨皮质膨胀变薄，呈肥皂泡样改变。

【治疗原则】　外科分级属 $G_0T_0M_{0\sim1}$ 者，以手术治疗为主。肿瘤较小者可采用局部切除术加灭活处理，再植入自体或异体松质骨或骨水泥，但易复发。对于复发者，应做切除或节段截除术或假体植入术。对于 $G_{1\sim2}T_{1\sim2}M_0$ 者（恶性无转移），可采用广泛或根治切除。对手术清除困难部位如脊椎者可采用放疗，但放疗后易发生肉瘤变，应高度重视。

【护理评估】

1. 术前评估

（1）健康史　了解患者的年龄、性别、职业、工作环境和生活习惯；有无外伤和骨折史；有无肢体疼痛病史；既往有无其他部位肿瘤史。

（2）身体状况　① 局部疼痛的部位；肢体有无肿胀、肿块；局部有无压痛和皮温升高；肢体有无畸形；关节活动是否受限；有无因肿块压迫和转移引起的相应体征。② 全身患者有无消瘦、体重下降、营养不良和贫血等晚期恶病质表现；重要器官的功能是否正常；能否耐受手术和化疗。

（3）心理和社会支持状况　骨肿瘤治疗过程持续时间长，损害较大，易造成外观改变和遗留残疾，对患者的身心健康影响较大。患者往往难以接受，出现焦虑、恐惧，甚至轻生。因此要了解患者的心理状态，治疗后功能改变的心理承受能力。

2. 术后评估

（1）手术情况　手术与麻醉的方式，术后伤口引流是否有效，引流液的情况。

（2）康复状况　术后伤口的愈合情况，局部血液循环及肢体感觉运动等情况。根据患者的临床表现、辅助检查、手术情况等评估骨肿瘤的分期和预后。

（3）心理和社会支持状况　患者及家属对疾病的认识，术后健康教育的掌握程度。

【常见护理诊断/问题】

1. 焦虑/恐惧　与担心肢体功能丧失或预后有关。

2. 疼痛　与肿瘤浸润或压迫周围组织、手术创伤有关。

3. 躯体移动障碍　与疼痛或关节功能受限有关。

4. 潜在并发症　包括病理性骨折。

【护理措施】

1. 术前护理

（1）减轻焦虑和恐惧　骨巨细胞瘤为潜在恶性肿瘤，患者多见于青少年，因其心理欠稳定，易出现轻生厌世心理。因此，针对患者的心理特点应开展细致的健康教育，了解患者的心理变化，及时给予安慰和心理支持，使患者情绪稳定，积极配合治疗，乐观地对待疾病和人生。

（2）饮食护理　患者营养状况一般较差，表现为皮肤弹性差、脱水、体重减轻等。应给予高热量、高蛋白质、高维生素和易消化、清淡饮食，必要时可采取静脉营养，以保证机体有充足的营养摄入。

（3）缓解疼痛　与患者讨论疼痛的原因和缓解疼痛的方法。为患者提高安全舒适的环境，疼痛较轻者可选择非药物方法缓解疼痛，如放松训练、暗示、听轻音乐等。疼痛严重者遵医嘱使用止痛药。癌性疼痛可按 WHO 推荐的三阶梯止痛方案给药。操作中尽量避免引起疼痛的搬动等。

（4）术前准备　按骨科手术前常规准备护理，术前 2 周开始指导患者做肌肉等长收缩训练，为术后康复做好准备。

2. 术后护理

（1）一般护理　① 体位：术后抬高患肢，侧卧时取健侧卧位。下肢术后膝关节屈曲 15°，踝关节屈曲 90°，使其处于功能位。② 生活护理：患者术后需卧床休息，护士应做好生活护理，勤巡视，协助家属照顾和满足患者的日常生活需求。

（2）病情观察　密切观察体温、脉搏、呼吸、血压。观察患者有无疼痛情况及程度变化；创口有无渗血、渗液及其颜色、性质、渗出量等。远端肢体是否肿胀，有无感觉、运动异常和毛细血管充盈迟缓。此状况多由伤口包扎过紧所致，应及时放松，以免肢体发生缺血坏死。疼痛患者做好疼痛护理。

（3）功能训练　术后 48 小时开始肌肉的等长收缩训练，以改善血液循环，增加肌肉力量，防止关节粘连和肌肉萎缩。对于局部切除或病灶内骨水泥填充的患者，手术对关节功能影响较小，可以进行早期活动；手术范围较大，更换关节等手术患者，需做好外固定工作，等待骨愈合，不宜早期活动。

（4）放疗患者的护理　① 心理护理：向患者解释放疗的必要性和可能出现的不良反应，取得患者的配合。② 放射性皮炎：放疗期间注意保护好照射部位的皮肤，避免理化刺激，防止日光直接照射等。③ 骨髓抑制：放疗患者常有白血病、血小板减少，应做好监控工作，定期复查血常规等。

【健康教育】

1. 心理护理　指导患者保持良好的心情，向患者讲解随着骨肿瘤综合疗法的发展，治愈率在不断提高，使患者保持平稳心态，消除消极的心理反应。

2. 饮食指导　向患者宣传保证营养物质摄入和增强抵抗力的重要性。合理使用药物镇痛或其他综合镇痛法，以减轻或消除疼痛。

3. 疾病指导　指导患者根据自身手术情况，制定合理的康复锻炼计划，以增强肌力，防止关节屈曲、挛缩，调节肢体的适应能力，最大程度恢复活动功能。

4. 复诊指导　定期复诊，如发现特殊情况和病情变化及时就诊。

第四节　骨肉瘤

骨肉瘤（osteosarcoma）是最常见的原发性恶性肿瘤，恶性程度高，预后差。其特征是增殖肿瘤细胞直接产生骨或骨样组织，故也称为成骨肉瘤。好发于 10~20 岁青少年，男性多于女性，多见于长管状骨的干骺端，尤其是股骨远端和胫骨近端和肱骨近端。

【病理】 肿瘤位于长骨干骺端，常累及骨膜、骨皮质和髓腔，形成梭形瘤体，切面棕红或灰白，有条索状或斑点状改变，软骨区为浅蓝色半透明状。肺转移的发生率较高，大部分病死于肺转移。

【临床表现】

1. 症状 主要症状为局部疼痛，初始为间歇性隐痛，继而转为持续性剧痛，以夜间尤甚。

2. 体征 病变局部肿胀，有的迅速发展成肿块。表面皮肤温度增高，静脉怒张，压痛重。可摸到血管震颤或听到血管杂音。因肿瘤增大和剧痛可影响关节功能。患者可有消瘦、贫血、精神不振、食欲减退等全身症状，晚期可出现恶病质。

【辅助检查】

1. X 线检查 基本表现为骨的新生和溶骨性破坏相结合。病变部位骨质浸润性破坏，边界不清，骨膜反应可见骨膜凸起，骨膜下形成三角形新骨，称 Codman 三角。有时形成的反应骨和肿瘤骨沿放射状血管沉积，呈"日光射线"现象。周围有软组织肿块阴影（图 46-1）。

2. 放射性核素骨显像 可以确定肿瘤的大小及发现转移灶。

3. CT 与 MRI 检查 可显示骨肉瘤的边界，与周边血管神经等组织的关系。

4. 血清学检查 可出现血清碱性磷酸酶升高。

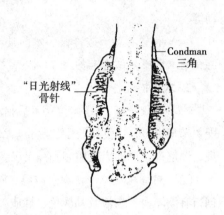

图 46-1 Codman 三角和"日光射线"现象

【治疗原则】 骨肉瘤采取以手术为主的综合治疗，由术前化疗、病灶切除和术后化疗三部分组成。术前化疗可消灭部分微小的转移灶，然后做根治性瘤段切除、灭活再植或置入假体的保肢手术，或行截肢术，术后继续大剂量化疗。骨肉瘤肺转移的发生率极高，除上述治疗外，还可行手术切除转移灶。

知识链接：骨肿瘤化疗药物的不良反应

在有效的抗肿瘤化疗中，不良反应与药物疗效一样，通常有剂量依赖性。增加剂量强度可以提高疗效，毒性随之增加。化疗药物的不良反应主要表现在以下五方面。

（一）骨髓抑制 不同的化疗药物对骨髓的抑制强度和时间均不同。由于骨髓红细胞半寿期不同，血液中各种成分减少出现的时间也不同，中性粒细胞减少最早出现。

（二）胃肠道不良反应 几乎所有的化疗药物都可引起恶心、呕吐。严重的呕吐可导致脱水、电解质紊乱，加重心、肺负担。

（三）心脏不良反应 抗肿瘤药物治疗引起的心脏毒性包括充血性心力衰竭的心肌病、心律失常、心肌缺血性改变等。多柔比星是引起心脏毒性的化疗药物之一。

（四）肝脏不良反应 干细胞损害是由于药物或其代谢产物直接作用引起，呈现出急性药物性肝炎的表现，可有血清氨基转移酶升高、胆汁淤积性黄疸。

（五）肾脏及膀胱不良反应 大部分化疗药物经过肾脏排泄，造成肾脏毒性。这主要是由于药物在肾脏蓄积所引起，顺铂在骨肿瘤化疗中是最常引起肾脏损害的药物，其发生率与顺铂用药相关。

（杨迪生.临床骨与软组织肿瘤手术学［M］.北京：科学技术文献出版社，2002.）

【护理评估】

1. 术前评估

（1）健康史　了解患者的年龄、性别、职业、工作环境和生活习惯；有无外伤和骨折史；有无低热和肢体疼痛等病史；既往有无其他部位肿瘤史。

（2）身体状况　① 局部疼痛的部位；肢体有无肿胀、肿块和表面静脉怒张；局部有无压痛和皮温升高；肢体有无畸形；关节活动是否受限；有无因肿块压迫和转移引起的相应体征。② 全身患者有无消瘦、体重下降、营养不良和贫血等晚期恶病质表现；重要器官的功能是否正常；能否耐受手术和化疗；是否有肺转移。

（3）心理和社会支持状况　骨肉瘤的恶性程度高，转移早，预后差，一旦确诊，患者往往难以接受，出现焦虑、恐惧，甚至轻生。因此要了解患者的心理状态，治疗后功能改变的心理承受能力。

2. 术后评估

（1）手术情况　手术与麻醉的方式，术后伤口引流是否有效，引流液的情况。

（2）康复状况　术后伤口的愈合情况，局部血液循环及肢体感觉运动等情况。根据患者的临床表现、辅助检查、手术情况等评估骨肿瘤的分期和预后。全身营养状况是否有所改善等。

（3）心理和社会支持状况　患者及家属对疾病的认识，术后健康教育的掌握程度。对术后化疗的接受程度等

【常见护理诊断 / 问题】

1. 焦虑 / 恐惧　与担心肢体功能丧失或预后有关。

2. 疼痛　与肿瘤浸润或压迫神经、病理性骨折、手术创伤、截肢后幻肢痛等有关。

3. 躯体移动障碍　与疼痛、关节功能受限、术后制动等有关。

4. 自我形象紊乱　与截肢、化疗毒副作用如脱发等有关。

5. 潜在并发症　包括病理性骨折。

【护理措施】

1. 术前护理

（1）心理护理　骨肿瘤患者多见于青少年，因其心理欠稳定，易出现轻生厌世心理。因此，针对患者的心理特点应开展细致的健康教育，了解患者的心理变化，及时给予安慰和心理支持，使患者情绪稳定，积极配合治疗，乐观地对待疾病和人生。对拟截肢的患者，给予精神支持，提供可能的解决方案，使患者在心理上有一定的准备。

（2）饮食护理　患者营养状况一般较差，表现为皮肤弹性差、脱水、体重减轻等。应给予高热量、高蛋白质、高维生素和易消化、清淡饮食，必要时可采取静脉营养，以保证机体有充足的营养摄入。

（3）缓解疼痛　① 避免疼痛的诱发因素：协助患者取舒适卧位，护理操作时避免碰触肿瘤部位，加重疼痛。② 下肢肿瘤患者应避免下肢负重，预防跌倒致病理性骨折或脱位，使疼痛加剧。③ 遵医嘱使用止痛药：癌性疼痛可按 WHO 推荐的三阶梯止痛方案给药：第一阶梯为非阿片类药，以阿司匹林为代表；第二阶梯为弱阿片类药，以可待因为代表；第三阶梯为强阿片类药，以吗啡为代表。注意观察药物的疗效和不良反应，并及时处理。

（4）化疗患者的护理　① 营养支持：给予患者正常的饮食指导，进食高蛋白质、低脂肪、易消化的清淡食物，多饮水，多进食水果，忌食辛辣、油腻等刺激的食物，戒烟戒酒。少量多餐，注意调整饮食的色香味，以增加食欲。保持口腔清洁，遵医嘱使用止吐药物。严重呕吐、腹泻等患者，遵医嘱给予肠外营养，以提高机体抵抗力。② 保护皮肤黏膜：指导患者保持皮

NOTE

肤清洁干燥，避免使用刺激性强的清洁剂，如肥皂等。输注化疗药物时加强巡视，及早发现药物外渗等情况，如有发生及时处理。③ 并发症的观察与护理：静脉输注药物时，注意防止静脉炎、静脉栓塞的发生。有计划地选择合适的血管进行注射，合理安排药物输注顺序，妥善固定针头以防滑脱、药液外渗。对刺激性强、作用时间长的药物，若患者外周静脉条件较差，可选择中心静脉置管进行化疗。每周查 1 次血常规，白细胞计数低于 $3.5×10^9$/L 时应遵医嘱停药或减量。血小板低于 $80×10^9$/L，白细胞低于 $1.0×10^9$/L 时，做好保护性隔离，避免交叉感染，并予以对症处理。骨髓抑制严重者，注意有无皮肤瘀斑、牙龈出血、血尿等出血倾向，血小板计数低于 $50×10^9$/L 时避免外出，低于 $20×10^9$/L 时绝对卧床，限制活动。注意安全，避免受伤，尽量避免肌肉注射及硬毛牙刷刷牙等。④ 其他：注意休息，保持病室环境安静整洁，减少不良刺激，协助脱发患者选择合适的发套，以改善自我形象。

（5）手术准备　按骨科手术前常规准备护理，术前开始指导患者做肌肉等长收缩训练，为术后康复做好准备。

2. 术后护理

（1）一般护理　① 体位：术后抬高患肢，侧卧时取健侧卧位。髋关节则应外展中立或内旋，防止因内收、外旋而脱位。下肢术后膝关节屈曲15°，踝关节屈曲90°，使其处于功能位。② 生活护理：患者术后需卧床休息，护士应做好生活护理，勤巡视，协助家属照顾和满足患者的日常生活需求。

（2）病情观察　密切观察体温、脉搏、呼吸、血压。观察有无疼痛及程度变化；伤口内引流情况；创口有无渗液、渗血及其性质、渗出量等。远端肢体是否肿胀，有无感觉、运动异常和毛细血管充盈迟缓。此状况多由伤口包扎过紧所致，应及时放松，以免肢体发生缺血坏死。

（3）疼痛护理　术后切口疼痛可影响患者生命体征的平稳、饮食、睡眠和休息，从而影响伤口愈合，故应重视术后疼痛控制，积极采取止痛措施。

（4）功能训练　术后 48 小时开始肌肉的等长收缩训练，以改善血液循环，增加肌肉力量，防止关节粘连和肌肉萎缩。行人工关节置换术的患者，术后一般不需要外固定，术后2~3周可进行关节的功能锻炼。术后 3 周可进行患处远端和近端关节的活动，术后 6 周，加大活动范围，进行重点关节的活动。

（5）截肢术后患者的护理　① 体位：术后24~48 小时抬高患肢，预防肿胀。术后残肢应用牵引或夹板固定于功能位，防止关节挛缩。② 伤口护理：注意肢体残端的渗血渗液情况，创口引流液的色、质、量，对于渗血较多者，可用棉垫加弹性绷带加压包扎；若出血量大，应立即在肢体近侧扎止血带，告知医师并协助处理。通常截肢术后患者床旁放置止血带以备急用。③ 幻肢痛的护理：大多数截肢患者存在已切除肢体仍然疼痛或其他异常感觉，称幻肢痛。此属精神性因素，应用放松疗法等心理治疗可逐渐消除幻肢痛；可对肢体残端进行热敷，加强残肢运动，感到疼痛时让患者自己轻叩残端，慢慢消除幻肢感，必要时可使用镇静剂、止痛药。④ 残肢功能训练：大腿截肢的患者髋关节易出现屈曲、外展挛缩；小腿截肢者要避免膝关节屈曲挛缩；应及早进行功能训练。一般在 2 周拆线伤口愈合后开始早期功能训练，消除水肿，促进残端成熟，为安装假肢做准备。

【健康教育】

1. 心理护理　指导患者保持良好的心情，向患者讲解随着骨肿瘤综合疗法的发展，治愈率在不断提高，使患者保持平稳心态，消除消极的心理反应。

2. 饮食指导　向患者宣传保证营养物质摄入和增强抵抗力的重要性。选择富含蛋白质、维生素，低脂的清淡饮食，进行化疗的患者，准备色香味俱全的食物，以增加食欲。合理使用药物镇痛或其他综合镇痛法，以减轻或消除疼痛。

3. 疾病指导 指导患者根据自身手术情况，制定合理的康复锻炼计划，以增强肌力，防止关节屈曲、挛缩，调节肢体的适应能力，最大程度恢复活动功能。适当选择助行器，如拐杖、轮椅等。

4. 复诊指导 定期复诊，按时接受化疗，如发现特殊情况和病情变化及时就诊。

案例讨论

患者，15 岁。股骨下端疼痛 2 个月，夜间尤甚，局部皮温高，患者主诉近日体重减轻。X 线检查示：骨质浸润性破坏，骨膜反应可见骨膜凸起。

问题：

1. 患者最有可能的诊断是什么？
2. 如何做好患者的心理护理？
3. 如需手术，患者术后的护理有哪些？

附录　中英文名词对照索引

NOTE

参考文献

［1］李乐之，路潜．外科护理学［M］.第5版.北京：人民卫生出版社，2012.

［2］吴孟超，吴在德，吴肇汉．外科学［M］.第8版.北京：人民卫生出版社，2013.

［3］张爱珍.临床营养［M］.北京：人民卫生出版社，2003.

［4］黄承钰.医学营养学［M］.北京：人民卫生出版社，2003.

［5］吴翠珍，张先庚.营养与食疗学［M］.第2版.北京：中国中医药出版社，2012.

［6］张燕生，路潜.外科护理学［M］.北京：中国中医药出版社，2005.

［7］王雪文.外科护理学［M］.第2版.北京：中国中医药出版社，2012.

［8］曹伟新，李乐之［M］.外科护理学.第4版.北京：人民卫生出版社，2006.

［9］吴在德，吴肇汉.外科学［M］.第6版.北京：人民卫生出版社，2003.

［10］李建民，孙玉倩.外科护理学［M］.第2版.北京：清华大学出版社，2014.

［11］杨玉南，阎国钢.外科护理学［M］.第6版.北京：人民卫生出版社，2013.

［12］党世明.外科护理学［M］.第2版.北京：人民卫生出版社，2011.

［13］李乃卿.实用中西医结合外科学［M］.北京：科技文献出版社，2010.

［14］岑晓勇，叶宝霞，阎国钢.外科护理学［M］.第2版.西安：第四军医大学出版社，2012.

［15］吴阶平，裘法祖，黄家驷.外科学［M］.第6版.北京：人民卫生出版社，2000.

［16］赵德伟，外科护理学［M］.北京：高等教育出版社，2005.

［17］严鹏霄，王玉升.外科护理［M］.第2版.北京：人民卫生出版社，2010.

［18］赵玉沛，陈孝平.外科学［M］.第3版.北京：人民卫生出版社，2015.

［19］赵玉沛，姜洪池.普通外科学［M］.第2版.北京：人民卫生出版社，2014.

［20］李乐之，路潜.外科护理学实践与学习指导［M］.第5版.北京：人民卫生出版社，2013.

［21］黄人建，李秀华.外科护理学［M］.北京：人民军医出版社，2013.

［22］杨春明.实用普通外科手术学［M］.北京：人民卫生出版社，2014.

［23］黎介寿，吴孟超，黄志强.普通外科手术学［M］.第2版.北京：人民军医出版社，2005.

［24］Altman AL, Haas C, Dinchman KH, Spirnak JP. Selective nonoperative management of blunt grade 5 renal injury. J Urol, 2000, 164（1）：27-30, discussion 30-31.

［25］叶章群，邓耀良，董诚.泌尿系结石［M］.北京：人民卫生出版社，2003：411-464.

［26］龚同欣，田凯，赵平宇.ESWL并发输尿管石街82例综合防治［J］.现代泌尿外科杂志,2002, 7（3）：139.

［27］张祥华，王行环，王刚，等．良性前列腺增生诊断治疗指南［M］//那彦群，孙光．中国泌尿外科疾病诊断治疗指南 2009 版［M］．北京：人民卫生出版社，2009：103-119.

［28］《抗菌药物临床应用指导原则》修订工作组．抗菌药物临床应用指导原则 2015 年版［M］．北京：人民卫生出版社，2015.

［29］陈传波，余晓齐．外科护理学［M］．郑州：郑州大学出版社，2008.

［30］陆静波．骨伤科护理学［M］．第 2 版．北京：中国中医药出版社，2012.

［31］邵福元，邵华磊，薛爱荣．颈肩腰腿痛应用解剖学［M］．郑州：河南科学技术出版社，2005.